AF315691

CONFERENCES

DE

CLINIQUE MÉDICALE

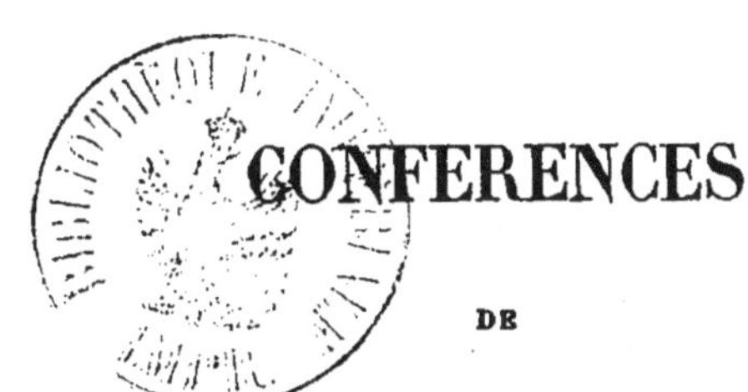

T'd 34
432

Paris. — Typographie HENNUYER ET FILS, rue du Boulevard, 7.

CONFÉRENCES

DE

CLINIQUE MÉDICALE

FAITES A LA PITIÉ

(1861-1862)

PAR J. BÉHIER

AGRÉGÉ DE LA FACULTÉ DE PARIS, MÉDECIN DE L'HOPITAL DE LA PITIÉ

RECUEILLIES PAR MM.

MENJAUD et PROUST

DOCTEURS EN MÉDECINE, CHEFS DE CLINIQUE DE LA FACULTÉ

ET REVUES

PAR J. BÉHIER

ÉRYSIPÈLE

RÉTRÉCISSEMENTS DE L'ŒSOPHAGE — PNEUMONIE

PNEUMOTHORAX

MALADIES DES FEMMES EN COUCHES

PARIS

P. ASSELIN, SUCCESSEUR DE BÉCHET JEUNE ET LABÉ

LIBRAIRE DE LA FACULTÉ DE MÉDECINE

Place de l'École-de-Médecine.

1864

BIBLIOTHÈQUE IMPÉRIALE

A M. LE PROFESSEUR ANDRAL

MEMBRE DE L'INSTITUT.

BIEN CHER ET BIEN VÉNÉRÉ MAITRE,

Entre toutes les marques d'intérêt et de bienveillance que vous avez daigné me donner tant de fois dans ma vie, je tiens pour une des plus précieuses l'honneur que vous avez bien voulu me faire en me permettant de placer ce travail sous le patronage de votre nom.

Je désirais vivement cette occasion de témoigner de mon profond respect pour vous et de l'affectueuse reconnaissance que je vous porte. Votre nom, ceux de Biett et de Guersant sont unis au fond de mon cœur par les liens d'une même gratitude, car c'est à vous trois que je dois mes directions premières; ce sont vos enseignements à tous trois qui m'ont ouvert la voie, indiqué le sillon, appris chaque jour, par un exemple éminent, par des conseils salutaires et pleins de bonté, la conduite à tenir pour la meilleure pratique de l'art et la plus fructueuse culture de la science.

J'éprouve donc un véritable bonheur à vous offrir ce travail.

Dans le cours de ces conférences, j'ai fait un effort constant pour me rapprocher le plus qu'il était en moi de votre *Clinique de la Charité*, dans laquelle vous avez tracé excellemment la manière dont ces sortes d'études doivent être conduites. Je ne sais nul guide qui soit meilleur. Les citations que j'ai eu occasion de faire très-souvent de votre ouvrage ont convaincu, je l'espère, mes auditeurs de cette vérité.

Depuis quelque temps la science, telle que vous nous l'avez faite et enseignée, est l'objet de certaines attaques. Ces efforts pour faire revivre des *doctrines surannées*, selon l'expression de votre élève et ami M. le professeur Gavarret, imposent à chacun, si petit qu'il soit, le devoir d'entrer dans la lice et de lutter contre ces tendances. Me permettre de le faire à l'abri de votre nom c'est m'accorder une faveur nouvelle et bien précieuse. Je suis convaincu, du reste, pour ma part, que si ces opinions, que je repousse, devenaient les opinions dominantes, elles n'iraient à rien moins qu'à égarer la science dans les luttes stériles que nous connaissons, et à faire dédaigner les voies qui ont contribué depuis le commencement de ce siècle à reculer les limites de la médecine et à permettre sa connaissance plus complète, mieux réglée et plus féconde.

En effet, des auteurs, très-honorables d'ailleurs, dont j'estime pleinement le caractère et dont j'aime réellement la personne, ont avancé que, en médecine, le temps de la synthèse était venu et que les doctrines purement vitalistes pouvaient seules permettre cette synthèse : que « toute existence comme « toute connaissance vraie repose invariablement sur la force, « la cause, l'infini qui se réalisent sans fin dans le composé « qu'ils créent et pénètrent, et sur le composé, l'effet, le divi- « sible, le fini qui trouvent une réalisation par la force et la « cause.

« .... En vertu de ces principes, la vie, comme toute existence « ou substance, comprend nécessairement une force et la réa- « lisation à l'infini de cette force, un élément simple, substan- « tialisé sans fin par le composé, une cause et l'effet ou phé-

« nomène qui l'a traduit au dehors sans relâche, une unité
« se développant en une pluralité incessante, une activité évo-
« luant en une chaîne continue d'effets.

« ..... Il semble qu'il y ait un point où la force et la vie s'iden-
« tifient au composé, la force devenant une sorte de matière
« simple, la matière se perdant dans l'activité de la force. A
« ce point, nous tombons en éblouissement, comme dit Mon-
« taigne.

« ..... La vie est donc une, et à la fois projetée dans l'infinie
« divisibilité des tissus vivants, et elle la suit sans l'abandonner,
« à quelque division que notre esprit la pousse. »

Je ne sais si vous serez de mon avis, mais tout d'abord il
me semble que cette notion de la vie, qui doit faire le point
de départ, la base, le fondement inébranlable de la doctrine
est un peu bien mal assise, un peu nuageuse, un peu con-
fuse, et surtout un peu abusivement développée, puisqu'elle va
au point de produire l'éblouissement.

Quand on regarde attentivement à tous les énoncés doctri-
naires qu'ont émis les auteurs enrôlés sous cette bannière vitaliste, la concorde ne semble guère de mise dans le camp d'A-
gramant, et les opinions de l'un sont assez dissemblables des
opinions de l'autre. Mon ami Dechambre le leur montrait, il y
a peu de temps encore [1]. Ce qui reste de commun entre eux et
de plus clair, c'est que, pour ces auteurs, l'organisme humain
est doué de la vie, que toutes ses parties sont animées par une
force qui leur est propre, sans laquelle elles retomberaient sous
l'empire des forces physiques comme les substances inertes, et
qu'il faut toujours tenir grand compte de ce fait primordial, de
ce fait principe. Eh, mon Dieu ! faut-il donc, à ce sujet, tant de
tumulte et tant d'agitation ? Qui donc, parmi ceux que ces
Messieurs traitent avec un dédain quelquefois courroucé, a
jamais nié que les végétaux et les animaux fussent doués de

---

[1] *Gazette hebdomadaire*, 1864, n° 51 et n° 52.

vie chacun à leur manière. Je sais bien que ces auteurs ont l'air de prêter à ceux qu'ils attaquent des opinions étranges ; il semblerait presque, en vérité, à entendre leurs critiques, que, pour nous qui ne sommes pas des leurs, qu'ils déclarent organiciens et voués à un sensualisme grossier, le cœur soit une boîte à compartiments, garnie de charnières, que les organes divers soient en caoutchouc ou en sapin. Nous ne sommes pas aussi simples et aussi grossiers. Non, sans invoquer sans cesse « la « vie, la force, l'unité vitale dans la pluralité, » nous savons que la vie existe, tout autant que ces auteurs peuvent le savoir ; tout comme eux, nous en tenons constamment le plus grand compte ; seulement nous pensons que les conceptions de l'esprit humain ne sont pas, à elles seules, assez sûres, assez fermes, assez exemptes d'illusions et d'erreurs, pour asseoir à elles seules nos connaissances sur la vie et sur ses faits ; nous pensons que les forces (la vie comme toutes les autres) ne peuvent être conçues et connues que par leurs effets ; nous acceptons pleinement que « la force, en dehors du composé qui la réalise et qu'elle a réa- « lisé est une abstraction impossible, une fiction pure, et que « fonder la notion de la vie sur cette illusion, c'est, à la « suite, fonder la science entière sur une base impalpable et « imaginaire. » C'est parce que nous acceptons cela que nous nous croyons obligés, pour arriver à une notion plus vraie de la force, d'étudier avec grand soin les phénomènes sensibles qui seuls peuvent nous révéler ses propriétés ; de réunir ces phénomènes, de les grouper de telle sorte, qu'ils se prêtent à tous les procédés de l'expérimentation, contrôle nécessaire des *théories* diverses que l'esprit peut concevoir à leur sujet ; et nous ne disons pas des *doctrines*, parce que nous ne pensons pas qu'une doctrine, c'est-à-dire une synthèse répondant pleinement à tous les cas et les expliquant tous d'une façon démonstrative, soit déjà possible dans la science médicale, en ce moment. L'étude analytique des faits qu'elle comporte est loin, selon nous, d'être terminée ; il y a encore beaucoup à faire, et nous serions désespérés de voir les efforts s'arrêter. Le temps ne nous semble pas venu de monter au Capitole pour rendre grâce aux Dieux.

Nous ne refusons nullement d'accorder, dans l'étude de la médecine, une certaine part aux théories que l'esprit peut se créer quand il cherche à interpréter les faits, pour en déduire les rapports qu'ils peuvent présenter entre eux. Mais vous nous avez appris, mon cher maître, dans l'excellent article[1] que vous nous avez donné jadis à ce sujet, que le rôle des théories dans la science est un rôle purement temporaire ; qu'elles sont des moyens et non pas un but, et que le contrôle de l'expérimentation, la découverte et l'établissement de rapports rigoureusement démontrés entre les faits renversent souvent les théories, qui disparaissent quand elles ont duré leur temps et rendu leurs services.

Vous nous avez montré clairement que rien n'était plus sujet à l'erreur que les combinaisons de l'esprit humain, et partant que rien n'avait un besoin plus impérieux, plus constant, d'un contrôle rigoureux et sévère. C'est ce contrôle exercé par la méthode expérimentale, employée avec soin et persistance, qui a permis de constituer ce que M. Berthelot, dans un article remarquable, a si heureusement décrit[2] sous le nom de science positive, en opposition avec ce qu'il a désigné sous le nom de science idéale. Cette dernière est justement la science des auteurs que je vous indiquais tout à l'heure. Elle répond à la fois à ce besoin de l'infini, que l'orgueil inspire à l'homme, et à cette soif du surnaturel, témoignage éclatant de notre éternelle infirmité, et qui, dans cette époque, a pour extrêmes, d'un côté, la foi aux tables tournantes, quand on regarde la mauvaise extrémité, et de l'autre, les doctrines idéalistes, quand on examine le pôle respectable et honorable de cette chaîne. Or, ce besoin de l'idéal, qui transporte la science

---

[1] *Journal hebdomadaire*, 1828, t. I, p. 123.
[2] *Revue des Deux Mondes*, novembre 1863.

dans des régions intermédiaires à la raison et à l'imagination, me paraît être justement ce que tout homme sensé doit combattre chez soi-même, ce dont il doit soigneusement se défendre. La science idéale n'est pas, à vrai dire, la science. Elle est en dehors d'elle, à côté d'elle. Comme l'a montré si bien M. Berthelot, la seule conquête que la science idéale ait faite dans les temps modernes, c'est d'être toujours obligée maintenant de prendre pour point de départ les faits que la science positive a démontrés, et au delà desquels ensuite elle se laisse emporter, sans mesure et sans contrôle, jusqu'à l'éblouissement.

Je suis pleinement de l'avis du docteur Chalmers, et je crois que notre rôle est encore beaucoup plus de *indagare* que de *divinare*. Comme lui, il me paraît juste de dire que « la vraie philosophie ne fait point d'excursion
« hors du territoire de la nature actuelle, car ce sont les
« phénomènes actuels de la nature qui forment les pre-
« miers matériaux de la science, et ce sont les rapports ac-
« tuels de ces phénomènes qui forment le lien, le ciment,
« auquel les constructions de la science moderne doivent leur
« solidité et leur durée. C'est là ce qui distingue essentielle-
« ment la philosophie de notre temps de la philosophie des
« temps anciens. Celle-ci était surtout inventive ; la nôtre est
« surtout descriptive ; son travail descriptif s'applique aux
« rapports similaires des choses aussi bien qu'à leurs traits
« particuliers, et c'est à l'aide de ces rapports, mais seu-
« lement de ces rapports observés en fait, que la science mo-
« derne arrive souvent à une harmonie plus magnifique et
« plus glorieuse que les plus brillants tableaux créés jadis par
« l'imagination des théoriciens.

« Cette philosophie sacrifie l'idéal à l'actuel, et quelque
« brillante ou charmante que puisse être une hypothèse, si
« dans l'histoire réelle de la nature un seul phénomène s'y
« oppose, l'hypothèse est de droit et expressément abandon-

« née. Pour certains esprits, cet abandon peut être aussi dou-
« loureux que de se faire couper la main droite ou arracher
« l'œil droit ; néanmoins, si l'on est fidèle au grand principe de
« l'école de Bacon, on accepte cette douleur. Pour les disciples
« de cette école, une preuve solide pèse davantage que mille
« conjectures plausibles, et la fermeté avec laquelle ils repous-
« sent les spéculations de l'imagination n'est égalée que par
« la docilité avec laquelle ils se soumettent aux leçons de l'ex-
« périence.

... « Ni la grâce, ni la grandeur d'une idée, quelles qu'elles
« soient, ne suffisent pour la faire accepter, sans preuve, de
« l'esprit philosophique ; il faut que cette idée subisse d'abord
« et sans cérémonie le libre examen des yeux humains et le
« libre travail des mains humaines ; tantôt qu'elle descende
« au fond d'un creuset, tantôt qu'elle traverse les filtres et les
« fumées d'un laboratoire, ou bien qu'elle résiste très-long-
« temps à toutes sortes d'épreuves multipliées et compliquées ;
« et ce n'est qu'après avoir été soumise et avoir survécu à cette
« inquisition intellectuelle qu'une idée prend place dans le
« temple de la Vérité et est admise au nombre des lois d'une
« saine philosophie. »

J'ai cité ce passage parce qu'il me semble qu'il est bien difficile de mieux tracer le rôle de la méthode expérimentale
dans les sciences, cette méthode qui n'est que sensualisme
pour les auteurs dont je vous parlais tout à l'heure. Ingrats
qui ne voient pas que c'est à elle qu'ils doivent ce qu'ils ont
de connaissances réelles sur la vie !

S'il me fallait caractériser la méthode et les procédés de ces
auteurs, je dirais qu'ils me semblent employer beaucoup
plutôt une méthode et des procédés de croyants que des
procédés de savants ; car ils font appel à l'infini pour étudier
et comprendre le fini. Et « l'infini est pour nous objet de
« croyance, non de science. »

De plus, vous les entendez crier au sensualisme, au matérialisme, quand ils analysent avec une exagération quelque peu abusive les opinions et les travaux qui leur sont antipathiques. Or, ces appellations n'ont réellement de sens que quand elles sont placées en présence de questions philosophiques ou religieuses. Lancées ainsi vivement dans le débat scientifique, elles sont, en médecine surtout, un emprunt fait à titre purement désobligeant. Il serait cependant bien temps de ne plus utiliser ces formules de discussion, qui ont entre autres inconvénients celui de manquer un peu de loyauté ; car elles mêlent abusivement au débat des idées dont la science ne doit s'occuper que d'une façon relative. Matérialiste est une épithète flétrissante en usage dans la philosophie, et surtout dans la philosophie théologiste. De l'objet de cette philosophie, comme des discussions souvent stériles qu'elle agite, nous n'avons pas heureusement à nous mêler, nous qui n'avons qualité que pour nous occuper de la vie corporelle de l'homme et de ses déviations.

Laissons donc chaque chose à sa place et ne créons pas, comme à plaisir, des confusions inutiles et qui entraînent à perdre la bienveillance que l'on se doit les uns aux autres. La foi philosophique ou religieuse de chacun lui appartient, et je respecte trop l'indépendance de mon prochain pour ne pas la lui laisser tout entière. La foi, « cette vertu surnaturelle, » selon la définition orthodoxe, ne se discute pas. La science, au contraire, ne s'établit que par la discussion. Croire et savoir sont loin d'être synonymes, et c'est seulement par un mouvement poétique que Corneille a pu mettre dans la bouche de Pauline : *Je vois, je sais, je crois*, comme trois expressions graduées d'une même idée.

Les auteurs dont je vous parle ici ont tellement des procédés de croyants, qu'ils sont, involontairement, amenés à une vivacité de langage qui, d'ordinaire, se rencontre principalement chez ceux que la ferveur de leur foi religieuse entraîne malheureusement jusqu'à manquer de charité ; mais dans la science, c'est-à-dire quand il s'agit de ce qui est matière à la discussion (à laquelle le monde entier a été livré depuis le commencement des siècles), il est encore plus regrettable de trouver ces formules sous la plume de gens honnêtes, et qui, sur ce point, semblent véritablement s'ignorer eux-mêmes. Ainsi l'ensemble des idées de leurs adversaires est *destructeur* de toute vraie science... c'est un enchaînement *de sophismes et de préjugés...* ils regrettent ces *abaissements inouïs...* les intelligences de ceux qu'ils combattent *sont impuissantes à penser...* elles systématisent hardiment les plus *infimes préjugés,... déjà vieux et qui semblent s'éteindre dans l'impuissance...* ce sont *conceptions sans force et sans portée...* Ce n'est pas *sans amertume et sans honte* qu'est entreprise l'étude de ces sophismes *décrépits*, de ces *idées malsaines*, débités devant un auditoire *énervé* et dont on ne comprend pas l'*abjection*, etc.

Pourquoi tant de violence et d'âcreté dans les termes? La science ne saurait-elle être examinée et discutée sans ce langage qui rappelle pour beaucoup l'intolérance active qu'on voyait aux mauvais jours des discordes religieuses? Vivons donc, nous autres ouvriers de la science, en gens plus courtois. Nous ne rions pas, nous ne haussons pas les épaules à l'exposé et à la lecture de vos opinions, pourquoi avez-vous amertume et honte à la lecture des nôtres? Il faut, n'est-ce pas, mon cher maître, plus de tolérance, plus d'égard pour les idées d'autrui, si peu fermes, si peu rigoureuses qu'elles paraissent; car qui oserait avoir la pensée d'une infaillibilité dont l'homme ne doit jamais se croire capable, s'il veut rester dans les limites de la raison? N'est-il pas bon de se rémémorer un peu son La Fontaine, et, tout en regardant dans la poche de devant où nous mettons les défauts d'autrui, de ne pas oublier qu'il y a aussi une poche de derrière pour nos propres imperfections?

Quant à moi, qui m'étudie à respecter les idées des autres,

même alors que je les combats, dussé-je passer pour un organicien, pour un homme *abruti* par le baconisme et livré à un
sensualisme honteux, je continue à croire que la médecine est,
comme vous vouliez bien me le dire vous-même, il y a peu de
temps, une partie des sciences naturelles, qu'elle doit procéder comme elles par l'observation et sous le contrôle de la
méthode expérimentale. Fermement convaincu qu'il s'agit de
connaître, mais non d'imaginer les lois de la vie pour bien
saisir la valeur de ses déviations et y remédier de mon mieux,
je continue et continuerai à demander à des physiologistes
comme MM. Flourens, Claude Bernard, Coste, Robin, Lon-
get, Béclard, Vulpian, etc., des enseignements sur les lois
de la vie normale ; je persisterai à ne pas faire partie des
superbes, comme les appelle M. le professeur Grisolle, et à
employer, dans l'étude des faits cliniques, l'observation rigoureuse et la méthode numérique ; je m'efforcerai d'appliquer cette dernière méthode de mon mieux ; et, procédant
comme vous et M. le professeur Gavarret avez si bien démontré
qu'il est nécessaire de procéder, je réunirai les faits en aussi
grand nombre que possible, je les analyserai scrupuleusement,
je les grouperai avec le plus de rigueur qu'il me sera donné,
afin d'aider, si je le puis pour ma part, à en tirer la connaissance de rapports bien établis, bien démontrés, rapports qui
seuls représenteront les faits vraiment scientifiques, les éléments d'une synthèse qu'il s'agit toujours d'édifier, bien loin
qu'elle soit accomplie. Et si, pour arriver à interpréter ces
observations cliniques, je hasarde quelques hypothèses ou
quelques théories, je me garderai bien de permettre jamais
qu'elles s'élèvent dans mon esprit à la hauteur d'une idée
ayant subi les épreuves qu'indiquait le docteur Chalmers, et
qui seules peuvent ouvrir le temple de la Vérité. En agissant
ainsi, en cherchant avant tout à me mettre en garde contre
mes sens et même contre mon esprit, car je les sais humains
et par conséquent imparfaits, je ne crois nullement rabaisser

mon intelligence, encore moins faire œuvre purement matérialiste. Je demeure convaincu qu'il me faudra, pour suivre
utilement cette marche, autant d'efforts de travail, autant de
méditations sérieuses, autant de mouvement et de dextérité
d'esprit, que pour procréer et pousser au loin les conceptions
les plus hardies sur « le fini et l'infini, » comme sur « l'unité
« dans la pluralité, » ou encore sur « la raison humaine se
« sentant cause et force, et saisissant directement et sans
« sortir d'elle-même cette idée mère au sein de laquelle
« couve toute connaissance de l'être. »

Ce que je souhaite surtout, mon cher et très-vénéré maître,
c'est de conserver votre estime, et de vous voir pleinement
convaincu de la reconnaissance et du respect bien affectueux
que je vous ai voués à toujours.

BÉHIER.

Paris, octobre 1864.

CONFÉRENCES

DE

CLINIQUE MÉDICALE

Une voix plus autorisée que la mienne vous disait, il y a peu de temps encore, Messieurs, ce que doit être l'étude de la clinique, l'attention qu'elle réclame des élèves qui s'y attachent, le profit qu'ils peuvent en tirer, la nature de services que peut leur rendre ce mode d'enseignement, les études qu'il remplace pour eux, celles qu'il complète, comme celles auxquelles il les initie. Puis, joignant les faits aux préceptes, l'éloquent professeur a commencé cette série de leçons brillantes, accueillies avec tant de faveur non-seulement dans son amphithéâtre, mais encore dans le public médical tout entier.

Dans une autre enceinte, deux éminents professeurs, auxquels de nombreuses générations médicales doivent déjà une si grande et si légitime reconnaissance, vous ouvrent encore tour à tour les trésors de leur vaste érudition et de leur expérience consommée. L'un, mûri par les services d'un long enseignement et qu'un caractère ferme et droit ne recommande pas moins que la verdeur juvénile de ses convictions toujours ardentes ; l'autre, qu'une découverte inestimable, promptement vulgarisée dans le monde médical tout entier, a placé pour toujours, honneur insigne, aux côtés de l'immortel Laennec.

Enfin, Messieurs, vous avez tous dans les mains la *Clinique médicale de la Charité,* ce livre si précieux par la méthode qu'il enseigne, par les habitudes d'esprit calmes, élevées, pratiques qu'il révèle, par les faits bien observés qu'il renferme, par les commentaires si nets et si savants qui les suivent et les complètent en les interprétant. Nul plus que moi ne sait tout ce que vaut cette œuvre d'un maître vénéré.

En présence d'un tel enseignement, alors qu'on peut déjà

puiser à des sources si fécondes, il n'y aurait plus d'opportunité, à ce qu'il semble, pour des conférences cliniques, quelque modestes qu'elles fussent.

Mais, Messieurs, si diligents et si habiles que soient les moissonneurs, le soin de veiller à la moisson tout entière fait que leurs mains, même les plus soigneuses, laissent échapper parfois quelques épis, et qu'il reste encore sur les champs qu'ils ont parcourus quelques glanes que d'autres sont heureux de pouvoir ramasser après eux. C'est là ce que je veux essayer de faire, bien sûr que les illustres professeurs de qui je parlais tout à l'heure ont l'esprit trop ouvert à un libéralisme avéré, et sont trop épris de la science que nous cultivons après eux et par eux, pour que l'on ne soit pas assuré d'un regard bienveillant et d'un encouragement sympathique quand on s'engage, même très-loin derrière eux, dans la route qu'ils ont frayée par leurs travaux et qu'ils éclairent de leurs vives lumières.

Permettez-moi donc d'espérer que ma tentative ne sera pas déplacée et que mes efforts ne seront pas tout à fait inefficaces. D'ailleurs je n'ai jamais eu et ne saurais jamais avoir la prétention de rien faire qui ressemblât aux leçons élevées auxquelles je faisais allusion. J'ai pensé seulement que, plus rapproché de vous par l'âge, je pouvais peut-être, dans des conférences plus simples et, permettez-moi de le dire, d'une forme plus familière, vous faire saisir des détails, des coïncidences, des rapports qui, pour être d'un ordre moins élevé et présentés avec une autorité moins sûrement assise, n'en auraient pas moins quelque utilité pour vous guider dans la pratique difficile de l'art auquel vous vous êtes voués.

Car c'est un art d'une pratique difficile. Il ne faut pas nourrir à ce sujet la moindre illusion. Mon premier devoir, devoir que je suis bien décidé à remplir avec conscience, c'est de ne vous rien cacher de ces difficultés.

Quelquefois, avec des intentions dont je ne saisis pas la portée, on s'est efforcé de présenter à certains d'entre vous la pratique de la médecine comme très-simple et comme d'une exécution des plus faciles. Il y a là quelque chose de séduisant au premier abord, et l'auditeur qui assiste à de semblables leçons les quitte satisfait du bagage commode qu'il emporte avec soi. Mais prenez bien garde : j'ai vu trop souvent, au lit des malades, les mécomptes que ces enseignements si aplanis imposaient à ceux qui les avaient reçus sans un salutaire avertissement, sans qu'on leur eût signalé les difficultés habituellement inhérentes à la recherche du problème que nous pose chaque malade. Ces mécomptes, je les ai subis moi-même au début de ma carrière; je sais ce qu'ils causent de trouble et de découragement.

Pour vous les épargner, j'aurai grand soin, au contraire, de vous mettre en garde contre ces espérances pleines de péril, et je ne vous cacherai rien des incertitudes et même des impossibilités devant lesquelles le clinicien est souvent arrêté. Au spectacle franchement exposé de ces hésitations votre esprit s'habituera à plus d'activité; vous percevrez plus rapidement les faits, et plus rapidement aussi vous en déduirez les rapports qui lient entre elles les parties d'un même ensemble. Vous apprendrez à bien savoir qu'il ne faut pas s'adresser à un seul ordre de renseignements, mais que, pour quiconque cherche à préciser quelle maladie présente un individu donné, et surtout pour qui veut déterminer les meilleurs moyens d'arriver à la curation de cette maladie, il faut faire, comme on dit vulgairement, flèche de tout bois, et puiser à toutes les sources que l'on peut découvrir.

Permettez-moi donc, à ce sujet, de jeter un coup d'œil rapide sur quelques-uns des faits généraux dont la connaissance habituelle et familière importe au clinicien; ce sera pour moi l'occasion de faire connaissance médicale avec vous et de vous montrer par des exemples comment on peut, selon moi, mettre en œuvre les divers moyens qui permettent d'arriver à la connaissance complète d'une maladie.

Je dis, Messieurs, que vous devez acquérir des notions complètes et ne pas borner vos recherches à ce qui peut vous mener au diagnostic. Que vers le commencement de ce siècle, à ce moment où les études sur l'anatomie pathologique et sur les méthodes d'exploration firent de si importants progrès, on accordât surtout beaucoup d'attention au diagnostic, cette préférence un peu exclusive était alors naturelle. Il s'agissait de mettre en œuvre les nouveaux matériaux qu'on venait de découvrir. Il s'agissait, avec l'aide de ces moyens d'exploration, tantôt de décomposer en plusieurs maladies certains groupes jusque-là considérés comme ne faisant qu'un seul tout; tantôt il fallait ailleurs réunir en une seule affection plusieurs variétés étudiées jusqu'alors comme des espèces distinctes. En s'occupant surtout de bien préciser le diagnostic, de sortir du vague dans lequel certains points avaient été laissés, on courait au plus pressé en quelque sorte ; car il faut certainement, pour guérir une maladie, la bien connaître dans toutes ses formes et dans tous ses détails. Cette préoccupation d'un diagnostic rigoureux a eu, du reste, des résultats trop heureux pour qu'elle ne soit pas complétement justifiée. Mais aujourd'hui que l'œuvre est plus avancée, il ne faut pas s'arrêter au diagnostic, comme je le vois encore faire à plusieurs d'entre vous. S'arrêter une fois le diagnostic posé, c'est se croire arrivé quand la route est à peine entamée. Il faut toujours aller plus loin et rechercher tous les autres problèmes que peut offrir le malade ; et d'abord nous devons donner à l'étude du pronostic une large part de nos soins.

Pour vous montrer l'importance de cette dernière étude, je ne vous dirai pas, Messieurs, qu'à chaque instant dans le monde vous aurez à vous en occuper, alors qu'on vous demandera ce que vous pensez du malade pour lequel vous aurez été appelés. Cette raison, sans doute, a sa valeur ; mais je veux présenter à vos esprits une considération d'un ordre plus élevé, et vous montrer que le pronostic importe beaucoup pour le traitement de la maladie ; et c'est là le but vers lequel doivent tendre tous vos efforts. Sans pronostic nettement précisé, votre thérapeutique aveugle restera sans règles fixes, et quelquefois même sera nuisible. Ainsi, par exemple, si vous n'êtes pas habitués à bien vous rendre compte du pronostic de l'affection que vous avez sous les yeux, il arrivera, comme on le voit faire encore trop souvent, malheureusement, qu'un ensemble de symptômes extérieurs un peu bruyamment accusé vous conduira à formuler un traitement sérieux contre une simple indisposition, qui aurait guéri seule et sans aucun traitement médical.

Quelques exemples frapperont assurément davantage ceux d'entre vous qui sont moins familiers avec la pratique médicale. Une amygdalite se montre chez un sujet vigoureux, sanguin ; il y a une réaction très-vive, un mouvement fébrile très-prononcé ; le pouls dépasse cent pulsations à la minute ; la face est turgescente, la peau est brûlante, l'anxiété très-vive. Cet ensemble de symptômes effraye habituellement le malade et ceux qui l'entourent. Si vous n'avez pas sur le pronostic de cette affection, ordinairement bénigne, des notions bien précises, vous partagerez cette inquiétude, et, frappés de la violence d'expression que présente ce cortége symptomatique, vous traiterez avec une énergie au moins inutile un malade à la guérison duquel le repos, la diète et l'expectation suf-fisent d'habitude.

De même encore, si vous ne vous êtes pas habitués à concevoir, touchant le pronostic de la pneumonie, des données bien précises, vous vous laisserez entraîner par l'inquiétude que cette maladie peut causer, et, à propos de son nom, vous poursuivrez d'un traite-ment énergique et spoliateur telle pneumonie sans réaction vive, sans symptômes généraux graves, et qui tend naturellement à guérir *proprio motu*, comme on l'observe assez fréquemment.

Il est encore un autre conseil de l'importance duquel je désire beaucoup vous voir pénétrés : c'est qu'il importe à tous égards et pour le diagnostic et pour le pronostic, non moins que pour le traitement, d'avoir toujours présentes à l'esprit certaines grandes indications générales capables de vous guider *à priori* dans les opinions que vous pourrez vous former ; ce ne sont, à vrai dire, que les données de la pathologie générale, et à ce sujet permettez-moi d'insister auprès de vous pour bien vous convaincre que la meilleure préparation à la clinique, c'est l'étude attentive de la pathologie. Suivez les cliniques, comme le conseil vous en était donné, il y a encore peu de temps, par un de mes maîtres les plus affectionnés, mais en rentrant chez vous étudiez la patho-logie, étudiez-la comparativement, si je puis m'exprimer ainsi. Insistez, dans ce travail, non pas seulement sur les similitudes que les diverses maladies peuvent offrir ; notez exactement aussi les dissemblances qu'elles présentent. Ne vous bornez pas à l'étude des diverses espèces, et maladie par maladie ; faites, au contraire, mouvoir votre esprit à travers toute la pathologie, pour aller çà et là chercher les rapports des faits entre eux et vous amener à ces conceptions larges, à visées étendues, et qui, en embrassant la généralité des faits, vous permettent des déductions communes à toutes les espèces diverses.

C'est ainsi que vous pourrez arrêter dans votre esprit ces don-nées générales si utiles, et que vous les manierez avec facilité quand vous en aurez pris l'habitude.

Sans vouloir traiter ce sujet complétement, ce qui demanderait presque tout un cours spécial, je me bornerai à quelques exem-ples, pour bien vous montrer ma pensée. Et d'abord l'influence de l'âge, par exemple : pour le diagnostic, soit une toux persis-tante avec fièvre et coryza ; cet ensemble, si vous l'observez chez un enfant, vous fera soupçonner la présence ou l'imminence de la rougeole. Si ces mêmes symptômes, au contraire, se présentent chez un adulte, vous penserez plutôt tout d'abord à l'existence d'une bronchite ou à l'imminence d'une pneumonie. Cette considération de l'âge que présente votre malade n'est pas seulement importante pour établir votre diagnostic, mais vous en tirerez des indications précieuses pour le pronostic et pour le traitement. Ainsi, une fièvre typhoïde développée chez un enfant est moins grave, toutes choses égales d'ailleurs, que si elle attaque un adulte, et elle sera surtout sévère chez un homme plus âgé, chez lequel elle est, du reste, assez rarement observée. De même pour la pneumonie : cette affection est beaucoup plus sérieuse aux deux extrêmes de la vie que dans l'âge adulte. Vous voyez tout d'abord la valeur de ces données au point de vue du pronostic.

Et maintenant, avez-vous un enfant à traiter : vous saurez que, *à priori*, vous devez renoncer, pour lui comme pour le vieillard, aux médications spoliatrices, qui, chez un adulte vigoureux, vous seront souvent d'une réelle utilité. Si vous savez aussi, par exemple, que chez les vieillards la peau, comme tous les organes, est douée d'une propriété de réaction infiniment moindre, vous serez sobres d'application de vésicatoires à cette époque de la vie, parce que vous verriez facilement survenir des érysipèles, promptement terminés par la gangrène de la peau. De même encore vous apprendrez que souvent chez les vieillards les médicaments ont des effets très-inégaux et qu'ils dépassent tout à coup la limite qu'on voulait atteindre. Alors vous serez prudents chez eux dans l'emploi des purgatifs, même quand ces agents sont très-bien indiqués, parce que vous saurez que très-souvent ils peuvent devenir le point de départ d'une diarrhée incoercible et promptement funeste.

Le sexe doit aussi *à priori* vous éclairer sur certains points importants. Chez l'homme, plus habituellement exposé aux injures du temps, vous aurez surtout chance de rencontrer certaines maladies particulières, comme le rhumatisme, la pleurésie, la pneumonie. Toutefois, dans la classe inférieure de la société, les femmes, étant fréquemment soumises aux mêmes influences que les hommes, pourront être atteintes du même ordre de maladies. Vous savez, et je n'insiste pas sur ce point, l'importance de la fonction menstruelle chez les femmes ; toutefois les enseignements que les perturbations de cette fonction peuvent donner n'ont pas une valeur bien démontrée dans les affections aiguës. Et rappelez-vous bien que je ne parle ici que des *règles* véritables et de leur retour plus ou moins régulier, mais nullement des hémorrhagies accidentelles dont l'utérus, comme tant d'autres organes, peut devenir le siége. Dans les affections chroniques, au contraire, la suppression prolongée des règles a une valeur pronostique importante : elle prouve que l'économie est assez appauvrie pour ne pouvoir suffire à la ponte mensuelle. Cette suppression prolongée, même en l'absence de tout signe pathologique, doit être rapportée à la chlorose, et si elle est observée chez une femme encore jeune, il y a lieu, par le fait seul du trouble menstruel, de suspecter l'état de la poitrine, bien qu'aucun symptôme n'existe encore du côté de cette cavité. Une aménorrhée aussi longue résulte souvent, en effet, de l'espèce de dérivation que produit le travail réel, mais encore latent, d'une évolution tuberculeuse dans le poumon.

Habituez-vous aussi, Messieurs, à tirer promptement parti des signes que les malades peuvent offrir à première vue. Étudiez avec soin l'habitude extérieure qu'ils présentent. Apprenez à vous renseigner rapidement, par cet examen, sur la forme du tempérament, et sur la force de la constitution. L'individu présente-t-il un tempérament nerveux, vous penserez à rechercher chez lui la présence d'une névrose ou d'une névralgie ; vous saurez qu'il peut offrir des phénomènes insolites, ou que certaines complications, comme le délire, les convulsions, peuvent se présenter plus facilement chez lui que chez tout autre, par le fait même de la forme de son tempérament. Et encore, chez un sujet d'un tempérament bilieux, vous irez interroger avec grand soin les fonctions digestives, et vous explorerez attentivement les organes correspondants. Ne confondez pas, du reste, le tempérament avec la constitution, comme on l'entend faire de temps en temps. La constitution, c'est la donnée générale que peut fournir l'examen de l'ensemble de l'économie pour apprécier le degré de résistance qu'elle peut offrir. La constitution est forte ou faible, ou reste intermédiaire entre ces deux degrés extrêmes. Le tempérament n'est qu'un des éléments de la constitution ; mais il n'y a pas de constitution bilieuse, sanguine, nerveuse, etc., toutes dénominations qui n'appartiennent qu'aux formes de tempérament. L'une et l'autre de ces notions sont importantes pour apprécier la valeur réelle et les qualités diverses du terrain sur lequel s'est développée la maladie. Vous verrez, en avançant, toute la valeur qu'il faut attacher à cette connaissance du terrain pathologique.

En outre, certaines maladies entraînent une attitude propre.
Le décubitus, par exemple, a un cachet spécial chez le pleurétique.
Vous savez qu'il a lieu d'abord sur le côté opposé au côté malade
dans la période première, alors qu'existe la douleur de côté, tandis
que lorsque l'épanchement est formé, c'est sur le côté malade que
se couche le sujet, afin de laisser plus complète l'expansion du
côté de la poitrine qui reste seul malade. Je ne dirai rien sur
l'orthopnée : sa valeur vous est connue ; mais j'insisterai beaucoup
pour que vous preniez l'habitude d'apprécier rapidement les altérations que peut présenter le facies. C'est là un premier moyen
de renseignement qui a une grande valeur. Voyez comme exemples
la valeur diagnostique du facies dans la fièvre typhoïde et dans le
choléra. Rappelez-vous la stupeur qu'on observe dans la première
de ces deux maladies, et ne négligez pas de rechercher les traces
de sang que l'épistaxis laisse aux narines ; c'est là un indice qui
souvent dirigera vos recherches, comme aussi la présence de traces
sanguinolentes aux index, surtout à celui de la main droite, traces
qui indiquent l'existence du même symptôme, dont la main est
allée chercher en quelque sorte la manifestation. Pour le choléra,
souvenez-vous de cette décomposition profonde des traits permettant, d'un même coup d'œil, de reconnaître et le mal et le terrible
danger qu'il fait courir à la vie du malade. Voyez encore la valeur
que la connaissance des altérations du facies peut offrir, notamment pour le diagnostic des affections aiguës de l'abdomen. Voici,
je suppose, une femme qui souffre de violentes douleurs du ventre,
avec vomissements ; elle offre un appareil fébrile assez développé.
Est-elle atteinte de métrite ou de péritonite? Si la face n'est pas
grippée, par cela seul vous aurez déjà la presque certitude, ou tout
au moins une forte présomption, que la malade n'est affectée que
d'une métrite et que le péritoine n'est pas touché.

Il vous suffira d'un seul coup d'œil pour acquérir toutes ces notions ; ce sera là une sorte de diagnostic et de pronostic *ex abrupto*
qui vous guideront vers la recherche plus complète de la maladie à
laquelle vous aurez affaire ; cela a une importance réelle. Mais ne
croyez pas que je vous conseille de vous en tenir là ! Non, certes,
et vous devez contrôler ces impressions premières par un examen
approfondi. On a beaucoup critiqué dans ces derniers temps la
méthode d'exploration appareil par appareil. Il y a peut-être là
une certaine exagération. Ce procédé méticuleux, Messieurs, est
peut-être moins brillant que le diagnostic rapide et un peu jeté,

mais il est plus sûr, et il doit être suivi par tous peut-être, et sûrement par ceux qui commencent à faire de la clinique.

En examinant avec soin chaque appareil, les complications n'échappent pas. Ne vous contentez donc point d'avoir posé votre premier diagnostic; interrogez tous les jours les organes importants. Vous avez pu voir encore hier l'utilité de cette méthode à propos d'un de nos malades de la salle Saint-Paul. Cet homme, qui a une fièvre typhoïde, vient d'être pris d'une pleurésie; c'est là un accident peu fréquent dans la fièvre typhoïde, et, comme il ne s'accompagnait d'aucun symptôme fonctionnel un peu marqué, il eût été certainement méconnu, si chaque jour nous n'avions pris le soin d'ausculter notre malade.

Un point très-important, Messieurs, et sur lequel il faut bien nous entendre, c'est la valeur qu'il faut attribuer à cette expression : *signes pathognomoniques*. Sachez-le bien, en médecine il n'y a positivement de signes pathognomoniques que ceux dont la présence constitue en quelque sorte toute la maladie. Ainsi, par exemple, la sortie d'un ténia ou d'un calcul sont les signes pathognomoniques de ces deux affections, que la présence de ces produits vivants ou minéraux constitue. De même l'apparition du pus au milieu des organes est le signe pathognomonique d'une collection purulente. Mais, en dehors de ces cas où existe un produit physique constituant le caractère de la maladie, il ne faut pas admettre qu'il existe de signes véritablement pathognomoniques. On a dit que le râle crépitant était le signe pathognomonique de la pneumonie. Cela est loin d'être exact, car dans la bronchite capillaire, dans l'œdème du poumon, on retrouve le même râle, avec ses caractères propres et très-nettement exprimés. Tous ces signes, même ceux qui ont été appelés *signes physiques*, n'empruntent une signification diagnostique que par leur réunion avec tous les autres, et la pneumonie, loin d'être caractérisée par le râle crépitant, a besoin, pour être constituée, des renseignements que fournissent la percussion du thorax, l'auscultation de la voix et l'étude des autres symptômes.

Du reste, et c'est là un point sur lequel je reviendrai bien souvent, gardez-vous de demander à ces divers signes physiques, que la percussion et l'auscultation vous permettent de recueillir, le nom de la maladie que vous observez; ils vous renseigneront sur l'état physique de l'organe que vous explorez, mais voilà tout. Ce sont les autres symptômes, qui, bien analysés et bien groupés, vous serviront à déterminer la valeur nosologique de cet état physique, et vous arriverez seulement ainsi à la connaissance de la maladie que vous cherchez à dénommer.

Donnez encore une grande attention à la forme que présente le début de la maladie. Il y a là souvent une source féconde d'enseignement. Vous observez, par exemple, un ictère : il s'est montré brusquement, avec des douleurs atroces s'irradiant dans l'abdomen, ou bien il est venu graduellement. Voilà un symptôme identique dans l'un et dans l'autre cas; mais, par le fait même de la forme brusque du début, vous rattacherez tout d'abord l'ictère, dans le premier cas, à l'existence de calculs biliaires.

Voici deux individus ayant tous deux éprouvé un point de côté violent. Vous vous informerez de la forme sous laquelle a débuté ce symptôme. Chez l'un, vous verrez que l'apparition de la douleur a été précédée ou accompagnée d'un frisson violent qui a manqué chez l'autre. Vous devrez croire que, chez le premier, il s'agit du développement d'une pleurésie ou d'une pneumonie, tandis que chez l'autre vous n'aurez probablement à constater qu'une pleurodynie.

Toutes ces considérations paraissent minutieuses à certains esprits, mais elles sont nécessaires à ceux d'entre vous qui, encore peu familiers aux recherches cliniques, viennent me demander de les initier à l'étude du malade. Permettez-moi donc de continuer.

Un point qu'il est très-utile de vous signaler, c'est la nécessité de vous bien façonner à l'emploi des diverses méthodes d'exploration. Les descriptions que vous trouverez dans vos livres ne seront pas suffisantes; nos sens ont besoin de faire leur éducation. Je me rappelle à ce sujet l'embarras d'un de mes camarades d'études qui avait négligé de se façonner à l'auscultation et était encore incapable de reconnaître le râle crépitant, dont il avait seulement lu la description, lorsque, reçu interne provisoire, il dut remplir ses fonctions dans le service de **M. Louis.** Sachez bien que, pour ces signes comme pour tous autres, on ne rencontre pas toujours des expressions exactement comparables aux types décrits comme étalons, si je puis m'exprimer ainsi. Il y a des dégradations, des nuances qu'il faut vous habituer à saisir. C'est là ce que vous apprend la clinique, et l'on a eu bien raison de vous conseiller de la pratiquer de bonne heure.

Je vous disais tout à l'heure de vous y préparer par l'étude de la pathologie; mais, sachez-le bien encore, les tableaux complets, les descriptions symptômatiques des diverses espèces morbides que vous présentent les livres qui sont entre vos mains, ont été constitués par la réunion en un seul groupe de tout ce qui a pu être observé dans les divers exemples isolés de chacune de ces maladies. Mais il s'en faut de beaucoup que chaque exemple clinique de quelque affection que ce soit présente la totalité des signes qui lui ont été attribués en pathologie. Vous ne pourriez que bien rarement arriver à la détermination de la maladie que vous observeriez si, pour le faire, vous vouliez absolument que rien ne manquât aux traits du tableau complet qui vous est donné comme type dans les traités de pathologie. Chaque malade ne représente pas ce type trait pour trait; là encore il y a des nuances et des lacunes. La clinique vous apprend à en saisir la valeur; elle vous habitue à savoir quels sont, pour les diverses maladies, les signes dont la présence est nécessaire ou suffisante pour asseoir le diagnostic et à bien connaître ceux qui ne sont qu'accessoires et non indispensables. Habituez-vous bien à comprendre cette utilité spéciale des études cliniques; j'y insiste, parce que je vois tous les jours beaucoup d'entre vous déroutés par l'absence de tels ou tels signes dont ils pourraient se passer pour arriver au diagnostic de l'espèce morbide présentée par le malade qu'ils examinent. J'avais, par exemple, il y a quelques jours, à donner mes soins à un homme de cinquante-neuf à soixante ans, qui, deux jours avant, pendant qu'il était atteint d'un rhume, avait été pris de frisson marqué, d'un mouvement fébrile intense, et qui expectorait des crachats rouillés. Nulle part on ne pouvait saisir autre chose par l'auscultation que des râles muqueux et sous-crépitants disséminés dans les deux côtés de la poitrine. Nulle part on ne pouvait trouver de diminution du son. Malgré ce que cet ensemble avait d'incomplet, il n'y avait cependant aucun doute possible : c'était là une pneumonie; le frisson du début, le mouvement fébrile, trop violent pour une simple bronchite, ne pouvaient se rapporter qu'à une pneumonie ou à une pleurésie. Or, pour pouvoir admettre cette seconde maladie, la douleur thoracique, les signes de l'épanchement manquaient, et l'expectoration suffisait, d'autre part, à démontrer l'existence d'une pneumonie, probablement limitée à la partie interne ou au centre de l'un des lobes. Deux jours après, en effet, au sommet du poumon gauche se faisait entendre un souffle tubaire manifeste qui confirmait pleinement le diagnostic assez facilement établi, du reste, à l'aide des autres signes,

J'appelais votre attention il n'y a qu'un instant sur les enseignements que certaines données de pathologie pouvaient vous fournir. Vous apprendrez par la clinique à grouper ces données autour de certains signes et à vous faire des jalons de probabilité, si je puis m'exprimer ainsi, qui vous simplifieront le travail et vous mettront à l'abri de l'erreur. Ces résumés qu'on se crée dans l'esprit abrégent singulièrement le travail du diagnostic. Ils permettent de syncoper en quelque sorte les opérations qui conduisent à la détermination de la maladie chez le sujet observé.

Ainsi un homme se présente à vous avec la face pâle, un peu anxieuse par le fait d'un certain degré de dyspnée; il a dépassé trente-cinq ans à peu près : vous aurez tout de suite l'idée d'une lésion organique du cœur. J'ai vu dernièrement, Messieurs, une curieuse application de ces espèces de lois générales du diagnostic. Un chirurgien éminent, appelé en consultation pour un enfant de six ans qui, à chaque garde-robe, perdait du sang en assez forte proportion par le rectum, déclara *à priori* l'existence d'un polype du rectum, parce que, disait-il, chez un enfant de cet âge, cette cause seule pouvait déterminer l'hémorrhagie signalée. Le polype existait en effet.

Voilà, Messieurs, comment la pathologie peut fournir des données utiles à la clinique.

Dans le cours de ces conférences vous ne me trouverez ni vitaliste, ni organicien, bien que, à propos du peu que j'aie déjà publié, on m'ait successivement désigné par l'une et par l'autre épithète. Cela prouve seulement que, tout en prenant quelque chose à chacune de ces deux doctrines, je ne suis attaché ni à l'une ni à l'autre d'une façon exclusive. C'est là, selon moi, la seule attitude possible dans une science qui n'est point achevée. D'ailleurs, Messieurs, j'ai toujours trouvé que ces grandes querelles étaient, pour beaucoup, de pures querelles de mots. Quand on en vient à l'application clinique, chacun des partisans de l'une ou de l'autre de ces doctrines si violemment et si largement séparées se rapproche beaucoup de son adversaire, et un peu du drapeau de chacun déteint sur le drapeau de l'autre. Il n'est pas un vitaliste, si incarné qu'il soit à sa doctrine, qui néglige la considération des lésions observées dans les organes; il a beau déclarer que c'est là un pur effet, il compte et il compte sérieusement avec cet effet. Et, d'autre part, quel est l'organicien qui ne s'occupe pas de l'état des forces chez les malades qu'il cherche à guérir? Pas un n'a l'idée de négliger une telle indication tout en prenant la lésion de l'organe, mais de l'organe vivant pour point de départ; je ne développerai pas ce sujet devant vous, il y aurait long à dire et tout ce qu'on en pourrait déduire c'est que l'on serait bien près de s'entendre, si, au lieu de dogmatiser à la table de son cabinet, on prenait la clinique pour point de départ, et qu'on pourrait se passer des mots de vitalisme, d'organicisme, ou même de vitalisme organique, pour faire de la bonne science et de la bonne pratique.

Les données générales sur lesquelles j'insistais tout à l'heure vous dirigeront surtout, Messieurs, lorsque, après être arrivés au diagnostic et au pronostic des maladies à l'aide des procédés dont je viens de vous entretenir, vous chercherez à atteindre le but véritable vers lequel tendent nos recherches, à savoir la guérison des malades dont la vie nous est confiée. Je dis des malades, et non des maladies : c'est qu'en effet, messieurs, il faut bien vous habituer à ne pas commettre une erreur que l'on entend journellement formuler. Quel traitement faites-vous contre la pneumonie, contre l'érysipèle, etc., disent certains médecins? Comme si pour traiter les malades il suffisait d'avoir à sa disposition une série de compartiments étiquetés : *Traitement de la pneumonie, traitement de l'érysipèle*, et de jeter en quelque sorte sur l'individu affecté la formule correspondante à l'étiquette.

La thérapeutique est la science des indications que fournit chaque individu malade. N'oubliez pas cette définition, elle est très-bonne et très-complète; malheureusement cette donnée des indications individuelles paraît s'obscurcir un peu à l'époque à laquelle nous sommes, et l'on voudrait faire prévaloir la spécificité de la maladie et rapporter tout à son génie particulier. Cela est une tendance que je repousse; chaque individu ressent à sa manière propre la maladie qui frappe tel ou tel point de son économie et cette manifestation d'une même maladie, différente selon chaque individu, crée des indications très-variées, lesquelles cadrent fort peu avec l'idée de spécificité morbide et de remèdes spécifiques ; mais toutefois prenez bien garde en même temps d'éviter un autre écueil qui n'est autre chose que l'application exagérée de cette donnée des indications individuelles.

Il est facile de dévier et d'exagérer à propos d'indications thérapeutiques. C'est à l'application un peu forcée de ces données saines que la doctrine des états organopathiques, préconisée et pratiquée par un professeur célèbre, doit sa naissance. Elle est le résultat complexe de la combinaison de trois idées d'abord distinctes, savoir : l'idée des indications multiples, celle de l'indépendance des divers organes les uns par rapport aux autres et celle de l'action spécifique des médicaments. Un des inconvénients de cette doctrine est de voir dans le traitement d'une même maladie le nombre des agents thérapeutiques se multiplier notablement, si bien qu'une formule comporte parfois cinq ou six médicaments différents, chargés chacun d'aller à travers l'organisme à la recherche de telle ou telle forme symptomatique. C'est là une thérapeutique peu régulière dont le moindre inconvénient est une sorte de tumulte au milieu duquel l'économie a grand'peine à reprendre la marche régulière de ses actes.

Evitez soigneusement encore une autre application également tumultueuse de la thérapeutique, qui consiste à changer chaque jour de moyen; laissez aux agents médicamenteux le temps d'établir leur influence sur l'organisme, et n'en changez pas à chaque instant. J'aurais à vous signaler bien des exemples du danger d'une telle conduite; trop souvent elle fait repousser des médicaments qui, plus patiemment administrés, eussent été efficaces.

La première règle de thérapeutique qu'il importe de bien poser, celle qui résume toutes les autres, c'est celle que je vous rappelais tout à l'heure, et qui domine, même à leur insu, les partisans des doctrines les plus contraires : la considération de l'état des forces chez le malade qu'il s'agit de traiter. Cette considération doit passer avant toute autre, c'est à elle que toute action, quelle qu'elle soit, doit être subordonnée. Si j'ai le bonheur de vous convaincre que c'est là la base indispensable de toute bonne thérapeutique et de toute bonne hygiène, je vous aurai déjà rendu un véritable service.

Je n'ai pas besoin, Messieurs, d'insister sur la différence d'action des médicaments suivant la dose à laquelle on les administre; n'oubliez jamais que sur ce point il faut tenir grand compte des idiosyncrasies, autrement vous vous exposeriez à de cruels mécomptes. Tous les jours, en effet, vous rencontrerez des individus beaucoup plus faciles à influencer que d'autres par des doses même relativement très-petites. Je voyais, il y a peu de jours encore, un exemple frappant de ces idiosyncrasies singulières. J'emploie très-fréquemment, comme vous le savez, les injections sous-cutanées de sulfate d'atropine ; ce sel est pour un centième dans la solution dont je me sers, et habituellement il faut, pour voir se produire les effets de l'intoxication atropique, dépasser la dose de 15 à 20 ou 30 gouttes : eh bien, j'ai vu tout dernièrement un délire calme, mais très-prolongé, être la suite d'une injection de 5 gouttes à peine de cette même solution.

Il faut aussi, Messieurs, à propos des doses des médicaments divers, savoir que bien souvent les propriétés d'un même agent changent avec les doses; vous verrez par exemple l'opium à doses élevées devenir stimulant, loin d'être un moyen de calme.

Enfin évitez un autre défaut qui est aussi très-général : c'est l'enthousiasme, le parti pris pour tel ou tel médicament, qui devient alors l'unique moyen thérapeutique. Sachez ne jamais être exclusif ; la vérité a autant horreur des extrêmes que la nature a horreur du vide.

Comme je vous disais, il faut en clinique chercher partout ses renseignements; aussi gardez-vous bien de négliger les sciences naturelles; elles prêtent à la clinique et à la thérapeutique de précieuses notions. Soyez sûrs que vos études cliniques seront d'autant plus fructueuses, que votre esprit les abordera plus orné de notions scientifiques; ne négligez pas, par exemple, la chimie et les renseignements qu'elle peut vous fournir. L'intervention de cette science dans les questions médicales a été particulièrement attaquée dans ces derniers temps : Graves et M. Trousseau n'ont peut-être pas été tout à fait justes envers elle. Là encore, permettez-moi de le dire, il y a pour beaucoup une querelle de mots. Les chimistes qui sont intervenus dans l'étude de la médecine n'ont pas nié et ne nient pas la vie plus qu'ils ne nient l'existence des forces en chimie pure. Ils ont seulement voulu apporter le tribut de leurs connaissances spéciales et démontrer un fait absolument incontestable, savoir que dans l'organisme il s'accomplit des actes qui dérivent des lois ordinaires de la chimie tout en s'accomplissant chez un être vivant. Or, par ces études ils nous ont apporté de précieuses lumières. Sans les travaux chimiques la science médicale ne saurait pas ce qu'elle sait touchant les phénomènes de la digestion, elle ne se serait point enrichie des notions intéressantes qu'elle a acquises sur l'albuminurie, la glycosurie et les dyspepsies.

Sans rien exagérer, je partage, quant à moi, les opinions émises

par mon excellent élève et ami M. Jaccoud, dans les notes ajoutées à la traduction qu'il nous a donnée de la *Clinique* de Graves,
et je suis loin de repousser l'aide que la chimie peut apporter à
l'étude de la clinique.

Il est un point sur lequel il faut encore bien nous entendre.
Dans ces conférences vous me verrez toujours écarter les opinions
exclusives ou aventurées que l'expérience rigoureuse n'aura pas
fait passer à l'état de choses démontrées. Lorsqu'il s'agira d'expliquer ou d'interpréter un phénomène morbide quelconque, j'aurai
grand soin de vous soumettre les diverses opinions qui ont été
formulées à ce sujet, mais je les laisserai toujours avec grand soin
aussi à leur place véritable, c'est-à-dire à l'état de pures hypothèses. C'est un grand mal, selon moi, que de donner une trop
forte valeur aux vues de l'esprit, comme quelques-uns tendraient
à le faire en ce moment. Si j'osais employer une expression tri-
viale et peu française, je dirais que dans une science comme la
nôtre donner aux hypothèses, c'est-à-dire au raisonnement sans
démonstration, le rang de vérités établies, c'est endormir la
science. La mollesse seule de l'esprit, lequel fonctionne ainsi tout
à loisir et sans contrôle, trouve son compte à une semblable marche. J'aime mieux, quant à moi, un aveu net et franc de l'igno-
rance dans laquelle on est encore de tel ou tel point de la science.
On y doit joindre sans aucun doute l'énoncé des opinions diverses
mises en avant, mais en leur laissant leur place et leur rôle purement provisoires. Ce sont des lacunes au niveau desquelles on
retrouve les échafaudages de ceux qui se sont efforcés de combler
ces vides, mais sans pouvoir y réussir. Ne vous laissez pas entraîner par le brillant et l'élégance d'une opinion ; n'ayez point
d'engouement pour une idée parce qu'elle est singulière, point de
goût pour le joli et l'ingénieux, maintenez-vous dans les idées
moyennes, elles ne sont autre chose que la mise en œuvre du bon
sens. L'imagination est séduisante, et certes il ne faut pas la repousser entièrement ; elle peut marcher devant le bon sens, mais
il ne faut jamais ôter à cette folle du logis les lisières par lesquelles
la raison règle, dirige et contient sa marche. L'imagination remue les idées, elle les agite, le bon sens les crible et les épure.
Ce dernier est indispensable au bon emploi de la méthode expérimentale, « cette reine des sciences, ce terme de toute spéculation, »
sans l'application de laquelle il n'est pas de vérité scientifique qui
puisse être constituée. Si brillantes, si pompeuses, j'allais pres-

que dire si dédaigneuses, que soient les théories, il faut toujours qu'elles subissent le contrôle de la méthode expérimentale. En médecine, ce rôle suprême appartient surtout à la clinique, et c'est à ses pieds que viennent expirer les opinions aventureuses et les hypothèses incapables de démonstration.

Enfin, il est un dernier enseignement que vous devez tirer de la clinique, et c'est un enseignement de l'ordre moral le plus élevé. C'est elle, en effet, qui doit vous apprendre encore de bonne heure tout le respect qui est dû à l'être qui souffre. Vous traiterez chaque malade avec bonté, sans brusquerie ; vous aurez soin de ne jamais laisser lire sur votre visage rien qui lui dévoile le danger qu'il court, les craintes que vous avez pour sa vie ; vous ne prononcerez jamais devant lui le nom de sa maladie, même si ce nom est tout à fait technique. On ne sait jamais le chagrin que peut concevoir, à propos d'un mot d'autant plus mal interprété qu'il ne le comprend pas, un pauvre malade avide de savoir le sort qui l'attend et de se faire une idée de l'opinion que l'on peut concevoir sur son salut ou sur sa perte. Plus il est ignorant et placé bas dans le monde, plus il est capable d'erreur et d'effroi à ce sujet. Rien n'est plus respectable qu'une telle situation, et quand nous ne pouvons pas guérir ceux qui nous sont confiés, loin de leur laisser voir une impuissance qui doit les désespérer, nous leur devons, au contraire, des encouragements et des mensonges pieux qui les soutiennent et les consolent. Dans nos asiles, même au milieu de tant de monde, les pauvres gens qui les peuplent sont seuls, sans une main amie dont le serrement les encourage et les rassure. Pensez-y bien, leur mort, ainsi solitaire et sans larmes, est assez triste pour qu'ils doivent trouver en nous quelque soulagement à une telle angoisse.

Pour bien graver ce devoir dans votre esprit, je ne vous parlerai pas de votre intérêt, je ne vous dirai pas qu'il vous importe d'apprendre à l'hôpital ce que vous devrez faire plus tard dans le monde. Non, Messieurs, je m'adresserai à quelque chose de plus sain, de plus vif et de plus généreux que votre intérêt, je ferai appel à votre jeunesse ; c'est elle, ce sont ses élans chaleureux qui vous guideront et vous instruiront dans la pratique de ce devoir. Et, disons-le, à l'honneur de notre profession, plus qu'aucune autre elle sait conserver intacts dans le cœur de qui la pratique avec zèle ces sentiments d'une charité bien entendue. Fort des services rendus, bien souvent sans gré ni récompense, notre art

apprend à trouver en soi-même, par la conscience du devoir accompli, une fraîcheur toute juvénile pour les inspirations d'une
fraternité véritable et désintéressée. Apprenez donc, messieurs, à
pratiquer avec bienveillance pour autrui, avec loyauté, avec indépendance, cette noble profession; vous ne savez pas tout ce qu'elle
donnera de satisfaction à votre esprit et à votre cœur, et combien
elle vous permettra de vous sentir et de vous placer au-dessus de
beaucoup des puissants de ce monde.

DE L'ÉRYSIPÈLE

I

J'ai l'intention, Messieurs, d'examiner avec vous quelques points spéciaux touchant l'érysipèle ; ce n'est pas une histoire complète de cette maladie que je veux vous présenter, c'est un simple aperçu, une simple étude de quelques particularités intéressantes que l'on peut observer sur les malades couchés en ce moment dans nos salles. Nous nous occuperons d'abord de celui qui est placé au numéro 14 de la salle Saint-Paul.

Obs. I. Langlet (Pierre), trente-quatre ans, cordonnier, est d'une bonne santé habituelle, mais sujet aux névralgies et d'un tempérament lymphatique, débilité. Cet homme paraît avoir souffert de la misère. Le 11 janvier 1863, à son entrée, il raconte qu'il y a deux mois, de nombreux furoncles lui ont poussé sous l'aisselle et derrière le cou ; puis, il y a quinze jours, d'autres clous sont survenus au front et sur le nez. Au moment où ces derniers se guérissaient, c'est-à-dire dans les premiers jours de janvier, il s'aperçut de l'existence d'une grosseur dans la région parotidienne, ressentit un violent mal de tête et éprouva un accès de fièvre. Le gonflement des ganglions post-maxillaires augmenta et amena beaucoup de douleur. En même temps le malade écorcha les croûtes qui recouvraient les clous qu'il avait sur le front, et deux jours après il fut pris d'un violent frisson, puis d'une fièvre ardente. Le lendemain (10 janvier) il avait la figure rouge et gonflée.

Le 11 janvier il vient à la consultation, portant un érysipèle de toute la tête.

Le 12. L'érysipèle occupe non-seulement tout le cuir chevelu, mais aussi la face, qui est rouge et bouffie ; les yeux sont boursouflés. De plus, toute la région parotidienne gauche est extrêmement tuméfiée ; les ganglions du cou sont engorgés et très-volumineux. La fièvre est intense, 130 pulsations, le pouls est dur et vibrant, la langue est sale, la céphalalgie est marquée. La nuit a été très-agitée, mais le malade n'a pas déliré. (Ipéca, 1ᵍʳ,50 en 3 doses, compresses trempées dans l'infusion de sureau, appliquées sur les points érysipélateux de la face.)

Le 13. Le malade a vomi abondamment ; la nuit a été meilleure. Cependant la langue est encore chargée. La rougeur de la face a beaucoup diminuée, mais le gonflement est toujours énorme et toute pression sur la tête est douloureuse, le contact des linges trempés dans l'eau de sureau est même désagréable. La fièvre est moindre (96), ainsi que la céphalalgie. (Ipéca, 1ᵍʳ,50.)

Le 14. La nuit a été bonne, la langue n'est plus aussi blanche, le gonflement de la face a diminué sensiblement, la tête est encore douloureuse et toujours gonflée. Dans la soirée, le malade est cependant repris d'un petit mouvement de fièvre. (Gomme édulc., quatre bouillons.)

Le 15. La nuit a été agitée, la fièvre a persisté. Le malade se plaint toujours de sa tête. En l'examinant, on voit que l'érysipèle s'est étendu derrière le cou et a gagné l'épaule droite. (Extr. de q.q , 2 grammes dans un julep ; poudre d'amidon sur la tête et sur le cou.)

Le 16. L'érysipèle continue à descendre dans le dos. La fièvre n'est pas très-forte. (Même prescription.)

Le 17. L'érysipèle a disparu du cou et tend toujours à descendre. Le gonflement de la tête et la céphalalgie ont sensiblement diminué. Il y a toujours un mouvement fébrile.

Le 18. La rougeur diminue dans le dos. Le malade se plaint d'un mal d'oreille du côté gauche qui l'a empêché de dormir. La face est en pleine desquamation ; le gonflement des ganglions a beaucoup diminué. (Injections de glycérine dans l'oreille.)

Le 20. L'érysipèle a complétement disparu. Le malade ne se plaint que de son oreille. (Mêmes injections ; bouillons, potages.)

Le 25. La fièvre n'a pas reparu ; le malade demande à manger. (Une portion.)

Le 27. Le malade se plaint toujours de l'oreille, dans laquelle il s'est formé un petit abcès qui s'est ouvert, ce qui l'a beaucoup soulagé.

Le 30. Bon état ; il est seulement survenu quelques douleurs hémorrhoïdales pour lesquelles on prescrit de l'onguent populéum.

Le 6 février. *Exeat.* La desquamation de la face et de la tête est à peu près terminée.

Un fait, dans cette observation, sur lequel j'appellerai tout d'abord votre attention, c'est le point de départ de la maladie ; elle a débuté consécutivement à l'existence de petites plaies ; c'est un véritable érysipèle traumatique. Tous les auteurs, les chirurgiens surtout, ont beaucoup insisté sur le traumatisme comme cause de l'érysipèle ; tout le monde connaît l'influence de cette cause ; mais ce que tout le monde ne sait pas assez, c'est que, dans la plupart des érysipèles dits spontanés, il y a aussi un point de départ pour ainsi dire traumatique. Cette opinion, sur laquelle je vais revenir, peut servir également à interpréter le mode de développement de la maladie dans l'observation suivante :

Obs. II. Lagrive (Paul), fondeur typographe, âgé de quarante-trois ans, est entré salle Saint-Paul, n° 48, le 29 janvier, avec un érysipèle à la face. Cet homme est d'une bonne santé habituelle et ne se rappelle pas avoir jamais été atteint d'érysipèle. Le 26 janvier, trois jours avant son entrée, il sentit un peu de mal de tête et perdait l'appétit. Il raconte que quelques jours avant ce malaise il avait écorché avec ses doigts des croûtes qu'il avait autour des narines et qui se rapportaient, si on en juge par les traces qui persistent, à un eczéma.

Le 30 janvier. La face est rouge et gonflée, les paupières et les lèvres sont tuméfiées, ainsi que le nez, qui a été le point de départ de l'érysipèle. Céphalalgie, rêvasseries la nuit ; langue sale. Pas d'engorgement ganglionnaire. Le malade n'en a présenté à aucun moment. (Ipéca, 1^{gr},50; compresses d'infusion de fleurs de sureau sur la face.)

Le 1er février. Le gonflement des yeux et de la face est énorme. L'érysipèle gagne le front; la fièvre est toujours intense ; la langue est encore chargée ; nuit agitée ; délire. (Ipéca de nouveau, 1^{gr},50, et le soir extr. de q.q., 2 grammes ; compresses de sureau.)

Le 2. L'érysipèle a gagné le cuir chevelu, la tête est gonflée ; la céphalalgie est très-forte et continuelle ; les yeux, tuméfiés et bouffis, sont très-douloureux; fièvre ; inappétence ; somnolence. (Catap. synap. aux membres inférieurs ; extr. de quinq., 2 gram.)

Le 3. La tête est énormément gonflée. Même état, même prescription.

Le 4. La rougeur de la face a beaucoup diminué ; la tête est encore douloureuse ; moins de fièvre. Les nuits sont meilleures.

Le 5. L'érysipèle apparaît au cou ; l'état général est meilleur ; la face a diminué de volume ; la langue devient rosée ; pas de délire ; pouls à 96. (4 bouillons ; extr. de q.q.)

Le 6. L'érysipèle descend vers le dos et s'étend irrégulièrement en larges plaques entre les deux épaules, sans limites bien arrêtées. Les douleurs de tête ont cessé avec le gonflement ; l'état général est bon, mais le malade commence à s'écorcher au siége. (Poudre d'amidon.)

Le malade demande à manger. (2 potages.)

Le 9. L'érysipèle reste à peu près stationnaire dans le dos, tout en étant diminué. La face commence à passer à la période de desquamation.

Le 11. Le malade a été très-agité toute la nuit et s'est plaint de violentes douleurs de tête. La langue est de nouveau devenue sèche ; l'accélération du pouls est manifeste. Cependant l'érysipèle reste dans le dos

ce qu'il était les jours précédents, variant seulement un peu d'étendue
et de place.

Le 12. Le malade a passé une très-mauvaise nuit, la fièvre est très-
forte ; l'érysipèle a reparu à la face ; les paupières sont rouges et bouffies ;
la langue est chargée ; la céphalalgie est intense. (Ipéca, 1,50, compresses
de sureau, julep avec de l'extr. de q.q., 2 gram.)

Le 13. La face est encore gonflée, mais moins rouge ; la fièvre est
tombée un peu ; le malade se sent très-faible. (Vin de Bordeaux, 500 grammes, extr. de q.q.)

Le 15. L'érysipèle a disparu de la face, mais il persiste disséminé dans
le dos et sur la poitrine. L'état général est meilleur. (Vin de Bordeaux
et extr. de q.q.)

Le 16. Le malade se plaint de la gorge ; depuis quelques jours il crache
abondamment. L'inspection de la gorge ne montre qu'un peu de rougeur
sans gonflement, les ganglions sous-maxillaires ne sont toujours pas engorgés.

L'érysipèle se maintient diffus dans le dos ; l'écorchure du siége va
mieux, mais au niveau du grand trochanter il se fait une nouvelle érosion ; constipation. (Même prescription ; plus, gargarisme, lavement émoll.)

Le 17. Le malade a toussé toute la nuit ; il continue à cracher beaucoup de salive. Quelques râles muqueux dans la poitrine. (Lavement avec
45 grammes de miel de mercuriale ; même prescription du reste.)

Le 19. La face est en pleine desquamation ; la rougeur du dos est peu
marquée, mais persiste toujours ; le malade continue à tousser ; bronchite
légère. (Julep diacodé.)

Le 21. Expuition de mucosités toujours abondante ; rougeur dissémi-
née dans le dos ; râles muqueux abondants dans la poitrine ; pas de réaction fébrile. (Julep diacodé, extr. de q.q., 2 gram., et vin de Bordeaux,
500 gram.)

Le 23. Le malade se plaint de la gorge, où on ne trouve qu'un peu de
rougeur. L'érysipèle s'efface, le pouls se relève ; le malade sera guéri dans
peu de temps ; tout semble l'indiquer.

C'est une circonstance analogue au traumatisme, une éruption
eczémateuse, qui a été ici le point de départ de la maladie ; vous
retrouvez encore une origine analogue chez un autre malade couché au numéro 39 de la salle Saint-Paul ; chez lui, en effet, ce sont
aussi des érosions survenues aux narines par le fait d'un coryza
qui ont présidé au développement de l'érysipèle de la face dont il
est atteint. L'eczéma, l'herpès et ailleurs des éruptions syphilitiques, comme notre maître vénéré Biett nous l'a fait constater
maintes fois, déterminent souvent, ainsi que vous le verrez, l'ex-
plosion d'un érysipèle. L'eczéma n'a pas cette influence seulement

lorsqu'il occupe les narines. Dans beaucoup d'exemples l'eczéma des oreilles sert aussi d'origine à l'éruption érysipélateuse. J'ai vu l'eczéma des mamelles amener l'érysipèle de ces mêmes parties avec développement des ganglions du creux axillaire.

Mais ce n'est pas la seule particularité que nous offre cette observation :

L'érysipèle, dans ce fait, n'a pas eu la bénignité qu'il présentait dans l'observation précédente ; il a en outre revêtu plus nettement aussi une forme toute particulière qui mérite votre attention à plusieurs égards. L'éruption, en effet, s'est successivement et lentement étendue à la plus grande partie du corps, puisqu'elle ne s'est arrêtée qu'à la région lombaire ; cette marche, cette extension ont valu à cette forme le nom d'*érysipèle ambulant*. Ce n'est pas seulement pour cette extension graduelle que cette forme d'érysipèle doit nous occuper ici ; elle offre d'autres particularités qu'il faut vous mentionner. Il arrive en effet très-ordinairement, dans les cas de ce genre, comme vous l'avez vu chez ce malade, que la coloration des points affectés ne se présente pas sous l'aspect de la rougeur érysipélateuse telle que vous la connaissez ; ce ne sont plus des plaques rouges continues, nettement limitées à leur pourtour par des surfaces saines ; ce sont des vergetures, des stries rouges, inégales, diffuses, mêlées entre elles, séparées par des surfaces saines, comparables, sauf la régularité des lignes, aux stries enflammées de la lymphangite. Cette apparence toute spéciale est importante à connaître ; elle pourrait, si vous n'étiez pas prévenus, vous en imposer pour ces rougeurs diffuses qui se développent, chez les malades, sur les parties comprimées par la position couchée, et qui sont souvent le prélude des escarres de la peau. J'ai été trompé moi-même tout récemment ; voici dans quelles circonstances :

M***, âgé de cinquante-trois ans, d'une excellente santé habituelle, fut pris de dysenterie au camp de Châlons en juin 1861. Négligeant complétement cette affection, peu intense du reste, il resta de juin à décembre éprouvant de temps à autre des attaques de dysenterie plus fortes. C'est là une véritable forme chronique de cette maladie, analogue à celle que l'on observe dans les contrées tropicales. En décembre, après des redoublements fébriles rémittents, il fut pris de douleurs de l'hypocondre droit, exagérées par la pression, d'augmentation de volume du même point (le foie dépassant les fausses côtes d'environ trois travers de doigt), de vomissements, d'une coloration subictérique de la peau, en même temps qu'existait une diarrhée bilieuse assez intense; c'est à ce moment que j'eus occasion de voir ce malade. Je reconnus facilement l'existence d'une complication hépatique chez un sujet atteint de dysenterie chronique, et de plus, j'augurai très-mal du malade à propos de deux circonstances. D'abord la venue de frissons inégaux et irréguliers dans leurs retours, se développant au moment où se manifesta une prostration considérable; ils me parurent pouvoir être rapportés à une infection purulente véritable, l'état général étant de tous points analogue à celui qu'on observe en pareille occurrence. L'autre circonstance, qui me parut grave, ce fut la présence d'une eschare très-large et très-épaisse développée au niveau de l'épigastre, en dehors de toute pression, par le seul fait de frictions avec 30 gouttes d'huile de croton. Une telle mortification de la peau, survenue sous l'influence d'une cause généralement moins puissante, était l'indice d'une profonde dépression de l'économie. L'événement a malheureusement justifié mes tristes prévisions, le malade a succombé avec tous les signes de l'infection purulente la mieux caractérisée. Je vous ai cité cette observation, parce qu'elle est déjà intéressante, en ce que la complication hépatique est rare dans nos climats chez les sujets atteints de dysenterie; mais voici surtout pourquoi je vous ai parlé de ce fait, c'est qu'à un certain moment, dans le cours de cette affection, le malade était relativement mieux, lorsque, sans motif appréciable, il fut pris tout à coup de vomissements et d'un redoublement fébrile très-intense. Cherchant la cause de ces accidents aigus, je visitai la surface cutanée et je trouvai une petite escarre à la région sacrée. En même temps, toute la région postérieure des lombes offrait une rougeur diffuse, mal circonscrite, que je pris tout d'abord pour le résultat de la pression causée par le décubitus dorsal. Mais je revins bientôt de cette erreur en considérant que la rougeur s'étendait au delà des points qui pouvaient être comprimés, et ensuite que le décubitus latéral, maintenu pendant quelque temps, n'enlevait rien à la rougeur, devenue au contraire plus intense; c'était un érysipèle intercurrent.

Une semblable erreur aurait une grande importance au point de vue du pronostic; vous sentez toute la gravité d'un érysipèle survenant au milieu d'un état de maladie, voilà pourquoi j'appelle toute votre attention sur cette coloration inégale et diffuse de l'érysipèle ambulant, telle que vous avez pu la constater chez notre second malade.

Il y a encore dans l'histoire de ce même individu d'autres points importants sur lesquels nous devons insister :

Ainsi, à aucune période de sa maladie, cet homme n'a présenté d'engorgement des ganglions sous-maxillaires ; j'ai observé déjà un certain nombre de fois cette immunité des ganglions, et j'insiste sur cette remarque, parce qu'elle est contraire à l'opinion de certains auteurs, très-recommandables, qui rattachent l'érysipèle à la seule inflammation des radicules lymphatiques et le font toujours précéder de l'engorgement ganglionnaire. Ce dernier est certainement fréquent, mais il n'est pas indispensable ; quand il se rencontre, il débute avec la rougeur de la peau ou du moins il ne la précède pas d'assez loin pour qu'on puisse le considérer comme le point de départ de la maladie. L'engorgement ganglionnaire et la rougeur de la peau sont deux symptômes coïncidents, et non pas successifs ; la rougeur de la peau ne procède pas de l'engorgement ganglionnaire, l'engorgement ganglionnaire procède beaucoup plutôt de la rougeur de la peau. Il ne serait autre chose que l'extension aux ganglions lymphatiques de l'inflammation des lymphatiques de la peau, inflammation qui est elle-même en quelque sorte une complication, très-habituelle à coup sûr, mais qui, par cela même qu'elle manque un certain nombre de fois, ne fait pas partie nécessaire de la maladie à son état de pureté et d'intégrité symptomatiques. Dans le cas où manque l'engorgement ganglionnaire, c'est que la maladie n'a pas retenti jusque vers ces organes, abstraction faite de l'état des vaisseaux lymphatiques eux-mêmes. L'opinion qui fait de l'érysipèle une inflammation des lymphatiques, n'est pas la seule qui ait été émise sur le mode de production de cette maladie ; on a voulu y voir une phlébite des capillaires cutanés. Je n'accepte pas cette opinion, défendue par Ribes et par M. Cruveilhier. D'abord on ne saurait démontrer cette inflammation des veines capillaires ; on trouve bien des lésions inflammatoires des veines voisines de la peau dans un certain nombre d'érysipèles, mais ce fait est rare, exceptionnel, et partant ne prouve rien touchant l'existence constante de la phlébite capillaire comme théorie unique de la maladie. En outre, ces exemples sont spéciaux à certains érysipèles, à ceux surtout qui sont consécutifs à des plaies graves ou à des opérations chirurgicales ; les veines, dans ces cas, sont malades pour leur propre compte, si l'on peut dire ainsi, et leur inflammation, bien que coïncidant avec l'érysipèle, en est pourtant absolument indépen-

dante et se lie comme lui à l'existence de la plaie qui leur sert
d'origine commune.

Dans les deux observations que nous venons d'examiner et qui
appartiennent à deux malades de nos salles, l'érysipèle avait pour
point de départ une lésion primitive de la peau ; cette cause est de
beaucoup la plus habituelle ; presque toujours, en cherchant bien,
vous trouverez, comme je vous l'ai déjà dit, que les prétendus
érysipèles spontanés ont eu pour point de départ une lésion de la
peau ; l'érysipèle serait alors en quelque sorte une maladie chirurgicale. Mais, tout en admettant dans les érysipèles dits spontanés
et dans les érysipèles chirurgicaux une première influence prédisposante de même ordre, il y a des dissemblances radicales à
signaler entre l'un et l'autre de ces groupes, relativement à la
gravité de cette cause et au rôle qu'elle joue dans l'état du malade.
Dans un groupe la cause traumatique est légère, la lésion est sans
gravité, superficielle, comme un eczéma, un herpès, une simple
écorchure ; dans l'autre la cause traumatique est sérieuse, la plaie
est grave, profonde, et elle intéresse un nombre considérable de
parties différentes. Ces différences vous expliqueront suffisamment
pourquoi l'on porte, et à juste titre, un pronostic différent sur les
érysipèles dits médicaux et sur les érysipèles dits chirurgicaux ;
les seconds, en effet, sont bien plus souvent mortels que les
premiers.

Pour l'érysipèle spontané des auteurs, le traumatisme que je
vous signale et qui, selon moi, préside presque toujours au développement de la maladie, est sans aucune gravité ; il n'est presque rien par lui-même dans l'état du malade ; il serait le seul
accident, qu'il passerait inaperçu. Le pronostic dépend alors uniquement de la phlegmasie cutanée consécutive et de son effet
sur l'économie. Dans les érysipèles chirurgicaux, le traumatisme est habituellement sérieux, et constitue à lui seul un
danger pour l'économie, qu'il déprime et modifie déjà considérablement pour sa part et pour laquelle il ouvre un grand nombre
de voies pathologiques, si je puis m'exprimer ainsi. Le pronostic
doit déjà tenir compte et du traumatisme lui-même et des complications diverses qu'il peut entraîner par sa seule présence (lymphangite, phlébite, phlegmon). C'est à cet état complexe et grave
que vient s'ajouter la phlegmasie cutanée.

D'un côté, l'intégrité relative de l'économie et l'absence probable de complications au moment où l'érysipèle se développe,

de l'autre, l'altération déjà sérieuse qui précède l'érysipèle et les complications graves et presques fatales qu'elle traîne après soi, en voilà bien assez peur légitimer la différence de danger. que les auteurs ont notée entre les érysipèles dits spontanés et les érysipèles traumatiques.

Ne croyez pas, Messieurs, que je nie complétement l'existence de l'érysipèle spontané ; ce serait aller plus loin que ma pensée. Je veux dire seulement que les faits de ce genre sont de beaucoup les plus rares. J'en ai vu deux, entre autres, dans lesquels je n'ai trouvé aucune cause traumatique, si minime qu'elle fût.

Je vous demanderai la permission de vous raconter brièvement ces deux cas, d'abord parce qu'ils sont des exemples d'érysipèles spontanés, et surtout parce qu'ils vous feront connaître une variété très-curieuse de l'érysipèle, je veux parler de la forme périodique.

Obs. III. Je vis au Bureau central, alors que j'y faisais le service, en 1848, une femme de vingt-huit ans, qui avait eu trois enfants. — Cinq ans avant, étant enceinte et presque en travail, elle éprouva une émotion violente (son mari, blessé gravement, fut rapporté mourant chez elle), l'accouchement eut lieu brusquement ; l'enfant, qui naquit vivant, fut atteint peu de jours après d'attaques épileptiformes et succomba après quelques mois. Depuis cette couche, la malade était prise, au moment de chaque époque menstruelle (régulière et exacte d'ailleurs) d'un érysipèle occupant souvent la face, quelquefois l'une des épaules ou l'une des jambes. Elle a eu depuis un enfant qu'elle a amené à bien et qui, âgé de deux ans en ce moment, est atteint d'une bronchite aiguë. Cette couche nouvelle n'a en rien modifié l'état de la malade, et elle a toujours vu revenir ses érysipèles à chaque époque menstruelle, laquelle est d'ailleurs restée régulière. C'est une femme de constitution moyenne, présentant les signes extérieurs du tempérament nerveux et un peu lymphatique. Elle vit dans d'assez bonnes conditions hygiéniques. Au moment où elle vint consulter au Bureau central, elle présentait une sorte de bouffissure non colorée de la face, peu marquée au nez, avec signes de congestion cérébrale, étourdissements, céphalalgie, tous prodromes qu'elle a observés dans les autres attaques. L'érysipèle a manqué seulement à la dernière époque, il y a un mois. Elle avait pris auparavant quelques doses de rhubarbe. Pendant quelque temps elle a pris un peu de quinquina et un peu de fer ; constipation habituelle.

Je prescris pour l'époque actuelle 30 grammes de sulfate de soude, et, pour plus tard, 60 centigrammes de sulfate de quinine répétés pendant trois jours avant l'époque.

Je ne revis pas la malade et ne sais pas ce qui advint de cette thérapeutique. Peut-être, dans des cas de ce genre, auriez-vous avantage à employer en commençant, huit à dix jours avant l'époque menstruelle, l'acétate d'ammoniaque, qui, à la dose de 10 à 15 grammes par vingt-quatre heures, régularise souvent fort bien la sécrétion menstruelle.

Ce médicament n'était pas de mise dans le second cas d'érysipèle intermittent que j'ai eu occasion d'observer sur une personne de ma famille.

Obs. IV. Il s'agissait, en effet, d'une femme de cinquante-quatre ans, chez laquelle, au moment où s'établit la ménopause, les règles furent à époques exactement correspondantes, remplacées par des érysipèles de la face. Les phénomènes généraux ne furent pas sans gravité et furent presque toujours caractérisés par du coma.

L'attaque en elle-même ne nécessita pas de traitement particulier, mais la maladie ne cessa de se reproduire que sous l'influence de 75 centigrammes de sulfate de quinine donnés chaque jour et dont l'usage fut commencé six jours avant le moment des anciennes époques menstruelles et continué pendant le temps correspondant à leur durée d'autrefois.

Je vous ai signalé chez notre second malade une particularité très-intéressante de l'érysipèle : c'est sa marche *ambulante*. Des médecins anciens (et leur opinion a cours encore aujourd'hui dans la science) ont écrit que le pronostic de l'érysipèle ambulant est des plus fâcheux; la mort est, dit-on, la terminaison très-fréquente de cette forme de l'érysipèle. Il y a dans cette opinion une exagération très-grande. J'ai vu un certain nombre d'érysipèles ambulants, et j'ai vu que la guérison était beaucoup plus fréquente que la mort. Entre autres exemples je vous citerai deux malades chez lesquels l'érysipèle, né à la face, occupa successivement toutes les régions du corps et sembla disparaître lorsqu'il ne trouva plus de nouveaux points à occuper. Chez ces deux malades, qui me reviennent surtout en mémoire, la maladie fut longue, l'état ne fut pas très-grave, l'issue fut favorable.

Cette marche ambulante de la maladie n'est réellement pas grave par elle-même; si en réalité elle entraîne plus de danger que la forme limitée et régulière, ce n'est qu'indirectement. En effet, par cela seul qu'elle suit une marche errative, qu'elle occupe successivement de nouvelles surfaces, elle affecte une durée plus prolongée; elle tient longtemps ainsi l'économie sous son influence; de là une dépression plus grande pour le malade, et en outre par sa présence même elle crée, comme on l'a dit, une opportunité morbide véritable, elle ouvre la porte à des complications; c'est donc par suite d'un affaiblissement plus prolongé et plus considérable de l'économie, par la durée du temps pendant lequel les diverses complications sont possibles et non pas par lui-même, par ses qualités pathologiques propres, que l'érysipèle ambulant présente un peu plus de gravité.

Aussi, loin de s'attaquer à la maladie elle-même, à sa forme et et à sa marche particulière, c'est dans cette dépression, dans cette opportunité morbide qu'il faut aller chercher des indications thérapeutiques. Le malade a une longue période maladive à parcourir, il y a lieu de craindre qu'il ne manque des forces nécessaires pour soutenir la lutte, témoin le défaut de réaction dont il fait preuve : il faut le soutenir par tous les moyens qui sont en notre pouvoir et ne pas prendre le change en quittant le malade pour attaquer la maladie.

Le traitement que je vous conseille et sur lequel je reviendrai est loin des traitements que j'ai vu imposer aux malades, à une époque où les idées étaient moins saines qu'aujourd'hui sur l'érysipèle. Autrefois, par exemple, on insistait sur la nécessité d'arrêter par des moyens locaux la marche envahissante de l'érysipèle : on pratiquait des scarifications ou des cautérisations avec le nitrate acide de mercure ou le fer rouge sur les limites de l'inflammation, afin de l'arrêter dans sa marche envahissante. J'ai vu recourir à ces moyens, je n'ai pas besoin de vous dire quels en étaient les désastreux résultats. A la même époque, alors que l'idée de l'inflammation était l'idée dominante en médecine, les saignées abondantes et répétées étaient préconisées contre cette forme de l'érysipèle. Prescrites avec discernement par les maîtres, elles étaient appliquées moins sensément par les disciples, qui, sans se préoccuper de l'état général du malade, de ses forces, de sa faculté de résistance, n'avaient qu'un but : abattre l'inflammation; souvent par ces spoliations intempestives, ils arrivaient à abattre leur malade sans avoir arrêté la marche de la maladie, et, comme je l'ai vu alors, regrettant de n'avoir pas été assez énergiques, ils attribuaient leurs revers à trop de timidité dans l'emploi des moyens.

Enfin, Messieurs, la gangrène se développe quelquefois spontanément dans d'autres formes d'érysipèle.

Chez des vieillards, chez des sujets affaiblis par des maladies antérieures, il n'est pas rare de voir brusquement la maladie tourner vers cette terminaison très-grave ; la rougeur prend une teinte violacée, livide ; elle s'étale rapidement ; les phlyctènes, au lieu de contenir de la sérosité citrine, renferment de la sérosité sanguinolente, puis sous elles on trouve des plaques plus ou moins profondément mortifiées.

Cette forme, presque toujours mortelle, se rencontre assez fréquemment dans les maladies de Bright et dans les affections du cœur ; mais ici la gravité tient surtout à l'état dans lequel l'inflammation cutanée trouve la peau sur laquelle elle se développe. Rien n'est plus facile en effet, comme vous le comprendrez très-bien, que de voir se mortifier la peau, qui, soulevée, comprimée par l'œdème, n'est plus alimentée par une circulation pleine et régulière.

Toutefois, Messieurs, dans ces exemples mêmes, il faut encore faire certaines restrictions importantes. En effet, vous verrez chez les malades atteints d'affections du cœur, par exemple, survenir sur les membres œdématiés de véritables eschares, qui cependant peuvent ne pas appartenir réellement à l'érysipèle. Vous trouvez alors, quand vous examinez sur le cadavre, de vastes coagulations sanguines dans les veines du membre. Tel est le fait d'un homme que j'ai eu occasion d'observer à l'hôpital Beaujon, chez lequel, en même temps qu'existait une affection du cœur, survint un œdème considérable du membre supérieur gauche, puis sur plusieurs points de la peau, sans rougeur érysipélateuse bien véritable, se développèrent des plaques noirâtres, bientôt converties en eschares gangréneuses. Des accidents généraux très-graves et à forme adynamique se déclarèrent, et le malade succomba. A l'autopsie, nous trouvâmes un caillot veineux de consistance médiocre, mais bien réellement développé avant la mort, adhérent en beaucoup de points aux parois veineuses, et qui, occupant la veine sous-clavière gauche, se prolongeait dans plusieurs veines du bras du même côté. Les parois veineuses offraient dans plusieurs points une surface inégale et un peu rugueuse.

La gangrène, dans ce cas et dans les exemples analogues, est beaucoup plutôt sous la dépendance de l'arrêt de la circulation ; elle n'est plus seulement, comme nous le voyions tout à l'heure, la conséquence de l'inflammation développée sur une peau incapable de la supporter sans mourir. Il se développe bien, dans ce cas, une certaine rougeur au niveau des eschares, et il reste à savoir à qui appartient le premier rôle, à l'érysipèle ou à l'arrêt de la circulation veineuse; en d'autres termes, cet arrêt succède-t-il à l'érysipèle ou le précède-t-il? Les éléments me manquent pour faire une réponse; je crois donc devoir rester, à cet égard, dans une complète indécision. Mais il n'en est pas moins vrai qu'on doit faire intervenir pour une forte part dans le développement de la gangrène l'arrêt de la circulation veineuse, quelle que soit la cause première qui l'ait déterminée. La gangrène est donc alors le résultat d'un arrêt mécanique de la circulation, et non le fait d'une inflammation de nature spéciale. Remarquez toutefois, Messieurs, qu'à tout prendre, si l'on voulait un peu forcer les rapprochements, cette stase sanguine est en quelque sorte l'extension, à de plus gros troncs vasculaires, de ce qui se passe dans les capillaires lors de l'inflammation, puisque les études microscopiques démontrent que la stase des globules sanguins dans les capillaires dilatés constitue la lésion caractéristique de l'inflammation parfaitement développée.

II

Salle Saint-Paul, n° 19, vous avez pu voir, Messieurs, un malade qui vient d'être admis tout récemment et qui, lui aussi, est atteint d'érysipèle. Cet érysipèle a encore la face pour siége. Il est né, comme chez les malades que nous avons déjà examinés, consécutivement à une altération de la peau de l'un des points du visage; mais il ne s'accompagne pas du même état général. Les symptômes généraux sont ceux des maladies purement inflammatoires; le pouls est plein, fréquent; la peau est brûlante; la langue nette reste sans enduit; la céphalalgie est très-marquée. C'est là une forme qui, par plus d'un côté, diffère de celles que nous avons notées chez nos autres malades.

Si vous examinez à ce point de vue les observations que vous avez eues sous les yeux dans nos salles, vous trouverez que, par le hasard des choses, leur réunion présente le tableau à peu près complet des variétés différentes que les auteurs ont admises dans la forme de l'érysipèle.

On a, en effet, distingué trois variétés principales, et c'est à la forme qu'offre l'ensemble des symptômes généraux que ces divisions sont surtout empruntées. Tout d'abord la forme inflammatoire, celle que présente le malade dont je vous parlais il n'y a qu'un instant et qui vient d'entrer dans nos salles : dans cette forme, le pouls est vif et fort, la céphalalgie intense, la peau brûlante; la maladie a été précédée de frisson, de malaise et de courbature, suivie bientôt de tous les symptômes d'un état fébrile franchement exprimé. C'est à cet ensemble, qui rappelle l'expression la plus vive de l'inflammation, que cette forme emprunte sa dénomination particulière. Dans la forme dite muqueuse, l'érysipèle coïncide avec tous les signes de l'embarras gastrique : la langue est couverte d'un enduit blanc plus ou moins épais, la bouche est pâteuse, mauvaise, l'haleine fade, la céphalalgie gravative, le mouvement fébrile moins vif, moins nettement exprimé. On constate aussi une série de phénomènes qu'on ne retrouve pas habituellement dans la forme précédente : ce sont les nausées et les vomissements muqueux| qui signalent le début et même persistent pendant la durée de l'éruption. Tels étaient nos deux premiers malades.

Enfin il est une troisième forme sous laquelle se manifestent les symptômes généraux qui accompagnent l'éruption érysipélateuse : c'est la forme bilieuse; et alors, en même temps que l'érysipèle, on observe tous les symptômes de l'état bilieux : teinte subictérique de la face, goût amer et fétide de la bouche, langue jaunâtre, vomissements de matières bilieuses, abattement plus ou moins marqué, réaction habituellement peu vive.

Voilà les trois formes symptomatiques principales sous lesquelles se présente l'érysipèle. Toutes trois, comme vous le voyez, sont la conséquence de l'apparence qu'offrent les symptômes généraux qui occompagnent l'éruption.

Certains auteurs ont encore admis une forme ataxique et une forme adynamique; mais ce ne sont pas là des variétés particulières de l'érysipèle, ce sont de véritables complications qui peuvent survenir au milieu de l'un des trois ensembles que nous avons mentionnés.

En examinant ainsi et en analysant les symptômes que peut offrir l'érysipèle et les complications qui peuvent naître pendant sa durée, nous sommes conduit à rechercher la valeur d'une opinion émise sur la nature de l'érysipèle et sur la place qu'il convient de lui assigner dans le cadre nosologique.

D'autres auteurs ont voulu, dans l'appréciation de la valeur des phénomènes divers, subordonner complétement les phénomènes locaux aux symptômes généraux et retirer aux premiers toute importance.

L'érysipèle est-il une pyrexie, comme l'ont dit et le disent encore aujourd'hui ces auteurs? Est-il une fièvre exanthématique, au même titre que la rougeole et la variole? Je n'accepte pas, pour ma part, cette opinion qui, je le crois, est née d'une remarque juste assurément, mais dont on exagère les conséquences. Cette remarque, la voici :

C'est que, lorsqu'on arrive à faire disparaître rapidement les phénomènes généraux, comme on y arrive quelquefois, on voit rapidement aussi, dans ce cas, la lésion cutanée s'améliorer. Il y a certes dans cette relation connexe entre l'état local et l'état général de l'érysipèle quelque chose qui le rapprocherait de la rougeole par exemple, dans laquelle l'éruption et les symptômes généraux marchent presque du même pas. Mais c'est aller trop vite que de conclure de l'analogie à la similitude complète, d'autant qu'on peut opposer à cette manière de voir des arguments qui sont loin d'être sans valeur.

Je vous ai dit qu'une lésion traumatique de la peau était un *exorde* presque obligé de l'érysipèle; cette idée de traumatisme probable exclut déjà, pour sa part, l'idée d'une maladie générale, d'une pyrexie.

Un autre argument contre cette opinion qui voit dans l'érysipèle une véritable pyrexie, c'est l'influence si évidente qu'exercent sur l'érysipèle et sur sa forme, d'une part la constitution médicale, et d'autre part la disposition individuelle de chaque malade. Il y a donc pour la détermination de la forme que prendra la maladie des influences multiples et variées qui la font dévier tantôt dans un sens, tantôt dans un autre, selon la prépondérance de telle ou telle de ces influences. Ainsi vous savez tous qu'à certains moments tous les érysipèles revêtent la forme muqueuse ou la forme bilieuse, selon que l'état muqueux ou bilieux vient en quelque sorte s'imposer à toutes les affections; il est impossible de rattacher ces formes au génie de l'érysipèle lui-même, puisque, dans un même moment, toutes les maladies de siége différent, pneumonie, pleurésie, érysipèle, etc., revêtent une même apparence générale. C'est là une action étiologique commune, une constitution médicale, mais qui n'est en rien spéciale à l'érysipèle.

Bien plus, que cette communauté de forme, que cette constitution médicale règne ou ne règne pas, on voit souvent dans un même lieu, dans une même salle d'hôpital par exemple, deux érysipèles, tous deux d'origine identique, présenter une expression symptomatique différente. C'est ce que nous voyons en ce moment dans les salles, puisque, comme je vous l'ai fait remarquer, le dernier de nos malades offre une forme purement inflammatoire dont les autres ne reproduisaient en rien l'expression. Ces différences dans la forme ne peuvent tenir qu'à des manières de réagir différentes chez les divers malades. On ne peut voir là que des influences qui émanent de l'individu. Deux sujets ont reçu le même germe pathologique; en vertu de dispositions acquises de longue date, ils développent ce germe avec des apparences dissemblables.

Pure question de terrain, comme vous voyez; et je ne saurais trop vous le répéter, résistez à cette tendance qui veut placer dans la maladie elle-même, dans son essence, dans ses propriétés, la raison des formes diverses qu'elle peut affecter. Ce sont les individus qui ont des manières spéciales de ressentir les affections diverses.

Le nombre des maladies qui ont un génie spécial et particulier est beaucoup plus restreint qu'on ne le dit dans ces temps-ci; ce sont là les véritables maladies spécifiques, beaucoup d'entre elles sont virulentes. Je ne veux pas les passer toutes ici en revue; peut-être même serait-il possible d'en supprimer quelques-unes de celles qu'on admet généralement; mais c'est là un travail que je ne veux pas tenter devant vous; il appartient à la pathologie générale. Ce que je tiens à vous faire remarquer, c'est que, même dans ces affections, dans lesquelles la spécialité n'est pas douteuse, le rôle de l'individualité est considérable, car la variole de l'un ne sera pas la variole de l'autre, fût-ce dans une même épidémie.

En nous restreignant à la maladie qui nous occupe, nous voyons que dans tous les cas existants, à un même moment, c'est toujours un érysipèle qui se développe; mais chaque sujet se l'approprie en quelque sorte et en modifie les manifestations suivant ses aptitudes particulières.

Ce qui a encore porté certains médecins à accorder à l'érysipèle un génie spécial, à en faire une pyrexie, c'est qu'il règne épidémiquement, c'est-à-dire que cette maladie devient surtout fréquente dans certains moments. Il y a alors, par exemple, impossibilité de produire une plaie, sous peine de voir presque sûrement apparaître cette complication chez l'individu que l'on opère. Mais cela ne change nullement la place de la maladie dans le cadre nosologique. C'est là une question d'étiologie accidentelle, si je puis ainsi dire. J'admets bien l'existence d'une influence générale inconnue dans son essence, en vertu de laquelle l'érysipèle se développe avec plus de facilité. ; mais la fréquence de son développement à un moment donné ne modifie pas, à proprement parler, sa valeur nosologique, et ne doit pas plus en faire une de ces maladies, encore mal connues dans leurs véritables·conditions pathogéniques, que l'on appelle des pyrexies, pas plus que la répétition de la pneumonie sur un grand nombre d'individus, à une même époque, ne doit faire ranger la pneumonie dans un point différent du cadre nosologique et en faire une pyrexie véritable. Ces circonstances d'épidémie, de constitution médicale régnante, sont d'une haute importance pratique; cela n'est pas contestable un seul moment. Il faut vous habituer à en tenir un grand compte, si vous voulez faire de bonne médecine pratique; mais cela ne fait rien au fond nosologique des maladies, si je puis m'exprimer ainsi. Et pour ne pas sortir de nos sujets, l'érysipèle et la pneumonie sont toujours des inflammations, mais des inflammations offrant, dans ces cas divers, des caractères secondaires et des complications qui modifient leur apparence sans modifier leur nature.

Le rôle de l'influence épidémique, influence dont le secret nous échappe, c'est de créer chez un grand nombre d'individus, à un même moment, la même espèce pathologique, et d'exploiter à son profit tous les éléments morbides. Il en est ainsi de toutes les épidémies; toutes les influences dépressives favorisent le développement de la maladie régnante chez les individus; les excès de toutes sortes, les fatigues sont autant de causes déterminantes. Il en est de même de l'érysipèle; quand il règne épidémiquement, la moindre cause l'attire sur un sujet. C'est en raison de l'épidémie que l'érysipèle attaque un malade, mais c'est en raison des aptitudes du malade que l'érysipèle épidémiquement développé est modifié dans ses formes. Cela est si vrai, que, à côté des malades gravement afffectés et offrant des symptômes très-menaçants, vous avez chez certains sujets des érysipèles sans aucun phénomène de réaction soit générale, soit sympathique; pas de fièvre, pas d'état muqueux ou bilieux; un peu de rougeur de la peau avec un peu de malaise constitue toute la maladie. Les faits de ce genre ne sont pas rares. Voilà des différences individuelles dans les symptômes généraux.

Il peut s'en présenter dans l'éruption elle-même, et là encore un tel changement est la conséquence de l'état individuel. Ainsi, chez des individus épuisés, cachectiques, qui portent en eux des causes d'infiltration séreuse, on voit souvent des érysipèles qui, n'offrant aucune coloration rouge de la peau, ont été appelés érysipèles blancs.

Vous avez pu voir dans nos salles, par exemple, 'au mois de novembre dernier, une femme atteinte de maladie de Bright qui, prise d'un érysipèle de la face, a offert cette dernière variété dont je vous parle. Elle fut en effet prise de nausées, de vomissements, de fièvre, et l'on observa comme seule trace de l'éruption un gon-,flement circonscrit en une plaque blanche luisante, un peu saillante, un peu œdémateuse, sans aucune coloration, même rosée, occupant le nez et les joues : c'était bien là un érysipèle; mais il lui manquait la coloration rouge. On dirait que, dans ces cas, l'individu n'a plus assez de globules sanguins pour produire la teinte habituelle de l'érysipèle.

J'ai déjà beaucoup insisté sur les symptômes gastriques et encéphaliques qui accompagnent l'érysipèle; j'y reviens cependant encore pour rechercher s'il n'est pas possible de comprendre un peu leur développement en examinant ce qui se passe dans d'autres cas de pathologie. On a dit que les troubles du côté du tube digestif et du côté de l'encéphale résultaient de l'extension de la phlegmasie cutanée sur la muqueuse intestinale et sur la séreuse encéphalique. Les troubles gastriques ont même été désignés par certains auteurs sous le nom d'érysipèle interne. Cette opinion, a été reprise dans ces temps derniers par un de nos collègues des hôpitaux; je dis reprise, puisqu'on la trouve dans Hippocrate et répétée d'âge en âge dans les auteurs, et que Cullen en particulier a insisté sur ce point. L'idée des métastases dans les maladies, si en honneur chez les anciens, était déjà une des faces pour ainsi dire de cette opinion. Mais les auteurs dont je veux parler ne se sont pas bornés à l'idée de métastase, ils sont plus explicites à l'égard de l'érysipèle; ils décrivent, en effet, avec le même nom l'extension au dedans d'une inflammation érysipélateuse d'abord extérieure.

Ainsi ouvrez Hippocrate (*Aphorismes*, sect. VI, § 25), vous y lisez ces mots : « Il est fâcheux qu'un érysipèle répandu au dehors rentre en dedans, mais avantageux que du dedans il vienne au dehors. » (Trad. Littré, t. VI, p. 570.) Ce passage est répété au livre des maladies (liv. I, § 7).

Dans les prénotions, p. 360, le même auteur signale le lien qui unit l'érysipèle à l'angine et répète qu'il est avantageux que l'érysipèle se tourne au dehors et mortel qu'il se tourne au dedans. *Mercurialis* (p. 598, édit. Lyon, 1673), Cullen (t. I, p. 218, § 276) expriment la même opinion. Brown (p. 237, § 382) décrit l'érysipèle de la gorge, et p. 242 l'érysipèle tonsillaire. Ces citations prouvent clairement l'opinion de ces auteurs touchant l'existence d'un érysipèle interne.

Laissez-moi ajouter, Messieurs, que mon maître vénéré Biett, dans ses leçons cliniques, appelait toujours notre attention sur cette extension au dehors de l'inflammation érysipélateuse de la gorge et sur la propagation à l'arrière-gorge de l'érysipèle de la face, propagation qui, selon lui, s'opérait surtout par l'extension de la rougeur à travers les fosses nasales. Du reste, pour Biett, cette coïncidence d'une éruption interne avec une affection de la gorge et de la bouche, ou, pour mieux dire, cette extension de l'une aux autres ne se bornait pas à l'érysipèle. Il nous a souvent fait remarquer les mêmes faits pour l'angine granuleuse, qu'il considérait comme une sorte d'acné de l'arrière-gorge signalant la coïncidence si fréquente de cette angine avec l'acné de la face ; comme il nous a maintes fois signalé la coïncidence de l'herpès du voile du palais et des amygdales (angine couenneuse commune de Bretonneau) avec l'herpès labialis, et aussi la coïncidence de certaines ophthalmies avec l'herpès. Enfin il nous avait appris à considérer comme de véritables poussées d'eczéma certaines angines qu'on observe chez des sujets atteints d'éruption de cette nature.

En vous rapportant ces citations, mon but n'est pas d'attaquer ou d'amoindrir les travaux dont je vous parlais. Il y a certes de l'inconvénient à vouloir se maintenir dans les seules opinions des anciens, et souvent ce sont, à mon avis, des arguments très-contestables que leurs opinions, quand les travaux ultérieurs ne les ont pas confirmées. L'autorité d'un grand nom n'a pas, selon moi, une valeur scientifique absolue. *Non sapit nisi detur ejus ratio.* Mais s'il y a inconvénient à se laisser absorber par les anciens, il faut aussi se garder de les négliger ; on s'expose, en effet, alors à donner comme nouvelles des idées déjà très-anciennes et aussi à laisser échapper certaines idées excellentes et qui, n'ayant plus cours aujourd'hui, peuvent cependant être des plus utiles.

Ainsi donc les anciens connaissaient la coïncidence de l'érysipèle avec les angines, avec des troubles gastriques; ils ont été plus loin, ils en ont donné l'explication par l'extension de la maladie à la surface de la muqueuse; cette explication rajeunie aujourd'hui est-elle vraie?

Faut-il admettre que l'inflammation du pharynx et de la peau soit une seule et même chose, quand l'érysipèle succède à une angine? que la muqueuse gastrique soit le siége d'un véritable érysipèle quand, pendant le cours d'une inflammation cutanée, il survient des nausées et des vomissements?

Il y a des distinctions à faire. Ainsi, quand on voit dans une angine la rougeur envahir la bouche, le pharynx, et sortir par les fosses nasales pour se répandre sur les joues et le nez, on peut admettre qu'il y a là une extension de l'inflammation de l'arrière-gorge à la surface cutanée. Mais il ne faut désigner alors l'angine observée sous le nom d'érysipèle interne que si on attache à ce mot *érysipèle* une valeur tout à fait particulière, si on y voit un agent spécifique, comme la syphilis, se reproduisant partout avec des caractères spéciaux identiques. Autrement, comme chaque inflammation a reçu, d'après son siége, un nom particulier, il me semble que ces faits doivent être désignés sous le nom d'érysipèle compliqué d'angine ou d'angine compliquée d'érysipèle (selon la succession des symptômes), si l'on ne veut aider encore à la confusion qui règne sur beaucoup de points en pathologie.

Quant aux troubles gastriques observés dans la maladie que nous étudions, il n'est plus possible de les interpréter de la même manière et d'y voir la propagation de l'érysipèle sur la muqueuse gastro-intestinale. Nous ne saisissons plus, en effet, la continuité de cette inflammation sur les surfaces, et il faudrait admettre que la maladie passât par-dessus une certaine étendue de la muqueuse pour se porter sur un point plus éloigné. Rien ne permet d'admettre qu'il en soit ainsi, rien ne démontre, rien ne peut démontrer une semblable marche.

Cherchons alors quelle interprétation peut être donnée à la présence de ces symptômes, et cherchons s'il n'est pas en pathologie des faits simples, quant à leurs relations et à leur origine pathogéniques, qui puissent nous renseigner sur la valeur de ces troubles. Or nous trouvons les mêmes manifestations du côté du tube digestif dans un accident qui est du domaine de la chirurgie et

qu'on n'accusera certes pas d'être une pyrexie : je veux parler de
la brûlure, si elle a une certaine étendue.

Une grande analogie existe assurément entre les phénomènes
locaux de la brûlure au premier et au second degré et l'érysipèle. Les phlyctènes habituellement observées dans cette dernière
maladie complètent pour ainsi dire l'analogie. Or, dans une
brûlure au premier degré, il survient très-rapidement de la fièvre et des troubles gastriques, nausées et vomissements, qui varient d'intensité suivant les individus et suivant l'importance
de la brûlure ; si bien que, dans les brûlures graves, au lieu
d'une simple stimulation fonctionnelle du tube digestif, on peut
constater, comme je l'ai vu deux ou trois fois dans ma vie, des désordres graves, et même de véritables hémorrhagies intestinales.
Lorsque je vous présente ce rapprochement, Messieurs, n'allez
pas cependant plus loin que ma pensée : je ne veux pas dire que
dans l'érysipèle tout est subordonné à la lésion de la peau ; je
veux seulement vous montrer que le rapprochement entre l'érysipèle et la brûlure est tout fait en quelque sorte. Or, puisque,
dans la brûlure, le tube digestif est pris sympathiquement, il
me paraît raisonnable d'admettre que dans l'érysipèle la même
sympathie du côté de l'estomac peut être mise en jeu, et de rapporter à cette sympathie les phénomènes dont nous recherchons
en ce moment l'interprétation.

N'y a-t-il pas dans le traitement une preuve à l'appui de cette
idée, que la souffrance du tube digestif tient seulement à la sympathie et non pas à une inflammation coïncidente ? Le vomitif
serait-il tout-puissant contre ces troubles gastriques, s'ils étaient
l'expression d'une inflammation érysipélateuse de la surface gastrique ? Pourrait-on même admettre ici l'action substitutive du
vomitif ? Non, certainement. Sans accepter complétement cet
aphorisme hippocratique : *Naturam morborum ostendunt cura-
tiones*, aphorisme souvent impossible à légitimer, je note cependant qu'un moyen qui n'est nullement antiphlogistique triomphe
des phénomènes intestinaux.

Voyons maintenant ce qu'il faut penser des troubles cérébraux
souvent observés dans les cas d'érysipèle.

Chez deux de nos malades, vous avez pu remarquer du délire ;
ce délire varie dans sa forme et dans son intensité. On lui a trouvé
une cause de même nature que celle que l'on a voulu assigner aux
troubles gastriques. On l'a rattaché à une inflammation des mé-

ninges qui s'établirait par voie de propagation, et les vaisseaux du cuir chevelu ont été considérés comme les conducteurs de la phlegmasie vers les enveloppes de l'encéphale. C'était admettre *à priori* des relations de continuité entre les vaisseaux du cuir chevelu et ceux des méninges ; or ces communications vasculaires n'existent pas ; Dupuytren est venu, par ses recherches anatomiques, mettre à néant la théorie de l'érysipèle méningée.

Les partisans de cette doctrine ne se sont pas tenus pour battus ; ils ont trouvé, toujours avec l'idée de l'inflammation propagée, une autre voie de communication. C'est par le tissu cellulaire des paupières et de l'orbite qu'on a pensé que l'inflammation érysipélateuse pouvait se propager de la face aux méninges. Cette explication n'est pas admissible ; il est impossible que la phlegmasie traverse un tissu cellulaire aussi lâche que celui de l'orbite sans y laisser de traces ; or, chez les sujets morts d'érysipèle de la face après avoir eu du délire, on ne trouve pas constamment des traces d'inflammation dans l'orbite.

S'il faut renoncer à cette explication, et je n'ai sur ce point aucun doute, comment interpréter la présence de ces troubles cérébraux ? Ici encore il faut invoquer la sympathie ; ici encore l'exemple que je vous donnais tout à l'heure, à propos des troubles intestinaux, peut nous fournir d'utiles enseignements, et il confirmera tout à la fois la valeur de l'analogie que j'ai cherché à établir entre l'érysipèle et la brûlure. Dans cette dernière, en effet, le délire est un symptôme fréquent et qui ne tient pas à une inflammation des méninges, c'est un phénomène purement nerveux ; pourquoi le délire de l'érysipèle ne serait-il pas de même nature ? Sans contredit, il est possible que la méningite coïncide avec un érysipèle, elle peut même être favorisée dans son développement par l'érysipèle, mais ce sont là des cas tout à fait exceptionnels ; dans l'immense majorité des exemples, le délire de l'érysipèle est un délire purement nerveux.

Et prenez-y bien garde, Messieurs, ce n'est pas ici une simple querelle de mots, une simple affaire de rigorisme pathologique, que cette question de savoir si le délire observé chez les individus atteints d'érysipèle est lié à une inflammation des méninges, ou s'il est seulement l'effet d'une sympathie morbide. A l'opinion qu'on adoptera sur ce sujet se rattache une thérapeutique essentiellement différente, et le traitement du délire survenant dans l'érysipèle nous offre même un de ces exemples les plus frappants de l'influence des idées doctrinales sur la thérapeutique. Ouvrez un livre d'un médecin du commencement de ce siècle, comme je le faisais il y a peu de jours, alors que je préparais ce que je voulais vous dire sur ce sujet ; si vous lisez une observation d'érysipèle accompagné de délire, vous y verrez : « Le délire survint pendant l'érysipèle, et le malade succomba *malgré* des émissions sanguines répétées. » Si les idées que je cherche à faire prévaloir auprès de vous sont justes, il faudrait changer cette rédaction et dire : « *A cause* des saignées répétées. »

En effet, rien n'est plus dangereux que les émissions sanguines dans le délire nerveux de la brûlure, il en est de même dans l'érysipèle compliqué de délire. Vous pouvez voir vous-mêmes par ce qui s'est passé chez un des malades placés dans nos salles, que, abstraction faite des idées théoriques que je viens de vous présenter pour combattre l'opinion qui rattache à une inflammation méningée le délire observé dans l'érysipèle, le traitement dirigé contre cet accident a confirmé ma manière de voir sur le point de départ tout à fait sympathique qui doit lui être assigné.

Obs. V. Yung (Léon), dix-huit ans, tonnelier, entré le 4 janvier 1863 salle Saint-Paul, n° 41.

Ce malade avait déjà depuis longtemps de l'eczéma des narines, lorsqu'il y a quatre jours il a été pris de fièvre, mal de tête, perte d'appétit, soif, bouche pâteuse, amère ; pas de vomissements, constipation, douleur dans les ganglions sous-maxillaires, qui étaient déjà gonflés depuis le début de son eczéma.

Il y a trois jours, apparition de la douleur et du gonflement érysipélateux au pourtour du nez ; rougeur et gonflement qui gagnent bientôt les yeux et le cuir chevelu.

A l'entrée, pouls, 84, large, plein, peau médiocrement chaude, réponses nettes, pas de céphalalgie, a bien dormi cette nuit ; langue sèche, couverte d'un enduit épais ; constipation. Rougeur et gonflement érysipélateux occupant la région du nez, des yeux, dont les paupières sont fortement infiltrées et tombantes, du front, des tempes et des oreilles. (Ipéca, 1ᵉʳ,50, bouillon.)

Le 5 janvier. La nuit a été agitée, le malade a beaucoup parlé ; pouls, 88, *bis feriens*, peau plus chaude et plus sèche qu'hier ; langue sèche, fendillée, pas de vomissements ; sommeil agité, réponses plus lentes et moins faciles qu'hier matin ; l'érysipèle a envahi la presque totalité des régions pariétale et occipitale. (Extr. aq. d'op., 10 centigrammes ; lav. musc, 0,30 ; laud. Syd., 6 gouttes.)

Le 6. Délire, pas de soubresauts des tendons ; pouls, 88, *bis feriens*, chaleur et sécheresse de la peau; même état de la langue; l'érysipèle a envahi la presque totalité du cuir chevelu. (J. extr. aq. d'opium, 0,10 centigrammes; lav. avec musc, 0,40, laud. Syd., 6 gouttes.)

Le 7, Pouls, 76, plein, large, dur et rebondissant, de telle manière qu'il semble y avoir deux pulsations; délire loquace et continu, langue toujours sèche, cuir chevelu envahi dans toute son étendue. (Bouillon et, vu le délire, extr. aq. d'opium, 0,25 en douze doses; lav. musc, 0,40, laud. Syd., 6 gouttes.)

Le 8, changement complet. Pouls, 56, peau douce, moite, langue humide, couverte d'un enduit blanc peu épais; réponses nettes et faciles, sommeil bon; pas trace de délire. (Bouillons, extr. aq. d'opium, 0,25; lav. musc, 0,40, laud. Syd., 6 gouttes.)

Le 9. Pouls, 64, sans chaleur de la peau; langue lisse, sèche, sans enduit, dépouillée comme dans la langue scarlatineuse, mais sans en avoir la rougeur; les yeux s'ouvrent facilement, le gonflement érysipélateux de la face diminue beaucoup; sommeil bon, pas de délire; l'appétit revient. (Extr. aq. d'opium, 0,25; lav. musc, 0,40, laud. Syd., 6 gouttes.)

Le 10. Pouls, 72, un peu de chaleur de la peau; douleur au niveau du dos; l'érysipèle couvre la moitié supérieure de la région postérieure du dos; pas de délire; sommeil bon. (Supprimer le musc et ne plus donner que 0,15 d'opium; quatre bouillons; saupoudrer le dos avec de l'amidon.)

Le 11. Pouls, 60, peau bonne, langue rose et humide, pas de diarrhée, un peu de constipation; pas de délire; intelligence très-nette; sommeil très-bon; l'érysipèle du dos a beaucoup pâli et ne s'est pas étendu; au visage, l'épiderme se détache. (Deux potages.)

Le 12. Pouls, 60, peau très-bonne; l'érysipèle s'est complétement effacé. (Suspendre tout traitement.)

Le 13. Les paupières sont restées bouffies, pas de douleurs dans les reins; pas d'albumine dans les urines; pas de tuméfaction des extrémités. L'attention se porte sur cette tuméfaction des paupières, qui est souvent le premier signe d'une gangrène des paupières consécutive à l'érysipèle de la face.

Pouls, 64, peau bonne, langue nette, appétit, sommeil bon; pas de délire.

Le 14. La tuméfaction des paupières a un peu augmenté, surtout à droite; mais le malade est toujours couché sur ce côté.

Le 15. Le gonflement a envahi le nez et la moitié inférieure du front, et a pris une teinte franchement érysipélateuse; pouls, 76, peau chaude, enduit saburral de la langue; pas de délire. (Compresses d'eau de sureau.)

Le 16. Le front et la partie supérieure des joues sont envahis de nouveau, les yeux s'ouvrent très-difficilement; la nuit a été agitée, sans délire à proprement parler; pouls, 84, plein, peau très-chaude, enduit très-épais de la langue, salive visqueuse; constipation depuis deux jours; quelques taches papuleuses à la face, au niveau du menton et des lèvres; taches qui font redouter l'invasion d'une variole, car le malade n'a jamais été vacciné.

Le 17. Délire très-violent cette nuit; ce matin, le malade répond facilement et ne se plaint que de la douleur que lui cause son érysipèle; celui-ci a envahi une partie du cuir chevelu et les régions temporales. Pouls, 96, dur, peau brûlante, sèche; enduit très-épais et blanc jaunâtre de la langue, salive rare, papules répandues sur toute la surface du corps; quelques-unes, à la face, sont déjà acuminées et surmontées d'une petite vésicule bien visible à la loupe; l'éruption paraît devoir être confluente, car à la face ces papules se touchent par leurs bords et déterminent, aidées par la tuméfaction érysipélateuse, un gonflement général de la face. (J. ac. d'ammoniaque, 8 grammes; J. extr. de quinquina, 2 grammes; bordeaux, 200 grammes, bouillons.)

Le 18. Tout le corps est envahi par une éruption extrêmement confluente, surmontée de petites vésicules acuminées et remplies d'une sérosité lactescente. Cependant on voit que d'autres acnés ont apparu, papules non encore acuminées. Pouls. 92, dur, peau brûlante, salive rare, poisseuse; délire violent. (Extr. aq. thébaïque, 0,15; l'albumine reparaît dans les urines.)

Le 19. Pouls, 98, peau très-chaude; a vomi ce matin; pas de rachialgie, l'éruption reste stationnaire, de nouvelles pustules se sont encore ajoutées et sont tellement confluentes et pressées, qu'il y a un véritable soulèvement de la face et des mains. L'éruption se compose de soulèvements papuleux très-nombreux et de petites vésicules légèrement blanchâtres et du volume des vésicules d'herpès; le tout d'une coloration d'un rouge intense. (Même prescription.)

Le 20. L'éruption est stationnaire; au tronc et sur les membres elle repose sur un fond lie de vin, et même dans la fosse sous-clavière droite et à la face interne de la cuisse droite on voit cinq à six points d'hémorrhagie sous-cutanée; points très-petits. (Même prescription.)

Le 21. Même état; quelques vésicules nouvelles se sont montrées sur les papules, mais toujours très-petites.

Le 22. Hémorrhagies par le nez et par la bouche, les vésicules se sont agrandies, mais restent affaissées; pouls, 90, dur et plein, narines et bouche remplies de sang concrété, sang qui forme de longues traînées sur la figure; gonflement considérable et uniforme de la face, les yeux restent fermés; délire et abattement. (Suspendre l'opium, continuer le reste de la prescription et appliquer à l'épigastre, aux bras, aux avant-bras, aux cuisses et aux mollets de larges vésicatoires.)

Le 23. Pouls, 100, serré, peau extrêmement chaude; nouvelles hémorrhagies, le sang remplit toujours les narines et la bouche sous forme d'enduit concret et noir, l'éruption a toujours cette forme pointillée; il est un peu plus réveillé; les vésicatoires ont bien pris.

Le 24. A beaucoup moins déliré; l'éruption sort, mais toujours cette apparence cristalline ; pas trace de purulence ; sang dans quelques-unes ; sérosité sanguinolente s'échappant des vésicatoires de l'épigastre et des mollets ; pouls, 98, plus relevé.

Le 25. Délire cette nuit ; même état exactement.

Le 26. Nouvelles hémorrhagies par le nez, par la bouche et par les vésicatoires des mollets et de l'épigastre ; odeur cadavéreuse extrèmement prononcée ; l'éruption reste toujours plate, sans purulence.

Le 27. L'épiderme des deux bras, dans toute leur hauteur, s'enlève en un seul lambeau et montre le derme ecchymosé et surmonté des papilles qui sont érigées ; pouls, 94, très-serré ; a eu du délire, reste insensible à ce qui l'entoure, car il s'aperçoit à peine qu'on le panse ; répond cependent avec netteté.

Le 28. Mort.

Le 29. Autopsie. Odeur extrèmement fétide de décomposition avancée, coloration ecchymotique des téguments dans les parties déclives.

Poitrine. Adhérences générales et extrèmement résistantes des deux plèvres.

Poumon droit congestionné à sa partie la plus déclive ; poumon gauche de couleur noire dans les deux tiers inférieurs de sa partie postérieure, coloration qui permet de voir de petits groupes de points jaunes du volume d'un grain de semoule ; incisés, ce sont de petits abcès métastatiques ; d'autres se rencontrent dans l'épaisseur du poumon, mais seulement dans la portion ainsi colorée en noir.

Friabilité extrème du parenchyme dans les trois quarts postérieurs et inférieurs ; il tombe en quelque sorte en un putrilage noir d'où s'exhale une odeur extrèmement fétide, qui est celle de la gangrène.

Dans le reste des poumons pas d'abcès métastatiques ; rien dans le foie.

Cerveau. Sinus gorgés d'un sang noir et épais ; veines superficielles du cerveau formant un lacis serré et de couleur noire ; la pie-mère est infiltrée d'une sérosité trouble très-abondante à la convexité ; pas de pus, pas de fausses membranes ; mais, toutefois, l'arachnoïde est plus épaisse au-dessus des hémisphères cérébelleux.

Cœur rempli de caillots gelée de groseille, pas d'ecchymoses, pas même de sérosité dans le péricarde.

Reins fortement congestionnés ; pas de sang.

Dans cette observation je laisse de côté la terrible affection qui se développa dans la convalescence et entraîna la mort du malade. Je ne rechercherai pas quelle gravité elle a empruntée à cette circonstance, qu'elle était une affection secondaire et qu'elle a paru chez un sujet déjà durement éprouvé.

Je veux seulement vous faire remarquer l'influence du traitement dirigé contre le délire rattaché à l'érysipèle. Vous voyez que nous administrâmes à ce malade l'opium à la dose de 10, 20, 25 centigrammes par vingt-quatre heures, que c'est lorsque nous arrivâmes à une dose élevée que le délire cessa brusquement. Est-il possible d'admettre un instant que l'opium triompherait aussi brusquement d'un délire qui serait lié à une méningite? Rien de plus simple, au contraire, que de voir un délire nerveux, un délire sympathique se calmer ainsi sous l'influence de ce moyen. Ce fait n'est pas le seul dont j'aie été témoin ; des faits qui s'étaient passés sous mes yeux alors que j'étais interne des hôpitaux, m'avaient éclairé sur la valeur des émissions sanguines et sur l'absence fréquente des lésions méningitiques dans les cas d'érysipèle. Aussi, depuis que j'ai été placé moi-même à la tête d'un service d'hôpital, j'ai recherché la valeur des phénomènes cérébraux que nous venons d'étudier, et des faits analogues à celui que nous venons d'analyser se sont présentés en grand nombre à mon observation, avec des formes plus nettes encore et avec des résultats constamment identiques.

Ce n'est pas que je veuille dire que cette idée de la valeur purement sympathique des troubles qui dans l'érysipèle se manifestent vers l'intestin ou l'encéphale soit seulement mienne. Je la défends, voilà tout ; et j'insiste auprès de vous sur ce point, parce que je crois cette idée juste et parce qu'elle est une source très-précieuse d'enseignement pour le traitement de cette affection et pour celui de beaucoup d'autres, dans lesquelles un semblable délire peut être observé.

Si maintenant nous cherchons à préciser ce qu'il faut penser du pronostic dans la maladie que nous étudions, nous verrons que par lui-même, en tant qu'affection cutanée, l'érysipèle est une maladie assez peu grave, lorsque la peau ne présente pas les fâcheuses dispositions d'infiltration œdémateuse que je vous ai signalées dans la dernière séance ; ce n'est donc pas à la lésion de la peau qu'il faut demander les éléments du pronostic ; il faut, pour se fixer à cet égard, interroger l'état du malade, la force probable de sa constitution, et apprécier la valeur des symptômes généraux qui se manifestent.

J'arrive au traitement qui convient d'habitude à l'érysipèle ; il comprend deux parties, la médication topique et la médication générale. Examinons rapidement chacun de ces deux points.

Tout a été conseillé comme topique, depuis les choses les plus insignifiantes jusqu'aux moyens les plus énergiques. On a vanté des scarifications faites au centre de la rougeur pour dégorger les vaisseaux et à titre de saignée locale. Le même moyen a été appliqué aussi aux limites des plaques érysipélateuses pour empêcher par le même mécanisme l'extension aux points voisins de la peau. Pour remédier à la phlegmasie cutanée, on a conseillé des onctions avec de la pommade au nitrate d'argent ; ce sont autant de moyens à rejeter, ils sont dangereux. D'abord les scarifications, en créant de nouvelles plaies, ne peuvent que propager la maladie, les divers moyens excitants n'ont pas non plus d'autre résultat. En outre, ils peuvent encore, en exagérant la phlegmasie locale, mener à la gangrène de la peau pour peu que l'état de cette membrane ou l'état général du malade prêtent à cette complication. Les corps gras, simples, inoffensifs n'offrent non plus aucun avantage ; quelque bien préparés qu'ils soient, ils ne tardent pas à rancir sur la peau malade et à devenir irritants ; on a beaucoup vanté la glycérine, je ne l'ai jamais employée dans l'érysipèle ; si je la juge d'après ce qu'elle produit sur les surfaces eczémateuses, elle me paraît trop irritante. Quand l'érysipèle est blanc et œdémateux, on a conseillé des topiques excitants dans le but de relever la vitalité de la peau ; cette idée me semble peu soutenable ; en effet, la peau n'a pas une vitalité suffisante dans ces cas, et c'est au défaut d'énergie de la constitution que cette absence de vitalité doit fréquemment être attribuée, ou bien si la cause est locale, comme, par exemple, l'isolement et la compression des vaisseaux de la peau dans l'anasarque si vous augmentez l'inflammation locale, il est à craindre qu'elle n'arrive à la gangrène, à laquelle la peau mal nourrie est déjà prédisposée.

Les deux seules applications topiques qui aient quelque avantage sans pouvoir avoir d'inconvénient, ce sont les substances pulvérulentes inertes comme la poudre de riz, l'amidon, la farine, ou les compresses trempées dans des décoctions ou des infusions également inertes appliquées, lorsque cela est possible, sur les parties malades. Ces moyens ont pour avantage de mettre les parties à l'abri de l'air et de leur éviter les frottements sans avoir l'inconvénient de les irriter. Ils laissent l'éruption suivre sa marche régulière et sont un grand soulagement pour les malades.

La médication générale est de beaucoup la plus importante, celle qui réclamera tous vos soins et les indications qu'elle présente varient suivant les formes de la maladie. Dans la forme inflammatoire, vous pouvez employer les émissions sanguines, mais il ne faut employer que les émissions sanguines générales ; les saignées locales sont mauvaises ; j'ai vu récemment mettre des sangsues à la limite d'un érysipèle, la conséquence immédiate a été une nouvelle poussée érysipélateuse, comme je vous le disais tout à l'heure pour les scarifications. Du reste, l'indication de ces émissions sanguines générales est assez rare, et même lorsqu'elle est formelle comme elle l'a été chez un de nos malades, il faut avoir grand soin de la bien proportionner aux forces du malade.

La forme muqueuse que vous avez vue sur plusieurs de nos malades est beaucoup plus fréquente ; elle nécessite l'emploi des vomitifs, qui réussissent à merveille. Est-ce, comme on l'a dit, en évacuant les matières âcres qui irritent les voies digestives? Ce sont là des idées spéculatives que rien ne permet de vérifier ; il paraît plus simple de voir dans cette amélioration l'effet de la révulsion intestinale ; la forme bilieuse réclame également l'emploi des vomitifs. Ces moyens, dans l'une et l'autre forme, en même temps qu'ils enlèvent les phénomènes généraux et mettent à l'abri des complications, hâtent singulièrement la marche de l'éruption.

Dans l'érysipèle ambulant surtout, ne vous occupez pas de la maladie, ne considérez que votre malade. La marche envahissante de l'affection dépend du mauvais état du sujet, qui ne peut réagir contre le travail inflammatoire pour le limiter et lui faire reprendre sa marche et son expression symptomatique habituelles. Venez au secours de l'état général, relevez le malade, soutenez-le, stimulez-le ; donnez un vomitif qui débarrasse les premières voies et réveille les fonctions digestives ; donnez du quinquina, du vin, accordez, imposez même des aliments légers ; vous pouvez, pourvu qu'ils soient d'une digestion facile, les prendre dans la catégorie des aliments respiratoires ou plastiques. Mais je ne saurais trop insister sur la nécessité de précautions très-grandes dans la prescription de cette alimentation ; elle demande un grand tact. N'ayez pas trop de confiance, n'allez pas trop vite, ne concluez pas du succès d'hier au succès d'une alimentation plus forte aujourd'hui ou même demain.

Si votre malade est plus fortement déprimé, s'il paraît réclamer un prompt secours, mettez un vésicatoire au centre de l'érysipèle ; seulement ne laissez l'emplâtre vésicant que quatre ou cinq heures en place ; et appliquez à sa place un cataplasme de fécule qui remplira le double but et de finir le travail de vésication et de modérer l'excitation cutanée. Cette application d'un vésicatoire est véritablement d'une grande utilité ; dans un certain nombre de cas il agit comme stimulant sur le système nerveux et sur la peau qu'il relève et dont il réveille la réaction ; il est pour beaucoup aussi analogue à ce traitement substitutif, si précieux en médecine, par lequel on remplace une affection née spontanément et dont la marche est mal définie par une phlegmasie qui, par cela même qu'elle est créée artificiellement, suit une marche déterminée et tendant presque toujours à la guérison.

Mais, dans l'espèce, cette méthode demande à être maniée avec délicatesse et précaution ; c'est une arme à deux tranchants ; si le vésicatoire ainsi appliqué peut faire le bien, il peut aussi faire le mal ; il peut, au lieu d'arrêter l'érysipèle, devenir le point de départ de nouvelles irradiations phlegmasiques ; il peut, soit dans le cas où le malade est très-déprimé, soit si l'action du moyen est trop prolongée et trop énergique, gangréner la surface qu'il a occupée. Dans quelques circonstances même, ce n'est plus sur la place dénudée seulement, c'est encore sur tout un membre que le vésicatoire déterminera des plaques de gangrène superficielle, en imprimant à l'éruption érysipélateuse une vigueur que la peau mal vivante ne pourra tolérer.

Conformément à ce que je vous disais tout à l'heure, vous savez le traitement que vous dirigerez contre le délire qui exige une médication toute particulière. Mais ce qui importe fort, c'est de le combattre dès son début, parce que le système nerveux s'habitue vite à certains écarts fonctionnels et perd difficilement ses habitudes. L'opium à hautes doses en pilules ou en lavement me paraît contre cet accident l'agent par excellence ; on a vanté le musc dans le même but ; je l'ai essayé, sans en avoir tiré un aussi bon parti que de l'opium, on peut du reste associer ces deux moyens l'un à l'autre.

Je vous ai parlé, dans une conférence précédente, des érysipèles intermittents ; dans un des cas que j'ai observés, le sulfate de quinine donné pendant huit jours avant l'époque a fini par triompher de la maladie ; je crois donc que, dans des faits analogues, il y a lieu de tenter la même médication ; dans l'intervalle des attaques, les toniques et les reconstituants devraient être administrés.

L'érysipèle de la face s'accompagne quelquefois d'un petit accident dont il est bon d'être prévenu ; les paupières restent tendues, œdémateuses après l'érysipèle ; bientôt elles deviennent le siége d'un petit phlegmon qui finit par se limiter et suppurer. Il faut ouvrir ce petit abcès, mais il faut ensuite surveiller la petite plaie que vous avez faite ; facilement elle deviendrait, pour cette peau déjà malade, le point de départ d'une récidive d'érysipèle. J'ai souvent vu des faits de ce genre, n'abandonnez donc pas cette plaie à elle-même, ne l'irritez pas surtout par l'introduction d'une mèche, vous ne sauriez rien faire de plus dangereux ; couvrez-la toujours d'un cataplasme de fécule, afin de préserver ses bords de toute excitation.

J'en ai fini avec les remarques que j'avais à vous présenter sur l'érysipèle. Tout ce que je viens de vous dire sur ce sujet démontre pleinement, remarquez-le bien, cette vérité que je vous répéterai à propos d'autres maladies :

La vraie règle fondamentale de toute thérapeutique, c'est l'état des forces du malade, quelque soit l'état local coïncident.

RÉTRÉCISSEMENT DE L'ŒSOPHAGE [1]

I

Je voudrais maintenant, Messieurs, m'occuper avec vous de certaines formes de rétrécissement de l'œsophage.

Cette sorte d'accident est généralement assez rare. Par un hasard singulier, nous en avons en ce moment dans les salles deux exemples assez curieux, qui commandent toute notre attention et me conduisent à vous entretenir de ce sujet. Il importe, dans des conférences cliniques, de procéder toujours de l'examen des faits, et aussi de ne pas laisser échapper ces occasions toutes particulières dans lesquelles des maladies peu communes peuvent devenir un sérieux moyen d'étude. J'espère que, par leur rareté même, ces observations vous frapperont assez pour que les renseignements que je vous donnerai sur cet accident et sur les maladies dans lesquelles il peut se produire se gravent dans votre mémoire d'une façon durable.

La dysphagie qui résulte du rétrécissement de l'œsophage n'a pas lieu, à titre de symptôme, dans des cas de rétrécissement qui soient toujours identiques les uns aux autres. On peut la rencontrer dans plusieurs affections différentes. Les deux malades qui sont en ce moment dans nos salles prouvent clairement cette dissemblance d'origine et peuvent montrer aussi la valeur toute différente du symptôme et ses attitudes variables; selon l'état morbide auquel il est lié.

Pour rendre le sujet plus clair à vos yeux, je vais vous présenter d'abord l'histoire du malade couché au numéro 10 de la salle Saint-Paul, chez lequel le rétrécissement de l'œsophage est, si l'on peut

---

[1] Les chiffres arabes que le lecteur trouvera placés entre deux parenthèses correspondent aux résumés des diverses observations des auteurs que j'ai dû compulser et qui, citées à titre d'exemples, se trouvent annexées à ce travail.

s'exprimer ainsi, la maladie presque tout entière, sans autre condition pathologique qui soit de nature à agir d'une façon prépondérante.

Obs. I. Chartrain (François), trente-huit ans, peintre en bâtiment, est entré à la Pitié le 10 décembre 1861, pour une diarrhée rebelle datant de six mois.

Cet homme, petit et de chétive apparence, n'avait jamais été malade (pas de coliques de plomb), lorsqu'il y a six mois (15 juin 1861), dans un moment d'ivresse, il avala un petit verre d'eau seconde (solution de potasse), croyant prendre de l'eau-de-vie. A ce moment il éprouva dans la bouche et à la gorge une sensation de vive brûlure, rejeta le verre qu'il n'avait pas vidé en entier, puis, tomba sans connaissance et resta ainsi pendant plusieurs heures. Un médecin appelé aussitôt ordonna un vomitif, fit entourer le malade de briques chaudes pour ramener la circulation vers les extrémités, qui étaient glacées, et le rappela au sentiment. Au dire du malade, on lui passa une sonde œsophagienne à l'aide de laquelle on lui injecta dans l'estomac du *vinaigre* coupé avec de l'eau. Sorti de cet état, cet individu éprouvait de violentes douleurs vers l'épigastre et derrière le sternum, rejetait toutes les substances ingérées ou bien avait une peine extrême à les avaler. A plusieurs reprises il vit se détacher des portions escharifiés de la muqueuse buccale et de l'arrière-gorge ; il rendit même dans les matières vomies des lambeaux d'apparence analogue et venant de surfaces plus éloignées et plus profondes. Il resta quinze jours au lit ; on lui appliqua à deux reprises dix-huit sangsues au creux de l'estomac, puis un vésicatoire. Un peu de diarrhée persistait sans régularité ; au bout de quelques jours ses douleurs était moindres, et, la fièvre l'ayant quitté, il reprit ses travaux ; mais il conservait toujours une grande difficulté à digérer ; au moindre excès alcoolique ou même s'il mangeait un peu trop, la diarrhée reparaissait. Il remarqua en outre que souvent, le matin, il avait des rapports acides portant l'odeur des aliments qu'il avait pris la veille. Cet état dura jusqu'à la fin de novembre 1861, et amena un amaigrissement très-considérable. A cette époque, un surcroît de fatigues et le froid humide ne tardèrent pas à abattre complétement le malade, déjà amaigri et épuisé par une diarrhée devenue plus fréquente et qui allait quelquefois jusqu'à dix évacuations par jour.

Le 8 décembre. Il demanda une consultation dans un des hôpitaux de Paris. Sur le conseil qui lui fut donné dans cet établissement, il prit 15 grammes de sulfate de soude. La diarrhée augmenta et les coliques furent plus fortes que jamais. Le malade se décida alors à entrer à l'hôpital. La diète et un traitement approprié eurent bientôt diminué la diarrhée, lorsqu'à la fin de décembre elle reparut plus abondante. Les douleurs d'estomac et de la région sternale étaient toujours les mêmes.

Le 1er janvier 1862, lorsque nous avons pris le service, le malade accusait encore une violente douleur au creux de l'estomac et les troubles digestifs déjà signalés. On applique un vésicatoire volant à l'épigastre.

Le 2. La diarrhée continue : coliques répétées, gaz abdominaux abondants. Après un nouvel examen, on trouve que le ventre n'est pas très-douloureux, il y a un peu de gargouillement dû aux gaz qu'on déplace ; l'épigastre seul est sensible. La poitrine n'offre rien de particulier ni à la percussion ni à l'auscultation. Le cœur est petit, mais l'auscultation n'y dénote rien d'anomal. Le malade accuse quelques palpitations à de rares intervalles ; il dit aussi avoir éprouvé un peu de céphalalgie le soir, depuis quelques jours. Toutefois ce dont il se plaint le plus, c'est la difficulté qu'il éprouve à avaler ses aliments, surtout quand ils sont mal mâchés ou durs et résistants, comme les parties tendineuses, par exemple : il dit *sentir* derrière le sternum le passage des aliments solides ; la douleur qu'il en éprouve se propage jusqu'à l'estomac, et par moments la dysphagie est si forte, que la déglutition des aliments même bien triturés devient impossible.

Le 3. La diarrhée est moindre (deux évacuations seulement) ; coliques, flatuosités moins marquées. (Diète, riz, coing, lavement laudanisé.)

Le 5. Le mieux persiste, l'appétit revient. (Une portion.)

Le 6. Indigestion pendant la nuit, vomissements douloureux, cinq évacuations. (Diète.)

Le 7. Mieux.

Le 8. La diarrhée a disparu, seulement le malade est toujours obligé de bien mâcher les aliments pour qu'ils puissent passer. (Deux portions.)

Le 10. Le mieux persiste, la dysphagie a presque disparu. (Deux portions.)

Le 15. Sur de nouvelles plaintes du malade, le cathétérisme œsophagien est pratiqué à l'aide d'une sonde œsophagienne ; cet instrument permet de constater un double rétrécissement : l'un situé au commencement de l'œsophage, à 25 centimètres des dents incisives, comme le démontre la sonde ; l'autre, plus bas, au-dessus du cardia. Le passage de la sonde n'est pas douloureux.

Le 16. On introduit de nouveau une sonde à olives graduées : les deux premières olives passent facilement dans le premier rétrécissement ; la troisième a plus de peine à le franchir ; le second rétrécissement n'offre pas autant de résistance que le premier ; on laisse la sonde à demeure pendant vingt minutes.

Le 17. Nouveau cathétérisme à l'aide d'une sonde à grosse olive (n° 3) ; la sonde est laissée pendant vingt minutes ; le malade va mieux ; la déglutition est de beaucoup plus facile ; il demande trois portions.

Le 18. Idem ; un peu de difficulté pour franchir le premier rétrécissement.

Le 19. La séance de la veille l'ayant fatigué, repos ; les trois portions passent bien.

(Le malade, qui semblait complétement guéri, sortit de l'hôpital vers le milieu de mai 1862.)

Les faits se sont passés d'une façon analogue chez un malade que j'ai eu occasion d'observer à l'hôpital Beaujon et chez lequel la même cause a entraîné des effets analogues.

Obs. II. Le 13 février 1854, au numéro 24 de la salle Saint-Jean, est entré le nommé Bayeurte (Paul), ébéniste, âgé de vingt-quatre ans.

Ce jeune homme est d'une constitution débile et d'une intelligence peu énergique ; il fut poussé au suicide par un chagrin d'amour, et avala, pour arriver à son but, un verre d'eau seconde à la potasse. Le lendemain il entrait à l'hôpital.

Le 13 février. L'ingestion du liquide a déterminé un sentiment de brûlure dans la bouche, l'arrière-gorge et jusque dans l'estomac ; des vomissements nombreux surviennent bientôt après.

Nous trouvons le malade se plaignant horriblement de la région épigastrique ; les vomissements sont fréquents ; la bouche est fortement enflammée ; pas de hoquet ; boisson à la glace.

Le 14. Le malade se trouve soulagé ; mais la région épigastrique est toujours très-douloureuse ; les vomissements continuent ; bain prolongé ; gargarisme émollient ; boisson à la glace.

Le 15. Mieux notable ; la bouche est cependant encore fortement enflammée ; la région épigastrique reste douloureuse ; saignée, trois palettes ; bains ; boisson glacée.

L'état du malade s'améliore les jours suivants ; les vomissements et la douleur disparaissent rapidement, et il sort complétement guéri le 27 février 1854, mangeant sans difficulté deux portions d'aliments.

Un mois environ après, le malade rentrait salle Beaujon, n° 67, en présentant tous les signes d'un rétrécissement de l'œsophage ; amaigrissement notable ; impossibilité de prendre des aliments solides ; le malade les avale facilement, mais il sent très-nettement qu'ils s'arrêtent derrière le sternum, et bientôt après ils remontent dans la bouche ; l'ingestion des boissons même est difficile, et le malade est obligé de boire à petits coups ; quand il avale en une seule fois plusieurs gorgées de liquide, un effort de vomissement survient aussitôt, et la boisson remonte alors, comme les aliments solides.

La cathétérisme œsophagien est pratiqué au moyen d'un cathéter à boule ; l'instrument parcourt facilement les trois quarts supérieurs de l'œsophage ; mais, arrivé au quart inférieur, il est invariablement arrêté par un obstacle très-résistant et qu'il est impossible de franchir.

Il nous fut impossible de nous procurer des bougies œsophagiennes ou des cathéters œsophagiens de petit calibre, et on fut obligé d'y suppléer par deux sondes urétrales ajustées bout à bout, dans lesquelles on fixa, pour plus de sûreté, un fil intérieur.

Les premières sondes employées étaient du volume d'une petite plume d'oie, et ce ne fut qu'après plusieurs tentatives infructueuses, et après avoir laissé la sonde à demeure au-dessus du rétrécissement qu'on put enfin le franchir. A partir de ce moment, le calibre des sondes fut graduellement augmenté. Le malade put bientôt boire facilement ; chaque jour, il gardait, à deux reprises différentes, son appareil dilatateur pendant une heure. Peu après, il put ingérer des aliments solides bien mâchés. Quand le malade sortit au mois de juin, le rétrécissement laissait passer des sondes urétrales de très-fort calibre ; la déglutition était cependant encore gênée ; le malade avait repris de l'embonpoint et des forces, et se trouvait si bien, que nous ne pûmes le retenir plus longtemps. Nous ne l'avons pas revu depuis.

La marche fut à peu près la même chez une dame que j'ai observée tout récemment encore. Elle éprouva des accidents aigus après l'ingestion d'une certaine quantité d'eau seconde à la potasse avalée précipitamment pour du vin blanc. Ces accidents, assez promptement calmés, furent remplacés un mois après par une difficulté graduellement croissante de la déglutition, devenue enfin presque impossible. Le cathétérisme m'a fait reconnaître, comme chez notre malade du numéro 10, deux rétrécissements, un supérieur, l'autre occupant la fin de l'œsophage.

Dans le premier de ces faits, on fut tout d'abord porté à croire à une inflammation de l'estomac et des intestins consécutive à l'action irritante du caustique. La douleur épigastrique, par le fait même de la coïncidence de la diarrhée, conduisait à cette opinion ; et c'est probablement à cette inflammation consécutive de l'intestin que doit être attribué ce dernier phénomène, qu'entretenait peut-être aussi, pour sa part, une alimentation dans laquelle prédominaient les liquides avalés en grande proportion par le malade pour faciliter le passage du bol alimentaire.

Rien de semblable n'eut lieu dans le second exemple ; la phlegmasie gastro-intestinale fut plus promptement et plus nettement calmée, et il en fut de même d'un enfant dont je vous citerai l'histoire, chez lequel des accidents cérébraux compliquèrent, probablement en vertu de l'âge du sujet, les symptômes de gastrite aiguë développés immédiatement après l'ingestion du poison.

Le phénomène qui frappe tout d'abord dans les deux premières de ces observations, c'est l'expulsion habituelle d'une partie plus ou moins grande des matières ingérées, lesquelles sont souvent rejetées en totalité. Le mécanisme par lequel s'opère cette expulsion mérite toute votre attention. Ce n'est pas là, en effet, un vomissement véritable; l'estomac et les muscles abdominaux, qui ont leur part d'action dans le vomissement, ne sont pour rien dans l'acte que nous examinons ici, l'œsophage seul l'accomplit; aussi le désigne-t-on sous le nom de *vomissement œsophagique*. Quelque temps après la déglutition (ce temps varie de quelques minutes à quelques heures, particularité importante et qui a une signification spéciale pour le diagnostic du point où siége le rétrécissement et sur les altérations consécutives qu'il a pu déterminer), le malade perçoit une gêne douloureuse sur le trajet de l'œsophage, il y éprouve une sensation pénible de plénitude; puis, sans effort, sans secousse, à la suite d'une simple expuition, il rend des matières alimentaires plus ou moins modifiées et en quantité variable. Ce n'est pas là, vous le voyez, le mécanisme du vomissement; il n'y a dans cet acte qu'une véritable régurgitation.

Un autre fait qu'il importe de vous signaler, parce qu'il appartient à tous les rétrécissements de l'œsophage, c'est le soin et l'attention que les malades sont forcés d'apporter à la mastication et les précautions qu'il leur est indispensable d'cbserver. Ainsi les malades qui sont dans nos salles ingèrent peu d'aliments à la fois; ils les triturent longuement, afin de les diviser complétement, de les imprégner de salive, et de les amener à une consistance demi-liquide; puis ils les avalent petit à petit, souvent même en buvant en même temps. S'ils négligent quelqu'une de ces conditions, si le bol alimentaire n'est pas bien lié par une trituration complète, s'il n'est pas suffisamment humecté, les malades sont pris de régurgitation, comme cela s'est présenté ce matin, au moment de la visite chez le malade du numéro 10, salle Saint-Paul, que vous avez vu rendre devant vous deux fragments de tendons unis à d'autres débris de matières alimentaires.

D'ordinaire les liquides passent plus facilement que les solides, mais il faut encore qu'ils soient pris, eux aussi, avec certaines précautions et en faible quantité à la fois, qu'ils soient avalés par petites gorgées, autrement ils sont rejetés comme les solides et par un mécanisme analogue.

La présence de ces divers signes chez notre malade du numéro 10 était déjà capable de nous faire admettre l'existence d'un rétrécis-

sement œsophagien. L'exploration plus directe à l'aide du cathétérisme est venue nous donner des renseignements plus décisifs et
confirmer l'existence du rétrécissement, ou, pour parler plus cor-
rectement, des rétrécissements, car il en existe deux chez le malade que nous examinons en ce moment.

De ces deux rétrécissements, l'un est situé immédiatement au-
dessous du pharynx, au commencement même de l'œsophage, à
25 centimètres des dents incisives, et il faut bien vous rappeler
que c'est par la distance qui sépare le point que ces dents mar-
quent sur le cathéter et la boule qui le termine, et que le rétrécissement arrête, qu'on peut mesurer exactement le siége de ce dernier. Le second rétrécissement, le rétrécissement inférieur, occupe
environ le commencement du quart inférieur de l'œsophage, à
deux pouces ou un pouce et demi à peu près de l'orifice diaphragmatique. Le cathéter, comme vous l'avez vu, a franchi assez facilement le premier point rétréci; quant au second, il a fallu imprimer à la sonde une pression plus forte et plus prolongée pour
la faire passer. Et, remarquez-le bien, dans la même séance, nous
avons pu, après cette première tentative, traverser de nouveau les
obstacles avec une plus grande facilité. C'est là un fait qui ne doit pas
vous étonner; il est très-fréquent, et il convient d'en rechercher la
valeur quand on veut se rendre un compte exact de ce qui se passe
dans ces sortes de rétrécissements. Ce fait a même une importance réelle pour le traitement de cet ordre d'accidents, un premier cathétérisme, quand il a réussi, facilitant presque toujours
ceux qui le suivent immédiatement.

A quoi peut tenir cette modification si rapide? On se trompe-
rait si on attribuait cette facilité, si promptement obtenue, à la
seule dilatation mécanique du point rétréci. Dans l'œsophage
comme dans le canal de l'urètre, comme dans les canaux biliaires
et, en général, comme dans tous les conduits membraneux contrac-
tiles, toutes les fois que survient un obstacle à la circulation des
corps qui y sont engagés, le fait même de la présence de ces corps
étrangers et de leur effort sur le point qui fait obstacle à leur passage détermine dans l'organe, tant au niveau même de l'obstacle
que dans les parties situées immédiatement au-dessus ou au-dessous, un certain degré de spasme qui vient encore ajouter à la
constriction. Lors du cathétérisme œsophagien, c'est cet élément
spasmodique qui, cessant après quelques instants, épuisé qu'il
est par la persistance de l'effort dilatateur auquel il résistait, reste

quelque temps sans se reproduire, ce qui diminue par conséquent la difficulté du cathétérisme. Vous verrez plus tard que la connaissance de ce fait n'est pas indifférente.

A propos des symptômes aigus qui, dès le début de l'accident, ont été relatés chez ce malade, je ne vous ai pas parlé du hoquet; ce n'est pas un oubli. Ce signe, que quelques auteurs ont donné comme caractéristique dans les maladies de l'œsophage, ne s'est pas présenté dans la circonstance actuelle, non plus que chez le second malade dont je vous ai rapporté l'histoire. L'explication de cette anomalie apparente me paraît simple et facile. Chez l'un et l'autre de ces deux malades la muqueuse de l'œsophage a été rapidement détruite par le caustique, et avec elle les houppes nerveuses du pneumo-gastrique. L'action réflexe de l'œsophage sur le diaphragme n'a donc pas pu se produire, et par conséquent le hoquet a manqué.

Quelle que soit la valeur de cette explication, il faut savoir cependant que le hoquet a été signalé dans quelques observations; témoin celle de Bayle et Cayol (article CANCER, du *Dictionnaire des sciences médicales*) et une autre rapportée par Mondière dans un mémoire excellent inséré dans les *Archives de médecine* (t. XXIV, 1830 et suiv.), et que j'aurai plus d'une occasion de vous citer. Il a emprunté cette observation au compte rendu de la clinique de M. Dupuy, de Lyon (mai 1822). Dans cette dernière observation, l'ingestion d'acide nitrique était la cause du rétrécissement (obs. 1).

Il est encore une remarque que suggèrent les exemples que je vous ai rapportés. Chez ces malades, en effet, on peut séparer les accidents observés en deux périodes. La première présente tout l'ensemble des symptômes qui caractérisent la gastrite ou la'gastro-entérite aiguë. Reportez-vous aux divers phénomènes que nous avons eus sous les yeux chez le malade de l'hôpital Beaujon, et vous verrez que le tableau est assez complet. Vous trouvez en effet la douleur épigastrique, les vomissements incessants, la fièvre intense.

A la fin de février, un mois après l'accident, ces symptômes étaient dissipés, le malade quitta l'hôpital, il se croyait guéri; mais tel n'était pas notre avis, car l'observation enseigne que ces guérisons ne sont jamais définitives, qu'il y a une autre phase de la maladie qu'on verra se développer et qui a pour résultat à peu près inévitable le rétrécissement graduel de l'œsophage. Or la structure de ces points rétrécis, rapprochée des phénomènes qui constituent la première période, nous fait parfaitement comprendre la nature et le mode de formation de ces rétrécissements. Dans ces cas, en effet, le caustique produit une eschare souvent fort épaisse qui se détache et tombe. La plaie qu'elle laisse après elle se cicatrise graduellement, et, comme l'a constaté M. Follin, en ne produisant que très-rarement des végétations, dont il a cependant cité quelques exemples (*Gazette des hôpitaux*, 1849) (obs. 2). Mais le tissu, qui a réparé la perte de substance, en vertu même de sa nature cicatricielle et inodulaire, ne cessera plus de se rétracter et amènera, de toute nécessité, un rétrécissement graduel ; le cathétérisme peut le dilater momentanément, mais dès qu'on cesse de renouveler cette opération, la rétractilité reprend ses droits ; c'est une force incessante à laquelle il faut opposer une résistance incessante par des cathétérismes répétés. Le malheureux qui porte un rétrécissement de cette nature est condamné, sous peine de récidive, à entretenir constamment ouverte la perméabilité du canal œsophagien.

Gardez-vous donc bien, Messieurs, de considérer comme tout à fait guéris les malades de cette catégorie, même alors que le cathétérisme ne trouve plus d'obstacle bien marqué et que la déglutition se fait sans gêne appréciable. Un tel malade, en effet, après un an ou même plus, peut voir revenir graduellement sa dysphagie, pour peu qu'il néglige de se soumettre au cathétérisme répété, et même, il faut malheureusement l'avouer, dans certains exemples, ce soin a été insuffisant à prévenir le retour des accidents. Toute guérison de ce genre est donc temporaire, ou du moins la prudence devra vous la faire considérer comme telle[1].

---

[1] Le malade qui fait le sujet de la première observation ci-dessus rapportée est un exemple frappant de cette marche. Sorti, en effet, de l'hôpital vers le milieu de mai 1862, il revint fréquemment pendant plusieurs mois se faire sonder, et la plus grosse boule du cathéter passait facilement. Il s'était ensuite muni d'un de ces instruments et faisait de temps en temps pratiquer cette petite opération en ville ou en province, selon que ses travaux le conduisaient en un lieu ou en un autre. Vers septembre 1863, je l'ai rencontré dans Paris, il était bien, la dysphagie n'était pas sensible, l'embonpoint était satisfaisant. Lorsqu'en décembre 1863, ayant été forcé de négliger pendant un mois et demi le cathétérisme, qu'un médecin de l'endroit où il travaillait n'osait pas pratiquer, il revint à la Pitié amaigri et repris d'une dysphagie très-marquée. On constate alors que le rétrécissement occupant la partie supérieure de l'œsophage s'est reproduit au point de n'admettre que l'olive n° 3 du cathéter. Elle ne peut même pas paser au niveau du rétrécissement inférieur, lequel n'admet que très-difficilement l'olive n° 2. On

A côté des trois cas que je viens de vous rapporter et qui me sont personnels, on en peut placer plusieurs autres, tirés de différents recueils. C'est surtout au point de vue de l'étiologie que je vous les signale.

Bayle et Cayol citent l'observation d'un homme qui, ayant avalé de l'acide nitrique, échappa aux accidents aigus pour mourir de dysphagie (obs. 3). Dans un cas rapporté par le docteur Wolf, de Berlin (obs. 4), un jeune homme de vingt-six ans, ayant bu par mégarde de l'acide sulfurique, éprouva d'abord des symptômes aigus, après lesquels survint, au bout d'un an, une dysphagie très-prononcée, siégeant au tiers inférieur de l'œsophage, et de laquelle triompha un cathétérisme graduellement croissant et continué pendant quatre mois et demi.

D'autres exemples de rétrécissements de l'œsophage après l'ingestion d'acide sulfurique sont encore rapportés par Syme, d'Édimbourg (obs. 5), Bérard aîné (obs. 6), Boyer (obs. 7). Le fait de ce dernier auteur est d'autant plus curieux, qu'en même temps que le rétrécissement de l'œsophage, et par le fait de la même cause, il y avait eu destruction de l'épiglotte. La malade succomba à la longue, par suite d'une alimentation insuffisante.

Je dois indiquer encore les observations de MM. Richet (obs. 8), Dubois, d'Amiens (obs. 9), Mazet (obs. 10), Peter (obs. 11), Moutard-Martin (obs. 12), Luton (obs. 13), sans partager toutefois les opinions de ce dernier auteur sur le mode de production de la gangrène pulmonaire observée chez son malade, point que j'examinerai plus tard avec vous.

sent très-bien que ce rétrécissement est formé par un obstacle qui semble avoir la forme d'une bride de peu d'épaisseur, occupant surtout le côté gauche de l'œsophage. Le cathéter constate aussi un troisième rétrécissement, peu marqué, qui occupe la partie moyenne de l'œsophage et dont on n'avait trouvé nulle trace au moment du premier séjour du malade à l'hôpital. La déglutition est gênée, mais non impossible. Il ne semble pas à la sonde qu'il y ait de dilatation de l'œsophage au-dessus du rétrécissement inférieur, mais on sait toute la difficulté qu'il y a à apprécier ce dernier fait. Du reste, point de teinte cachectique, point d'engorgement des ganglions sus-claviculaires. L'introduction du cathéter n'est pas douloureuse, mais après deux ou trois tentatives, faites toujours à deux jours d'intervalle l'une de l'autre, le malade accuse dans le côté droit de la poitrine, vers la base, une douleur qu'il a toujours, mais à un moindre degré. Quelques râles sous-crépitants occupent ce même point, et comme il existe un peu de fièvre, on applique quelques ventouses scarifiées; le malade est maintenu à une diète plus sévère, et le cathétérisme n'est répété qu'à intervalles plus long. Les phénomènes thoraciques disparaissent, mais nous n'en prendrons pas moins la précaution de ne procéder à la dilatation qu'avec les plus grands ménagements.

Dans une observation du docteur Basham (obs. 14), le rétrécissement succéda à l'ingestion d'une certaine quantité de lessive des marbriers (solution concentrée de carbonate de soude). Chez ce malade, l'œsophage présentait trois coarctations, et la dernière était complète.

Le docteur Meyer (obs. 15), M. le professeur Jules Cloquet (obs. 16) et M. Boudet (obs. 17) ont rapporté des faits du même ordre.

A côté de ces exemples, et à cause de l'analogie de la cause, je dois encore placer une observation que j'ai recueillie à l'hôpital des enfants malades :

Obs. III. Il s'agit d'un enfant de deux ans qui, trois mois avant sa mort, survenue en juin 1837, avait avalé de la potasse d'Amérique tombée en déliquium au contact de l'air, croyant avaler du café au lait dont elle avait l'apparence. Au début, des phénomènes aigus du côté du tube digestif se déclarèrent et furent accompagnés de symptômes cérébraux intenses mais momentanés. Il survint une dysphagie graduelle, avec soif vive et dévoiement, et trois mois après l'accident le malade, très-amaigri, succomba par inanition.

L'œsophage était rétréci dans son tiers inférieur ; à ce niveau, la membrane interne dure, réticulée, était doublée d'un tissu cellulaire hypertrophié, demi-transparent, tout à fait analogue au tissu lardacé du cancer. Quelques ulcérations existaient dans l'estomac, et quelques plaques rouges à la fin du gros intestin. Les poumons contenaient quelques granulations, et les ganglions bronchiques, des tubercules. (*Bulletins de la Société anatomique de Paris*, 1837, juillet, n° 5.)

Dans quelques cas plus rares, une brûlure simple de l'œsophage peut suffire pour produire un rétrécissement. Leroux nous en fournit un exemple dans sa *Médecine pratique*, t. Ier. Le rétrécissement qu'il mentionne succéda à l'ingestion d'un liquide brûlant et d'un morceau de poireau. Enfin les choses se passent de même dans toutes les plaies de l'œsophage et dans tous les cas où un corps étranger, par son séjour prolongé, ulcère la face interne de l'œsophage et, en y déterminant une plaie, cause une cicatrice incessamment rétractile. Tels sont les faits de Gadelius (obs. 18), de Littre, bien qu'il soit un peu plus douteux (obs. 19), de Bagard (obs. 20), de MM. Gibert et Duportail (obs. 21), de M. Richet (obs. 22).

Je ne vous ai signalé jusqu'ici que des exemples dans lesquels la cause de ce rétrécissement cicatriciel venait du dehors. Il n'en est pas toujours ainsi, et l'on cite, par exemple, des faits dans lesquels le rétrécissement se manifesta à la suite d'une variole confluente, pendant laquelle le pharynx avait été vivement attaqué par l'éruption. Rien ne put triompher du rétrécissement de l'œsophage, et la mort survint par inanition.

Ces faits sont peu nombreux, et leur relation date de loin. L'un appartient à Lanzoni (obs. 23), l'autre probablement à Brechéfeld (obs. 24). Il ne répugne nullement à admettre que des ulcérations déterminées par la variole aient pu donner lieu à de tels accidents. Cependant il faut bien remarquer que les varioles n'ont pas été rares depuis l'époque où ces observations ont été publiées (1688 et 1671), et les exemples de semblables rétrécissements ne se sont pas communément reproduits, puisque, après des recherches assez longues, je n'en ai pas trouvé d'autres qui aient été signalés depuis. Enfin on rencontre aussi dans la science des exemples de rétrécissements consécutifs soit à des polypes de l'œsophage, comme le fait du docteur Vater, de Vitemberg (obs. 25), et des observations dans lesquelles le rétrécissement semble succéder à des éruptions diphthéritiques s'étant étendues dans l'œsophage, comme Billard a vu le muguet s'y propager. M. Gendron (obs. 26) et M. le professeur Trousseau (obs. 27) ont cité de tels exemples.

Que se passe-t-il dans l'œsophage dans les cas de cette nature ? quelle est l'altération que nous présente cet organe ?

L'observation que nous avons sous les yeux en ce moment ne saurait nous l'apprendre jusqu'ici, heureusement pour le malade qui en est le sujet. Mais je vous citais tout à l'heure un cas terminé par la mort, celui de l'enfant que j'ai observé, lequel nous fournit déjà des renseignements qui nous sont nécessaires pour répondre à cette question.

Vous avez vu, en effet, par la description des lésions que je vous ai donnée, que le tissu qui représentait la muqueuse était réticulé, et que la couche sous-jacente était hypertrophiée, demi-transparente, par suite d'un véritable dépôt de lymphe plastique consécutif à l'altération œsophagienne. Il en fut de même et dans l'exemple de Littre et dans celui qu'a rapporté mon ami et collègue M. Moutard-Martin (obs. 12). Dans les cas de ligature de l'œsophage, la lésion est semblable ; telles sont les observations de M. Sédillot (*Gaz. méd.*, 1847, p. 64), lesquelles cadrent pleinement avec ce que mon excellent maître **M.** le professeur Jobert avait établi dans sa thèse.

Les observations de Mondière, les conclusions qu'il en tire au point de vue de l'anatomie pathologique ne sauraient nous servir ; il écrivait à une époque où l'on confondait systématiquement l'inflammation simple et les productions cancéreuses, comme des degrés différents d'une seule et même lésion, et son mémoire traite, sans restrictions suffisantes à ce point de vue, des diverses espèces de rétrécissements. Cette confusion dans la nature des lésions anatomiques rend compte de la confusion qui règne dans la partie anatomo-pathologique de son travail, si remarquable à tous autres égards (*Arch. gén. de médecine*, 1830, t. XXIV, p. 543 ; t. XXV, 1831, p. 358 et suiv., et t. XXII, p. 494). Aussi nous n'accepterons pas ce que nous dit Mondière quand il décrit l'état fongueux, rougeâtre, érectile de la muqueuse ; cette apparence appartient surtout à des rétrécissements cancéreux, vous le verrez bientôt. Si nous consultons les observations plus récentes, nous trouvons qu'au niveau des points rétrécis siègent des altérations tout à fait analogues à celles que je vous indiquais tout à l'heure. La membrane interne est pâle, dure, réticulée ; il y a là du tissu de cicatrice sous forme de bride ou de valvule ; au-dessous d'elle on peut trouver le tissu cellulaire induré, plus ou moins hypertrophié.

Si maintenant de cet aspect on rapproche l'existence antérieure de symptômes non douteux d'inflammation aiguë, et d'autre part, la marche ultérieure lente, graduelle et incessante du rétrécissement, on ne peut, je le répète, y voir autre chose que le résultat de l'évolution d'un tissu de cicatrice développé au niveau de points qui ont été escharifiés ou détruits par une plaie, par un abcès ou par une action chimique, comme celle que nous étudions.

Ces coarctations peuvent siéger sur différents points de l'œsophage ; toutefois on doit reconnaître qu'elles ont le plus habituellement des lieux d'élection lorsqu'elles ne résultent pas de plaies ou de lésions mécaniques et directes. Hunter avait vu que les portions supérieure et inférieure de ce conduit étaient atteintes de préférence aux autres ; M. Andral a généralisé cette remarque : «Les conduits membraneux, quand ils sont malades, a dit mon savant maître, le sont toujours beaucoup plus vers leurs orifices de communication que vers les autres points de leur cavité.» Cette loi est essentiellement vraie pour l'œsophage ; les faits que je vous ai rapportés vous en fournissent la démonstration. Le malade de la salle Saint-Paul, n° 10, présente deux rétrécissements, un à la partie supérieure, l'autre à la partie inférieure de l'œsophage ; il en était de même de l'homme que j'ai observé à l'hôpital Beaujon et de la personne que j'ai examinée en ville. Il en était de même dans presque toutes les observations que je vous ai citées chemin faisant. Mais quand un seul rétrécissement existe, c'est plus généralement vers la partie inférieure qu'on l'observe. Tel était le siége de l'altération chez le petit enfant dont je vous ai parlé. On ne trouvait chez lui qu'une coarctation, elle siégeait vers la partie inférieure. Dans les faits cités par Wolf (obs. 4) et par Syme (obs. 5), c'était aussi dans le dernier tiers de l'organe que se trouvait la lésion. L'observation de Basham (obs. 14) ne nous apprend rien du siége du rétrécissement ; il y est dit, sans autres détails, qu'il y avait trois coarctations. Cette loi sur le lieu d'élection s'applique même aux rétrécissements entièrement spontanés et de tout autre nature, comme je vous le montrerai plus tard ; elle s'applique également aux inflammations aiguës ou chroniques de l'œsophage. Enfin, j'ai eu occasion de constater le même siége dans une affection toute particulière de l'œsophage. Il s'agissait d'un malade atteint de pneumonie et traité par le tartre stibié à hautes doses (0^{gr},50 par jour). Ce malade fut pris de hoquet, de régurgitations, sans vomissements ; il succomba, et nous trouvâmes que l'œsophage, dans sa partie supérieure, portait quatre à cinq grosses pustules d'ecthyma ; sa partie inférieure en présentait un très-grand nombre, sous la forme de véritables plaques analogues à celles de l'ecthyma que l'application du tartre stibié fait naître sur la peau. Vous trouverez cette observation, avec la planche dont voici le croquis original, dans le tome III du *Traité de l'auscultation* de Laennec, édition de M. Andral (Paris, 1837). Dans ce cas encore, vous le voyez, Messieurs, la fin et le commencement de l'œsophage sont plus spécialement et presque exclusivement le siége des altérations comme dans les diverses maladies de ce conduit, et notamment dans les rétrécissements que nous étudions en ce moment. A quoi tiennent ces siéges d'élection ? Quelle est la cause probable de la loi posée par M. le professeur Andral ? Il est difficile de trouver une explication bien nette et bien précise. Faut-il admettre que d'un côté le diamètre de l'œsophage, très-petit par rapport à celui du pharynx, et que de l'autre la contraction du cardia, averti en quelque sorte par la stimulation des parties supérieures, peuvent avoir quelque influence ? Je n'oserai rien affirmer à ce sujet, le fait seul persiste comme résultat de l'observation ; j'ai dû vous le faire remarquer et attirer sur ce point votre attention.

Quant au degré de la coarctation, rien n'est plus variable ; très-légère quelquefois, elle peut, dans d'autres cas, aller jusqu'à l'oblitération presque complète du conduit. Si nous examinons maintenant les parties intermédiaires de l'œsophage, nous voyons que, dans les rétrécissements de la nature de ceux que nous étudions en ce moment, il est le plus souvent tout à fait sain dans le reste de son étendue [1]. Ces rétrécissements consécutifs présentent encore une particularité que je dois vous indiquer, c'est qu'il est habituellement rare de les voir produire une dilatation en ampoule de la partie de l'œsophage placée immédiatement avant eux. Vous verrez, au contraire, que cette dilatation supérieure est presque la règle dans les autres rétrécissements œsophagiens dont je vous entretiendrai bientôt.

En terminant ce que je voulais vous dire aujourd'hui touchant ces rétrécissements, j'insiste spécialement sur ce point, que les malades qui en sont atteints signalent tous dans le récit de leur accident l'existence de deux périodes distinctes : l'une correspondant à l'inflammation énergique, aux accidents très-aigus, qui traduisent l'effet de la violence exercée sur l'œsophage par le contact d'un corps vulnérant ou caustique ; l'autre, au contraire, à marche lente, graduelle, caractérisée plus spécialement par une dysphagie graduellement croissante. Comme vous le verrez, la présence de ces deux temps, si l'on peut ainsi dire, de la maladie est un des cachets particuliers de ces sortes de rétrécissements, et pourra vous servir pour asseoir le diagnostic de cas analogues, comme aussi pour bien établir le pronostic ; j'aurai plus loin occasion de revenir sur ce point.

II

Vous avez vu, dans notre précédente réunion, la physionomie particulière que présentait le rétrécissement de l'œsophage chez le malade couché au numéro 10 de la salle Saint-Paul.

----

[1] Je rappellerai toutefois que chez le premier de nos malades un troisième rétrécissement intermédiaire a été ultérieurement constaté, ce qui le rapproche du cas relaté par Basham (obs. 14).

Nous avons, dans la même salle, un autre malade atteint également de rétrécissement de l'œsophage. Les symptômes que cet homme présente, les circonstances au milieu desquelles son affection s'est manifestée, sont moins nettement tranchés que ce que nous avons pu constater chez le premier sujet. Ce nouveau malade offre cependant encore un type de l'affection que nous étudions, mais un type d'une autre variété. Permettez-moi, Messieurs, de vous rappeler les principaux détails de cette observation.

Obs. IV. Niquet (Maurice), âgé de cinquante-trois ans, est couché au numéro 2 de la salle Saint-Paul ; il exerce la profession de journalier et avoue des excès habituels de boissons alcooliques ; il attribue à l'un de ces excès un rhume qu'il eut il y a six mois. A cette époque, il commença à éprouver une sensation de gêne derrière le sternum ; une douleur circulaire partant de ce point occupait la partie moyenne de la poitrine. Quelques troubles commençaient aussi à se manifester dans la déglutition ; les aliments, pour peu qu'ils fussent mal mâchés, ne passaient qu'avec une extrême difficulté. Le malade, lors de l'ingestion des liquides, entendait souvent derrière le sternum un bruit de glouglou, qu'il compare lui-même au son que rend de l'eau agitée dans une bouteille. Souvent, au moment de ce bruit, il éprouvait un accès de toux avec rejet des aliments. De temps à autre, douleurs entre les deux épaules. Il y a quatre ou cinq mois, une grosseur qui se montra sur la partie latérale gauche du cou, appela son attention. Puis, la difficulté de la déglutition augmentant, il fut bientôt obligé de diviser les aliments en morceaux très-menus, et s'il voulait avaler un peu vite, immédiatement il y avait régurgitation.

Les troubles fonctionnels présentaient d'ailleurs des irrégularités et des intermittences sur lesquelles j'appelle votre attention d'une façon toute particulière. Jamais notre malade n'a eu ni fièvre ni d'hémoptysie. Bientôt les intervalles de répit furent de moins en moins longs, et la déglutition de moins en moins facile, et il se décida à venir à l'hôpital.

Au moment de son entrée, 21 décembre 1861, la face est pâle, et depuis quelques jours la teinte cachectique paraît avoir augmenté. Elle arrive presque à la coloration jaune-paille des cancéreux. L'amaigrissement a fait de grands progrès, que signale le malade. L'appétit est vif, ainsi que la soif. L'apyrexie est complète. La région sus-claviculaire, de l'un et de l'autre côté, est le siége de saillies formées par des paquets de ganglions fortement engorgés. L'un de ces groupes, situé à gauche, est plus volumineux, en forme de chapelet, comme formé de deux parties, l'une plus pâteuse, l'autre offrant plus de dureté et moins dépressible par le doigt. De l'un et de l'autre côté ces paquets de ganglions sont immobiles et ne suivent pas les mouvements d'élévation du larynx lors de la déglutition. Cette fonction est très-gênée; les solides sont difficilement avalés, et même la déglutition est tout à fait impossible quand il est couché, signe sur lequel Galien a beaucoup insisté. De plus, la gêne de la déglutition est plus intense quand il veut avaler trop vite ou par bouchées trop volumineuses. De même pour les liquides, s'il veut les ingérer à trop grands traits, il est obligé de les rendre par une sorte de régurgitation, et avec eux, comme avec les solides, reviennent en abondance des mucosités filantes, mais jamais de sang ou de coloration sanguinolente.

Du reste, cette dysphagie, pour être plus habituelle, est cependant encore inégale et plus marquée certains jours que d'autres. La douleur en ceinture est moins intense et remplacée par une sensation à peu près constante de pesanteur vers l'épigastre, où existe même parfois une véritable douleur. L'auscultation, pratiquée avec le plus grand soin, ne peut faire découvrir aucune altération du bruit respiratoire de la toux ou de la voix; les recherches les plus attentives ne nous révélèrent non plus aucune trace d'influence syphilitique à laquelle le malade nie avoir jamais été soumis. Aucun cathétérisme œsophagien n'a été tenté en ville.

Voulant préparer, en quelque sorte, ce malade à un traitement plus actif, je le mis à l'usage de la belladone *intus et extra* (0,02 d'extrait en pilules, et frictions avec une pommade contenant 10 grammes d'extrait). Sous l'influence de cette médication, la douleur et le sentiment de gêne parurent diminuer, les accès de dysphagie devinrent moins fréquents et ce symptôme moins violent.

La dysphagie et la sensation de gêne située derrière le sternum m'avaient fait immédiatement penser à un rétrécissement de l'œsophage. Je complétai mon diagnostic par le cathétérisme. J'employai d'abord une sonde d'un petit calibre. Elle éveilla chez le malade une très-vive susceptibilité, et, bien que je fusse parfaitement sûr de ne pas avoir pénétré dans le larynx, je fus fort étonné d'entendre de l'air sortir par l'extrémité de la sonde. Cette introduction fut suivie d'une expuition abondante de matières glaireuses, filantes, transparentes, sans aucune coloration sanguine. Je substituai à la sonde, dans des examens ultérieurs, le cathéter œsophagien que vous connaissez. C'est une tige mince, en baleine très-flexible, et munie à son extrémité d'olives de dimensions différentes qui sont vissées sur cette tige. L'olive la plus petite fut arrêtée un peu au-dessous de l'extrémité supérieure du sternum, vers la fin du larynx. Le diagnostic était donc fait, et nous avions affaire à un rétrécissement de la partie supérieure de l'œsophage. Il nous restait à en déterminer la nature.

Si, à ce point de vue, nous comparons déjà ce malade à celui dont je vous parlais dans notre dernière réunion, vous voyez, Messieurs, que nous manquons de certains éléments de diagnostic et que nous ne sommes pas éclairés par l'existence d'une première période offrant des accidents aigus, comme pour le rétrécissement qui suit l'ingestion d'une substance caustique. Dans ces derniers faits, comme je vous le disais, abstraction faite de la connaissance de la cause, l'existence d'accidents antérieurs, à forme aiguë, permet de remonter facilement à l'origine du rétrécissement, et le diagnostic devient assez facile. Chez notre malade, au contraire, la dysphagie s'est montrée graduellement. C'est un ivrogne : à la suite des excès auxquels il se livrait, il a remarqué un peu de gêne et d'embarras derrière le sternum, symptôme aggravé encore lors de nouvelles libations et dont l'augmentation a été graduelle. Il y a donc ici non pas l'action d'une cause venue du dehors, mais bien une influence étiologique tout à fait inhérente au malade, et non pas purement accidentelle.

Une circonstance vient toutefois, dans ce fait particulier, aider au diagnostic. Je veux parler de la présence de l'engorgement des ganglions sus-claviculaires perceptible à l'extérieur. C'est là, dans l'espèce, un signe des plus précieux. Mondière, dans le mémoire remarquable qu'il publia dans les *Archives générales de médecine* sur les affections de l'œsophage et dont je vous ai déjà parlé, a insisté sur ce symptôme. « Le plus ordinairement, dit-il, on trouve le long de la face externe de l'œsophage des ganglions lymphatiques engorgés et plus ou moins dégénérés. » (T. XXV, p. 387.) Toutefois, après cette indication si précise de ce symptôme et de sa valeur, on s'étonne de ne plus voir l'auteur le mentionner dans aucune des observations contenues dans son mémoire. L'existence de cet engorgement n'est pas non plus signalée dans les faits que M. Follin a relatés dans sa thèse si distinguée sur les rétrécissements œsophagiens. C'est que, ainsi que vous allez le voir, cette altération des ganglions est loin d'être aussi fréquente que le dit Mondière. Dans le but d'expliquer cette contradiction, j'ai dû me livrer à quelques recherches. J'ai compulsé divers recueils et j'ai réuni trente-neuf exemples de rétrécissements de l'œsophage qui pouvaient plus particulièrement par leurs détails être utiles à l'examen de cette question. Or, sur ces trente-neuf observations, une seule fois l'engorgement ganglionnaire a été noté. Ce fait a été observé à l'hôpital Lariboisière, dans le service de M. Hérard. Il a été publié par M. Coulon (obs. 28) dans les *Bulletins de la Société anatomique* pour l'année 1859. Dans cet exemple, dix mois avant l'entrée du malade à l'hôpital, on avait pu constater un ganglion engorgé dur, situé en avant du muscle sterno-mastoïdien ; il avait d'abord présenté le volume d'une cerise, puis les ganglions voisins s'étaient pris, et l'engorgement affecta la disposition en chapelet. Vous voyez, Messieurs, combien, relativement à la fréquence de ce signe, nous sommes loin de l'affirmation généralisée de Mondière.

Du reste, la rareté de cet engorgement ne lui ôte rien de sa très-grande valeur diagnostique, et il existe, à n'en pas douter, chez notre malade, comme dans les cas de ce genre, un rapport très-évident entre ce symptôme et la cause de la dysphagie et même le siége de la lésion qui la détermine. L'altération des ganglions sus-claviculaires en effet correspond bien à une altération de la partie supérieure de l'œsophage qu'elle indique et que le cathéter retrouve, et de la nature de l'altération des ganglions nous pouvons conclure à la nature de l'altération dont l'œsophage est le siége. Or ces ganglions ainsi engorgés ne peuvent l'être que par l'envahissement de leur tissu par du tubercule ou par une dégénérescence cancéreuse.

Je suis autorisé tout d'abord à éliminer la dégénérescence tuberculeuse des ganglions. L'âge du malade (il a cinquante-trois ans), l'absence de tout symptôme du côté des organes de la respiration sont des motifs suffisants, surtout le dernier, pour justifier cette exclusion. En outre, l'œsophage est rarement le siége de tubercules. De plus, quand des produits tuberculeux se sont développés au voisinage de l'œsophage, ils ont presque toujours amené la perforation de cet organe par l'envahissement graduel de son tissu, et, au contraire, ils n'ont que bien rarement produit la dysphagie par compression. La tuberculisation primitive des parois de l'œsophage ne peut davantage se soutenir, et dans les nombreux faits que j'ai dépouillés, pas une seule fois cette dégénérescence n'a été observée. Si donc les circonstances d'âge et d'évolution nous font rejeter l'existence de lésions tuberculeuses de l'œsophage et des ganglions qui l'entourent, il ne nous reste plus que le cancer pour nous rendre compte des lésions auxquelles il convient de rattacher les symptômes que présente notre malade. Remarquez, en outre, que son âge et ses habitudes alcooliques tendent encore à appuyer cette opinion. Mais, pour avoir adopté cette opinion, le problème n'est pas encore entièrement résolu, et il faut maintenant déterminer si la lésion œsophagienne est la cause ou l'effet de l'altération ganglionnaire. Or, si les ganglions extérieurs sont très-rarement engorgés dans le cancer de l'œsophage, ceux au contraire qui sont plus profonds sont souvent altérés, et on constate leur présence dans les médiastins. Ainsi, dans un fait communiqué par M. Raimbert à la Société anatomique (obs. 29), il y avait autour de la trachée et de l'œsophage des ganglions volumineux, noirs, mous, friables au centre. Cette altération se rencontre encore dans les faits de M. Ch. Bernard (obs. 30), de M. Lunier (obs. 31). Mais dans tous ces exemples, si les ganglions pouvaient contribuer au rétrécissement, l'œsophage était lui-même altéré, et le rétrécissement était dû plus particulièrement à cette dernière altération, et non pas à la compression de cet organe par les ganglions voisins. Dans le fait seul de M. Géry (obs. 32), la muqueuse était assez saine pour que, en présence de l'altération des ganglions, le doute ait été émis par M. Broca sur le point de départ œsophagien de l'altération. Mais, comme vous le verrez, ce n'est pas par la muqueuse que débute l'altération, et cette membrane n'est atteinte, en général, que consécutivement au tissu sous-muqueux.

Il me paraît ressortir de tout ceci que chez notre malade nous avons affaire à un rétrécissement œsophagien de nature cancéreuse, et que, sous l'influence de cette altération, les ganglions sus-claviculaires se sont engorgés, absolument comme les ganglions de l'aisselle deviennent malades à la suite de cancer du sein.

Messieurs, vous avez sans doute remarqué que notre second malade n'a pas accusé de hoquet, signe sur la présence duquel Mondière a cependant insisté. Ce symptôme manquait aussi, si vous vous en souvenez, chez le premier malade dont je vous ai entretenus. L'absence du hoquet, lequel a cependant été donné comme signe nécessaire et caractéristique des maladies de l'œsophage, trouve ici la même explication que dans le premier cas. Rien, chez ce second malade, n'a sollicité la mise en action des houppes nerveuses à titre de point de départ de l'action réflexe de laquelle résulte le hoquet. L'altération a été graduelle, moléculaire en quelque sorte, et les éléments nerveux ont été étouffés par elle, comme ils étaient détruits par la cautérisation chez notre premier malade.

Il faut aussi, Messieurs, que je vous signale un autre symptôme dont l'existence est peu fréquente : je veux parler du bruit de glouglou observé par le malade lors de l'ingestion des liquides. Ce bruit est produit par les contractions brusques de l'œsophage, à travers le rétrécissement duquel s'échappe l'air que vient remplacer le liquide. Semblable gargouillement a été noté dans une observation de M. Laborde (obs. 33), dans le fait de Cassan (obs. 34) (*Archiv. gén. de méd.*, 1826, t. XI, p. 79), dans celui qu'a rapporté Taranget, et dans lequel il s'agissait d'une religieuse à laquelle on pratiqua l'œsophagotomie. On l'a noté aussi dans un cas rapporté par M. Smith (obs. 35). Cependant, comme je vous le disais, ce signe est rare, et on en fait peu mention dans ces vingt-cinq dernières années, depuis qu'un cachet particulier de netteté et de précision caractérise les observations. Il est même presque douteux dans le fait emprunté à M. Laborde.

Je dois encore insister sur un phénomène remarquable que raconte très-bien notre malade, je veux parler des intermittences et des inégalités de la dysphagie qu'il éprouve. Ces intermittences s'expliquent par un spasme, une sorte de colère intermittente de l'organe contre un obstacle permanent. C'est un élément nerveux qui s'ajoute à l'élément organique. Ne se passe-t-il pas des phénomènes analogues dans le croup? Dans cette dernière affection aussi, un obstacle permanent, la fausse membrane, obstrue le tube aérifère, et cependant la suffocation s'exagère d'une façon intermittente. Royer-Collard et la commission chargée de juger le concours de 1812 expliquent aussi ces intermittences par un spasme, une sorte de constriction spasmodique de la glotte. De même, dans le cas de rétrécissement de l'œsophage, comme je vous le disais, ce conduit par moments s'irrite de la gêne qu'éprouve la circulation des corps qui le traversent, et par le fait même de cette impatience il se contracte, augmente la dysphagie, et la régurgitation est inévitable, tandis que, dans d'autres moments, plus calme, moins impressionnable, il n'ajoute rien à la cause permanente, et le rétrécissement se laisse distendre. Cette explication des intermittences observée dans la dysphagie me paraît bien plus rationnelle que celle qui attribue ces diminutions momentanées du symptôme au ramollissement du point affecté de cancer. Cette dernière, en effet, ne serait applicable qu'aux seuls rétrécissements cancéreux et nous avons déjà vu que ces rémissions pouvaient exister pour les rétrécissements que j'appelle cicatriciels ; témoin notre premier malade, qui a vu la déglution se rétablir chez lui pendant quelque temps avant qu'on explorât, à l'aide du cathétérisme, l'état de l'œsophage. Ensuite très-souvent ces facilités inattendues de la déglutition durent trop peu de temps chez la plupart des malades pour qu'on puisse attribuer le retour de la gêne à une pullulation nouvelle de l'altération cancéreuse. Au reste, la durée de ces intermittences est très-variable; elle peut, comme dans le fait de M. Lunier (obs. 31), être de quatre, six ou douze heures ; d'autres fois, ces améliorations momentanées peuvent persister quinze jours. Ce symptôme existait aussi chez un malade de Heineken (obs. 124 *bis*) et chez un individu cité par Leroux (*Méd. prat.*, t. I). Cependant, Messieurs, vous rencontrerez plus souvent des cas où la dysphagie sera toujours la même, aussi régulière à un moment qu'à un autre, et où vous n'observerez dans la déglutition ni ces inégalités ni ces intermittences dont je viens de vous entretenir. Le fait suivant est un exemple de ces obstacles continus, sans rémissions dans la dysphagie.

Il y a quelques années, je voyais depuis un certain temps une dame que des pertes de sang causées par la présence d'un corps fibreux avaient plongée dans un état profond d'anémie. Entre autres phénomènes, cette dame se plaignit à moi de gêne dans la déglutition. Je songeai d'abord à des accidents de nature hystérique ; mais, considérant l'âge assez avancé de la malade, redoutant quelque lésion organique, je pratiquai le cathétérisme œsophagien. Je me servis pour cela de la petite éponge placée à l'extrémité d'une baleine, qui servait jadis à cautériser la trachée après la trachéotomie dans les cas de croup. C'était le seul instrument que j'eusse alors entre les mains. L'éponge rencontra une certaine résistance : elle éprouvait une constriction fort vive au moment de son entrée, constriction que je sentais encore quand je la retirais et qui ne céda à aucun moment. L'idée que j'avais eue tout d'abord d'un œsophagisme purement nerveux ne fut donc pas confirmée, et je pensai à une affection cancéreuse. Telle fut aussi l'opinion de M. le professeur J. Cloquet, que je consultai sur la malade. L'existence d'un corps fibreux aidait encore à cette manière de voir. Nous conseillâmes une dilatation très-douce faite à l'aide d'un petit cathéter, et malheureusement deux ans après, alors que la dysphagie persistait, notre diagnostic reçut une confirmation nouvelle par le développement d'un cancer de la joue, pour lequel la famille réclama, malgré nos avis, l'intervention du

Docteur noir. La malade succombait peu de semaines après.

Chez cette dame, il s'agissait bien d'une affection organique, comme vous le voyez ; cependant le cathétérisme suffit toujours à maintenir l'œsophage suffisamment libre ; la constriction était beaucoup plus facile à vaincre qu'elle ne l'est d'ordinaire et qu'elle ne l'est notamment chez notre malade. Doit-on attribuer cette facilité du cathétérisme à l'état de faiblesse dans lequel cette dame se trouvait ? Cette question peut être posée, mais nous n'avons pas les éléments suffisants pour la résoudre.

Il est encore un phénomène remarquable que je vous ai mentionné en vous faisant l'histoire de notre malade atteint de rétrécissement cancéreux et couché au numéro 2 de la salle Saint-Paul : je veux parler de cette issue de l'air que j'ai pu observer lors du premier cathétérisme. Je vous ai déjà dit que cette issue de l'air m'avait un peu effrayé et m'avait engagé à une grande modération dans l'emploi du cathétérisme. Ce phénomène, en effet, lorsqu'on est certain de n'être pas dans le larynx, pourrait indiquer une communication entre la cavité de l'œsophage et les voies aériennes. Il avait cette signification dans plusieurs exemples qui ont été rapportés, et entre autres dans un cas cité par M. Gosselin (obs. 36). Lorsqu'on observe ce symptôme, il est bon d'être très-prudent et de mener doucement le cathétérisme, de crainte de produire une communication avec les voies aériennes. Un fait que j'ai pu observer à l'hôpital Beaujon l'an dernier et que je vous demande la permission de vous rapporter devait encore m'engager à la prudence dans mes pratiques de cathétérisme.

Obs. V. Il s'agissait d'un homme de cinquante-quatre ans, garçon de café, ayant habituellement une bonne santé, et buvant souvent de l'eau-de-vie en grande quantité. Quinze ans auparavant il avait eu un chancre. Dix-sept mois avant son entrée, il avait commencé à sentir de la peine à avaler : la difficulté de la déglutition se montrait pour les aliments solides comme pour les boissons. Presque immédiatement après leur introduction, il y avait régurgitation et non pas vomissement, puis le malade était pris en même temps de toux spasmodique liée à l'introduction des substances alimentaires dans le larynx. Retournant l'erreur de John Saw, qui prit une affection du larynx pour un rétrécissement de l'œsophage, je pris tout d'abord cette affection pour une ulcération laryngée. Dans l'hypothèse d'une affection syphilitique du larynx qui aurait amené l'altération de l'égiglotte, et partant l'introduction de fragments alimentaires dans le larynx, j'administrai à ce malade de l'iodure de potassium.

Ce traitement ne produisit aucun résultat. La difficulté restant la même, je songeai alors à un rétrécissement de l'œsophage, et le cathétérisme me montra qu'il existait en effet un obstacle dans la perméabilité de cet organe, vers la fin de la trachée et à peu près au niveau de sa bifurcation.

L'emploi de cathéters dilatateurs à boule d'ivoire amena un peu d'amélioration dans l'état du malade. Il continuait cependant à maigrir, lorsque, au bout d'une huitaine de jours, la sonde ayant peut-être été poussée un peu plus fort que d'habitude, il fut pris, la nuit suivante, d'un frisson, avec douleur vive dans le côté droit de la poitrine; en même temps ses crachats devinrent sanguinolents, et on constata une pneumonie de ce côté, laquelle entraîna la mort cinq jours après l'apparition de ces symptômes. L'autopsie fit constater l'existence d'une pleuro-pneumonie siégeant à droite. En même temps on trouva un rétrécissement fusiforme de l'œsophage, s'étendant depuis la sixième vertèbre cervicale jusqu'à la troisième dorsale. La face antérieure du conduit est seule intacte; la trachée l'est donc également, et il n'y a nulle communication entre l'œsophage et la trachée; mais à la partie moyenne de la tumeur et du côté droit on trouve une ulcération, ou, pour mieux dire, une solution circulaire, de récente formation, siégeant au milieu d'un tissu ramolli, et de nature encéphaloïde, comme toute la tumeur. Cette solution, préparée par le ramollissement du tissu, était une véritable rupture et faisait communiquer l'œsophage avec la plèvre. Elle avait été probablement la cause des accidents ultimes.

Cet exemple doit être pour nous d'un sérieux enseignement. Nous emploierons chez notre malade du numéro 2 le cathétérisme, mais nous l'emploierons avec une grande modération. Nous serons d'autant plus prudent, que notre malade, malgré l'amélioration qu'il en a éprouvée, a ressenti une douleur du côté droit. L'apparition de cette douleur nous a causé de vives inquiétudes, car dans tous les faits de rupture de l'œsophage cette douleur a été notée. Sans doute M. Grisolle (obs. 37), dans le fait qu'il a rapporté, a eu un motif spécial pour l'expliquer par la coïncidence d'une névralgie consécutive; mais elle est signalée dans un fait de David Hay (obs. 38), dans lequel il y avait communication avec la bronche droite. Cette douleur a encore été observée par M. Géry (obs. 32) dans un rétrécissement avec pleurésie du côté droit. Elle existe également dans les deux cas de Graves, qui étaient aussi compliqués de pleurésie (obs. 39, 40), sans que toutefois le professeur de Dublin ait insisté sur ce point. Je n'accepte pas, du reste, les remarques dont il fait suivre la première de ces observations, dans laquelle, selon lui, les matières ingérées n'étaient rejetées qu'après avoir déjà franchi le rétrécissement, tandis qu'elles se comportaient, si on en juge d'après son récit, exactement comme dans tous les exemples analogues et ne franchissaient nullement le point rétréci.

Je pourrais, Messieurs, multiplier ces exemples spéciaux, mais j'en veux tirer seulement cette conclusion, que l'apparition de la douleur doit nous faire tenir sur nos gardes ; nous devons être d'autant plus réservés dans nos tentatives, que nous avons affaire à un rétrécissement cancéreux ; nous agirons seulement de façon à dilater assez l'œsophage pour ne pas laisser mourir notre malade d'inanition. Mais là doivent, pour le moment, se borner nos efforts, et il ne faut pas vouloir faire mieux que bien.

Si maintenant nous cherchons à rapprocher ces faits de ceux que nous avons étudiés dans notre précédente conférence, nous trouverons à signaler des points de contact, mais aussi des différences très-notables. La dysphagie est un phénomène commun aux deux classes de rétrécissements que nous avons examinés ; elle peut être intermittente dans ces deux cas, mais à elle seule elle ne peut fournir aucun renseignement sur la nature du rétrécissement. Les renseignements à ce sujet dérivent de l'étude de l'état antérieur et de la forme du début. Les malades affectés de rétrécissement cicatriciel se portaient ordinairement bien avant leur accident ; des phénomènes aigus ont précédé l'apparition de la dysphagie, et en général elle a marché assez vite dans sa manifestation. Il n'en est plus de même dans le cas de dysphagie par lésion cancéreuse. Les manifestations morbides se sont développées graduellement, lentement, sans être précédées de phénomènes aigus, et si ces malades attribuent souvent à une circonstance déterminée, à un corps ingéré, à un choc, même à celui d'une balle morte, la cause de leur état, il suffit de les interroger avec soin pour s'assurer qu'auparavant il existait dans la déglutition quelques troubles qui les avaient peu frappés et qu'ils avaient mal déjà depuis quelque temps. Outre ces différences, les symptômes concomitants ne sont pas les mêmes. J'ai insisté sur l'importance de l'engorgement des ganglions pour le diagnostic des rétrécissements organiques, quand ce signe peut être constaté. Je rappelle aussi l'âge avancé des malades de la seconde catégorie et leur apparence cachectique. Il y a en outre des différences dans la forme de la douleur, qui, chez les premiers malades, est seulement une gêne liée au moment de l'ingestion et du passage des aliments, tandis qu'elle s'irradie souvent et plus facilement vers les côtés de la poitrine chez les individus atteints de cancer, chez lesquels elle présente aussi un siége variable. Nous pourrions continuer ce parallèle, mais cette étude sera plus à propos quand nous aurons à examiner ce qui a trait à la marche, au diagnostic et au pronostic de ces diverses formes; cette étude d'ailleurs fera ressortir des différences notables. Nous en traiterons dans la prochaine réunion [1].

[1] Depuis le moment où ce qui précède a été rédigé, l'affection du malade couché au numéro 2, salle Saint-Paul, et qui a fait l'objet de cette conférence, a continué de se développer. La dysphagie, quelque temps stationnaire, s'est aggravée. La douleur du côté droit de la poitrine a été en augmentant, ainsi que l'amaigrissement et la faiblesse; puis, sans tentatives nouvelles de cathétérisme, des râles se sont développés dans la poitrine, et le malade a succombé, avec les signes d'une double pneumonie, le 2 mars 1862. L'autopsie, faite le 4 mars, a donné les résultats suivants :

L'œsophage est le siége d'une dégénérescence cancéreuse; l'altération commence au niveau de la bifurcation de la trachée et s'étend 8 centimètres et demi plus bas. Au-dessus et au-dessous, l'œsophage est parfaitement sain. Cet organe étant incisé, on voit que la plus grande partie altérée est de 7 centimètres.

C'est une surface ulcérée, fongueuse, mêlée de détritus brunâtres, comme gangrenés. La partie altérée offre deux orifices de communication : l'un avec la bronche droite, l'autre avec le médiastin postérieur. L'orifice qui fait communiquer l'œsophage avec la bronche est étroit; il ne laisse passer qu'une plume d'oie. L'orifice de communication avec le médiastin est beaucoup plus considérable; il présente environ le diamètre d'une pièce de cinq francs. Cet orifice correspond à la quatrième et cinquième vertèbre dorsale, sur la partie médiane et latérale gauche. Des adhérences limitent cette communication; autour et dans la cavité pleurale gauche sont des fausses membranes épaisses et abondantes; mais cette cavité pleurale ne communique pas avec l'œsophage; elle ne renferme ni matière alimentaire ni liquide. Il en est de même de la cavité pleurale droite, qui même n'est pas revêtue de fausses membranes. Le poumon droit est intéressé, et une partie de sa face interne forme une paroi à la cavité œsophagienne; mais il n'y a aucune perforation; le tissu pulmonaire est induré, épaissi et limite très-exactement de ce côté la cavité de l'œsophage.

Les deux poumons offrent les altérations de la pneumonie au deuxième et, dans certains points, au troisième degré.

Les ganglions du cou du côté gauche sont à l'état squirrheux. Le foie et le pancréas offrent également des altérations cancéreuses; mais l'altération du foie se montre sous une forme particulière : l'organe hépatique est comme creusé de cavernes à son centre; les parties périphériques ne sont pas altérées. L'encéphaloïde s'est ramolli à son centre et a donné lieu secondairement à une collection purulente située en avant du foie et près de la tête du pancréas. Le pus contenu dans cette poche n'a pas la couleur lie de vin, et offre les caractères ordinaires du pus, mais il est un peu séreux.

III

Lorsque je vous ai parlé du premier des deux malades couchés dans la salle Saint-Paul, celui du numéro 10, atteint de rétrécissement cicatriciel, je vous ai fait connaître, en m'appuyant sur le détail des lésions observées dans les autopsies d'exemples analogues, la nature des lésions anatomiques qui existent chez ces malades et je vous ai dit que vous trouveriez, du reste, la même chose quand l'altération est la conséquence de la présence d'un corps étranger ayant lésé la surface œsophagienne. Tel est le cas de Littre (obs. 19), ceux de M. Richet (obs. 8), que je vous ai déjà rappelés.

Pour compléter ce qui a trait à ces lésions, il me reste à vous signaler les conséquences probables de cet état de l'œsophage. La mort par inanition est le sort qui serait presque inévitablement réservé à notre malade s'il était abandonné à lui-même ; l'intervention des médecins peut seule détourner ce danger.

En effet, comme tous les tissus cicatriciels, ces altérations de l'œsophage, qui consistent en l'infiltration d'un dépôt plastique dans l'épaisseur du tissu sous-muqueux, vont se rétractant graduellement, et avec cette rétraction augmente la difficulté de la déglutition, qui ne permet qu'une alimentation de plus en plus insuffisante jusqu'à l'inanition à peu près complète.

La terminaison funeste peut cependant venir à la suite de phénomènes d'une tout autre nature.

Ainsi, M. Luton (obs. 13) a observé une malade qui mourut sept mois après l'ingestion d'une certaine quantité d'acide sulfurique dilué. A l'autopsie, elle présentait deux rétrécissements de l'œsophage, un vers la partie supérieure, l'autre vers la partie inférieure de ce conduit. Le tissu sous-muqueux offait dans ces points un demi-centimètre d'épaisseur ; de plus, il existait une gangrène de la portion supérieure du poumon droit, laquelle hâta certainement la mort de la malade. M. Luton explique cette gangrène pulmonaire par une action chimique de l'acide sur les voies respiratoires, et la fait remonter au moment de l'ingestion du liquide, dont une partie se serait engagée dans le larynx ; c'est là une hypothèse gratuite que rien ne justifie, et que viennent contredire, au contraire, et le temps passé depuis l'accident jusqu'à la mort (sept mois étant une période bien longue pour la durée d'une gangrène pulmonaire), et aussi l'absence de toute cicatrice ou de toute ulcération laryngée pouvant permettre de croire au passage du caustique. J'aime mieux, avec mon collègue M. Millard(Rapport sur le fait de M. Luton), voir là une gangrène résultant de l'inanition, comme cela se rencontre assez souvent, ainsi que M. Guislain, en particulier, l'a signalé chez les aliénés qui refusent de prendre des aliments.

M. Millard (obs. 41) avait du reste rapporté un fait recueilli dans le service de M. Richet, et dans lequel une lésion gangréneuse semblable du poumon avait été observée sans qu'on pût la considérer, à l'exemple de M. Luton, comme la conséquence de l'action antérieure d'un acide, puisque la malade était atteinte d'un cancer épithélial de l'œsophage, siégeant à la partie supérieure de ce conduit, en même temps que d'une gangrène du lobe inférieur gauche.

Dans d'autres exemples, soit après des manœuvres chirurgicales malheureuses, soit par l'arrêt et le séjour, dans la partie rétrécie, de fragments de matières alimentaires, il se fait, dans le tissu sous-muqueux, un travail inflammatoire, dont les conséquences peuvent hâter la mort du malade. Tel est le fait rapporté par M. Mazet (obs. 10), dans lequel une femme qui avait, un an auparavant, avalé de l'acide sulfurique, fut atteinte de dysphagie à peu près complète, rendit beaucoup de pus et succomba d'inanition deux mois plus tard ; un premier rétrécissement simple siégeait à 1 pouce au-dessus du cardia, et plus haut s'était développé un abcès, à 14 pouces de la bouche, lequel avait produit le pus évacué deux mois avant la mort et laissait une ulcération étendue.

Quant à notre malade dont je vous ai parlé dans la dernière conférence et qui est couché au numéro 2, salle Saint-Paul, il est atteint, vous le savez, d'un rétrécissement cancéreux. Quels renseignements l'examen des faits connus peut-il nous donner sur la lésion qui existe chez lui?

L'étude de cette espèce de coarctation est certainement plus complexe que celle de la variété que nous venons d'examiner, tant à cause de l'altération en elle-même que par les conséquences qu'elle peut avoir par rapport aux organes voisins. Si la cause la plus fréquente des rétrécissements spontanés de l'œsophage est la dégénérescence cancéreuse de ce conduit, l'état de la surface malade varie suivant les cas.

Tantôt il n'y a qu'un épaississement des tuniques œsophagiennes, et dans ce cas c'est presque toujours dans le tissu sous-muqueux que l'altération se développe. M. Lebert (*Traité pratiq. des mal. cancéreuses*, p. 445), tout en admettant dans son résumé le siége que nous indiquons, pense que ce « début est plutôt présumé par les symptômes et la marche ultérieure que par l'observation anatomique directe. » On est plus avancé sur ce point que mon honorable ami ne semble le croire. Les faits qui démontrent anatomiquement ce début ne sont pas absolument rares, et l'ulcération de la partie cancéreuse n'est pas une règle aussi absolue qu'il le dit (p. 458). Les observations rapportées par MM. Lunier (obs. 31), Clin (obs. 42), Géry (obs. 32), et probablement aussi celle de MM. Desruelles (obs. 43), Laborde (obs. 44), paraissent des exemples assez convaincants, comme celles de Gaitskell (obs. 45) et de Howship (obs. 50).

Ailleurs, les tuniques épaissies offrent déjà du ramollissement à leur surface, c'est un degré de plus dans l'altération. Paletta cite une observation de ce genre (obs. 46). A une période encore plus avancée, on trouve des ulcérations quelquefois limitées à une partie de la tumeur cancéreuse, ou au contraire étendues à toute la surface altérée. Telle est l'observation rapportée par M. Ribes (obs. 47). Ces divers degrés de l'altération peuvent se trouver réunis sur le même sujet, et M. Salneuve a présenté à la Société anatomique (obs. 48) un exemple où un rétrécissement supérieur existait sans altération de la muqueuse, tandis que plus bas cette membrane avait été détruite par l'évolution d'une tumeur cancéreuse plus ancienne. Rien, du reste, n'est plus variable que l'étendue de la lésion et que sa forme.

L'œsophage est très-rarement cancéreux dans tout son parcours. Je n'en ai trouvé nulle part aucune observation. Le plus souvent il n'est dégénéré que dans une étendue restreinte. Cette altération cancéreuse se présente tantôt sous la forme d'un anneau, comme dans les observations de M. Desruelles (obs. 43) et de M. Laborde (obs. 44); tantôt sous la forme d'une tumeur bourgeonnante, ainsi que l'a vu M. Laborde (obs. 51), ou sous l'apparence de tumeur saillante ou polypiforme; Fernel (obs. 52), Coitier (obs. 53), Manget (obs. 54), ont cité des exemples de cette disposition qu'on rencontre encore dans une observation de M. Lancereaux (obs. 55); tantôt, enfin, sous la forme de plaques; il peut n'y en avoir qu'une, il peut en exister plusieurs, occupant différents points du pourtour œsophagien. Tel est, entre autres exemples, celui que M. Potain a présenté à la Société anatomique (obs. 49). Enfin, dans certains exemples, comme celui que M. Ch. Bernard a emprunté au service de M. le professeur Grisolle (obs. 30), on trouve, et des tumeurs sous-muqueuses et des ulcérations non douteuses de la face interne de l'œsophage.

Le siége est moins variable que la forme de l'affection. Comme dans les rétrécissements cicatriciels, c'est presque spécialement aux parties supérieure et inférieure, ainsi que nous l'avons vu à propos de ces derniers rétrécissements, que se développe le cancer, quelle que soit sa variété.

Toutefois, quand l'altération de l'œsophage est consécutive à celle des ganglions ou à celle d'organes voisins, le siége que j'indique n'est plus rigoureusement rencontré. Les fonctions de l'organe en effet, non plus que le mécanisme de sa contraction, n'interviennent plus ici. Tout est décidé à ce sujet par le voisinage et la juxtaposition des organes. Une observation de M. Vernois (obs. 56) offre un exemple de ce genre. M. Lebert a vu deux fois sur neuf le cancer de l'œsophage sous la dépendance des altérations d'organes voisins.

La variété de cancer observée est variable. L'encéphaloïde est l'espèce la plus commune, selon M. Lebert. Dans son ouvrage, que j'ai déjà eu occasion de vous indiquer, il a donné en effet des détails microscopiques qui tendraient à établir ce point. Le malade que j'ai observé à l'hôpital Beaujon, et dont je vous ai rapporté l'histoire, offrait un exemple de cette variété. Mais il faut bien savoir qu'il existe dans la science un certain nombre de cas dans lesquels la forme dite *squirrheuse* a été observée. L'observation de M. Desruelles (obs. 43), que j'ai déjà eu occasion de vous citer, en est un exemple, et on pourrait en fournir plusieurs autres. Toutefois il faut avoir grand soin de ne pas confondre cette lésion avec l'épaississement du tissu sous-muqueux que je vous ai indiqué à propos des rétrécissements cicatriciels. Ce sont très-souvent des exemples de ce genre qui figurent parmi les cas désignés par les divers auteurs sous le nom d'*œsophages cartilagineux*. M. Follin, dans son excellente thèse, a prouvé du reste que beaucoup d'observations de ce genre pouvaient tenir à un épaississement de l'œsophage, dont la membrane musculeuse faisait surtout les frais. Si vous consultez ce document si précieux à beaucoup d'autres égards dans la question qui nous occupe, vous y trouverez (p. 45) une observation d'Albers et un cas emprunté à Rokitanski (obs. 57).

L'encéphaloïde et le squirrhe ne sont pas les seules variétés cancéreuses qui aient été rencontrées dans le cancer de l'œsophage. La forme épithéliale a été aussi constatée, et, il faut le dire, bien longtemps avant l'observation que M. Lancereaux (obs. 55) a rapportée. Il aurait pu s'en convaincre sans peine en ouvrant le recueil dans lequel il a publié, en 1861, le fait qui lui semblait alors à peu près unique. Il aurait vu que, chez un malade observé dans le service de mon ami M. Richet par M. Millard (obs. 41), M. Follin constata la nature épithéliale du cancer. M. Lebert fit la même constatation sur la pièce présentée par M. Salneuve (obs. 48). M. Bonfils, dans son rapport sur un fait de M. Duriau (obs. 58), a relevé la nature épithéliale du cancer œsophagien. Un exemple très-intéressant de ce genre a encore été observé, bien avant celui de M. Lancereaux, par M. Bucquoy dans le service de M. Robert (obs. 59). La tumeur, ulcérée dans une grande étendue, était entièrement de la nature des ulcères épidermiques et constituée par le développement des glandes mucipares. L'examen microscopique fait par M. Robin démontra que cette tumeur œsophagienne dépendait de la multiplication de l'épithélium intra-glandulaire ; cette hypergénèse des cellules épithéliales avait développé outre mesure, puis déchiré les glandes qui formaient ainsi la partie ulcérée ; autour de l'ulcération il y avait une série de petites tumeurs très-nombreuses, du volume d'une tête d'épingle, formées par les glandules de l'œsophage aussi distendues par une hypersécrétion épithéliale.

M. Robin avait déjà constaté l'existence d'un épithélioma à peu près semblable chez un malade mort à la maison de santé, la même année, dans le service de MM. Monod et Demarquay. On retrouve, au reste, une trace de cette lésion dans Borsieri (t. IV, p. 252, éd. Leipzig), quand il énumère au nombre des causes de la dysphagie les altérations des follicules de l'œsophage : « Si œso-« phagus coarctetur vel... vel folliculorum muciferorum tumori-« bus. » Toutes ces citations, auxquelles on pourrait ajouter celle de l'ouvrage de Hannover (1852), sont, comme vous le voyez, en opposition formelle avec l'opinion de M. Lancereaux que je vous citais tout à l'heure.

L'anatomie pathologique ne serait pas complète si nous nous en tenions à la description du cancer, de son siége, de son apparence et de ses variétés. En effet, Messieurs, dans la moitié des cas

environ (cela ressort d'une statistique de M. Lebert), les organes
voisins présentent des altérations dues au voisinage du cancer et à
son évolution. De tous ces organes c'est la trachée-artère qui est
le plus souvent atteinte ; ses rapports intimes avec le point supérieur de l'œsophage où se développe habituellement le cancer rendent suffisamment compte de cette fréquence plus grande des
lésions de la trachée. Par les progrès d'une altération lente et successivement envahissante, elle devient intimement adhérente au
canal alimentaire ; dans ce cas, cet accolement est direct, immédiat, sans autre intermédiaire que le tissu cellulaire ; M. Vernois
a cité une observation où les choses se passèrent ainsi (obs. 60).
Dans d'autres cas, au contraire, la réunion des deux organes a lieu
d'une façon médiate, indirecte, comme, par exemple, quand les
ganglions trachéaux envahis par l'altération cancéreuse et notablement augmentés de volume servent, par leur situation entre les
deux organes, à les joindre et à les confondre intimement dans
une même altération. L'observation de M. Ch. Bernard (obs. 30),
celle de M. Lunier (obs. 31), montrent par quel mécanisme se produit alors la communication anomale. Il en est de même de l'observation de M. Lancereaux que je vous ai déjà communiquée
(obs. 55).

Les conséquences de ces états pathologiques ne sont pas du
reste toujours les mêmes. Ainsi, vous pourrez trouver, quoique
plus rarement, que la trachée est simplement comprimée ou repoussée en avant par suite du développement du cancer de l'œsophage ; tel est le fait rapporté par M. Coulon (obs. 28), que j'ai déjà
eu occasion de vous citer. Chez cette femme, après dix mois de
dysphagie, il survint une dyspnée violente avec inspiration longue,
sifflante, entendue à distance. A l'autopsie, on trouva un cancer
de l'œsophage de 8 centimètres d'étendue, commençant au bord
inférieur du larynx, et par lequel la trachée était repoussée en
avant et rétrécie du premier au huitième cerceau, au point d'admettre à peine une sonde de femme. Plusieurs ulcérations de la
muqueuse trachéale existaient au niveau du rétrécissement ; c'était
là, comme vous le voyez, une sorte de travail préparatoire pour
une communication ultérieure. Dans d'autres observations (elles
sont certainement plus nombreuses), il se fait une communication
véritable avec les voies aériennes. Ces perforations se produisent
d'ordinaire lentement, par l'envahissement successif des parois de
la trachée ou des bronches. Dans quelques faits, elle succède bien

manifestement à des tentatives de cathétérisme. Les cas de ce genre sont très-nombreux et ils ont une grande importance pratique. J'y reviendrai plus tard quand nous examinerons ce qu'il convient de faire pour le traitement des rétrécissements de l'œsophage. Mais je veux vous dire que ces tristes exemples ne sont pas toujours le résultat de manœuvres maladroites; que souvent, en dehors de toute influence de ce genre, l'altération même non cancéreuse de l'œsophage s'irrite et s'altère rapidement sous l'influence du cathétérisme le plus régulier. J'en tirerai, dès à présent, cet enseignement très-sérieux, qu'il y a toujours lieu d'être très-prudent et très-réservé dans les manœuvres chirurgicales que l'on peut tenter sur l'œsophage.

Quant aux communications de l'œsophage cancéreux avec la trachée-artère, vous en trouverez des exemples dans des observations assez nombreuses empruntées à divers auteurs et aux *Bulletins de la Société anatomique*, cette riche collection dans laquelle vous me voyez puiser à chaque moment, et qui contient des documents des plus précieux. Tels sont les exemples cités par Smith (obs. 35), par M. le professeur Gosselin (obs. 36), MM. Laborde (obs. 33), dans lequel la communication se fit brusquement, Boullard (obs. 61), Raimbert (obs. 29). Lindesay (obs. 62), Watson (obs. 63) (la communication était double dans ce dernier fait). Haberhon et Cooper Forster (obs. 64) et Barrett (obs. 65) ont aussi rapporté de semblables exemples.

Ce n'est pas seulement avec la trachée, comme vous venez de le voir, que ces communications anomales peuvent avoir lieu. Selon la disposition spéciale des parties atteintes, selon la hauteur à laquelle siége l'altération de l'œsophage et suivant le point du pourtour de ce conduit qui est malade, la perforation œsophagienne peut arriver dans les bronches seulement, ou dans ces parties de l'arbre aérien et dans la trachée en même temps, la communication étant double. L'observation de M. Salneuve (obs. 48) montre la trachée et les deux bronches ouvertes à la fois, celle de M. Duriau (obs. 58), la trachée et la bronche gauche, tandis que celle de Salter (obs. 66) et celle de M. Vernois (obs. 56) ne font l'une et l'autre mention que de l'ouverture de la bronche gauche.

Ne croyez pas, au reste, que ces communications anomales entraînent toujours et fatalement après elles des phénomènes formidables du côté des fonctions respiratoires. Si elles sont étroites, indirectes, ces communications peuvent passer presque inaperçues pour le malade et pour le médecin. Il en fut ainsi dans le fait rapporté par M. Pigeaux (obs. 67), et vous avez vu que chez l'un de nos malades, numéro 2, salle Saint-Paul, la même communication existait sans violents accès de toux.

Mais lorsque ces communications sont plus larges (et elles ont quelquefois 2 centimètres et même plus; les observations de ce genre sont assez nombreuses), lorsqu'elles sont plus directes, elles peuvent alors amener des désordres sérieux. On voit survenir une dysphagie plus prononcée, et, au moment de la déglutition des solides ou des liquides, on observe des quintes de toux opiniâtres, des menaces d'asphyxie, et souvent une expectoration mêlée de matières alimentaires. L'observation déjà citée de M. Salneuve (obs. 48) est un exemple de ce genre, mais il est bon toutefois de remarquer que les accès de toux et de dyspnée ne sont généralement pas ce qu'ils sembleraient devoir être par le fait d'un semblable désordre.

La trachée-artère et les bronches ne sont pas les seuls organes respiratoires qui peuvent être intéressés dans ces communications anomales. Les poumons eux-mêmes présentent dans certains cas de notables altérations.

Mon honorable collègue M. Vigla a réuni plusieurs faits de ce genre dans un mémoire très-intéressant que vous trouverez dans les *Archives générales de médecine* (octobre 1846). Vous lirez avec fruit ce travail distingué, qui contient une observation personnelle à M. Vigla (obs. 68).

D'autres faits ont été encore cités et en assez grand nombre par divers auteurs. L'un d'eux se présente sous le patronage d'un nom que nous sommes habitués à considérer comme une garantie de savoir et de bonne observation. Il a été, en effet, rapporté par Moutard-Martin, le père de notre excellent collègue (obs. 69). MM. Grisolle (obs. 37), Laborde (obs. 51), Bleuland (obs. 70), ont fourni des faits de ce genre; J. Bernardus (obs. 71) et Taylor (obs. 72) en avaient déjà indiqué. Ainsi que pour la trachée et pour les bronches, la communication est tantôt directe et tantôt elle a lieu par l'intermédiaire d'une sorte de trajet fistuleux, comme dans le fait de M. Vigla (obs. 68); ou bien c'est à l'aide d'une sorte d'abcès commun que la communication s'est faite. Carrier (obs. 73), David Hay (obs. 38), Sédillot le jeune (obs. 74) et Al. Monro (obs. 74) ont rapporté des exemples dans lesquels la lésion intermédiaire du médiastin et du tissu cellulaire a joué un rôle tout à fait important et même le rôle principal. Enfin, sa-chez-le bien, c'est quelquefois par le poumon que commence le travail de communication des voies pulmonaires avec l'œsophage. W. Keir (obs. 76) a donné connaissance de semblables faits. MM. Barth (obs. 77) et Barthez (obs. 78) en ont cité d'autres ; mais ils n'ont pas, à vrai dire, trait à notre sujet, et je vous les indique en passant pour compléter vos notions de pathologie.

Du reste, Messieurs, c'est parfois aussi dans la plèvre que la communication accidentelle conduit les corps ingérés dans l'œso-phage. Jonath. Wathe (obs. 79) et Wardrop (obs. 80) ont donné des observations de ce genre.

Qu'elle soit spontanée ou qu'elle résulte de tentatives malheu-reuses de cathétérisme, cette communication avec la plèvre est gé-néralement suivie d'une violente inflammation de cette membrane. Cependant, comme dans le cas de Wardrop, des adhérences peuvent limiter en quelque sorte la perforation et en détruire les effets ; mais c'est là une exception véritable, et la mort est généralement la conséquence rapide de cette complication.

Quelque partie des voies aériennes qu'atteignent ces perfora-tions, c'est plus spécialement à droite qu'elles se rencontrent. M. Vigla a trouvé, par exemple, sur dix-huit exemples, quatorze altérations du poumon, des plèvres ou des bronches, occupant le côté droit contre trois siégeant à gauche, et un cas dans lequel la lésion s'était propagée des deux côtés à la fois. Ce triste privilége de la partie droite de l'arbre aérien s'explique assez, du reste, par les dispositions anatomiques que présente l'œsophage dans ses rap-ports avec l'aorte. L'aorte, en effet, située à gauche de l'œsophage, le refoule vers la droite et protége ainsi pour une part la bronche et le poumon gauches. Mais il n'en est plus de même quand les lé-sions œsophagiennes occupent la partie inférieure de ce canal, le rapport devenant plus direct avec la cavité gauche du thorax ; c'est vers ce même côté que les lésions se montrent. Toutefois, il est impossible de faire de ce siége des lésions pulmonaires un moyen de diagnostiquer le siége du cancer œsophagien.

Ces perforations trachéales, bronchiques ou pulmonaires, sont la conséquence du cancer voisin, mais on ne peut pas dire qu'elles sont toujours cancéreuses elles-mêmes. Elles sont souvent seule-ment phlegmoneuses, ulcéreuses, quelquefois gangréneuses ; mais le caractère cancéreux n'est pas constant dans les organes pulmo-naires. Il faut faire exception pour une observation de M. Raimbert (obs. 29) que j'ai déjà eu occasion de vous citer à un autre point de vue, et dans laquelle il est dit que l'ulcération pulmonaire présentait tous les caractères du cancer.

Dans quelques faits, rares du reste, la communication œsophago-pulmonaire reconnaissait une origine double, un cancer d'un côté, des tubercules ramollis d'autre part ; l'ulcération procédant à la fois des deux organes. Dans les cas de ce genre, il y a, comme vous le voyez, deux diathèses coexistantes ; elles ont marché de front, sans que l'une étouffât l'autre. M. Lebert (*loc. cit.*, p. 445) a signalé cette particularité, qu'il semble considérer comme plus fréquente dans le cancer de l'œsophage que dans celui de tout autre organe. J'insiste, du reste, sur la coïncidence de ces deux états diathésiques, parce qu'une telle coïncidence n'est pas assez généralement connue. Il y a peu de temps encore que je voyais repousser la possibilité de cette complication d'une diathèse par une autre. La personne qui affirmait ce point de pathologie se fondait surtout sur ce qu'une diathèse exprimant la possession en quelque sorte de l'économie tout entière par une même cause, il n'y avait pas place pour deux possessions de ce genre dans une seule organisation. Les faits démentent positivement ces idées purement théoriques et prouvent une fois de plus qu'on abuse beaucoup trop, depuis quelques années, du mot diathèse, et qu'on a tort de désigner par lui une cause pathologique qui serait, en quelque sorte, maîtresse absolue de l'économie, sur laquelle elle manifeste son action. Les cas ne sont pas rares dans lesquels une lésion cancéreuse et une lésion tuberculeuse ont marché de front. Je pourrais vous citer plusieurs observations de ce genre. Le malade à propos duquel était soutenue la négation que je vous rappelais tout à l'heure, offrait, comme nous avons pu le constater, un cancer de l'estomac et des cavernes pulmonaires tuberculeuses, la vérification histologique des deux lésions a été faite par M. Robin, si compétent en semblable matière.

La glande thyroïde elle-même a été vue en communication anomale avec l'œsophage cancéreux. Bien vous pensez qu'il s'agissait alors d'un cancer de la partie supérieure de l'œsophage. C'est une suppuration de l'un des lobes de la glande que l'on rencontre alors. Paletta (obs. 81) et Bricheteau (obs. 82) ont rapporté des exemples non douteux de cette extension de la maladie œsophagienne.

Les voies circulatoires peuvent aussi être intéressées par l'extension du cancer de l'œsophage. Ainsi M. J.-W. Begbie (obs. 83) a rapporté l'exemple d'un cancer de l'œsophage ouvert dans le péricarde sans altération du poumon. On trouva, dans ce cas, une résonnance anomale à gauche du sternum et, à l'oreille, un bruit de fluctuation lié à la présence des gaz contenus dans la cavité péricardique. Il n'y avait pas de bruit cardiaque perçu à distance, comme Laennec, Stokes et Mac Dowell l'ont indiqué ; mais ce bruit était perceptible pour tous les malades de la salle dans un fait que l'on doit à M. Tütel (obs. 83 *bis*).

L'aorte a des rapports trop immédiats avec l'œsophage pour que le cancer de ce dernier organe n'ait pas parfois amené l'altération de ce vaisseau. La conséquence naturelle de cette communication anomale est une hémorrhagie considérable et très-promptement mortelle. Cette hémorrhagie peut être spontanée, comme pour le malade observé par M. Flower (obs. 84), pour celui de M. Lancereaux (obs. 85), chez lequel un cancer épithélial des deux tiers de l'œsophage avait ouvert l'aorte. Ailleurs, comme dans l'exemple rapporté par M. Pfeufer, d'Heidelberg (obs. 86), l'hémorrhagie suit l'emploi du cathétérisme œsophagien. Enfin on peut ne pas observer d'hémorrhagie, soit parce que, comme dans un cas publié par M. Wahl (obs. 87), il n'y a aucun épanchement sanguin, soit parce que la rupture amène l'écoulement dans l'estomac et les intestins, qui sont remplis de sang. Du reste, dans le cas de M. Wahl, il existait en même temps un anévrysme de l'aorte. Cet exemple prouve déjà toute l'inanité de la remarque de Mondière, qui prétendait que l'anévrysme de l'aorte ne donne que rarement lieu à la dysphagie (Mémoire cité, *Arch.*, 1831, t. XXV, p. 281). Ne croyez pas à cette assertion. Tous les auteurs qui ont examiné la question didactiquement, depuis Borsieri jusqu'à Laennec, font figurer la dysphagie au nombre des signes possibles de l'anévrysme de l'aorte. George Greene (obs. 88) a vu la dysphagie, dans l'anévrysme de l'aorte, se montrer neuf fois sur douze, et il cite même un exemple particulier, dans lequel le cathétérisme œsophagien, auquel on attribuait un succès momentané, entraîna la mort. Morgagni a rapporté plusieurs faits du même genre (obs. 89 à 91). On en relève également deux dans Lieutaud (obs. 92 et 93). Bien plus, on trouve cité (obs. 94) un exemple dans lequel la mort eut lieu par inanition, à propos d'une dysphagie qui rendait impossible même l'ingestion des liquides, rejetés immédiatement par le vomissement. Il s'agissait alors d'un anévrysme de l'aorte prêt à s'ouvrir dans l'œsophage et nullement d'un cancer de cet organe. Armiger (obs. 95) et le docteur Popham, de Cork (obs. 96 et 97), ont encore donné des exemples semblables.

L'hémorrhagie, liée à la dysphagie, devra donc vous faire penser à l'existence d'un cancer œsophagien. Mais rappelez-vous bien que l'écoulement sanguin peut avoir lieu, avec gêne de la déglutition, à propos d'autres influences ; tels sont les nombreux cas, très-curieux du reste (obs. 99 à 116), dans lesquels les accidents sont liés à la présence de corps étrangers ou à l'ouverture brusque d'anévrysmes de l'aorte dans l'œsophage.

Le cancer de l'œsophage peut donc entraîner la communication de ce conduit avec l'aorte. Or, dans un certain nombre d'observations, comme celle de M. Potain (obs. 49), celle de Lindesay (obs. 62), vous voyez signalée l'adhérence de l'aorte à la tumeur œsophagienne ; c'est là, en quelque sorte, le premier temps de cette complication, souvent si formidable dans ses effets.

Il faut encore que je vous signale un fait très-curieux qui, tout en conservant une valeur pronostique semblable à celle des divers exemples que nous venons d'étudier, offre des particularités anatomiques qui l'en séparent. C'est l'observation de M. Bucquoy (obs. 59), que j'ai déjà eu occasion de vous rapporter, à propos de l'altération glandulo-épithéliale qu'offrait l'œsophage. Comme vous vous le rappelez sans doute, ce n'était pas directement que l'aorte s'ouvrait dans l'œsophage, mais la communication aortique avait lieu par l'orifice dilaté, sans être ulcéré, d'une artère œsophagienne. Au reste, ce fait remet en mémoire l'exemple cité par Reid (*Edinb. med. and surg. Journ.*, 1836), dans lequel une arête de poisson, engagée dans l'œsophage, amena la mort par hémorrhagie, le dixième jour, à la suite de la perforation non de l'aorte, mais de la carotide gauche, et l'exemple moins fatal d'une ulcération pharyngienne rapporté par Herbert Mayo (obs. 117).

Enfin, pour compléter ce qui a trait aux lésions que les altérations cancéreuses de l'œsophage peuvent produire, par l'accollement de la partie malade aux organes voisins, je dois vous signaler certaines modifications imprimées à la colonne vertébrale elle-même. Elle ne joue pas, en effet, toujours un rôle aussi conservateur que celui que signale M. Scoutteten dans sa thèse (obs. 118). C'est ainsi que Graves (obs. 39) a observé, dans deux vertèbres correspondantes au point cancéreux, une véritable hyperformation du tissu osseux, et que le docteur Anssant (obs. 119) a vu les vertèbres, atteintes elles-mêmes de cancer, entraîner la mort par altération consécutive de la moelle épinière. La même altération est mentionnée par M. Gendron dans une observation analogue, mais non semblable à celles que nous rapportons ici (obs. 120).

Enfin, Messieurs, pour ce qui est des ganglions compris dans la sphère d'action de l'organe atteint de cancer, d'après un résumé que j'ai fait de plusieurs cas de cancer de l'œsophage, dans la moitié des cas environ (neuf fois sur dix-neuf) les ganglions étaient manifestement altérés. L'altération a porté, par ordre de fréquence, sur les ganglions bronchiques (six fois), sur les ganglions œsophagiens (deux fois), sur les ganglions cervicaux (une fois).

Je reviens à l'œsophage lui-même. Quand je vous ai fait l'anatomie pathologique des rétrécissements cicatriciels, je vous ai dit que les dilatations étaient très-rares au-dessus des portions rétrécies. Dans les coarctations cancéreuses, elles sont, au contraire, assez fréquentes.

Cette différence tient pour une part à la durée de la maladie, on conçoit facilement que la dilatation manque dans les premiers rétrécissements, qui ont une marche aiguë en quelque sorte, tandis que les seconds, qui se développent et s'accroissent avec beaucoup plus de lenteur, entraînent plus facilement cette conséquence.

Les dilatations, en effet, résultent surtout du séjour des matières alimentaires au-dessus de la portion rétrécie, et de la diminution ultérieure de la force contractile des fibres musculaires de cet organe. Après qu'elles ont lutté vainement pendant un certain temps pour triompher de l'obstacle que leur oppose le rétrécissement, ces fibres se laissent distendre sans plus de résistance. Mais à vrai dire ces deux causes de dilatation existent dans les rétrécissements, quelle que soit leur nature. D'où vient qu'elles n'amènent pas de résultat dans tous les cas et que les coarctations cancéreuses subissent plus souvent cette influence? D'abord, comme je vous le disais tout à l'heure, le rétrécissement cancéreux met beaucoup plus de temps à se produire et, partant, les portions supérieures à l'altération ont pu se dilater graduellement et ont eu plus de temps pour le faire; mais, en outre, il est probablement nécessaire que les parois de l'organe malade subissent aussi une diminution dans leur consistance, et cette modification se rencontre plus souvent dans le cancer que dans l'inflammation. Ce qui me confirme dans cette manière de voir, c'est que la dilatation manque souvent quand, au lieu d'un ramollissement, le cancer amène de l'induration dans les tuniques œsophagiennes.

Il est encore une autre condition qui semble favorable au développement de ces ampoules; il faut que le rétrécissement siége à la partie inférieure de l'œsophage. Quand il en occupe la partie supérieure, la régurgitation est immédiate, il n'y a pas séjour des matières alimentaires, et par conséquent il se produit moins facilement une dilatation. Toute dilatation doit donc être rattachée à un rétrécissement pathologique placé au-dessous d'elle, dans l'ordre de la circulation alimentaire. Il se passe là des phénomènes de même ordre que ceux qui se développent dans les organes circulatoires, dans lesquels on voit aussi se produire fréquemment des dilatations en deçà du point rétréci.

Le cas rapporté par Lindau (obs. 121) comme un exemple de dilatation de l'œsophage produisant une dysphagie n'échappe pas à cette règle, car il existait chez ce malade un rétrécissement de l'orifice cardiaque.

Ces dilatations varient beaucoup quant à leur calibre. A peine marquées dans certains cas, elles peuvent, dans d'autres, devenir très-considérables. Aussi, dans une observation de Burton, la poche œsophagienne contenait jusqu'à deux pintes de liquide. Borsieri avait déjà rapporté un fait analogue (obs. 122). Dans le fait de Cassan, que je vous ai déjà cité (obs. 34), il existait une sorte de jabot, formé par la dilatation de la partie inférieure du pharynx, au-dessus d'un rétrécissement de l'œsophage. On avait cru à l'existence d'un cancer de l'estomac. Ces dilatations, ces sortes de poches, peuvent, quand elles sont distendues par des matières alimentaires, venir faire saillie au-dessus du sternum, de chaque côté de la trachée. Entre plusieurs faits de ce genre je vous en citerai qui me paraissent intéressants.

M. Gaultier de Claubry a communiqué à la Société médicale d'émulation une observation dans laquelle la poche formée par la dilatation de l'œsophage produisait, lorsqu'elle était distendue par les aliments, deux tumeurs oblongues le long des parties latérales du cou, au niveau desquelles la peau restait flasque et pendante quand la poche était vide d'aliments.

De même dans l'exemple rapporté par Howschip (obs. 50). Le malade parvenait, à l'aide de pressions douces exercées sur les poches sus-sternales, à faire descendre les matières alimentaires. Enfin c'est parfois au niveau de ces points dilatés que se forme l'ulcération qui amène la communication avec les organes voisins. Telle était, par exemple, la disposition des parties dans les cas rapportés par MM. Vernois (obs. 56), Duriau (obs. 58) et Salneuve (obs. 48).

Une autre observation du même genre appartient à M. Rokitansky; c'était encore un exemple de dilatation sus-sternale, accompagnée du séjour des aliments; seulement la poche descendait jusque dans la poitrine, et chaque fois que le malade buvait, on voyait au côté gauche du cou se former une tumeur du volume d'un œuf. Chez ce malade, la pression, loin de produire les heureux résultats observés dans le cas de Howschip, causait des vomissements qui évacuaient la tumeur. Dans les différentes observations que je viens de vous citer, la dilatation portait sur tout le pourtour de l'œsophage; elle était cylindrique; elle peut, au contraire, n'occuper qu'un point de la circonférence de ce conduit; elle est dite alors sacciforme. Le docteur Hankel a rapporté (obs. 123) un cas de dilatation sacciforme qui présentait une particularité curieuse. La dilatation, longue de trois pouces sept lignes, large d'un pouce trois quarts, de la grosseur du poing d'un enfant, s'étendait, par un prolongement inférieur, au devant de la colonne vertébrale, le long de la partie postérieure de l'œsophage, jusqu'au niveau du quatorzième anneau de la trachée. Lorsque ce diverticulum était plein d'aliments, il trouvait une résistance vers les vertèbres cervicales, se portait en avant et fermait complétement l'œsophage. C'est cette compression secondaire qui tua le malade.

Je pourrais multiplier ces exemples de dilatation de l'œsophage consécutive au rétrécissement de cet organe, mais cela n'aurait pas grand intérêt pour vous. J'ai choisi, pour vous les citer, les observations les plus curieuses et propres à servir de types aux différentes formes. Vous trouverez encore des exemples de ces dilatations ampullaires dans les observations que j'ai déjà eu occasion de vous citer de MM. Grisolle (obs. 37), Laborde (obs. 44) et Clin (obs. 42); je pourrais même vous rapporter d'autres exemples, mais sans grande utilité. Je citerai cependant encore celui qu'a indiqué M. Rokitansky, et dans lequel le corps thyroïde était altéré (obs. 124).

Les matières alimentaires contenues dans ces dilatations y subissent, quand elles y séjournent, des modifications qu'on a comparées à la digestion stomacale. On a dit que pour satisfaire à ce travail préparatoire de digestion, la muqueuse de l'œsophage, dans les portions élargies, présentait une multiplication très-grande de ses glandes dont la sécrétion était considérablement augmentée; on a même dit qu'elle était changée de nature, et qu'elle se rapprochait alors, par ses qualités, de la sécrétion stomacale. Tout en se rappelant que chez les animaux pourvus d'un jabot la digestion semble commencer dans l'œsophage, selon la remarque de Spallanzani, on ne peut cependant considérer le ramollissement et la fermentation que subissent les aliments dans les poches œsophagiennes comme une véritable digestion.

Quant aux modifications que présente alors la muqueuse de l'œsophage, elles ne sont que la conséquence de l'irritation produite à sa surface par le séjour prolongé des aliments que cet organe doit normalement faire passer rapidement à travers sa cavité.

Je vous ai dit, à propos des symptômes des rétrécissements cancéreux, que la voix subissait souvent des modifications sensibles. Ces modifications peuvent aller jusqu'à l'aphonie complète. Ce symptôme se rencontrait dans l'observation de M. Vigla que je vous ai déjà indiquée (obs. 68), dans celles de MM. Desruelles (obs. 43) et Salneuve (obs. 48), et, dans toutes, l'intégrité complète du larynx est positivement relatée, mais dans toutes il existait aussi des engorgements ou des conduits fistuleux entourant l'œsophage et pouvant comprimer les nerfs laryngés. Cette explication paraît très-simple quand on a lu les détails de l'observation rapportée par M. Barrett, et que je vous ai déjà citée (obs. 65), et dans laquelle on trouve, comme cause très-évidente de l'aphonie, la destruction du nerf récurrent gauche, consécutivement aux progrès de la tumeur cancéreuse. De même, dans le fait de Taylor (obs. 72), dont je vous ai entretenus, l'absence de vomissements, bien que l'estomac fût cancéreux, trouve son explication par la compression bien constatée des nerfs compris dans l'altération cancéreuse des parois de cet organe.

Assez habituellement la portion de l'œsophage située au-dessous du rétrécissement se resserre graduellement et perd son calibre normal. Ce rétrécissement n'est pas organique; il est la conséquence de cette loi de physiologie pathologique en vertu de laquelle tout conduit membraneux, dès qu'il ne remplit plus ses fonctions de transmission, tend incessamment à revenir sur lui-même, sans altération appréciable dans la texture de ses parois. Quand il existe deux ou plusieurs rétrécissements, la rétraction que je mentionne ici ne se produit qu'après le rétrécissement inférieur; la partie du canal comprise entre les deux points rétrécis subit alors une dilatation véritable. Cette apparente anomalie s'explique par l'amas et le séjour des aliments entre les deux points rétrécis, et cela est si vrai, que, si le rétrécissement inférieur est relativement moindre que le rétrécissement supérieur, la dilatation intermédiaire sera peu marquée, tandis que si le contraire a lieu, elle sera beaucoup plus considérable que celle qu'on observera au-dessus de l'obstacle supérieur. Au-dessous des rétrécissements, la muqueuse ne présente, le plus souvent, aucune altération ; cependant elle peut offrir quelquefois de petites ulcérations longitudinales. Ces lésions n'ont aucun des caractères du cancer ; elles semblent n'être que le résultat de petites inflammations partielles. Dans les poches sacciformes ou même dans les dilatations cylindriques les diverses lésions sont beaucoup plus considérables ; la membrane muqueuse, en effet, y est rouge, épaissie, vasculaire et souvent ramollie.

Ces détails d'anatomie pathologique vous font entrevoir combien est différent le pronostic des deux espèces de rétrécissements que nous étudions parallèlement.

Dans le rétrécissement cicatriciel, vous n'avez à redouter que l'obstacle mécanique et les difficultés de déglutition qu'il entraîne après lui. Dans le rétrécissement cancéreux, les dangers dus à l'obstacle mécanique sont au moins aussi redoutables, et vous avez encore à craindre le ramollissement et la rupture du point altéré, les conséquences que l'altération peut entraîner pour les organes voisins, et enfin son retentissement, en tant que maladie généralisée, sur toute l'économie. Dans le rétrécissement cicatriciel, l'inanition est le principal danger, sinon le seul. Dans le rétrécissement cancéreux, au danger de l'inanition s'ajoutent ceux des communications anomales, de la généralisation de l'affection et de la cachexie.

Qu'il soit cicatriciel ou qu'il soit organique, le rétrécissement de l'œsophage a, en général, une marche continue, c'est-à-dire qu'une fois les symptômes de dysphagie établis, ils se maintiennent et vont croissant, si un traitement rationnel et efficace n'est pas institué, et souvent ils persistent même en présence de ce traitement et malgré tous les efforts. Quelques faits que je vous ai indiqués montrent cependant qu'il peut survenir des moments où la dysphagie diminue tout à coup. Rappelez-vous toutefois que ces cas sont les plus rares.

La durée varie comme le pronostic pour ces deux espèces de rétrécissements. Quand il s'agit d'une cicatrice, la durée peut, en quelque sorte, être indéfinie. Si le rétrécissement n'est pas trop serré, si le malade invoque à temps les secours de la médecine et que des manœuvres malheureuses ne déterminent pas d'accidents aigus, la terminaison fatale peut être ajournée à très-long terme.

Dans le cancer, au contraire, tant en raison du danger que présentent les complications que je vous ai signalées, que par le fait même de l'évolution de la maladie et de son effet sur tout l'organisme, la durée est forcément beaucoup plus courte ; treize mois sont la limite extrême donnée par M. Lebert à la durée de cette affection ; mais, pour admettre une aussi longue durée, il faut prendre pour point de départ le début de la dysphagie.

Ces deux ordres de rétrécissement de l'œsophage présentent aussi des différences notables au point de vue des circonstances étiologiques. Le rétrécissement cicatriciel peut survenir à tous les âges, aussi bien chez l'homme que chez la femme, puisqu'il a sa raison d'être dans l'accident qui lui sert de point de départ. Le rétrécissement cancéreux appartient plus particulièrement à l'homme, et à l'homme déjà un peu avancé en âge. Sur 54 observations de cancer que j'ai examinées à ce point de vue, j'ai trouvé l'âge noté 43 fois, et il était ainsi réparti : de 20 à 30, 3 cas, sur lesquels 2 dont la nature cancéreuse pouvait être douteuse ; de 30 à 40, 4 exemples, dont 1 douteux ; 42 ans, 1 cas ; de 46 à 50 ans, 10 cas ; de 50 à 60 ans, 11 cas ; de 60 à 70 ans, 10 cas ; de 70 à 80 ans, 3 cas, et 1 cas à 86 ans.

Du reste, en tant qu'affection cancéreuse, le rétrécissement de l'œsophage peut admettre l'influence héréditaire. Gaitskell (*Lond. med. Repository*, t. X, p. 354) a cité l'exemple d'une femme de trente-six ans qui succomba à un rétrécissement squirrheux de l'œsophage, après avoir perdu de la même affection sa mère, âgée de cinquante-six ans, et son frère, âgé de vingt-sept ans. L'âge de ce dernier toutefois jette quelque doute sur la valeur de l'observation ; vingt-sept ans est un âge bien peu avancé pour admettre l'existence d'une telle affection cancéreuse.

La cause déterminante du rétrécissement cicatriciel est palpable : c'est l'ingestion d'un caustique chimique ou d'un corps capable de léser mécaniquement l'œsophage, comme un os, un sou, etc. C'est là une influence venue du dehors. Ou bien encore le rétrécissement est le résultat de la cicatrice que laisse après soi la chute d'un polype, comme dans l'observation de Vater (obs. 35), ou la conséquence d'ulcérations antérieures, comme dans les cas de Lanzoni (obs. 23), de Brechefeld (obs. 24).

La cause déterminante du rétrécissement cancéreux est loin d'être aussi palpable; elle nous échappe à peu près entièrement. De Graef a parlé de l'influence des excès alcooliques et de l'usage immodéré du tabac, rapprochant ainsi le cancer de l'œsophage de celui des lèvres, si fréquent chez les fumeurs. Ces deux causes ont-elles de la valeur? Je crois qu'il est difficile de juger définitivement cette question; mais on ne peut s'empêcher de remarquer que les excès de boissons alcooliques (et elles sont bien souvent de mauvaise qualité) sont signalés parmi les antécédents de beaucoup de malades, comme aussi chez ceux qui sont atteints de rétrécissements dits fibreux, et que ces agents sont aussi bien capables de déterminer l'inflammation de l'œsophage que les liquides froids ou brûlants qui ont produit des inflammations suppuratives de cet organe.

La forme du début établit aussi, comme vous savez déjà, des différences importantes entre ces deux ordres de rétrécissements.

Dans le rétrécissement cicatriciel, je ne saurais trop insister sur ce point, on peut constater presque toujours cette circonstance, qu'il a été précédé, à un moment donné, par des symptômes inflammatoires produits presque immédiatement après le contact d'un corps vulnérant. Ce n'est qu'après un temps plus ou moins long que les signes du rétrécissement de l'œsophage se manifestent pour suivre une marche lentement progressive.

Le rétrécissement cancéreux offre aussi des symptômes graduellement développés; mais on ne peut, comme pour le rétrécissement cicatriciel, trouver une cause traumatique accidentelle à laquelle on puisse rapporter l'origine des accidents extérieurs. Cependant il est des cas dans lesquels les malades invoquent, comme cause de leur dysphagie, des circonstances extérieures. Ainsi les individus observés par MM. Salneuve (obs. 48) et Duriau (obs. 58), que nous avons déjà cités plus haut, rapportaient les premiers symptômes de leur maladie à la déglutition de morceaux de viande trop gros, avalés par mégarde, ou, comme pour le premier de ces cas, pendant un accès de rire. Le malade de Ludlow, dont on doit la citation à Borsieri (obs. 122), pouvait faire remonter l'origine de son mal à la présence d'un noyau de cerise. Dans le fait rapporté par M. Gaubric (obs. 125), un noyau de prune était arrêté au niveau du cancer œsophagien. Le màlade de M. Lindesay (obs. 62) donnait pour origine à sa maladie une chute faite dans un moment d'ivresse. Celui de Hannay (obs. 126) attribuait son mal à un coup reçu sur la poitrine dans les mêmes circonstances. Mais, dans ces cas divers, la lésion était bien antérieure aux incidents auxquels son développement était rapporté. Il en est toujours ainsi. Les causes de ce genre invoquées par les malades sont de simples coïncidences auxquelles ils attribuent une valeur étiologique qu'elles n'ont pas, ou bien ces diverses influences n'ont fait que hâter la manifestation d'une affection cancéreuse déjà existante ; elles ont donné, en quelque sorte, un coup de fouet à l'altération et déterminé un peu plus tôt des phénomènes de spasme qui auraient éclaté dans un avenir plus ou moins rapproché.

Les vices arthritiques et goutteux, les exanthèmes répercutés, ont été signalés au nombre des influences capables de déterminer le rétrécissement de l'œsophage. Vous savez, Messieurs, la banalité de ces causes, qui figurent comme des redites obligées et monotones dans l'étiologie de toutes les maladies. Je vous épargnerai l'ennui, j'allais dire l'injure, de les discuter devant vous.

Pour ce qui est de l'influence de la syphilis relativement à la production du rétrécissement de l'œsophage, elle n'est pas une invention moderne. Sévérinus (obs. 127) avait déjà mentionné les ulcérations syphilitiques de l'œsophage et de la trachée. Rhodius (obs. 128), Ruysch (obs. 129), Haller (obs. 130) et Paletta (obs. 131) avaient déjà signalé cette influence et son action possible. Toutefois le rétrécissement œsophagien est bien rarement indiqué parmi les conséquences des affections syphilitiques, et la nature spécifique de cette lésion n'est pas établie d'une façon suffisamment solide. Le docteur West, chirurgien à Birmingham, a bien cherché à faire accepter la valeur de cette cause (obs. 132) ; mais dans les deux faits qu'il cite, rien exactement ne peut prouver que les rétrécissements observés devaient être rapportés à la syphilis. Ce sont là encore des documents très-précaires, comme le dit le docteur West lui-même.

Ici, Messieurs, devrait être placée, pour compléter le sujet, l'histoire des rétrécissements qui ont été désignés sous le nom de rétrécissements fibreux. Je n'ai aucun exemple actuel à vous présenter qui puisse confirmer l'existence de cette forme de rétrécissement, mais les auteurs en citent des cas non douteux.

Ils sont assez analogues aux rétrécissements cicatriciels, et cependant ils sont susceptibles de se voir surmontés de diverticulums ampullaires, comme les rétrécissements cancéreux. Beaucoup d'entre eux sont bien évidemment consécutifs à des stimulations habituelles de l'œsophage, stimulations qui, comme l'abus des alcooliques, sont incapables de désorganiser les tissus à la manière des caustiques, mais peuvent amener leur induration et leur épaississement. Tels sont les faits de Chélius (obs. 133), celui que M. Richet a bien voulu me faire communiquer (obs. 134), dans lesquels une phlegmasie de la gorge a signalé le début de la dysphagie; celui de Purton (obs. 135), dans lequel une violence extérieure semble avoir été le point de départ d'une œsophagite véritable. Ailleurs les causes sont insaisissables et la maladie a été considérée comme spontanée. Telles sont les observations d'Everard Home (obs. 136), celle de Chélius (obs. 137), moins précise que la précédente, puisque l'autopsie manque; enfin le fait rapporté par mon excellent maître M. le professeur Trousseau (obs. 138).

Je n'insisterai pas sur cette forme de rétrécissement œsophagien, non pas qu'elle ne diffère pas des deux autres, mais parce que je n'ai pas de faits nouveaux à vous présenter, et qu'en outre elle rentre complétement, et pour le pronostic et pour le traitement, dans les mêmes cadres que le rétrécissement cicatriciel.

IV

Je traiterai aujourd'hui du diagnostic des rétrécissements œsophagiens; c'est là une question difficile et complexe. Il s'agit d'abord, en effet, de savoir si l'on a bien affaire à un rétrécissement de l'œsophage. Sous le nom d'obstacle à la déglutition, vous trouverez, en effet, dans les auteurs anciens des cas nombreux qui n'ont nullement trait à l'affection que nous étudions ici. Telles sont des lésions pharyngiennes entraînant la régurgitation des matières ingérées. Pour constater que, en réalité, la gêne de la déglutition tient bien à une obstruction du pharynx, on doit recourir d'abord à l'exploration de la région du cou. Les causes d'obstruction peuvent en effet siéger à cette région, et alors, en repoussant légèrement la trachée et en enfonçant la pulpe des doigts entre elle et le bord interne du sterno-mastoïdien, on pourra sentir une tuméfaction si la lésion existe à ce niveau, et cette tuméfaction subira, lors des mouvements de la déglutition, un mouvement ascensionnel. Bien plus rarement il sera possible de trouver le rétrécissement en portant le doigt dans la bouche. C'est à l'aide des sondes ou des cathéters à boules qu'on pourra surtout reconnaître que les voies œsophagiennes sont obturées, mais il ne suffira pas de constater ce fait ; il faudra encore constater le siége du rétrécissement, s'il est simple ou multiple, son degré de constriction, et enfin la nature de la lésion qui le produit. Toutes ces particularités en effet importent au pronostic et à la thérapeutique.

Occupons-nous d'abord des rétrécissements cicatriciels. Les antécédents pathologiques, comme vous pouvez le prévoir d'après ce que je vous ai déjà dit à ce sujet, nous seront d'un grand secours dans ce cas particulier. Je vous ai déjà parlé des accidents aigus qui précèdent, du côté de l'œsophage, les altérations que nous étudions ici ; permettez-moi de résumer en quelques mots la succession de ces accidents.

Un malade se présente à vous ; il se plaint d'une douleur violente. Occupant le niveau du sternum ou seulement l'épigastre, cette douleur, par la pression de cette dernière région, va, comme Broussais et M. Roche l'ont bien indiqué, s'étendant jusqu'à la partie supérieure du cou. Cette extension de la douleur est un phénomène analogue à ce qu'on observe dans la blennorrhagie, vers le méat urinaire, quel que soit le point du canal où siége la maladie.

Le malade rejette par expuition des mucosités très-abondantes et quelquefois striées de sang, signe sur la valeur duquel Dehaen insistait particulièrement ; il ne peut avaler ni aliments ni boissons ; à peine une substance quelconque est-elle ingérée, qu'elle est rejetée brusquement par des régurgitations accompagnées quelquefois, mais rarement, de vomissements véritables. Les lèvres, la bouche, le pharynx, portent des traces d'inflammation plus ou moins vives ; enfin le malade offre un mouvement fébrile assez intense et la face exprime un certain degré d'anxiété. Si les circonstances commémoratives vous sont dénoncées, ou si vous rencontrez sur les lèvres, la langue, le voile du palais ou la paroi postérieure du pharynx des restes d'eschares ou des cicatrices, le diagnostic sera simple, et, tout en rattachant cet état à l'ingestion d'une substance caustique, vous pourrez déjà alors prévoir comme

très-probable l'existence ultérieure d'un rétrécissement œsophagien.

Mais en l'absence de tout renseignement ou en présence de renseignements mal coordonnés (ce qui est l'habitude avec certains
malades), vous aurez beaucoup de peine à décider si vous avez
affaire à un état qui soit consécutif à l'action d'une cause traumatique ou si vous n'avez devant les yeux que les conséquences d'une
œsophagite simple. La difficulté, du reste, est très-naturelle, car
les corps étrangers ou les caustiques et les irritants ont pour conséquence directe une œsophagite aiguë plus ou moins violente.

Dans les cas d'œsophagite simple, vous rencontrerez, il est vrai,
plus habituellement un symptôme qui manque dans les œsopha-
gites avec destruction de la surface ; je veux parler du hoquet. Je
vous ai déjà donné les raisons de cette différence. Du reste, il faut
le dire, l'œsophagite spontanée est extrêmement rare. Cependant Mondière en a réuni plusieurs exemples. Il a même rapporté
sa propre observation, dans laquelle il éprouva tous les symptômes
que nous venons de passer en revue à la suite de veilles prolongées auprès de sa mère malade (*Archiv. gén. de méd.*, 1er mémoire, t. XXIV, 1830). Noverre (obs. 139) a vu un refroidissement dans les symptômes non douteux d'une violente œsophagite
(obs. 51), et Bourguet (obs. 140) a observé un cas dans lequel l'ingestion d'eau fraîche entraîna le même ordre d'accidents ; seulement l'inflammation se termina chez son malade par la formation d'un abcès, duquel il guérit. Graves cite un fait analogue
(obs. 141). C'est encore à une inflammation œsophagienne qu'il
faut rapporter la maladie observée, après un accès de colère, par
M. Barras (obs. 142). Ici encore l'affection se termina par un abcès, terminaison déjà observée par Hildenbrandt (*Inst. med. pract.
œsophagitis*).

Toutefois ces abcès, qui, pendant un certain temps, jusqu'à ce que
le pus qu'ils contiennent soit évacué, donnent lieu à de la dysphagie,
ne se terminent pas toujours d'une façon aussi favorable. La mort
peut être la conséquence de cette inflammation. Ainsi le docteur John
Zabriskie a cité un fait (obs. 143) dans lequel l'abus du calomel
détermina chez une femme un abcès de l'œsophage communiquant avec le tissu cellulaire en avant de l'aorte, au niveau de la
courbure de ce vaisseau. Le fait rapporté par Francisco Girelli
(obs. 144) est analogue, quant à sa nature, sans avoir un point
de départ aussi net, comme aussi le fait de M. Proost (obs. 145).

L'exemple observé par M. le professeur Nélaton (obs. 146) est loin d'avoir eu une terminaison aussi fatale ; il n'eut pour résultat qu'une fistule aérienne, et vous devez enfin vous rappeler le malade de M. Scoutteten dont je vous ai déjà cité l'exemple (obs. 118) et chez lequel, à la suite d'un semblable abcès, le corps d'une vertèbre, en servant de fond à une poche consécutive à l'ulcération de l'œsophage, empêchait l'épanchement dans la cavité thoracique des diverses substances ingérées.

Cette inflammation de l'œsophage peut donc, comme nous venons de le voir, suivre l'ingestion de certaines substances qui, très-habituellement, ne produisent pas un semblable effet, le calomel par exemple. N'est-ce pas alors une influence analogue à celle de l'ingestion des caustiques que nous avons étudiée ? L'action est moins vive, moins immédiate, et surtout elle n'amène pas une désorganisation aussi profonde de surfaces aussi étendues que l'ingestion des caustiques. Du reste, Messieurs, j'ai éprouvé moi-même, après un abus d'eau de Seltz, prise pure, par un temps d'une extrême chaleur, un commencement de ces symptômes, à savoir : une douleur vive à l'arrière-gorge s'étendant derrière le sternum, augmentant par l'ingestion même d'un peu d'eau fraîche, avec expuition fréquente d'abondantes mucosités. Ces symptômes très-pénibles ont duré au moins quatorze à quinze heures.

Je ne vous parlerai que pour mémoire d'autres maladies aiguës qui ne ressemblent que de très-loin à l'œsophagite, et seulement par deux symptômes, la dysphagie et le hoquet ; tels sont les diverses angines pharyngées, le muguet, quand il descend vers l'œsophage, comme dans le cas rapporté par Billard (obs. 25 et 26, *Traité des maladies des nouveau-nés*) ; l'inspection seule de la cavité buccale préviendra toute confusion. Je dois ajouter que certains auteurs ont insisté sur l'existence d'angines répétées comme causes ou tout au moins comme antécédents de la dégénérescence carcinomateuse de l'œsophage. Richard de Hautesierck a cité un fait de ce genre (obs. 156 *bis*).

Je vous ai dit que l'œsophagite simple et accidentelle, alors qu'elle n'est pas répétée fréquemment sous l'influence d'excitants habituels, n'amenait que bien rarement le rétrécissement de l'organe. Vous pourrez tout d'abord trouver une sorte de contradiction entre cette assertion et les exemples que je vous citais tout à l'heure de ces abcès qui succèdent à l'inflammation. La plaie que détermine leur ouverture peut, en effet, entraîner l'existence d'une cicatrice. Mais il faut bien remarquer que très-ordinairement ces abcès n'occupent qu'un point de la circonférence de l'œsophage, et que la désorganisation de la surface n'est pas très-étendue. La cicatrice alors n'exerce pas sa force rétractile de façon à diminuer très-notablement le calibre du conduit. Du reste, l'œsophagotomie, pratiquée avec succès comme dans les cas rapportés par Bégin (obs. 147) et par Syme (obs. 148), prouverait bien, ou du moins tendrait à prouver l'innocuité, au point de vue du rétrécissement ultérieur, des plaies qui n'intéressent qu'une portion circonscrite de la circonférence de l'œsophage. Quant au diagnostic de ces abcès avec le rétrécissement cicatriciel, il est généralement possible. En effet, dans le cas où ce sont ces abcès qui existent, après quelques jours de phénomènes inflammatoires, une amélioration notable survient tout à coup dans l'état général du malade, et même dans l'état local, au point de vue de la douleur et du hoquet. La régurgitation et la dysphagie persistent, elles augmentent même, le cathétérisme est impossible. Cette apparition rapide de la dysphagie, qui est complète dès le début des accidents aigus, doit vous faire écarter, par la rapidité de son développement même, l'idée d'un rétrécissement cicatriciel ou surtout d'un rétrécissement cancéreux; il y a bien là un rétrécissement, mais qui ne sera que passager; il est la conséquence immédiate des accidents inflammatoires, le temps qui le sépare de ceux-ci est très-court. Et, en outre, au bout de quelques jours, soit spontanément, soit alors qu'on pratique le cathétérisme pour remédier à la dysphagie, l'abcès, en s'ouvrant et en amenant le rejet du pus par la bouche, éclaire le diagnostic et fait cesser la dysphagie, qui ne se reproduit plus d'habitude, même après un temps assez prolongé. Cette rapidité des accidents, leur forme même, vous permettront d'espérer un meilleur pronostic, d'après la connaissance de la marche probable que suivra l'affection.

Des corps étrangers peuvent, comme les abcès, faire souvent croire à un rétrécissement; les recueils de médecine contiennent bon nombre de ces exemples; vous trouverez des faits de ce genre réunis dans le mémoire de Mondière (*Archives de médecine*, t. XXV, p. 359), qui cite l'exemple d'un sou qui séjourna treize ans dans l'œsophage. MM. Créqui et Demarquay (obs. 149) ont vu le même accident moins heureusement terminé.

La maladie dura moins longtemps dans le fait de Reid que je vous citais plus haut, car le dixième jour le malade mourait d'hé-

morrhagie, l'arête de poisson qu'il avait avalée ayant perforé la carotide gauche. Aux faits de Gadelius (obs. 18), de Littre (obs. 19),
de Bagard (obs. 20), et autres que je vous ai déjà cités je pourrais
en ajouter beaucoup d'autres (Voir plus loin, *Corps étrangers*)
parmi lesquels il faut peut-être faire une mention particulière de
l'observation due à M. Chassagnac, et dans laquelle le corps étranger
n'était autre que les fausses dents du malade avalées par lui-même.
L'extraction de ce corps étranger assez bizarre fut heureusement
faite. Chez un malade de M. Buist au contraire, des fausses dents,
également avalées, causèrent la perforation de l'œsophage, la communication de ce conduit avec le péricarde et la mort rapide par
pneumo-péricardite.

La plupart du temps, dans les cas où la dysphagie est la conséquence de la présence dans l'œsophage d'un corps étranger, le
malade, en donnant des renseignements, fait lui-même le diagnostic ; mais ces renseignements peuvent manquer complétement ;
vous pourrez cependant encore arriver à séparer les cas de ce genre
des cas de rétrécissement cicatriciel. En effet, entre les rétrécissements cicatriciels et les corps étrangers il n'y a de commun
que la dysphagie et la difficulté du cathétérisme ; mais ce dernier,
employé à titre d'exploration, peut éclairer tant en faisant constater la nature de l'obstacle qu'en renseignant sur sa consistance et
même sur sa forme. En outre, le siége du rétrécissement peut être
différent, et surtout il n'est pas aussi nettement limité à la partie
supérieure et à la partie inférieure, comme nous l'avons vu dans
les cas que nous avons étudiés. Souvent, avec les corps étrangers,
il existe une douleur plus vive et il se fait des régurgitations de
matières contenant du sang en telle proportion, qu'il est impossible
de méconnaître la lésion matérielle et mécanique des parois de
l'œsophage.

Ces cas sont faciles ; il en est de plus difficiles : ce sont ceux
dans lesquels un corps étranger joue bien encore un rôle important, mais dans lesquels les parois de l'œsophage ne sont plus
aussi normales et présentent déjà un certain degré de rétrécissement. L'exagération instantanée de la dysphagie, l'impossibilité
brusquement survenue du cathétérisme sont de nature à faire tout
rapporter à la présence du corps étranger, si vous n'avez pas connaissance des commémoratifs. Je n'ai pas l'intention de vous
faire l'histoire des corps étrangers de l'œsophage ; toutefois je
ne saurais, en présence de ces exemples dans lesquels l'œsophage

est altéré avant l'arrêt du corps étranger, m'abstenir de bien insister auprès de vous sur la prudence avec laquelle doit toujours être pratiqué le cathétérisme. Divers auteurs, parmi lesquels Breschet et Thierry (obs. 150), citent des malades chez lesquels un ramollissement des parois accompagnait la présence d'un corps étranger. Que ce ramollissement ait été antérieur ou consécutif à l'arrêt du corps étranger, peu importe ; vous comprenez quelle prudence la connaissance de ce fait impose quand il faut faire des tentatives de cathétérisme, et avec quelle facilité on pourrait déterminer une rupture de l'œsophage. Il est une affection qui, mieux que les corps étrangers, peut simuler un des rétrécissements que nous étudions : ce sont les polypes de l'œsophage dont Schneider, de Graef, Monro et M. Middeldorpff ont cité des exemples curieux (obs. 151) ; les commémoratifs pourront éloigner l'idée d'un rétrécissement cicatriciel, mais sans eux il serait souvent très-difficile, en l'absence des signes physiques, de distinguer les polypes d'avec les rétrécissements organiques de l'œsophage. L'intermittence de la dysphagie, bien qu'on l'observe, comme je vous l'ai dit, dans les rétrécissements organiques, vous aidera cependant au diagnostic si elle est nette et fréquente ; elle se rencontre en effet plus souvent avec l'existence des polypes.

Des affections extérieures à l'œsophage peuvent, en comprimant cet organe, amener son rétrécissement.

Gadelius a cité (obs. 152) un cas de tumeur de la glande thyroïde qui avait amené le rétrécissement de l'œsophage. La tumeur par sa présence éclairait le diagnostic.

La gêne de la déglutition était moins facile à expliquer chez le malade de mon collègue et ami M. Goupil. Elle dépendait, en effet, d'une plaque osseuse du péricarde, laquelle comprimait l'œsophage (*Société anatomique*, 28e année, p. 247).

Quand il s'agit d'un abcès péri-œsophagien, l'acuïté des phénomènes, la marche rapide des accidents et la brusquerie de leur début, peuvent vous mettre sur la voie, comme je vous l'ai déjà dit. Mais quand c'est une affection chronique qui amène le rétrécissement, grandes sont les difficultés ; Brieu, Leblond, Boudet, ont cité des faits de ce genre (obs. 153). C'est la concomitance de troubles étrangers à l'œsophage qui peut vous renseigner : cherchez dans l'aorte, dans les ganglions bronchiques, dans le médiastin, la cause de la dysphagie et des autres phénomènes ; le plus souvent vous aurez du côté du cœur, de la trachée et des poumons, des symptômes que ne comporte pas le rétrécissement de l'œsophage en lui-même.

Un simple trouble nerveux peut donner lieu aux symptômes du rétrécissement; vous trouverez dans les auteurs des exemples d'œsophagisme qui ont donné le change pour des rétrécissements organiques; Everard Home cite un cas d'œsophagisme qui, pendant treize ans, fut pris pour un rétrécissement; l'erreur ne fut reconnue que parce que, un jour, toute dysphagie cessa brusquement pour ne plus revenir. Ces œsophagismes à longue durée me paraissent devoir être des erreurs de diagnostic; je crois à l'œsophagisme, mais, comme tous les spasmes, il ne peut être que momentané. Dans ces cas, si vous sondez votre malade à plusieurs reprises, il viendra un moment où vous passerez facilement et librement le cathéter, le spasme sera vaincu, et, rien ne reparaissant pendant longtemps, le diagnostic sera ainsi établi.

Malgré toutes ces remarques, on pourra parfaitement encore se tromper un certain nombre de fois. Ainsi Monro et John Shaw ont cité des cas dans lesquels on avait cru à un rétrécissement œsophagien, et c'est seulement à l'autopsie que l'erreur fut reconnue (obs. 154).

Quand vous avez reconnu l'existence du rétrécissement, il faut aller plus loin dans le diagnostic, et rechercher le siége et la nature de la lésion.

Le siége, vous l'apprenez déjà un peu par le siége de la douleur, bien que, comme je vous l'ai dit, il y ait là des causes d'erreur, la douleur étant souvent perçue dans des points éloignés; mais c'est surtout le cathétérisme explorateur qui vous révélera le siége véritable du rétrécissement. Or cette notion du siége est importante, surtout dans les cas de rétrécissement cancéreux, puisqu'elle peut éclairer, pour sa part, sur les complications possibles à prévoir, comme la communication avec les bronches, la plèvre, le péricarde et les autres organes voisins. Quant à la nature, interrogez les commémoratifs; si, dans le passé du malade, vous trouvez une cause d'œsophagite traumatique, il est probable que vous avez affaire à un rétrécissement cicatriciel. Si vous n'avez pas l'intervention d'un traumatisme, il est à craindre que le rétrécissement ne soit de nature cancéreuse; si vous trouvez dans la région susclaviculaire, comme chez notre malade du numéro 2, des ganglions malades, le diagnostic n'est plus difficile. Il est encore quelques signes qui peuvent vous aider; le rétrécissement cancéreux appartient, comme vous l'avez vu, à l'âge avancé ; le rétrécissement cicatriciel est de tous les âges. Dans le rétrécissement cancéreux, la teinte du visage devient rapidement cachectique, phénomène qui ne se rencontre pas dans le rétrécissement cicatriciel, mais qui peut être simulé par la pâleur de l'inanition.

Enfin, le temps même auquel remonte le début de la maladie pourra être de quelque utilité pour faire reconnaître un rétrécissement cancéreux. Et dans les cas où les malades font remonter les premiers symptômes de leur maladie à l'ingestion de tel ou tel corps mal dirigé ou trop volumineux, il faut bien étudier ces circonstances. Si, par exemple, le corps était trop petit pour avoir pu s'arrêter dans l'œsophage normal, on sera conduit à penser qu'il existait, préalablement à son ingestion, un rétrécissement dont le malade n'avait pas conscience. Il faut un grand soin dans ces sortes d'études, car il s'agit de former son jugement, non sur des appréciations positives, mais au contraire sur des appréciations négatives toujours plus difficiles et plus délicates.

Bien que les moyens de traitement soient communs par beaucoup de points, puisqu'il s'agit d'arriver à un but identique, la dilatation de l'œsophage rétréci, cependant nous retrouvons encore ici de réelles différences entre la conduite à tenir dans le traitement de l'une ou de l'autre des deux sortes de rétrécissements dont je vous ai présenté des exemples.

Relativement au rétrécissement cicatriciel, avant d'examiner ce qu'il convient de faire pour combattre la coarctation une fois produite, je veux vous dire quelques mots sur la marche à suivre et sur les moyens à employer au moment même de l'ingestion de la substance caustique.

N'ordonnez pas de vomitifs ; je ne parle pas ici des instants qui suivent immédiatement l'ingestion de la substance caustique, les vomitifs alors sont indiqués pour faire rejeter cette substance, mais ils doivent être modérés. Une fois le moment de cette première indication passé, vous aurez bien assez à lutter contre la régurgitation et contre les vomissements, pour ne pas les provoquer par votre médication, qui, d'ailleurs, aurait de singuliers effets avec l'état des surfaces de l'œsophage et de l'estomac. Informez-vous des propriétés chimiques de la substance avalée ; si elle est acide, donnez du bicarbonate de soude ou de l'eau magnésienne, afin d'éviter que l'action caustique ne se prolonge, et pour neutraliser ce qui reste de ces substances dans l'épaisseur des tissus qu'elles imprègnent. Est-ce au contraire de la lessive des marbriers, qui, comme vous le savez, est une solution alcaline, ou de la potasse des blanchisseuses, vous administrerez de l'eau vinaigrée ou de la limonade citrique. Vous voyez, Messieurs, de quelle importance il est pour vous de savoir à l'avance les noms que reçoivent dans l'industrie les divers composés acides ou alcalins, et de bien connaître ce que cachent les expressions : eau de cuivre, eau seconde, bleu liquide des blanchisseuses, etc.

Ces moyens, même lorsqu'ils ont été administrés peu de temps après l'ingestion du poison, peuvent ne pas empêcher une inflammation violente de la partie supérieure du tube digestif. Ne craignez pas alors d'employer avec énergie le traitement antiphlogistique ; mais agissez promptement. Vous avez vu l'avantage que j'ai tiré, dans un de ces cas, d'une large saignée du bras. Ordonnez aussi des bains, mais des bains prolongés ; que votre malade y reste trois, quatre et même huit heures. Ce moyen diminue sensiblement l'inflammation des surfaces internes, aide à calmer les phénomènes nerveux sympathiques, comme aussi les vomissements. Vous arrêterez encore ces derniers à l'aide de la glace administrée à l'intérieur, diminuez encore la susceptibilité locale et l'anxiété du malade à l'aide des opiacés ; ils aideront puissamment, comme les bains et la glace, à calmer le spasme de l'œsophage qui est la conséquence de la cautérisation. Quand vous aurez, à l'aide de cette médication, fait baisser le ton de l'inflammation, quand vous aurez vu les eschares de la gorge se détacher, les plaies se cicatriser, alors que votre malade sera bien, aura de l'appétit et semblera entièrement guéri, prenez garde, et sachez que tout n'est pas fini. Vous aurez en effet, dans quelques semaines, à lutter contre le rétrécissement consécutif à la brûlure. Il y aura nécessité de compter avec lui, car l'alimentation sera incomplète, sinon impossible. Le premier moyen à employer, c'est le cathétérisme de l'œsophage. Mais ici, Messieurs, il faut bien établir l'indication que doit remplir le cathétérisme œsophagien. Certains auteurs ont voulu *guérir* radicalement le rétrécissement œsophagien à l'aide de ce moyen, et alors ils ont poussé la dilatation aussi loin qu'ils l'ont pu ; c'est là, à mon sens, une mauvaise pratique. D'une part, elle poursuit un but impossible, car, dans le rétrécissement cicatriciel, on a affaire à une surface qui est douée d'une force rétractile incessante, la cicatrice. Vaincue aujourd'hui, elle recommencera demain à se resserrer, car les dépôts plastiques dont elle est le siége ne se résorberont pas entièrement.

Dans le rétrécissement cancéreux, on est en présence d'une tendance organique qui dépose des produits dans l'épaisseur des tissus; là encore la dilatation, si loin qu'on la porte, n'arrête pas ce mouvement d'une façon non interrompue. D'autre part, cette dilatation portée aussi loin n'est pas exempte de danger, comme nous le verrons tout à l'heure. Le cathétérisme œsophagien doit donc être, à mon sens, maintenu à l'état de moyen palliatif, et il ne faut pas lui demander la guérison véritable. Qu'il vous amène à obtenir le passage des aliments, afin que les forces se soutiennent le plus longtemps possible, voilà tout ce qu'il faut lui demander. Vous voyez qu'il devra être répété assez fréquemment, mais, sachez-le bien, seulement alors que le cours des matières alimentaires sera gêné, et seulement dans le but de le rétablir.

Même en le limitant à cette dernière indication, le cathétérisme a été pratiqué, comme pour le canal de l'urètre, selon deux méthodes différentes. Tantôt, en effet, on s'est proposé de vaincre par la violence et brusquement le rétrécissement auquel il fallait remédier; tantôt, au contraire, on n'a recherché qu'une dilatation graduelle et plus lente.

La dilatation graduelle, patiente et sensée, a déjà, dans quelques cas et je vous ai cité un exemple qui m'est personnel, des conséquences assez désastreuses, pour que vous compreniez l'imprudence du cathétérisme violent. Charles Bell cite un médecin qui, en agissant ainsi, crut, à sa grande joie, avoir vaincu le rétrécissement, tandis qu'il avait pénétré dans la plèvre.

Cette dilatation, même graduelle, est obtenue généralement à l'aide de sondes ou de cathéters. Fletcher, qui considérait les sondes comme funestes dans la moitié des cas, a proposé un instrument dilatateur dont M. Follin a reproduit la figure dans sa thèse. Les objections de Fletcher ne me paraissent pas fondées, et pas plus avec son dilatateur qu'avec la pince de M. Charrière ou qu'avec la sonde dilatatrice parallèle de M. Schützenberger on n'est à l'abri des fausses routes. Je crois même que ces divers instruments sont plus aptes à les produire, et comme ni les uns ni les autres ne paraissent avoir été employés sur le vivant, on n'a pas démontré qu'ils eussent le moindre avantage particulier. Je n'hésite pas, quant à moi, à repousser leur usage. Il est trop facile de dépasser la limite et d'exercer une violence dangereuse quand il s'agit d'un simple tour de vis de plus ou de moins, pour que je ne redoute pas l'emploi de ces appareils qui, selon Fletcher, doivent *rompre* le rétrécissement. Or c'est cette rupture que je redoute ; comme vous allez le voir, elle est trop facile à produire.

Ainsi donc, vous préférerez le cathétérisme lent et graduel, et vous le pratiquerez avec divers instruments, sondes ou cathéters ; celui que je vous ai conseillé est celui dont je me sers chez nos deux malades. Il est composé d'une tige de baleine sur laquelle se vissent des boules d'ivoire ou de corne de dimensions différentes, et qui peuvent, en se substituant l'une à l'autre, graduer sans secousse la dilatation qu'on recherche.

Je n'ai pas l'intention de décrire ici le manuel opératoire du cathétérisme, cette question n'est pas de mon ressort. Je veux seulement insister sur quelques précautions indispensables.

Sachez tout d'abord qu'il est des malades dont l'arrière-gorge est douée d'une susceptibilité extrême. En conséquence, vous ne chercherez pas toujours à introduire votre sonde ou votre cathéter quand même et dès la première tentative, mais au contraire vous chercherez à habituer le malade à supporter la présence de l'instrument ; puis vous irez plus loin, une fois la première accoutumance obtenue.

Deux des inconvénients de cette opération, c'est, d'une part, que la sonde peut s'arc-bouter contre la paroi postérieure du pharynx, et, d'autre part, l'introduction de la sonde dans l'ouverture du larynx. Pour les éviter, on a proposé de pratiquer le cathétérisme par les fosses nasales, ce qui permettrait à la sonde d'arriver sur la paroi postérieure du pharynx, selon un plan suffisamment incliné, pour glisser facilement et pour éviter l'ouverture laryngée. Je ne suis pas partisan de cette méthode. Le cathétérisme par les fosses est un supplice pour le malade et une opération difficile pour le médecin.

Pénétrez par la bouche, en ayant soin d'interposer entre les dents un corps étranger. Pour ne pas heurter la paroi postérieure du pharynx, recourbez l'extrémité de la sonde avec l'index gauche que vous maintiendrez dans la bouche à titre de levier de renvoi et comme moyen de diriger obliquement en avant le mouvement de votre sonde. De cette manière elle s'engagera facilement. C'est là une sorte de tour de main des plus utiles. Vous êtes arrivé au point rétréci, l'obstacle vous arrête ; ne poussez pas brusquement le cathéter, maintenez-le seulement ; attendez quelques instants ;

la contraction musculaire excitée par votre sonde, et qui s'ajoute au rétrécissement, va cesser d'elle-même, et alors vous franchirez l'obstacle, ce que vous annoncera un léger soubresaut ressenti par la sonde. Une fois ce résultat obtenu, deux manières de faire s'offrent à vous : vous pouvez retirer l'instrument immédiatement et vous contenter de la dilatation momentanée que vous avez obtenue ou, au contraire, vous pouvez le laisser à demeure. Dans ce dernier cas, il faut que ce soit une sonde en caoutchouc que vous employiez. On a fait à cette dernière pratique des objections sérieuses. Boyer la repoussait en l'accusant de produire des abcès dans les parois œsophagiennes. Mais là encore la pratique avait peut-être été mal dirigée, et c'est à l'exagération plutôt qu'à l'usage que ces objections peuvent être adressées. Encore faut-il faire des distinctions. Si vous avez affaire à un rétrécissement cicatriciel, vous pouvez laisser la sonde en contact avec lui pendant un quart d'heure ou vingt minutes, mais pas davantage. Dans ces rétrécissements inodulaires, les surfaces sont habituellement plus tolérantes ; mais, malgré cette tolérance, il n'est pas rare de voir un simple cathétérisme éveiller des douleurs et un mouvement fébrile non douteux. De là à des accidents plus sérieux, comme ceux dont Boyer relevait l'existence, il n'y a pas loin, surtout chez certains malades. C'est donc le temps trop prolongé de l'application de la sonde qu'il faut éviter et surtout la violence dans son introduction. D'ailleurs, après le délai que j'indiquais tout à l'heure, un quart d'heure ou vingt minutes, le but qu'on se proposait est suffisamment atteint, soit par la dilatation matérielle, soit par le fait de l'épuisement du spasme, surajouté habituellement à la lésion. Toujours est-il que la dilatation est acquise pour un certain temps. Par la réserve que je vous conseille, vous éviterez donc, autant qu'il sera en vous, les inconvénients de cette opération.

Les rétrécissements cancéreux demandent beaucoup plus de précautions encore dans l'emploi du cathétérisme. Il n'y a pas ici à penser à l'usage de la sonde laissée à demeure. Si l'œsophage rétréci par une cicatrice peut s'ulcérer, se ramollir ou suppurer par la présence d'un cathéter, le danger est bien plus grand pour un œsophage cancéreux. Lorsqu'on étudie tous les cas rapportés par les auteurs, on est frappé de la facilité avec laquelle la lésion cancéreuse peut être accélérée dans sa marche par une irritation incidente, et arriver au ramollissement rapide.

Vous redoublerez de précautions dans les cas de ce genre; vous ne chercherez qu'un résultat, le passage des aliments demi-solides. C'est à maintenir la possibilité de leur ingestion que vous bornerez vos efforts.

Du reste, les faits dont vous êtes témoins doivent suffire à vous instruire. Vous avez vu que les malades de notre service, et notamment celui qui est couché au numéro 2 de la salle Saint-Paul et affecté de cancer de l'œsophage, ne peuvent supporter le cathétérisme trop répété sans éprouver des accidents qu'il faudrait se garder de négliger et qui sont d'utiles avertissements. Le premier, c'est une douleur plus vive. Non-seulement elle se manifeste derrière le sternum et au moment du passage du bol alimentaire, mais encore elle s'irradie dans toute la poitrine et surtout dans le côté droit, et elle a lieu en dehors de tout mouvement de déglutition, comme je vous l'ai dit. J.-B. Paletta (obs. 81), David Hay (obs. 38), avaient déjà insisté sur la présence et sur la valeur diagnostique de cette douleur. Elle se retrouve signalée dans beaucoup d'exemples et notamment dans un fait que j'ai déjà emprunté à M. Grisolle (obs. 37), cas dans lequel la douleur descendait jusqu'aux muscles abdominaux et simulait une névralgie.

Vous avez pu voir que cette douleur, même chez le malade du numéro 10 de la salle Saint-Paul, atteint de rétrécissement cicatriciel, augmentait quand on multipliait l'emploi du cathétérisme. Evitez donc de trop le répéter. Sauf le cas où la déglutition est impossible, laissez au moins un jour ou deux d'intervalle entre une application et l'autre, et cela quel que soit l'instrument employé, que ce soit une sonde en caoutchouc, un cathéter à boule, une éponge, comme Paletta et M. Trousseau le conseillent, ainsi que Béniqué, ou que ce soit un tube membraneux distendu par de l'eau poussée avec force, comme l'a essayé M. Baillarger. C'est la distension et la pression trop grande qu'il faut éviter, car si la douleur s'éveille, si la fièvre s'allume, vous verrez des accidents généraux sérieux se développer, et le malade pourra succomber, soit à une sorte d'état hectique, soit par une complication du côté du poumon ou de la plèvre.

D'après tout ce que je viens de vous dire, vous prévoyez bien que je ne saurais approuver qu'on laisse aux malades le soin de se passer eux-mêmes la sonde, fût-elle même en caoutchouc. Je vous citais tout à l'heure ce chirurgien dont parlait Ch. Bell, qui avait pénétré dans la plèvre. Je vous ai rapporté l'exemple d'un malade de l'hôpital Beaujon où le même accident suivit des tentatives même modérées de cathétérisme méthodique. Que ne peut-il pas arriver à un malade qui manque d'expérience ! Rien de plus facile qu'une fausse route et surtout, comme le patient est poussé par le désir trop légitime de guérir, rien de plus facile que l'abus du· moyen et sa trop fréquente application. Les exemples dans lesquels des accidents mortels se sont montrés chez des malades à la suite de l'emploi trop répété par eux du cathétérisme, ne sont pas rares. Je n'en voudrais pour preuve, entre tant d'autres, que le cas que je vous ai cité, d'après mon honorable collègue et ami M. Moutard-Martin, dans lequel une jeune femme, qui se sondait elle-même, succomba avec une perforation de la plèvre du côté droit survenue après l'introduction de la sonde (obs. 69).

C'est encore parce que je redoute le développement de ces accidents aigus et ce ramollissement si rapide de l'œsophage, que je reculerais devant l'emploi de la cautérisation comme moyen de traitement des rétrécissements de l'œsophage. Elle se pratique soit en portant, à l'aide d'instruments appropriés, un caustique liquide sur le point rétréci, soit en l'attaquant avec un caustique solide par des procédés analogues à ceux que l'on emploie pour le canal de l'urètre. Mais remarquez bien la difficulté de limiter l'action du caustique dans la profondeur d'un organe, et la difficulté non moins grande de proportionner l'action caustique à l'épaisseur des parois œsophagiennes, épaisseur entièrement inconnue.

Dans le rétrécissement cancéreux, le danger est considérable, la perforation serait très-facile. Quant au rétrécissement cicatriciel, est-ce qu'il est bien raisonnable de cautériser de nouveau un point qui ne s'est rétréci que par suite de l'application d'un caustique ou de la formation d'une plaie, et ne devrait-on pas voir se produire de toute nécessité, après la chute des eschares et après la cicatrisation du point ainsi attaqué, un nouveau rétrécissement entièrement pareil à celui qu'on aurait voulu combattre ?

Un tel résultat ne me semble nullement avantageux ; les observations au reste ne plaident guère en faveur de cette médication, et si Andrew (obs. 156) et Everard Home (obs. 158 à 161) ont cité des cas de cautérisations suivis d'heureux résultats, il ne semble pas que ces médecins aient suivi leurs malades assez longtemps pour être sûrs qu'il n'y a pas eu ultérieurement de mauvais effets, et, par contre, Paletta (obs. 155) et Everard Home lui-même ont mentionné des terminaisons funestes à la suite de ces cautérisations. Elles sont assurément bien plus capables que le simple cathétérisme d'amener les ramollissements et les accidents fébriles que je vous ai indiqués.

Vous vous bornerez donc à maintenir par un cathétérisme modéré, graduel, peu fréquent, la déglutition des aliments nécessaires, vous rappelant avec quelle facilité même ce simple moyen peut être suivi d'accidents graves. Vous aiderez son action par l'emploi des préparations de belladone appliquées à l'extérieur ou prises à l'intérieur sous forme de pilules ou de teinture.

Vous parlerai-je de l'œsophagotomie, qu'on a encore proposée pour la guérison des rétrécissements œsophagiens? Je sais bien que Tarenget a fait, par ce moyen, vivre une religieuse pendant seize mois; mais le remède est bien grave et il entraîne bien des dangers. Toutefois, malgré la crainte que m'imposerait l'œsophagotomie, je la préférerais encore, si elle était possible, à un cathétérisme forcé, car elle est une action plus précise, plus méthodique, plus nette, plus susceptible d'être mesurée, et les succès obtenus par cette méthode dans le cas d'introduction de corps étrangers, montrent que l'opération en soi est moins redoutable qu'on ne peut le penser. Le danger de la cause qui a déterminé le rétrécissement reste tout entier.

Je vous dirai peu de chose de la gastrotomie, j'avoue que les trois insuccès de Sédillot ne me paraissent pas plaider en faveur de cette opération, et il faudrait d'autres faits pour m'engager à vous la conseiller comme moyen de remédier à l'un ou à l'autre des deux ordres de rétrécissements de l'œsophage que j'ai étudiés avec vous.

Voilà, Messieurs, les réflexions diverses que l'étude des rétrécissements de l'œsophage observés en ce moment dans nos salles a pu me suggérer. Vous voyez que c'est là une affection grave. Somme toute, pour y remédier, j'incline à une thérapeutique continue et sans violence; je craindrais, en voulant trop faire, de faire mal, et je vous engage à toujours imiter cette réserve.

RÉSUMÉ DES OBSERVATIONS

EMPRUNTÉES

AUX DIVERS AUTEURS ET CITÉES DANS L'ARTICLE QUI PRÉCÈDE.

Outre les renseignements qui suivent, le lecteur pourra trouver encore une série d'indications bibliographiques, que je ne reproduis pas ici, dans un mémoire de M. Mondière (*Archives de médecine*, 1833, 2ᵉ série, t. III, p. 28). Elles sont aux pages 59 à 65.

Quelques faits sont encore cités dans la lettre XXVIII de Morgagni, §§ 13-17.

Obs. 1. Garçon chapelier âgé de vingt-quatre ans, ayant avalé, deux ans avant son entrée à l'Hôtel-Dieu de Lyon, une verrée d'*eau-forte*. — Accidents aigus violents auxquels il résiste, mais il reste avec du hoquet, ne pouvant avaler que du lait et de l'eau. La déglutition devient impossible, et le lait ne peut être introduit qu'avec une grosse sonde. Puis bientôt la sonde ne peut plus pénétrer. Il n'est nourri que par des lavements. Maigreur excessive, hoquet continuel. Angoisses violentes, mort. — Oblitération complète de l'œsophage dans l'étendue de quatre pouces.

Dupuy (Compte rendu des observations faites à l'Hôtel-Dieu de Lyon, d'octobre 1819 à octobre 1822. Lyon, 1823, p. 51.)

Blankard, *Collect. med. phys.*, cent. V, n° 32, cite un cas analogue quant à la cause.

Obs. 2. Follin. Mémoire sur les végétations des cicatrices et des ulcères. (*Gazette des hôpitaux*, 1849, p. 299, 305 et 312.)

Obs. 3. Bayle et Cayol. Homme qui avale de l'acide nitrique, échappe aux premiers accidents ; puis dysphagie mortelle. (*Dict.* en 60 vol., t. III, p. 615.)

Obs. 4. Jeune homme de vingt-six ans ayant bu par mégarde de l'acide sulfurique concentré. Accidents inflammatoires dissipés par un traitement convenable ; conserve de la gêne, qui va en augmentant. Solides impossibles à avaler. Les liquides mêmes sont rendus par régurgitation. Après un an on constate l'existence d'un rétrécissement au tiers inférieur de l'œsophage. Sonde d'abord très-fine, graduellement augmentée de volume et à demeure. Signes d'inflammation après des tentatives brusques. Néanmoins guérison après quatre mois et demi de traitement. Amélioration au bout de six semaines.

(Docteur Wolf, de Berlin, 1852. Extr. *Archives*, 1853, t. II. p. 490.)

OBS. 5. Homme de quarante ans qui avale un verre d'acide sulfurique étendu. Accidents immédiats très-violents, suivis après un certain laps de temps de difficulté à avaler. Huit mois après on constate, à l'entrée de l'œsophage, l'existence d'un rétrécissement admettant à peine l'entrée d'une bougie n° 1. Introduction de bougies permanentes à volume progressif. Guérison après deux mois. (Syme, *Édinburg, Med. and surgic. Journal*, octobre, 1836.)

OBS. 6. Boyer cite un cas analogue, dans lequel il y avait corrosion de l'épiglotte avec passage involontaire des aliments et de la salive dans le larynx. — La mort suivit à la longue l'accident.

OBS. 7. Jeune femme ayant avalé par mégarde de l'acide sulfurique. — Plusieurs semaines d'accidents aigus. — Plus tard dysphagie faisant des progrès. Bérard aîné constate par le cathétérisme un double rétrécissement de l'œsophage. De grosses sondes de gomme élastique, laissées en permanence pendant une demi-heure à chaque fois, amènent la guérison au bout de plusieurs mois de traitement.

Cité par M. Gendron, de Château-du-Loir, in *Journal des connaissances méd.-chirurg.*, 1837.

OBS. 8. Jeune fille ayant avalé de l'acide sulfurique. Une grande proportion d'eschares, représentant la muqueuse cautérisée, fut rendue par régurgitation. Plus tard, après la cicatrisation, rétrécissement marqué de l'œsophage. Cathétérisme prolongé et répété. Guérison qui s'est maintenue jusqu'à 1862.

M. Richet. Observation prise dans le service de M. Velpeau. Citée page 27 dans la thèse de M. Follin. Confirmée verbalement par l'auteur.

OBS 9. Jeune femme ayant avalé par méprise de l'acide sulfurique; rétrécissement consécutif de l'œsophage. Cathétérisme avec une sonde conique de très-petit calibre. Augmentation graduelle de la grosseur de la sonde; guérison.

Dubois, d'Amiens. (Rapport à l'académie de médecine sur un travail de M. Trousseau, 2 mars 1847.)

OBS. 10. Femme qui a pris, le 27 septembre 1840, 40 à 60 grammes d'acide sulfurique concentré. Dysphagie graduelle. Obstacle à 14 pouces de profondeur. Crachats purulents et fétides en juin 1841. Mort en août 1841. — Deux rétrécissements : l'un à un pouce au-dessus du cardia, l'autre, plus considérable, un peu au-dessus, présente une ulcération consécutive à un abcès développé dans l'épaisseur des parois de l'œsophage, abcès qui avait causé l'expectoration purulente notée deux mois avant la mort. (Mazet, *Bulletin de la Société anatomique*, 1841, p. 170.)

Obs. 11. Homme de vingt-huit ans. Empoisonnement par l'acide sulfurique le 31 mars 1854. Symptômes violents. Six mois après, signes de rétrécissement. Régurgitation. Amaigrissement. Diarrhée (le malade est tuberculeux). Rétrécissement de la partie inférieure de l'œsophage constaté par le cathétérisme et n'admettant qu'une bougie olivaire de 3 millimètres de diamètre. — Mort par péritonite, suite de perforation intestinale tuberculeuse. — L'œsophage, dans ses 6 premiers centimètres, est de couleur normale à l'extérieur, ardoisé dans le reste de son étendue. Induration annulaire à la jonction de ces parties, diversement colorées, sentie par le doigt au niveau de la première vertèbre dorsale. Incisé, l'œsophage présente une muqueuse pâle, épaissie, dans les six premiers centimètres. On constate le rétrécissement fibreux inodulaire, d'un diamètre de 3 millimètres environ, et dans la longueur de 4 millimètres au-dessous de ce rétrécissement annulaire se voient des brides cicatricielles qui cloisonnent le canal. Au-dessous de ces parties rétrécies, la muqueuse est détruite dans 6 ou 7 centimètres d'étendue ; quelques îlots de muqueuse à consistance fibreuse persistent seuls. Plus bas enfin, la muqueuse amincie est ulcérée par places ; çà et là des taches ecchymotiques et des indices de ramollissement. Ulcération et minceur extrême au voisinage du cardia ; épaississement de la muqueuse au niveau de cet orifice, contrastant avec la minceur de la muqueuse œsophagienne ; glandules œsophagiennes hypertrophiées, indurées, et semblables à des tubercules dans toute la partie où la muqueuse de l'œsophage était ulcérée. Muqueuse gastrique normale. (Peter, *Société anatomique*, 1855, p. 152.)

Obs. 12. Fille de trente ans. Empoisonnement par l'acide nitrique deux ans avant. — Dysphagie. — Se sonde elle-même. Douleurs au côté droit de la poitrine. Mort. Rétrécissement dans toute l'étendue, mais surtout à la partie inférieure. Çà et là points plus rétrécis. Epaississement général. Vers la partie inférieure, perforation qui conduit dans la cavité droite de la poitrine, où on trouve une certaine quantité d'une matière liquide blanchâtre rendue pendant la vie en petite quantité dans un effort fait par la malade pour se sonder. Ce liquide, d'après une communication verbale de l'auteur, était du lait injecté par la malade à l'aide de la sonde après la pénétration de celle-ci dans la poitrine. (Moutard-Martin, *Bulletin de la Société anatomique*, 1845, p. 42.)

Obs. 13. Femme de quarante-cinq ans réduite au dernier degré de marasme. — Ayant, sept mois avant l'entrée, bu un mélange d'acide sulfurique (probablement) et d'eau. — Impossibilité de déglutition des solides, les liquides ne peuvent être pris que par petites proportions à la fois. Mort. — Au niveau de l'union de la portion cervicale de l'œsophage avec sa portion thoracique, premier rétrécissement. La muqueuse sur ce point est intacte, sans cicatrice. Le rétrécissement a lieu dans 4 ou 5 centimètres de hauteur, admet à peine une sonde de femme ;

hypertrophie des tuniques musculeuse et fibreuse. Deuxième rétrécissement moins serré, moins étendu, situé plus bas, un peu avant le diaphragme. Point de dilatation au-dessus des points rétrécis. — Vaste
gangrène au sommet du poumon droit, rapportée par l'auteur à l'introduction d'un peu de caustique dans une bronche. Il se demande aussi
si le rétrécissement n'est pas lié à l'abstinence. (Luton, *Bulletin de la
Société anatomique*, 1856, décembre, p. 497.)

M. Millard, dans un rapport sur ce fait, établit : 1° que les rétrécissements sont la suite de l'inflammation de l'œsophage ; 2° que la gangrène
est le résultat de l'inanition, comme chez les aliénés qui se laissent mourir de faim, cités par M. Guislain. (*Gazette médicale*, 1836.)

Obs. 14. Observation de rétrécissement de l'œsophage suivi de mort
deux ans et demi après l'ingestion accidentelle d'une solution caustique
de carbonate de soude impur (lessive de marbrier), par le docteur Basham. (*Medico-chirurgical Transactions*, t. XXXIII et XV de la deuxième
série.)

Trois rétrécissements à partir du tiers supérieur de l'œsophage, espacés
les uns au-dessus des autres, et dont l'inférieur allait presque jusqu'à
l'oblitération complète.

Voir également pour des faits analogues, Ch. Bell, *Surg. observ.*, t. Ier,
p. 80, Cunnin, *Edinb. Med.-surg. Transact.*, t. III, et Dewar, *Edinb.
Journ.*, t. XXX, p. 310.

Obs. 15. Homme ayant depuis son enfance des accidents de dysphagie
à la suite de l'ingestion d'une certaine quantité de *lessive de savon*. Le
1er février 1838, un fragment de saucisse s'arrête dans le point où le
bol alimentaire passait habituellement avec difficulté. Efforts violents
qui amènent du sang : douleurs vives à l'épigastre. Le côté droit de la
face enfle une heure après. Un chirurgien pratique le cathétérisme sans
amélioration. Impossibilité du décubitus dorsal, le malade se penche en
avant pour se soulager. Face cyanosée, emphysème sous-cutané de la
moitié droite de la face du cou et de la partie supérieure du thorax, envahissant bientôt après tout le thorax et les bras jusqu'aux coudes. Douleurs vives à la base de l'appendice syphoïde. — Mort cinquante heures
après l'accident.

A 3 pouces au-dessus du cardia, ulcération de la partie antérieure de
l'œsophage, longue de 1 pouce et 1/2 et large de trois quarts de pouce, à
bords lisses et taillés dans quelques points comme avec un emporte-
pièce. La muqueuse, détruite dans une plus grande étendue que la musculeuse, n'est ni épaissie ni ramollie. La partie supérieure de l'œsophage
est un peu dilatée. Immédiatement au-dessus du cardia ce conduit est
rétréci, la musculeuse est épaissie à ce niveau, il n'y a point de cicatrice. Au niveau de l'ulcération des parois de l'œsophage, le médiastin
postérieur contenait une collection de liquide avec mélange de parcelles
d'aliments, et les parois sont gangréneuses. L'emphysème, qui s'est

répandu au reste du corps, a commencé par le côté droit du médiastin ; double épanchement pleurétique.

L'épanchement du médiastin n'était pas le fait d'un abcès, mais d'une rupture récente. L'ulcération n'était pas ancienne. Elle résultait probablement de l'emploi de l'émétique et de celui de la sonde.

L'auteur indique comme faits analogues : 1° une observation de Boerhaave et une autre de Dryden, cette dernière dans les *Edinb. Med. commentaries*, t. III, 1788.

Docteur Meyer, de Berlin. (*Med. Zeitung*, 1858, n°ˢ 339 à 341. Extrait in *Archives générales de médecine*, 1859, t. XIV, p. 102.)

L'observation de Boerhaave, qui a trait à l'amiral Wassenaer, est citée par Zimmermann, *Traité de l'expérience*, t. I⁰ʳ, p. 342, (in-18, Paris, 1774); la rupture de l'œsophage était complète, mais il n'est rien dit qui puisse éclairer sur l'état antérieur des parois. — Rapprocher ces faits des observations de MM. Bouillaud, Guersant, Thierry, Maréchal et Wilkinson King, comme aussi celle de Sédillot jeune, analysées plus loin.

Obs. 16. Femme s'étant empoisonnée avec de l'eau de Javelle. Rétrécissement de l'œsophage bientôt suivi de suppuration, de consomption et de la mort.

J. Cloquet (Séance du 2 mars 1847, à l'académie de médecine.)

Obs. 17. Homme de cinquante ans, ayant avalé, quatre mois et demi avant, 25 centilitres d'eau seconde. On crut à la déglutition d'un acide. Magnésie. Peu à peu dysphagie. Mort par inanition. Deux rétrécissements, le premier, plus fort, avec dilatation au-dessus, le deuxième, plus faible, dilatation moindre. Le siége de ces rétrécissements n'est pas indiqué avec précision. (Boudet, *Bulletin de la Société anatomique*, 1841, p. 45.)

Obs. 18. Rétrécissement de l'œsophage situé dans le thorax et causé par une épingle de coiffeur. Il existait en même temps une inflammation du conduit et un petit ulcère gangréneux. Gadelius (Rapport sur les travaux de la Société de médecine de Suède pendant l'année 1810), in *Journal de Hufland et Himly*, cahier de juillet 1811.

Obs. 19. Demoiselle qui succombe à un squirrhe de l'œsophage caractérisé par la présence entre la muqueuse et la musculeuse d'une substance d'un blanc grisâtre, le tout déterminé par une arête de poisson dont on ne peut retrouver la trace. (Littre, *Mémoires de l'académie des sciences*, 1716) Le squirrhe n'était-il pas antérieur à l'introduction de l'arète? et celle-ci, comme dans beaucoup d'autres exemples, n'a-t-elle pas été seulement l'occasion des accidents observés?

Obs. 20. Bagard (*in* Marquet, *Traité pratique de l'hydropisie et de la jaunisse*, 1770, p. 171) attribue la même influence à un os arrêté dans l'œsophage.

Obs. 21. Jeune homme de vingt-quatre ans ayant avalé un os de dinde, qu'il croit descendu dans l'estomac après avoir introduit un poireau et une baleine armée d'une épingle dans l'œsophage pour pousser l'os dans l'estomac. Douleur au niveau d'une des cornes de l'os hyoïde et léger empâtement au côté gauche du cou ; fièvre violente, amélioration le septième jour, mort le treizième jour.

Foyer purulent du volume d'un œuf à la partie gauche et supérieure de l'œsophage au niveau de l'os hyoïde formé par du pus infiltré et produit par l'os qui le traversait et qui avait percé l'œsophage. Gibert et Fourrier-Duportail. (*Journal général*, t. CIII. p. 335.)

Obs. 22. Fragment de mâchoire de carrelet avalé par une femme et resté implanté dans l'œsophage. Le corps étranger est extirpé à l'aide de l'anneau de Graefe. Une hémorrhagie se manifeste, et plus tard surviennent des signes de dysphagie assez forte.

Richet. (Thèse de M. Follin, p. 28.)

Obs. 23. Cum anno 1688 variolæ multum hic Ferrariæ grassarentur, id mihi observatu dignum accidit, quod filiolo, D. N. N. œsophagus à variolis ita coaluerit ut denegato cibi potusque per illum transitu, misero puero fame et siti miserrime non sine magno parentum luctu pereundum fuerit. Joseph Lanzoni (*Eph. naturæ curios.*, decur. II, ann. 9, obs. XLV, p. 80.)

Obs. 24. En 1668, la petite vérole fut d'un très-mauvais caractère à Hildesheim, et parmi les tristes effets de cette épidémie, on remarqua l'exemple d'une petite fille qui eut les parois de l'œsophage tellement collées ensemble, que rien ne pouvait absolument passer ; elle mourut de faim misérablement.

H. Brechefeld (cité par M. Follin dans sa thèse, p. 19, comme emprunté aux *Ephém. des cur. de la nature*, 1671, p. 182).

Ploucquet cite une observation analogue et renvoie aux *Acta societ. Hafnien.* (vol. I, obs. 109). Je n'ai pu la trouver dans aucun des volumes de cette collection.

Obs. 25. Homme atteint de dysphagie, qui rend une masse charnue de la longueur et de la grosseur du doigt ; amélioration, puis retour de la dysphagie ; cathétérisme, qui rencontre un obstacle vers l'orifice cardiaque ; un peu de pression le surmonte, mais une vive douleur se manifeste, et le cathétérisme est impossible ; mort par inanition quelque temps après. Œsophage rétréci, à parois épaissies avec tache analogue à une cicatrice. Vater (Dissert inaug. *De deglutitionis difficilis et impedita causis abditis*, Vitembergæ, 1758, in Halleri *Disp med.*, t. I, p. 577.)

Obs. 26. Femme de trente-six ans, malade depuis cinq semaines d'une fluxion odontalgique et d'angine tonsillaire, crache, au bout de quelques jours, du sang et des matières blanches qui se détachaient du fond de la gorge. Loin d'en être soulagée, il lui semble que son mal est descendu le long du cou. Dysphagie progressive, toux, suffocation. Ces deux derniers symptômes disparaissent après des vomissements de mucosités abondantes mêlées de matières blanches et épaisses comme du blanc d'œuf. Gêne persistante de la déglutition ; nasonnement de la voix. (Paraît être un exemple de diphthérie prolongée dans l'œsophage.) Rétrécissement consécutif augmentant graduellement ; cathétérisme répété, avec une baleine garnie d'une éponge ; guérison.

Observation désignée sans motif suffisant sous le nom de rétrécissement avec fistule œsophago-trachéale. (Gendron, de Château-du-Loir, in *Journal des connaissances médico-chirurg.*, 1837.)

Obs. 27. Femme ayant eu dix ans avant *une angine* un peu violente ; dysphagie ; cathétérisme à l'aide d'une éponge fixée à une baleine, enduite de blanc d'œuf et d'un calibre graduellement augmenté ; deux introductions chaque jour ; guérison [1].

Femme atteinte de *diphthérie* grave ; cautérisations au nitrate d'argent. Peu après, dysphagie extrême ; même traitement que ci-dessus ; guérison. Trousseau (communication à l'académie de médecine, 1847.)

Obs. 28. Femme de cinquante-neuf ans. Dix mois avant, on observa *l'existence d'un ganglion engorgé, dur*, du volume d'une cerise, en avant du sterno-mastoïdien ; plusieurs autres se prennent peu après et forment un chapelet sur les parties latérales du cou. Dysphagie au même moment ; si un morceau un peu volumineux s'engage, la malade est obligée de provoquer le vomissement avec les doigts ; dysphagie croissante ; elle ne peut même avaler de soupe ; gêne de la respiration depuis un mois, plus marquée la nuit que le jour ; un peu de volume du corps thyroïde ; pas de volume de la partie antérieure du cou ; pas d'aphonie ; pas de fièvre ; rien à la respiration ; six jours après l'entrée, accès de suffocation ; inspiration longue, sifflante, entendue à distance, dyspnée intense ; mort.

Cancer de l'œsophage dans 8 centimètres d'étendue, laissant à peine passer une sonde de femme ; parois constituées par un tissu blanc grisâtre, très-dur et de 1 centimètre d'épaisseur ; pas de dilatation au-dessus ; le rétrécissement commence au bord inférieur du larynx ; muqueuse œsophagienne ulcérée en plusieurs points ; larynx, rien ; trachée repoussée en avant, rétrécie du premier au huitième cerceau, admettant à peine une sonde de femme ; plusieurs ulcérations de la muqueuse trachéale au niveau du rétrécissement œsophagien, sans communication avec l'œsophage. (Coulon, *Bull. de la Société anat.*, 1859, p. 107.)

Obs. 29. Homme de soixante-six ans. Dysphagie graduelle, variable selon les jours ; régurgitation de matières muqueuses filantes, semblables à du blanc d'œuf ; gêne et obstacle à la partie supérieure du sternum ; de temps en temps, douleurs lancinantes (juillet 1837). En octobre, toux ; crachats jaunes ; haleine fétide ; caverne au sommet droit ; aphonie, mort par inanition et maigreur. — Tumeur cancéreuse, du volume d'une

---

[1] Le même manuel opératoire a été essayé par Paletta en 1789. (Voir *Exercit. patholog.*, 1820, p. 224.) Cité par Mondière (*Archives de méd.*, 1832, t. XXX, p. 484, et plus loin (obs. 81).

noix, dilatant l'œsophage, située à 1 pouce au-dessous du cricoïde ; son extrémité inférieure est rétrécie ; adhérente en arrière, en bas et à droite, aux parois de l'œsophage, elle est libre dans le reste ; immédiatement au-dessous d'elle, vaste ulcération de 2 à 3 pouces, des parois œsophagiennes, à surface grise, jaune, molle, pulpeuse ; le tissu qui la supporte et dans lequel sont confondus œsophage et trachée, est d'un blanc grisâtre, demi-friable ; œsophage rétréci au diamètre d'une grosse plume ; au centre de l'ulcération, ouverture triangulaire de 4 à 5 lignes, *faisant communiquer œsophage et trachée ;* muqueuse autour de l'ulcération grise, avec vaisseaux déliés et noirs ; ganglions autour de l'œsophage et de la trachée ; volumineux, gris noir, mous et friables au centre ; sommet du poumon droit avec caverne comme un œuf de poule, à parois comme l'ulcération de l'œsophage ; tissu pulmonaire induré, grisâtre, dense autour de la caverne ; adhérence du sommet à l'œsophage, mais sans communication. (Raimbert, *Bull. de la Société anat.*, 1837, p. 350.)

Obs. 30. Homme de soixante ans. Gêne éprouvée il y a peu de temps en mangeant ; régurgitations ; déglutition des liquides difficile, celle des solides est impossible. Le cathétérisme pratiqué a de bons résultats ; plus tard, douleur à la partie inférieure du cou, obstacle à la partie supérieure de l'œsophage ; fièvre ; accidents mortels après l'emploi d'un cathéter plus gros. — A l'autopsie on trouve, à la partie moyenne de l'œsophage, un ulcère carcinomateux ; la membrane musculeuse est envahie et non perforée ; sous la muqueuse, on trouve plusieurs petites tumeurs blanches auxquelles elle n'adhère pas ; en haut, dans l'œsophage et dans la trachée, on observe une saillie d'environ 0^m,01 ; elle est produite par une grosse tumeur située entre l'œsophage, en arrière et à gauche ; la trachée, en avant et à gauche ; le tronc brachiocéphalique, en avant et à droite ; cordes vocales indurées ; tubercules pulmonaires. Selon M. Follin, qui assiste à la présentation de ces pièces, la tumeur était formée par des ganglions dégénérés, tuberculeux et purulents. (Ch. Bernard, *Bull. de la Société anat.*, 1847, p. 106.)

Obs. 31. Homme de soixante ans ayant reçu sur le haut de la poitrine, en 1814, une balle morte. Crachements de sang pendant dix ans ; en juillet 1846, légère dysphagie qui permet le passage des potages et des liquides, mais les solides même bien mâchés sont difficilement avalés ; cette dysphagie n'est pas continue ; elle dure huit, dix, douze, vingt-quatre heures, et disparaît pendant dix ou quinze jours, sans cause de l'un ou de l'autre de ces faits. En novembre 1846, elle devient continue, et augmente rapidement. Le 10 janvier 1847 on fait (rien ne passant plus, même les liquides) un cathétérisme avec une sonde de 1 centimètre, introduite avec difficulté et après plusieurs tentatives. Sort le 28 février du service de Valleix, ayant conservé après le premier cathétérisme plus de facilité, le point rétréci ayant été plus dilaté par des sondes du volume du petit doigt. Cette fois le rétrécissement n'admet que les potages, pas de solides. Le cathétérisme est pratiqué à l'aide du conduit membraneux de M. Baillarger. On constate un rétrécissement au niveau de la bifurcation de la trachée ; un peu de douleur là même ; retour de difficultés plus marquées un mois après, même pour l'opération ; un peu de pus est rendu dans les crachats. Mort par méningo-encéphalite. Tumeurs encéphaloïdes dans la plèvre costale.—Tubercules pulmonaires. A la partie inférieure du cou, œsophage entouré de ganglions remplis d'une matière analogue à du pus tuberculeux ; l'œsophage au niveau de la partie supérieure du sternum adhérait à la colonne vertébrale, qui n'était pas altérée ; à gauche de l'œsophage, au niveau de la bifurcation des bronches, on trouve un ganglion cancéreux qui comprime l'œsophage ; beaucoup d'autres, au-dessus et au-dessous de la bifurcation de la trachée, entourent l'œsophage sans le comprimer ; en arrière et à gauche, l'œsophage, à sa face postérieure, offre des parois de 8 à 10 millimètres d'épaisseur sur 6 centimètres d'étendue. La dissection montre, entre la muqueuse et la musculeuse, de la matière encéphaloïde. L'œsophage rétréci, surtout au-dessus de la bifurcation, admet encore l'extrémité du petit doigt. A ce point, la muqueuse amincie, rouge violacé, est érodée dans plusieurs points, injectée dans d'autres, et présente de petites granulations fines et bien injectées. (Lunier, *Bull. de la Société anat.*, 1849, p. 307.)

OBS. 32. Homme de soixante-quatre ans, qui a commencé à ne pas pouvoir avaler les gros morceaux depuis trois ou quatre mois, sans avoir des picotements après leur passage. Plus tard, vomissements très-prompts quand il mange vite ; puis, lorsque les aliments viennent à être ingérés, douleur épigastrique médiocre. Un peu d'amaigrissement ; un peu de diminution des forces. Les aliments solides, arrivés à une certaine profondeur, reviennent au dehors sans effort de vomissement. Lorsque le malade boit en petite quantité, les matières alimentaires, d'abord arrêtées, finissent par passer ; lorsqu'il boit abondamment, solides et liquides sont rejetés. Ces symptômes augmentent. *On n'emploie pas le cathétérisme œsophagien*, puis survient une *pleurésie spontanée* du côté droit. Mort. Tumeur de l'œsophage à 4 centimètres du cardia proéminente à l'extérieur avant l'ouverture de l'organe, ne comprimant aucune partie voisine ; son bord inférieur est en forme de bourrelet ; puis l'œsophage est sain ; au-dessous, le bord supérieur commence moins brusquement. Le calibre de l'œsophage, au point rétréci, est de 1 centimètre. Incisée selon sa longueur, on voit que la tumeur est formée d'une substance blanche caséiforme fournissant un suc cancéreux. M. Leudet constate ce dernier fait au microscope. Elle paraît avoir commencé par le tissu sous-muqueux. Fibres musculaires très-hypertrophiées au niveau de la lésion et au-dessus d'elle ; pas de dilatation de l'œsophage au-dessus ; ganglions voisins dégénérés. M. Broca semble croire qu'ils ont été le point de départ de la maladie. (Géry, *Bull. de la Soc. anat.*, 1853, p. 235.)

Obs. 33. Homme de soixante-douze ans. Mal de gorge et difficulté de la déglutition récents, en octobre 1857. Ni régurgitations, ni vomissements ; on soupçonne une simulation pour obtenir un changement de régime. Un peu de toux et d'oppression sans autres signes que ceux d'une bronchite légère, avec un peu d'emphysème. Après trois semaines, asphyxie brusque, rapportée par le malade à la partie médiane antérieure du cou, où en entend une espèce de gargouillement qui n'est pas le râle trachéal. Mort brusque.—Tumeur de l'œsophage, située vers la fin du tiers supérieur, ayant détruit toute la partie antérieure de cet organe et toute la partie postérieure de la trachée à ce niveau, d'où la communication brusque des deux conduits, ayant amené la mort. La perméabilité de l'œsophage était suffisante pour éviter les régurgitations et les vomissements. La tumeur est blanchâtre, champignonnée, anfractueuse, encéphaloïde véritable, occupant tout le pourtour de l'organe dans une étendue de 3 à 4 centimètres. (Laborde, *Compte rendu de la Société biolog.*, 1859, p. 247.)

Obs. 34. Homme de soixante-dix-sept ans. Déglutition des aliments solides difficile depuis la naissance. A la suite de la pose d'un faux râtelier, inflammation qui de la bouche s'étend à d'autres parties du tube digestif. Vomissements pendant plusieurs mois ; puis appétence, mais gène de la déglutition. Les solides sont impossibles à avaler ; ils sont ramenés par régurgitation involontaire et mêlés avec une grande quantité de mucus. La déglutition des liquides a lieu avec une sorte de gargouillement. Frictions sur le cou pour vider la poche de la présence de laquelle il a la sensation. Il sent aussi que les aliments ingérés passent par une véritable filiaire. Il sollicite le cathétérisme œsophagien, on le lui refuse, pensant que l'obstacle est au cardia. Mort par inanition.

Poche formée par la dilatation de la paroi postérieure et des parties atérales du pharynx ; sa face antérieure est formée par la face postérieure du larynx. Cette espèce de jabot est terminé, en avant et en bas, par un rétrécissement subit percé d'un pertuis circulaire à bords froncés, d'une ligne de diamètre sans la moindre altération du tissu. Cette petite ouverture conduit, par un canal de même dimension garni de plis longitudinaux et de 8 lignes de longueur, dans l'œsophage. Le long de l'œsophage, glanglions bronchiques du volume d'une amande, existant en petit nombre et dégénérés.

Le même auteur cite d'une façon assez vague deux exemples de rétrécissement sans altération de l'œsophage. (Cassan, *Archives méd.*, t. XI, 1836, p. 79.)

Rokitansky a cité un fait analogue quant à la disposition de la dilatation pharyngée.

Obs. 35. Femme qui, depuis un an, éprouve de la difficulté à avaler. La maladie, deux mois avant la mort, s'exaspère à propos d'un catarrhe bronchique. Dysphagie considérable, dyspnée, bruit de glouglou lors de la déglutition des liquides. Vésicatoires. Mort par dyspnée.

Parois de l'œsophage très-épaissies au niveau d'une ouverture de communication avec la trachée, qui est pleine de liquide. Rétrécissement œsophagien, pouvant admettre à peine une plume de corbeau. (Smith, *London méd. and surg. Journal*, t. IX, p. 552.)

Obs. 36. Homme de soixante-trois ans. Dysphagie depuis huit jours seulement. Point de douleur ni de tumeur extérieure. Impossibilité d'avaler, même les liquides; toux convulsive. Sonde toujours arrêtée à un point donné. L'air était chassé lors de l'expiration par la sonde ainsi introduite. Mort par consomption. Rétrécissement de l'œsophage vers sa partie supérieure ; cancer de ses parois. Ulcération et communication de l'œsophage avec la trachée, par un orifice circulaire de 1 ligne à 1 ligne 1/2 de diamètre. (Gosselin, *Bull. de la Société anat.*, 1838, p 164.)

Obs. 37. Homme de soixante-trois ans. Dysphagie à la suite d'une contrariété. Douleur sourde d'abord dans plusieurs points, puis seulement vers la partie inférieure du canal. Dysphagie croissante. Vomissement *œsophagien*, selon l'expression du docteur Wichmann. Douleurs lancinantes. Expulsion de stries sanguines et de mucosités. Strangulation à la poignée du sternum. Etat spasmodique, qui s'étend du pharynx à l'œsophage et envahit les muscles abdominaux lors de la déglutition. Cancer ayant envahi 2 pouces et demi de l'œsophage, à sa partie moyenne. L'une des ulcérations cancéreuses communiquait avec une vaste poche creusée dans la paroi postérieure de ce canal, et peut-être aussi avec une excavation située dans le poumon droit, ramolli et putrilagineux. M. Chassaignac, à propos de ce fait, cite un cas de cancer de la partie moyenne, qui fut compliqué de pneumonie plus intense à droite qu'à gauche. (Grisolle, *Bull. de la Société anat.*, 1832, p. 118.)

Obs. 38. Homme de cinquante-quatre ans. En janvier 1822, dysphagie graduelle, marquée surtout vers le cardia avec douleurs vives, qui s'étendent bientôt vers le pectoral droit. Une sonde introduite sans difficulté augmente la douleur. Perte de l'embonpoint; face pâle. En août, il se fatigue ; douleurs vives remontant vers la partie supérieure et antérieure du cou ; toux. Fièvre vive. La déglutition devient très-difficile vingt-six jours après l'introduction d'une sonde, imminence de suffocation. Expectoration purulente ; toux à la moindre introduction de liquide. Vomissements même en dehors de toute ingestion. Pendant les vingt-quatre heures qui précèdent la mort, arrivée le 1er septembre, déglutition facile, comme si jamais elle n'avait été gênée. — Un peu de sérosité dans la plèvre gauche. Vaste abcès à la partie supérieure et postérieure du poumon droit La trachée et l'œsophage sont compris dans l'épaisseur de cet abcès. Ulcération de l'œsophage dans la moitié de sa circonférence sur une largeur de plus de 4 pouces. Trachée ouverte un peu au-dessus de sa bifurcation et jusqu'à un demi-pouce au-dessous

dans la bronche droite. Surface interne de l'abcès pulmonaire putrilagineuse. Dans l'œsophage, soit dans l'épaisseur, soit au-dessous de la
membrane interne, série de tubercules un peu plus gros qu'une moitié
de pois et d'une consistance ferme. Dans plusieurs points, la muqueuse
est érodée ou ulcérée. A la face externe de l'œsophage, près du cardia,
tubercule du volume d'une amande. Des glandes lymphatiques altérées
forment, à la réunion de l'œsophage et de l'estomac, des masses dures
qui compriment l'orifice de communication, mais permettent la libre
introduction du doigt. (David Hay, *Transactions of the med.-chir. Society*,
Edinburg, 1824, t. I, p. 243.)

Obs. 39. Homme de soixante-quatre ans, malade depuis cinq mois;
d'abord toux et douleur de côté allant et venant pendant un mois; puis
douleur au niveau de l'appendice xyphoïde, se montrant après les repas.
Cinq semaines après, dysphagie rapportée au point douloureux, au niveau
duquel les aliments s'arrêtent pendant deux secondes environ pour être
ensuite rejetés. Maigreur, faiblesse. (Ciguë à l'intérieur; vésicatoire sur
l'abdomen.) La dysphagie n'est pas constante et cesse quelquefois tout à
coup pour revenir ensuite. Toux fréquente. Entré le 23 septembre, et le
24 octobre, douleur violente au niveau des fausses côtes droites; toux
fatigante. Le 26, douleur assez violente pour amener une convulsion
qui se prolonge pendant deux heures; mort le 27. L'estomac rempli de
gaz; ses tuniques sont minces et ramollies. Œsophage enflammé dans
les deux derniers pouces de sa longueur. Immédiatement au-dessus de
la portion enflammée, masse squirrheuse de 3 pouces de longueur
environ, rétrécissant l'œsophage au point de ne laisser passage que pour
une plume d'oie. Plus haut, muqueuse épaisse et ramollie. Une pinte de
liquide mêlé de flocons fibrineux naissants dans la plèvre droite; adhérences solides du poumon de ce côté, dont le lobe inférieur est tapissé
d'exsudation plastique. Les deux vertèbres qui correspondent au rétrécissement de l'œsophage sont couvertes de nodosités qui sont constituées
par une hyperformation de tissu osseux normal. (Graves, *Cliniq. méd.*,
t. II, p. 303, traduct. de M. Jaccoud.)

Selon Graves, le rejet des matières avait lieu alors qu'elles avaient dépassé le point rétréci. On ne sait en vérité sur quoi il fonde cette opinion,
car les matières étaient à peine arrêtées deux secondes. Elles ne devaient
pas franchir ce point au contraire et étaient rejetées, comme cela a lieu
dans toutes les observations analogues, sans le franchir.

Obs. 40. Homme de cinquante ans. Vie intempérante et séjour aux
Indes sans fièvre intermittente et sans ictère. S'aperçoit, en juillet, d'un
peu de douleur à l'épigastre, en avalant; cette sensation dure pendant cinq
à six jours. Le pain s'arrête au niveau de l'appendice xyphoïde et est ensuite rejeté, comme tout le reste, au bout de quelques secondes et sans efforts. La matière ingérée revient toujours augmentée de poids. Epigastre et
hypochondre douloureux; rien ailleurs; point de toux. L'introduction de

la sonde le soulage et lui permet d'avaler çà et là quelques aliments, puis la dysphagie reprend. Le 11 septembre, violente douleur sous le mamelon droit, dyspnée et toux. Le 18 octobre, toux violente, expectoration très-abondante, puriforme, fétide. Gargouillement, respiration caverneuse, un peu de pectoriloquie dans le point sous-mammaire où existait la douleur. Mort le 19 octobre. Rétrécissement à 3 pouces et demi du cardia, n'admettant pas le petit doigt, mais une sonde de 6 millimètres. Il a 1 pouce et demi de longueur. Glandes mucipares un peu développées ; muqueuse saine ; dépôt cartilagineux irrégulier dans les fibres circulaires de la tunique musculeuse. Estomac et intestins sains. Poumon droit uni par de solides adhérences à la paroi thoracique. Celle-ci enlevée, on arrive dans une cavité superficielle et anfractueuse qui correspond à la région sous-mammaire droite. Le poumon est infiltré de tubercules crus, dépôts calcaires au sommet. Poumon gauche sain. (Graves, *Cliniq. méd.*, t. II, p. 306, traduct. de M. Jaccoud.)

Obs. 41. Femme de quarante-deux ans entrée à la Pitié, juillet 1854, service de M. Richet, avec rétrécissement de la partie supérieure de l'œsophage ; soit spontanément, soit par le cathétérisme, abcès latéral du cou qui n'empêche pas la suffocation, pour laquelle on pratique la trachéotomie. L'incision de l'abcès et celle de la trachée livrent passage aux boissons et à des parcelles d'aliment ; nécrose des cartilages laryngés ; inanition ; mort par gangrène du poumon, le 26 octobre. — Le rétrécissement annulaire de l'œsophage est dû à un cancer épithélial (Follin). Gangrène du lobe inférieur du poumon gauche rattachée à l'inanition. (Millard, *Bulletin de la Société anatomique*, 1856, p. 507 et 508.)

Obs. 42. Femme de soixante et dix ans ; difficulté de déglutition. Le 10 juillet 1848, elle rend les solides et les liquides peu après leur ingestion. Renvois gazeux. Cela va en augmentant. On croit à un cancer de l'estomac, avec dilatation de l'œsophage, qui, distendu par les liquides, n'en peut recevoir même peu en plus, ce qui, dit-on, explique les vomissements subits de la malade. Mort le 14 novembre 1848. — L'œsophage, au niveau de la bifurcation de la trachée, présente, dans toute sa circonférence, une tumeur blanchâtre qui, à la pression, laisse suinter une matière évidemment encéphaloïde, *la partie supérieure est dilatée.* Observation intéressante aussi au point de vue des dilatations bronchiques indépendantes de la lésion œsophagienne. (Clin, *Bulletin de la Société anatomique*, 1848, p. 326).

Obs. 43. Homme de cinquante-cinq ans, malade depuis longtemps et *complétement aphone ;* difficulté extrême de la déglutition, possible pour les seuls liquides. — Cavernes tuberculeuses des poumons. Au niveau de la quatrième vertèbre cervicale se voit une induration circulaire de toutes les parois de l'œsophage, dont le calibre est rétréci au point de n'admettre que le tuyau d'une grosse plume à écrire. Elle est formée par du tissu squirrheux. — Le larynx est partout aussi sain que possible. (Desruelles, *Bulletin de la Société anatomique*, 1845, p. 10.)

Obs. 44. Homme de soixante et dix ans se plaignant de l'impossibilité d'avaler les liquides ou les solides, qui sont fatalement rejetés un peu après qu'ils sont arrivés à *la moitié de son cou*. Une sonde œsophagienne pénètre sans rencontrer le moindre obstacle jusque dans l'estomac. Point de tumeur au cou. On croit ou à un spasme œsophagien ou à une simulation. Trois semaines plus tard on constate le rejet des matières ingérées, arrêt de la sonde après qu'elle a franchi environ le tiers supérieur du conduit ; un effort douloureux pour le malade permet de franchir l'obstacle, et une déglutition plus facile en est la conséquence momentanée. Peu après, la sonde, introduite de nouveau, est invinciblement arrêtée, et lorsqu'on la maintient, les liquides arrêtés comme elle remontent par son conduit. Mort subite par apoplexie. — Rétrécissement circulaire de l'œsophage siégeant dans la partie moyenne du cou, au point où cet organe répond à la bifurcation de la trachée et plus particulièrement à la bronche gauche. Pouvant à peine admettre le doigt, ce rétrécissement est constitué par une bandelette nacrée de tissu squirrheux, dont l'examen histologique montre une grande quantité de cellules fusiformes, fibro-plastiques, entourées d'amas de granulations moléculaires, amorphes et d'épithélium cylindrique de la muqueuse œsophagienne et deux ou trois lambeaux de fibres musculaires striées en travers. Cette bandelette circulaire a environ 1 centimètre et demi de largeur. Dilatation ampullaire en forme de jabot au-dessus du rétrécissement. (Laborde, *Compte rendu de la Société de biologie*, 1859, p. 43.)

Obs. 45. Femme de trente-six ans, délicate, qui ressent tout à coup pendant le repas une douleur épigastrique qui persiste avec des nuances diverses ; dysphagie qui nécessite un mouvement *étudié* de la malade pour la pénétration des aliments dans l'estomac. Cathétérisme très-douloureux, amélioration très-courte. — Mort par inanition. — Œsophage offrant une texture ligamenteuse dans toute son étendue ; il était squirrheux dans son quart inférieur. (Gaitskell, *London med. Repository*, t. X, p. 353.)

Obs. 46. Fille de vingt et quelques années, prise en 1793 d'une vive douleur au gosier, accompagnée de difficulté de respirer et surtout d'avaler. Tuméfaction sur les parties latérales du larynx. Expectoration de matières arrondies et purulentes ; mort après un mois. — Vaste ulcère grisâtre à la partie antérieure de l'œsophage, commençant un peu au-dessous du larynx affectant seulement la membrane muqueuse ; la musculeuse étant hyperthrophiée ; paroi postérieure saine. (J.-B. Paletta, *Exercit. pathol.* 1820, p. 228. Cité par Mondière, *Archives générales de médecine*, 1830, t. XXIV, p. 561.)

Obs. 47. Sujet paralysé de la langue. Dysphagie attribuée à une paralysie de l'œsophage ; elle augmente ; des douleurs se manifestent derrière le sternum, surtout après l'ingestion des aliments. Ces derniers sont rendus peu après par régurgitation. — Autopsie : rien au cerveau. Cancer cérébriforme avec large ulcération de l'extrémité inférieure de l'œsophage et du cardia. Le fond de l'ulcération est parsemé de masses encéphaloïdes ramollies inégalement. Muqueuse et musculeuse du reste de l'œsophage épaissies et indurées. (Ribes, *Société anatomique*, 1836, p. 11.)

Obs. 48. Homme de trente-sept ans en bonne santé. Excès alcooliques antérieurs et habituels. Vers le 1er juillet 1851, en dînant, il rit, avale mal un morceau de viande ; suffocation, douleur vive à l'arrière-gorge, le morceau de viande est expulsé. A partir de ce moment, la douleur continue à l'arrière-gorge ; impossibilité d'introduire des aliments solides ; pas de douleurs à la pression ; pas de fièvre ; sangsues ; cataplasmes. Le 12 août 1851, amaigrissement, pâleur de la face. Adynamie commençante. Apyrexie ; larynx volumineux ; aphonie ; dysphagie qui ne laisse passer que les liquides et les potages clairs. Douleur vague dans la poitrine. Cathétérisme ; obstacle au niveau du larynx, franchi assez facilement. Amélioration ; trois autres tentatives, faites à peu de distance, restent sans succès ; *douleurs de poitrine plus vives*. Dysphagie plus forte ; dypsnée ; suffocation ; trachéotomie ; mort le 27 septembre. — Rétrécissement de l'œsophage de 4 centimètres d'étendue au niveau des deux premiers cerceaux de la trachée, admettant le petit doigt. Membrane muqueuse de ce point non altérée, plissée, rétractée. Fibreuse et musculeuse saines, la dernière adhère au tissu cellulaire voisin épaissi, et semble avoir été le siége d'une phlegmasie antérieure. Deux ulcérations au-dessous du rétrécissement, l'une embrassant toute la circonférence moins un îlot de 2 à 3 millimètres et ayant 3 centimètres et demi en long ; l'autre, ayant une base au bord supérieur de l'ulcère et une extrémité libre touchant presque le bord inférieur, sorte de frange en forme de languette, formant une sorte de luette ou de soupape que l'air ou les aliments devaient mettre en mouvement. Le fond de l'ulcère est irrégulier, formant une cavité anfractueuse, pouvant loger une petite noix, et adhérente à la trachée, dans laquelle elle s'ouvre du côté opposé. Dans la trachée et les deux bronches sont des corps alimentaires qui ont causé une hépatisation des deux lobes supérieurs. 2 centimètres et demi plus bas, autre ulcération de 7 centimètres, à bords irréguliers avec perforation de 5 centimètres de long sur 1 de large, communiquant avec le tissu cellulaire du médiastin dans lequel sont répandues des matières alimentaires ; ganglions bronchiques énormes et indurés, suppuration de certains d'eux, le tout formant un gros noyau. M. Lebert constate que *c'est là un cancer épithélial de l'œsophage*. (Salneuve, *Bulletin de la Société anatomique*, 1852, p. 241.)

Obs. 49. Femme de quatre-vingt-six ans vomissant depuis trois ou quatre mois les aliments grossiers dans l'intervalle des repas ; teint jaune-paille. On ne sent plus l'aorte abdominale. — 2 plaques cancéreuses ulcérées n'occupant pas toute la circonférence de l'œsophage, situées au-dessus du cardia et l'une au-dessus de l'autre, occupant surtout la musculeuse; l'aorte adhérait à l'œsophage. M. Barth, chef du service, avait cru à un cancer de l'estomac. (Potain, *Bulletin de la Société anatomique*, 1849, p. 323.)

Obs. 50. Homme de soixante-six ans éprouvant depuis six mois une grande gêne de la déglutition. Faim très-marquée ; dysphagie complète. Cathétérisme, qui fait constater un obstacle à la partie supérieure de l'œsophage ; un peu d'amélioration ; introduction de quelques liquides ; mort par inanition. — Deux doigts au-dessous de la terminaison du pharynx, épaississement et opacité de la muqueuse jusqu'à quatre doigts de l'orifice cardiaque ; à ce point la membrane musculaire est épaissie et squirrheuse, et le calibre de l'œsophage est presque entièrement oblitéré. (Howship, *Practical Remark upon digestion*, etc., 1825, p. 161.)

Obs. 51. Homme de soixante-cinq ans, constitution chétive, bonne santé habituelle. Se plaint en août de difficultés dans l'ingestion des aliments et de crampes d'estomac après que celle-ci s'est effectuée. Tous les matins, rejet sans efforts de vomissement d'une grande quantité de glaires, qu'il est obligé de retirer de la bouche avec les doigts. Jamais de vomissements noirs ; point de tumeur épigastrique. Sonde œsophagienne introduite sans obstacle ; seulement un peu de douleur à la pression vers l'épigastre. Eau de Sedlitz, sous-nitrate de bismuth , amélioration. Trois semaines après, tout à coup régurgitation du bol alimentaire rendu sans altération ; sensibilité très-vive à l'épigastre. Les solides sont toujours rejetés. Trois ou quatre jours avant la mort (27 novembre 1859), goût très-fétide de la bouche, oppression. Signes de bronchite avec emphysème et d'un peu d'engorgement hypostatique des poumons. — Toute la région cardiaque de l'œsophage est envahie dans une étendue de 5 centimètres par une tumeur champignonnée, plutôt étalée que saillante, molle, dépressible, blanchâtre à la coupe et donnant, sous une pression légère, un liquide d'aspect laiteux (encéphaloïde). Elle occupe toute la circonférence de l'œsophage, dilaté du double environ au-dessus d'elle. Du côté où l'œsophage confine au poumon gauche, sa paroi est ulcérée, détruite, et le fait communiquer avec deux ou trois cavernes du lobe inférieur assez considérables, remplies de sanie purulente sans aucune odeur de gangrène, bien que le parenchyme pulmonaire soit noirâtre et comme gangréneux. (Laborde, *Compte rendu de la Société de biologie*, 1859, p. 286.)

Obs. 52. Tubercule gros et dur de la partie inférieure de l'œsophage ayant entraîné la dysphagie chez une femme. (Fernel, *in* Lieutaud, t. II, liv. IV, obs. 101.)

Obs. 53. Femme alitée depuis longtemps, tourmentée par une extrême difficulté d'avaler et une soif vive; les liquides ne peuvent bientôt plus être avalés ; mort par inanition, après huit ans de maladie.

Squirrhe du volume du poing occupant la partie inférieure de l'œsophage, vers l'orifice cardiaque, et obturant la lumière de ce canal. Squirrhes du mésentère, du pancréas et du foie. (Coitier, *in* Lieutaud, t. II,
liv. IV, obs. 97.)

Obs. 54. Homme de quarante-six ans souffrant d'une dysphagie considérable qui ne permet même pas l'introduction des liquides, mort dans
le dernier degré du marasme et sans fièvre.

Tubercule cancéreux, livide, sanieux, avec vaisseaux variqueux au niveau de la bifurcation de la trachée-artère. (Manget, liv. IV, *Deglutitionis vitia*, Genève, 1695, t. 1, p. 860.)

Obs. 55. Homme de cinquante-deux ans ; bonne santé antérieure. Vers
la fin de janvier 1858, enrouement ; dyspnée légère, difficulté pour avaler.
Ces symptômes vont croissant ; le 1er mai, accès de dyspnée ; on croit
à un emphysème avec catarrhe bronchique. Ipéca stibié, avant les vomissements, dyspnée qui menace le malade de mort. Les accès de suffoca-
ion se répètent, et on apprend qu'ils surviennent surtout au moment
des tentatives de déglutition, les liquides peuvent à peine être avalés.
La dyspnée va croissant ; *aphonie très-prononcée*, trachéotomie. Mort le
7 mai.

Au tiers supérieur de l'œsophage extérieurement, augmentation du
volume de sa paroi et coloration violacée. Au même niveau intérieurement, ulcération d'environ 4 à 5 centimètres de longueur, à fond mou
et à rebord saillant induré et festonné. Toute la circonférence de l'œsophage ainsi rétréci est envahie, excepté en arrière, où la muqueuse est
intacte dans une étendue d'environ un demi-centimètre. La tumeur a
envahi la trachée entre le quatrième et le sixième anneau. A ce niveau,
elle fait à l'intérieur de la trachée une saillie du volume d'une grosse
noisette assez ronde et lisse. La muqueuse trachéale qui la recouvre est
très-amincie et presque détruite sur plusieurs points. La couche musculaire de la trachée a disparu sur ce point. Dans l'œsophage, un peu
au-dessous de cette lésion, ulcération occupant à peu près la moitié de
la circonférence, ulcération de 5 centimètres de haut, à centre bleu grisâtre, à rebords festonnés et durs ; on trouve dessous quelques fibres musculaires de l'œsophage. Sur les côtés de la première tumeur, ganglions
volumineux et cancéreux. Entre les deux branches de la bifurcation de
la trachée, ganglions noirs volumineux pas altérés comme les précédents.
Ceux-ci compris dans une trame fibreuse dure, au milieu de laquelle est le
nerf récurrent laryngé gauche qu'ils compriment.

L'examen microscopique montre que le cancer est épithélial. (Lan-
céreaux, *Bulletin de la Société anatomique*, 1861, p. 296.)

Obs. 56. Homme de cinquante-quatre ans présentant les symptômes
d'un cancer de l'estomac : vomissements ayant lieu par régurgitations, peu
après l'ingestion des aliments et des boissons, quelquefois matières noires vomies. Cancer ulcéré de la partie moyenne de l'œsophage. La partie

ulcérée est parsemée de végétations volumineuses qui obstruaient le canal œsophagien, lequel n'est cependant pas oblitéré, car une sonde passe facilement. Au-dessus et au-dessous de l'ulcération, masses cancéreuses d'un petit volume, répandues dans le tissu-cellulaire sous-muqueux. Communication de l'ulcération avec la bronche gauche. (Vernois, *Bulletin de la Société anatomique*, 1835, p. 103.)

Une discussion élevée sur ce cas dans le sein de la Société fait admettre que la maladie a débuté par les ganglions bronchiques et par le tissu cellulaire sous-muqueux de l'œsophage. Celui-ci a été, au niveau de la masse cancéreuse, déjeté à gauche, et ses parois ne sont détruites qu'à sa partie antérieure, de sorte que là existe une espèce de poche à gauche et en bas de laquelle se trouve la continuation du canal œsophagien, que bouchent des végétations volumineuses.

Obs. 57. Homme de vingt-quatre ans éprouvant depuis neuf ans des vomissements de temps en temps. Après un abus de bière, nausées, hoquet, lipothymies, soif, respiration gênée, vomissements de matières alimentaires à demi digérées et fétides.— Tartre stibié et bismuth ; hoquet, diarrhée, faiblesse, fièvre, chaleur, mort. — L'ouverture de l'œsophage est étroite et forme un anneau épais et saillant dans la cavité de l'estomac, à peu près comme le museau de tanche de l'utérus dans le vagin. Au-dessus de cet anneau, l'œsophage, depuis l'estomac jusqu'au pharynx, est dilaté au volume du bras d'un homme de taille moyenne. Tuniques hyperthrophiées, surtout la musculaire, dont la couche la plus interne offre presque une ligne d'épaisseur. De un pouce au-dessus du cardia jusqu'au tiers supérieur du canal nombreuses ulcérations, taillées à pic, depuis la largeur d'une lentille jusqu'à celle d'une pièce de monnaie. (Rokitansky, Extr. in *Archives générales de médecine de Paris*, 1840, t. IX, p. 329.)

Obs. 58. Homme de quarante-huit ans. Début par impossibilité d'avaler un morceau de viande. Pas de toux. Régurgitations même des liquides. Matité du poumon droit. Diagnostie de M. le professeur Piorry : ulcérations laryngées. Cautérisation. Iodure de potassium. Délire ; mort avec convulsions. — Rétrécissement un peu au-dessous de la bifurcation des bronches. Au-dessus, dilatation ampullaire du volume d'un gros œuf de pigeon, 5 centimètres de haut. Perforation à la face antérieure à grand diamètre vertical de 2 centimètres ; communication avec la bronche gauche. En haut de la dilatation, à la partie latérale gauche, à 1 centimètre au-dessus de la bronche, ulcération circulaire de 2 centimètres de diamètre, communiquant avec la trachée. Trois tubercules au poumon droit. Rien d'autre. — Nature cancéreuse du rétrécissement, probablement *épithélial*, selon M. Bonfils, rapporteur de cette présentation. (Duriau, *Bulletin de la Société anatomique*, 1857, p. 309.)

Obs. 59. Homme de quarante-deux ans. Depuis quatre à cinq mois difficulté d'avaler. Conserve parfois les aliments, puis les rend avec mucosités filantes et blanchâtres. Amaigrissement. Cathétérisme facile. Rien jusqu'à l'estomac. An niveau du cardia, légère résistance. Le même jour suffocation, vomissements de sang, pus rutilant, spumeux ; ils continuent toute la nuit. Deux bassins sont ainsi remplis. Le soir, nouveaux vomissements de sang ; syncope ; mort sept jours après l'entrée, dans un état de prostration. Œsophage plein de sang. Développement des glandules de l'œsophage, qui, du volume d'une tête d'épingle, parsèment l'organe de haut en bas. A la *réunion du tiers inférieur avec le tiers moyen*, large ulcère de tout le pourtour de l'organe, offrant 4 centimètres de hauteur à droite et 5 centimètres à gauche. Surface inégale, rugueuse, bords peu indurés. La partie de droite met à nu la musculeuse dans l'étendue d'une pièce de 5 francs ; en arrière, on trouve une ouverture qui communique avec *l'aorte, laquelle est appliquée directement à l'œsophage par l'orifice dilaté mais non ulcéré d'une artère œsophagienne.* En avant, perforation qui communique, par une ouverture de 2 centimètres de large sur 5 millimètres de long, avec la bronche gauche. Sang dans les voies aériennes. M. Robin établit par l'examen que cette altération n'est pas autre chose qu'une hypertrophie épithéliale des glandes œsophagiennes, avec envahissement et destruction des tissus voisins, comme cela a lieu au col de l'utérus, à la face. L'ulcère offre tous les caractères et la structure des ulcères épidermiques. (Bucquoy, *Bulletin de la Société anatomique*, 1855.)

Obs. 60. Cancer siégeant à la partie supérieure de l'œsophage à trèspeu de distance au-dessous du larynx, et qui néanmoins n'avait formé au col aucune tumeur appréciable pendant la vie. La paroi postérieure de la trachée était déjà envahie par les progrès de l'altération. (Vernois, *Bulletin de la Société anatomique*, 1834, p. 184.)

Obs. 61. Femme qui ne peut avaler sans être suffoquée et rendre immédiatement après des crachats sanguinolents. On ne pouvait introduire une sonde dans l'estomac. On y parvint une fois. Mort. Rétrécissement de l'œsophage situé à 6 centimètres de profondeur ; communication avec la trachée, dans laquelle entraient les aliments et la sonde, d'où la suffocation observée pendant la vie. (Boullard, *Bulletin de la Société anatomique*, 1849, p. 282.)

Obs. 62. Homme de cinquante-cinq ans qui, étant ivre, tombe et sent une douleur aiguë ; dysphagie douloureuse, qui va en augmentant ; cathétérisme, qui constate un rétrécissement à la partie supérieure du sternum et ramène la sonde garnie de pus et de stries sanguinolentes ; amélioration. Dysphagie croissante, cautérisation à la solution de nitrate d'argent. Impossibilité ultérieure du cathétérisme ; toux convulsive avec matière séro-purulente et sanguinolente ; mort. Œsophage épaissi adhérent à la gaîne de l'aorte ; augmentation de l'épaisseur des tissus autour des deux organes. Communication de l'œsophage avec la trachée par une ouverture de la grandeur d'un shilling. Ulcération de la circulaire muqueuse œsophagienne, à bords épaissis, siégeant au niveau de la bifurcation de la trachée ; elle a 4 pouces d'étendue. Dilatation de l'œsophage au-dessus du rétrécissement, qui pouvait admettre le passage du petit doigt. (Lindesay, *Medico-chirurg. Review*, 1838, 3ᵉ trimestre.)

Obs. 63. Homme de vingt-quatre ans ayant joui antérieurement d'une bonne santé, éprouve depuis une ou deux semaines de la toux et de la difficulté de déglutition. Après deux mois, la difficulté était si grande, qu'aucun aliment solide ne peut être ingéré. Cathétérisme œsophagien, rétrécissement à 7 pouces des dents incisives supérieures, émaciation. Traitement composé de moyens multiples, sans résultat ; cautérisation au nitrate d'argent inutile. *OEsophagotomie,* amélioration de deux mois, puis retour de la suffocation ; trachéotomie, et après quelque temps mort.

Pleurésie droite ; quelques points purulents dans le poumon gauche. Ulcération du pharynx et de la partie supérieure de l'œsophage ; communication par deux points de ce dernier avec la trachée. (Watson, de New-York Hospital.)

Obs. 64. Homme de quarante-sept ans. En octobre 1857, il y avait quinze ans qu'il toussait sans signes de tubercules. Vers 1858, après une gêne marquée de la déglutition, on trouve, par l'examen direct, une tumeur arrondie semblant ulcérée au-dessous de l'épiglotte et obstruant l'origine de l'œsophage. La dypsnée devient difficile à supporter ; le malade meurt de faim. Gastrotomie le 26 mars ; mort le 28, un peu plus de quarante-huit heures après l'opération. Tumeur épithéliale occupant la muqueuse qui recouvre la face postérieure du cartilage cricoïde ; au-dessous existait une ulcération qui communiquait par un petit orifice avec la trachée. La paroi postérieure de celle-ci était détruite dans l'étendue d'un centimètre. (Haberhon et Cooper Forster, *Guy's hospital Reports,* 3ᵉ série, t. IV, p. 1.)

Forster cite l'exemple d'un chirurgien qui, croyant avoir dépassé, avec sa sonde, un rétrécissement, injecta du bouillon dans la plèvre gauche, dans laquelle la sonde s'était égarée.

Obs. 65. Homme de quarante et un ans, adonné à l'usage des liqueurs fortes, qui maigrit depuis deux ans et observe que, depuis ce même moment, les aliments ingérés s'arrêtent au niveau du bord supérieur du sternum. Lors de leur ingestion, toux et régurgitation ; le malade est forcé de boire beaucoup. Entrée à l'hôpital en janvier. Cathétérisme, qui montre un rétrécissement au niveau du constricteur inférieur du pharynx ; plus, un second rétrécissement à quelques pouces au-dessous. La difficulté de l'introduction va croissant ; en outre, la voix est complétement perdue chez cet homme, et il est impossible de comprendre les mots que ses lèvres cherchent à articuler. Sonde œsophagienne à demeure ; mort avec gêne considérable de la respiration. — A la surface antérieure de la trachée, jusqu'au péricarde, à partir de la glande thyroïde, couche dense de tissu mou, d'apparence graisseuse ; au-dessous, la partie inférieure de la thyroïde est indurée et renferme des corps arrondis semblables à des glandes engorgées, d'un volume variable, s'étendant en arrière surtout à gauche, enveloppant les vaisseaux carotidiens et séparant en partie l'œsophage de la trachée ; ces corps étaient ramollis. Entre l'œsophage et la trachée, immédiatement derrière et un peu au-dessous du cartilage thyroïde, se trouvait un abcès ou, pour mieux dire, un kyste volumineux rempli de matière blanchâtre et crémeuse, renfermant plusieurs anneaux de la trachée, détruits en partie et communiquant d'un côté avec l'œsophage, par une ouverture oblongue, située au niveau du second rétrécissement, et de l'autre, en avant, avec la trachée, dont les anneaux avaient été détruits. Un peu au-dessous de la perforation de l'œsophage commençait le rétrécissement. Il pouvait admettre à peine une plume à écrire. Le tissu cellulaire sous-muqueux était fortement induré. Vaisseaux carotidiens compris dans la masse morbide ; leurs parois sont renforcées par l'épaississement des tissus environnants ; leur membrane interne est injectée et présente çà et là, ainsi que la veine jugulaire interne, des dépôts de lymphe plastique. Le nerf récurrent laryngé du côté gauche se terminait brusquement par un nodule arrondi, au niveau de la surface interne de la partie inférieure du kyste ; au delà, il avait été détruit par l'ulcération. Le microscope démontre la nature cancéreuse de l'altération. (Barrett, *the Lancet*, mai 1847.)

Obs. 66. Homme de quarante-deux ans, ivrogne, souffrant de dyspepsie et de constipation. Bientôt après, difficulté de la déglutition, et dès que les aliments avaient passé le pharynx, ils étaient rejetés avec force, recouverts de mucus. Ulcère induré de l'œsophage ouvert dans la bronche gauche. Le docteur Armitage a vu un fait analogue à l'hôpital de la Charité de Dublin. (Th. Salter, *the Lancet*, 30 avril 1853.)

Obs. 67. Œsophage cancéreux dans 3 pouces et demi d'étendue. (Le siège n'en est pas indiqué.) Adhérent aux bronches et communiquant par un petit pertuis avec les voies aériennes ; une dysphagie complète a été la seule conséquence de cette désorganisation. (Pigeaux, *Bull. de la Soc. anat.*, 1831, p. 3.)

Obs. 68. Homme de quarante-huit ans. Il y a quatorze mois, étant en état d'ivresse, il est serré violemment à la gorge. Gène momentanée de la déglutition. Elle se représente quatre mois après et va en augmentant. Quatre mois avant l'entrée à l'hôpital, qui a lieu le 9 avril 1845, le malade, sans cause appréciable, se trouve enrhumé brusquement, la voix, altérée fortement à ce moment, va en se perdant de plus en plus. La déglutition des liquides seuls est possible, et à la condition qu'ils soient introduits peu à peu, sinon toux et retour des liquides dans la bouche. Rien d'appréciable au larynx. Le cathétérisme fait constater un rétrécissement au niveau des premiers anneaux de la trachée ; impossibilité de le franchir. Respiration sans bruit laryngé ou trachéal ; toux assez fréquente ; crachats arrondis de laryngite chronique. Pas d'hémoptysie ; pas de tumeur au cou ; mauvais son de la poitrine ; respiration faible des deux côtes sans bruit anomal. Pas de fièvre. Amaigrissement. Dans les derniers jours d'avril, léger mouvement fébrile ; céphalalgie continue. L'aphonie est complète. Le 30, délire ; pouls à 100, mou, dépressible. Mort le 2 mai. Epanchement séreux sous-arachnoïdien considérable ; rien dans les ventricules. Saillie plus prononcée que de coutume du cricoïde dans le larynx. Le commencement de l'œsophage est considérablement rétréci dans la longuenr de 6 centimètres ; ses parois épaisses d'environ 1 centimètre ; dans cette étendue, *la face interne est fongueuse, jaunâtre, mollasse.* La muqueuse est désorganisée ; cette tumeur fait saillie au-dessus des parties saines au niveau de laquelle elle se termine brusquement par une ligne oblique de bas en haut et de gauche à droite, au milieu des fongosités ; à 3 centimètres du cartilage cricoïde on trouve deux orifices égaux, séparés par une cloison membraneuse et conduisant dans un canal commun en forme d'entonnoir qui aboutit au sommet du poumon droit ; ce canal est direct et ne communique pas avec le tissu cellulaire péri-œsophagien. Le tissu malade de l'œsophage est induré, homogène, jaunâtre, sans vaisseaux. Le tissu du canal accidentel est aussi d'apparence squirrheuse. L'excavation du sommet du poumon droit a la dimension d'un œuf de poule, son orifice, qui est lisse et de la grosseur de la première phalange de l'auriculaire, aboutit à plusieurs tuyaux bronchiques dont le principal est la division supérieure de la bronche droite ; la cavité est formée sans fausse membrane intermédiaire par le tissu pulmonaire, suppurant sans hépatisation véritable, tissu friable, quelques noyaux hépatisés avec bronchite capillaire. A gauche, bronchite capillaire et noyaux d'apoplexie pulmonaire. (Vigla, *Archives gén. de méd.*, 1846, t. XII, p. 130.)

OBS. 69. Individu qui éprouvait, depuis plusieurs années les symptômes d'un rétrécissement organique de l'œsophage, lorsque, portant sur l'épaule un fardeau pesant, il ressentit un craquement dans la poitrine et depuis éprouva toujours une douleur vive qui s'étendait jusqu'à l'épaule. La déglutition de la première bouchée était possible, mais elle s'arrêtait vers le milieu de la poitrine ; la seconde, arrivée à peine au bas du col, provoquait le rejet du bol alimentaire avec efforts violents de toux ; les liquides de même, et ils étaient rejetés sous forme d'écume. Il semblait alors sur le point de suffoquer. Les quintes de toux, plus fréquentes, reviennent même sans être provoquées par les aliments ou par les boissons. Mort. La trachée contenait une matière d'un gris blanchâtre, qui formait de petits grumeaux. Rien à l'œsophage jusqu'à la sixième vertèbre dorsale. Là, ses parois étaient transformées en un squirrhe ulcéré qui avait environ 3 lignes d'épaisseur. A la partie inférieure du squirrhe, on n'aurait pu introduire une plume à écrire sans une extrême difficulté. Adhérence intime du poumon droit avec la tumeur, qui, vers le milieu de son étendue, présentait une ouverture correspondant avec une cavité du poumon qui, quoique vide en partie, contenait environ 6 onces de liquide d'un gris blanchâtre, grumelé et tout à fait semblable à celui qui avait été trouvé dans la trachée. Il s'en exhalait une odeur analogue à celle de la gangrène. Ses parois sont très-inégales, formées par la substance du poumon lui-même et recouvertes d'un enduit d'un gris jaunâtre. L'œsophage, au-dessous de l'ouverture de communication, offre un calibre extrêmement rétréci, de sorte que les aliments et les boissons avaient plus de facilité à passer dans la cavité formée au centre du poumon qu'à suivre le reste du trajet de l'œsophage. Les autres organes sont sains. (Moutard-Martin, *Bibliothèque médicale*, t. XXXIV, p. 85.)

Obs. 70. Femme de quarante-huit ans qui éprouve, en 1777, au milieu d'une bonne santé, des tortillements assez douloureux au niveau de l'œsophage ; ils augmentaient beaucoup au passage des aliments. Traitement non indiqué, qui soulage beaucoup. Vers le mois de juin de la même année, elle éprouve, au niveau du cardia, un obstacle au passage des aliments, qui sont même souvent rejetés avec des mucosités. Le pain, les haricots, les farineux, sont avalés avec plus de peine. Nouveau soulagement : puis progrès alarmants. La régurgitation plus habituelle des aliments a lieu avec grande angoisse. Diète lactée, résolutifs, mercure à salivation, ciguë amenant un peu d'amélioration. Puis aggravation terrible ; fièvre, pouls petit, prostration extrême. Si la malade prend une plus grande quantité de lait ou d'un autre liquide, elle le rejette mêlé à de petits corps d'une couleur grise, d'une odeur aigre, plus inhérente au mucus, semblable à du lait corrompu et quelquefois mêlé de sang. Les aliments qui pouvaient être avalés s'arrêtaient à l'endroit affecté et causaient d'atroces douleurs. Mort le 14 avril 1779. Rejetant jusqu'à la fin des matières semblables à du caséum corrompu et répandant une odeur infecte ; cette matière, selon elle, était la substance même de ses poumons. — Sur la partie droite du cou, au-dessus de la clavicule, entre l'artère carotide et la trachée, existait une glande hypertrophiée, ayant une consistance presque cartilagineuse et la grosseur d'un œuf de pigeon. Depuis cet endroit jusqu'au niveau de la septième vertèbre dorsale, l'œsophage est flasque et assez dilaté. Deux vertèbres au-dessous, tumeur épaisse de ce conduit, lequel communique librement avec un vaste foyer du poumon droit dont il occupe le milieu, et rempli d'une matière épaisse, grumeuse, d'un blanc cendré, ressemblant de tous points à du lait corrompu. Les bords de l'ouverture de communication sont durs, inégaux et comme gangréneux. Au-dessous de cet endroit, l'œsophage, légèrement dévié offre une induration très-forte de ses parois dans l'étendue de trois travers de doigt. Son calibre est tellement rétréci, qu'on peut à peine y introduire une plume d'oie. Entre le cardia et le pylore, tumeur très-volumineuse, dure et squirrheuse. (Bleuland, *Obs.* *anatomico-medic. de sana et morbosa œsophagi structura.* Lugd. Batav., 1785, p. 94.)

Obs. 71. Homme de cinquante ans. Après excès de boissons et boissons très-froides, dysphagie qui va en augmentant graduellement; mort par inanition. Abcès du poumon gauche dans le point où il est contigu à l'œsophage. Tumeur large de deux doigts au niveau du cardia, avec tumeurs squirrheuses indurées, d'abord isolées, puis formant un anneau au cardia. Dilatation de l'œsophage, au-dessus du rétrécissement. (J. Bernardus, *Epistolarum ad Hallerium*, Amstelœdami, avril 1753.)

Obs. 72. Homme de trente-quatre ans qui se plaint, pendant un an, de douleur à l'appendice xyphoïde; maigreur; dysphagie croissante, devenue à peu près complète. Rejet de deux corps semblables à des polypes, ayant la figure d'une pistache, mais un peu plus longs. Douleur cuisante, qui continue plusieurs jours. Troisième corps analogue, rendu quinze jours après sans douleur; dysphagie moindre. Diarrhée. Mort.

Cancer de l'épiploon. Tubercules analogues sur le foie, la rate, l'estomac. La face postérieure de l'estomac adhère au diaphragme. Adhérences péritonéales. Lobe inférieur du poumon gauche adhérent au diaphragme, avec poche pouvant contenir 2 onces de liquide et communiquant avec l'estomac. Œsophage cancéreux au niveau du diaphragme, dans l'étendue de 2 pouces, avec plusieurs petits abcès ouverts à son intérieur. Cancer de l'estomac, comprimant le nerf vague, ce qui expliquait l'insensibilité aux vomitifs observée chez ce malade. (Taylor, *Essais et Obs. de la Fac. d'Edimb.*, traduct. par Demours; Paris, 1742, t. II, p. 406; est également cité par Lieutaud, liv. IV, obs. 87.)

Obs. 73. Homme de soixante ans qui éprouve, en avril 1821, après des chagrins et des tracas, une dysphagie vers le tiers inférieur du sternum. Impossibilité de nourrir le malade autrement que par la sonde, qui n'est introduite que très-difficilement. Après un mois, la sonde éprouve tout à coup un obstacle inusité, lorsque la toux et les vomissements chassent les débris d'une substance charnue désorganisée et crépitant sous le scalpel. La déglutition est plus facile. Au milieu d'août, pendant l'ingestion d'une soupe, toux violente; expectoration abondante; fièvre vive; soif. La sonde introduite donne passage à de l'air et provoque une toux suffocante, signes qui font reconnaître son entrée dans l'appareil pulmonaire, où l'eau ingérée par la sonde pénètre en déterminant une toux violente et incessante. Mort, après vingt jours de cet état. — L'œsophage était détruit dans une étendue de 2 pouces au moins, à 1 pouce et demi au-dessus de son passage à travers le diaphragme. Les deux bouts de ce canal flottent dans un ulcère considérable qui avait rongé, du côté droit, la cloison du médiastin postérieur et avait altéré le poumon droit dans une assez grande étendue; cet ulcère semblait, dit l'auteur, être le

résultat de la perforation de l'œsophage et de l'épanchement des liquides.
(Carrier, *Annales de la Société royale d'Orléans*, in *Archives de méd.*,
1831, t. XXVII, p. 505.)

Cette observation est obscure quant à la cause du rétrécissement.
Est-ce un cas d'œsophagisme nerveux suivi d'abcès et de rupture, ou
avait-on eu affaire à une affection organique ou à un polype qui n'auraient causé des phénomènes que sous le coup du chagrin ?

OBS. 74. Dans un cas de rétrécissement sans ulcération il se fit, aux
parois de ce conduit, une déchirure par laquelle s'infiltrèrent, dans le
tissu cellulaire, les liquides que le malade s'efforçait d'avaler. Il résulta
de cette infiltration une inflammation gangréneuse de tout le tissu
graisseux de la partie antérieure du cou, et la malade fut suffoquée par
une énorme tumeur inflammatoire qui s'étendait depuis les clavicules
jusqu'au menton. (Sédillot jeune, *Recueil périodique*, t. VII, p. 194.)

OBS. 75. Alexandre Monro (*the Morbid anatomy of the gullet*) a vu un
abcès, formé autour du point rétréci, s'ouvrir dans la trachée et suffoquer
le malade.

OBS. 76. Homme de cinquante ans, dysphagie datant de peu de jours,
à la partie moyenne du sternum. Les substances ingérées, même les liquides, sont rejetées presque immédiatement avec efforts de toux et reviennent en bouillonnant par le mélange de l'air. Dyspnée depuis plusieurs mois ; crachats puriformes ; haleine extrèmement fétide. Mort,
cinq jours après l'entrée. Large cavité ulcéreuse à la partie supérieure et
postérieure du poumon droit ; elle avait détruit l'œsophage dans l'étendue
des trois ou quatre premières vertèbres dorsales. L'ulcération communiquait avec la trachée, dans l'étendue d'un demi-pouce. L'auteur considère la perforation œsophagienne comme postérieure à l'altération pulmonaire. Aucune lésion organique des parois œsophagiennes. (W. Keir,
Medical Commun. Lond., 1784.)

OBS. 77. Tubercule d'un ganglion bronchique ouvert dans l'œsophage
Barth. (*Soc. anat.*, 1853.)

OBS 78. Fait analogue. Ern. Barthez. (*Société des hôpitaux.*)

OBS. 79. Jonathan Wathe cite des faits de rétrécissement de l'œsophage ayant amené la perforation de ce conduit et communication avec
les deux plèvres. (*Memoirs of the medical Society of London*, 1787.)

OBS. 80. Femme ayant succombé à un rétrécissement squirrheux de
l'œsophage. On trouva ce conduit, là où il correspond à la dixième vertèbre dorsale, converti en une masse fibro-cartilagineuse. Au-dessus de ce
rétrécissement, dans l'étendue de 2 pouces, l'œsophage était profondément
ulcéré, et dans un point l'ulcération avait perforé ses parois, traversé le
médiastin postérieur et le faisait communiquer avec la plèvre droite. La
base du poumon du même côté adhérait à l'ouverture du médiastin, en
faisait le fond et, à sa circonférence, des fausses membranes empêchaient
tout épanchement dans la cavité pleurale.

Le point du poumon adhérent à l'ouverture du médiastin était sain, ainsi que le reste de l'organe. Ce point, limite de la plèvre, était seul altéré. (Wardrop, *London med. Repository and Review*, 1827, t. V, p. 536.)

Obs. 81. Femme d'une constitution sèche, éprouvant, depuis quelque temps, de la difficulté dans la déglutition. En mai 1789, elle ne peut plus avaler que les liquides. La respiration et la voix ne sont pas altérées, mais le cartilage thyroïde était augmenté de volume. En septembre, le doigt, porté sur l'extrémité supérieure de l'œsophage, le trouve plus dur qu'à l'état ordinaire. Point de signe de suppuration, ni d'excrétion de matière putride. Paletta essaye d'introduire à travers le point rétréci *une tige de baleine, à l'extrémité de laquelle était fixée une éponge trempée dans de l'huile ;* elle est arrêtée et on lui substitue une sonde d'argent, à l'aide de laquelle on introduit dans l'œsophage un morceau de linge trempé dans une solution caustique. La membrane interne est ainsi corrodée, et la malade peut avaler des liquides et de la soupe. Mais peu après fièvre, ictère, douleur sourde dans l'hypochondre droit, face très-altérée, vomissements de sang ; mort.

La partie postérieure et inférieure du pharynx offrait un ulcère solide. A partir de ce point, l'œsophage se rétrécissait peu à peu en descendant jusqu'au premier anneau cartilagineux de la trachée, où son calibre pouvait à peine admettre une plume à écrire ; au-dessus, il était livide et comme en suppuration. Le larynx participait de la maladie, et le lobe droit de la glande thyroïde contenait du pus. Plusieurs abcès superficiels et profonds du foie. Quelques-uns de ces abcès contenaient des vers lombrics ; il se trouva également trois de ces vers dans le canal cholédoque. (J.-B. Paletta, *Exercit. patholog.*, 1820, p. 224, cité par Mondière, 1832, t. XXX, p. 482.)

Obs. 82. Femme de trente-six ans qui s'expose au froid ses vêtements étant mouillés ; angine gutturale qui reste chronique. Déglutition devenant de jour en jour plus difficile. A son entrée à l'hôpital, la déglutition est presque impossible ; insomnie complète. L'ouverture pharyngienne paraissait presque fermée par des excroissances qui, en s'ulcérant, amenèrent un peu de soulagement pendant huit jours. La déglutition reste difficile, et on se sert d'une sonde de gomme élastique pour introduire des aliments dans l'estomac ; à chaque introduction, toux avec expectoration d'un pus sanguinolent et fétide. La déglutition, un moment améliorée, devient de plus en plus difficile. Mort.

La glande thyroïde était plus volumineuse que dans l'état naturel ; les muscles qui la recouvrent étaient amincies ; la portion cervicale de l'œsophage était entièrement squirrheuse ; à sa partie supérieure existait un anneau ou bourrelet ulcéré et granuleux çà et là ; et à la partie moyenne et à droite se trouvait une ouverture pouvant admettre le doigt auriculaire et communiquant avec une ulcération de la portion droite de la glande thyroïde : elle formait là une espèce de ventricule. (Bricheteau, observation communiquée à Mondière, *Archives générales de médecine*, 1832, t. XXX, p. 507.)

Obs. 83. Femme de quarante-six ans, difficulté croissante de la déglutition, rapportée d'abord à un spasme œsophagien à cause du soulagement qu'apporte le cathétérisme. Bientôt on admet l'existence d'un cancer à cause de la difficulté croissante, des vomissements sanguins et muqueux, de l'état général et de l'amaigrissement.

A l'entrée, 29 juin 1862, on constate les signes d'une affection cancéreuse de la partie inférieure de l'œsophage, sans aucun symptôme du côté du cœur. — Le 23 août, bruit de frottement péricardique ; lipothymie, douleur du côté gauche. Symptômes généraux graves, matité précordiale. Le 29, sonorité tympanique de la même région ; le bruit de frottement est remplacé par un bruit de glouglou, un clapotement perceptible dans toute la région précordiale et rendu plus sensible lorsque la malade retient sa respiration ; faiblesse extrème ; mort le 31. — Cancer de l'extrémité inférieure de l'œsophage, à partir du milieu de la cavité thoracique ouvert dans le péricarde. Ce dernier est couvert de fausses membranes, et rempli de gaz et d'un épanchement de 3 pouces de liquide brun et fétide. Cancer du cardia et de la partie voisine de l'estomac, adhérence du lobe gauche du foie. (J.-W. Begbie, *Edinburg Journal*, octobre, 1862.)

Obs. 83 *bis*. Homme de quarante-six ans, admis pour un cancer de l'œsophage. On entend bientôt un bruit de battement à timbre métallique et isochrone avec le choc du cœur, et qui était perceptible à distance et mieux encore par l'auscultation. Choc du cœur faible, matité précordiale non modifiée (elle était un peu exagérée). Le premier bruit du cœur est couvert par le bruit anomal, le deuxième est faible. Pendant toute la nuit, les malades de la salle entendent ce bruit de battement. Le lendemain, son précordial clair et non tympanique à la percussion ; mort.

Cancer de l'œsophage ayant amené la perforation de la face postérieure du péricarde et la communication des deux organes. (Tütel, *Clinique*, 1860.)

Obs. 84. Homme de cinquante et un ans apporté à l'hôpital demi-mort et en syncope après une hémorrhagie par la bouche. Une semaine avant, il avait ressenti une douleur au sommet du sternum, passant jusqu'à l'épine dorsale ; mort le lendemain matin dans une nouvelle hémorrhagie. — Ulcération carcinomateuse de l'œsophage, communiquant avec la portion descendante de l'aorte. Van Doeveren a publié un fait analogue d'un abcès de l'œsophage ayant ouvert l'aorte ; l'estomac fut trouvé plein de sang. (W.-H. Flower, *the Lancet*, 25 juin 1853.)

Obs. 85. Homme de cinquante-deux ans qui souffre depuis plusieurs mois ; malaise ; faiblesse ; difficulté de la déglutition ; régurgitations, les liquides passent sans grande difficulté. Maigreur, tristesse, un peu de toux. La nuit, vomissements de sang survenant tout à coup ; mort subite.

Sang dans la trachée et dans les bronches. Estomac et duodénum remplis de sang. A 2 ou 3 centimètres au-dessus de l'orifice cardiaque, large ulcération occupant les deux tiers postérieurs de l'œsophage et même toute sa circonférence dans plusieurs points ; le tout a environ 8 à 10 centimètres d'étendue. 'Le pourtour de l'ulcération est induré, d'un blanc mat (cancer épithélial constaté aussi par le microscope), le fond est un magma brunâtre, et correspond à une déchirure de l'aorte, à bords nets, réguliers et d'une étendue d'environ 2 centimètres. (Lancereaux, *Bulletin de la Société anatomique*, 1861, p, 299.)

Obs. 86. Homme de quarante-deux ans, pris, dans le cours de l'été 1840, de gène de la déglutition qui va en augmentant. Le 15 juin 1841, entré à l'hôpital de Zurich. La déglutition des solides est à peu près impossible, il semble au malade qu'ils s'arrètent au niveau du cartilage xyphoïde, les liquides passent seuls ; douleur brùlante un peu au-dessus de l'épigastre. La sonde œsophagienne, introduite trois fois de suite, ne peut arriver dans l'estomac et occasionne toujours des douleurs. La dernière introduction, le 26 janvier 1841 ; le lendemain, le malade vomit tout à coup trois livres de sang artériel écumeux. Second vomissement à cinq heures, mort à six heures. — Ulcération carcinomateuse de l'œsophage, grande comme une pièce de 5 francs à peu près, au niveau de la bifurcation de la trachée et communiquant avec l'aorte par une ouverture d'un pouce et demi de diamètre à bords irréguliers et avec la trachée par une ouverture moitié moins large. (Pfeufer, de Heidelberg, Extr. des *Archives générales de médecine*, 1848, t. XVI, p. 501.)

Obs. 87. Homme de trente-cinq ans, offrant des signes parmi lesquels figure une dysphagie considérable existant depuis plusieurs semaines, signes qui font porter le diagnostic suivant : pleurésie gauche et insuffisance mitrale ; rétrécissement peut-ètre cancéreux de l'œsophage ; obstruction lente de la sous-clavière gauche. Mort.

Aucune trace de pleurésie ; hydrothorax gauche considérable, bronches remplies d'un mucus épais, poumon gauche exsangue et perméable seulement au sommet. Cœur et valvules saines. Sous-clavière gauche oblitérée. Au niveau de son origine, sur l'aorte commence un sac anévrysmal qui adhère aux corps vertébraux usés à une assez grande profondeur ; il se prolonge jusqu'à l'orifice aortique du diaphragme. Parois sclérosées, le contenu consiste en caillots épais, disposés par couches. Deux perforations de l'œsophage au point où il est croisé par l'aorte. De ce point jusqu'à l'extrémité inférieure du canal, les tuniques sont épaissies, et cette modification a porté surtout sur la musculeuse. (Wahl, en extrait dans la *Gazette hebdomadaire de Paris*, 1862, p. 79.)

Obs. 88. George Greene (*Dublin, Journal of médecine*, août 1846) a trouvé la dysphagie dans neuf cas sur douze exemples d'anévrysmes de l'aorte. Elle avait pour siége, tantôt le niveau de l'articulation sterno-claviculaire droite, tantôt la partie supérieure ou le centre du sternum ; dans deux cas seulement, sa partie inférieure. Elle se lie alors toujours à de la dypsnée et à des accès de toux. Samuel Cooper et le docteur Proudfoot ont rapporté (le premier, *Med.-chir. Transactions*, t. XVI, le second, *Edinb. med. and surg. Journ.*, t. XXII, p. 317) des exemples d'hémorrhagie ne coûtant pas la vie au malade. L'intensité de la dysphagie n'est pas en raison du volume de la tumeur.

Dans un cas dans lequel on n'avait pas reconnu la cause de la dysphagie, le malade, ayant rendu, après un des cathétérismes répétés qui lui furent faits, des matières solides prises pour des morceaux de viande, fut soulagé, puis vint une hémorrhagie mortelle. Ces morceaux de viande n'étaient autres que des caillots d'un sac anévrysmal s'étant détaché et ayant diminué l'obstacle. (*London Med. Gaz., old series*, t. XV, p. 569.)

Dans plusieurs exemples (quatre observations), la dysphagie était douloureuse, ce qui devra faire croire à l'inflammation adhésive de l'œsophage, et partant à sa rupture probable.

Obs. 89. Homme de cinquante ans, ayant les signes d'un anévrysme de l'aorte, chez lequel bientôt la déglutition devient difficile, puis impossible. (Morgagni, lettre XVII, article 19. Fait emprunté à Valsalva.)

Obs. 90. Femme d'environ soixante ans, atteinte d'anévrysme de l'aorte, qui est obligée de s'abstenir de boissons et d'aliments ; mort d'inanition après six jours. Sac anévrysmal comprimant fortement la trachée-artère et l'œsophage. (Morgagni, *ibid.* § 25.)

Le malade du paragraphe 26 paraît avoir été un exemple du même genre.

Obs. 91. Musicien de Padoue atteint d'anévrysme de l'aorte, avec dyspnée considérable et impossibilité de la déglutition, anévrysme de l'aorte au niveau du tronc brachiocéphalique ; compression de l'œsophage et de la trachée artère. (Morgagni, lettre XVIII, §§ 22 et 24, pour les remarques.)

Obs. 92. Jeune fille de vingt-cinq ans, anévrysme de l'aorte ; difficulté de déglutition ; compression de l'œsophage par la tumeur. (Lieutaud, t. II. liv. II, p. 105, obs. 804, *e nostris adversariis.*)

Obs. 93. Individu ayant un anévrysme de la grosseur du poing, avec difficulté de la déglutition. (Lieutaud, t. II, liv. II, p. 111, obs. 824, *ex instit. Bononiensi.*)

Obs. 94. Henpson, cinquante-six ans, buveur, ivre le 2 janvier, tombe et croit par la douleur s'être cassé une côte. Dysphagie et douleur à toute tentative d'alimentation, même liquide, suivie de vomissements. Mort en quinze jours par inanition. Gangrène de 4 pouces au contact d'un sac anévrysmal de l'aorte, épaississement à 2 pouces au-dessus et 2 pouces au-dessous de la gangrène. (Nom inconnu. *London med. Gazette*, mars 1839.)

Obs. 95. Homme de quarante-trois ans qui se plaint de dysphagie avec douleur au-dessous du rebord des côtes gauches. Il n'est soulagé que quand il parvient, après des efforts répétés, à rejeter les aliments solides qui ont été ingérés et qui ne veulent pas descendre. Ne prend que les liquides et vomit même de l'orge détrempée. Signes d'anévrysme, battements avec sensation du passage du sang dans une tumeur anévrysmale. Diagnostic : anévrysme de l'aorte descendante, causant la dysphagie. Mort par hémorrhagie considérable.

Enorme tumeur anévrysmatique de l'aorte, ouverte dans l'œsophage à environ 2. pouces au-dessus de ce canal à travers le diaphragme. (Armiger, *Med.-chir. Transactions*, t. II, p. 244.)

OBS. 96. Matelot de quarante-trois ans; anévrysme de l'aorte au sommet de la crosse. Dysphagie des solides; pas de vomissements; pas de rupture. (Popham, de Cork.)

OBS. 97. Jeune fille de vingt-cinq ans, avec anévrysme de la portion supérieure droite de la crosse. Dysphagie pour les solides; les liquides régurgitent souvent dans les voies respiratoires. Pas de rupture. (Popham.)

Selon le même auteur, la dysphagie peut être le symptôme le plus en relief dans les anévrysmes de l'aorte descendante, mais elle peut manquer.

OBS. 98. Matelot de trente-trois ans; maigreur considérable. Le bol alimentaire s'arrête à moitié route et ne descend qu'avec grands efforts. Après chaque repas il y a vomissements, soit aussitôt après, soit quelques heures plus tard. Trois jours après l'entrée, vive douleur, dyspnée, mort. Tumeur anévrysmale de la grosseur d'une noix de coco. L'œsophage et le sac étaient unis par des adhérences solides. Une portion des parois du sac adhérentes à l'œsophage était sphacélée, et le canal alimentaire communiquait largement avec la poche. L'estomac contenait quatre livres de sang. (Popham, in *Archives générales de médecine*, 1858, avril, p. 469 et suiv.; la dernière observation, p. 477.)

OBS. 99. M. de Sènès, géomètre fameux de Montpellier, éprouve une douleur vive dans le milieu du dos, accompagnée de l'intermittence du pouls, après une chute d'un endroit fort élevé sur cette partie. Le mal ayant augmenté pendant deux ans, il tombe tout à coup dans une syncope presque mortelle, au sortir de laquelle il vomit environ 4 livres de grumeaux de sang. Il en rendit aussi les jours suivants, par l'anus, qui étaient extrèmement noirs. Eau de Rabel. Repos. Guérison apparente. L'auteur soupçonne un anévrysme de l'aorte, et communication de l'aorte dilatée avec l'œsophage par le moyen de l'artère œsophagienne. Le malade se lève et reprend, malgré les conseils, la vie ordinaire. Mort subite en riant, à la lecture d'un livre. 7 à 8 livres de sang épanché dans l'estomac; l'aorte était grosse comme le bras dans l'espace de 7 à 8 pouces; l'orifice par lequel elle communiquait avec l'œsophage avait la largeur d'un denier, et il y avait tout autour cinq crètes charnues en forme de valvules, assez grandes pour la former (faut-il *fermer?*), et c'était par cette ouverture que le sang de l'aorte avait coulé dans l'œsophage. (Sauvages, *Nosol. méth.*, t. VIII, p. 78, in-18, Lyon, 1772.)

Obs. 100. Homme de quarante-quatre ans. Signes de maladie des gros vaisseaux ; aucune apparence de dysphagie ; mort brusque, sans hémorrhagie.

Anévrysme de l'aorte de la taille d'une orange, communiquant avec l'œsophage ; énorme distension de l'estomac par du sang. (*Éphémérides de Montpellier*, t. VI, p. 219.)

Obs. 101. Homme de vingt-six ans. Dyspnée ; premier vomissement de sang un mois environ avant la mort. Se promenant dans la salle, il se recouche, tousse, crache un peu de sang et meurt en dix minutes.

Anévrysme de la crosse de l'aorte ouvert dans l'œsophage ; épanchechement sanguin très-considérable dans l'estomac et l'intestin. (Bertin et Bouillaud, *Maladies du cœur*, obs. 40.)

Obs. 102. Anévrysme de l'aorte siégeant à la crosse de ce vaisseau et ayant amené une double perforation de l'œsophage et de la trachée. Pendant longtemps vomissements de sang et crachements de sang sans gêne de la respiration et de la déglutition. L'auteur insiste sur la disposition d'un caillot sanguin qui obturait l'ouverture que l'anévrysme avait déterminée dans les deux conduits, ce qui, selon lui, aurait pu permettre la guérison de la lésion œsophagienne dans le cas où l'anévrysme eût pu guérir. (Laennec, de Nantes. *Présentation de la pièce anatomo-pathologique à l'académie de médecine*, in *Revue médicale*, t. VIII, p. 479.)

Obs. 103. Jeune homme qui meurt d'hémorrhagie six semaines après avoir avalé un os qui s'arrêta à la partie moyenne de l'œsophage. A l'autopsie, perforation de l'œsophage et de l'aorte descendante ; l'estomac est plein de sang. (Vagret, *Recueil d'observations*, 1718.)

Dumoustié a vu un fragment d'os, implanté dans l'œsophage, ulcérer la carotide et produire une hémorrhagie mortelle. (*Dict. abrégé*, t. IX, p. 548.)

Obs. 104. Individu entré à l'hôpital de Rochefort avec les symptômes d'une pneumonie gauche qui se calment. Le dixième jour, dans un accès de toux, des vomissements de flots de sang vermeil ; mort en cinq minutes. On trouve à l'autopsie un petit os d'un pouce de longueur avalé huit jours avant et qui avait déterminé sur l'œsophage, vers le milieu de la poitrine, une ulcération de la largeur d'une pièce de vingt sous, et la communication avec l'aorte dans 6 lignes d'étendue environ, à 2 pouces au-dessous de la courbure du vaisseau. (Laurencin, *Archives de médecine*, 1824, t. VI, p. 302.)

Obs. 105. Militaire qui, jouant avec ses camarades, est pris tout à coup de vomissements qui contiennent les aliments ingérés et une certaine quantité de sang coagulé et liquide. Le malade meurt de l'hémorrhagie, qu'on ne peut arrêter. Il avait avalé un écu de six livres quinze jours avant. Cet écu, arrêté au niveau de la bifurcation des bronches et placé de champ, avait perforé l'aorte. (Martin, *Journal universel*, t. XLVI.)

Obs. 106. Homme ayant avalé en plaisantant une pièce de cinq francs. Elle reste dans l'œsophage, ulcère ce conduit et perfore l'aorte. Mort par vomissement de sang.

La pièce était partie dans l'œsophage, partie dans l'aorte ; des caillots entourent les deux perforations. (Denonvilliers, *Société de chirurgie*, 9 janvier 1856.)

Obs. 107. Individu chez lequel une grosse arète de poisson détermine tous les signes de l'existence d'un corps étranger. Quelques expuitions sanguines ; puis, le troisième jour, hémorrhagie abondante, qui emporte le malade. L'arète avait traversé la paroi antérieure de l'œsophage et la crosse de l'aorte.

Autre individu ayant aussi avalé une arète de poisson, mort par hémorrhagie. L'arète avait traversé l'œsophage et s'était implantée dans la carotide primitive gauche. (Auvert, de Moscou, *Selecta praxis medico chirurg. moderante* A. Tardieu. Paris, 1850.)

Homme de vingt-sept ans, ayant avalé une arète de poisson qui, implantée dans l'œsophage, perfora la carotide gauche et détermina la mort par hémorrhagie le dixième jour. (Reid, *Edinb. Med. and surg. Journal*, trad. in *Gaz. méd. de Paris*, 1836, p. 282.)

Obs. 108. Femme ayant avalé un os et mourant suffoquée par une hémorrhagie venant par l'œsophage, malgré la trachéotomie. Une esquille osseuse avait percé la paroi postérieure gauche de l'œsophage et blessé l'artère sous-clavière droite, qui, par anomalie, passait de gauche à droite, pour se diriger de la crosse de l'aorte, d'où elle naissait, vers l'épaule droite, entre la colonne vertébrale et l'œsophage. (Kirby, *Dublin's hospital Reports*, t. II, p. 224.)

Laurent Lovadina (*Journal complémentaire*, t. I, p. 93) cite un fait dans lequel il semble que ce fût la veine cave qui fut ouverte, et Saucerotte (*Annales de Montpellier*, t. II) a vu un fragment d'os d'épaule de veau, arrèté dans l'œsophage, perforer une grosse veine, qu'il croit être la demi-azygos.

Obs. 109. Militaire atteint d'état général grave, avec douleurs vagues du cou, sans grande difficulté de déglutition et sans vomissements, après avoir avalé un morceau de viande ou un os qu'il croyait avoir rendu. Dans la nuit du cinquième au sixième jour, grand cri, vomissements de flots de sang vermeil ; mort brusque. L'œsophage, au point où il dévie à droite pour faire place à l'aorte, est ouvert dans un demi-pouce d'étendue, sans épanchement dans la poitrine. L'aorte est ouverte dans une étendue de 3 à 4 lignes, immédiatement au-dessous de la crosse, au niveau de la solution œsophagienne. L'os qui avait perforé l'aorte était entre elle et l'œsophage. (Dubreuil fils, de Brest, *Journal universel*, t. IX.)

Obs. 110. Homme offrant des phénomènes d'oppression du côté de la poitrine. Violente hémorrhagie par la bouche, puis perte de l'intelligence.

Hémiplégie gauche; retour momentané de l'intelligence; mort quinze jours après l'hémorrhagie.

Méningo-encéphalite chronique. Anévrysme de l'aorte ouvert dans l'œsophage; caillots peu consistants fermant l'ouverture. Estomac et intestin remplis de sang. (Sédillot, sous-aide au Val-de-Grâce, *Recueil de méd. milit.*, t. XXII, p. 329.)

OBS. 111. Femme, cinquante ans. Toux et bronchite depuis un an; toux rauque depuis deux mois. Grande gêne à la partie postérieure du sternum. Vomissement d'un demi-verre de sang au moment de la toux. Mort.

Anévrysme de l'aorte ouvert à l'intérieur de l'œsophage; mais les bords de l'ouverture, qui est grande comme une pièce de cinq sous, sont réguliers et tendent à faire croire qu'elle était fermée par un caillot, que les efforts de toux ont fait détacher. Compression de la trachée par la tumeur. (Fauconneau-Dufresne, Thèse. Paris, 1824, n° 220, p. 25.)

OBS. 112. Homme de cinquante-six ans. Maigre, abattu, n'offrant rien de remarquable. Mort brusque la nuit qui suit l'examen, avec vomissement de sang.

Anévrysme de l'aorte; ouverture dans l'œsophage, lisse, inégale, de nature fibreuse, sans trace de déchirure récente, et presque entièrement oblitérée par des caillots membraniformes enchevêtrés dans l'ouverture et qu'on ne put retirer qu'à l'aide d'une forte traction. (Bricheteau, *Biblioth. méd.*, 1816, t. XLIV, p. 342.)

Fizeau cite un fait analogue à l'Athénée, où l'observation précédente était discutée.

OBS. 113. Homme de quarante-deux ans. Signes de maladie du cœur ou des gros vaisseaux, offrant, en outre, les symptômes suivants : les aliments, tant liquides que solides, occasionnent, par leur passage vers le milieu de l'œsophage, un sentiment pénible. Mort par hémorrhagie brusque. Sac anévrysmatique d'un volume double de celui du poing, ayant rongé le corps des quatrième, cinquième et sixième vertèbres dorsales et s'ouvrant dans l'œsophage. (Reardon, de Dublin, *Biblioth. méd.*, t. XII, p. 371.)

OBS 114. Homme de quarante-cinq ans. Toux oppressive, voix faible; pas de dysphagie notée. Mort après hémorrhagie considérable.

Anévrysme de l'aorte avec deux communications œsophagiennes. (Ouvrard, Thèse. Paris, 1811, n° 53, p. 25.)

OBS. 115. Femme morte de pleurésie, offrant une tumeur qui siége à la crosse de l'aorte et contient une grande quantité de sang; elle communique avec les bronches et l'œsophage. L'artère sous-clavière est seule oblitérée. (Leudet, *Bulletin de la Soc. anat. de Paris*, 1848, p. 27.)

Homme de quarante-deux ans, sur lequel on diagnostique un rétrécissement mitral avec insuffisance; pas trace de dysphagie, et vomissement d'un quart de litre de sang le 6 octobre. Mort le 11. Anévrysme de l'aorte communiquant avec l'œsophage par une ouverture régulière pouvant recevoir l'index; bords de l'ouverture noirâtres, incomplétement bouchés par des caillots mous. (Leudet, *Bulletin Soc. anat.*, 1851, p. 355.)

OBS. 116. Homme de quarante-sept ans, éprouvant, depuis environ trois mois, des douleurs dans le dos, un peu de toux. La veille de son entrée à l'hôpital (19 avril 1861), malaise; le 20, vomissement brusque, 3 litres de sang. Pendant la nuit, nouvelle hémorrhagie de sang rutilant et spumeux, sans aucun mélange d'aliments. Bruits du cœur normaux, mais faibles. Battements qui soulèvent le bord droit du sternum. Matité, souffle très-marqué et simple à ce niveau. Pouls fréquent, faible, égal des deux côtés. Rien au poumon en avant. Deux autres hémorrhagies. Mort le soir, après la quatrième, vingt-huit heures après le début des accidents.

Anévrysme de la crosse de l'aorte, communiquant avec l'œsophage par une ouverture de 5 centimètres de diamètre, située à sa partie antérieure. (Servoin, *Bulletin de la Soc. anat.*, nov. 1861.)

OBS. 117. Herbert Mayo (*London med. and phys. Journal*, t. LXII, p. 511) rapporte un cas dans lequel une ulcération du pharynx s'étendit à une division de la carotide et donna lieu à plusieurs hémorrhagies abondantes. La ligature de la carotide eut un plein succès.

OBS. 118. Dans un cas d'ulcération de la face postérieure de l'œsophage, la face antérieure d'une vertèbre fermait la perte de substance, et les adhérences contractées par l'œsophage avec le corps de la vertèbre empêchaient l'épanchement des liquides dans la plèvre. (Scoutteten, Thèse. Paris, 1822, p. 22.)

OBS. 119. A l'autopsie d'un individu mort d'un squirrhe ulcéré de la partie inférieure de l'œsophage, on trouva les vertèbres dorsales, placées derrière la partie squirrheuse, ramollies et dans un état voisin de la dissolution. Le scalpel y pénétrait avec la plus grande facilité. Les ligaments inter-vertébraux étaient dans un commencement de putrilage. (Anssant, *Dissert. inaug. sur les squirrhes de l'estomac.* Paris, an X, p. 12.)

OBS. 120. Tumeur encéphaloïde du cou occupant toute la région antérieure. Le larynx est ossifié; rétrécissement de la glotte. Au-dessous de ce point, dilatation de la trachée. La pression de l'œsophage entre le cricoïde et la colonne vertébrale a produit dans ce canal une double perforation, à travers laquelle le cartilage cricoïde vient s'appuyer sur l'apophyse transverse de la quatrième vertèbre cervicale, qui est elle-même altérée. (Gendron (probablement de Chinon), *Bulletin de la Soc. anat.*, 1832, p. 118.)

OBS. 121. Homme de trente ans, forte constitution, bonne santé habituelle, qui sent, en avalant, une pression dans l'œsophage; dysphagie croissante, régurgitation des aliments. Au bout d'un an de durée, refroidissement qui fait empirer les symptômes; du sang se mêle aux matières rendues. Mort par inanition.

Œsophage très-distendu dans toute sa longueur, surtout au milieu, où il a 11 centimètres de diamètre environ, sans former de diverticulum. Muqueuse presque complétement ulcérée et détruite, avec points vasculaires, sources de l'hémorrhagie. Fibres musculaires très-développées. Anneau dur et rétréci au niveau de l'insertion de l'œsophage à l'estomac; même rétrécissement au pylore. (Lindau, extrait du *Journal de Casper*, in *Gaz. méd. de Paris*, 1840, p. 731.)

Obs. 122. Borsieri (*Inst. med. pract.*, t. IV, 2ᵉ part., chap. ɪ, § 3, en note, p. 253) a fait, avec Gianella, l'autopsie d'un prêtre, âgé de soixante ans, mort après une dysphagie datant de longues années et à laquelle, dans les premiers temps, il remédiait en se comprimant le cou au moment de la digestion. Une poche de six ou sept travers de doigts s'étendait du commencement de l'œsophage, où elle s'ouvrait, entre le conduit et les vertèbres. C'était, selon l'expression de Borsieri, une sorte de hernie de l'extrémité inférieure et postérieure du pharynx.

Ludlow (1764, *Medical Observ. and Inquiries*, t. III, n° 10) a cité une dilatation du pharynx tombant en forme de poche entre la colonne vertébrale et l'œsophage et amenant le rétrécissement de ce premier organe. Un noyau de cerise semblait avoir été la cause du développement de ce sac supplémentaire.

Obs. 123. Négociant de cinquante-quatre ans qui sent, en mangeant, une bouchée s'arrêter sur un point de l'œsophage. Depuis lors, sensation douloureuse en avalant. Le mal va croissant; douleur locale très-vive après chaque repas; une portion d'aliments rejetée est mâchée de nouveau par une sorte de rumination. Une sonde introduite arrive à un obstacle qu'elle ne peut franchir; peu d'aliments passent. Après le repas, grosse tumeur des deux côtés du larynx, qui, par la pression, se vide en partie dans l'estomac, en partie dans l'œsophage, qui la régurgite. Mort par inanition, après neuf années de souffrance.

Diverticule considérable de l'œsophage sous les fibres transversales du constricteur inférieur du pharynx. L'ouverture de ce diverticulum est étroite et n'a pas le diamètre de celle de l'œsophage; mais il s'élargit ensuite subitement et constitue un sac long de 3 pouces 9 lignes, large de 1 pouce 9 lignes, de la grosseur du poing d'un enfant. La partie supérieure du sac atteint jusqu'au milieu du cartilage thyroïde; l'inférieure, jusqu'au quatorzième anneau de la trachée. La paroi est épaisse, composée de trois couches. L'externe est celluleuse et recouverte de fibres musculaires très-marquées, qui vont de l'œsophage au diverticulum; la seconde (musculeuse) est épaissie; la troisième se continue avec l'épithélium œsophagien. Le diverticulum, quand il était plein, éprouvant de la résistance de la part des vertèbres cervicales, se portait en avant et comprimait l'œsophage, qu'il fermait. C'est ainsi qu'il a causé la mort du malade. (Hankel, *Rust. Magazine*, t. XXXIX.)

Obs. 124. Ouvrier de soixante-six ans, portant au côté droit du cou une

tumeur ferme, élastique, du volume du poing et graduellement développée. Elle amène bientôt de la difficulté à avaler et des vomissements;
elle se dirige en bas, jusqu'au niveau de l'articulation sterno-claviculaire,
derrière laquelle elle passe pour entrer dans la poitrine; le lobe droit du
corps thyroïde en fait partie. Chaque fois qu'il boit, on voit se former
une tumeur à gauche du cou. La pression sur ce point détermine des
vomissements et l'affaissement de la tumeur. Mort après quinze jours.
Tentatives infructueuses de cathétérisme.

Lobe gauche du corps thyroïde atrophié; lobe droit converti en un
kyste cartilagineux, du volume d'un œuf, qui pénètre derrière la clavicule droite. Diverticulum formé à travers les fibres inférieures et horizontales du constricteur inférieur du pharynx, ayant 2 pouces au moins
de longueur, et dans lequel aboutit le pharynx. L'œsophage, situé au-
dessous, est rétréci et comme atrophié. (Rokitansky.)

Obs. 124 *bis.* Femme qui, après des affections morales tristes et permanentes, ressent un obstacle au passage des aliments, qui sont rejetés
mêlés de mucus. Il se passait des jours entiers sans qu'elle ressentît la
moindre gêne. D'autrefois, pendant des journées entières, elle ne pouvait avaler les aliments solides qu'en les entraînant par des liquides. Les
accidents, après des variations nombreuses, s'aggravent tout à coup, et la
malade meurt après avoir vomi du sang pendant vingt-quatre heures. A
l'autopsie, altération profonde du tiers inférieur de l'œsophage. (Heincken.)

Obs. 125. Homme de cinquante-six ans qui commence à éprouver, en
mars 1842, de la difficulté à avaler les solides, qui déterminent, lors de
chaque ingestion, une douleur aiguë, cuisante, sur la partie latérale
gauche du cou, un peu en arrière et en dehors, à 4 centimètres au-dessus
de la fourchette du sternum. Une sonde œsophagienne s'arrête au niveau
de l'orifice supérieur du diaphragme; l'obstacle ne peut être franchi.
Difficulté de la déglutition; les liquides sont rejetés presque immédiatement; les solides après quelque temps, s'ils sont ingérés seuls. Huit mois
après, difficulté croissante de la déglutition. Mort d'une pneumonie
droite, survenue au milieu du marasme le plus complet, le 26 décembre.

Dans l'œsophage, à 2 centimètres au-dessus du bord inférieur du cartilage cricoïde, tumeur saillante en dedans, oblitérant la cavité œsophagienne, au point de ne permettre le passage qu'à un stylet de 2 millimètres. Cette tumeur, d'un gris bleuâtre, ayant très-probablement son
point de départ dans le tissu fibro-celluleux des parois et étant très-positivement encéphaloïde, comme le prouve le microscope, forme un anneau circulaire de 4 centimètres de hauteur sur 25 millimètres d'épaisseur. La muqueuse est détruite avec une portion des tissus sous-jacents
dans la moitié supérieure de la tumeur, et dans la cavité ainsi formée
au niveau de la face postérieure de la trachée on trouve un noyau de
prune, lisse, poli, sans aucun produit déposé à sa surface. Il est dirigé
obliquement de haut en bas et d'avant en arrière dans l'œsophage, caché

aux deux tiers dans l'épaisseur de la dégénérescence, saillant par son tiers inférieur seulement au centre de la cavité œsophagienne. Il n'est point adhérent par ses faces aux parois de la tumeur, et cependant il était fixé et immobile dans sa position.

La tumeur n'est point saillante dans la trachée, qui est saine et sans communication avec l'œsophage. (Gaubric, *Bulletin de la Soc. anat.*, 1843, p. 16. Service d'Aug. Bérard.)

Obs. 126. Homme de trente-huit ans, ivrogne, souffrant de gêne après le repas depuis son enfance, à la suite d'un coup violent reçu sur la poitrine. Une sonde ne trouve aucun obstacle. Mort subite, deux heures après un repas copieux. A partir du point d'entrée de l'œsophage dans la poitrine jusqu'au passage de l'organe à travers le diaphragme, dilatation énorme de l'œsophage, offrant 6 pouces de circonférence. Parois très-épaissies, très-vasculaires. Muqueuse rude au toucher. Aucune cause d'obstruction. (Hannay, *Edinburg Med. and surg. Journal*, juillet 1833.)

(Rien n'est indiqué dans cette observation, très-peu claire, sur l'état de l'orifice cardiaque ; rien n'est dit non plus sur la nature de l'altération.)

Obs. 127. Cultro anatomico tradita cadavera variorum syphilide extinctorum exhibebant exulcerationes, tum in œsophago, tum in trachea. (Sévérinus, *in* Lieutaud, t. II, liv. IV, obs. 105.)

Obs. 128. A l'ouverture d'un individu qui, après la guérison d'un ulcère vénérien de l'œsophage, était torturé par une difficulté de la déglutition, on trouva une caroncule qui rendait la déglutition difficile et douloureuse. (Rien ne prouve la nature syphilitique de cette lésion.) (Rhodius, *in* Lieutaud, t. II, liv. IV, obs. 102.)

Obs. 129. Homme de trente ans. Dysphagie et engorgement des amygdales, hémorrhoïdes. Rétrécissement considérable de l'œsophage vers la cinquième vertèbre du cou, constaté par le cathétérisme et causant de la douleur et de la dysphagie. — Frictions mercurielles jusqu'à salivation. Guérison après un mois. (Ruysch, *Adv. anatom. med. chir.*, décad. I, art. 10, 24.)

Obs. 130. Haller (*Opusc. pathol.*, obs. 78) cite le succès de pilules mercurielles contre un rétrécissement œsophagien.

Obs. 131. Dysphagie survenue après la suppression d'une leucorrhée et d'une éruption papuleuse. A l'autopsie, espèce de tubercule à la partie supérieure de l'œsophage. (Paletta, *Exercit. patholog.*, 1820.)

Obs. 132. *Mémoire sur les rétrécissements syphilitiques de l'œsophage*, par J.-F. West, chirurgien du Queen's hospital à Birmingham. (Extr. du *Dublin quarterly Journal*, février 1860, in *Archiv. de méd.*, 1860, t. XV, p. 744.)

Rien de précis ni d'actuellement acceptable dans ce mémoire. Les documents *assez précaires* (comme le dit l'auteur lui-même) qui y sont contenus ne prouvent nullement la nature syphilitique des rétrécissements observés. Dans plusieurs exemples, la difficulté de la déglutition

qui est notée n'appartient pas positivement à l'œsophage, dont le rétrécissement n'est nullement constaté. L'observation première, qui paraît plus convaincante à M. Follin (*Traité de pathologie chirurgicale*,
t. I, p. 697), ne me paraît nullement avoir une valeur aussi démonstrative. On trouve bien avec une dilatation de la partie supérieure de
l'œsophage, dans l'étendue de 4 pouces, la membrane muqueuse fortement épaissie et présentant çà et là des taches qui paraissent dues à
des cicatrices récentes. Au-dessous, l'œsophage se rétrécissait subitement
et admettait à peine la sonde n° 4. Le rétrécissement, qui avait une
longueur de 2 pouces et demi environ, était produit par un épaississement de la muqueuse et par des dépôts fibrineux sous forme de bandes
et de brides qui ressemblaient beaucoup à ceux que l'on voit dans les
rétrécissements anciens de l'urètre. — L'auteur ajoute que jamais cette
femme n'avait avalé un liquide caustique, et se fonde beaucoup sur
l'absence de cette cause pour accepter la nature syphilitique de ces rétrécissements.

Mais quand on lit l'observation avec soin, on voit que, au mois de mai, la
malade faisait un usage quotidien de gargarismes à l'acide chlorhydrique,
que le 21 du même mois, on lui faisait deux fois par jour des applications
de solution de nitrate d'argent sur l'arrière-gorge (0,05 pour 30,0), que
le 28 mai, on remplace le nitrate d'argent par le sulfate de cuivre, et
que jusqu'à la mort de la malade (2 septembre), l'usage quotidien d'une
bougie œsophagienne est continué. Ces remarques ôtent, ce me semble,
bien de la valeur à l'argument de l'auteur, et par suite à son diagnostic.

Quant à Wilks, sur l'opinion de qui M. West s'appuie, il est bien loin
d'être aussi affirmatif que le dit ce dernier, même dans la note citée
(p. 719). Il dit en effet qu'il *n'a jamais* rencontré cette lésion, et que
la pièce du musée de Guy's est la cicatrice d'un ulcère *peut-être* de
nature syphilitique ; quant à la seconde, elle est la suite probable de
l'application d'un liquide irritant.

OBS. 133. Femme de cinquante et quelques années, d'une constitution
délicate, ayant éprouvé plusieurs maladies du cou, considérées comme des
affections rhumatismales. Le mal va en augmentant graduellement, la
déglutition des solides devient impossible ; les bouillons seuls passent
avec grand'peine et grande douleur. En janvier 1830, M. Chélius diagnostique un rétrécissement organique de l'œsophage. Obstacle au niveau du cartilage cricoïde, lequel ne laisse passage à une sonde urétrale
n° 6 qu'après plusieurs essais infructueux. On la laisse à demeure cinq
minutes ; irritation locale considérable, mais amélioration. Augmentation
graduelle du calibre des sondes. Emploi d'un dilatateur à boucle d'ivoire
de M. Chélius. Séton au cou. Précaution de se faire sonder de temps en
temps (en décembre 1834, la guérison ne s'était pas démentie). (Chélius,
Clinique chirurgicale de l'université de Heidelberg, 1830 à 1834.)

OBS. 134. Guichon, cinquante-six ans, homme de peine, entre le 26 février 1863 dans le service de M. Richet à la Pitié (salle Saint-Gabriel, lit numéro 23).

Au mois de novembre 1861, nous raconte ce malade, il aurait éprouvé un léger mal de gorge auquel il ne fit aucune attention ; il se rappelle cependant avoir ressenti en même temps une certaine sensation de gêne, de cuisson dans l'estomac, sans aucune difficulté dans la déglutition. Dans l'automne 1862, il rend le chocolat qu'il avait l'habitude de prendre chaque matin, le remplace par du café, qu'il régurgite également, comme la soupe elle-même. — Vers le mois de décembre 1862, surviennent des douleurs d'estomac pendant plusieurs jours, sans causes appréciables ; ces douleurs sont intenses, n'augmentent pas après l'ingestion des aliments, mais tout ce qu'il mange est vomi ; ces douleurs gastralgiques disparaissent après un traitement qu'il ne connaît pas, dans les premiers jours de février 1863. En même temps, expulsion d'une grande quantité de mucosités glaireuses.

L'automne dernier, il pouvait cependant encore avaler de la viande ; mais depuis ces six dernières semaines, il ne peut plus en avaler ; d'abord il lui fallait la hacher très-menue, puis il dut y renoncer, ne pouvant déglutir que des œufs, du bouilli, du potage au tapioca, et encore il faut qu'il avale très-lentement, sinon l'aliment est rejeté, tantôt de suite, tantôt un quart d'heure après son ingestion ; le biscuit sec passe mieux que le biscuit trempé ; la déglutition des légumes est impossible.

Du reste, rien à noter du côté des antécédents ; son père est mort à soixante-treize ans d'une attaque d'apoplexie, sa mère est décédée en le mettant au monde ; lui-même a toujours joui d'une excellente santé, et il déclare formellement n'avoir jamais eu de chancre, de blennorrhagie, ni avoir jamais avalé aucun liquide caustique ; hernie crurale à droite.

Cet homme paraît encore vigoureux, malgré la difficulté de son alimentation, mais il prétend avoir maigri et perdu de ses forces ; cependant il a pu continuer son travail pénible et porter des charges jusqu'à son entrée à l'hôpital. Fort bon appétit, qu'il ne peut satisfaire ; mais il digère très-bien tout ce qui peut passer ; garde-robes régulières.

A la visite, on lui fait prendre un potage au riz : il y met d'abord un peu de précipitation, quoique chaque cuillerée exige un certain effort de déglutition ; après cinq ou six cuillerées, tout ce qu'il avait pris est rejeté par un effort de vomissement.

Son médecin l'a sondé, il y a un mois, et lui même a acheté une sonde, mais il ne pouvait la faire pénétrer. M. Richet l'avait examiné avant son entrée à l'hôpital.

Le 7 mars, le cathétérisme œsophagien est pratiqué à l'aide de bougies à urètre coniques montées sur une tige de baleine de 15 centimètres de longueur terminée par un anneau. On constate un premier rétrécissement au niveau du larynx ; une fois cet obstacle franchi, on pénètre sans difficulté jusque vers le cardia, où semble exister le véritable rétrécissement, au-dessus duquel il semble exister nne ampoule dans laquelle se reploie la sonde.

A partir de ce moment et deux fois par jour le cathétérisme est pratiqué avec ces bougies coniques modifiées par l'introduction d'une petite tige centrale en baleine, qui leur donne plus de résistance tout en conservant leur flexibilité. — Chaque fois le malade éprouve une oppression considérable avec toux, larmoiement, injection de la face au moment ou la sonde est poussée pour franchir le rétrécissement supérieur; mais une fois la difficulté vaincue, les accidents diminuent, le malade rejette des mucosités visqueuses et peut dès lors supporter la présence de la sonde pendant quelques instants. Le plus souvent, l'obstacle supérieur n'est franchi qu'au moment d'un effort de vomissement. Jamais, depuis son séjour à l'hôpital, il n'a rejeté d'aliments.

Progressivement on peut introduire des sondes de plus en plus grosses, et le 19 mars une sonde du calibre du petit doigt passait, quoique serrée sensiblement au niveau de la coarctation supérieure. Mais on n'est sûr de franchir le rétrécissement cardiaque que si le cathéter reste bien fixé sans remonter par son élasticité mise en jeu par le reploiement, ce qui arrive le plus ordinairement.

L'amélioration est plus sensible de jour en jour ; l'ingestion des aliments n'est plus accompagnée des mêmes efforts ni suivie de régurgitations. Le cathétérisme est continué deux fois par jour jusqu'au 12 avril, toujours avec les mêmes incertitudes pour franchir le rétrécissement inférieur. '

A cette date, le malade demande à sortir de l'hôpital, promettant de se sonder lui-même matin et soir, car il a appris à pratiquer cette petite opération.

Il se présente, depuis sa sortie, deux fois à la consultation, comme il en avait été convenu, lorsqu'on apprend par le médecin qui lui donnait des soins à domicile que, vers le 20 avril, il est mort subitement quelques heures après avoir pratiqué son cathétérisme œsophagien. Aucun autre détail n'a pu être fourni pour expliquer cette terminaison fatale. L'autopsie n'a pas été faite. (Ed. Lallement, interne de M. Richet.)

Obs. 135. Homme qui, jeune encore, reçoit un coup sur le sternum et reste quelques minutes privé de sentiment et de mouvement. Depuis ce temps, difficulté plus ou moins grande de la déglutition, et pendant les vingt premières années de sa vie, attaques qui se prolongent pendant trois semaines et plus, pendant lesquelles il ne peut presque rien faire pénétrer dans l'estomac. Si, par ses efforts, les aliments n'étaient pas poussés dans l'estomac, il était obligé de les rejeter ; en sorte qu'il prit le parti de les laisser séjourner. Mort.

Rétrécissement de la partie inférieure de l'œsophage ; ce conduit, considérablement distendu, forme un sac ou une poche qui s'étend depuis 2 pouces au-dessous du pharynx jusqu'à l'orifice cardiaque. Cette poche pouvait contenir au moins dix pintes de liquide. Sa surface interne présentait à un faible degré l'apparence rugueuse de l'estomac, ce qui fit admettre la possibilité d'une digestion œsophagienne. (Purton, *Med. and physical Journ.*, t. XLVII, p. 540.)

Obs. 136. Femme de cinquante-neuf ans, éprouvant depuis son enfance une étroitesse de gosier. La dysphagie va en augmentant ; accès de dyspnée. Une métrorrhagie semble suivie de l'aggravation de ces deux symptômes. Nausées ; vomissements noirs ; douleur vive ; aphthes sur la fin de la maladie ; mort par inanition. — Estomac sain. Œsophage offrant, immédiatement derrière le premier anneau de la trachée, un rétrécissement annulaire régulier formé par la membrane interne qui offrait son aspect naturel. (Everard Home, in *Biblioth. medical*, t. VIII, p. 260.)

Obs. 137. Homme de quarante-huit ans, forte constitution, souffrant, depuis dix-huit mois, d'une gène en avalant. Elle s'améliorait de temps en temps, puis elle empira sans cause connue, à ce point que les bouchées médiocres ne pouvaient être avalées et ressortaient. Très-souvent, quelque temps après le repas, sensation pénible dans l'œsophage, flux considérable de salive, puis étranglement fatigant pendant lequel les aliments sont rendus mêlés à des mucosités très-tenaces. Le malade signale l'obstacle au niveau du cartilage cricoïde. Le malade ayant eu une syphilis cinq ans auparavant, son médecin rapporte la dysphagie à une affection syphilitique, et on emploie le calomel, le sublimé, aussi inutilement que les vésicatoires.

M. Chélius diagnostique un rétrécissement de l'œsophage. Cathétérisme infructueux avec une première sonde, plus heureux avec une sonde plus mince, qui est laissée en contact pendant dix minutes ; amélioration. Augmentation graduelle du volume des sondes. Les bouchées même assez grosses et assez consistantes peuvent être avalées. Emploi du dilatateur de Chélius, qui n'est autre qu'une boule d'ivoire creusée de façon à s'enfiler sur une sonde œsophagienne à laquelle on la fixe à environ 1 pouce et demi de son extrémité. Passé d'abord pendant quinze jours, puis quatre fois en deux mois, ce dilatateur amène une guérison qui se maintenait encore deux ans et demi après. (Chélius, *Clinique médicale de l'université de Heidelberg*, 1830 à 1834.)

Obs. 138. Jeune homme de dix-huit ans, avec rétrécissement graduel ayant commencé spontanément il y a deux ans : dilatation graduelle à l'aide d'une éponge. (Trousseau, in *Gazette des hôpitaux*, 1855, p. 373.)

Leçon sur le traitement des rétrécissements de l'œsophage par le cathétérisme graduel, à l'aide de l'éponge introduite en tournant à travers le rétrécissement.

Rapprochement du rétrécissement du canal de l'urètre avec le rétrécissement de l'œsophage. (Trousseau, hôpital Necker, in *Gazette des hôpitaux*, 1848, p. 26.)

Obs. 139. Homme de cinquante-six ans, réveillé en sursaut après un refroidissement durant une nuit d'été par une violente douleur fixée derrière le sternum ; elle continue avec fièvre : déglutition impossible. Saignées, sangsues : guérison au treizième jour de la maladie. (Noverre, *Bulletin de la faculté de Paris*, t. VI, 1819.)

Obs. 140. Homme de quarante ans, pris après avoir bu de l'eau très-froide, de difficulté d'avaler avec douleur à la hauteur de la deuxième pièce du sternum. Les aliments commencent par s'arrêter à ce niveau, puis ils sont rejetés. Le sixième jour, la dysphagie est complète, on n'observe aucun gonflement du cou. On pratique le cathétérisme ; après une tentative un peu forcée, le malade rend environ une cuillerée de pus. La guérison est complète. (Bourguet, *Gazette de santé*, 1823, p. 221.)

Obs. 141. Refroidissement. Bonne santé antérieure. Douleur en avalant, plus vive à gauche de la gorge, accompagnée de symptômes fébriles. La douleur devient bientôt très-vive lors de la déglutition, au point d'arracher des cris au malade ; il lui semble que le conduit qui va du gosier à l'estomac soit enflammé et que les liquides et les solides se frayent péniblement une voie. La déglutition semble ne pas devoir s'accomplir. Guérison peu de jours après, un peu de diète et quelques diaphorétiques antimoniaux. (Graves, *Cliniq.*, t. II, p. 209.)

Obs. 142. Homme robuste, pris, trois jours après un violent accès de colère avec effort musculaire, de douleur au côté gauche du larynx, fièvre, agitation convulsive, difficulté de déglutition, puis dysphagie absolue. Le sixième jour, l'introduction d'une sonde est impossible ; elle s'arrête à la partie inférieure du pharynx. Le dix-septième jour, le malade rend tout à coup, par la bouche et sans efforts, quatre cuillerées d'un pus épais, sanguinolent et fétide. L'expuition purulente dure quinze jours, la déglutition se rétablit peu à peu ; guérison complète après un mois. (Barras, *Archiv. de médecine*, t. X, p. 134.)

Ce fait, communiqué à l'académie de médecine, a été considéré comme la conséquence de la rupture de quelques fibres musculaires de l'œsophage survenue dans les efforts. Mondière y voit le fait d'une inflammation de l'œsophage. Le doute est permis sur l'une ou l'autre de ces deux opinions.

Obs. 143. Femme de vingt-cinq ans, faible, non réglée depuis sept mois, après une forte dose de calomel est prise de salivation ; dysphagie ; sensation d'une tumeur sur le trajet de l'œsophage ; régurgitations des ·solides ; difficulté plus grande de temps en temps, Pas de fièvre. Entrée le 9 juin, elle meurt avec diarrhée, vomissements, douleur à l'épigastre, augmentée par la pression, et soif, le 29 juin.

Abcès des poumons. Fluide purulent des bronches ; œsophage rempli de pus. La partie antérieure de ce canal près de la courbure de l'aorte est complétement désorganisée et, sur une largeur d'environ 2 pouces, peut être réduite en bouillie par la pression. L'œsophage est perforé sur plusieurs points dans cette étendue, et le tissu cellulaire voisin offre une légère infiltration purulente aux environs. (Zabriskie, *the American Journ. of the medical sciences*, février, 1834.)

Obs. 144. Homme de soixante-huit ans éprouvant depuis trois mois de la difficulté à avaler, régurgitant les solides. Sentiment de serrement à la hauteur du tiers supérieur du sternum, surtout après les premiers aliments. Diète lactée ; amélioration. Deux mois après, fièvre, marasme, crachats puriformes ; depuis quelques jours la dysphagie a disparu. Mort.

Poumons avec plusieurs cavités assez larges, remplies d'une matière grumeleuse et ichoreuse d'une odeur infecte et très-pénétrante. Au-dessous de la bifurcation de la trachée dans la partie postérieure de la poitrine, tumeur de la grosseur du poing, d'un tissu fibro-celluleux, imprégnée de pus et qui, comprimant en arrière l'œsophage, s'étendait supérieurement jusqu'à la courbure de l'aorte à laquelle elle adhérait. L'œsophage est parfaitement sain depuis le pharynx jusqu'à deux travers de doigts au-dessous de la bifurcation de la trachée. A cette hauteur, ses parois sont détruites à tel point, qu'il n'y a plus de continuité, entre la partie supérieure et l'inférieure, qu'en avant, par un lambeau de la largeur de quelques lignes. (G. Francisco Girelli, Brescia, 1833. *Memorie mediche*. Extr. *in Archiv. de méd.*, 1834, t. IV, p. 323.)

Obs. 145. Homme de soixante-trois ans , dysphagie ; fistule œsophagienne s'ouvrant en avant dans une cavité enkystée, reste probable d'un abcès développé entre les deux branches de la bifurcation des bronches et communiquant avec l'une et l'autre des deux branches. (Proost, *Bulletin de la Société anatomique*, 1854, p. 238.)

Obs. 146. Homme de trente-six ans ayant un rétrécissement de l'œsophage consécutif à l'ouverture d'un abcès à l'extérieur, lequel semble avoir eu pour point de départ une ulcération de l'œsophage. Fistule aérienne sans communication trachéale. Dilatation graduelle. Nélaton, Leçon in *Gazette des hôpitaux*, 1853, p. 11.)

Fait analogue. Fistule de l'œsophage consécutive à un abcès, sans rétrécissement de ce canal. (Ausiaux, *Gazette des hôpitaux*, 1848, p. 413.)

Deux autres faits analogues sont cités dans le même passage du journal, et dans l'un d'eux la guérison eut lieu par des injections d'huile de foie de morue.

Obs. 146 *bis*. Religieuse qui, de l'âge de trente ans jusqu'à sa mort (à cinquante ans), est affectée un très grand nombre de fois d'inflammation de la gorge, avec difficulté plus ou moins grande d'avaler ; elle succomba à une dégénération carcinomateuse de l'œsophage. (Richard de Hautesierck, *Recueil d'obs. des hôpitaux militaires*, 1766. t. I, p. 400. Obs. de Lecat.)

Obs. 147. Soldat au 1er régiment de ligne qui avale, en mangeant la soupe, le 4 janvier 1832, un os qui reste dans l'œsophage. Vomitif ; sangsues ; efforts infructueux pour l'extraction. Le 15 janvier, odeur de suppuration gangréneuse ; œsophagotomie. Enorme abcès péri-œsophagien ; extraction du corps étranger avec une peine extrême. Malgré tout cela, guérison le 20 février. La déglutition ne reste pas gênée, le malade était infirmier, et encore observé. (Cependant il n'est pas dit si ultérieurement la rétraction de la cicatrice inévitable n'a pas amené de dysphagie.)

Sapeur-pompier, âgé de vingt-huit ans, qui avale, le 13 février 1831, un os en mangeant sa soupe ; émétique ; tentatives d'extraction de toute sorte inutiles, du 14 au 19. Le 20, œsophagotomie ; extraction de l'os avalé, et qui était long de 16 lignes, large de 11 lignes. Suites très-favorables. Le troisième jour, les liquides ne s'échappent plus par la plaie. Le 20 mars, petit abcès à droite, en dehors du muscle sterno-mastoïdien, au-dessus de la clavicule, ouvert le 26 mars. Guérison complète le 9 avril.

Dans l'un et dans l'autre cas, la cicatrice superficielle s'est promptement détachée de la partie profonde redevenue libre dans ses mouvements. (Bégin, *Journal hebd.*, avril 1833. On trouve dans ce mémoire la description du procédé opératoire suivi par l'auteur.)

OBS. 148. Jeune homme de vingt-deux ans ayant avalé une monnaie de cuivre en novembre 1861. Impossibilité d'atteindre le corps étranger avec des pinces. Point d'accidents. Mais la crainte d'ulcération de l'œso-phage fait pratiquer, en février suivant, l'œsophagotomie entre les muscles sterno-mastoïdien et sterno-thyroïdien. Le corps étranger est retiré. La sonde est retirée après une semaine, et dix jours après le malade sort guéri. (Syme, *British med. Journ.*, 1862, n° 64.)

OBS. 149. Sou arrêté dans l'œsophage chez un enfant de cinq ans. Perforation ; abcès rétropharyngien ; communication avec la plèvre droite. Mort. (Créqui, *Société chirurg.*, 9 août 1854.)

Fait analogue communiqué par M. Demarquay. Œsophagotomie. Même séance. Discussion.

Corps étrangers dans l'œsophage.

(Thomas Bartholin, cent. II, *Hist.*, 27.) Femme qui avale le noyau d'une aveline, et le rend deux mois après.

(Fabrice de Hilden, cent. I, obs. 33.) Arête de poisson sortant par un abcès du cou.

(*Traité des opérations* de Verdier, ch. **XXV**.) Aiguille avalée, qui sort à travers la peau.

Hevin (*Mém. de l'acad. de chir.*, t. 1) a réuni un grand nombre de faits analogues.

(Gaultier de Claubry, *Journal général de médecine*, article de Sédillot, t. XXXIV, p. 13.) Os conservé pendant quatorze ans, rendu par vomisse-ment et suivi de guérison.

(Jacquemin, *ibid*, p. 20.) Os avalé en mangeant la soupe, reste deux ans, et est rendu. Guérison. Il ajoute la citation et l'analyse des faits suivants :

(Cas de Mesnier.) Os rendu après dix mois.

(Vanderviel, 1862.) Os rendu après quatre mois.

Os avalé dans un potage, arrêté dans l'œsophage, y séjournant deux jours, étant poussé dans l'estomac et cheminant dans le tube digestif sans causer d'accidents ; rendu par l'anus, le cinquième jour. (H. Larrey, *Société de chirurgie*, séance du 9 janvier 1850.)

Enfant de dix mois ayant avalé un bout d'étui de baïonnette, corps très-volumineux. Extraction heureuse. (D. Medard, in *Gazette des hôpitaux*, 1852, p. 90.)

Conscrit bas-breton qui, mangeant gloutonnement, avala un os. Tentatives inutiles d'extraction. Cet os amène une perforation de l'œsophage et un épanchement de matières alimentaires dans une cavité de la plèvre (droite ou gauche?) (Cruveilhier, *Bulletin de la Société anat.*, 1845, p. 43.)

Epileptique, mort soixante heures après avoir avalé du plâtre. L'œsophage et l'estomac sont perforés ; il y a épanchement de matières dans le médiastin postérieur. La plèvre gauche est déchirée et enflammée. Nuls symptômes n'avaient fait soupçonner ces lésions. Tumeur encéphaloïde du cerveau. (Fabre, *Bull. de la Soc. anat.*, 1830, p. 48.)

Epi de blé. Péripneumonie ; abcès de la paroi thoracique ; issue de l'épi le troisième jour. Chez un jeune homme de seize ans. Exemple semblable dans Ambroise Paré, (liv. XXIV, cap. XXIV.)

Epi de blé avalé par un enfant de six mois; issue par un abcès du dos, au niveau de la cinquième côte. (Hevin, *Mém. de l'acad. de chir.*, t. I, p. 412 et 413.)

Epi de froment avalé; issue par le côté droit de la poitrine, vers la partie supérieure. (Ledelius, cité par Hevin.)

Les cas de ce genre sont assez multipliés.

Bally fait semblable communiqué à l'Académie, séance du 24 octobre 1824.

(Desgranges, épis de blé avalés, n° 1359, t. XXXVIII, *Journal de médecine*.)

Homme de soixante-deux ans, atteint, depuis trois semaines, de paralysie du facial, avale un râtelier factice, qui est retiré à l'aide de l'instrument de Graefe et d'une pince courbe. (Chassaignac, *Société chirurg.*, 11 avril 1855.)

Le malade fut moins heureux dans un autre cas, car des fausses dents également avalées amenèrent une perforation de l'œsophage, la communication de ce conduit avec le péricarde, et la mort en peu de jours. (Buist, *Charlestown med. Journ. and Rev.*, janvier 1858.)

(J. Cloquet, *Académie de médecine*, 7 février 1855.) Instrument pour opérer à la fois le cathétérisme de l'œsophage et l'extraction des corps étrangers de ce conduit.

Enfant de vingt-sept mois ayant avalé un os. Impossibilité de l'extraire. Œsophagotomie par le procédé de Boyer, sans section du muscle omoplato-hyoïdien. Mort de phénomènes pulmonaires avec hépatisation du poumon cinquante-six heures après l'opération, qui, par le refus des parents, avait été reculée de plus de deux jours. La pneumonie était probablement déjà développée au moment de l'opération. (Arnolt, de Midlesex, *Med.-chir. Transactions*, t. XVIII, 1ʳᵉ partie, 1833.)

(Fab. de Hilden, cent. I, obs. 33.) Arête de poisson qui séjourne deux ans, et sort par un abcès du cou.

(Scheick, obs. 53, nº 14.) Inflammation par une arête implantée dans l'œsophage.

Le lecteur qui sera désireux de compléter la collection des observations sur les corps introduits dans l'œsophage, trouvera de nombreuses indications dans Ploucquet, articles *Deglutitio difficilis* et *OEsophagus.*

Obs. 150. Thierry cite l'observation d'un enfant en bas âge ayant avalé une dragée. Mort. Ramollissement gélitiniforme ayant amené une destruction fort étendue de l'œsophage. Fait rapporté sans plus de détails. Breschet et Thierry croient tous deux que le ramollissement était antérieur à l'introduction de la dragée. (*Bulletin de la Société anat.*, 1828, p. 209.)

Docteur Wilkinson King (*Guy's hospital Reports* in *Gaz. Med.*, 1842, p. 346) cite trois cas de ramollissement de l'œsophage survenus *post mortem*, analogues aux ramollissements que Casswell a signalés pour l'estomac.

Obs. 151. Homme de quarante-deux ans ayant un polype de l'œsophage né aux environs du larynx et pendant dans l'œsophage jusqu'au niveau du cardia. Excision de ce corps, ramené dans la bouche par le vomissement. La tumeur extirpée pèse 40 grammes. Tumeur fibreuse, vasculaire et garnie de papilles. Guérison. (Middeldorpff, Extr. in *Archives de médecine*, Paris, 1858, t. XII, p. 481.)

Plusieurs autres exemples intéressants de polypes sont de Schneider, de Graef et de Monro. Schneider rapporte qu'on trouva trois excroissances polypeuses à l'autopsie d'une femme de cinquante-quatre ans, morte de dysphagie. Ces tumeurs, longues de 1 pouce à 1 pouce et demi, adhéraient à la membrane muqueuse, deux par un pédicule mince et une par une base large. (*Ancien Journal*, t. LXVII, p. 363.)

Chez le malade de Graef, la dysphagie, qui existait déjà depuis plusieurs années, revint plus souvent vers l'âge de cinquante ans et augmenta à un point que les aliments étaient rejetés après un court séjour dans ce conduit. Quand le rejet n'avait pas lieu, la suffocation était imminente. On trouva à l'autopsie une tumeur blanchâtre, dure, de la largeur et de la grosseur du pouce ; elle était située près du cardia et bouchait presque entièrement l'œsophage. (*Diss. illustrans historium de callosa excrescentia œsophagum obstruente.* Altorfii, 1763, in-4º.)

Monro (*Morbid anatomy of the gullet*, etc., p. 426) pratique la ligature de l'extrémité supérieure d'un polype : la ligature placée, une grande partie de la tumeur fut séparée et rejetée avec les selles ; le malade mourut deux ans après. L'œsophage était fortement distendu par un polype qui s'élevait de sa partie antérieure 3 pouces environ au-dessous de la glotte.

Obs. 152. (Extrait du *Journal de médecine*; Gadelius, et *Chirurgie* de Hufeland et Himly, cahier de juillet 1811.) Rétrécissement au niveau de la glande thyroïde et, en outre, compression du pharynx par un bronchocèle squirrheux, cancéreux et en partie osseux.

Obs. 153. Tubercules des ganglions bronchiques ; perforation de l'œsophage. Un exemple chez un enfant de trois ans. (Leblond, Thèse, Paris, 1824, nº 53.)

Fait du même ordre, recueilli par E. Boudet (*in* mémoire de Vigla, *Archives de médecine*, 1846, t. XII, p. 155).

Tubercules (lisez ganglion) en suppuration au voisinage du cardia ayant amené le rétrécissement de l'œsophage. (Brieu, *Journal de médecine*, t. XI, p. 413.) Exemple analogue *in* Schwrig *Chilologia*, p. 249.

Obs. 154. Monro cite un homme qui était traité depuis six mois pour un rétrécissement de l'œsophage par le cathétérisme. A sa mort, on constate un cancer de l'estomac avec adhérences au foie ; l'œsophage n'avait pas la plus légère trace d'altération morbide. (Voir Howship, *Pract. remark upon digestion*, etc., London, 1825, p. 171.)

(John Shaw., *Lond. Med. and surg. Journ.*, t. XLVIII, p. 185.) Maladie du larynx simulant à tel point un rétrécissement œsophagien, que l'erreur ne fut reconnue qu'à l'autopsie.

Obs. 155. En 1789, une femme éprouvait depuis quelque temps de la difficulté de la déglutition ; peu à peu elle arriva à ne pouvoir avaler que des liquides ; trois ou quatre mois après, on pratiqua le cathétérisme de l'œsophage ; la sonde fut arrêtée au commencement de ce canal ; toutefois l'obstacle fut surmonté. On cautérisa, avec une solution caustique imprégnant un morceau de linge, la partie rétrécie, et de la soupe put être avalée ; la malade succomba quelque temps après, ayant eu de l'ictère, de la fièvre et des vomissements de sang. A l'autopsie, on trouva au bas du pharynx un ulcère sordide ; au commencement de l'œsophage, un rétrécissement qui ne laissait passer qu'une plume d'oie ; abcès dans le corps thyroïde et le foie. (Paletta, *Exerc. pathol.*, p. 224.)

Obs. 156. Femme de cinquante ans ; depuis six mois, difficulté pour avaler les solides et les liquides. Deux cautérisations de l'œsophage, cathétérisme pendant trois jours. La déglutition devint facile. Quelques mois après, la difficulté de la déglutition s'étant reproduite, le docteur

Andrew refait le même traitement; guérison complète et durable. (Andrew, *Med. and phys. Journ.*, t. XVIII, p. 381.)

OBS. 157. Femme de trente-deux ans; à la suite d'une légère douleur
à l'œsophage et d'un mal de gorge de longue durée, grande difficulté
d'avaler même les liquides. Plusieurs tentatives de cathétérisme sans résultat. Trois cautérisations du point rétréci; déglutition plus facile, cependant sans guérison complète. (*The Lancet*, t. XI, p. 58, 1827.)

OBS. 158. Homme de quarante-trois ans, très-nerveux, pris d'une
difficulté d'avaler qui augmenta graduellement, en même temps qu'il
avait une fièvre, de la dyspnée, des vomissements continus. Le cathétérisme, continué pendant six semaines, aggrave l'état du malade. Le rétrécissement, situé à la hauteur de la partie moyenne du corps thyroïde,
fut cautérisé quatre fois; amélioration très-réelle, quoique la bougie n'eût
pas franchi le point rétréci. On suspendit les cautérisations pendant quelques mois, à cause de la santé générale du malade, puis quatre cautérisations; l'obstacle fut franchi, et la guérison complète. (Everard Home,
Biblioth. méd., t. VIII, p. 264.)

OBS. 159. Sara Wood, vingt-sept ans; six ans après avoir avalé un
noyau de prune qui s'arrêta dans le gosier et fut ensuite rejeté, dysphagie
graduelle pendant trois ans, arrivée à ce point que les liquides seuls
sont avalés. Deux cautérisations du point rétréci, dilaté ensuite progressivement; après trente jours, la malade avalait parfaitement. (Everard
Home, *Pract. obs. on the treat. of strict. in the ureth. and in the œsophagus*, 1821, t. II, p. 407.)

OBS. 160. Homme de cinquante-quatre ans, très-nerveux; dysphagie
qui augmenta graduellement; il ne pouvait plus avaler d'aliments solides; une petite bougie ne pouvait franchir le point rétréci siégeant au
niveau du cartilage cricoïde. Après six ou sept cautérisations, déglutition beaucoup plus facile, le malade put avaler des aliments solides.
(Everard Home, *loc. cit.*, p. 409.)

OBS. 161. Femme de vingt-quatre ans, affectée, depuis quelques années, d'un rétrécissement de l'œsophage. Elle ne pouvait plus avaler que
des liquides; cinq cautérisations, à la suite desquelles la dysphagie disparut complétement. La guérison s'était maintenue trois ans après.
(Everard Home, *ibid*, p. 410.)

Le même auteur a cité également trois observations dans lesquelles
l'insuccès de la cautérisation a été positif.

PNEUMONIE

I

Je vous ai dit, dans notre première conférence, que la clinique, entre autres avantages, avait celui de vous permettre de bien constater la valeur des deux propositions suivantes :

D'abord, que pour reconnaître une maladie il n'est pas nécessaire que l'ensemble symptomatologique observé soit complet, c'est-à-dire qu'il est possible d'établir l'existence d'une maladie, de la délimiter, de la dénommer même, alors que l'individu qui en est atteint ne présente pas la totalité des symptômes qui ont été réunis les uns aux autres pour caractériser dans la science l'ensemble, le type pathologique duquel on doit rapprocher l'exemple que l'on cherche à catégoriser. Vous apprenez ainsi par la clinique que, dans les maladies, les signes divers n'ont pas tous une égale valeur et que les uns sont nécessaires, les autres accessoires ou complémentaires.

La seconde proposition dont la clinique vous démontre l'exactitude, c'est qu'une même maladie peut se présenter avec des nuances souvent très-variées lorsqu'elle attaque divers individus. Ces nuances d'expression que peut offrir un même état pathologique sont très-importantes à bien connaître. La clinique vous conduit à cette expérience indispensable.

De toutes les maladies, il n'en est peut-être pas une qui, plus que la pneumonie, puisse vous permettre de vérifier la vérité de ces deux assertions. C'est à cause de cela, Messieurs, et parce que le hasard des temps a réuni dans nos salles un grand nombre de pneumonies, que je vais consacrer quelques conférences à l'étude de cette affection.

Avant de vous parler de nos malades et de vous faire remarquer les apparences différentes que présente sur chacun d'eux cette même maladie, il ne sera pas inutile, je crois, pour vous faire mieux comprendre les nuances diverses, de vous retracer en quelques mots le type nosologique de la pneumonie et de préciser le mécanisme de sa production, comme les diverses manifestations symptomatiques qu'elle comporte.

L'ensemble séméiologique qui la constitue est exprimé par des signes de deux ordres : des signes physiques, ou locaux, et des signes généraux.

Les signes physiques, quels qu'ils soient, ne doivent pas avoir pour vous une valeur nosologique, si l'on peut s'exprimer ainsi. C'est-à-dire que vous ne devez pas dénommer et reconnaître la maladie uniquement par le fait de leur constatation. Ils ne doivent être pour vous que la traduction de l'état physique du poumon, l'indication des changements physiques survenus dans cet organe par le fait du travail inflammatoire ou des conséquences que ce travail entraîne après soi, et vous ne devez conclure que lorsque vous avez joint aux renseignements de cette sorte ceux que vous donnent, de leur côté, les signes fonctionnels et les signes plus généraux.

Toute inflammation, comme vous le savez, parcourt un certain nombre de périodes, présente, comme on l'a dit, un certain nombre de degrés. Tels sont l'hyperémie, puis l'épanchement de lymphe plastique mélangée de matière colorante, du sang et même de quelques-uns de ses globules; puis les modifications que subit ultérieurement cette lymphe plastique après son épanchement, savoir ses transformations régressives; ou bien encore sa conversion en globules pyoïdes. Ces divers degrés peuvent tous être observés dans le parenchyme pulmonaire.

Pour cet organe, comme pour plusieurs autres, plus même que pour beaucoup d'autres, l'économie ne reste pas ordinairement impassible devant ces désordres locaux; elle éprouve des perturbations plus ou moins profondes; ces symptômes généraux, qui ne sont que la manifestation du trouble de tout l'organisme, peuvent même se manifester dès le début de la maladie.

Voyons d'abord ce que sont les modifications matérielles, anatomiques, déterminées dans l'organe pulmonaire par le processus inflammatoire (pour me servir d'une expression qui est fort en usage aujourd'hui).

On est convenu de distinguer trois degrés dans ces altérations anatomiques.

Dans le premier degré, la partie malade est congestionnée ; elle est rouge, avec des marbrures plus foncées ; elle renferme une quantité de sang plus grande qu'à l'état normal ; sa densité est déjà exagérée, et cependant elle contient encore de l'air, elle crépite encore sous le doigt qui la presse, et se laisse distendre par l'insufflation. Cette congestion n'a pas grande valeur en soi. Par elle-même et lorsqu'elle existe seule, elle ne vous permet pas de prononcer sur sa nature véritable. Est-elle une congestion simple ? Est-elle un premier degré de l'inflammation ? C'est à des altérations anatomiques plus avancées, ou bien seulement aux symptômes observés pendant la vie, qu'il faut demander la solution de ces questions. La coupe du tissu ainsi *engoué* est plane, complétement lisse ; elle laisse voir bien distincts les éléments constitutifs du poumon, les vaisseaux, les bronches, les trabécules pulmonaires et le tissu connectif. L'examen microscopique fournit des résultats en rapport avec l'apparence extérieure : la partie altérée est envahie par un afflux de liquide sanguin, les capillaires sont déjà le siége de stases sanguines ; quelques-uns même sont rompus ; ainsi s'explique pour une part la coloration rouge du tissu engoué ; enfin il s'est fait dans le tissu connectif intervésiculaire et dans la cavité des vésicules elles-mêmes une transsudation d'une certaine quantité de la partie séreuse du sang.

Dans le second degré, la coloration rouge du tissu est plus intense ; il ne revient pas sur lui-même lorsque l'ouverture de la cavité thoracique permet l'action directe de la pression atmosphérique. Le tissu est dense, l'air en a été chassé par l'épanchement plastique dont il est le siége ; il ne crépite plus sous le doigt. En même temps on constate que, bien qu'il soit plus dense, sa cohésion est notablement diminuée ; il se laisse facilement déchirer par la pression, en un mot il est plus friable. Cet état a reçu le nom d'*hépatisation rouge*. Si on l'incise, la surface est d'un rouge-acajou très-remarquable ; elle est marbrée, inégale, granuleuse, et présente en nombre des petites saillies, qui ne sont autre chose que des groupes de cellules pulmonaires distendues par la lymphe plastique qui les remplit. En outre, le poumon ainsi hépatisé ne présente plus, à la coupe, l'aspect que nous avions tout à l'heure dans le premier degré ; les éléments anatomiques qui le constituent sont confondus et impossibles à reconnaître les uns des autres. Toutes ces modifications sont dues à la présence de l'exsudat plastique qui s'est fait au sein du parenchyme pulmonaire et qui pénètre, englue en quelque sorte et comprime les différentes parties qui constituent l'organe. Aussi, comme les dernières ramifications bronchiques et les cellules pulmonaires ne sont plus seulement revenues sur elles-mêmes, mais qu'elles sont complétement remplies non par un corps liquide, tel que le sang d'une congestion, mais bien par un composé plus épais, plus visqueux, demi-solide, la lymphe ou exsudat plastique; comme, en outre, ce corps n'est plus contenu dans des vaisseaux, mais occupe le tissu connectif interlobulaire, l'insufflation, qui ne peut plus le faire refluer dans les vaisseaux, comme elle le fait pour le sang dans la congestion, reste sans effet et ne peut rendre au poumon hépatisé son apparence spongieuse et sa crépitation normale. Le microscope permet d'étudier plus complétement ces altérations de l'organe et de constater dans l'épaisseur des tissus qui le composent un grand nombre de petits corps granuleux, au milieu de filaments de fibrine, du sérum coloré en rouge par des cristaux d'hématoïdine et enfin des globules sanguins plus ou moins altérés. Les granulations pulmonaires que je viens de vous signaler à l'œil nu apparaissent plus nettes; ce sont, suivant leur volume, des vésicules ou des groupes de vésicules pulmonaires remplies et distendues par une substance hyaloïde, demi-transparente, véritable épanchement plastique. A l'extérieur des vésicules, on constate que le tissu connectif intervésiculaire est lui-même le siége d'un exsudat plastique analogue, et, quand on emploie un grossissement convenable, on peut voir des vaisseaux sanguins ramifiés et étendus sur la paroi des groupes de vésicules. M. Lobstein a décrit aussi à l'intérieur des petites bronches un prolongement fibrineux attenant au bouchon plastique qui occupe les trabécules ou, pour mieux dire, la bronche intra-lobulaire. Ce prolongement est loin d'être constant, car il a toujours échappé à mes recherches; il me paraît souvent remplacé par du muco-pus de consistance et de quantité variables.

Cette lymphe plastique, une fois infiltrée dans le parenchyme pulmonaire, peut subir une évolution variable, elle peut se *résorber*. Alors des vaisseaux de nouvelle formation se développent dans son épaisseur; ils exhalent une sérosité plus ou moins abondante qui va aider à la résorption du produit épanché. Ou bien, au contraire, par suite d'une évolution ultérieure, le mouvement pathologique continuant de s'exercer en quelque sorte sur la production inflammatoire elle-même, on voit naître au sein de l'exsudat des globules pyoïdes véritables. Ce changement constitue ce que l'on a appelé l'*hépatisation grise* ou le troisième degré de la pneumonie.

L'organe prend en effet une coloration d'un gris jaunâtre, conservant encore quelques marbrures rouges. Quelques points noirs, dus à la présence de la matière noire des poumons, donnent souvent à la partie malade l'aspect d'un porphyre grisâtre. La densité est toujours augmentée à cette période ; mais le liquide qui, à la pression, s'échappe d'une coupe faite dans le tissu ainsi altéré n'est plus sanguinolent, c'est une sanie puriforme. La friabilité est encore plus complète que dans le deuxième degré. Le poumon cède et se déchire facilement sous le doigt qui le presse, et, dans l'espèce de trou que forme cette déchirure, se réunit rapidement une sanie purulente. Aussi, lorsque le poumon hépatisé à ce degré a subi, pour être extrait de la poitrine, de violentes tractions, les doigts, en déchirant le tissu, produisent de ces cavités purulentes et pourraient faire prendre le change et en imposer pour l'existence d'un abcès pulmonaire, tandis qu'on n'a affaire qu'à une collection formée par la déchirure du tissu infiltré de pus.

L'examen plus profond, même à un faible grossissement, permet de constater, dans cette hépatisation grise, que l'épanchement plastique qui occupe l'intérieur des vésicules a subi, en grande partie, la transformation pyoïde et constitue une sorte de bourbillon. De même l'exsudat dont le tissu connectif intervésiculaire était le siége, offre une modification analogue ; il est ramolli et permet d'énucléer plus facilement les vésicules qu'il entoure.

Dans l'hépatisation grise, l'insufflation ne produit non plus aucune modification de l'aspect du poumon ; les divers éléments qui constituent cet organe sont confondus au milieu de l'exsudat plus ou moins modifié qui les agglutine les uns aux autres. J'insiste beaucoup, Messieurs, sur la valeur de l'insufflation comme moyen d'investigation dans les inflammations pulmonaires ; elle permet de séparer la pneumonie véritable des états pathologiques qu'on a confondus et qu'on confond encore avec elle. Arrêtons-nous un moment sur ce point.

Je vous ai dit, Messieurs, que, dans l'inflammation véritable du tissu pulmonaire, les altérations siégeaient en dedans et en dehors des vésicules. La connaissance de ce siége de l'inflammation a une grande importance, au point de vue de la nosologie et permet, comme vous allez voir, d'interpréter sainement certains faits qui, sans cela, seraient et resteraient confus. Ainsi on a décrit et on décrit encore, chez les vieillards et les enfants, sous le nom de *pneumonie lobulaire*, *peripneumonia notha*, une maladie qui n'est pas une hépatisation véritable et qui, partant, ne doit pas recevoir le nom de pneumonie. L'anatomie normale comme l'anatomie pathologique se réunissent pour démontrer qu'il ne peut exister une pneumonie véritable qui soit circonscrite aux limites mêmes des lobules pulmonaires. Autour de ces lobules il existe une couche de tissu connectif qui les réunit. Cette disposition du tissu connectif ne permet pas la circonscription lobulaire de la phlegmasie lorsque ce tissu est lui-même le siége de l'inflammation. Ses mailles communiquent toutes entre elles, comment alors comprendre que l'inflammation et l'exsudat plastique dont elle est la cause puissent se localiser autour d'un lobule et ne pas dépasser ses limites? Pourquoi la phlegmasie, qui, lorsqu'elle envahit le tissu cellulaire des membres, par exemple, s'étend sans limites circonscrites le long des couches de ce tissu connectif, irait-elle se circonscrire dans le poumon et ne pas s'étendre plus loin que les limites d'un ou de plusieurs lobules? Non, l'inflammation qui envahit le tissu connectif pulmonaire n'accepte pas des limites si tranchées et si péremptoirement circonscrites. Elle s'étend le long du poumon, envahissant le tiers, la moitié ou la totalité d'un lobe.

La phlegmasie que l'on trouve disposée par lobule, n'a point son siége dans le tissu cellulaire, élément anatomique qui est diffus dans l'épaisseur du poumon. Pour conserver cette forme circonscrite au lobule, il faut qu'elle procède de l'élément anatomique, qui est distribué par lobules. Cet élément, ce sont les bronches. Elle n'occupe donc que les divisions bronchiques; c'est de la bronchite capillaire et non pas de la pneumonie. Cette inflammation des petites bronches gêne la circulation des capillaires, qui se distribuent dans les parois des vésicules pulmonaires; elle produit la stase sanguine autour de ces vésicules. Il y a là deux éléments, l'élément bronchite et l'élément congestion; mais le tissu cellulaire n'est le siége d'aucun exsudat plastique, non plus que les vésicules. En voulez-vous la preuve? Insufflez ces îlots ainsi densifiés et d'un rouge brun, qui paraîtraient, au premier abord, être le siége d'une inflammation, vous verrez les trabécules pulmonaires se distendre et se gonfler; ils expulsent alors

le sang contenu dans les capillaires qui rampent sur leurs parois,
et le lobule, perdant sa coloration rouge et son aspect densifié, reprend son apparence normale et sa texture aérée et spongieuse.

Il n'y avait donc là, l'insufflation le démontre, aucun exsudat
plastique dans l'épaisseur du poumon, partant il n'y a pas là de
pneumonie.

Il est encore une autre altération qui a été considérée longtemps
comme une pneumonie lobulaire. Quelques auteurs persistent
même à dénommer ainsi l'altération que nous allons examiner.

Au milieu d'un poumon sain, chez un enfant, deux ou trois lobules sont ratatinés, privés d'air, comme densifiés, d'une coloration grise. Cet état, qui a été comparé à l'apparence qu'offre le
poumon d'un fœtus qui n'a pas encore respiré, a été désigné sous
le nom d'*état fœtal* par Legendre et M. Bailly. La comparaison est
exacte. On pourrait encore avoir une idée de l'apparence du poumon en se retraçant ce qu'est cet organe quand il est comprimé
par un épanchement pleurétique le long de la paroi thoracique.
Voir là une conséquence de l'inflammation du parenchyme est assurément une erreur. En effet, beaucoup des caractères de l'hépatisation pulmonaire font défaut ; la friabilité, par exemple, manque
tout à fait, et enfin l'insufflation rend au poumon son état naturel.
Le volume des points affectés est moindre que celui du poumon
imprégné d'exsudat. D'où vient cette altération ? Le mécanisme de
sa production paraît assez bien connu à présent. Par suite de l'inflammation d'un rameau bronchique et de la production à son intérieur d'une forte quantité de mucus, les cellules pulmonaires
qui correspondent à ce rameau obstrué, ne communiquant plus
avec l'air extérieur, expulsent peu à peu l'air qu'elles contenaient ;
elles se rétractent, s'affaissent, et reviennent sur elles-mêmes par
le fait même de l'élasticité de leur tissu. Il n'y a pas là de pneumonie, d'inflammation véritable du parenchyme, mais une simple rétraction du lobule, qui ne respire plus, une sorte de collapsus du tissu, comme on l'a dit.

Il est encore une altération de l'organe pulmonaire qui simule
la pneumonie. Dans les cachexies, dans les fièvres continues, dans
le cas de gêne grave de la circulation, les parties déclives du poumon se laissent pendant la vie envahir par le sang. Si on examine
la poitrine à ce niveau, on trouve un peu de matité, un peu de sécheresse, du bruit respiratoire, quelques râles sous-crépitants fins
et une sorte de retentissement de la voix. A l'autopsie, le poumon

est densifié, lourd, et tend à gagner le fond de l'eau. Cependant il n'y a pas là phlegmasie; cet état tient à de la congestion passive. Ce qui le distingue de l'hépatisation, c'est que, dans ce cas, l'insufflation rend au poumon son volume normal. Il n'y a donc pas d'épanchement plastique dans les mailles de son tissu. M. Piorry a parfaitement vu cette différence, et l'a consacrée par la dénomination qu'il lui a imposée : *pneumohémie.*

Vous remarquerez encore que cette congestion, qui émane non d'une phlegmasie bronchique, mais de modifications plus générales, telles que l'altération du sang et l'état de collapsus de tout le poumon, n'est plus distribuée par lobules, comme tout à l'heure, mais qu'elle est plus irrégulièrement répartie.

Enfin, Messieurs, pour tout dire sur les lésions anatomiques de la pneumonie, rappelez-vous cet excès de fibrine constaté dans le sang des malades atteints de cet affecteur, excès sur lequel MM. Andral et Gavarret ont appelé toute notre attention et qui peut élever la proportion de fibrine de 3 à 7.

Ce processus inflammatoire que vous venez de suivre dans le poumon offre-t-il une apparence, des caractères, un mode de transformation qui soient spéciaux à cet organe et qui différencient la pneumonie des autres phlegmasies? Non, assurément; il est tel exactement que vous le retrouvez dans l'inflammation du tissu cellulaire des membres ou de toute autre région. C'est, dans les deux cas, le même afflux sanguin, le même exsudat plastique, les mêmes modifications de cette lymphe, qu'elle soit résorbée ou que, se modifiant elle-même par la continuité du mouvement morbide, elle se transforme en globules pyoïdes.

La pneumonie est donc, en quelque sorte, le phlegmon du poumon. C'est là une vue sur laquelle j'appelle votre plus sérieuse attention. La connaissance plus exacte de la maladie et de ses diverses variétés vous démontrera de plus en plus la vérité de cette assimilation, et cette démonstration vous permettra de mieux comprendre ce qui se passe dans la pneumonie et de vous rendre un compte plus facilement exact des nuances anatomiques ou symptomatologiques qu'elle peut présenter. Et faites bien attention, Messieurs, que la gravité relative de la pneumonie n'ôte rien à la valeur de la similitude que je pose ici. Si la phlegmasie du tissu pulmonaire est plus grave et se termine moins souvent par suppuration que celle du tissu cellulaire, c'est, d'une part, que l'organe est plus important dans l'économie, que son inflammation tue plus tôt par cela même, et d'autre part, la rareté relative du tissu connectif et la grande vascularité de l'organe expliquent peut-être pourquoi la résolution de l'inflammation y est plus facile et la suppuration plus rare.

Maintenant que vous connaissez les lésions anatomiques que l'on trouve dans la phlegmasie pulmonaire, vous allez saisir bien facilement le mécanisme par lequel se produisent les signes locaux qui la caractérisent et voir, comme je vous le disais tout à l'heure, qu'ils ne sont que l'expression des modifications physiques, anatomiques, survenues dans l'organe pulmonaire. L'effet du travail pathologique que nous venons d'étudier est de changer la densité du poumon; c'est là, au point de vue qui nous occupe en ce moment, le fait fondamental. Cet organe, dans ses conditions physiques normales, est constitué, ainsi que vous le savez, par un tissu peu dense; l'air qui le distend, le rend essentiellement spongieux. L'inflammation, en chassant cet air, en y substituant un exsudat plastique demi-liquide, augmente sa densité et le rend plus compact et par conséquent en fait un corps susceptible de transmettre avec plus de facilité les vibrations qui l'ébranlent.

Vous comprenez, Messieurs, les conséquences de ces modifications physiques relativement aux signes physiques dont on constate l'existence dans la pneumonie. Ainsi la percussion médiate, au lieu du son *clair* qu'elle donne à l'état normal, c'est-à-dire alors que le poumon est rempli par de l'air, nous prévient, par le son *mat* qu'elle permet de constater, qu'une cause quelconque est venue densifier le poumon au niveau du point percuté. Cette cause ici, c'est l'infiltration du tissu par l'exsudat plastique.

Du reste, cette matité n'est pas la même dans tous les cas; les variétés qu'elle présente dépendent de l'épaisseur des parties solidifiées par l'inflammation et de leur densité même. Dans la pneumonie, elle n'est pas toujours absolue. Tantôt, en effet, sous la partie du tissu pulmonaire qui est solidifiée, il existe encore des parties aérées. Une percussion un peu forte fait entrer alors en vibration les parties profondes, qui sont encore perméables à l'air, et peut ainsi masquer la matité plus superficielle. Cela doit vous faire comprendre pourquoi, dans certains cas de pneumonie superficielle, l'impulsion imprimée au doigt qui percute doit être modérée, si on veut obtenir la perception de la matité caractéristique.

Tantôt, au contraire, la portion de poumon densifiée par le fait

de la phlegmasie occupe le centre de l'organe et se trouve recouverte par une lame plus ou moins épaisse de tissu pulmonaire
resté perméable à l'air et qui, entrant en consonnance avec le
bruit de la percussion, rend impossible la production de la matité.

Cette matité, qui n'est pas toujours absolue dans la pneumonie,
l'est, au contraire, dans la pleurésie. Cette différence très-posi-
tive, que vous devez vous habituer à bien saisir et à bien apprécier, vient encore à l'appui de la proposition sur laquelle j'insistais il n'y a que peu d'instants, et démontre bien que les signes
physiques ne sont autre chose que la traduction des modifications
matérielles survenues dans l'état physique des organes. En effet,
les lésions anatomiques observées dans ces deux maladies rendent
parfaitement compte de la différence que l'on constate dans la matité. Dans la pneumonie, ainsi que je vous le disais tout à
l'heure, sous la partie malade de l'organe, qui est devenue plus
dense par le fait de l'exsudat plastique, existe souvent encore du
tissu sain et aéré, dont les vibrations atténuent la matité de la
partie hépatisée. Dans la pleurésie, au contraire, le poumon est
comprimé sous l'épanchement; il ne reste plus de parties aérées
qui puissent entrer en vibration et diminuer la matité. Bien plus,
le liquide qui a remplacé le poumon refoulé ne permet plus la vibration des parois thoraciques sous le doigt qui les percute; de là
la matité absolue, quelle que soit la force de la percussion. Et cette
matité, dans ce cas, est si absolue, qu'elle est perçue et par
l'oreille de l'observateur, et aussi par le doigt sur lequel la percussion a été pratiquée. Il ressent, en effet, alors sous lui un défaut d'élasticité, sensation qu'on ne peut méconnaître une fois
qu'on l'a perçue et qui ajoute un renseignement de plus à ceux que
l'oreille peut donner.

Examinons maintenant les résultats de l'auscultation dans la
pneumonie. Vous allez voir que, comme les signes fournis par la
percussion, ils relèvent de l'état anatomique du poumon, et traduisent seulement les modifications survenues dans son état physique. Ainsi, au premier degré, vous entendez du râle crépitant.
Ce râle n'est autre chose que le résultat du passage de l'air à travers les vésicules pulmonaires ou mieux les dernières bronches
intralobulaires, qui contiennent un liquide déjà visqueux et épais,
et le timbre de ce râle n'est aussi éclatant pour l'oreille que parce
que le tissu conjonctif qui entoure les vésicules et les dernières ramifications bronchiques, étant déjà épaissi par un exsudat visqueux

analogue à celui qui occupe les vésicules, permet, par cette augmentation de densité, une transmission plus sonore des vibrations produites dans les tuyaux les plus déliés des bronches.

Plus tard, le poumon, par suite du dépôt plastique qui l'engoue, ne laisse même plus pénétrer l'air dans les vésicules ni dans les ramifications les plus fines des bronches; il est devenu de plus en plus compacte. Il constitue alors un corps solide qui est interposé entre les grosses bronches et l'oreille qui ausculte. Dès lors vous entendez ce qu'on a appelé du souffle bronchique, souffle assez analogue à celui que vous percevez par l'auscultation de la trachée. Pourquoi et comment a lieu ce changement de timbre du murmure respiratoire? La chose est simple : le murmure vésiculaire normal est autre chose que la propagation par la trachée, les bronches et les vésicules pulmonaires des vibrations que produit l'air en s'introduisant à travers la glotte. Le timbre qu'il présente dépend de la constitution physique même des tissus interposés entre l'oreille et les tuyaux dans lesquels l'air aspiré transporte, si l'on peut dire ainsi, le retentissement de la vibration qu'il produit en franchissant l'ouverture glottique. En effet, si à l'état normal cette vibration arrive à l'oreille avec une tonalité si douce et sous forme de murmure, c'est que le poumon est alors un corps peu dense, dont le tissu représente un mélange de gaz et de parties solides, et que, mauvais conducteur du son, il absorbe pour une part la vibration glottique transmise par les bronches.

L'inflammation vient changer ces conditions de transmission ; l'exsudat plastique augmente la conductibilité de l'organe; le même bruit, qui tout à l'heure arrivait doux à cause des qualités peu conductrices du tissu pulmonaire interposé entre les bronches et l'oreille de l'observateur, parvient à cette dernière avec plus de force, par le fait de l'augmentation de la densité pulmonaire, qui fait de cet organe un corps plus solide et par conséquent meilleur conducteur du son.

Il en est de même pour les modifications que présente à l'auscultation le retentissement de la voix. Dans la pneumonie, la voix arrive à l'oreille, placée au niveau du point du poumon qui est hépatisé, avec une intensité insolite et extrêmement exagérée : c'est là la *bronchophonie*. Or la voix est aussi produite par la vibration glottique, et ce retentissement exagéré n'est rien autre chose que la transmission des vibrations glottiques vocales à travers un corps plus dense que le poumon, normalement aéré, et parvenant à l'oreille par son intermédiaire avec l'intensité plus grande que leur prête cette densité anomale. Ces signes locaux, comme vous le voyez, sont des signes purements physiques, produits par une modification physique du tissu pulmonaire.

Faisons maintenant l'examen des signes fonctionnels de la pneumonie. L'expectoration, comme vous le savez, est visqueuse, épaisse, colorée de nuances variées, depuis le rouge sanguinolent très-légèrement teinté jusqu'au rouge vif, en passant par certaines dégradations de couleurs, qui, tels que le rouge-brique, la teinte jaune-sucre d'orge, jus de pruneau et abricot, ont, comme nous le verrons, des significations diagnostiques ou pronostiques différentes. Ces apparences diverses procèdent également de l'état anatomique. Le microscope fait reconnaître que ces crachats contiennent beaucoup de mucus, quelques globules de pus, quelques cellules épithéliales ; mais ce qu'ils contiennent surtout en quantité notable, ce sont des globules de sang, soit intacts, soit à contours crénelés, isolés ou agglomérés, de grands globules granuleux, de l'hématoïdine et des lambeaux de concrétions finement grenues, probablement albumineuses.

La composition des crachats que nous venons de décrire se rapporte à l'expectoration du premier degré de la pneumonie. Cette composition se modifie quand l'affection est parvenue à la seconde et à la troisième période. Dans les crachats dits jus de pruneau, les globules pyoïdes sont plus abondants ; les globules du sang sont plus altérés, et on trouve aussi quelques globules graisseux et un produit rouge brun, sous forme de grumeaux et de coagulations isolées.

Il est encore un symptôme fonctionnel qui résulte de l'état local du poumon dans l'inflammation ; je veux parler de la dyspnée. Sauf les cas de complication pleurétique ou d'extension de la maladie aux deux poumons, la dyspnée, quoique réelle, est généralement peu intense. Ce qui fait que ce symptôme n'a pas plus de gravité, c'est que la lésion est d'ordinaire localisée à une petite étendue, et que le reste du tissu pulmonaire supplée à la partie perdue momentanément pour l'hématose. C'est alors qu'entrent en action ces groupes de vésicules quasi supplémentaires, qui, habituellement inertes, viennent à fonctionner quand une partie du poumon ne sert plus à l'hématose. Quelque forte qu'elle soit, notez bien que cette dyspnée n'est jamais comparable dans la pneumonie à ce que vous la voyez être dans certaines maladies, dans les affections cardiaques, par exemple. Ce fait peut vous paraître assez singulier au premier abord, puisque dans la pneumonie le tissu pulmonaire lui-même est malade, tandis qu'il n'en est rien, paraît-il, dans les maladies du cœur ; mais, si vous y réfléchissez un moment, votre étonnement cessera bientôt. En effet, dans la pneumonie, le tissu pulmonaire est bien altéré, cela est vrai ; mais la fonction pulmonaire n'est entravée que sur le seul point malade ; partout ailleurs l'hématose s'accomplit. Dans les maladies du centre circulatoire, au contraire, la stase sanguine, que l'action insuffisante du cœur détermine dans le poumon, occupe tous les points de l'organe à la fois, et cette congestion passive, tout en détériorant moins le tissu de l'organe, gêne partout à la fois ses fonctions, puisqu'elle occupe le parenchyme pulmonaire partout à la fois. Nul point ne peut donc suppléer à l'action empêchée des points voisins. De là cette dyspnée, souvent terrible.

Enfin, pour terminer cette énumération, nous devons mentionner la toux, qui généralement ne se présente avec aucun caractère spécial. Il faut seulement savoir que sa fréquence, sa répétition, son opiniâtreté, sont en rapport habituel avec la prédominance de l'élément bronchique ; si bien qu'il est des exemples de pneumonie dans lesquels la toux existe à peine, et, partant, l'expectoration est presque nulle. Je me rappelle qu'un cas de ce genre m'était échu à l'un de mes concours du bureau central.

Messieurs, tous les phénomènes physiques que je vous ai décrits, râle, souffle, bronchophonie, matité, sont des signes à peu près constants, parce qu'ils sont liés aux modifications anatomiques fondamentales que détermine de toute nécessité l'inflammation du tissu pulmonaire, modifications qui sont représentées par la présence de l'exsudat plastique dans l'épaisseur de l'organe. Les signes fonctionnels locaux sont déjà moins régulièrement et moins franchement exprimés, comme vous pouvez le voir. Quant aux phénomènes dont il me reste à vous parler, et qui ont été désignés sous le nom de *signes généraux,* par opposition à ceux que nous venons d'étudier, lesquels ont été dits *signes locaux,* ils peuvent, sachez-le bien, varier selon les individus et selon beaucoup de circonstances extérieures. Cela se comprend sans peine, car ils ne sont plus la conséquence directe de la modification matérielle des tissus, mais bien la traduction symptomatique de la façon dont le milieu vivant supporte l'altération pathologique, de l'impression qu'il en reçoit. Or je ne saurais trop le redire, le milieu dans lequel se produit l'altération pathologique varie selon chaque individu. Pour prendre une comparaison qui rende bien ma pensée, une même graine ne germe pas et ne lève pas de la même manière dans des terrains différents. Elle reçoit, au contraire, souvent d'importantes modifications de la part du milieu dans lequel elle se développe. Les singulières transformations que la culture intelligente des animaux et des végétaux nous montre tous les jours sont des preuves irrécusables de cette influence du milieu ambiant sur le développement des germes qui lui sont confiés. La même chose a lieu dans l'organisation humaine. Autant d'organisations différentes, autant de terrains pathologiques différents. Il en est d'ailleurs de même pour l'état normal : nous n'avons pas tous, par exemple, les mêmes facultés intellectuelles, et, dans l'ordre physique, nous ne sommes pas tous sensibles au même degré à une même douleur.

Ces remarques vous feront facilement saisir pourquoi les phénomènes généraux développés dans des inflammations pulmonaires, offrant d'ailleurs une grande analogie quant aux lésions locales et à l'étendue, sont souvent si différents dans les différents cas ; pourquoi, par exemple, certains malades viennent à pied à l'hôpital, bien qu'ils portent une lésion très-intense, tandis que d'autres, au contraire, ne peuvent plus se lever, à partir du moment où ils ont été pris du frisson qui marque le début de la maladie. Du reste, remarquez qu'il en est de même pour les lésions extérieures, et qu'un panaris, par exemple, ne produit pas des symptômes généraux d'une intensité identique chez tous les sujets.

Quand ils sont complétement exprimés, si nous cherchons à apprécier les caractères véritables de ces phénomènes généraux, nous les trouvons, en résumé, tout à fait identiques à ceux du phlegmon : le premier symptôme, dans les deux cas, est un frisson ; vous l'observez au début de la pneumonie, comme à la suite d'une blessure, d'une plaie, quand le travail de la phlegmasie réparatrice débute.

Dans les deux cas encore, la fièvre est franche, vive ; le pouls présente les mêmes caractères de développement et d'ampleur.

Quant à la douleur de côté observée dans la pneumonie, elle offre une acuïté, une violence qui ne se rencontre pas dans le phlegmon du tissu cellulaire, duquel je cherche à rapprocher en ce moment la phlegmasie parenchymateuse ; mais cela est simple, parce que cette douleur si vive tient non pas à la lésion du tissu pulmonaire lui-même, mais bien à la propagation de la phlegmasie vers la séreuse pleurale. Ce qui le prouve, c'est que, dans certains cas, lorsque la plèvre est à peine touchée par l'inflammation, comme cela se voit, par exemple, dans la pneumonie dite *centrale*, la douleur est un symptôme qui manque à peu près complétement. Du reste, remarquez-le bien en passant, tous les parenchymes, lorsqu'ils sont enflammés, sont le siége de peu de douleur. Le foie, le rein, lorsqu'ils sont envahis par la phlegmasie, ne causent pas plus de douleur que le poumon enflammé. C'est par les troubles de leurs fonctions que les parenchymes témoignent surtout de l'inflammation de leur tissu, et les symptômes alors offrent d'autant plus d'importance, que l'organe a une valeur physiologique plus immédiate, si l'on peut s'exprimer ainsi. Voilà pourquoi le poumon, en s'enflammant, éveille plus de trouble que le foie et le rein. Pour ce qui est de la douleur, elle appartient surtout à l'inflammation des séreuses. Et cela est si vrai, dans l'espèce, que, lorsque existe une très-violente douleur, il n'est pas rare de voir la phlegmasie de la plèvre absorber, à son profit, une part considérable de l'état morbide, et de constater tous les signes d'un épanchement pleurétique très-abondant. Ces phénomènes généraux, sachez-le bien, sont loin d'être toujours nettement accusés et n'offrent pas toujours la forme franchement inflammatoire. Comme je vous le montrerai, ils sont parfois modifiés de façon à se présenter avec une physionomie particulière. Telles sont les formes ataxiques ou ataxo-adynamiques, lesquelles ne sont autre chose que l'expression de la manière dont l'économie du malade ressent la lésion locale du poumon.

C'est toujours de cette façon, Messieurs, qu'il faut comprendre les phénomènes généraux dont s'accompagne l'inflammation des divers organes.

Parmi ces différents signes réactionnels il en est un, connu depuis longtemps, dont la valeur a été successivement acceptée ou niée, et sur lequel mon collègue M. Gubler a de nouveau appelé plus particulièrement l'attention (*Union medicale*, avril et mai 1857); je veux parler de la rougeur des pommettes.

Cette rougeur, selon cette opinion, se montrerait plus intense, plus vive, sur la joue correspondant au poumon malade, et lorsque l'on chercherait la température de la joue ainsi injectée, on trouverait une différence qui a pu être de plus d'un degré, et qui s'est même élevée à 5°,40 (obs. vii). Sans vouloir expliquer complétement la production de ce symptôme, M. Gubler le rapproche cependant des expériences de M. Claude Bernard, dans lesquelles, après l'extirpation du ganglion cervical supérieur du grand sympathique, ou par la section du cordon sympathique entre ce ganglion et le ganglion inférieur, cet illustre physiologiste a toujours observé une élévation considérable de la température du même côté dans la face, et surtout dans l'oreille. « On pouvait donc se demander, dit M. Gubler, si la phlegmasie pulmonaire, enchaînant, pour ainsi dire, l'activité de la portion thoracique de ce nerf, ou l'employant exclusivement à son profit, ne s'opposerait pas à l'échange dynamique qui se fait normalement entre cette portion thoracique et la cervicale, et n'interromprait pas leurs communications à peu près comme le ferait une véritable solution de continuité. » Ce rapprochement, M. Gubler lui-même le trouve un peu aventureux. M. Brown Séquard en a discuté la valeur, sans conclure positivement ou négativement. (*Jour. de physiologie*, t. I, p. 412, 1858). Quant à la coïncidence habituelle de la rougeur de la pommette avec le poumon enflammé et quant au renseignement qu'on en pourrait tirer pour le diagnostic, j'avoue en toute humilité que les faits, jusqu'ici, ne m'ont pas amené à la même opinion que celle de mon collègue. J'ai vu très-souvent chez les malades la rougeur de la pommette prédominer du côté opposé à celui du poumon enflammé. La valeur de ce signe n'est donc pas jusqu'ici pour moi bien assise et suffisamment démontrée.

Maintenant poursuivons l'étude sommaire de notre maladie, voyons ce que vont devenir ces divers phénomènes locaux ou généraux suivant la marche que va suivre l'inflammation du poumon. Si le travail phlegmasique se limite, si les phénomènes locaux s'arrêtent, vous verrez cesser la fièvre et le retentissement général ; mais la pneumonie passe-t-elle au troisième degré, c'est-à-dire l'exsudat dont le tissu pulmonaire est imprégné vient-il à se convertir en pus, les symptômes généraux vont traduire cette modification : vous voyez apparaître des frissons intermittents et erratiques, comme dans les cas où le phlegmon du tissu cellulaire arrive à la suppuration. Seulement, lorsque la phlegmasie pulmonaire est parvenue à la suppuration bien formée, le malade perd ses forces, la prostration le gagne, le cortége des symptômes typhoïdes et adynamiques se manifeste avec beaucoup plus de fréquence et de certitude que lorsque la suppuration occupe les membres ou les parois des cavités diverses du corps, et bientôt le malade meurt, après avoir présenté les symptômes qu'on observe chez les individus qui succombent à une infection purulente.

Il y a, dans ces cas, une analogie de symptômes tout à fait frappante, sur laquelle je dois insister. En considérant la richesse vasculaire du tissu pulmonaire, on a pensé que les capillaires si fins et si nombreux de ce tissu pouvaient conduire facilement le pus qui les baigne dans le torrent circulatoire. Sans vouloir rien affirmer touchant cette opinion, qui compte pour soi l'appui de Van Swieten (t. II, p. 687, § 837 [1]), je crois, Messieurs, que, dans ce troisième degré de la pneumonie, les malades ne succombent pas habituellement par le seul défaut de l'hématose, et j'ai grande tendance à admettre l'influence puissante de l'infection purulente. Du reste, comme nous le verrons plus tard, les phénomènes généraux graves à forme typhoïde peuvent se rencontrer chez certains individus, même en dehors de cette suppuration du poumon. Ils peuvent alors toutefois ne pas avoir des conséquences aussi nécessairement fâcheuses.

La pneumonie n'a pas toujours une terminaison aussi funeste ; elle peut marcher vers la résolution. Ici encore, dans cette période décroissante, si nous analysons les symptômes locaux que nous allons rencontrer, nous verrons qu'ils ne sont autre chose que l'expression des modifications physiques nouvelles qui s'opèrent dans le poumon. En effet, nous l'avons laissé tout à l'heure engoué de toutes parts par un exsudat plastique. Bientôt, lorsque la résolution doit s'opérer, l'économie se met à l'œuvre, en quelque sorte, pour la disparition du produit qui a été déposé dans l'épaisseur de l'organe. Des vaisseaux nouveaux, partant des vaisseaux voisins, se développent et pénètrent la couche de l'exsudat phlegmasique. Sous leur action, cet épanchement plastique devient moins dense ; il semble qu'il se trouve pénétré par un liquide séreux qui dissout les éléments déposés naguère au sein des tissus. Cette liquidité plus grande de la substance qui engoue les vésicules place le poumon dans des conditions physiques nouvelles, qui se rapprochent

---

[1] Alter morbus a peripneumoniâ fit, si purulenta jam facta inflammatoria materia intra pulmonales venulas resorbetur, cruori miscetur in loca quædam deponitur, unde liberatur pulmo, meratur pars alia ; quæ si minus requisita ad vitam, est metastasis bona ; si verò in hepar, lienem, cerebrum et similia loca fluxerit, pessimâ plerumque erit. Hinc fieri abscessus peripneumonici ad aures, crura, hypochondria.

12

de celles qui signalaient le passage de la première période à la seconde. Aussi les signes physiques se rapprochent-ils de ce qu'ils étaient alors. L'air commence à pénétrer dans les trabécules pulmonaires et, au milieu du souffle tubaire, l'oreille perçoit un râle crépitant, c'est le *râle de retour*, comme on l'a appelé. Ses bulles, tout en ayant un timbre analogue à celui qui existait au début de la maladie, sont plus grosses, plus larges. Ce changement s'explique facilement. Il tient en effet, d'une part, à ce que le liquide soulevé par l'air qui pénètre dans les ramifications bronchiques, est plus épais que celui qui garnissait ces parties lors de la période ascendante de la phlegmasie, et surtout, d'autre part, à ce que les bronches, qui deviennent libres les premières, sont d'un calibre assez considérable. Bientôt la sécrétion des bronches va en diminuant, la perméabilité du tissu pulmonaire se rétablit par l'absorption de l'exsudat, les phénomènes généraux s'amendent, puis s'effacent entièrement, et la résolution est complète.

Dans certains autres exemples sur lesquels j'appelle votre attention, vous verrez les symptômes physiques suivre une autre marche. La résolution s'opérera sans que les points dans lesquels l'oreille percevait du souffle tubaire, offrent trace de râle de retour. Graduellement la rudesse du souffle disparaît, et peu à peu la respiration reprend son timbre et son moelleux; aucun râle ne se manifeste. C'est qu'alors la résorption de l'exsudat a été accomplie sans que ce produit ait été, comme dans le cas précédent, le siége d'une sécrétion liquide abondante. Les faits de ce genre sont loin d'être rares; ils devaient vous être signalés.

Il est aussi d'autres exemples dans lesquels la terminaison, bien que favorable, est moins franche. Dans ces cas, soit que l'exhalation nouvelle de sérosité ne soit pas capable de dissocier la lymphe plastique qui occupe le parenchyme, soit encore que cette dernière existe en trop grande quantité, les signes physiques primitifs persisteront; alors vous trouverez à la percussion une matité réelle, et à l'auscultation un souffle parfois intense. Mais vous n'observerez nulle douleur, nulle fièvre, pas de toux, rien; en un mot, qui montre que l'économie soit encore influencée par cet état local. Il n'y a plus là maladie, mais bien trace d'une maladie antérieure. La persistance de ces signes physiques montre seulement que le poumon reste imperméable dans une certaine étendue par le fait de la persistance d'un épanchement plastique analogue à peu près à l'engorgement que vous voyez persister, par exemple, dans le tissu cellulaire, après un phlegmon qui se termine par induration. Dans ce cas, l'économie supporte sans impatience cette trace d'une phlegmasie antérieure, et l'ensemble des fonctions se rétablit comme si rien de la maladie ne persistait localement.

Vous observerez cette forme de terminaison dans un certain nombre de cas de pneumonie, et vous verrez les phénomènes locaux, même le râle de retour persister, pendant plusieurs semaines, sans que d'ailleurs l'économie en soit notablement impressionnée.

Une circonstance différente peut encore se présenter : les phénomènes locaux peuvent persister comme dans le cas précédent, mais alors l'organisme, au lieu de rentrer dans le calme et de reprendre la plénitude et la régularité de ses fonctions, reste notablement troublé ; le malade conserve du malaise ; il garde de la dyspnée, de la fièvre, qui augmente le soir, et tout cela dure longtemps. Dans ce cas, il y a maladie véritable, puisqu'il y a retentissement de la lésion locale sur l'économie ; c'est là la pneumonie chronique.

Kaltenbrenner, dont les travaux ont été si utiles pour l'histoire de l'inflammation, a émis, touchant les conditions de ce processus pathologique, des vues sur lesquelles il a insisté, et qui s'appliquent assez bien à l'interprétation de ces diverses terminaisons de la phlegmasie du poumon. Selon cet auteur, il faut, pour qu'une inflammation se termine par résolution, que l'économie au sein de laquelle cette inflammation se développe, conserve encore un certain degré de force. Un degré de résistance, moindre que le premier, est encore nécessaire pour que la terminaison ait lieu par suppuration ; que si la force de l'économie est encore moindre, le tissu de l'organe affecté ne peut plus résister au mouvement pathologique, il meurt et il y a gangrène véritable. Ces considérations ont une valeur considérable. Cet état des forces de l'économie, le degré variable de résistance qu'elle oppose à la maladie, sont des faits cliniques des plus importants. C'est, par exemple, le défaut de force de l'économie, déjà altérée par la maladie antérieure, qui imprime aux maladies secondaires leur physionomie particulière. Aussi, les pneumonies qui surviennent chez un sujet déjà malade, suppurent-elles plus rapidement et se terminent-elles plus difficilement par résolution. Si les phlegmasies pulmonaires ou pleurétiques se terminent plus vite par suppuration chez les femmes qui sont récemment accouchées, cela s'explique encore par la gestation et par le travail puerpéral, circonstances qui, en compromettant les forces de l'économie, jouent le rôle d'un véritable état pathologique antérieur : toute maladie survenant alors est véritablement secondaire. En méditant ces remarques vous vous expliquerez plus facilement maintenant, Messieurs, comment et pourquoi certaines pneumonies suppurent pour ainsi dire d'emblée; pourquoi il en est d'autres qui mènent directement à la gangrène.

Ce dernier mode de terminaison a été longtemps contesté, mais j'ai vu plusieurs exemples irrécusables de pneumonies terminées par la mortification du tissu pulmonaire. Cette complication surtout est observée chez les gens épuisés par des fatigues ou par des excès. Un des faits de ce genre que j'ai observés s'est passé pendant l'hiver 1846-1847. Alors la population avait eu à souffrir de la disette ; le blé était fort cher, et cette alimentation insuffisante n'avait peut-être pas été indifférente pour la production de cet ordre d'accidents. Dans ces dernières années, un autre exemple de terminaison de la pneumonie par gangrène m'a paru se rattacher à la même cause (le malade avait souffert de la faim). J'aurai occasion de revenir plus tard sur ces observations; il me suffit de les mentionner ici.

Voilà, Messieurs, ce qu'il m'importait, pour le moment, de vous rappeler touchant les lésions, les symptômes et les modes de terminaison divers de l'inflammation de l'organe pulmonaire, avant de nous engager dans l'étude des exemples particuliers que nous offrent les divers malades placés dans nos salles. Je tenais à vous faire bien saisir que les symptômes que l'on peut rencontrer émanent de deux sources distinctes, la lésion locale et le trouble général qu'elle détermine, et à bien fixer dans votre esprit ces deux points fondamentaux, savoir : que les signes locaux expriment seulement l'état physique du poumon, et que les signes généraux qui traduisent l'impression perçue par l'économie sont en rapport avec la gravité de la lésion, mais aussi particulièrement avec les qualités et la puissance réactionnelle de chaque organisme, de chaque terrain pathologique. Les faits spéciaux que nous allons examiner nous permettront de compléter ces données générales.

II

Dans le tableau rapide que j'ai tracé de la pneumonie, lors de notre dernière réunion, je n'ai rien dit ni des diverses variétés de forme, ni du diagnostic, ni du pronostic, ni du traitement de cette maladie. C'est à dessein que je n'ai pas traité ces divers points, je ne voulais pas, en effet, transformer nos conférences cliniques en leçons de pathologie. J'ai cherché seulement à vous remettre en mémoire que dans cette maladie, comme dans presque toutes, il faut bien distinguer les phénomènes locaux des symptômes généraux. J'ai voulu, touchant les premiers, bien préciser dans votre esprit les conditions physiques que l'inflammation crée dans le tissu pulmonaire, pour vous faire apprécier à leur juste valeur les symptômes qui résultent de ce changement.

Ce sont là les seules notions qui nous sont nécessaires, quant à présent, pour l'examen des malades que nous avons en ce moment sous les yeux dans nos salles. Munis de ces données, vous pourrez chez chacun d'eux *voir*, si l'on peut s'exprimer ainsi, les lésions pulmonaires, apprécier leur degré de développement, suivre et interpréter leur marche. Et quand nous aurons étudié ainsi chacun de ces faits particuliers, vous apprécierez bien plus facilement ce que je serai amené à vous dire sur les difficultés que peut offrir le diagnostic, sur les données qui permettent d'asseoir le pronostic, et sur la façon dont il convient de dégager et de remplir les diverses indications thérapeutiques qui peuvent se présenter dans cette affection.

Je m'occuperai d'abord du malade couché au numéro 33 de la salle Saint-Paul. Voici son histoire :

Obs. I. Numéro 33, salle Saint-Paul ; X***, cocher ; quarante-deux ans.

Cet homme, d'une bonne constitution, était fort et vigoureux : toutefois, il toussait un peu habituellement.

Le 13 janvier, il prend froid étant en sueur. Le soir, malaise avec frisson violent, toux fréquente et pénible ; la respiration est gênée : les deux côtés de la poitrine sont douloureux, mais la douleur est beaucoup plus vive à droite.

Le 14. Vomissements bilieux ; l'appétit se perd complétement. Ces symptômes persistant pendant les jours suivants, le malade entre à l'hôpital le 18, c'est-à-dire le quatrième jour de la maladie.

Le 19. La toux est fréquente : les crachats sont muqueux, sans grande viscosité; ils n'offrent pas de coloration particulière; il y a un peu de dyspnée La douleur que le malade ressent dans le côté droit, vers le mamelon, est moindre que les jours précédents.

La percussion permet de constater de la matité dans les deux tiers supérieurs du poumon droit. Cette matité, qui existe en arrière et en avant, est également perçue vers le creux de l'aisselle.

L'auscultation donne les renseignements suivants : on entend du râle crépitant à bulles assez grosses et humides (râle de retour), mêlé de souffle bronchique dans les divers points où la percussion fait constater de la matité, c'est-à-dire en avant, en arrière et dans le creux de l'aisselle du côté droit : dans ces points, en outre, la voix retentit sans pourtant que ce soit là une bronchophonie bien nette. Du côté gauche on perçoit des râles muqueux disséminés dans toute l'étendue de la poitrine, mais il n'y a ni matité, ni souffle, ni retentissement de la voix. La peau est médiocrement chaude, le pouls peu fréquent et peu résistant. (Gomme sucrée; julep diacodé; quatre bouillons.)

Le 20. Même état local et général. On trouve dans le crachoir du malade des crachats rouillés caractéristiques, qui confirment pleinement le diagnostic. (Même prescription.)

Le 21. Le malade est encore mieux.

Le 22. La douleur du côté droit a un peu augmenté, sans redoublement de la toux, sans développement de nouveau souffle ou sans extension des râles, sans production de crachats plus abondants ou plus colorés, sans augmentation du mouvement fébrile. (Craignant cependant une récrudescence de la maladie, je prescris un vésicatoire sur le côté droit, au niveau du point douloureux.)

Le 24. La douleur a disparu : il en est de même du souffle, qui est complétement remplacé par des râles plus humides, véritables râles de retour. L'état général est excellent; la fièvre presque nulle; l'appétit est revenu. (Deux bouillons, deux potages.)

Le 26. Le malade est en convalescence; il reçoit des aliments et sort peu de jours après.

L'état local observé chez ce malade prouve que nous avions affaire à une pneumonie. En effet, la matité était positive quoique peu intense, et elle occupait la partie supérieure de la poitrine, circonstances qui excluent l'idée d'une pleurésie ; car dans cette dernière affection, vous le savez, le son est bien plus complétement mat, et, en outre, le siége de la matité est tout différent, l'épanchement qu'elle indique occupant presque toujours la base de la poitrine.

De plus encore, le souffle, quoique sans grande intensité, avait un certain degré de rudesse : il n'était pas doux, comme celui que l'on perçoit lorsqu'il existe une collection liquide de la plèvre. Nous ne devions pas songer non plus à l'existence d'une tumeur solide ; d'abord les exemples de ce dernier genre sont très-rares, puis le malade ne présentait dans ces antécédents rien qui pût justifier ce diagnostic ; et dans cette hypothèse même, avec le début brusque des phénomènes, on devait trouver encore autour du produit solide, d'un cancer par exemple, une certaine étendue du poumon atteint d'hépatisation. Pouvait-on, avec le siége des symptômes locaux qui occupaient la partie supérieure, croire à une autre altération organique, à une tuberculisation, par exemple. Si le siége de la maladie aux sommets des poumons, siége si fréquent dans la tuberculisation, pouvait faire penser un moment à cette altération, d'autre part, il n'y avait aucun antécédent qui pût justifier cette crainte, notre malade avait de l'embonpoint, et, en outre, le poumon gauche était d'une intégrité parfaite, circonstance qui n'est pas sans valeur pour le diagnostic, puisque les affections tuberculeuses occupent souvent les deux sommets et surtout le sommet gauche. Mais ici, encore une fois, la marche des phénomènes excluait cette idée. Le début des accidents avait été brusque. Le souffle était très-disséminé ; ni les caractères, ni le mode de développement de la lésion locale, rien, en un mot, ne devait confirmer l'idée d'une production tuberculeuse. Ainsi donc, quoiqu'il n'y eût pas d'abord de crachats caractéristiques, et malgré l'absence de phénomènes généraux très-intenses, comme on les veut souvent pour admettre l'existence d'une phlegmasie, je portai le diagnostic de pneumonie. Quelle conduite fallait-il tenir ? La maladie datait de cinq jours : l'état local était peu inquiétant, le souffle léger ; déjà on entendait des râles de retour : il n'y avait pas, comme je vous l'ai dit, de phénomènes généraux sérieux. Le malade était vigoureux ; il avait assez de force pour résoudre lui-même la phlegmasie qu'il portait. Je n'ordonnai donc aucun traitement énergique, et je me contentai de lui prescrire un julep avec 30 grammes de sirop diacode.

Le lendemain, 20 janvier, l'état était le même. L'apparition de crachats rouillés venait donner au diagnostic une nouvelle confirmation : deux jours après, le malade se plaignit d'une douleur de côté plus vive. Cette douleur était-elle l'effet d'un refroidissement, ou bien s'était-elle manifestée à la suite d'un effort ? Je l'ignore ; mais, quoi qu'il en fût, je fis appliquer un vésicatoire sur le point douloureux. Il disparut sous l'influence de cette révulsion. Le souffle et les râles allèrent aussi en diminuant ; aujourd'hui le malade est complétement guéri, et comme vous le voyez, Messieurs, il a guéri seul, sans avoir subi de traitement très-actif.

Les cas de ce genre ne sont pas très-rares, ce sont eux qui ont été, et qui sont encore si utiles à certaines gens de peu de bonne foi (car je ne crois pas qu'il y en ait beaucoup qui soient sincères et qui soient réellement dupes de leur enthousiasme). Il est commode, en effet, en présence d'une maladie dont la gravité est acceptée par le public, d'attribuer à un globule de sucre de lait ou à une solution d'eau claire le mérite d'avoir guéri une pneumonie qui a disparu toute seule et par sa simple évolution. Quelle belle occasion de faire un miracle, au grand ébahissement des badauds.

L'observation suivante est encore un exemple de cette marche simple et spontanément favorable de la maladie ; elle offre plus nettement que la précédente cette particularité que la phlegmasie occupait le sommet. Je vous dirai plus tard pourquoi je fais une mention toute spéciale de ce siége.

Obs. II. Brierre, Henri, âgé de cinquante-neuf ans, maçon ; entré le 2 avril 1862.

Cet homme, de petite taille et d'un tempéramet sanguin, nous dit que cinq fois déjà il a été atteint de fluxion de poitrine et toujours du côté droit. Le 1er avril, il fut pris tout à coup, en revenant de travailler, de frissons avec point de côté à droite, malaise général et perte d'appétit. Le lendemain matin il vint se présenter à l'hôpital.

Pendant la journée du 2 la toux devint fréquente et amena l'expectoration de crachats rouges, visqueux. La nuit a été calme.

Le 3. A la visite, voici quel est son état : la face est rouge ; la langue sèche ; le pouls plein, sans dureté, à 94. Les crachats offrent la coloration de confitures d'abricots ; la respiration est facile, mais la toux, quoique rare, réveille la douleur du côté droit. A la percussion : matité dans la fosse sus-épineuse droite et à la partie supérieure de la fosse sous-épineuse du même côté. A l'auscultation : souffle bronchique et retentissement bronchophone de la voix dans les points correspondants à la matité. Toutes les autres régions des poumons sont envahies par de gros râles muqueux symptômes de la bronchite que le malade porte depuis très-longtemps. Vu l'absence de phénomènes généraux, on prescrit seulement une potion calmante ; gomme édulcorée.

Le 4. Nuit très-calme ; pouls, 90 ; le point de côté, la toux sont moins marqués, les crachats moins colorés. Il y a toujours de la matité en avant sous la clavicule, et un peu sous l'aisselle Dans les points correspondants existe un râle crépitant très-fin et superficiel ; léger retentissement de la voix.

Même état en arrière ; pas de prescription médicamenteuse.

Le 5. Il n'a plus de point de côté ; toux facile ; expectoration normale, à peine visqueuse ; pouls plein, sans dureté, à 78.

A peine trouve-t-on encore sous l'aisselle, lors des grandes inspirations, un peu de râle crépitant humide. En arrière, souffle très-faible dans la fosse sus-épineuse ; râles humides et gras.

Le 7. Tous les signes de pneumonie ont disparu sans laisser de traces. Etat général excellent. (Deux portions d'aliments.)

Le 11. *Exeat* ; bonne santé, aucun phénomène local ne persiste.

Toutefois, Messieurs, si ces exemples de pneumonies qui se résolvent ainsi spontanément ne sont pas rares, ils ne sont pas non plus l'habitude, et souvent le calme que présente le malade n'est qu'apparent. Aussi, avant de vous décider à l'inaction que je vous conseille dans ces cas, faites grande attention, étudiez bien votre malade, et regardez bien attentivement à certaines circonstances. Ainsi interrogez avec soin sur l'époque du début de l'affection que vous observez. Vous pouvez, en effet, n'entendre par l'auscultation, au moment où vous la pratiquez, que du râle sous-crépitant, surtout si votre malade avait déjà un peu de bronchite. Alors, si vous apprenez que les divers symptômes éprouvés par le malade, sont de date toute récente, tenez-vous sur la réserve, peut-être allez-vous voir se manifester du souffle véritable là où vous n'avez que du râle crépitant qui précède alors et ne remplace pas le souffle. Ce dernier n'est pas diminué, il n'existe pas encore ; oh! alors et sur ce seul soupçon agissez sans plus attendre, mais agissez sans violence.

Les mêmes considérations doivent vous guider dans l'appréciation des phénomènes fébriles ; ils peuvent aussi manquer complétement ou être peu intenses ; quelquefois, par exemple, la douleur est peu prononcée, le frisson peu marqué. Ne voyant que des symptômes peu tranchés, vous pourriez alors croire sans gravité une affection qui va grandir et se développer si vous restez inactifs. Cette remarque que l'époque du début de la maladie est peu éloignée vous mettra à l'abri d'une telle négligence.

Chez notre malade, je n'ai rien fait, parce qu'il était au cinquième jour de sa pneumonie bien confirmée, et que, ayant du souffle mêlé de râle de retour en même temps qu'il accusait l'existence antérieure d'accidents plus aigus, on pouvait accepter qu'il n'était plus vraisemblablement sous l'influence du progrès phlegmasique, et que bien plutôt la maladie devait être au commencement de son décours. Mais il ne faudrait pas agir de même au début de la pneumonie : vous pourriez alors courir le risque de laisser marcher une affection dont votre thérapeutique aurait eu quelques chances de suspendre, sinon d'arrêter, la marche progressive, et dont vous auriez tout au moins diminué le danger. Cette appréciation est parfois assez délicate. Il m'est arrivé de commettre une erreur de ce genre, à l'hôpital Beaujon, dans un cas dont voici le récit :

Obs. III. Lancéa (Joseph), trente-neuf ans, charretier, entré le 7 mars 1861 à l'hôpital Beaujon, salle Beaujon. Forte constitution ; bonne santé habituelle.

Il y a quatre jours, après un excès de travail, sans avoir éprouvé de refroidissement appréciable, il fut pris d'un frisson intense, qui dura douze à quinze heures environ et fut bientôt suivi d'une douleur lancinante, violente, siégeant au-dessous du sein droit ; toux avec expectoration jaunâtre, semblable à du jus de réglisse. On ne fait aucun traitement en ville.

Le 8 mars. A la visite le malade est dans l'état suivant : Céphalalgie ; peau chaude ; pouls régulier, peu vibrant, à 84 ; point d'altération de la face. Langue humide, mais couverte d'un enduit épais, blanchâtre. Agitation et rêvasseries nocturnes. Expectoration assez abondante, visqueuse et jaune foncé. Peu de gêne de la respiration. La douleur de côté n'existe plus. Sonorité en arrière et en avant dans tout le côté gauche. A droite, matité relative à la partie externe du creux sous-claviculaire. Vibrations thoraciques beaucoup plus marquées en ce point.

L'auscultation fait percevoir à gauche une respiration normale et supplémentaire. A droite, en arrière, quelques râles crépitants humides, respiration un peu rude dans le tiers supérieur. En avant, vers le creux axillaire, râles crépitants, humides, très-nombreux ; respiration très-rude et presque soufflante ; bronchophonie au niveau du même point ; ces signes stéthoscopiques existent dans une étendue de la largeur de la main environ. (Extrait de quinquina, 1 gramme.)

Le 9. L'état général est moins bon que la veille. Pouls à 92-96 plus fort ; peau très-chaude. Il y a du souffle véritable et des râles crépitants secs dans tout le creux sous-claviculaire droit. La matité est beaucoup plus prononcée que la veille ; l'expectoration est la même. (Tartre stibié, 0,20.)

Le 10. Souffle et râles crépitants aussi marqués que la veille et s'étendant presque sous l'aisselle. Pouls à 84-88 seulement ; peau moins chaude ; l'état général est meilleur. (Tartre stibié, 0,20.)

Le 11. L'état local s'est très-amendé. Il n'existe plus de souffle qu'au sommet du creux axillaire. Râles de retour humides, nombreux dans les autres points ; crachats moins visqueux et moins colorés ; pouls à 70 ou 74 ; peau peu chaude. (Tartre stibié, 0,20.)

Le 12. Pouls à 66-70 ; peau fraîche, état de bien-être ; râles de retour très-nombreux ; la respiration est encore rude, mais pas de souffle ; diminution très-sensible de la matité. (Oxyde blanc d'antimoine, 3 grammes.)

Le 14. L'état local s'améliore de plus en plus ; la respiration est normale à la partie antérieure de la poitrine à droite ; dans l'aisselle on entend encore quelques râles de retour, peu nombreux et moins bien caractérisés ; pouls à 62-66 ; peau fraîche ; appétit : deux bouillons, deux potages. (Oxyde d'antimoine, 3 grammes.)

Le 16. La convalescence continue. (Suppression de l'oxyde d'antimoine ; une portion.)

Le 21. Le malade va à Vincennes ; la sonorité est revenue ; il ne reste plus qu'un peu de faiblesse de la respiration dans les points antérieurement affectés.

Il s'agissait, comme vous le voyez là, d'un malade qui, depuis quatre jours seulement, éprouvait du malaise : comme l'aspect général était bon, comme il y avait seulement du râle crépitant, peu de fièvre, je crus que la maladie était en voie de regression, et entraîné par le peu de gravité des phénomènes généraux et locaux, je ne m'appesantis pas assez sur cette considération que la maladie était récente et n'offrait pas à vrai dire des phénomènes en voie de retour ; que les râles, par exemple, ne succédaient pas à du souffle. Le lendemain, au lieu de râle crépitant, j'entendais du souffle : les phénomènes fébriles étaient plus intenses. Tout avait marché ; la pneumonie n'était pas dans son décours, comme je l'avais pensé ; encore récente, elle se développait lentement, mais elle était à sa période d'augment ; cette erreur m'avait donc fait perdre vingt-quatre heures, faute qui, heureusement, n'eut pas dans l'espèce de conséquence grave pour le patient.

Je reviens à notre premier malade ; une autre considération dont j'ai tenu compte chez lui pour arriver à suivre la conduite que vous m'avez vu mettre en pratique, c'est que dans le poumon, au-dessous du point affecté, ni au-dessus de lui, tout à fait dans la fosse sus-épineuse, on ne trouvait aucun signe de phlegmasie. Or, Messieurs, dans beaucoup d'exemples, en même temps qu'on trouve sur un point les signes locaux d'une phlegmasie pulmonaire en voie de résolution, on trouve autour de la région que l'on observe des points qui sont encore altérés au premier ou au second degré, ce qui prouve que la maladie ne recule pas, mais qu'elle tend au contraire à se porter sur une autre partie du parenchyme pulmonaire. C'est que la pneumonie présente dans la façon dont elle envahit le tissu du poumon des différences assez marquées. Quelquefois elle a la forme ambulante et diffuse de l'érysipèle ; elle ne se résout sur un point que pour en envahir un autre : elle se développe ainsi graduellement et s'étale à de larges surfaces. Ailleurs elle se limite au point qu'elle occupe d'emblée. Il en a été ainsi chez notre malade. Seulement, et c'est là encore un point assez curieux, remarquez qu'elle occupait une assez grande surface : cependant nous n'avons eu que peu de phénomènes généraux, un mouvement fébrile peu marqué. Tout étendue qu'elle était, la plegmasie a éveillé peu de sympathies ; ce n'est pas d'ordinaire la règle, et tout au contraire la vivacité des symptômes généraux est plutôt en rapport avec l'étendue de la lésion. Cette apparente anomalie vous prouve toute la vérité de ce que je vous disais dans notre dernière conférence touchant la différence qui existe, selon les divers individus, dans la manière de ressentir la présence des phénomènes locaux. Ce n'est pas autre chose que la différence que présentent les qualités du terrain sur lequel a germé la lésion. Il est d'autres exemples, au contraire, dans lesquels l'absence de phénomènes généraux peut s'expliquer par le peu d'étendue de la lésion : je vais vous en donner un exemple, il a été relevé sur une malade que j'ai observée à l'hôpital Beaujon en 1854 :

Obs. IV. Le 25 avril 1854 est entrée à l'hôpital Beaujon la nommée Beauvais (Henriette), domestique, âgée de vingt-trois ans.

La maladie de cette fille a débuté le 22 avril, de la manière suivante : point de côté au-dessous du sein droit, s'irradiant jusque dans l'épaule droite ; céphalalgie ; pas de frissons ; pas de vomissements.

Le 23. Fièvre assez intense ; la malade commence à tousser et expectore quelques crachats rouges et manifestement sanguinolents.

Le 24. Même état ; la malade n'a fait chez elle aucun traitement. Elle entre à l'hôpital le 25, et à la visite du soir on trouve : fièvre modérée, accompagnée de céphalalgie ; point de côté au-dessus de la mamelle droite. A ce niveau, matité peu prononcée qui se continue manifestement en bas avec la matité normale tenant à la présence du foie, circonstance qui jette d'abord quelques doutes sur la valeur du signe. Au même endroit, mais dans une étendue d'un pouce carré seulement, on perçoit du râle crépitant fin, sans souffle bronchique ni bronchophonie ; pas de mouvement fébrile bien intense, 70 à 75 pulsations ; un peu de chaleur de la peau. (Gomme sp. pour toute prescription.)

Le 26. Même état local. Peut-être y a-t-il un peu de bronchophonie au point affecté. Crachats toujours rouillés, visqueux et adhérents au fond du vase, 70 pulsations, sans grande chaleur de la peau. (Même prescription.)

Le soir : peau fraîche, ni fièvre, ni céphalalgie ; le râle crépitant persiste dans les points indiqués ; encore un peu d'expectoration rouillée.

Le 27. Même état local ; peau fraîche ; pas de fièvre, pas de point de côté, pas de gêne de la respiration ; la malade n'a plus eu de crachats teints de sang. (Gomme ; diète.)

Le 28. Pas de fièvre ; pas de point de côté, pas de crachats sanguinolents ; encore un peu de toux. Il est douteux de savoir si au point affecté on entend encore quelques bulles larges de râle sous-crépitant. (Deux bouillons.)

Le 29. La malade ne présente plus aucun phénomène morbide ; alimentation rapidement croissante. De même qu'il y avait eu ici à peine de maladie, il n'y eut pour ainsi dire point de convalescence, et la malade sort complétement guérie le 4 mai 1854.

Chez cette femme encore je ne fis aucun traitement actif ; elle avait vingt-trois ans, elle était d'une bonne constitution ; il n'y avait pas de réaction vïve : je comptais sur la jeunesse de la malade pour résoudre sa phlegmasie, qui avait à peine un pouce carré d'étendue appréciable. Je ne fis rien ; malgré cela la pneumonie était guérie au bout de trois jours.

Cette observation, Messieurs, doit être pour vous d'un autre enseignement ; elle vous montre, en effet, comme je vous le faisais remarquer dans notre première conférence, que vous ne retrouverez pas toujours au lit du malade la totalité des signes indiqués dans les livres, comme caractéristiques d'une maladie. Chez cette femme, par exemple, les renseignements fournis par la percussion étaient un peu douteux : les caractères que l'auscultation de la voix pouvait donner manquaient à peu près ; enfin le frisson initial si fréquemment, je dirai presque si constamment observé, avait fait défaut, et malgré cela le diagnostic était facile et ne présentait aucun doute.

En effet, la maladie avait débuté brusquement, ce qui appartenait positivement, ainsi que le mouvement fébrile même peu intense, à une affection phlegmasique, première donnée facile à établir. Ensuite la toux, la douleur de côté ne laissaient de doute qu'entre une pleurésie et une pneumonie, et le peu de matité, la présence d'un râle crépitant fin et de crachats rouillés et visqueux indiquaient nettement que c'était à cette dernière maladie que l'on avait affaire ; l'ensemble symptomatique indiquait même que la lésion était à peine sortie du premier degré.

Dans ce cas, j'avais basé mon inaction sur le peu d'étendue de la lésion, et en outre sur l'absence de phénomènes généraux intenses, ce qui ne permettait pas de croire à une affection douée d'une grande puissance d'évolution. Cette conduite réservée a eu le grand avantage de ne pas faire perdre inutilement de forces à la malade, surveillée d'ailleurs de très-près afin d'agir au besoin si la marche de la pneumonie venait à changer. Aussi nous n'eûmes pas de convalescence pour ainsi dire, et la malade revint rapidement à la santé. Ma conduite eût été toute différente en présence même d'une lésion locale peu étendue, mais avec une réaction fébrile vive et très-prononcée. En pareille occasion, que votre thérapeutique soit prompte, décidée, énergique, tout en restant proportionnée cependant à la résistance du sujet comme aussi à l'activité et à l'intensité des phénomènes observés. Il en fut ainsi, entre autres exemples, dans un fait que j'ai observé à l'hôpital Bon-Secours, en 1850, et que je vous demande la permission de vous raconter :

OBS. V. Bernard, trente-quatre ans, terrassier. Cet homme, d'une constitution athlétique, est pris dans la nuit du 23 février 1850 de frissons, de fièvre. de malaise et de douleurs dans l'aisselle droite. Ces phénomènes persistent le 24. Le malade perd l'appétit et est très-abattu. Le 25, toux très-marquée, crachats jaunâtres. Il entre à l'hôpital le 26, au soir. La douleur de côté est très-vive ; le malade tousse fréquemment et rend des crachats rouillés très-caractéristiques ; le poumon gauche n'offre rien de particulier ni à l'auscultation ni à la percussion ; à droite, en arrière et en bas, on constate, à la fin des inspirations, des bouffées de râles crépitants fins, il n'existe pas à ce niveau de matité très sensible ; le pouls est fréquent et la peau chaude. Le cœur est complétement à l'état normal. Vu l'intensité des phénomènes généraux et la force du malade, on prescrit une saignée de 500 grammes.

Le 27. La fièvre a bien un peu diminué, mais l'état de la poitrine est le même. On prescrit une nouvelle saignée de 375 grammes. (Diète.)

Le 28. La fièvre est presque complétement tombée ; la douleur de côté a disparu ; l'appétit est revenu ; cependant on trouve encore du râle crépitant à la fin des longues inspirations, à la base du poumon droit. (Quatre bouillons.)

Le 2 mars. L'état du malade est tout à fait satisfaisant ; la poitrine ne présente plus rien d'anormal. (Une portion.)

Le 6. Le malade sort de l'hôpital, entièrement guéri.

Dans ce cas j'ai agi avec énergie, parce que le sujet était d'une très-forte constitution, parce que la réaction était vive. D'autre part, comme la lésion était superficielle (il y avait peu de matité) qu'elle ne datait que de trois jours, je pouvais espérer d'enrayer la maladie. Le succès que j'ai obtenu a donné raison à ma conduite. Ce fait présente encore au point de vue du diagnostic quelques particularités intéressantes. Pour décider si j'avais affaire à une pneumonie, les râles crépitants observés avaient par eux-mêmes peu de valeur à ce point de vue, car ils ne sont nullement un signe pathognomonique de la pneumonie ; on trouve, en effet, des râles crépitants aussi fins dans la bronchite capillaire. La fièvre, en tant que fièvre même intense, n'avait non plus rien de caractéristique, puisqu'elle peut exister aussi dans la bronchite. Mais la forme brusque du début, le frisson initial, la douleur de côté, appartenaient bien à la pneumonie. Les crachats rouillés achevaient, d'ailleurs, la démonstration, car ils ne se rencontrent jamais dans la bronchite capillaire, et le cœur étant sain, ils ne pouvaient appartenir à l'apoplexie pulmonaire, qu'ils ne rappelaient pas d'ailleurs par leurs caractères. Nous ne pouvions non plus songer à une pleurésie : l'absence de matité écartait immédiatement cette hypothèse.

Ici encore, comme vous le voyez, j'avais tenu grand compte des phénomènes généraux. Dans le fait suivant, observé aussi à l'hôpital Bon-Secours, ils eurent encore une grande importance diagnostique.

Obs. VI. Hôpital Bon-Secours, salle Sainte-Adélaïde, n° 6, Dubeil (Constance), trente-neuf ans, couturière, entrée le 28 novembre 1851, sortie le 26 décembre 1851.

Constitution ordinaire ; pas de maladies graves antérieures ; intelligence médiocre.

La malade est courbaturée depuis huit jours et tousse depuis cette époque seulement. Pas de crachats dans son crachoir. Elle n'a point remarqué la couleur de ceux qu'elle a déjà rendus. Quelques points douloureux dans la poitrine, le long du rachis et semblant se rapporter à un peu de névralgie intercostale. Pas de matité appréciable ; respiration rude et comme supplémentaire dans le lobe supérieur du poumon gauche ; rien à la voix, respiration embarrassée, inégale ailleurs ; langue sale, anorexie ; ventre libre. Pouls, 100 ; peau chaude ; rien au cœur ; diagnostic douteux ; gomme, deux pots.

Le 30 novembre. Pouls, 100 ; peau chaude, figure anxieuse, respiration difficile ; même obscurité des signes stéthoscopiques. Cependant, d'après l'aspect de la malade et l'ensemble des phénomènes généraux, je diagnostique une pneumonie, qui ne se traduit au dehors que par un peu de changement dans la résonnance normale de la voix dans le poumon gauche au point déjà indiqué. (Saignée de deux palettes ; tartre stibié, 0,20.)

Visite du soir. Sang couenneux, caillot fortement rétracté ; pas de vomissement (la moitié de la potion seulement a été prise) ; fièvre et abattement ; épistaxis de quelques gouttes ; crachats sans caractères teints par le sang de l'épistaxis.

Le 1er décembre. Même état qu'hier, fièvre, vomissements dans la nuit ; même absence de signes à l'auscultation, mais crachats rouillés rendus hier et pendant la nuit. (Tartre stibié, 0,30.)

Le 2. Pouls, 108 ; souffle lointain et bronchophonie dans la fosse sous-épineuse gauche et le long du rachis ; matité à la base du même côté, et en ce point respiration moindre. Dans les grandes inspirations quelques bulles de râle crépitant. La malade est affaiblie. (Juleps, tartre stibié, 0,35 qui sera terminé avant quatre heures du soir ; quinquina extr. 1,50, après quatre heures.)

Le 3. Mêmes signes qu'hier, mais plus marqués, la matité de la base s'est accrue en hauteur ; on distingue même quelques gros râles sous-crépitants un peu au-dessus du niveau de la matité. Epanchement pleural léger. (Continuation des deux juleps ; vésicatoire sur le côté gauche.)

Le 5. Mieux sensible ; pouls, 96 ; peau moins brûlante, halitueuse ; yeux moins cernés, pommettes moins colorées, langue plus humide.

Souffle et râles crépitants humides (sous-crépitants en arrière et même en avant, tout à fait au sommet gauche. Le souffle est surtout bien marqué dans l'aisselle ; l'épanchement est toujours au même point ; absence de murmure respiratoire ; voix tremblotante, sans égophonie proprement dite ; diminution des vibrations thoraciques de la voix dans le même point. (Nouveau vésicatoire sur le côté gauche du thorax.)

Le 7. On cesse le tartre stibié ; deux bouillons.

Le 8. Potage clair ; mieux très-sensible ; à l'auscultation signes non douteux de la période de retour ; râles sous-crépitants, léger retentissement de la voix. (Julep avec extrait de quinquina, 2 grammes ; trois vésicatoires.)

Le 10. Le murmure respiratoire est revenu, quoique affaibli aux points où l'épanchement était si marqué. (Une portion.)

La malade va de mieux en mieux, et sort bien guérie le 26 décembre.

Vous remarquerez chez cette femme la forme lente du début de la maladie, la courbature dont elle était atteinte, comme aussi les douleurs vagues qui occupaient les membres ; en outre la langue était sale, et la médiocrité de l'intelligence de la malade pouvait faire croire à de la stupeur, et partant faire penser à l'existence d'une fièvre continue avec congestion pulmonaire, une fièvre typhoïde à forme thoracique, comme on l'a dit.

Il n'est pas jusqu'à la venue de l'épistaxis observée le 30 novembre, au neuvième jour de la maladie, qui pouvait aider à l'erreur. D'un autre côté, arrivés au neuvième ou dixième jour de la maladie, nous n'avions pas de taches rosées lenticulaires. Certes elles peuvent tarder plus longtemps encore, mais nous n'avions pas eu de diarrhée, et enfin rien qu'à ne considérer que les phénomènes thoraciques, l'erreur était impossible. En effet, au lieu des râles ronflants ou sous-crépitants qui, dans la fièvre typhoïde, sont disséminés dans toute l'étendue de la poitrine, de l'un et de l'autre côté, et surtout à droite, les râles étaient limités à un seul côté, et même à une partie seulement de ce côté. Ils ne pouvaient donc pas être rapportés à une congestion pulmonaire toujours plus généralisée, mais bien à une altération plus limitée. Or quelle pouvait être cette altération? Au premier moment les signes stéthoscopique étaient à peu près muets. J'éliminai promptement dans mon esprit l'idée d'une affection tuberculeuse. La maladie, en effet, débutait à peine et offrait des symptômes aigus. La présence d'un peu de rudesse du bruit respiratoire et d'un peu de retentissement de la voix vers le sommet gauche, me décidèrent pour l'existence d'une pneumonie, et j'ai agi en conséquence. L'événement prouva que j'avais eu raison; la couenne observée sur le sang et surtout les crachats rouillés avaient établi déjà la validité du diagnostic pneumonie, quand le souffle tubaire et la bronchophonie vinrent ôter toute hésitation. Il est probable qu'ici la pneumonie occupa d'abord le centre du poumon et n'arriva que plus tard à la surface, siége qui permit alors la perception des signes physiques qui survinrent. L'absence des signes locaux en présence des signes généraux n'avait donc pas eu d'influence sur le diagnostic dans ce cas.

Reste encore un point sur lequel il est bon d'appeler votre attention, c'est l'état des forces que l'on observait chez cette malade. Si cet état des forces, si cet abattement ne pouvaient pas être pris en grande considération par rapport au diagnostic, c'était là une circonstance d'un grand enseignement pour la médication à employer. Il fallait en particulier nous méfier à l'avance des effets dépressifs que produit parfois le tartre stibié. Aussi m'avez-vous vu faire suivre chaque soir l'emploi de la potion stibiée de l'usage d'un julep au quinquina : remontant ainsi l'économie dans de certaines limites, et lui rendant par le quinquina quelques forces, pour être bien sûr que la médication stibiée ne dépassât pas le but. Nous reviendrons sur cette conduite. Dans cet exemple encore, comme vous le voyez, c'est surtout sur la forme et l'apparence des phénomènes généraux que j'ai basé et mon diagnostic, et le traitement que j'ai suivi avec succès.

Messieurs, vous avez pu voir, dans les différents exemples que j'ai fait passer sous vos yeux, le rapport incertain qui existait entre les phénomènes généraux et les signes locaux. Quelquefois, comme je vous l'ai montré, des signes locaux très-prononcés ne sont suivis d'aucune réaction : dans d'autres cas, il existe un certain rapport entre l'importance des phénomènes physiques et l'énergie des signes généraux ; mais quelquefois aussi vous observez une fièvre vive, une réaction intense, que vous ne pouvez expliquer que par des phénomènes locaux d'une minime importance. Dans ces derniers cas, tenez pour certain que bien souvent l'inflammation a gagné profondément l'organe pulmonaire, et que c'est sa situation centrale qui vous masque les phénomènes physiques. Vous devez, Messieurs, ne pas vous en laisser imposer alors par le peu de râles et le peu de souffle que vous donne l'auscultation. J'ai été témoin d'un fait de ce genre à l'hôpital Saint-Antoine, et voici la conduite que j'ai tenue :

OBS. VII. Hordé, trente-deux ans. Cet homme est grand, bien constitué, dit être d'une assez bonne santé habituelle, ne paraît nullement prédisposé à une affection tuberculeuse ; il se nourrit cependant habituellement assez mal. Il entre le 25 octobre 1853 à l'hôpital.

Le 21 octobre il avait pris froid, étant en sueur. Immédiatement, frisson suivi de fièvre et de courbature, puis bientôt de toux, de point de côté qui devient de plus en plus fort et occupe le côté gauche, quelques crachats striés de sang. Une saignée le 24 octobre.

Le 25, à l'entrée. Le point de côté persiste, le malade tousse peu et a une fièvre très-modérée ; pouls, 72 ; peau peu chaude ; pas de crachats rouillés ; la sonorité est égale des deux côtés de la poitrine ; on entend en arrière des râles sous-crépitants disséminés assez rares, plus abondants à la base des deux poumons ; du côté gauche, dans la fosse sus-épineuse ces râles sont très-nombreux et mêlés de quelques râles sibilants, sans retentissement de la voix bien marqué et sans souffle, oppression très-légère. (Gomme sucrée ; quatre bouillons.)

Le 26. A la visite on constate les mêmes signes, mais on trouve, en outre, un peu de retentissement de la voix au sommet gauche ; pas de souffle ; pouls, 70. (Quatre bouillons ; julep diacodé.)

Le 27. Quoique la fièvre n'ait pas augmenté, le malade a plus de malaise, il a eu toute la nuit des étouffements et des sueurs abondantes. Le point de côté est plus fort ; les signes n'ont pas changé à l'auscultation. En présence de ce malaise, qui ne pouvait tenir qu'à une pneumonie, saignée de trois palettes ; tartre stibié, 20 centigrammes.

Le 28. Le malade est mieux, il est presque débarrassé de son point de côté ; les râles sont moins abondants au sommet gauche, mais la respiration y a pris les caractères d'un souffle tubaire véritable ; pouls toujours à 70. (Même dose de tartre stibié ; la saignée d'hier est couenneuse.)

Le 29. Pouls à 74 ; le point de côté, les sueurs, les étouffements et la toux ont reparu pendant la nuit, mais ont été moins forts ; les râles du sommet gauche sont plus nombreux ; le souffle persiste, mais plus léger ; six ventouses scarifiées sont appliquées sur le côté, au niveau du point douloureux. Comme la résolution n'est pas franche et que le malade supporte bien les préparations stibiées, on continue la potion à 25 centigrammes. (Quatre bouillons.)

Le 31. La toux et les râles persistent ; le sommet gauche est toujours le siége d'un peu de souffle ; le malade a encore du malaise et des sueurs ; pouls, 70. (Un vésicatoire sur le côté gauche ; même prescription, du reste.)

Le 2 novembre. Le pouls est tombé à 52 pulsations, cependant la toux et quelques râles sous-crépitants persistent toujours. (On a supprimé le tartre stibié depuis le 1er novembre ; deux bouillons, deux potages ; opium, 0,05.)

A partir de ce jour l'état du malade s'améliore, les sueurs disparaissent, mais la toux persiste toujours. (Extrait de quinquina, 4 grammes ; bonne alimentation.)

Le malade quitte l'hôpital le 15 novembre, n'ayant plus aucun signe anomal dans la poitrine, plus de toux, mais sueurs persistantes, ayant lieu surtout la nuit.

Dans ce cas, Messieurs, malgré le peu d'intensité des phénomènes généraux, et notamment de la fièvre, il était évident que j'avais affaire à une affection aiguë. Les phénomènes locaux étaient tout d'abord à peine marqués, je diagnostiquai cependant une pneumonie, me fondant sur le début brusque et sur le frisson qui l'avait signalé. Cet homme, en outre, pouvait être tuberculeux, j'en demeure d'accord ; il toussait habituellement et offrait au sommet les quelques signes locaux qu'on pouvait relever chez lui ; mais en admettant cette hypothèse, il était évident que la phthisie, à supposer qu'elle existât, n'était pas la maladie pour laquelle il entrait à l'hôpital, et que même dans cette hypothèse l'ensemble de symptômes qu'il présentait, ne pouvait s'expliquer que par une phlegmasie développée autour d'un produit plus ancien. Le souffle tout momentané qui survint était un signe non douteux qui confirmait le diagnostic.

Vous voyez, Messieurs, l'importance qu'il faut attacher, dans les cas de ce genre, à la forme de début de l'affection, et à la manière dont les phénomènes généraux se manifestent; c'est encore sur ces données que je me suis appuyé pour croire à une pneumonie, dans un cas très-difficile que vous avez pu observer comme moi à la salle Saint-Charles, n° 39.

Obs. VIII. Morel (Françoise), âgée de trente ans, fileuse de coton, née et domiciliée à Paris, d'un tempérament lymphatico-nerveux, d'une constitution délicate, a été réglée à dix-sept ans; menstruation régulière. Elle est mariée et a eu quatre enfants, dont trois sont morts. Les grossesses ont été assez pénibles, elles s'accompagnaient d'une toux opiniâtre.

Vers le commencement de septembre 1861, nouvelle grossesse. Dès les premiers jours, douleur à l'épigastre et à la région lombaire ; pas d'autres troubles des fonctions digestives. La toux reparaît, elle est fréquente, quinteuse, sans expectoration, sans point de côté, mais s'accompagne de dyspnée.

Le 31 décembre, à la suite d'un refroidissement (la malade était allée laver) tous ces symptômes augmentent. Elle est prise de frissons avec céphalalgie et fièvre. La toux devient plus fréquente, plus pénible, l'oppression est plus considérable. Il existe vers le sommet de la poitrine, à droite, une douleur vive exaspérée par la pression.

Le 2 janvier 1862, trois jours après le début des accidents aigus, la malade est admise à l'hôpital de la Pitié, salle Saint-Charles, n° 39. Elle offre l'état suivant :

La grossesse date actuellement de quatre mois; l'utérus arrive à deux travers de doigt au-dessous de l'ombilic ; les mouvements fœtaux n'ont pas encore été perçus. La toux persiste avec les caractères indiqués plus haut; pas de crachats sanguinolents ; la douleur du côté droit est exaspérée par les mouvements respiratoires et détermine une anxiété assez considérable ; l'expectoration est rare, purement muqueuse; la *percussion* n'indique rien d'anormal. A l'*auscultation* on entend quelques râles sibilants, très-rares, disséminés dans toute la poitrine; la respiration est très-pure d'ailleurs, l'expiration semble seulement un peu prolongée sous la clavicule droite. La langue est rouge à la pointe, un peu saburrale et sèche vers la base; la soif est assez vive. Depuis huit jours la malade est constipée; la pression ne détermine pas de douleur dans l'abdomen. L'inspection des parois du ventre ne révèle aucune éruption particulière. La peau est brûlante, sèche; le pouls vif, assez élevé et résistant, fré-quent, 112 environ.

Depuis une quinzaine de jours la malade s'aperçoit que ses jambes faiblissent. Depuis une semaine elle a de la peine à se tenir debout. Ces symptômes, plus marqués de paraplégie, qui ont coïncidé avec le début de la constipation, n'ont été précédés ni accompagnés d'aucune sensation anomale le long du rachis, ni sur le trajet des nerfs sciatiques. La sen-sibilité de tous les points du corps est conservée. Jusqu'à présent on n'a rien à noter du côté de la vessie.

Le 4. Même état; toujours rien à l'auscultation. Injection sous-cu-tanée d'atropine *loco dolenti*, pour voir si la douleur ne serait pas liée à une névralgie pleurodynique.

Le 5. Même état; la malade offre toujours une anxiété très-prononcée. Rien d'ailleurs à l'auscultation; toux sans crachats caractéristiques; fièvre intense. (Potion avec 0,20 de tartre stibié dans la journée; le soir, julep avec 2 grammes d'extrait de quinquina.)

Le 6. Vomissements fréquents, amélioration peu sensible; la fièvre est moins forte, la toux et le point de côté présentent les mêmes carac-tères. Toujours rien à l'auscultation la plus attentive. (Même prescription.)

Le 7. Amélioration plus notable, la figure n'est plus anxieuse; la toux est moins pénible. On découvre enfin dans l'aisselle droite un point très-limité de pneumonie au second degré, caractérisé par une matité très-circonscrite, du souffle tubaire et du retentissement bronchophone de la voix. (Même prescription, plus un large vésicatoire sur le côté droit du thorax, en haut et en arrière.)

Le 8. Amélioration très-manifeste; le point de côté a en grande partie disparu; le souffle est moins rude. Il existe à la commissure droite des lèvres une éruption qui simule l'herpès labialis. Sur le bord gauche de la langue on trouve une pustule stibiée. La malade se plaint de ne pas uriner. On la sonde, on trouve la vessie presque vide et on voit qu'au lieu d'une rétention on a affaire à une incontinence d'urine. Vu l'érup-tion stibiée observée à la lèvre et sur la langue, on remplace l'émétique par 6 grammes d'oxyde blanc d'antimoine.

Le 9. Râle crépitant de retour dans le point indiqué; le souffle beau-coup plus doux. Etat général satisfaisant. (Même traitement.)

Le 10, le 11, le 12, *idem*.

Le 13. Mouvement fébrile un peu plus marqué; pas de changement à l'auscultation. En cherchant la cause de ce redoublement de la fièvre, on voit que le vésicatoire est irrité et entouré d'une auréole d'un rouge très-vif, qu'il est recouvert d'une sorte de fausse membrane purulente. On ap-plique des cataplasmes de fécule avec poudre de quinquina et de charbon.

Le 14. L'état local de la poitrine est toujours bon, le mouvement fébrile a cessé ; l'état général est tout à fait satisfaisant ; le vésicatoire est net, la rougeur a disparu, la couenne qui le couvrait est tombée. La malade, qui s'ennuie beaucoup à l'hôpital, exprime le désir de le quitter.

Elle sort le lendemain. La paraplégie réflexe persiste, bien que la constipation ait cédé. L'incontinence d'urine est aussi bien améliorée.

Je ne vous ai cité cette observation qu'à propos de la pneumonie et des difficultés que le diagnostic présentait au début.

Chez cette femme, comme vous l'avez vu tout d'abord, la percussion et l'auscultation ne nous apprenaient absolument rien.

Je crus un moment à l'existence d'une lésion tuberculeuse que l'état de grossesse réveillait et murissait, comme on l'a dit. En effet, cette femme était à sa cinquième grossesse, et les quatre autres avaient été signalées par le retour d'une toux opiniâtre. En outre, d'une part, la malade était chétive, et, d'autre part, une circonstance particulière pouvait peser dans le même sens; elle travaille le coton, et l'on sait que les substances pulvérulentes habituellement respirées sont une cause prédisposante de phthisie. Dans cette hypothèse d'une phthisie pulmonaire, la douleur que cette femme ressentait et qui occupait le sommet de la poitrine pouvait s'expliquer par une névralgie symptomatique de la production organique. Cette névralgie pouvait même, dans l'espèce, se montrer à titre d'élément nerveux essentiel, et l'existence de la paraplégie de cause réflexe donnait à cette opinion un certain appui. C'est alors que je tentai l'emploi d'une injection sous-cutanée de sulfate d'atropine ; elle n'eut aucun effet salutaire, et cet insuccès aida à me démontrer que la douleur était purement symptomatique. En même temps j'étais frappé de l'anxiété, des phénomènes généraux, que présentait cette femme, du brusque début de l'état aigu, marqué par un frisson, par de la céphalalgie ; c'était également de ce moment que datait la douleur et que s'était montrée la dyspnée. Je ne pouvais mieux expliquer cet état que par une pneumonie occupant la partie centrale du poumon. Dans cette hypothèse, sûr de ne pas nuire à la malade par une action nette et précise, je lui donnai du tartre stibié, et, deux jours après, nous trouvions dans la région axillaire du râle crépitant et du souffle.

Cette malade a encore offert une particularité digne de remarque : le 13, comme vous avez pu le voir par la lecture de l'observation, elle a été reprise d'un mouvement fébrile plus intense, sans que les symptômes du côté du poumon qui n'avaient nul-

lement reparu pussent expliquer cette aggravation. C'est alors
que je dus rechercher avec attention d'où provenait cette manifestation fébrile intercurrente, et que, guidé par des faits antérieurs, j'examinai l'état du vésicatoire ; je constatai la présence
d'une fausse membrane diphthéritique se développant sur une surface très-irritée. Ces accidents, qui expliquaient fort bien le mouvement fébrile, ont cédé à l'emploi combiné du quinquina, du
charbon et des cataplasmes féculents. Une telle complication doit
être pour vous d'un enseignement sérieux : elle doit vous apprendre à ne pas négliger de surveiller les plaies des vésicatoires
que vous aurez fait appliquer, surtout quand les malades présen-
teront un mouvement fébrile intercurrent ou toute autre collection de symptômes, tels que des vomissements, du frisson. Ne
bornez même pas votre recherche à l'examen des plaies artificielles
qui sont le résultat de votre thérapeutique. Vérifiez l'état de toute
la surface cutanée, vous verrez parfois que les phénomènes généraux dont vous cherchez l'explication, se rattachent à un érysipèle
développé autour d'une écorchure, ou autour d'une eschare du
siége, par exemple, eschare dont la présence avait échappé. Dans
les mêmes circonstances, inspectez l'état de la vulve chez les
femmes, chez les petites filles. En effet, l'absence des soins habituels de propreté peut faire naître vers ces organes un érysipèle,
une gangrène même, qui, lorsqu'on constate leur présence, expliquent le développement des symptômes fébriles et dont il est
fort important de prévenir les conséquences.

Vous voyez donc, Messieurs, que chez cette malade, la forme du
début, l'intensité de la toux, de la douleur de côté, l'apparence
des phénomènes fébriles, ont suffi pour me conduire à diagnostiquer une pneumonie qui était jusqu'alors latente quant à ses phénomènes locaux, et qui, deux jours plus tard, n'était plus douteuse. J'ai commencé ce traitement en l'absence de tout signe
d'auscultation et de percussion. Avais-je tort et devais-je attendre,
pour agir, que les phénomènes fussent bien tranchés et le diagnostic régulièrement complété. J'ai quelquefois entendu soutenir cette
thèse. J'avoue que je ne saurais me ranger à cette manière de voir.
En supposant ici d'ailleurs que j'eusse seulement affaire à une
maladie moins grave qu'une pneumonie, la conduite que je sui-
vais pouvait-elle nuire à la malade ? Voilà la seule question que je
me devais adresser, la seule que je me suis posée, et j'y ai répondu par la négative. Dailleurs, je le répète, j'étais convaincu

par les raisons que je vous ai données, que nous étions en présence d'une pneumonie ; alors point de doute, je devais agir. Si un cas du même genre se présente à votre observation, vous ferez de même, vous n'irez pas attendre que tous les symptômes se soient manifestés avec une éclatante certitude pour instituer votre médication. Vous perdriez ainsi un temps précieux. En agissant, dès l'abord vous aurez d'autant plus de chance de contenir ou même d'arrêter le mouvement morbide. Mais si vous attendez deux, trois ou quatre jours, peut-être alors vous trouverez-vous impuissants contre un état morbide qui aura droit de domicile, et votre malade pourra payer de sa vie votre mollesse timorée. Rappelez-vous le principe de l'école de Salerne : *Principiis obsta*. Soyez bien convaincus que toujours vous combattrez plus facilement une affection à son début que si vous l'avez laissée se développer et prendre des forces pour ainsi dire, de même qu'il est plus aisé de renverser un enfant que de terrasser un adulte. Je ne saurais trop insister sur ce point : car j'ai été témoin de quelques exemples dans lesquels on avait tenu une conduite contraire et j'ai assisté à la triste conclusion qu'ils ont eue. Rappelez-vous donc bien qu'en présence de phénomènes généraux intenses qui doivent être rapportés à l'existence d'une pneumonie, même alors que vous ne constatez pas de signes locaux bien marqués, vous ne devez pas hésiter, et qu'il vous faut commencer votre traitement exactement comme si la maladie offrait la série complète des phénomènes qui lui sont habituels et qui la caractérisent en tant qu'espèce nosologique distincte.

III

Dans notre dernière conférence, j'ai fait passer sous vos yeux des observations de pneumonies simples et dont la marche régulière a spontanément abouti à une issue toujours favorable. Nous nous occuperons aujourd'hui d'un homme de notre service chez lequel la maladie du poumon, née sous une influence traumatique, condition qui d'habitude est peu défavorable, a marché assez régulièrement, bien que le malade, comme vous l'avez vu, ait succombé. C'est une autre influence qui a entraîné la mort, et si, comme vous allez le voir, on a retrouvé à l'autopsie une nouvelle inflammation du poumon et de la plèvre, il y a lieu de voir là des altérations terminales liées à l'état grave qui a amené une issue fâcheuse, tandis que l'inflammation traumatique primitive était en voie de résolution.

Obs. IX. Au numéro 18 de la salle Saint-Paul était couché un homme que vous avez pu examiner, le nommé Bonne, âgé de quarante ans, journalier. Cet homme, en opérant son déménagement le 8 janvier, et étant dans un état d'ivresse, avait reçu sur l'épaule droite et dans le côté droit de la poitrine un coup violent. Deux jours après, c'est-à-dire le 10 janvier, perte d'appétit, fièvre, étouffement, malaise, mais sans frisson ni point de côté.

Le 13 janvier, cinq jours après l'accident, il entra à l'hôpital dans un état de délire intense, et à la visite du soir on le trouva avec la camisole, que l'on avait été obligé de lui mettre. Il semblait se calmer en ce moment. On nota chez lui, en outre, un tremblement général, lié vraisemblablement à des habitudes d'ivresse, on reconnut aussi qu'une pneumonie occupait tout le côté droit de la poitrine ; elle paraissait avoir suivi une marche ascendante ; car la partie inférieure était occupée par des râles sous-crépitants, et le sommet par un souffle bronchique assez intense. (Prescription : 80 grammes d'eau-de-vie dans une potion prise par cuillerées, de deux en deux heures ; potion avec 8 grammes d'acétate d'ammoniaque par cuillerées à bouche, alternées avec les doses de la potion précédente.)

Le 14 (6e jour). Pouls, 96, dépressible, peau chaude et sèche, langue couverte d'un enduit jaunâtre, épais et poisseux ; soif vive, perte d'appétit, pas de vomissement, constipation ; le malade a déliré pendant toute cette nuit. Crachats presque jus de pruneaux ; 34 inspirations ; matité dans toute la hauteur du poumon droit ; souffle tubaire, surtout dans la fosse scapulaire où se trouve une crépitation sèche, tandis qu'à la base les râles sont plus humides ; les vibrations de la voix sont sensiblement plus fortes pour la main appliquée sur le côté droit que pour celle qui est appliquée sur le côté gauche ; bronchophonie intense à droite. Continuation de l'alcool, 80 grammes, et de l'acétate d'ammoniaque, 8 grammes, ordonnés déjà hier au soir. (Deux bouillons, deux potages.)

Le 15 (7e jour). Pouls, 88 ; plus plein, état général bien meilleur, peau moins sèche, enduit moins épais de la langue ; le souffle est plus aigre dans la fosse sous-épineuse, les râles plus fins. (Alcool, 100 grammes ; acétate d'ammoniaque, 8 grammes ; même régime.)

Le 16 (8e jour). Le souffle existe encore dans la fosse sous-épineuse ; les râles y sont fins, mais au-dessous, ils sont plus humides que ces jours derniers. Pouls, 86 ; peau médiocrement chaude ; encore un peu de délire la nuit. (Même prescription.)

Le 17 (9e jour). Pouls, 88 ; plein, assez résistant ; peu de chaleur de la peau ; pas de délire ; le malade se dit mieux ; à la base du poumon droit, râles sous-crépitants à bulles larges ; les bulles perçues dans le tiers moyen sont plus fines ; dans la fosse sous-épineuse, le souffle est moins aigre et paraît comme lointain, (Même traitement.)

Le 18 (10e jour). Pouls, 92 ; peau un peu plus chaude, un peu plus d'abattement ; douleur vive dans l'articulation scapulo-humérale droite ; tuméfaction considérable de cette région ; fluctuation manifeste autour de l'articulation scapulo-humérale ; le souffle persiste dans la fosse sous-scapulaire avec les mêmes caractères. (Même prescription ; cataplasmes sur l'épaule droite.)

Le 19 (11e jour). La fluctuation devient plus évidente, le gonflement a augmenté. M. le professeur Gosselin donne issue au pus par deux incisions ; diarrhée ; souffle et râles crépitants de retour dans la fosse sous-épineuse ; on suspend l'alcool et l'acétate d'ammoniaque. (Julep, sirop diacode, 15 grammes ; lavement avec laudanum de Sydenham, 10 gouttes ; quatre bouillons.)

Le 20 (12e jour). Une hémorrhagie a eu lieu hier dans la journée par l'incision. (Même état du poumon, même état général, même prescription.)

Le 21 (13e jour). Pouls, 108 ; peau très-chaude ; il n'y a plus de souffle dans la fosse sous-épineuse, il n'y a plus que du râle crépitant de retour, même dans la fosse sous-épineuse.

Le 22 (14e jour). Pouls, 92 ; peau chaude ; issue d'une assez grande quantité de pus. (Même traitement.)

Le 23 (15e jour). La suppuration devient fétide ; injection d'eau légèrement iodée. (Bordeaux, 200 grammes ; état général très-grave, grande faiblesse.

Le 24 (16e jour). Pouls, 88. (Même état grave ; bordeaux, 200 grammes ; julep, 2 grammes quinquina.)

Le 25 (17e jour). Odeur fétide du pus qui stagne dans l'aisselle ; diarrhée, un peu de subdélirium. (Même prescription.)

Le 26 (18e jour). Le pus paraît de nouveau stagner dans la plaie avec quelques gaz fétides. contre-ouverture faite par M. Gosselin , on y place un tube à drainage.

Le 27 (19e jour). L'état général du malade est de plus en plus précaire, diarrhée abondante.

Le 29 (21e jour). Les phénomènes généraux vont en s'aggravant, le délire revient pendant la nuit, la plaie exhale une odeur gangréneuse, malgré l'issue facile du pus qui coule librement depuis l'introduction d'un tube à drainage. Même diarrhée ; on cherche à soutenir le malade par tous les moyens possibles.

Le 30 (22e jour). Frisson violent, face pâle, défaite, anxieuse, pouls très-rapide, mou et très-fréquent ; peau froide, odeur fade de la suppuration ; diarrhée toujours abondante ; peu de toux, crachats puriformes peu abondants ; amaigrissement marqué, langue sèche, collante, offrant un enduit épais et fuligineux par places ; soif vive, quelques nausées. Le malade va en s'affaissant de plus en plus, et meurt sans grand délire, mais dans un état adynamique très-marqué, le 3 février 1862.

Autopsie le 4 février. Epanchement purulent à droite dans les deux tiers inférieurs de la cavité pleurale ; le sommet droit est aéré, mais gorgé de sérosité roussâtre, sorte d'œdème consécutif à la phlegmasie. Le lobe inférieur à sa partie interne et inférieure, comme aussi la partie inférieure et interne du lobe moyen, est hépatisé au second degré; sa surface est noirâtre, presque sanieuse, sans odeur gangréneuse. A ce niveau, adhérence pleurale étendue.

L'articulation huméro-scapulaire droite est largement ouverte, le pus en a décollé et envahi toutes les parties, la tête de l'humérus est érodée, et comme ulcérée; fétidité et aspect verdâtre de toute la surface interne du foyer articulaire.

Ce fait est intéressant à plus d'un titre. D'abord, vous n'y retrouvez pas le début brusque et violent que vous offraient les observations précédentes; le frisson initial, la douleur de côté, ces deux symptômes presque caractéristiques de la pneumonie au moment où elle éclate, ont fait complétement défaut ; cette double anomalie, vous la retrouverez souvent dans les pneumonies qui succèdent à une violence extrême, véritables pneumonies traumatiques. C'est au moins ce que j'ai constaté dans plusieurs pneumonies de ce genre, dont j'ai pu suivre le développement. Remarquez encore que, dans ces formes , il s'écoule souvent un certain temps entre l'application de la cause et le développement de la maladie, comme si l'inflammation pulmonaire procédait de la contusion extérieure par voie de propagation. En outre, vous verrez aussi que, dans ces pneumonies lentement développées, la réaction fébrile a été peu vive, pendant les premiers jours, même alors que la maladie était déjà localement évidente. Ce frisson, qui a manqué au début de la maladie, nous le retrouvons, dans l'exemple que nous étudions, à une époque plus avancée, le 22 janvier. Ce symptôme, prenez-y bien garde, peut avoir ici une tout autre valeur. Il ne fait plus partie intégrante de la maladie comme le frisson du début, c'est-à-dire qu'il faut en chercher la cause partout ailleurs. Retenez bien ce précepte de pratique, que très-ordinairement un frisson, survenant au milieu d'une maladie, doit être rattaché à une complication accidentellement développée. Cherchez donc partout avec soin quand vous observez ce symptôme, n'allez pas croire que ce soit un fait simple et sans portée.

Quelle valeur avait ce symptôme ¡dans l'espèce : a-t-il éclaté sous l'influence de la pleurésie et de l'extension de la pneumonie vers la base; n'était-il pas plutôt l'indice d'une infection purulente? La réponse à ces questions ne saurait être complétement affirmative ; cependant, si vous considérez que les affections inflammatoires secondaires n'excitent pas des réactions très-vivement accentuées ; que, au moment même du frisson, le malade tombait dans un état adynamique prononcé, et qu'il n'est pas habituel de voir une inflammation entraîner si rapidement de l'adynamie, vous aurez peut-être de la tendance à admettre avec moi la seconde hypothèse, celle de l'infection purulente consécutive aux altérations graves subies par l'articulation scapulo-humérale. C'est à cette opinion, pour ma part, que je rapporte ce frisson, en présence de la dénudation subie par les os, en présence de la gangrène dont tout ce vaste foyer était le siége. Ce sont là, certainement des sources fécondes d'infection purulente.

Il est encore un point sur lequel je veux insister. L'autopsie, en nous révélant la pleurésie qui existait chez ce malade et la pneumonie qui avait gagné la base du poumon droit, est venue nous démontrer que notre diagnostic était incomplet. Nous n'avions pas, dans les derniers jours de ce malade, constaté l'existence de ces diverses lésions, nous ne les avions pas même cherchées. Sommes-nous bien coupable pour avoir fait cette omission? Je ne le crois pas, et je la révèle et la confesse sans remords : le malade souffrait cruellement de son épaule ; j'ai pensé qu'il était de mon devoir de reculer devant un examen détaillé qui aurait redoublé ses douleurs et qui n'aurait eu d'autre résultat, dans l'état si grave où était ce pauvre homme, que la très-mince satisfaction scientifique qu'il aurait pu nous procurer. C'eût été d'ailleurs une satisfaction stérile. En effet, quelle indication thérapeutique en aurions-nous pu tirer? Le danger, la menace de mort ne venaient plus seulement et surtout du poumon et de la plèvre ; ils résidaient bien plutôt dans l'état de l'articulation scapulo-humérale, dont les graves altérations ont été les véritables causes de l'issue funeste observée chez ce malade. Notez encore, en passant, deux circonstances sur lesquelles je n'insisterai pas ici, devant y revenir plus tard, je veux dire le délire que présentait ce malade et l'amélioration de ce symptôme que semblent avoir amenée les préparations alcooliques. Cette amélioration semble prouvée par l'état anatomique de la partie du poumon primitivement affectée.

Car c'était de la résolution que cet état d'infiltration séreuse.

J'insiste sur ce dernier point, car je ne voudrais pas que vous pussiez penser que ces variétés de pneumonie, développées ainsi accidentellement, se terminent souvent par la mort, comme vous venez de le voir pour ce malade. C'est le contraire qu'il faut croire. En tant que pneumonie, leur marche est généralement régulière et leur guérison facile. Il semble que le tissu frappé ainsi par une influence extérieure au milieu de la santé résiste beaucoup mieux au travail pathologique qui lui est imposé qu'il ne peut le faire contre une altération qui l'envahit spontanément et en vertu d'une sorte d'aptitude élective.

Vous retrouverez cette terminaison favorable, et vous noterez également la forme de début que je vous signalais tout à l'heure, dans l'observation suivante, que j'ai recueillie à l'hôpital Beaujon.

Obs. X. Lelong (Honoré), journalier, trente-cinq ans, se présente le 29 avril 1861 avec tous les signes rationnels d'une pneumonie. Il dit être souffrant depuis onze jours, par suite d'un accident qui lui arriva le 18 avril sur le port d'Asnières. Occupé à monter du sable hors d'un bateau, il tomba d'une hauteur de quelques mètres ; le madrier sur lequel il marchait se rompit subitement, et le timon de sa brouette vint dans la chute lui donner un coup violent sur le côté droit de la poitrine, au niveau de la septième côte. Une grande douleur se fit ressentir toute la journée sur ce point, et le lendemain Lelong vint à la consultation de M. Huguier, qui ordonna l'application de six ventouses sur le point douloureux. Cependant la douleur augmenta le lendemain, et il s'y joignit une toux fréquente, une gêne considérable de la respiration, et des élancements au niveau de la septième côte. Douleur de tête et un peu de frisson.

Le malade ne put se lever et resta couché durant neuf jours, sans traitement aucun, jusqu'au moment où il entra à l'hôpital, le 29 avril.

Le lendemain, 30 avril, on trouva de la matité dans les deux tiers inférieurs du côté droit de la poitrine ; les vibrations de la voix recherchées par la palpation sont plus fortes du même côté qu'à gauche. Il y a au même niveau de la bronchophonie, ainsi que du souffle tubaire, au milieu duquel on perçoit des râles crépitants dans l'inspiration. A gauche, la respiration est normale. L'expectoration est caractéristique d'une phlegmasie pulmonaire, les crachats sont rouges, visqueux, peu abondants ; le pouls est à 104 pulsations ; état saburral de la langue. Bien que la pneumonie semble tendre vers la résolution, dans le but d'assurer cet heureux résultat, je prescris : gomme édulcorée, tartre stibié, 0,20 dans une potion, large vésicatoire sur le côté droit de la poitrine.

Le jour suivant, 1er mai, la douleur locale a disparu complétement sous l'influence du vésicatoire ; le pouls est beaucoup moins fréquent, l'état général est sensiblement amélioré, et les symptômes locaux fournis par l'auscultation sont modifiés ; les râles sont plus humides, plus nombreux, le souffle moins aigre. (Gomme édulcorée ; potion, 0,20 de tartre stibié ; quatre bouillons.)

Le 2. Diminution du souffle, l'amélioration de l'état général continue ; le tartre stibié est suspendu.

Le 3. Cependant il se manifeste une nouvelle poussée ; le souffle tubaire est plus intense dans le quart inférieur du poumon droit, et l'on entend des râles crépitants plus secs. En même temps, le pouls est à 96 pulsations, la peau est chaude et mouillée d'une sueur abondante, il y a un peu de prostration. Ce qui semble avoir causé cette rechute, c'est l'imprudence du malade, qui s'est levé dans la journée, malgré la défense qui lui en a été faite.

Frappé de l'abondance de la sueur, je me propose de mettre cette disposition à profit, et je prescris, 6 grammes d'oxyde blanc d'antimoine dans le but d'augmenter la transpiration.

Le 4. Cette médication réussit, en effet, et le lendemain on constate que la sueur a été des plus abondantes. A l'auscultation, à droite on n'entend plus de souffle, mais seulement des râles sous-crépitants et muqueux. L'état général est notablement amélioré ; le pouls est descendu à 76, et le malade demande à manger.

Le 5. Un peu de diarrhée ; suppression de l'oxyde blanc d'antimoine, 10 grammes de sous-nitrate de bismuth.

Le 7. L'amélioration est encore plus évidente, la diarrhée a disparu ; le malade commence à manger.

Le 8. Râles de retour partout ; amélioration de plus en plus sensible ; tout va ainsi de mieux en mieux jusqu'au 16, époque à laquelle le malade part pour l'asile de Vincennes, étant en pleine convalescence.

Comme vous le voyez, la maladie avait encore ici débuté sourdement, sans réaction marquée pendant plusieurs jours ; elle a suivi une marche simple et régulière, et a cédé facilement au traitement.

Je dois appeler votre attention sur une circonstance particulière de cette observation. Sous l'influence d'un refroidissement accidentel, vous avez vu se manifester une aggravation de la maladie, une sorte de récidive, le souffle avait reparu, la fièvre s'était réveillée. Rien que de simple dans cette sorte d'accident ; mais ce que je veux vous faire remarquer, c'est la présence, chez le malade à ce moment, de cette transpiration abondante. Elle était tellement marquée, que j'ai cru voir là une indication thérapeutique particulière. Ne négligez jamais, Messieurs, ces expressions

symptomatiques insolites et accidentelles ; elles peuvent vous conduire à de précieuses directions pour la curation des maladies. J'ai
eu d'autant plus de tendance chez notre malade à saisir cette opportunité exprimée par la transpiration spontanée, que j'avais scrupule d'instituer de nouveau chez lui une médication très-énergique.
La maladie datait déjà de quelque temps, les forces étaient amoindries. J'eus pleinement raison d'avoir confiance dans une thérapeutique capable de déterminer une abondante diaphorèse ; l'amélioration survenue alors fut définitive. Du reste, cet effet spécial
de l'oxyde blanc d'antimoine à hautes doses s'est reproduit sous
mes yeux dans plusieurs autres occasions. Je vous engage à ne
pas l'oublier.

Voici encore un exemple de ces pneumonies traumatiques :

Obs. XI. Ader (Mathieu), quarante-huit ans, menuisier, entré le
31 mars 1852. Cet homme, d'une bonne constitution et d'une bonne
santé habituelle, est malade depuis le 20 mars. Il y a environ six semaines, une persienne lui est tombée sur le devant de la poitrine. Pour
symptôme principal il ressentit en ce point une douleur vive ; pas d'hémoptysie, il toussait cependant déjà depuis quelque temps, et sa toux augmenta de fréquence à partir de ce moment. Il était dans cet état, qui ne
l'empêchait pas de continuer ses travaux, lorsque le 20 mars au matin,
il fut pris d'un frisson très-intense, qui dura pendant trois jours, et auquel succédait par instants de la chaleur et de la sueur. En même temps
il existait un point de côté au niveau des fausses côtes gauches, douleur
que le malade ressentait depuis l'accident qui lui était arrivé, mais qui
était devenu plus intense depuis trois jours.

Le 31. Etat actuel : Pouls peu fréquent (70 environ), plein, résistant,
peau chaude et moite, face injectée, gène de la respiration. On constate
de la matité dans les deux tiers inférieurs du poumon gauche, où l'auscultation révèle un souffle bronchique peu intense et entremêlé de quelques bulles de râle sous-crépitant, la voix retentit fortement à ce niveau, la langue est large, recouverte d'un enduit jaunâtre, l'appétit
n'est pas complétement perdu, la soif est vive, la douleur du côté gauche persiste. (Gomme sp. 2 p., huit ventouses scarifiées sur le côté gauche de la poitrine ; julep, 0,30 de tartre stibié.)

Le 1er avril. L'état général du malade est à peu près le même, la douleur de côté est moins forte ; pouls toujours peu fréquent. Le souffle
bronchique qu'on entendait hier dans le côté gauche de la poitrine, est
moins tranché et toujours entremêlé de quelques râles. Le tartre stibié
n'a pas déterminé de vomissements, mais cinq selles. (Quatre ventouses
scarifiées sur le côté gauche de la poitrine. Julep gommeux, 0,30 tartre
stibié ; diète absolue.)

Le 2. Le malade est beaucoup mieux ; toujours peu de phénomènes fébriles, 68 à 70. Vers la partie supérieure du poumon gauche, il y a encore un peu de souffle avec quelques bulles de râle sous-crépitant ; à la base on entend les mêmes râles en plus grande quantité, sans mélange de souffle bronchique. Trois selles hier, pas de vomissements. (Même prescription.)

Le 3. Bulles nombreuses de râle sous-crépitant fin à la base du poumon gauche ; le souffle et les râles n'existent plus au sommet. (Gomme sp. ; on supprime le tartre stibié ; 1^{gr},50 d'oxyde blanc d'antimoine dans un julep, quatre bouillons.)

Du 3 au 7 rien de nouveau, les phénomènes fébriles sont nuls, le râle sous-crépitant diminue chaque jour, et le bruit respiratoire reprend son timbre normal. L'appétit se réveille, on alimente le malade qui, allant de mieux en mieux, sort le 14 avril complétement guéri.

Si chez ce malade nous avons eu à un moment les signes généraux ordinaires du début de l'inflammation pulmonaire, tels que le frisson, ce n'est que longtemps après l'accident, ici encore, que ces symptômes se sont développés. Notez de plus que l'ensemble fébrile a été peu intense, et que la maladie a marché avec grande facilité vers la guérison, et que déjà spontanément amendée elle a guéri promptement par un traitement convenable.

Vous trouverez, du reste, une observation analogue de tous points à celles que je viens d'étudier avec vous dans l'excellente clinique de M. le professeur Andral, t. III, p. 293, 7e observation. Chez ce malade, comme chez les nôtres, le début fut très-insidieux, le mouvement fébrile peu intense, et mon honorable maître insiste beaucoup sur ce point dans les remarques qui suivent l'observation.

Ainsi les pneumonies traumatiques sont généralement insidieuses dans leur début, les phénomènes fébriles y sont d'ordinaire peu intenses, et chez ces malades le pronostic, favorable pour ce qui est de l'élément pneumonique, est pour une forte part subordonné à celui des accidents traumatiques.

Les pneumonies *spontanées* sont généralement plus franches dans leur début, souvent plus accentuées dans leur développement symptomatique, et il faut bien savoir qu'elles n'ont pas toutes une tendance à se terminer par résolution, comme cela s'est rencontré pour les exemples que je vous signalais dans notre conférence précédente. Il faut alors examiner attentivement pour bien saisir les indications, et savoir quelle pneumonie doit être traitée dès l'abord avec activité, parce qu'elle semble marcher vers un développement très-large, et quelle pneumonie, au contraire, réclame une thérapeutique moins énergique. Examinons ensemble, à ce point de vue, quelques-uns des malades de nos salles. Voici, par exemple, une observation qui est pour ainsi dire un type de pneumonie.

Obs. XII. Duvolet (Nicolas), charretier, âgé de trente-deux ans, tempérament sanguin, taille moyenne, complexion vigoureuse. Cet homme est entré le 8 janvier 1862 ; deux jours avant il avait été pris, sans cause appréciable, d'un violent frisson ; il ne se souvient pas de s'être refroidi, ni ce jour-là, ni la veille. S'étant couché de suite, il ne parvint à se réchauffer qu'au bout de plusieurs heures, et alors en même temps que la chaleur lui revenait par bouffées, il éprouva une grande gêne de la respiration ; l'oppression dura toute la nuit. Le lendemain, il sentit un point de côté à droite, au niveau du mamelon, rejeta quelques crachats mêlés de sang. Un médecin appelé fit une saignée au bras droit, et dirigea le malade sur l'hôpital.

A son entrée, la face était rouge, la fièvre intense et la dyspnée fort vive. La percussion fit constater de la matité dans la portion du côté droit de la poitrine située au dessous de la fosse sous-épineuse. A l'auscultation, on trouvait dans ce même point du souffle bronchique rude, et une bronchophonie évidente ; les crachats rouillés étaient abondants. (Potion avec 0,20 de tartre stibié ; gomme édulcorée.)

Le 9. Le malade a vomi toute la nuit ; le matin à la visite, la fièvre est la même, le souffle bien franc persiste toujours dans la fosse sous-épineuse du côté droit, mais il est plus doux, la bronchophonie est d'un timbre moins pénible pour l'oreille. Dans la gouttière vertébrale, la voix paraît venir de loin, sans cependant être chevrotante, et, au niveau du même point, l'application de la main perçoit les vibrations thoraciques, quand le malade parle, moins nettes et moins fortes que du côté gauche, les crachats sont toujours rouillés. (Potion stibiée, 0,20 ; vésicatoire sur le côté droit de la poitrine.)

Le 10. La nuit a été calme, le malade a dormi, encore quelques vomissements ; il se plaint aussi de sa dyspnée, qui est assez forte. La fièvre est cependant tombée (pouls dicrote, à 96). La soif est toujours ardente ; la matité persiste, et le souffle est toujours franc au niveau de la bifurcation des bronches. Dans le reste de l'étendue du poumon, on commence à entendre du râle crépitant de retour. La bronchophonie est moins franche, et l'œgophonie n'est appréciable qu'à la partie inférieure de la gouttière vertébrale du côté droit. Les crachats sont encore rouillés, mais plus aérés ; trois ou quatre selles liquides. (Potion stibiée, 0,20.)

Le 11. Nuit agitée, fièvre (108), cependant le souffle est plus doux ; râle crépitant de retour dans toute la partie inférieure du poumon. Le malade a eu un peu de diarrhée. (Potion stibiée, 0,20 le matin ; autre potion avec 2 grammes d'extrait de quinquina, commencée le soir et continuée pendant la nuit ; le soir également, un demi-lavement avec six gouttes de laudanum.)

Le 12. Le mieux persiste, la nuit a été meilleure, la fièvre est moindre (80), pas de chaleur à la peau ; le souffle a diminué ; il a fait place au râle crépitant de retour dans toute l'étendue du poumon ; état beaucoup plus satisfaisant ; pas de vomissements, peu de diarrhée. (Même prescription.)

Le 13. La nuit a encore été un peu agitée. Le râle sous-crépitant est perçu dans tous les points malades (pouls, 72) ; les crachats ont perdu leur teinte rouillés. (Même prescription, moins le lavement.)

Le 14. Le mieux est bien établi ; pas de fièvre ; on supprime la potion stibiée. (Quatre bouillons.)

Le 15. Il ne reste qu'un peu de rudesse dans la respiration. Le malade demande à manger. (Deux bouillons ; deux potages.)

Le 17. (Une portion.)

Le 21 janvier 1862. *Exeat*, le malade étant entièrement guéri.

C'est bien là un type de pneumonie franche chez un sujet vigoureux ; aussi vous voyez que j'ai cru devoir lui opposer un traitement ferme et énergique. Déjà une saignée avait été faite dès le début. Le tartre stibié fut continué pendant plusieurs jours de suite, malgré un peu de diarrhée amenée vraisemblablement par l'emploi de cette préparation ; on eut ainsi promptement raison de la maladie.

Cette énergie dans la thérapeutique, je vous la conseille vivement dans des cas analogues, quand bien même il se rencontrerait des coïncidences en apparence très-mauvaises. Vous devez avoir une grande hardiesse d'allures, et cela d'autant plus, qu'il importe d'en finir vite.

En voulez-vous un exemple tout récent ? rappelez-vous la malade qui est encore couchée au numéro 37 de la salle Saint-Charles.

Obs. XIII. Adam (Flore), âgée de vingt-deux ans, blanchisseuse, née à Albert (Somme), domiciliée à Paris, d'un tempérament lymphatico-nerveux, d'une assez bonne constitution, a été réglée à seize ans, régulièrement. Sa santé habituelle était bonne ; elle a déjà eu un enfant il y a deux ans ; la grossesse et les couches ont été faciles.

Cinq jours avant son entrée, le 21 janvier 1862, elle est accouchée d'une petite fille bien portante, après un travail très-court (une demi-heure) et très-peu douloureux. Cette seconde grossesse avait été bonne ; seulement, dans les quinze derniers jours, à la suite d'un refroidissement, la malade avait été prise de toux sans oppression et sans point de côté.

Immédiatement après l'accouchement, qui avait eu lieu dans une chambre sans feu, alors que la température extérieure était très-froide, elle fut prise d'un frisson qui ne paraît pas avoir différé notablement du frisson qui suit habituellement la délivrance, mais dès le soir, elle se sentit prise d'un point de côté violent à gauche, la fièvre s'alluma, la toux devint plus pénible, le lendemain, l'expectoration était rouillée.

Le 26 janvier 1862, la malade est admise à la Pitié. Elle est au cinquième jour de ses couches. L'état général est assez bon ; les suites de couches se font normalement. L'utérus est à cinq travers de doigt au-dessous de l'ombilic, non douloureux, sans gonflement des annexes ; les lochies, très-peu odorantes, sont puro-sanguinolentes. Le gonflement des seins diminue, il se fait encore un léger écoulement de lait par le mamelon ; la malade ne nourrit pas son enfant. Le point de côté persiste à la base du poumon gauche. La toux est encore pénible, assez fréquente. L'expectoration, peu abondante, est visqueuse, légèrement rouillée dans certains points. La respiration est un peu anxieuse. Matité dans la moitié inférieure du poumon gauche en arrière. La respiration de ce côté est obscure à la base : de plus en plus évidente à mesure qu'on remonte vers le sommet, elle devient tout à fait soufflante vers le milieu de la poitrine. Dans toute cette partie, on constate de la broncho-égophonie. En dehors, on trouve dans un point limité un souffle plus rude. La respiration est puérile sous la clavicule gauche. Le pouls est vif, accéléré, 104 à 108. (Potion avec 0,20 de tartre stibié.)

Le 28. Amélioration très-sensible, la respiration n'est plus difficile ; le souffle est moins rude, les râles se manifestent dans les divers points affectés, le pouls a sensiblement baissé, point d'expectoration rouillée ; cinq à six vomissements ; trois à quatre selles. (Même prescription.)

Le 29, Etat encore meilleur. (Potion avec 6 grammes d'oxyde blanc d'antimoine.)

La convalescence fut très-rapide. Dès le 30, la poitrine était singulièrement dégagée, et à peine existait-il quelques râles.

Le 3 février, la malade est absolument guérie, mais on la conserve à l'hôpital pour surveiller la réalité de cette guérison si rapide et si facilement obtenue. Elle sortit huit jours après.

L'état puerpéral, l'accouchement et l'opportunité morbide qui en résulte, pouvaient être de fâcheuses circonstances pour cette femme ; je crus urgent de lui porter un prompt secours et de ne pas permettre à la maladie d'affaiblir une économie déjà antérieurement fatiguée. Les lochies coulaient bien, l'utérus n'offrait rien d'anormal, et par-dessus tout il était évident que, en dehors de la pleuro-pneumonie, l'état général était bon ; j'instituai donc un traitement énergique pour couper court le plus promptement possible à la maladie existante, qui, chez cette femme, pouvait ouvrir la porte à d'autres éventualités morbides. La hardiesse était possible chez elle ; aussi le tartre stibié lui fut, pendant trois jours, administré à hautes doses (20 centigrammes), et remplacé ensuite par de l'oxyde blanc d'antimoine. Le succès le plus complet a répondu à notre traitement ; au quatrième jour de sa maladie, cette femme était dans un état tout à fait satisfaisant et presque inespéré. Je n'ai pas prescrit de saignée dans cette circonstance ; la chlorose qu'entraîne presque toujours la grossesse m'a détourné de l'emploi de ce moyen spoliateur. Laissez-moi cependant vous dire, à propos de la saignée, que généralement, à mon sens, on la néglige trop souvent dans le traitement de la pneumonie ; il y a contre cet agent thérapeutique une réaction exagérée, comme toutes les réactions. Par moments, je subis comme les autres l'influence de ce mouvement des esprits ; je le regrette souvent et je lutte contre cette sorte de contagion de l'exemple autant qu'il m'est possible. La saignée, dans l'affection que nous étudions, est souvent un premier coup très-utile à porter à la maladie ; elle fait très-avantageusement point d'appui à l'action des autres moyens de traitement. J'ai cru devoir en faire un usage assez large chez une autre malade qui avait été prise de pneumonie au moment de son accouchement, bien loin que chez elle cette dernière circonstance m'ait paru s'opposer à une thérapeutique énergique.

Voici ce fait, dans lequel le tartre stibié a été associé promptement aux émissions sanguines, avec un résultat des plus favorables.

Obs. XIV. Marie Cellier, âgée de vingt-quatre ans ; cette femme est accouchée depuis trois jours, le travail et la délivrance n'ont rien présenté de particulier.

Quelques jours avant l'accouchement, elle avait du malaise, de l'inappétence, des frissons irréguliers et de la fièvre ; elle resta dans cet état jusqu'au 24 avril, où elle fut prise de toux et de point de côté à droite. C'est le 26 qu'eut lieu son accouchement ; le malaise, la fièvre, et le point de côté persistèrent après lui, et la forcèrent à entrer à l'hôpital le 29 avril 1852.

Elle a la face colorée, anxieuse, la respiration difficile, la peau chaude, le pouls fréquent et plein, sans dureté.

A la partie postérieure du côté droit de la poitrine, on trouve de la matité presque depuis le haut jusqu'en bas. Un souffle bronchique très-marqué et mêlé de quelques râles crépitants peu abondants occupe toute la région devenue mate. Du côté gauche, existent quelques râles sibilants et muqueux, mais pas de matité. Point de crachats dont on puisse constater les caractères. (Saignée de trois palettes ; six ventouses scarifiées sur le côté droit ; 0,20 de tartre stibié.)

Le 30. La douleur de côté et la dyspnée ont diminué ; l'état du poumon est le même, le pouls est à 120. (Nouvelle saignée de trois palettes, 0,30 de tartre stibié.)

Le 1er mai. Le pouls est moins fréquent, 108, mou et dépressible ; la malade a eu depuis la veille des sueurs profuses qui persistent ; pas de vomissements, pas de selles ; le souffle est plus doux et mêlé de râles crépitants de retour plus abondants ; pas de crachats qui aient pu être conservés. (0,30 de tartre stibié.)

Le 2 mai. Peu de changements, le pouls est un peu moins fréquent, la peau moins chaude. (Même prescription.)

Le 3 mai. Des râles muqueux ont remplacé partout le souffle, la peau a une chaleur normale, le pouls est descendu à 84 ; en un mot, la malade est bien, sauf de l'inappétence. (2 grammes d'oxyde blanc d'antimoine ; deux bouillons.)

Le 4. Pouls à 76, la malade est en convalescence, la force est revenue, elle peut s'asseoir seule ; il reste dans le poumon droit un peu de sub-matité, de la faiblesse, du bruit respiratoire, et quelques râles sous-crépitants.

On ajoute à la prescription 2 grammes d'extrait de kina pour le soir.

Le 5 mai. Le pouls est à 68, la force est très-revenue, le lait et les lochies n'ont pas cessé de couler pendant toute la maladie, mais ils avaient sensiblement diminué d'abondance. Du reste, aucune douleur de ventre, aucun phénomène du côté de l'utérus. (Deux potages, 2 grammes de kina.)

Le 6. 60 pulsations, le lait est plus abondant, on rend l'enfant à la mère. Il n'existe presque plus rien dans la poitrine. (Une portion.)

La convalescence marche rapidement ; l'oxyde blanc a été supprimé le 7, et le 18, la malade sortait entièrement guérie ; son enfant était en bon état.

Ainsi donc, dans le traitement de la pneumonie et même dans celui de toute phlegmasie, quand une circonstance, quelle qu'elle soit, antérieure ou non à l'invasion de la maladie, semble vous détourner d'un traitement énergique, avant de céder devant cette considération, examinez bien votre malade et calculez, à part vous, le degré de résistance qu'il peut offrir ; cherchez avec soin ce que peut vous permettre l'état de ses forces ; seulement, sachez-le bien, rien n'est plus difficile, dans certaines circonstances, que l'appréciation de cet état des forces. En effet, l'apparence extérieure de votre malade sera quelquefois de nature à vous tromper ; vous verrez un malade qui semblera anéanti, sans aucune initiative, sans force, presque entièrement inerte : il paraît n'y avoir là aucune consistance. Bien plus, l'examen de la circulation vous confirmera dans cette première idée ; le pouls est mou, petit, irrégulier, fréquent ; vous allez reculer devant un traitement ferme et vigoureux ; prenez garde, Messieurs, vous faites une erreur de diagnostic, vous allez faire une faute dans le traitement ; les forces, chez votre malade, ne sont pas anéanties, elles ne sont qu'opprimées par l'excès même de l'inflammation ; si bien que, si vous diminuez ce processus inflammatoire par une saignée, vous voyez les forces renaître ; le pouls se relève, redevient régulier, plus ferme, et le malade sort de cette faiblesse qui vous effrayait.

Rien ne ressemble plus à l'absence des forces que cette oppression des forces ; rien n'est plus difficile à distinguer que ces deux états, faiblesse réelle et faiblesse apparente ; il faut cependant les reconnaître, les distinguer.

C'est souvent en dehors des circonstances actuelles et de l'état présent qu'il faut aller chercher des renseignements pour triompher de ces obscurités du diagnostic.

Examinez l'apparence extérieure de votre malade, faites-vous une idée de la force de sa constitution au moment où il a été atteint, examinez l'état de développement de son système musculaire, et si, par exemple, vous lui trouvez un pouls beaucoup plus petit que ne le comporte l'apparence de sa constitution, croyez à l'oppression des forces et non à leur absence et à leur diminution véritable. Cette disproportion de l'énergie du pouls avec la force de la constitution est un caractère important qui prend plus de valeur encore si le pouls est inégal, irrégulier, sans que l'on constate de lésion du centre circulatoire capable de déterminer ces inégalités. Elles représentent alors une tendance ataxique liée à l'oppression que subit l'économie. Informez-vous encore de la santé antérieure de votre malade, de son genre de vie ; vous trouverez souvent dans ces circonstances des données qui vous permettront de vous décider entre l'oppression ou la dépression des forces. La considération de la profession peut aussi vous venir en aide ; votre malade travaille-t-il habituellement au grand air, est-il obligé à un déploiement régulier d'activité musculaire, vous aurez de la tendance à croire que sa faiblesse n'est qu'apparente ; mais est-il forcé à un travail exagéré, ou bien vit-il dans un atelier mal ventilé, soumis à l'influence de matières pulvérulentes nuisibles, croyez plutôt alors à une véritable dépression. Les habitudes alcooliques plaideront encore en faveur de cette dernière hypothèse ; les ivrognes, sous l'apparence de la force, cachent souvent une économie usée et dans laquelle la cause la moins puissante en apparence vient faire éclater des effets inattendus. Rien de plus fréquent que de voir, chez eux, apparaître, à propos d'une affection même légère, des symptômes adynamiques, car je ne m'occupe pas ici de la collection des phénomènes ataxiques si fréquents chez les individus adonnés aux excès alcooliques ; c'est un sujet qui trouvera naturellement et prochainement sa place à propos d'un autre de nos malades.

Je viens de vous dire qu'avant d'instituer votre traitement et de lui donner telle ou telle énergie, vous deviez consulter l'état général de votre malade, et subordonner la vigueur de vos moyens à la vigueur ou à la faiblesse de l'économie.

Il peut cependant y avoir des exceptions à cette règle ; le mauvais état antérieur de l'économie, loin de vous éloigner d'une thérapeutique énergique, viendra quelquefois vous l'imposer. Je m'explique : vous pourrez voir, par exemple, un malade, atteint de tubercules pulmonaires, prendre, autour des productions pathologiques qui occupent son poumon, une pneumonie franche : début brusque et bien accentué, frisson violent suivi d'une réaction vive, marche aiguë des accidents, souffle rude, etc. ; dans ces cas-là, sacrifiez les indications tirées de l'état général aux indications tirées de l'état actuel. Craignez que l'inflammation, si elle dure quelque temps, ne donne une sorte de coup de fouet à la lésion organique ; efforcez-vous d'en finir très-vite avec l'état aigu ; ne reculez pas devant l'emploi des moyens énergiques pour enlever le processus inflammatoire avant qu'il ait eu le temps d'agir en quelque sorte sur l'altération antérieure du poumon. Cette conduite que je vous conseille ici, je l'ai tenue dans le fait suivant, et je n'ai eu qu'à m'en louer.

Obs. XV. Joséphine Mame, âgée de quarante-cinq ans, dévideuse, mariée. Entrée le 25 septembre 1850, cette malade, d'une constitution faible, a l'aspect d'une femme de soixante ans très-chétive ; elle tousse habituellement depuis deux ou trois ans, sans avoir jamais craché de sang ; elle porte une caverne tuberculeuse au sommet du poumon droit ; ses

fonctions intestinales s'accomplissent très-régulièrement, jamais de diarrhée. Elle est prise de frisson le 22 septembre, et peu après surviennent de la fièvre, des crachats de couleur sucre d'orge, un point de
côté à droite; de la dyspnée et de la toux.

Le 25 septembre. Même état; la dyspnée est plus forte; il existe un
souffle tubaire mêlé à des râles crépitants dans toute la hauteur de la
poitrine à droite et en arrière. Du côté gauche, la respiration est puérile.
La fièvre est très-marquée, le pouls petit, mais régulier, la peau très-
chaude. (Tartre stibié, 0,20.)

Le 26. Plusieurs vomissements; pas de diarrhée; état analogue localement, même phénomènes fébriles, un peu plus de dépression générale.
(Gomme édulcorée; potion, 0,20 de tartre stibié, qui devra être terminée
à sept heures du soir; à huit heures on commencera une potion avec
extrait de kina, 1,0; quatre bouillons.)

Le 27. Même état, même prescription, et en outre un vésicatoire sur
le côté droit de la poitrine.

Le 28. L'état général de la malade s'est sensiblement amélioré; le
souffle se mêle de râles sous-crépitants. (Même état du sommet droit;
même prescription, on porte à 2,0 la dose d'extrait de kina.)

Le 29. On applique un deuxième vésicatoire; même prescription.

Le 30. Le souffle est moins fort, il est mêlé de râles crépitants de retour
plus nombreux; la malade rend encore quelques crachats jaunes; elle a
beaucoup moins de dyspnée. Le tartre stibié est remplacé par 2,0 d'oxyde
blanc d'antimoine; les 2 grammes de kina sont continués. (Quatre bouillons.)

Le 1er octobre. Même état, même prescription.

Le 2. Le souffle a disparu complétement; on n'entend que de gros râles
muqueux, les crachats n'ont plus les caractères notés les jours précédents. La fièvre est tombée; la malade est en pleine convalescence; on
commence à la nourrir. Elle sort le 12 octobre, guérie de sa pneumonie; la caverne n'est en rien modifiée et pas plus étendue.

Dans cet exemple, la vivacité du frisson du début et l'intensité
des symptômes fébriles m'ont paru des circonstances qui appe-
laient une grande énergie dans le traitement. L'intégrité complète des fonctions digestives me permettait de tenter l'usage actif du tartre stibié. Bien m'en a pris, comme vous voyez, d'avoir
agi ainsi. Les tuberculeux, du reste, supportent beaucoup mieux
l'emploi du tartre stibié qu'on ne le croit généralement. Peut-
être un jour reviendrai-je avec vous sur ce point.

Les pneumonies autour des masses tuberculeuses ne présentent
pas toujours l'appareil symptomatique que je viens de vous décrire plus haut. Le plus souvent elles se font à bas bruit; leur

début est peu marqué, à peine y a-t-il de la réaction ; quelques douleurs mal caractérisées, un peu de fièvre, une petite exagération de la dyspnée habituelle, de la matité plus étendue, tels sont les signes qui appellent l'attention sur elles. Il en fut ainsi chez une autre malade dont voici l'histoire :

Obs. XVI. Courton (Marie), soixante-quatre ans, journalière, entrée le 22 avril 1852. Cette femme était malade depuis un an environ. Elle avait une toux fatigante, qui revenait de temps en temps. Le 18 avril, elle commença à ressentir une douleur dans le côté gauche de la poitrine, au niveau du mamelon. Pendant tout l'hiver elle avait rendu des crachats tachés de quelques petits caillots de sang. Elle avait assez souvent des sueurs abondantes la nuit, et était habituellement constipée. A son entrée à l'hôpital, on constate à la partie supérieure du poumon gauche des râles muqueux assez gros et du souffle caverneux ; à la partie antérieure du même côté, dans la région précordiale, on entend des bouffées de râle crépitant, sans souffle. Il y a dans cette même région une matité plus étendue qu'elle ne l'est habituellement. Rien d'anomal dans les bruits du cœur. Les crachats sont verdâtres et opaques, assez abondants. Il y a une fièvre très-modérée, la peau est assez chaude, très-peu de dyspnée. (Prescription : gomme sucrée ; julep avec 1s,50 d'oxyde blanc d'antimoine ; vésicatoire au bras gauche.)

Le 23 avril. On trouve le matin du souffle dans les points où l'on n'entendait hier que des râles crépitants ; en même temps que le souffle, on entend encore quelques râles crépitants. (2 grammes d'oxyde blanc d'antimoine dans un julep; diète.)

Le soir, le souffle est beaucoup plus intense que le matin.

Le 24. Le sommet gauche présente les mêmes signes ; quelques râles de retour ont remplacé les râles crépitants et s'entendent au milieu du souffle. (Même traitement.)

Les symptômes de pneumonie vont en s'amendant, et le 28 avril, on supprime l'oxyde blanc d'antimoine pour le remplacer par un julep diacodé simple. (Une portion.) Ce même jour on constate que le souffle a disparu à peu près complétement, le bruit respiratoire est encore plus rude et mêlé de quelques râles de retour, mais ils sont très-peu abondants.

Rien de particulier à noter jusqu'au 8 mai, jour où la malade sort de l'hôpital, n'emportant aucune trace de pneumonie, et dans un état aussi satisfaisant que le comporte sa tuberculisation, que la phlegmasie intercurrente ne semble pas avoir aggravée le moins du monde.

Chez cette malade la constitution était trop débile, la tuberculisation pulmonaire trop avancée, pour permettre une thérapeutique violente. D'ailleurs, la forme de la pneumonie et sa marche lente ne semblaient pas appeler l'emploi de moyens expéditifs, mais aventureux.

Somme toute, soyez sobres d'action dans des cas analogues; craignez toujours, en voulant abattre la maladie, d'abattre votre malade ; soyez certains d'avance qu'une constitution ainsi détériorée, et qui est travaillée par une lésion organique arrivée à un tel degré de développement, ne peut supporter les moyens spoliateurs ou dépressifs. Ici encore, vous le voyez, ce n'est ni l'état local et sa gravité, ni la nature inflammatoire de la maladie qui a dirigé la thérapeutique. C'est l'état des forces de la malade qui a déterminé le choix du traitement; il a été proportionné à ce qu'elle pouvait porter en quelque sorte. Elle ne pouvait même pas tolérer une action promptement efficace dès l'instant que cette action était dépressive, à un si faible degré que ce fût.

Laissez-moi étudier avec vous un nouvel exemple que vous avez sous les yeux dans nos salles, il vous montrera encore toute l'importance de l'état général à l'égard des indications thérapeutiques.

Obs. XVII. Le 24 janvier 1862 entrait à l'hôpital de la Pitié, salle Saint-Charles, n° 20, une femme âgée de soixante-deux ans, elle habite Paris depuis environ vingt-deux ans et y est domestique. Quoique d'une maigreur extrême et en apparence d'une constitution très-faible, elle déclare s'être toujours assez bien portée, et n'avoir eu dans sa vie qu'une seule maladie, à l'âge de vingt-cinq ans (vraisemblablement une pneumonie avec épanchement pleurétique), maladie dont elle ne s'est jamais ressentie depuis. Souvent exposée au froid, elle fut prise, il y a cinq ou six mois, d'une toux sèche et tenace, à laquelle elle n'apporta aucun soin ; mais le 16 janvier 1862 elle ressentit un malaise général, qui la força à se mettre au lit : violents frissons, fièvre intense, nausées, vomissements bilieux, céphalalgie et courbature générale, mais elle se plaignait surtout d'une grande douleur de côté à droite, exagérée par la toux, qui est très-fréquente. Restée chez elle à peu près sans soins jusqu'au 24 janvier 1862, elle entra ce même jour à l'hôpital.

Le 25 (9e jour). A la visite, elle était d'une faiblesse extrême, son teint était plombé, son regard terne, inquiet, et on remarquait sur sa lèvre inférieure une éruption de vésicules d'herpès. Perte de l'appétit, soif très-vive, la langue est sèche et fendillée, il n'y a plus de nausées ni de vomissements, la toux est sèche et l'expectoration peu abondante, les crachats sont visqueux, demi-transparents, finement aérés et présentent une teinte jaune-citron. La respiration est accélérée, dyspnée très-forte. Le symptôme dont la malade se plaint surtout est une douleur sous-mammaire, augmentant par la toux, l'inspiration et les mouvements de la poitrine. A la percussion, rien d'anomal du côté gauche ; mais à droite, au niveau de la fosse sous-épineuse, on trouve une matité très-prononcée. L'auscultation montre que la respiration est pure du côté gauche. A droite, au niveau de la fosse sous-épineuse, dans l'étendue de la main environ, râle sous-crépitant, à grosses bulles, mêlé à du souffle bronchique très-bien caractérisé. Pouls petit, facile à déprimer, 88 à 96. Dès l'entrée, le 24, on avait institué un traitement tonique, consistant en 2 grammes d'extrait de quinquina dans un julep et 300 grammes de vin de Bordeaux. La même prescription est faite. On ajoute seulement un vésicatoire à chaque bras.

Le lendemain, 26 janvier, la malade, abattue la veille encore, a repris sensiblement de la force, la dyspnée est moindre, le souffle est mêlé de râles, le pouls un peu relevé. (Même prescription.)

Le 27. Le mieux se maintient, et le 28, le même traitement ayant été continué, on constate que la respiration est plus libre, la dyspnée moins grande, et on n'entend plus partout que du râle de retour; en même temps la force, l'appétit étaient revenus : une portion, 2 grammes de kina, 300 grammes de bordeaux. Le mieux va se consolidant de plus en plus ; la malade, guérie dès le 31 janvier, ne présente absolument plus rien aujourd'hui, 5 février 1862.

Cette observation, vous le voyez, se rapproche, par un côté, de celles que je vous faisais remarquer dans la dernière conférence. Nous étions, en effet, au neuvième jour de la maladie ; l'hépatisation semblait tendre à la résolution ; l'état local était donc assez bon ; ce n'était pas le cas de faire un traitement énergique. Était-ce celui de faire de l'expectation ? Non, pas davantage, à mon sens, et c'est par là que cette observation diffère de celles que je vous rappelais. En effet, l'état général était bien mauvais ; cette femme était profondément débilitée ; il y avait à craindre qu'elle ne pût résoudre complétement l'hépatisation pulmonaire dont elle était atteinte ; il y avait donc indication réelle à instituer une médication tonique qui lui permît de prolonger la lutte avec avantage. Mon interne comprit merveilleusement la marche qu'il fallait suivre ; il donna à la malade, le soir même de son entrée, de l'extrait de quinquina et du vin ; l'effet de cette thérapeutique intelligente et pleine de tact ne se fit pas attendre ; le lendemain, les forces étaient déjà relevées, comme le témoignaient le pouls, la respiration et le visage même de cette femme. Je persévérai dans la même voie ; en outre, pour aider plus efficacement à la résolution de la phlegmasie, j'appliquai, à titre de révulsif, un vésicatoire à chaque bras, et le quatrième jour après son entrée à l'hôpital, cette femme pouvait être considérée comme guérie.

Parmi les circonstances que présente cette malade, une surtout doit attirer votre attention ; c'est son âge. Mais n'allez pas penser que je vous la signale comme une condition qui doive entraîner nécessairement et par soi-même l'indication d'une médication tonique. Gardez-vous bien de le croire, telle n'est pas mon intention, telle n'est pas la réalité des faits. L'âge avancé de la malade est une des conditions qui peuvent créer une semblable indication thérapeutique ; à elle seule, cette influence étiologique n'est pas suffisante. Elle est une part de l'ensemble. Vous trouverez, en effet, beaucoup d'occasions dans lesquelles l'âge avancé du malade ne devra pas être un obstacle à une thérapeutique active. Voici, par exemple, l'observation d'un homme de soixante et onze ans, chez lequel j'ai employé la même médication que celle que j'aurais mise en œuvre chez un adulte.

Obs. XVIII. Le 14 octobre 1858 est entré Debrenne (Pierre), soixante et onze ans, maçon, rue Marcadet. Excellente santé habituelle, formes grêles, constitution forte. Dans la nuit du 9 au 10 octobre, marchant sur le bord de la Seine, il tombe à l'eau par accident, et rentre chez lui avec du malaise, ayant eu une très-grande terreur de sa chute. Deux jours après il est pris de frissons, de fièvre vive, de toux, de douleur intense dans le côté droit de la poitrine, au niveau de la neuvième côte au-dessous de la mamelle ; perte du sommeil et de l'appétit.

A son entrée, le deuxième jour de sa maladie, le quatrième après l'accident, il avait les signes non douteux d'une pneumonie au premier degré, occupant le côté droit ; matité, râles crépitants, crachats rouges visqueux caractéristiques.

Le 15. On lui prescrit 0,20 de tartre stibié, vomissements abondants ; le lendemain il était mieux, les râles étaient beaucoup plus humides, la fièvre était moindre. (Même traitement.)

Le 16. On suspend le tartre stibié. On applique sur la poitrine un large vésicatoire ; 2 grammes de kina, julep diacodé pour le soir.

Les jours suivants, la maladie marchait régulièrement, à peine s'il restait quelques râles et quelques crachats bronchiques, le malade mangeait, lorsque le 26 il s'est refroidi et a eu un léger frisson et une assez vive douleur à la gorge.

Le 27. La partie gauche et postérieure du voile du palais est fortement tuméfiée, ainsi que la luette, la voix est nasonnée, et la déglutition est difficile pour les liquides, impossible pour les corps solides. La respiration est très-gênée, le malade éprouve une vive dyspnée. Le doigt porté dans l'arrière-gorge constate un empâtement très-considérable du voile du palais, sans fluctuation. (1 gramme d'ipéca, diète.)

Le 28. L'état du malade a empiré, la respiration est très-pénible, la suffocation imminente, la voix presque complétement éteinte. Il y a en arrière de l'angle de la mâchoire gauche une tuméfaction assez douloureuse, sans engorgement ganglionnaire. On applique huit sangsues sur ce point et l'on donne 0,05 d'émétique.

Le 29. Le tartre stibié purge le malade sans le faire vomir ; aussitôt après l'avoir pris, il a eu un violent frisson (à une heure) ; ce frisson a duré deux heures environ. On a appliqué dix sangsues sous la mâchoire; plus tard, vers quatre heures, il a transpiré beaucoup ; à cinq heures, il a eu une violente quinte de toux, suivie d'expectoration, ou mieux d'expuition de pus mêlé de sang. Au moment de la visite, neuf heures, la même expuition continue, il y a plus d'un demi-litre de liquide dans le bassin. Le malade est beaucoup mieux, respire facilement; sa voix, quoique nasonnée, est claire. (Garg. avec le miel rosat ; quatre bouillons.)

Le 31. Le malade continue à aller de mieux en mieux. Plus de fièvre, sommeil bon; cependant il a eu hier dans la journée un léger frisson ; l'écoulement buccal est considérablement diminué.

Le 1er novembre. Hier, nouveau frisson, de midi à une heure et demie, puis sueur abondante. Rien dans la poitrine, pas d'accès fébrile bien marqué au pouls, même gonflement de la luette. (Kina, 2 grammes, gomme édulcorée.)

Le 2. Toute la région parotidienne gauche, la face externe de la branche de la mâchoire inférieure jusqu'à l'os hyoïde sont gonflées, rouges, tendues, pouls fréquent, peau chaude, douleur à la pression, au niveau de l'angle de la mâchoire, un peu d'œdème de ce même point qui, bien évidemment, est le siége d'un phlegmon. (2 grammes kina, onctions mercurielles, cataplasme, deux bouillons, deux potages.)

Le 3. Le malade a passé une mauvaise nuit, a éprouvé plusieurs quintes de toux et a rendu en assez grande abondance du sang pur, non mêlé aux crachats ; la tuméfaction extérieure est moindre. (Même prescription.)

Le 5. Le mieux du côté de la gorge et des points tuméfiés est très-réel ; la déglutition, les mouvements sont bien plus faciles, l'appétit est revenu, la fièvre est tombée. Il reste seulement un peu de faiblesse.

Les choses vont en s'améliorant chaque jour ; le malade reprend des aliments, et le 19, étant parfaitement guéri, il quitte l'hôpital pour la maison de Vincennes.

Comme vous le voyez dans cet exemple, la phlegmasie pulmonaire fut nettement et vigoureusement traitée. Bien nous en prit, puisque le malade fut atteint assez durement ensuite. Du reste, l'énergie du traitement ne nuisit en rien à la guérison de l'angine grave qui survint un peu plus tard.

J'ai employé une médication très-active, et cela avec grand

avantage chez des vieillards dont la maladie était violente et dont la constitution était assez énergique pour supporter une thérapeutique ferme et décidée. Par exemple, chez une dame de quatre-vingt-trois ans, appelé alors que l'asphyxie paraissait imminente, j'obtins d'une saignée, simultanément faite à chaque bras, une amélioration que le tartre stibié à hautes doses et deux larges vésicatoires consolidèrent jusqu'à guérison complète. Il en fut ainsi chez un de mes amis, âgé de quatre-vingt-quatre ans, qui, guéri de sa pneumonie aussi énergiquement traitée, vécut jusqu'à quatre-vingt-sept ans. Et chez un officier de marine, âgé de soixante-dix-huit ans, deux saignées copieuses, le tartre stibié et des vésicatoires, eurent aussi raison d'une pneumonie très-menaçante.

Chez tous ces malades, la circonstance qui appelait cette action était le développement récent de la maladie, qui conseillait une action thérapeutique énergique capable d'entraver la phlegmasie, et l'indication qui permettait cette vivacité d'allures thérapeutiques, c'était l'état des forces chez ces malades, malgré leur âge.

Ainsi donc, par ces exemples, vous voyez encore que, plus nous avançons dans l'étude clinique de la pneumonie, plus nous voyons se confirmer cette loi, que je vous ai énoncée au début de nos conférences, à savoir que :

Toutes les médications chez les individus atteints de cette maladie (comme, du reste, de toutes les autres) doivent être subordonnées, quant au fond et quant à la forme, à l'état des forces, non-seulement tel qu'il peut être apprécié à l'époque actuelle de la maladie, mais encore et, je dirai même, surtout à l'état des forces que l'on peut supposer chez le malade, en tenant compte de tous les enseignements que peut fournir l'étude de l'état de santé antérieur, et celle de toutes les remarques qui peuvent venir en aide et éclairer dans cette appréciation.

Nous allons maintenant, en étudiant plusieurs de nos malades, rechercher, pour les examiner avec vous, certaines autres conditions qui peuvent, elles aussi, modifier sensiblement les opinions qu'on doit se former sur le diagnostic, le pronostic et le traitement de la pneumonie.

IV

Dans les conférences précédentes, consacrées déjà à la pneumonie, nous l'avons étudiée d'abord sur des malades qui offraient des variétés très-simples de cette affection, et chez lesquels elle présentait une forme bénigne aboutissant spontanément à la guérison.

Je vous ai fait remarquer ce qu'étaient les variétés traumatiques de cette affection, et enfin je vous ai présenté quelques remarques sur des cas de pneumonie plus graves, terminés cependant encore par la guérison.

De tous les malades dont nous avons examiné l'histoire ensemble, un seul a succombé, et, comme vous l'avez vu, la mort a été la conséquence d'altérations graves, déterminées dans l'articulation scapulo-humérale par une contusion très-violente. Cependant, tout en répétant que la pneumonie chez cet homme était étrangère à la mort, il convient cependant de remarquer que chez lui la phlegmasie affectait une variété de siége à laquelle certains auteurs ont attaché une grande importance, je veux dire le sommet du poumon. Voyons ce que les faits qui sont en ce moment sous nos yeux, comme aussi les observations que je pourrais vous produire, vont nous répondre à ce sujet. Ces divers exemples, en outre, nous permettront, par l'étude de certaines particularités qu'ils présentent, d'examiner la valeur de quelques autres circonstances qui ont été également rattachées au siége de la maladie et celle de quelques symptômes dont la présence a servi pour constituer d'autres variétés de pneumonie légitimement admises par les auteurs.

Le premier malade dont je vais vous entretenir aujourd'hui est, comme celui que nous avons vu l'autre jour, affecté d'une pneumonie qui occupe aussi le sommet de l'un des poumons, mais elle s'est développée sans aucune influence traumatique. Il existe encore dans les salles un autre exemple dans lequel la maladie occupe de même le lobe supérieur. Profitons tout d'abord de cette coïncidence pour rechercher ce qu'il faut penser de l'importance qu'on a attribuée à cette localisation particulière de la phlegmasie au sommet du poumon. Voici l'histoire du malade qui est couché au numéro 24, salle Saint-Paul.

Obs. XIX. Cet homme, âgé de cinquante-deux ans, qui exerce la profession de tonnelier, tousse depuis plusieurs années tous les hivers, sans avoir éprouvé d'hémoptysie, sans amaigrissement notable. Il fut pris dans la nuit du 20 au 21 janvier 1862, sans cause appréciable, de violents frissons, avec dyspnée intense, courbature générale, douleur très-vive aux deux côtés de la poitrine pendant l'inspiration et surtout pendant la toux. (Nous apprenons que depuis longtemps il se livrait à des habitudes d'ivrognerie.)

Entré le 22, il offre l'état suivant : le pouls est dur, fort et fréquent, la respiration est haute, sifflante, la dyspnée très-vive ; les accès de toux sont répétés, surtout quand il est assis, et l'expectoration, rare et difficile, ne présente pas de coloration caractéristique. Toute la partie antérieure du thorax, même la région précordiale, donne à la percussion un son très-clair. En arrière on ne trouve de matité qu'à droite, dans la moitié supérieure du poumon. Dans ces mêmes points du côté droit on constate un souffle très-rude, de la bronchophonie et des vibrations exagérées des parois, à l'application de la main. (Julep avec émétique 0,20 ; et pour la nuit, julep avec 2 grammes extrait de kina.)

Le 23. Même état ; l'émétique a déterminé une diarrhée très-abondante. (Même prescription.)

Le 24. La dyspnée est beaucoup moins forte ; sauf cela, rien n'est changé ; la diarrhée a persisté. (Même traitement.)

Le 25. La toux est moins fréquente et moins pénible ; la diarrhée a cessé ; il y a un peu d'agitation. (Même traitement ; plus, un lavement avec musc, 0,40.)

Le 26. Même état ; crachats rouillés.

Le 27. Même souffle ; toux très-rare ; crachats rouillés. (Même traitement.)

Le 29. Quelques râles très-rares se mêlent au souffle toujours intense, le pouls est moins dur et moins fréquent ; il y a toujours des rêvasseries. (Même traitement.)

Le 31. Le râle crépitant humide persiste, et l'on peut espérer que bientôt la convalescence va commencer. L'émétique est remplacé par 3 grammes d'oxyde blanc d'antimoine. (On continue l'extrait de quinquina. Vin de Bordeaux, 500 grammes.)

Le 1er février. Délire pendant la nuit. On n'entend plus de râles de retour, mais de nouveau un souffle très-dur dans toute la moitié supérieure du poumon droit. (On applique un large vésicatoire sur le côté droit, un vésicatoire à chaque bras et à chaque mollet. L'oxyde d'antimoine est suspendu ; julep diacode.)

Le 3. Le délire a persisté ; le malade, dont les réponses sont difficiles à obtenir et très-brusques, conserve encore beaucoup d'abattement le matin et se plaint du vague qui existe dans ses idées. La respiration est très-anxieuse, râlante. A l'auscultation, on trouve tout le poumon gauche et la moitié inférieure du poumon droit remplis de gros râles. Le souffle est devenu d'une rudesse excessive. Le retentissement de la voix est très-fort et frappe très-désagréablement l'oreille. Le pouls est plus fréquent (120) et mou. (Le vin de Bordeaux, l'extrait de quinquina sont continués. On y ajoute une potion avec musc, 0,40 ; opium, 0,15, en pilules.)

Le 4. Nuit plus calme, sans délire. Le pouls, toujours fréquent, est plus dur. Les vésicatoires appliqués au mollet gauche et au bras droit ont déterminé de l'œdème. La respiration est moins anxieuse, le souffle, toujours aussi rude, est cependant de nouveau mêlé de quelques râles fins. Les râles de bronchite persistent dans tout le reste des deux poumons. Au côté droit, au-dessous des points envahis par le souffle, on entend un bruit de frottement pleural très-net ; pas de douleur de côté, pas de matité ni d'ægophonie dans les points correspondants. (Même traitement ; extrait d'opium, 0,20.)

Le 5. La nuit a été assez calme, sans délire : la respiration paraît plus libre ; la toux est beaucoup moins fréquente ; il y a un peu de céphalalgie ; le pouls est à 128. Le souffle persiste avec sa rudesse, le bruit de frottement persiste également, mais les râles de bronchite sont beaucoup moins abondants. (Même traitement.) Le malade reste dans nos salles, et nous continuerons de l'observer[1].

Cette observation offre plus d'un sujet de remarque. Les questions qu'on peut se poser sur ce malade sont complexes. Il y a lieu, en effet, d'en soulever plusieurs et sur la nature de l'état local, et sur celle de l'état général, comme aussi sur le lien qui peut rattacher ces deux ordres de phénomènes l'un à l'autre.

D'abord, sans insister trop sur ce point, nous avons affaire à un tonnelier, c'est-à-dire à un homme dont la profession explique l'emphysème dont il est affecté, et les bronchites auxquelles il est habituellement sujet : il se livre en effet à une besogne dure et rude dans des lieux froids et humides. Rien donc n'est plus simple que la présence des symptômes qu'il présente habituellement du côté de la poitrine.

Mais un fait qui doit solliciter votre attention à un plus haut degré, c'est la lésion locale. D'abord elle occupe le sommet, première circonstance, et en outre, sa marche a été singulière. Depuis le 22 janvier, en effet, la fosse sus-épineuse est occupée par un

---

[1] Voir, pour ce qui a été observé ultérieurement, et pour les remarques qui en ont été la conséquence, la conférence n° VI.

souffle tubaire très-sec, très-rude, à peine un peu modifié le
31 janvier et qui a repris sa rudesse depuis le 1er février jusqu'à
aujourd'hui 7 du même mois.

La persistance du souffle tubaire avec cette opiniâtreté est un
fait réellement insolite. Né avec les autres phénomènes non douteux d'une phlegmasie pulmonaire, ce souffle si persistant ramène
naturellement à l'idée d'une pneumonie chronique, ou à l'idée du
passage de la maladie au troisième degré. Or, pour conduire à
cette dernière opinion, et pour éloigner de la première hypothèse,
nous trouvons, avec la matité absolue et le souffle très-intense, une
fièvre violente et le pouls à 128 s'ajoutant à l'existence d'un symptôme grave le délire, dont la coïncidence pourrait faire admettre
l'idée d'une suppuration du poumon. Mais prenez bien garde, et
pour apprécier la valeur d'un tel phénomène ne vous bornez pas à
constater sa présence, étudiez encore sa forme, sa marche, et
vous partagerez alors bientôt mon opinion, et comme moi vous
repousserez l'existence d'une pneumonie au troisième degré, l'idée
d'une infection purulente.

Je dis une infection purulente, car vous savez que selon moi,
c'est pour beaucoup à cette nature d'accident qu'est due la mort
chez les malades qui succombent à une pneumonie au troisième
degré ?

Non, Messieurs, nous n'avons pas affaire à cet ordre d'accident,
et ce qui nous renseigne à cet égard ce sont les divers symptômes
que présente le malade, et surtout c'est la forme même du délire.

Localement, remarquez-le bien, point de signes de ramollissement du tissu pulmonaire ; il n'y a pas non plus de crachats diffluents, offrant la couleur jus de pruneaux, qui ont été donnés
comme caractéristiques de la suppuration pulmonaire.

La fréquence du pouls peut s'expliquer par les phénomènes
nerveux : et en outre les caractères même de fermeté du pouls ne
se rapportent pas à ce que l'on trouverait avec une suppuration
infectieuse du poumon. Alors, en effet, ce sont des phénomènes
ataxo-adynamiques qui se manifestent, et le pouls devient petit et
mou, tout en conservant sa fréquence.

Le facies du malade n'offre pas l'aspect typhoïde ; la langue, les
lèvres et les dents ne sont pas fuligineuses ; il n'y a pas de diarrhée;
enfin le délire lui-même est actif, ardent, sa forme est vive et n'a
rien de la tranquillité et de l'expression affaiblie du subdélirium
habituel dans l'infection purulente. Enfin, quoique ce soit là un

ordre de preuves souvent peu sérieux et que l'aphorisme *naturam morborum ostendit curatio* ne doive pas être accepté comme un axiome, il faut cependant noter que s'il avait eu pour cause l'infection purulente, ce délire n'aurait pas été amendé si facilement sous l'influence d'une médication dont le musc, le vin et l'opium étaient les agents.

Dans le cas de troisième degré, en effet, l'organisme est trop profondément éprouvé par l'infection pour que les antipasmodiques et les narcotiques aient alors une action réelle sur le délire qui traduit l'état général si grave de l'économie.

Cependant, Messieurs, nous avons éprouvé une certaine frayeur en voyant disparaître, le 3 février, l'amélioration survenue le 31 janvier, et de nouveaux accidents se manifester. Nous nous sommes demandé s'il n'y avait pas récidive, et si la lymphe plastique épanchée, au lieu de travailler à sa résorption, ne se transformerait pas en globules pyoïdes. Nos craintes ne se sont pas réalisées, et le délire n'a pas pris, ni à ce moment ni depuis, le caractère typhoïde qui aurait accusé cette terminaison.

A quelle influence faut-il donc rattacher ce délire si vif que nous observions? Il tient vraisemblablement, Messieurs, à une cause signalée déjà par beaucoup d'auteurs, aux habitudes alcooliques du malade. Cet accident nerveux n'est pas rare dans la pneumonie, nous allons nous en occuper un instant.

Pour tout dire même, il faut bien remarquer que cette forme de délire, bien que fréquente surtout dans la phlegmasie pulmonaire, se montre aussi dans d'autres maladies fébriles des buveurs. La dépression imprimée à l'économie par la maladie aboutit à cette exagération des manifestations nerveuses. Si bien que dans l'espèce on pourrait se demander si la dépression produite par le tartre stibié n'aurait pas eu ici une certaine influence. Le développement du délire chez des malades qui n'ont pas été soumis à l'emploi de ce médicament prouve que cette influence n'est pas indispensable, et faites bien attention à la forme de ce délire. Loin d'être passif, si je puis m'exprimer ainsi, comme dans l'ataxo-adynamie, il est actif, ardent, et il se traduit par un contentement exubérant, par l'expression vive d'un bien-être peu en rapport avec l'état véritable du malade.

Quelle conduite tenir devant cet ensemble symptomatique? On a proposé de remplir une double indication. On a assigné au médecin un double rôle.

D'une main, lui a-t-on dit, attaquez la lésion pulmonaire par le kermès et l'émétique, tandis que de l'autre vous combattrez le délire à l'aide du musc, du vin et d'autres préparations toniques. Messieurs, je n'accepte, quant à moi, ni cette double méthode ni les explications par lesquelles on l'appuie. Elle serait tout au plus admissible si le tartre stibié était, comme on le dit, un spécifique contre la pneumonie. Or il n'en est rien, ce médicament n'a pas cette action élective qu'on lui prête, et il ne borne pas ses effets à une modification de l'organe pulmonaire. L'expérience a de plus démontré que son action dépressive ne faisait souvent qu'augmenter les accidents nerveux. Dans ce cas, Messieurs, il faut s'adresser à l'état général dont le délire est la traduction, par des préparations opiacées, par du musc et par des toniques surtout alcooliques. On cherche par ces moyens, qui sont tous des stimulants diffusibles, à relever le système nerveux, et partant, à coordonner ses manifestations, et on poursuit la modification de l'état local par des révulsifs tels que des vésicatoires. Mais ici comme ailleurs j'emploie la méthode révulsive sur une vaste échelle; elle a aussi pour résultat immédiat de venir en aide dans une certaine limite au système nerveux. Il est plus utile, du reste, à mon sens, de se borner à l'emploi de vésicatoires volants. L'action que l'en doit rechercher est, en effet, moins une action profonde qu'une action perturbatrice, et l'on gagne à multiplier les applications, beaucoup plus qu'à établir des suppurations continues.

Je reviens à notre malade. Sa situation, quoique grave, est encore sans péril, je l'espère; sans être trop affirmatif on peut dire que jusqu'ici rien ne semble indiquer qu'il ne doive pas guérir. Le souffle est bien persistant, cela est vrai; mais n'y a-t-il pas lieu de penser, vu l'âge du malade, vu l'état de sa constitution, vu surtout le début franc et brusque de sa maladie, que nous aurons affaire ici à un de ces exemples dans lesquels, quoique tous les symptômes généraux s'améliorent, le souffle persiste par le fait de l'infiltration plastique du poumon, tolérée alors sans difficulté par l'économie.

Toutefois, fasse Dieu que nos vésicatoires ne soient pas le point de départ de l'un de ces érysipèles si fréquents en ce moment : ce serait là une déplorable complication. Je les ai prescrits quoique en tremblant, conduit par le sentiment de leur extrême utilité.

Je crois donc, d'après la marche suivie jusqu'ici par la maladie et malgré le délire observé, que cet individu peut guérir.

Cependant les pneumonies avec délire ne sont pas toujours bénignes, et j'ai vu succomber plusieurs malades, notamment, à l'hôpital Saint-Antoine, un homme affecté de pneumonie du sommet droit, dans laquelle survint aussi du délire. C'était encore un ivrogne; mais, chez lui, l'état général n'était pas seul, et la lésion était probablemeut passée au troisième degré : je dis probablement, car nous ne pûmes faire l'autopsie. Ce malade avait été pris très-vite d'accidents typhoïdes le quatrième jour, comme vous allez le voir par la lecture de l'observation : c'est là une remarque importante. Nous n'avons plus, en effet, cette crainte chez notre malade de Saint-Paul, n° 24, car nous sommes aujourd'hui à plus de quinze jours du début, et il est rare de voir une pneumonie suppurer aussi tard.

Voici cet exemple fâcheux :

Obs. XX. Blavette (Honoré), quarante-trois ans, boulanger, entré le 13 décembre 1853. Cet homme, très-fortement constitué, n'a jamais été malade. Depuis trois jours il éprouve, sans frissons bien marqués, de la céphalalgie, de la courbature et de la fièvre.

Il a la face rouge et animée, les yeux brillants ; il tousse, ses crachats sont un peu visqueux, il accuse de la douleur dans le côté droit de la poitrine, mais seulement dans les grands efforts d'inspiration et de toux. L'auscultation ne révèle qu'un peu de retentissement de la voix au sommet droit : pas de râles, pas de souffle.

Le 14. Je vois le malade pour la première fois et je trouve le retentissement de la voix assez marqué pour diagnostiquer une pneumonie du sommet droit. Le malade a une fièvre assez vive, et le pouls plein et résistant. (Saignée, quatre palettes ; gomme ; tartre stibié, 0,25.)

Le 15. Le tartre stibié est bien supporté. L'état général du malade est le même depuis hier ; il a rendu quelques crachats rouillés caractéristiques. Le souffle tubaire est devenu très-manifeste, et occupe toute la fosse sus-épineuse droite : il est fort et étendu. Les mêmes points sont occupés par une matité non douteuse ; le retentissement de la voix y est toujours exagéré : il n'y a nulle part de râles crépitants. (Gomme ; tartre stibié, 0,25.)

Le 16. La nuit s'est passée sans sommeil. La fièvre a augmenté ; le malade se plaint d'une soif vive et de sentiment de brûlure à la gorge, où on ne voit pas de pustules. On continue le tartre stibié, mais sous forme de pilules et à la même dose.

Le 17. La fièvre est aussi vive ; toute la nuit le malade a eu du délire, il s'est même levé : ce matin, il paraît un peu affaissé. On entend du souffle, quelques râles s'y mêlent çà et là. (Un vésicatoire sur le côté droit ; tartre stibié, 0,25.)

Le 18. Depuis la veille, le délire est très-violent, au point que l'on a été obligé de lui mettre la camisole. Ce matin, il est plus calme; il a encore la figure injectée, les yeux allumés. Il nous raconte, en riant, qu'il est bon buveur; il ne boit jamais moins de sept à huit litres par jour, quelquefois plus, sans cela il ne pourrait travailler. Tout bon boulanger, dit-il, en fait autant. (Eau vineuse pour tisane ; vin de Bagnols, 200 grammes ; extrait de quinquina, 4 grammes. On supprime le tartre stibié. Deux vésicatoires aux mollets.) Le soir, le délire a persisté avec une fièvre ardente ; mais la langue est devenue sèche, les gencives et les dents sont fuligineuses : le malade est dans la plus grande agitation, sans violence. On n'a pas pu lui faire prendre le vin et l'extrait de quinquina ordonnés ; on administre 0,20 d'extrait thébaïque en deux doses, prescrit conditionnellement le matin.

Le 19. Le délire n'a pas cessé, et, vers quatre heures du matin, le malade s'est brusquement affaissé, sa respiration s'est embarrassée, et la mort est survenue très-rapidement. L'autopsie n'a malheureusement pas été autorisée.

Chez ce malade, comme vous le voyez, la phlegmasie occupait encore le sommet; le délire, survenu malgré l'emploi du tartre stibié, avait la même forme violente et demi-gaie. Les habitudes alcooliques n'étaient pas douteuses. Il est probable que l'état local n'était nullement amendé, ce que nous n'avons pas pu constater, l'autopsie ayant été impossible.

Chez le malade, couché actuellement salle Saint-Paul, n° 24, la maladie suivra-t-elle une semblable marche ? J'espère que non, et une des raisons qui me font concevoir de telles espérances, c'est que nous sommes arrivés sans encombre au quinzième jour de la maladie. Le malade, dont je vous citais en dernier l'histoire, est mort le neuvième jour. Ce dernier délai est plus habituel que l'autre, lorsque chez les malades atteints de pneumonie avec délire sérieux, la terminaison doit être fatale.

Les trois derniers exemples de pneumonies que je viens d'examiner avec vous sont tous trois des pneumonies du sommet, et chez tous trois existait du délire. Vous vous demanderez peut-être si la localisation de la phlegmasie au sommet du poumon n'exerce pas une influence quelconque sur la production du symptôme que je vous signale. Comme je vous le disais tout à l'heure, des auteurs recommandables l'ont avancé et l'avancent encore. C'est là, Messieurs, une proposition à laquelle je ne saurais souscrire. D'abord, s'il y a des pneumonies du sommet accompagnées de délire, il y en a aussi dans lesquelles le délire fait complétement défaut. Les deux premiers malades que nous avons étudiés, vous et moi, étaient, si vous vous le rappelez, atteints de pneumonie du sommet. Je vous ai priés de noter le fait à l'occasion. Cependant, comme vous avez pu le voir, la maladie, chez tous deux, a guéri spontanément, et ces individus n'ont offert aucune trace de délire, aucune circonstance grave. La relation indiquée entre le symptôme et le siége de la maladie a complétement manqué dans ce cas. Dans d'autres exemples, la phlegmasie occupe le sommet du poumon et le délire est à peine saisissable ; vous venez de voir un exemple très-remarquable de ce genre au numéro 53 de la salle Saint-Paul. Chez ce malade, l'affection a été aussi simple que possible ; elle a guéri vite, et cependant elle occupait le sommet du côté droit.

Obs. XXI. Contin-Suzat (Léonard), trente ans, scieur de long, entré le 30 janvier 1862 à la Pitié, salle Saint-Paul, numéro 53.

Il y a une quinzaine de jours, le malade fut mouillé, et, il y a dix jours, il fut pris de frissons, de fièvre, de point de côté à droite, de céphalalgie, de courbature et de malaise. A ce moment, il s'alite ; le point de côté qui siégeait à droite et au-dessous du mamelon disparaît au bout de cinq à six jours.

Le 31 janvier. Pouls, 76, dicrote, peau chaude et sèche, aspect typhoïde, hébétude de la face, enduit épais et brun de la langue, sans rougeur de la pointe ; pas de douleur à l'épigastre, ni d'envies de vomir, ni de vomissements ; pas de diarrhée, un peu de gargouillement fin dans la fosse iliaque droite, sans douleur à la pression. Décubitus dorsal, le malade est faible, déprimé, et se plaint de vertiges. — Pas de point de côté. Petites pustules d'acné sur le thorax, dont quelques-unes, ne faisant que paraître, simulent assez des taches rosées. Au dire du malade voisin, il aurait eu un peu de subdélirium. — Pas de crachats rouillés. Dans la fosse sus-épineuse droite, matité, souffle tubaire dans l'inspiration et dans l'expiration ; il est un peu aigre, et des bouffées de crépitation assez larges l'accompagnent : peu de retentissement de la voix. Bien que la maladie semble en voie de résolution, on prescrit cependant : eau-de-vie, 60 grammes ; acétate d'ammoniaque, 8 grammes ; quatre bouillons.

Le 1er février. Pouls, 68, peau plus douce ; le souffle s'entend encore aux deux temps de la respiration, mais bien moins aigre ; il aurait même

plutôt quelque chose d'amphorique, probablement à cause du voisinage
de la bronche droite. (Même prescription.)

Le 2. Les râles sont à grosses bulles, rares ; l'expiration a encore un
caractère soufflant. Pouls, 68, peau bonne, enduit blanchâtre de la langue. (Supprimer l'eau-de-vie. deux bouillons, deux potages.)

Le 3. Le murmure vésiculaire est perçu partout, l'expiration est encore un peu rude et prolongée. il n'y a plus de retentissement anomal
de la voix, langue nettoyée. (Deux bouillons, deux potages.) Le mieux
continue, et le malade sort guéri le 11 février 1862.

Vous voyez que chez ce malade le délire a été bien peu de chose,
et qu'il n'avait vraiment aucune valeur spéciale. Je n'insiste pas
ici sur le mode de traitement qui a été suivi ; j'y reviendrai plus
tard, et à propos de malades plus intéressants encore.

Les autres faits que j'ai pu recueillir, bien étudiés, comptés
avec soin, ne m'ont pas davantage conduit à cette opinion que la
pneumonie s'accompagne de délire, par cela seul qu'elle siége au
sommet. Cette manière de voir n'est pas acceptée non plus par
.tous les auteurs.

M. Grisolle, dans son ouvrage sur la pneumonie, travail si distingué et qui devra être cité toutes les fois qu'on s'occupera de
cette maladie, M. Grisolle, après avoir compulsé un grand nombre de faits, a formulé cette conclusion, que le délire n'est pas plus
fréquent dans les pneumonies du sommet que dans celles qui ont
un autre siége.

J'ai compté de mon côté comme M. Grisolle, car je considère
comme très-utile et comme pas du tout nuisible la méthode numérique appliquée aux questions médicales. N'ouvrez pas trop
l'oreille, Messieurs, aux critiques que l'on a faites à ce sujet, vous
fussent-elles présentées sous la forme brillante et des plus sédui-
santes qui leur a été donnée. La probabilité est bien souvent notre
seule certitude en médecine, et la probabilité est bien mieux assise par la statistique à nombres élevés que par le tact et par l'inspiration individuels. Ces deux éminentes qualités ont leur place,
surtout dans la direction de la thérapeutique ; mais elles ne peuvent tout faire. Si on les acceptait comme seuls guides dans
le diagnostic, elles pourraient, par exemple, conduire à poser, à
propos de l'interprétation d'un ou de deux faits spéciaux, des lois
générales qu'une observation plus nombreuse renverserait plus
tard. C'est peut-être ainsi qu'est née l'opinion que nous examinons

en ce moment. Croyez-moi, Messieurs, ne dédaignez pas la méthode numérique. Ne lui demandez pas plus qu'elle ne peut donner ; mais comptez, comptez bien, réunissez le plus de chiffres que vous pourrez. A tout prendre, la statistique n'est pas autre chose qu'un des instruments de la méthode expérimentale, et celle-ci, malgré les injures dont on l'accable souvent, est toujours « la reine des sciences et le terme de toute spéculation. »

Imbu de ces idées, j'ai donc compté, et je suis arrivé à un résultat semblable à celui de M. Grisolle. Ainsi, sur 114 faits de pneumonies que j'ai recueillis, 19 siégeaient à l'un des sommets, et sur ces 19 cas, 4 seulement s'accompagnaient de délire. De ces 4 pneumonies avec délire, deux se sont montrées chez des ivrognes, la troisième était compliquée d'érysipèle ; le quatrième malade avait, en outre, une altération des plaques de Peyer.

Par cette coïncidence de résultat entre M. Grisolle et moi, vous voyez, Messieurs, que la statistique a sa valeur, et que l'on est en droit, en s'appuyant sur elle, de refuser au siége de la pneumonie toute influence sur la production du délire.

Autres arguments, Messieurs. Et d'abord, le délire est si peu spécial aux pneumonies du sommet, qu'il peut être observé également ment dans le cas de phlegmasies des parties moyennes et inférieures de cet organe. Entre autres exemples, je puis vous en citer un que j'ai fait recueillir par un de mes bons élèves et amis, M. Legras.

Obs. XXII. Cordier (Baptiste), vingt-cinq ans, commissionnaire, est entré le 22 avril 1861 à l'hôpital Beaujon, salle Beaujon. Forte constitution, bonne santé habituelle ; excès alcooliques fréquents.

Le malade raconte que deux jours avant son entrée, le 20 avril, il s'est refroidi après un excès de travail, presque aussitôt il ressentit dans le côté droit de la poitrine sous le mamelon, une vive douleur précédée d'un frisson intense, la toux ne tarda pas non plus à se déclarer, sans expectoration caractéristique, si l'on en juge par son récit. C'est la première fois qu'il éprouve de semblables accidents.

Le 23. A la visite, on constate une légère dyspnée ; expectoration muqueuse peu abondante ; toux fréquente ; point de côté à droite ; herpès labialis très-marqué ; hébétude du visage ; subdélirium ; langue saburrale ; peau chaude et sèche ; pouls à 100-104, régulier. Percussion : rien à noter du côté gauche, soit en avant soit en arrière. A droite, matité dans le tiers inférieur en arrière ; rien en avant ; les vibrations thoraciques de la voix sont augmentées dans le tiers inférieur droit. Auscultation : à gauche, respiration puérile, ainsi qu'à droite en avant. A droite en arrière, souffle tubaire intense dans le tiers inférieur ; bronchophonie très-nette au niveau du souffle ; râles crépitants fins et secs, très-nombreux, qui se mêlent parfois au souffle lui-même et semblent très-superficiels. (Prescription : gomme édulcorée, tartre stibié, 0,20, dans la journée ; extrait quinquina, 2 grammes, pour le soir et pendant la nuit.

Le 24. Le souffle est un peu moins intense que la veille ; râles crépitants moins secs. La dyspnée et l'expectoration n'ont pas changé. Peau chaude ; pouls à 96-100, toujours un peu de subdélirium. On continue le tartre stibié pendant le jour et le quinquina pour le soir.

Le 25. Même état.

Le 26. Le malade a été pris subitement d'un délire assez violent et d'une sueur profuse abondante sur tout le corps. L'état local ne s'est pas sensiblement modifié ; pouls, 98-102. (Suppression du tartre stibié, vésicatoires aux deux bras.)

Le 27. On n'entend plus de souffle tubaire, la respiration n'est plus que soufflante à la pointe du scapulum ; dans tous ces points râles de retour nombreux. Le délire a été aussi intense, surtout pendant la nuit ; pas de sueur ; peau chaude ; pouls à 96-100. (Lavement avec 0,40 de musc et 10 gouttes de laudanum de Sydenham ; bordeaux, 200 grammes.)

Le 28. Le délire est moins violent ; la face est tirée ; les yeux sont excavés ; la respiration semble plus gênée que la veille, bien que l'état local continue à s'améliorer ; pouls à 68-72. (Même prescription.)

Le 29. Le délire a cessé ; amélioration de l'état local ; la face est moins tirée ; le malade est moins prostré que la veille ; peau chaude mais halitueuse ; pouls à 68-72. (Même prescription.)

Le 30. L'état du malade s'est très-sensiblement amélioré depuis la veille ; pouls à 52-56 ; peau normale. Le souffle s'affaiblit et se mêle de plus en plus de râles ; pas de délire ; appétit : deux bouillons, deux potages. (Même prescription du reste.)

Le 1er mai. Le malade entre en convalescence ; râles humides, gros, abondants. La sonorité est sensiblement revenue ; pouls à 64-68. Une portion.)

Le 9. Le malade sort de l'hôpital complétement guéri ; on ne constate plus qu'une légère matité, avec un peu d'obscurité de la respiration ; résonnance normale de la voix à l'auscultation.

Ainsi, la maladie n'avait pas envahi le sommet chez ce malade, et cependant nous avons vu se développer assez brusquement, mais après le début, un délire vif, fébrile, et tout à fait semblable à ceux que présentaient nos autres malades : c'est qu'il se liait à la même cause, les excès alcooliques. Cette variété de délire, qui, je ne saurais trop le répéter, est généralement actif, gai, bavard, n'est donc pas en rapport nécessaire avec le siége de la maladie au sommet de l'un des poumons, comme l'observation du malade couché au numéro 24, salle Saint-Paul, aurait pu le faire penser tout d'abord.

Mais si le siége de la pneumonie n'est pour rien dans la production du délire, cet accident n'en est pas moins fréquent dans cette maladie. Il y présente des formes variables, et se manifeste sous des influences très-différentes.

Ainsi chez certains malades, il se présente dès le début, et alors il naît par le fait même de la vivacité, de l'état fébrile, mais généralement dans ce cas il est peu violent. Je l'ai vu cependant une fois, chez une femme, affecter la forme ambitieuse commune au délire de la paralysie générale.

Pour que le mouvement fébrile, à lui seul, détermine ainsi un délire, d'ordinaire facilement et presque spontanément apaisé, il faut bien qu'il y ait chez ces sujets une sorte de prédisposition. Il y a, en effet, des personnes qui délirent à propos du moindre accès fébrile. Ainsi, j'ai soigné une dame qui, à l'occasion d'un potage mal digéré, à la suite d'une indisposition légère, se mit à délirer, à ma grande préoccupation, l'examen rigoureux de tous les appareils et de toutes les fonctions put seul me rassurer. C'est là une idiosyncrasie dont vous devez tenir compte pour votre diagnostic. Mais aidez-vous de cette circonstance, que le délire, dans ces exemples, a commencé d'habitude avec le mouvement fébrile, quelquefois le premier, souvent le second jour de la maladie. Cette époque, à laquelle le délire se manifeste, constitue, en effet, une circonstance importante.

Chez d'autres sujets, le délire ne se développe que beaucoup plus tard, alors que la maladie dure déjà depuis quelque temps. Les conceptions délirantes ne se manifestent pas d'ailleurs avec vivacité, mais lentement, lourdement pour ainsi dire ; les hallucinations, quand elles existent, sont sans vivacité, sans énergie comme sans couleur : c'est le délire adynamique ou typhoïde.

Vous le trouverez avec cette apparence dans quelques circonstances spéciales. Ainsi, alors que rien ne semble aggravé dans l'état local chez votre malade, si vous voyez se manifester le délire atonique, en même temps que surviennent des nausées, des vomissements, cherchez bien ; un érysipèle se développe peut-être autour d'un vésicatoire, au niveau d'une eschare. La venue d'un érysipèle est, en effet, souvent la cause du développement du délire survenant dans le cours d'une pneumonie.

Si vous voyez la face s'altérer, le pouls faiblir, quelques frissons se produire, la langue et les dents s'encroûter, en même temps que le subdélirium se produit ; redoutez la suppuration pulmonaire, dont la persistance du souffle et des phénomènes locaux, ainsi que la diffluence et la coloration jus de pruneaux des crachats, vous démontreront l'existence.

En vous signalant déjà ces deux circonstances principales, dans lesquelles vous retrouverez cette forme de subdélirium, je ne prétends pas vous dire que vous ne le retrouverez pas encore dans d'autres cas de pneumonie. En effet, vous observerez encore cette apparence de délire dans la forme dite ataxique ou typhoïde, dans laquelle se rencontreront en même temps tous les signes généraux des fièvres à forme continue, typhoïde, même les manifestations du côté de la peau, comme les pétéchies ou les ecchymoses. Je vous citerai plus loin, à propos du traitement, quelques exemples de cette forme qui ne se trouve chez aucun des malades de nos salles en ce moment. Elle mérite d'être étudiée avec soin, et cette étude démontre clairement que c'est dans les conditions générales de la constitution du malade et non dans les circonstances locales de la maladie, comme l'étendue, le siége, etc., que la cause de cette apparence adynamique ou ataxo-adynamique doit être recherchée. Quant à ce qui a été dit sur les épidémies de ce genre, car la maladie peut régner épidémiquement, il reste pour moi quelque doute sur la valeur pathologique de plusieurs de ces exemples. On se demande, en effet, s'il n'y a pas là plutôt une fièvre typhoïde, dans laquelle surviendraient, à titre de complications, des pneumonies concomitantes ; car c'est en février et mars, par une saison froide et humide, mois pendant lesquels les accidents pneumonique sont fréquents, que ces formes épidémiques ont été surtout observées.

Vous retrouverez, quoique rarement, ce délire à forme typhoïde chez certains buveurs très-affaiblis. Stockes a rapporté des faits de ce genre, et j'en ai observé un à l'hôpital Bon-Secours. De même vous verrez encore coïncider ce délire tranquille ou ce subdélirium avec la collection de symptômes qui appartiennent à l'état bilieux, et qui se manifestent comme état général avec les signes locaux de la phlegmasie pulmonaire.

Ces formes, avec le délire des ivrognes, sur lequel j'insistais tout à l'heure et dont je vous faisais remarquer l'apparence active, bavarde et souvent extrêmement gaie, constituent toutes les variétés de pneumonies dans lesquelles se rencontrent le délire.

Chomel insistait toujours volontiers sur la valeur du délire ébrieux, et l'a mise en saillie mieux que personne.

Messieurs, parmi les dix-neuf faits de pneumonies du sommet que je vous disais tout à l'heure avoir recueillis, je trouve notée une fois une complication que l'on a·cru observer plus ordinairement dans le cas de pneumonies de la base : je veux parler de l'ictère. Cette coïncidence de l'ictère et de la pneumonie n'est pas rare : M. Grisolle l'a rencontrée dans un peu plus que le treizième des faits (13,85) qu'il a compulsés. Sur cent quatorze cas, je l'ai observée huit fois, ce qui correspond au quatorzième (14,25) des exemples que j'ai relevés.

L'apparition de l'ictère dans la pneumonie n'a pas lieu indifféremment à tous les moments, sa fréquence est variable, et ce phénomène semble être souvent un des effets de la constitution médicale régnante.

Remarquez en passant, Messieurs, que j'attribue l'ictère à la constitution médicale, et non pas à la constitution épidémique, comme on dit souvent en prenant fort à tort ces termes comme synonymes l'un de l'autre : ils traduisent, en effet (je vous l'ai déjà dit), deux influences qui sont parfaitement différentes dans leurs éffets. La constitution médicale agit en imprimant à toute maladie, quel que soit d'ailleurs son siége, un ensemble de phénomènes secondaires toujours les mêmes.

Il y a épidémie, au contraire, ainsi que je vous l'ai déjà fait remarquer à propos de l'érysipèle, lorsqu'une cause, inconnue dans son essence, impose à un grand nombre d'individus à la fois une maladie dont le siége uniforme est toujours le même.

Je ne veux perdre aucune occasion, Messieurs, d'insister auprès de vous sur cette différence; elle a une grande valeur.

Du reste, pour le dire en passant, ces complications bilieuses semblent plus fréquentes dans ces dernières années, pendant lesquelles, comme l'a remarqué aussi M. le professeur Monneret, les affections et les complications hépathiques ont été plus fréquentes.

Comment se développe cet ictère? quel est le mécanisme de sa production? On a dit que l'inflammation s'étendait du poumon au foie par continuité et à travers le diaphragme, mais dans les autopsies on ne trouve pas d'altération de la glande hépatique. De plus, dans cette hypothèse, la phlegmasie, pour arriver au foie, devrait traverser successivement la plèvre, le diaphragme, la capsule de Glisson. On s'explique facilement que le diaphragme ne conserve aucune trace phlegmasique ; mais il est plus difficile d'admettre que la plèvre et le péritoine puissent avoir été ainsi enflammés sans présenter aucune altération. Les séreuses, en effet, sont des membranes dans lesquelles l'inflammation devient promptement et facilement manifeste.

Enfin, si cette explication était vraie, la pneumonie ne s'accompagnerait d'ictère que lorsqu'elle siégerait à la base, et surtout lorsqu'elle occuperait le côté droit. Pour faire cadrer les faits avec la théorie, on a bien en effet dit que l'ictère était plus fréquent lorsque la pneumonie siége à droite. Les exemples que j'ai observés viennent en aide aux auteurs qui, comme M. le professeur Grisolle, ont combattu cette explication, car ils ne sont pas d'accord avec elle. Ainsi, sur huit cas de pneumonie avec ictère, quatre fois la pneumonie occupait le côté gauche et quatre fois le côté droit. Une fois, comme je vous l'ai déjà dit, l'ictère s'est montré avec une pneumonie du sommet. C'est dans le cas suivant, que j'ai vu à l'hôpital Beaujon ; la propagation de la phlegmasie par continuité ne saurait donc être acceptée comme explication de l'ictère, puisque la phlegmasie occupait ici le sommet du poumon.

Obs. XXIII. Le 23 avril 1854 est entré le nommé Gricourt)Jean-Baptiste), garçon restaurateur, âgé de vingt-trois ans, salle Beaujon, n° 60.

Cet homme raconte qu'il y a six mois il a été atteint d'une fièvre typhoïde, et que depuis ce temps il n'a jamais été complétement rétabli, qu'il a toujours conservé un peu de céphalalgie ; cependant, depuis quelque temps, il avait repris son travail habituel.

Le 21 avril, il fut pris de courbature, de mal à la tête, eut des frissons répétés : fièvre pendant la nuit.

Le 22. Céphalalgie, vomissements nombreux ; pas de point de côté, pas d'épistaxis. .

Le 23. Le malade entre à l'hôpital, après avoir pris un purgatif prescrit par un médecin de la ville.

Le 24. Céphalalgie, langue sale, fièvre modérée, pas de crachats rouillés ; on pense à une fièvre continue imminente. (Gomme sp., cataplasme laudanisé sur le ventre : diète.) Le soir, même état ; le malade a rejeté quelques crachats rougeâtres, visqueux, adhérents au vase. La poitrine, examinée avec soin, n'a donné aucun signe de pneumonie.

Le 25. Céphalalgie ; le malade semble un peu héébté : langue sale ; teinte jaunâtre de la peau et de la sclérotique. Pas de point de côté ; crachats rouillés peu abondants. On constate un bruit de souffle limité à la fosse sus-épineuse droite : ce souffle est mélangé à quelques bulles de râle crépitant ; bronchophonie et matité au point correspondant ; tous fréquente, mais peu pénible. (Gomme sp.; saignée de trois palettes; julep avec 0,25 de tartre stibié et 15 grammes de sirop diacode; cataplasme laudanisé.)

Le 26. Le malade a eu, depuis hier, trois ou quatre vomissements de matières verdâtres; un peu de stupeur; les deux pommettes sont rouges; teinte ictérique presque générale. Mêmes signes locaux à l'auscultation et à la percussion; cependant, on perçoit en plus un peu de râle crépitant au-dessous de la clavicule droite. (Julep avec le tartre stibié, 0,25, vésicatoire; le soir, le tartre stibié est remplacé par un julep avec 4 grammes d'extrait de quinquina.)

Le 27. Mieux sensible; langue moins sèche et presque normale; respiration facile; crachats de couleur sucre d'orge : pas de céphalalgie. Le souffle bronchique, quoique moins rude, persiste néanmoins; pouls, 68. (Même médication.)

Le 28. Le malade est abattu. Pas de crachats rouillés pneumoniques; langue blanche sur le milieu et rouge sur les bords; fièvre modérée. Même état local. On prescrit : Gomme sp., julep avec 4 grammes d'oxyde blanc d'antimoine, julep gommé avec 4 grammes d'extrait de quinquina pour le soir et la nuit. Le soir, très-grande prostration; face rouge, peau chaude, pouls mou, langue sèche sur le milieu, soif vive, peut-être du râle crépitant au-dessous de l'épine de l'omoplate.

Le 29. Même état qu'hier soir, seulement la langue est moins sèche. Pas de râle crépitant au-dessous de l'épine; souffle bronchique peu intense, et râle muqueux dans la fosse sus-épineuse. (Même médication.)

Le 30. Stupeur plus profonde : langue sèche, face injectée, yeux rouges et larmoyants, peau chaude; pouls, 68. (Même médication.)

Le 1er mai. Gomme sp.; julep extrait de quinquina, 4 grammes; bagnols, 120 grammes.

Le 2. Même état de stupeur, plus prononcé peut-être encore; dents fuligineuses, langue sèche et noirâtre, yeux injectés; pas de chaleur à la peau, pas de fréquence dans le pouls.

On ne trouve plus rien en arrière; en avant, au-dessous de la clavicule, la première inspiration profonde a été accompagnée de râle crépitant fin, qu'on ne retrouve plus dans les inspirations suivantes.

Le 3. Peau froide, langue sèche; pouls, 64.

Le 4. Même état.

Le 5. On découvre enfin que le vésicatoire placé sur le côté droit de la poitrine est entouré par une large bande d'érysipèle. Même état pour le reste. (Même médication; poudre d'amidon.)

Le 6. L'érysipèle s'est beaucoup étendu depuis hier; il couvre aujourd'hui le tiers environ de la poitrine. (Même traitement.)

Le 7. L'état de stupeur et d'affaissement du malade a diminué, sa langue s'est nettoyée et est moins sèche.

Le 8. L'érysipèle progresse toujours.

Le 9. Langue sèche, sans être recouverte d'aucun enduit. L'érysipèle pâlit au centre à mesure qu'il avance, en se dessinant à la périphérie par un bord rouge, saillant, douloureux, qui aujourd'hui s'étend jusqu'au ventre.

Cet érysipèle augmenta encore quelques jours et couvrit tout le ventre ; pendant tout ce temps, le malade présente l'état d'un individu atteint de fièvre typhoïde. L'érysipèle fini, il survint du gonflement dans le genou droit, avec épanchement de liquide dans la cavité articulaire. Cette nouvelle complication fut combattue sans résultat par un large vésicatoire. Bientôt des eschares survinrent au sacrum, et le malade succomba, le 4 juin, avec tous les signes généraux de l'état typhoïde.

A l'autopsie, on trouva que le poumon ne présentait plus aucune trace de pneumonie ; le sommet du poumon droit était aéré, mais moins complétement que le reste de l'organe. En ce point, le poumon paraissait comme infiltré de sérosité visqueuse : l'articulation du genou droit était complétement remplie de pus, sans altération des cartilages.

L'intestin ne présentait pas d'ulcération, seulement les plaques de Peyer étaient plus apparentes que de coutume ; quelques-unes étaient rouges et faisaient relief sur la muqueuse intestinale, d'autres présentaient au plus haut point et d'une manière frappante cette altération qu'on a désignée sous le nom de *barbe fraîche*. Rien absolument du côté du foie, qui a été examiné avec grand soin.

Dans ces cas de pneumonie du sommet, la contiguïté ne peut pas être invoquée pour appliquer l'ictère.

Nous n'avons donc aucun renseignement positif sur le mécanisme selon lequel se produit ce symptôme. A défaut de démonstration, laissez-moi, Messieurs, vous rappeler une expérience de M. Claude Bernard, qui touche peut-être bien au vif de cette question. Ce physiologiste si éminent, dont les savantes recherches soulèvent tant de questions, a fait à propos des fonctions glycogéniques du foie une expérience que je livre à vos méditations. Lorsqu'il pratique la section du pneumo-gastrique dans la région cervicale, en même temps que la communication du poumon avec le foie est interrompue, la fonction glycogénique du foie est altérée : si la section est pratiquée au-dessous du poumon et au-dessus du foie, le même effet n'est pas observé. (*Physiol. exp.*, t. I, p. 326, 1855.)

Cette expérience n'est-elle pas la démonstration de la solidarité organique qui unit le poumon au foie, cet autre organe d'hématoes ; et, d'autre part, quand on voit la cessation de l'influence régulière du poumon coïncider à un tel degré avec l'altération de l'une des fonctions du foie, n'est-on pas plus près de concevoir et d'admettre que la gêne des fonctions pulmonaires, née par le fait de la phlegmasie de cet organe, puisse entraîner une profonde modification dans le foie et gêner l'excrétion ou la sécrétion biliaire, d'où l'ictère observé dans les exemples que nous étudions ? La science est incapable aujourd'hui de répondre affirmativement sur ce point, mais il importe grandement, Messieurs, de ne jamais négliger, en présence des grandes découvertes de la physiologie, de formuler l'aide que ces découvertes semblent prêter à la solution des problèmes de pathologie qui paraissent sous leur dépendance. C'est le moyen d'appeler l'attention sur ces rapports précieux et de ne pas laisser égarer des problèmes que l'avenir convertira peut-être en théorèmes.

La présence de l'ictère dans la pneumonie soulève une dernière question : cette coïncidence ictérique est-elle un signe de la gravité de la maladie ? Messieurs, je ne le pense pas. Sur les huit faits que j'ai recueillis et dans lesquels figure cette complication, quatre sans doute se sont accompagnés de délire ; mais si nous entrons dans le détail de ces observations, nous voyons que la gravité ressort bien moins de l'ictère que d'autres circonstances accessoires. Ainsi, dans un cas, la lésion était assez avancée, elle passait du deuxième au troisième degré, et il existait une lésion sérieuse du côté du cœur. Dans la deuxième observation, la pneumonie était au troisième degré et occupait les deux côtés : dans la troisième, la phlegmasie pulmonaire se compliquait, comme vous venez de le voir, d'état typhoïde, d'érysipèle et d'une suppuration du genou ; enfin, dans le quatrième cas, j'ai soupçonné une altération du troisième degré ; je dis soupçonné, car je n'ai pu faire l'autopsie. Ainsi, Messieurs, la coïncidence de l'ictère avec une pneumonie, n'aggrave pas très-notablement le pronostic.

Du reste, remarquez bien que je n'ai parlé ici que de l'ictère sans mentionner les autres signes qui, participant de l'embarras gastrique avec prédominance biliaire, ont été désignés sous le nom d'état bilieux. Autre chose est la coïncidence de l'ictère seul ou la coïncidence de ce véritable état bilieux avec céphalalgie spéciale, goût et odeur fétide de la bouche, enduit jaunâtre de la langue, nausées et quelquefois vomissements. L'étude attentive des faits vous conduira à bien distinguer ces formes dites pneumonies bilieuses. Stoll les a décrites de main de maître, étudiez-les dans cet auteur, et, puisque je prononce son nom, laissez-moi protester contre la façon dont il a été souvent traité. « Stoll, qui voyait tout en jaune... » a dit un auteur au commencement de ce siècle. Cet auteur n'avait certes pas lu Stoll, ou si ses yeux l'avaient lu, son esprit l'avait bien mal compris. Ce grand clinicien en effet, comme j'ai pu m'en convaincre en dépouillant avec soin ses Ephémérides, a beaucoup moins fréquemment rencontré les formes bilieuses qu'on ne l'a dit, et a plus souvent ou aussi souvent saigné que purgé. Seulement il commence son livre par la description des maladies à forme bilieuse, parce qu'elles étaient moins nettement étudiées avant lui. Les gens dont je parlais n'ont pas probablement lu plus loin que les cent premières pages.

Si la coïncidence de l'ictère ne constitue pas une condition fâcheuse et ne modifie pas la terminaison de la pneumonie, il n'en est plus de même du passage de la lésion au troisième degré. Quand les malades arrivent à cette période, on voit s'ajouter aux signes locaux, qui consistent en une matité considérable et en un souffle très-rude, les phénomènes suivants : le pouls devient fréquent, irrégulier et mou; des frissons vagues, erratiques se montrent sans affecter un caractère périodique ; le malade n'a plus conscience de la douleur de côté non plus que de la dyspnée souvent assez forte ; la bouche, les dents et la langue se couvrent de fuliginosités ; la diarrhée colliquative s'établit, la peau est froide et se couvre de sueur ; un subdélirium se déclare ; en un mot, les phénomènes de l'infection purulente se manifestent, et le malade succombe.

Voici une observation qui vous montrera et l'ensemble des symptômes observés en pareille occasion et les lésions qu'on trouve pour les expliquer.

Obs. XXIV. Brigeot (Jeanne), soixante-quatorze ans, entrée, le 28 mars 1849, à la salle Sainte-Marguerite, n° 24 (hôpital Bon-Secours).

Cette femme, dont on ne peut obtenir de renseignements précis, à cause de la faiblesse de sa voix, et, d'un autre côté, de l'état de son intelligence, se dit malade depuis huit jours. Elle avait eu à cette époque un frisson et un point de côté sous le sein droit.

Le 28 mars, soir. C'est une vieille femme affaiblie, sans trop de maigreur. Pulsations, 104, pouls assez plein, assez résistant; respiration, 44.

Etat local. A droite, en arrière de la poitrine, matité absolue dans toute l'étendue du lobe moyen et du lobe inférieur. En ces points, souffle tubaire, surtout au niveau de la fosse sous-épineuse ; ce souffle est comme éloigné ; bronchophonie dans tous ces points. Au sommet, du même côté, respiration normale. La malade n'a pas son intelligence. Elle est dans une somnolence continuelle avec du subdélirium. Pas d'expectoration. On donne 0,30 de tartre stibié. Quelques heures après, expectoration de un ou deux crachats très-rouillés, caractéristiques.

Le 29, matin. 52 respirations ; pouls, 112, assez plein, vibrant. Délire pendant la nuit. Pas de vomissements ; selles involontaires ; quelques crachats rouillés. (Tartre stibié, 0,30 ; opium, 0,05.)

Le 29, soir. Langue sèche, peau chaude ; pouls, 120, plein et résistant avec des intermittences ; respirations, 44 ; langue sèche et salé. La prostration est un peu diminuée ; cependant la malade est encore dans un état de demi-sommeil dont on la tire difficilement. Le souffle est plus sensible à l'oreille, aux deux temps et très-intense.

Le 30, matin. 44 respirations ; pouls, 116, très-fort et résistant ; face rouge et congestionnée ; langue sèche ; pas de vomissements ; une selle. Saignée, 200 grammes ; tartre stibié, 0,25 ; extrait de quinquina, 2 grammes pour le soir. L'état local est semblable à ce qu'il était la veille.

Le 30, soir. 102 pulsations ; pouls assez plein, assez résistant. Le point de côté a presque disparu. 40 respirations ; la saignée n'est pas couenneuse ; langue moins sèche ; pas de vomissements ; pas de selles ; souffle dans toute la fosse sous-épineuse : au delà, on entend la respiration avec des râles ronflants. Le long du bord interne de l'omoplate, souffle éloigné, en partie couvert par de la respiration vésiculaire avec des râles ronflants ; deux crachats rouillés. (Même prescription, moins la saignée.)

Le 31, matin. Bon sommeil dans la nuit, au dire de la malade. Pouls, 108, large avec intermittences très-prononcées ; pouls dépressible ; 36 respirations. Douleur dans la gorge ; rougeur pharyngée ; pas de vomissements, pas de selles ; même état local ; 2 ou 3 vésicules sur l'amygdale gauche. (Oxyde blanc d'antimoine, 4,50 ; extrait de quinquina 2 grammes.)

Le 1er avril, matin. Langue sèche ; ardeur du pharynx ; 36 respirations, 88 pulsations et pouls dépressible ; il n'y a plus d'expectoration ; même état local ; grande faiblesse. La malade se dit mieux, bien qu'il n'en soit absolument rien. (Même prescription ; bouillons.)

Le 1er avril, soir. 3 selles ; coliques ; nausées ; 120 pulsations ; pouls moins résistant. Intermittences du pouls très-prononcées ; 48 respirations ; sueurs fréquentes, faiblesse ; morte dans la nuit. — Autopsie : Cœur. Rien à noter. Le poumon gauche n'offre rien de particulier ; emphysème du lobe supérieur. Poumon droit. La partie inférieure du lobe supérieur, la partie supérieure du lobe inférieur et tout le lobe moyen sont hépatisés. Le lobe inférieur, dans le reste de son étendue, est d'une coloration rouge de sang, pesant, mais sans friabilité. Emphysème de la partie supérieure du lobe supérieur. Les trois lobes sont réunis par des pseudo-membranes molles, qu'on peut décoller, ce qui permet d'isoler les trois lobes. Il n'y a d'adhérences intimes que vers le bord interne. Le lobe moyen, à sa surface, présente une coloration assez vive. Les séparations des lobules sont respectées. Dans le centre des lobules, toujours à la surface et à travers la plèvre, on voit çà et là des granulations jaunâtres et verdâtres, grosses comme un grain de millet, mais en général plus petites. La coupe du lobe moyen a une coloration plus violacée, plus foncée que la périphérie ; par la pression, il suinte un liquide visqueux, sans bulle d'air, et d'une coloration rousse et sale. De quelques orifices coule du muco-pus verdâtre.

Par cette coupe du lobe moyen, on constate : 1° une surface de coloration vermeille dans laquelle les intervalles celluleux sont respectés, surface baignée d'un liquide rouge compris dans des mailles de tissu cellulaire, rappelant l'infiltration œdémateuse du tissu cellulaire sous-cutané, et donnant à la masse une apparence tremblotante et gélatineuse.

2° Dans ces parties, nettement isolées des autres, on trouve encore quelques vésicules pleines de muco-pus, semi-transparent, opalin, et quelques-unes sont saillantes sur la surface de section. En ce point, le tissu est résistant et difficile à déchirer ; les vaisseaux et les rameaux bronchiques sont respectés. A la loupe, cette surface est divisée par des pentagones plus grands, en contenant de plus petits, remplis par d'autres à leur tour ; le tout parsemé de points obscurs dont quelques-uns sont remplacés par des vésicules opalines. Les autres parties du lobe hépatisé sont plus altérées : coloration brune foncée ; friabilité laissant voir des particules d'aspect *muriforme*, granulées ; liquide visqueux abondant, sale, noirâtre, mêlé de muco-pus ; destruction de la trame celluleuse ; altération plus grande des vaisseaux et canaux bronchiques. Vésicules saillantes très-confluentes, produisant l'aspect muriforme signalé plus haut ; quelques-unes étant ouvertes, on trouve un liquide muco-purulent qu'on enlève en raclant ; ce liquide est évidemment contenu dans les vésicules, car, en râclant la surface d'une manière générale, on enlève le liquide brun sanieux, mais les vésicules qui ne se sont pas ouvertes deviennent plus saillantes et plus apparentes.

Enfin, Messieurs, pour faire passer sous vos yeux des exemples de toutes les terminaisons de la pneumonie, il me reste à vous présenter des observations dans lesquelles un accident fort grave s'est manifesté et a amené l'issue funeste de la maladie. Je veux parler de la gangrène. Cette terminaison a été niée pendant longtemps par plusieurs auteurs, qui n'admettent pas le développement de la gangrène par le fait de l'inflammation, et ne croyaient à l'existence de cette lésion que dans le cas où le poumon est le siége de tubercules et autour de ces produits pathologiques. Cette proposition a déjà été réfutée par M. le professeur Andral, qui, dans sa *Clinique*, t. III, chap. iv, p. 470, a rapporté trois observations de cette terminaison de la pneumonie. M. le professeur Monneret en a également cité un terminé par pneumothorax (*Arch.*, 1851, t. XXV, p. 258). Les faits que je vais vous citer prouveront aussi, pour leur part, que cette opinion n'est pas exacte.

L'un de ces cas a été observé à l'Hôtel-Dieu en 1847, pendant cette année de disette dont je signalais l'influence dans une de nos dernières conférences. Dans ce fait même, la pneumonie n'était qu'au deuxième degré. Voici cette observation :

Obs. XXV. Le nommé Gérard (Jean), âgé de trente-trois ans, serrurier, né à Meysembourg (Hollande), est entré à l'Hôtel-Dieu le 21 août 1847, salle Sainte-Madeleine, n° 5. Cet homme, d'une taille moyenne et assez bien constitué, dit être habituellement d'une bonne santé. Il est si souffrant, qu'on ne peut obtenir tous les renseignements désirables. Malade depuis huit jours, il se plaignait de fièvre, d'avoir la bouche mauvaise et un rhume assez violent. Voici l'état dans lequel il se présente à nous à la visite du 22 août.

Il est demi-assis dans son lit ; la figure porte l'empreinte d'une anxiété extrême, elle a une teinte terreuse, jaunâtre, mêlée de marbrures violacées, surtout aux deux pommettes. Les lèvres sont cyanosées, l'oppression est grande, la respiration est précipitée, fréquente, se fait avec bruit, et s'opère surtout au moyen du diaphragme. Le malade accuse une douleur de côté à gauche, à la partie postérieure et externe du thorax. A la percussion, on constate de la matité qui occupe toute la moitié inférieure de ce même côté. A l'auscultation, le murmure vésiculaire est remplacé par du râle muqueux à bulles irrégulières et multipliées. On ne constate pas de bronchophonie. L'expectoration est assez abondante, les crachats sont liquides, rougeâtres, mousseux, ont une odeur fétide, aigrelette, piquante, ne sont pas visqueux ; ils sont mêlés de quelques grumeaux gris jeaunâtre. La toux est sèche, fréquente, pénible, quinteuse ; la peau est chaude, âcre, très-brûlante, couverte de sudamina ; le pouls, assez développé, mou, régulier, donne 100 pulsations. La prostration générale est grande ; insomnie, agitation, céphalalgie, intelligence à peu près nette, parole diffuse, langue large, humide, tremblante.

La gangrène, à ces caractères, a été reconnue immédiatement. Traitément par l'opium le quinquina, et les délayants, limon, sirop de quinquina. Les forces semblent se relever un peu pendant les premiers jours et l'anxiété diminuer, mais l'expectoration devient plus abondante et d'une fétidité repoussante, presque stercorale ; le malade, tous les matins, se présente à nous couvert de sueur.

Enfin, le pouls s'accélère, devient très-petit, l'anxiété recommence, l'oppression est extrême; une hémoptysie assez abondante survient, et le malade succombe le 2 septembre à cinq heures du soir.

Autopsie : Thorax. Les poumons ne présentent aucune adhérence; le poumon droit est gorgé d'une spume sanguinolente, mais il crépite encore ; le poumon gauche ne revient pas sur lui-même. Il présente la consistance du tissu pulmonaire à l'état d'hépatisation rouge dans ses deux tiers inférieurs principalement ; si l'on incise, on constate les caractères positifs de cette altération. De plus, toute la substance centrale et la partie moyenne du lobe inférieur est transformée en une bouillie noirâtre d'une fétidité repoussante, dans une étendue assez considérable, limitée par du tissu rouge hépatisé. — Les poumons, ni de l'un ni de l'autre côté, ne présentent pas la moindre trace de tubercule. Le cœur n'offre rien d'anomal ; les autres organes n'ont point été examinés.

Comme vous pouvez le remarquer, il n'y a pas de doute possible ici, le malade était bien atteint de pneumonie, et c'est cette phlegmasie qui s'est terminée par gangrène. Point de traces de tubercules ni de l'un ni de l'autre côté, et en outre l'altération n'occupe pas le sommet, siége habituel des tubercules, mais la partie moyenne du lobe inférieur, siége fréquemment occupé par l'hépatisation, laquelle entourait d'ailleurs la gangrène et offrait les caractères évidents du deuxième degré.

Dans le fait suivant, la marche de la maladie rend toute hésitation encore impossible, et de plus, c'est au milieu d'une hépatisation grise des plus évidentes et des plus étendues que s'est développée la gangrène entourée de toutes parts du tissu pulmonaire en suppuration.

Obs. XXVI. Barrier, quarante-cinq ans. Entré, le 16 mars 1860, à l'hôpital Beaujon.

Cet homme, depuis huit ans, avait de temps en temps des crachats sanglants dont la quantité était quelquefois d'une ou deux cuillerées; du reste, à cela près, il dit que sa santé était bonne. Le 25 février 1860, il a été pris de frissons, de fièvre, d'un point de côté à droite ; il a eu, pendant quelques jours, des crachats rouges qui se sont graduellement décolorés. Le 16 mars, il entre à l'hôpital et se présente dans l'état suivant : la peau est chaude ; le pouls à 72, petit et dépressible ; le malade est très maigre et très-affaibli. Sous les deux clavicules on entend des râles ronflants et muqueux ; à gauche, le thorax a conservé sa sonorité, et le murmure vésiculaire est mêlé à des râles muqueux.

Il n'en est pas de même du côté droit. De ce côté, il existe de la matité du haut en bas ; on trouve du souffle et de la bronchophonie marqués, surtout par places. (Vésicatoire à droite ; kina, 2 grammes.)

Le 18 mars. Le malade a tout à fait l'aspect d'un cholérique, quoi-qu'il n'ait eu que deux garde-robes diarrhéiques. L'état de la poitrine n'a pas beaucoup changé ; cependant les râles muqueux sont moins abondants en avant des deux côtés ; le souffle, qu'on entendait à droite, est plus net et plus généralisé ; du même côté on entend, dans les fortes inspirations, des râles fins un peu rapprochés du râle crépitant. Les crachats n'ont aucun caractère particulier ; ce sont des crachats filants analogues à ceux de la bronchite au début. (Extrait de kina, 4 grammes ; opium, 0,05.)

Le 20 mars. Il ne s'est produit aucun changement dans l'état local du malade. Les résultats fournis par l'auscultation et la percussion sont les mêmes que les jours précédents, mais le pouls est à 100 ; affaissement marqué ; subdélirium.

Le 21 mars. L'état de la poitrine est toujours le même ; l'état général s'est encore aggravé ; le malade est plus affaissé qu'au début, il a eu du subdélirium et son pouls est à 100 ; la peau couverte de sueur.

Le 22 mars. Quatre ou cinq selles diarrhéiques depuis hier ; la figure est congestionnée et un peu asphyxique ; le pouls bat 124 ; il est petit et mou. L'auscultation et la percussion ne présentent rien de particulier à gauche ; du côté droit, on trouve les signes stéthoscopiques suivants : Dans le tiers supérieur, la respiration est faible, sans autres caractères ; dans le tiers moyen, on trouve du souffle amphorique, marqué surtout dans l'inspiration, et quelques râles muqueux disséminés. Dans le tiers inférieur, le souffle est doux et semblable au souffle pleurétique. Le malade meurt vers dix heures du soir.

Autopsie, le 24 mars. Il n'y a rien à noter dans le côté gauche de la poitrine. À droite, on rencontre les lésions suivantes : La plèvre costale adhère au poumon, de telle façon qu'on l'extrait de la cavité thoracique avec lui. Cette adhérence semble avoir lieu dans plusieurs points par des plaques blanchâtres plus consistantes qui peuvent cependant se détacher avec l'ongle. Au niveau de deux de ces plaques les adhérences sont plus intimes. Extérieurement, le poumon est teinté de rouge et de jaune.

En essayant de détacher la plèvre costale au niveau de la partie supérieure et externe du lobe inférieur, elle entraîne avec elle, au niveau des plaques blanches que nous avons signalées, une certaine couche de tissu pulmonaire. Ce tissu semble ramolli, et, dans le point qu'il occupait, il se forme spontanément une petite quantité d'un liquide purulent légèrement coloré en rose. Si on étanche ce liquide, il reste une surface d'une apparence ulcéreuse, grise, légèrement marbrée par une teinte ardoisée.

En cherchant à détacher le lobe supérieur du lobe inférieur et du lobe moyen, on se trouve enlever une grande portion de la plèvre viscérale qui laisse le tissu pulmonaire à nu, sans entamer ni déchirer son tissu.

Le poumon offre alors une apparence beaucoup plus marbrée, mais ce qu'on constate aussi, c'est que les lobules peuvent être séparés et écartés les uns des autres avec le manche du scalpel, sans déchirure de leur tissu, preuve évidente de l'altération subie par le tissu connectif inter-lobulaire.

La partie inférieure et latérale du lobe supérieur présente, dans l'étendue d'une pièce de cinq francs environ, une coloration plus foncée d'un brun grisâtre. Lorsqu'on enlève la plèvre à ce niveau, elle emporte avec elle une partie du parenchyme pulmonaire et du pus véritable.

Une large coupe est faite sur le lobe supérieur et sur le lobe inférieur par la face latérale de tous deux. On constate alors que les trois quarts inférieurs du lobe supérieur présentent une surface grise marbrée de points noirs et de quelques points bruns.

Ces points bruns offrent l'aspect granulé d'une façon plus marquée que les points jaunes ; et lorsqu'on les examine à la loupe, on voit que les points bruns consistent en une quantité de petits mamelons blancs, entourés à leur base de petits vaisseaux. La différence qui existe entre les points jaunâtres et les points bruns c'est que, sur les premiers, on ne trouve pas de petits vaisseaux et que les granulations sont moins manifestes.

La totalité du lobe inférieur, moins les surfaces qui sont occupées par l'altération que nous allons décrire, est convertie en hépatisation grise. C'est au milieu de ce tissu ainsi altéré que, dans toute la moitié supérieure et postérieure du lobe inférieur, siége une altération dont le volume, évalué en totalité, offre bien celui d'une orange, mais sans avoir le moins du monde une forme sphérique. Cette masse gangrenée, lorsqu'on l'incise, présente une surface d'un gris noirâtre, sans apparence de granulations ; quelques stries blanches et quelques orifices vasculaires qui se détachent aussi en blanc grisâtre retracent seuls l'apparence organisée du poumon. La partie gangrénée, comme nous l'avons dit, est irrégulière dans ses contours. La surface que présente sa coupe dessine à peu près la figure de la presqu'île italienne ; elle offre même, par la face extérieure, une plaque noire, isolée, qui retrace assez bien, par rapport à la grande surface, la position de la Sicile par rapport à l'Italie. Autour de ces plaques, et les séparant du tissu hépatisé gris, on voit une zone de 1 à 2 centimètres, zone beaucoup plus nettement granulée qu'aucune de celles qu'on rencontre dans le reste du poumon, à tel point que, en joignant à cette apparence la coloration rouge intense et un peu brunâtre de ces points, on a assez bien l'apparence d'une coupe de roseau rouge. Cette large ligne rougeâtre et granulée entoure de toutes parts et très-exactement les surfaces noirâtres.

A la loupe, tandis que la surface noirâtre offre tout à fait l'aspect d'un tissu gangréné dont certains points sont déjà ramollis et déchirés, la surface rouge a l'apparence de granulations bourgeonnantes entourées d'un lacis vasculaire abondant et dessine autour de la plaque gangréneuse comme une large ligne éliminatrice.

Le reste du tissu de ce lobe ne présente autre chose que la coloration grisâtre de l'hépatisation grise suppurée. Sur ces divers points, comme dans tout le lobe supérieur, le tissu est devenu dense et friable. Dans les parties occupées par l'hépatisation grise, c'est du pus véritable qui s'échappe lorsque le doigt pénètre dans le tissu. Au niveau de la plaque gangréneuse c'est un liquide noir et un peu fétide, et sur la ligne éliminatrice un liquide onctueux, louche et lie de vin. La portion gangréneuse s'étend dans toute la longueur du poumon en arrière, et arrive jusqu'à 2 centimètres de la surface de l'organe.

C'est à ce point que l'on rencontre la ligne éliminatrice décrite plus haut. Les autres organes ne présentent rien à mentionner.

Je n'ai pas besoin d'insister sur l'intérêt de cette observation, mais cependant elle offre quelques points à discuter. Ainsi, comment s'expliquer la présence et la formation de cette ligne rouge développée au voisinage de la gangrène, véritable ligne éliminatrice? On peut à cet égard se poser les questions suivantes : Cette vascularisation si active s'est-elle formée au sein même de l'hépatisation passée au troisième degré et après que la phlegmasie avait entraîné la formation de ces plaques gangréneuses ; ou bien, une première pneumonie commencée le 25 février s'est-elle terminée par gangrène, et l'hépatisation grise ultérieure est-elle seulement consécutive au développement de la phlegmasie éliminatrice, qui, exagérée par la présence de la portion gangrénée, devenue un véritable corps étranger, aurait dépassé les limites, se serait étendue et aurait amené consécutivement, et comme par une seconde évolution, l'hépatisation poussée jusqu'à la suppuration ? Cette dernière hypothèse ne me paraît pas appuyée par la diffusion irrégulière de l'hépatisation grise, qui ne semble nullement subordonnée dans son étendue et dans sa forme à la disposition de cette ligne vascularisée. Faut-il enfin admettre que la partie gangrenée se soit développée dans un tissu frappé seulement d'hépatisation au second degré, que la zone éliminatrice se soit formée dans ce tissu encore vasculaire, et que tout ce qui, dans la partie hépatisée au deuxième degré, n'a pas été converti en gangrène ou en vascularisation éliminatrice, a continué sa marche vers la suppuration ? Je ne saurais me prononcer sur la valeur de ces diverses interprétations.

Je vous ferai remarquer seulement qu'une disposition analogue s'est rencontrée dans la troisième observation de M. Andral (p. 483). « La partie du tissu pulmonaire qui maintenait la forme de l'organe (est-il dit dans cette observation), et qu'on pouvait comparer avec justesse à une simple écorce, était atteinte dans toute son épaisseur par l'hépatisation grise. »

Vous n'avez plus les mêmes questions à vous adresser dans les cas suivants :

Obs. XXVII [1]. Au numéro 10 de la salle Saint-Charles est couchée la nommée Marcel (Marie-Jeanne), âgée de cinquante et un ans. Cette femme, d'une constitution manifestement épuisée, donne difficilement des renseignements sur son état antérieur. Elle nous apprend cependant que, jusqu'à il y a deux mois, elle n'a jamais fait de maladie sérieuse ; à cette époque, elle s'est mise à tousser et a commencé à s'affaiblir ; quinze jours avant son entrée à l'hôpital, son malaise a augmenté, elle a été prise brusquement d'un point de côté à gauche, elle n'a pas eu de frisson et n'a pas remarqué de sang dans ses crachats. Ce sont les seuls renseignements qu'elle donne.

Le 31 mai 1862, à la visite du soir, on constata les symptômes suivants : Matité légère à la base de la poitrine, en arrière ; les vibrations thoraciques ne sont pas diminuées ; souffle assez rude pendant les deux temps de la respiration. Quand la malade tousse, on perçoit pendant l'inspiration des râles crépitants à bulles assez grosses. Bronchophonie : les crachats sont muqueux et n'offrent, au point de vue de la couleur, de l'odeur et de la quantité, rien de particulier ; le pouls est petit et bat 96 par minute. La malade est très-affaiblie, elle s'assied sur son séant péniblement ; elle n'a pas d'appétit ; pas de diarrhée. (Potion avec 2 grammes d'extrait mou de quinquina.)

Le 1er juin. Même état.

Le 2. Les phénomènes locaux persistent sans modification ; l'état général seul va en s'aggravant ; le pouls devient plus petit, et les forces diminuent. (Quinquina, bordeaux.)

Le 3, 4. Pas de changement.

Le 5. Toujours même matité à la base du poumon gauche ; vibrations thoraciques encore conservées, mais les résultats de l'auscultation diffèrent ; le souffle est encore tubaire, mais dans un point assez étendu et tout à fait à la base, il est caverneux ; dans ce point, au moment de la toux, pendant l'inspiration on perçoit un véritable gargouillement : la bronchophonie s'est transformée en pectoriloquie ; ces signes sont localisés à la base du poumon gauche (dans sa moitié inférieure), au som-

---

1 Cette malade, entrée après la présente conférence, a cependant été montrée ultérieurement aux assistants auxquels elle a été signalée comme un exemple confirmant ce qui leur avait été dit. C'est pour cela qu'elle est rapportée ici.

met, la respiration est normale, et le murmure vésiculaire y offre les mêmes caractères qu'à droite. La dyspnée a un peu augmenté, et la malade nous apprend que son expectoration est devenue beaucoup plus abondante ; les crachats sont toujours muqueux, blancs, jaunâtres, et n'offrent aucune mauvaise odeur. Le pouls bat 100-104 ; il est toujours petit. L'état général va toujours en s'aggravant.

Le 6, 7. Rien de particulier.

Le 8. On a toujours les signes d'une excavation à la base du poumon, et les crachats sont toujours abondants. La malade, depuis le 5, remplit deux ou trois crachoirs par jour ; elle accuse un mauvais goût dans la bouche, cependant en l'approchant on ne perçoit, et les crachats n'exhalent aucune mauvaise odeur.

Le 9, 10. Pas de changement dans l'état local, perte presque complète des forces.

Le 11. L'expectoration présente des modifications, elle est beaucoup moins abondante ; en outre, les crachats offrent une couleur d'un gris sale, noirâtre, et répandent une odeur très-manifeste de gangrène. A l'auscultation, mêmes signes : souffle caverneux en bas ; souffle tubaire dans le tiers moyen du poumon ; pouls très-petit, 104 ; diarrhée.

Le 12. Odeur de gangrène en approchant du lit de la malade : cette odeur devient insupportable lorsqu'elle tousse ; crachats noirâtres.

Le 13, 14, 15. La malade s'affaiblit de plus en plus ; elle exhale toujours une odeur gangréneuse ; les crachats noirâtres sont très-fétides ; elle succombe le 17, à deux heures du matin.

Le 18. Autopsie. Il n'y a pas de liquide dans la cavité pleurale, et le poumon gauche n'est revêtu d'aucune fausse membrane : retiré de la poitrine, il présente des modifications de volume, de couleur et d'odeur. Les deux tiers inférieurs ne sont pas crépitants, ils sont indurés et offrent un volume plus considérable que le volume normal ; mais en arrière, au milieu du lobe inférieur, le tissu paraît aplati, et la main appliquée sur ce point le déprime facilement ; la partie du poumon déprimée mesure environ 6 à 7 centimètres en hauteur et 3 ou 4 en largeur ; cette partie, qui est flasque, offre une coloration jaune verdâtre très-prononcée au centre ; à la circonférence, cette teinte va en diminuant et se fond avec la coloration des parties voisines. La partie inférieure et postérieure du poumon gauche offre encore deux points où la surface est jaunâtre, déprimée et flasque ; mais ces points sont d'une étendue beaucoup moins considérable que celui que nous venons de décrire.

Tels sont les résultats fournis par l'inspection seule ; si l'on pratique la coupe du poumon on perçoit les détails suivants : Les deux tiers inférieurs sont hépatisés : l'hépatisation est presque partout au deuxième degré, dans quelques points cependant elle passe au troisième ; mais sur ce poumon hépatisé, qui est le fond de la lésion, on constate des altérations gangréneuses dans les parties dont la surface était flasque, déprimée et d'une coloration jaune verdâtre. La coupe de ces parties montre des excavations remplies de détritus brunâtres et fétides, la plus grande de ces excavations correspond à la grande plaque jaune verdâtre que nous avons décrite en arrière, au niveau du lobe inférieur; les parois de cette excavation sont ramollies et sont formées d'un tissu demi-solide, demi-liquide, d'une couleur gris noirâtre, remarquable par sa fétidité; des brides nombreuses, qui ne sont que des fragments de poumon non encore détruits, réunissent les deux parois opposées. Dans l'intérieur du parenchyme pulmonaire on voit plusieurs points qui se ramollissent; et, en versant de l'eau sur ces surfaces amollies, on les convertit en excavations de volume variable, pouvant contenir une noisette ou une noix. Le jet d'eau chasse de ces points un liquide brunâtre, mêlé de détritus demi-solides qui remplissaient leurs cavités; leurs parois se présentent alors sous la forme de surfaces anfractueuses, desquelles partent des brides filamenteuses qui adhèrent à la surface opposée. Ces points, en voie de ramollissement gangréneux, sont au nombre de huit ou dix, mais il n'y a que trois véritables excavations, deux peu étendues et une plus grande que j'ai décrite.

On constate en outre au sommet du poumon gauche des tubercules crétacés. Ces tubercules sont situés en dehors de la partie du poumon altérée, et sont entourés d'un tissu sain parfaitement crépitant.

A droite, le poumon n'offre d'autre altération qu'un peu de congestion à la base, et au sommet une cicatrice linéaire de l'étendue de 2 centimètres environ; en incisant cette cicatrice, on rencontre sous le scalpel des tubercules crétacés, le tissu voisin est d'ailleurs parfaitement crépitant et tout à fait sain. Aucune altération du cœur et des autres organes.

Obs. XXVIII. Lickens (Corneille), trente-sept ans, ébéniste, entré le 17 septembre 1850, mort le 21.

Ce malade, Belge d'origine et comprenant peu le français, ne peut donner que de vagues renseignements sur son état et sur les antécédents de la maladie qui l'amène dans le service. Il est tourneur en chaises, jouit d'une bonne santé habituelle, mais tousse de temps en temps.

Il a été pris ces jours derniers (cinq à six environ) d'une douleur dans la poitrine, plus forte à gauche qu'à droite; il a toussé, et il est impossible de savoir s'il a craché du sang, mais cela paraît probable.

Le 18. Toux par saccades réitérées, répétées dix à douze fois, comme celle de quelques enfants. Auscultation et percussion ne fournissant rien de bien positif : la respiration paraît faible partout, et encore plus à gauche; quelques gros râles sans caractères à droite à la base. Pouls, 120; peau chaude, langue sèche, pas de constipation. (Saignée de trois palettes, gomme sucrée, julep diacode; diète.)

Le 19. Prostration, abattement extrême. Crachats assez nombreux de bronchite, et parmi eux quelques autres stries de sang; enfin, un ou deux sont d'une couleur d'acajou foncé; 128 pulsations; pouls petit; matité en arrière dans la fosse sous-épineuse gauche, quelques râles en cet endroit, plutôt sous-crépitants que crépitants : quelques autres gros râles à la base. Sang de la saignée couenneuse avec caillot assez retracté. (Nouvelle saignée de quatre palettes ; tartre stibié, 0,40.)

Le 20. Pouls à 128, mêmes caractères : crachats comme hier, couleur d'acajou : les signes stéthoscopiques ont plus de netteté.

Visite du soir. Les crachats ont changé d'aspect : ils sont purulents et fétides. Le malade a l'œil hagard, et il a eu un délire tranquille toute la journée : il est impossible de tirer de lui le moindre renseignement. (Ext. quinq. 2 grammes.)

Le 21. Pouls incalculable, délire continuel, toujours calme, crachats jaunâtres épais, fétides, mêlés d'autres moins nombreux d'une teinte chocolat peu foncée; matité considérable de tout le côté gauche du thorax, gros râles muqueux et râles crépitants mêlés ensemble et s'entendant par places; souffle intense de la fosse sous-épineuse, haleine fétide, d'une odeur de baquet de macération. Le malade tombe dans le coma après la visite, et meurt dans la soirée.

L'autopsie a montré : des adhérences pleurales récentes à gauche. Poumon gauche, avec une pneumonie au troisième degré (hépatisation grise) centrale, plus rapprochée de la racine du poumon que de sa périphérie. Autour de ce noyau de troisième degré, on trouve un mélange par places d'hépatisation rouge (deuxième degré), et de simple engouement (premier degré).

Enfin, dans la partie supérieure du lobe inférieur du poumon gauche, existe une cavité comparable à une grande caverne remplie d'un pus fétide, rougeâtre, comme sanieux, résultant d'une gangrène pulmonaire fondue : elle renferme des détritus de la substance pulmonaire. Foie et reins congestionnés ; cœur normal, avec de longs caillots fibrineux dans ses cavités gauches et droites.

Dans l'une et dans l'autre de ces deux observations la gangrène a bien été consécutive à une pneumonie du deuxième et du troisième degré ; les tubercules trouvés dans les poumons du malade de l'observation XXVII, siégeaient, comme vous l'avez vu, au milieu d'un tissu sain et n'ont été pour rien dans le développement local de la gangrène.

Mais quels sont les symptômes susceptibles de faire reconnaître cette fâcheuse terminaison ? La fétidité extrême de l'haleine et des crachats sont quelquefois les seuls signes de la gangrène. Les crachats sont ordinairement aussi gris, diffluents et fétides ; toutefois, des crachats offrant ces caractères peuvent se rencontrer dans certaines vieilles bronchites chroniques, avec dilatation des bronches. L'étude des signes locaux et de l'état général permettra alors d'établir le diagnostic. Parmi les premiers, vous remarquerez les signes d'une excavation occupant la partie inférieure ou moyenne du poumon. Tels sont le gargouillement, la pectoriloquie brusquement survenus chez un sujet atteint d'une affection fébrile aiguë. Quant aux signes généraux, c'est le développement des phénomènes d'une adynamie profonde et rapide qui devra vous éclairer, car il n'y a rien de semblable dans les bronchites chroniques auxquelles je fais allusion.

Je ne vous parle pas ici de l'hémoptysie, vous savez cependant qu'elle est un symptôme fréquent de la gangrène pulmonaire, mais ce signe ne se rencontre pas lorsque la gangrène est la suite de la pneumonie. Les malades, en effet, meurent avant l'élimination de l'eschare, et c'est cette séparation qui, en déchirant les vaisseaux, produit l'hémoptysie dont s'accompagnent les autres variétés de gangrène. Il faut noter en outre que, dans le cas de pneumonie, le tissu a déjà subi autour du point gangrené, par le fait de l'inflammation, une stase sanguine bien peu propre à la production d'une hémorrhagie.

Les faits que je viens de vous citer, vous le voyez, viennent bien à l'appui de l'opinion que j'émettais et prouvent bien, par la nature et la succession des symptômes comme par les caractères des lésions observées, que la gangrène peut être consécutive à la phlegmasie du poumon. Mais ces faits démontrent aussi très-clairement, ce me semble, que ce n'est pas dans la violence même du processus phlegmasique qu'il faut chercher, comme on voulait le faire au commencement de ce siècle, la cause de la terminaison qu'affecte la maladie. Non, Messieurs, vous serez beaucoup plus près de la vérité si vous cherchez vos enseignements sur ce point dans la constitution du sujet, dans les diverses circonstances où il se trouve placé, en un mot si vous étudiez surtout le terrain dans lequel s'est développée la phlegmasie ainsi terminée par la gangrène.

V

Jusqu'ici les exemples de pneumonie que nous avons étudiés nous ont permis de nous faire une idée des différents degrés de la pneumonie et des épiphénomènes qu'elle peut présenter, tels sont le délire et l'ictère, et notez bien que je dis épiphénomènes et non pas complications, comme on le dit souvent par abus de langage. Ce terme de *complication* ne peut pas, en effet, s'appliquer à un pur symptôme ; il ne doit être employé que lorsqu'un autre état morbide de siége ou de nature différente se joint à l'état présent. Ce n'est pas là le cas pour le délire et pour l'ictère isolé, ce sont des symptômes pleinement subordonnés. Ces deux accidents sont des épiphénomènes. La pleurésie, lorsqu'elle se présente en même temps que la pneumonie, est une complication, de même la péricardite, la méningite ; je désire que vous vous pénétriez bien de cette différence.

Dans une des conférences précédentes, je vous ai entretenus également de l'une des questions qui ont trait au siége de la pneumonie, à propos du délire, qui, disait-on, est plus fréquent dans la pneumonie du sommet, vous avez vu ce qu'il fallait penser de cette opinion ; je vous demanderai la permission de compléter aujourd'hui ce qui peut être dit relativement au siége de la pneumonie.

Et d'abord quel est le poumon le plus fréquemment atteint ? La réponse est facile et précise ; c'est à droite que la pneumonie se montre la plus fréquente ; toutes les statistiques sont de cet avis.

Sur 114 pneumonies dont j'ai recueilli les observations, la maladie a siégé à droite 67 fois, à gauche 40, des deux côtés en même temps 7 fois.

La statistique empruntée par M. le professeur Andral aux auteurs anciens et à son observation personnelle, est fondée sur 210 observations, le poumon droit était atteint 121 fois ; le gauche 58 ; la pneumonie était double 25 fois ; dans 6 cas, le siége n'était pas indiqué. En réunissant les observations de M. Andral et les miennes, nous arrivons aux résultats suivants : 324 pneumonies ; 188 pneumonies droites ; 98 pneumonies gauches ; 32 pneumonies doubles ; 6 à siége indéterminé. Cette préférence de la pneumonie pour le côté droit, nous la retrouvons également marquée dans la statistique établie par M. Grisolle. Selon ce savant professeur, la fréquence de la phelgmasie du poumon droit par rapport au gauche se présente dans la proportion de 11 à 6.

Pourquoi cette prédominance de la maladie à droite ? On a invoqué, pour l'expliquer, le volume plus considérable du poumon droit, qui se compose de trois lobes, tandis que le gauche n'en présente que deux ; de même encore, c'est en comparant le volume du lobe inférieur à celui du lobe supérieur qu'on a voulu expliquer la plus grande fréquence de la phlegmasie dans le premier de ces lobes, fréquence qui est dans la proportion de 4,7 à 3. Doit-on accepter ces explications ? Je ne sais si vous êtes satisfaits de cette raison anatomique ; je n'en ai pas d'autre à vous proposer. Pour mon compte, je vous avouerai que je trouve qu'elle laisse encore à désirer, parce qu'on pourrait très-bien soutenir, par exemple, que la présence et le volume du foie restreignent à peu près autant le poumon droit que le fait le cœur pour le poumon gauche.

Les pneumonies doubles, comme vous le voyez par cette statistique, se rencontrent dans une certaine proportion. Elles offrent les mêmes symptômes que les pneumonies simples ; le diagnostic s'établit à l'aide des mêmes éléments séméiologiques ; le pronostic seul est changé. Il est plus sévère, vous le comprenez sans peine ; si une pneumonie peut tuer le malade, deux le tueront plus facilement et plus vite. Toutefois il est, même au point de vue du pronostic de cette forme double, des circonstances importantes à connaître et à peser.

Lorsqu'elle occupe les deux côtés, la pneumonie peut se développer simultanément de l'un et de l'autre ; ou bien elle peut attaquer chaque poumon successivement. Cette marche différente de la pneumonie double amène des différences dans le pronostic. *A priori*, il semblerait que la maladie double d'emblée dût entraîner plus de danger que la maladie qui n'envahit les deux poumons que successivement. Mes observations ne portent aucun enseignement à cet égard ; j'ai recueilli, comme je vous l'ai dit, 7 observations de pneumonies doubles ; sur ces 7 exemples 5 fois les poumons ont été atteints l'un après l'autre ; 3 fois la maladie s'est terminée par la guérison. 2 fois des pneumonies à marche semblable se sont terminées par la mort.

Voici, à titre d'exemple, deux observations de la première catégorie :

Obs. XXIX. Debat (Antoine), vingt-huit ans, garçon boulanger, est entré le 7 juin 1860 à l'hôpital Beaujon, salle Beaujon, n° 59.

Il est d'une bonne constitution, il jouit ordinairement d'une bonne santé et ne fait pas d'excès. Interrogé sur le début de sa maladie, voici ce qu'il nous apprend : deux jours avant son entrée, le 5 juin 1860, il fut pris subitement d'un point de côté très-violent, à gauche, sous le mamelon ; il ne pouvait travailler : la respiration était très-gênée par cette douleur. Point de frisson, pas de toux ; le malade ne se rappelle aucune circonstance qui puisse expliquer le développement de sa maladie.

Le 8 juin. A la visite, il est dans l'état suivant : dyspnée assez intense, crachats rouillés, toux fréquente ; la face n'est pas plus colorée que dans l'état normal. Le pouls est fréquent sans être vibrant : 110 pulsations ; peau brûlante ; la langue et les gencives sont recouvertes d'un enduit épais et blanchâtre : pas de diarrhée. A la percussion, du côté gauche en arrière, matité dans les deux tiers inférieurs ; sonorité normale dans le côté droit en arrière et dans les deux côtés en avant. A l'auscultation, on entend, dans presque toute la hauteur du poumon, en arrière à gauche, un souffle tubaire très-intense : pas de râles ; la voix est broncho-phone, avec un léger timbre égophonique. A droite, en arrière, on entend aussi une respiration soufflante, qui paraît due à la transmission du souffle de l'autre poumon, pas de matité : rien aux sommets. (Potion avec tartre stibié, 0,20.)

Le 9. Le souffle n'a pas changé : quelques râles. Le malade est très-déprimé ; la face est congestionnée : expectoration très-abondante de crachats rouillés. Pouls à 114. (Saignée de trois palettes, tartre stibié 0,20.)

Le 10. A la partie postérieure du poumon droit, vers le tiers inférieur, on constate du souffle tubaire véritable, des râles crépitants secs et de la matité : la face est moins congestionnée, la dyspnée est très-intense ; la couenne de la saignée est très-épaisse. Pouls à 88, peau moins chaude. (Saignée de trois palettes, vésicatoire, tartre stibié, 0,25.)

Le 11. Râles sous-crépitants des deux côtés de la poitrine au-dessus des autres signes stéthocospiques qui n'ont pas varié. La couenne de la seconde saignée est moins épaisse que celle de la première : l'expecto-ration a beaucoup diminué. Pouls toujours à 88. (Tartre stibié, 0,25.)

Le 12. A gauche, pas de changements ; à droite, sur la partie latérale, râles crépitants et souffle tubaire ; dans les points du même poumon primitivement affectés, le souffle a diminué, mais pas de râles de retour ; dyspnée moins marquée. Pouls à 92. (Tartre stibié, 0,25 ; extrait de quinquina, 2 grammes pour le soir et la nuit)

Le 13. Souffle tubaire moins intense à gauche, quelques râles de temps en temps ; à droite, râles de retour dans le tiers inférieur en arrière, souffle tubaire et râles crépitants remontant vers l'aisselle. Vingt-cinq à trente inspirations par minute, pouls à 84. (Même prescription.)

Le 14. A gauche, souffle très-diminué, mais encore marqué : râles plus abondants ; à droite, pas de râles, souffle aussi intense que la veille. Pouls à 86. (Tartre stibié, 0,25 ; et plus tard, extrait de kina, 2 grammes)

Le 16. Souffle doux et humide à gauche, râles plus nombreux que la veille ; à droite, râles de retour très-nombreux, presque plus de souffle : la respiration est presque normale, l'expectoration n'est plus colorée. *(Ut suprà.)*

Le 17. Le souffle a diminué un peu du côté gauche, et reste encore plus fort qu'à droite. Constipation, pouls à 80.

Le 18. La face est plus vultueuse ; les râles, à gauche, sont plus nombreux, sans que le souffle ait augmenté ; à droite, pas de changement. Dyspnée plus marquée, pouls à 104. (*Ut suprà.*)

Le 19. Souffle plus doux à gauche ; broncho-égophonie dans le tiers inférieur du même côté. (*Ut suprà.*)

Le 20. Souffle, gros râles à gauche ; à droite, souffle moins fort dans le quart inférieur, où l'on constate de l'éloignement de la respiration et de la voix avec un timbre égophonique. Pouls à 88. (*Ut suprà.*)

Le 21. A droite, le souffle a disparu, quelques râles encore ; à gauche, souffle très-marqué dans les deux tiers supérieurs en arrière. Dans le tiers inférieur, on constate un peu de liquide, matité, égophonie. Pouls à 96. (On supprime le tartre stibié, le quinquina est continué.)

Le 23. Souffle peu intense limité à la moitié postérieure et inférieure des deux poumons, plus fort cependant à gauche ; râles de retour nombreux des deux côtés : le liquide est toujours au même niveau. Pouls à 90. (Extrait de quinquina, 2 grammes.)

Le 24. A droite, le souffle a disparu : râles de retour très-nombreux ; à gauche, souffle interne à la partie moyenne, quelques râles crépitants. La peau est chaude : la matité n'a pas changé des deux côtés. Pouls à 96. (Même prescription.)

Le 25. Le liquide paraît avoir un peu augmenté à droite : rien à noter à gauche. Pouls à 96. (Vésicatoire sur le côté droit.)

Le 27. La respiration à droite s'entend de haut en bas : il n'y a plus de souffle ; à gauche, le souffle tubaire existe encore, mais dans une petite étendue. Pouls à 100. (Même prescription.)

Le 29. Le côté droit est revenu à l'état normal ; à gauche, on entend encore un très-léger souffle ; râles de retour très-nombreux, constipation. (Purgatif.)

Le 30. Le côté gauche est presque à l'état normal ; le pouls est de fréquence normale.

Le 3 juillet. Le malade est en convalescence ; il se promène dans les salles.

Le 6. Le malade sort de l'hôpital. On constate encore de la matité à gauche ; à droite, la sonorité est presque revenue : la respiration est normale des deux côtés de la poitrine ; la voix ne présente rien à noter.

Ce fait doit fixer votre attention, Messieurs, non-seulement à propos de l'issue favorable de la maladie, mais encore à cause de la marche incertaine et comme vacillante qu'ont présentée les symptômes tantôt amendés et tantôt aggravés. Vous retrouverez cette même marche plus loin dans un exemple terminé d'une façon funeste que je vous citerai.

La marche fut plus simple dans le fait suivant :

Obs. XXX. Fouillon (Charles), dix-neuf ans, garçon de magasin, entré le 11 avril 1850, et sorti guéri le 27 avril 1850.

Ce malade est d'une constitution faible ; pendant un mois environ avant son entrée à l'hôpital, il a eu un dévoiement continuel, avec quelques coliques de temps à autre ; pas d'autres accidents. Le 8 avril, le dévoiement est arrêté après l'usage de l'eau de riz et du riz pour aliment. Le 9, le malade a du malaise, de la courbature, de la céphalalgie ; dans la nuit, il est pris de toux et rend des crachats sanglants, sans avoir eu de frissons, et sans cause appréciable. Le 10, aux symptômes observés la veille s'ajoute une douleur du côté gauche, à la base et en arrière de la poitrine.

Le malade entre le 11 avril au soir ; il a une dyspnée très-intense et de la toux ; ses crachats sont caractéristiques de la pneumonie ; la douleur de côté persiste, on entend du souffle tubaire en arrière et à gauche dans le tiers moyen de la poitrine. Le tiers inférieur est occupé par du souffle plus doux qui ne se perçoit que dans les grandes inspirations. A ce niveau la voix est un peu égophone, et les vibrations thoraciques sont nulles, comparativement à ce qu'elles sont au niveau du tiers moyen. Il existe de la matité dans les deux tiers inférieurs du côté gauche, surtout à la base. Du côté droit, en arrière, à la base et en dehors, dans la largeur de la paume de la main on entend du souffle, mais il est moins tubaire que du côté opposé.

Fièvre, peau chaude, pouls assez fréquent, large, dépressible ; céphalalgie, face rouge et animée. (Saignée de quatre palettes ; potion avec 0,30 de tartre stibié et 20 grammes de sirop diacode.)

Le 12. Respiration moins gênée ; point de côté moins fort ; le souffle du côté droit n'est plus perceptible que dans les grandes inspirations ; les signes physiques du côté gauche sont ce qu'ils étaient hier. (Gomme sucrée, même potion, diète.)

Le 13. L'épanchement a diminué à gauche et le souffle tubaire descend plus bas, tandis qu'à droite il a un peu gagné vers le sommet ; le point de côté et le mal de tête ont disparu. (Même prescription.)

Le 14. A droite, des râles crépitants de retour sont mêlés au souffle ; à gauche, on entend du râle à grosses bulles, et le souffle de la base a diminué. (La dose de tartre stibié est réduite de moitié. Potion avec 2 grammes de quinquina pour le soir.)

Le 15. A droite, il n'y a plus de souffle, et les râles de retour n'existent plus qu'à la fin des longues inspirations ; à gauche, le souffle a encore diminué et les râles muqueux sont plus abondants ; les crachats cessent d'être rouillés et sont devenus blancs. Le tartre stibié est supprimé. (Potion avec 2,50 d'oxyde blanc d'antimoine ; 2 grammes de quinquina dans une autre potion prise le soir et pendant la nuit.)

Le 16. Plus rien d'anomal à droite ; il n'y a plus du tout de souffle à gauche, mais il existe encore de ce côté quelques râles crépitants de retour. Le malade entre en convalescence. (Oxyde blanc d'antimoine même dose ; 2 grammes de quinquina, deux bouillons.)

Les jours suivants, le malade va de mieux en mieux et sort guéri le 27 avril.

Si maintenant nous examinons les deux observations dans lesquelles les malades ont succombé, nous verrons que dans un de ces cas malheureux, la pneumonie droite était déjà probablement au troisième degré, quand le poumon gauche a été envahi par l'hépatisation rouge. Voici cette observation en abrégé :

OBS. XXXI. La nommée Masson, âgée de soixante-huit ans, entre à l'hôpital le 28 avril 1853.

Cette femme est malade depuis onze jours ; elle a éprouvé, dès le début, du frisson, de la douleur de côté à droite, de la toux, et a rendu des crachats rouillés. On s'est borné en ville à lui prescrire quelques sangsues à l'anus et une tisane insignifiante. Elle est dans un état très-grave : fièvre intense, peau chaude, le pouls petit et fréquent (120 pulsations) ; sa respiration est anxieuse et difficile ; il existe déjà des signes d'asphyxie commençante, la face est violacée, dilatation excessive des narines à chaque inspiration.

Le côté gauche de la poitrine, examiné avec soin, ne présente rien d'anomal, tandis qu'à droite on constate les phénomènes suivants : En arrière, dans les deux tiers inférieurs du poumon, on trouve une matité absolue ; vers la base, on entend des râles crépitants en abondance, et au-dessus, du souffle tubaire très-rude ; les crachats, que la malade rend avec difficulté, sont jus de pruneau. La bouche est embarrassée de crachats visqueux qui rendent la respiration très-difficile, un peu de râle trachéal existe même par moments : langue sèche et couverte d'un enduit noirâtre. (Une saignée de quatre palettes.)

Le 29. L'état général de la malade s'est amélioré ; elle a moins de fièvre, respire plus librement et crache plus facilement ; toutefois, les phénomènes stéthoscopiques sont restés ce qu'ils étaient la veille. (25 centigrammes de tartre stibié.)

Le 30. L'amélioration de la veille s'est maintenue : l'état local paraît aussi meilleur ; le souffle est moins sec et les râles crépitants sont plus humides ; la malade a vomi plusieurs fois et a eu plusieurs selles diarrhéiques. (Tartre stibié, 25 centigrammes le matin et dans la journée, 3 grammes d'extrait de quinquina le soir et pendant la nuit.)

Le 1er mai. La malade est dans une dépression très-grande ; l'état du poumon droit ne s'est pas modifié, mais l'inflammation a gagné le poumon gauche ; on entend de ce côté, à la base et en arrière, des râles crépitants fins non douteux. (Le tartre stibié est supprimé, 3 grammes extrait de kina, 125 grammes de bagnols.)

Le 2. L'état de la malade est désespéré, la pneumonie occupe les deux poumons. Quatre vésicatoires sont appliqués aux membres, mais en vain, la mort arrive le lendemain matin.

Autopsie. Les résultats de l'examen nécropsique sont en rapport parfait avec ce que révélait l'examen physique de la poitrine.

Du côté droit, le poumon tout entier est turgescent et volumineux ; à la surface de l'organe, surtout vers son bord antérieur, on voit sous la plèvre de nombreuses collections purulentes du volume d'une lentille (bronchite capillaire); sur une coupe, on constate de l'hépatisation rouge dans le tiers inférieur, et de l'hépatisation grise dans la partie supérieure.

Du côté gauche, les deux feuillets de la plèvre sont réunis par des adhérences nombreuses et anciennes ; à la base du poumon le tissu est rouge, granuleux et friable (hépatisation rouge) ; un morceau coupé dans cette partie et mis dans l'eau gagne le fond du vase.

C'est, comme vous le voyez dans cette observation, le degré de l'altération pulmonaire, beaucoup plutôt que le siége double de la maladie, qui a déterminé la mort. Dans l'autre observation de pneumonie double terminée par la mort, que j'aurai occasion de vous citer plus tard en détail, il y avait complication de péricardite et de méningite, et l'autopsie démontra que, de l'un et de l'autre côté, la pneumonie était en voie de résolution. On ne peut donc, ni dans l'une ni dans l'autre de ces deux observations, attribuer l'issue funeste à ce seul fait, que la pneumonie occupait les deux côtés.

A ne considérer que ces cinq exemples qui me sont personnels, la pneumonie successivement double ne paraît donc pas d'une gravité exceptionnelle.

Que dire des pneumonies développées simultanément de l'un et de l'autre côté? J'en ai suivi deux exemples, et j'ai vu une mort et une guérison. Voici l'observation de ce dernier cas :

Obs. XXXII. Thomas (Antoine), quarante-quatre ans, boutonnier, entré le 1er avril 1852 à l'hôpital Bon-Secours.

Cet homme, d'un tempérament sanguin et d'une constitution assez robuste, s'enrhume cependant assez facilement depuis plusieurs années.

Il ressentait déjà un peu de malaise et toussait avec assez d'opiniâtreté, lorsque, il y a quatre jours, il fut pris, sans cause appréciable, au niveau du mamelon gauche, d'un point de côté qui s'étendit vers la partie supérieure de la poitrine du même côté. Le développement de cette douleur n'avait pas été accompagné de frissons. La toux, forte et persistante, la dyspnée considérable et une fièvre vive le forcèrent de se mettre au lit; l'appétit se maintenait un peu. Les crachats étaient verdâtres, opaques, nageant dans un liquide contenant quelquefois de petits caillots de sang. Le mardi 30 mars, un vésicatoire fut appliqué sur le côté gauche du thorax. A son entrée, le malade offre une fièvre intense, une dyspnée très-considérable. La peau est chaude et moite; la face injectée exprime une grande anxiété produite par la gêne de la respiration. Le point de côté, toujours très-intense, concourt aussi à augmenter la dyspnée; les deux côtés de la poitrine rendent un son mat en arrière vers la partie moyenne; en arrière, également, il y a du souffle très-évident dans les deux tiers moyens du poumon gauche avec un peu de râle crépitant dans certains points; vers la partie supérieure du poumon droit et à sa partie moyenne, on entend du râle crépitant sans souffle. L'appétit est encore conservé. Prescription du soir : sinapismes aux membres inférieurs ; huit ventouses scarifiées sur le côté gauche de la poitrine ; une saignée de quatre palettes ; julep, 0,30 de tartre stibié.

Le 2 avril, matin. La saignée est très-couenneuse, avec caillot large adhérent au vase. La dyspnée est moins forte, la fièvre moins intense; il y a eu beaucoup de nausées, mais pas de vomissements, et plusieurs selles. L'état de la poitrine est à peu près le même ; seulement, le souffle ne s'entend plus dans le poumon gauche, où il est remplacé par du râle crépitant. Dans le poumon droit, toujours du râle crépitant ; la percussion donne les mêmes résultats que la veille ; le julep stibié est continué.

Le 2 avril, soir. La fièvre a notablement diminué ; l'état général est meilleur, quoique la face soit toujours injectée, surtout au niveau des pommettes, et que la langue soit saburrale. La matité existe toujours des deux côtés de la poitrine, dans les deux tiers inférieurs. A gauche, râles sous-crépitants et souffle léger à la base ; à droite, le râle est un peu moins fin et moins sec qu'aux examens précédents. (Tartre stibié, 0,25 ; et le soir julep avec extrait de kina, 2 grammes.)

Le 3. On constate, à droite, un léger épanchement caractérisé par l'éloignement des râles et un peu d'égophonie. Le pouls est à 88, ni trop fort ni trop faible. (Même prescription.)

Le 5. Râles sous-crépitants dans les deux poumons ; il n'y a plus de souffle à la base du poumon gauche. On supprime le tartre stibié, que l'on remplace par 1gr,50 d'oxyde blanc d'antimoine ; 2 grammes d'extrait de kina ; deux bouillons.

Le 6 et le 7. L'état du malade s'améliore de plus en plus ; on trouve toujours du râle sous-crépitant dans les deux poumons. On supprime l'oxyde blanc d'antimoine ; 2 grammes d'extrait de kina, une portion. Rien de nouveau jusqu'au 12 avril. Dans la journée du 12, le malade est pris de frissons, de douleur dans le côté gauche de la poitrine et de fièvre.

Le 13 au matin, on constate, dans ce côté, de la matité et des râles beaucoup plus fins que ceux qu'on entendait les jours précédents. (On supprime l'extrait de kina. Deux bouillons, gomme sucrée, julep avec 15 grammes de sirop diacode et 0,20 de tartre stibié ; vésicatoire sur le côté gauche en arrière de la poitrine ; diète absolue.)

Le 14. Le malade a eu pendant la journée d'hier plusieurs vomisse-ments et plusieurs selles. Dans la nuit, il a ressenti de très-vives dou-leurs en urinant ; elles sont l'effet du vésicatoire. (Lavement avec 0,50 de camphre, qui calme ces accidents.) Il y a toujours de la matité à gauche et des râles crépitants fins ; le bruit respiratoire est sec et rude vers la base du poumon. La fièvre a un peu diminué. (Gomme sucrée, julep ; gomme avec 0,20 de tartre stibié ; julep avec 1 gramme d'extrait de kina ; pour le soir, deux bouillons.)

Le 15. Quelques selles hier ; pas de vomissements ; les râles crépi-tants secs sont remplacés par des râles humides dans tout le poumon gauche ; pouls à 72. (Même prescription.)

Le 16. On entend encore un souffle léger dans un point très-circon-scrit ; on supprime le tartre stibié. (2 grammes d'extrait de kina ; deux bouillons, deux potages.)

A partir du 16 avril, l'état du malade va s'améliorant ; cependant le 21, il persiste à gauche un peu de souffle avec des râles sous-crépi-tants fins. Une portion.

Le 24. Le malade sort de l'hôpital en pleine convalescence ; toutefois il reste encore quelques râles fins dans le côté gauche, sans matité ni souffle.

Le malade a été revu plusieurs fois, et huit jours après sa sortie, bien que faible encore, il reprenait son travail.

Ce n'a pas été sans difficulté, comme vous le voyez, que la gué-rison a été obtenue. La récidive observée chez ce malade, la ten-dance à la complication pleurétique sont des faits qui prouvent la puissance des influences étiologiques. Le malade sut cependant en triompher.

Dans l'autre observation, dont je ne vous donnerai pas le récit, la maladie semble avoir occupé les deux côtés à la fois, et cepen-dant le poumon droit était en hépatisation grise quand le gau-che était encore atteint seulement au deuxième degré, ce qui semble rapprocher ce fait de l'une des observations de pneumonie double à marche successive.

Ainsi, sur deux observations de pneumonie simultanément double, une guérison et une mort. Il est impossible pour la question qui nous occupe de prononcer en s'appuyant sur des faits si peu nombreux, mais je crois qu'on ne saurait douter que la pneumonie qui occupe simultanément les deux poumons est d'un pronostic plus grave que celle qui n'envahit les deux organes que successivement.

Plusieurs auteurs, et Van-Swieten en particulier, ont insisté sur ce point. « Si tale malum utrumque pulmonem simul, et valide « infecerit, erit cita et insuperabilis mors, » dit cet auteur (t. II, p. 661, § 827). Il tient donc compte de la simultanéité du développement de la maladie (simul, utrumque), mais il fait intervenir également le degré d'intensité de la phlegmasie (valide).

Il va sans dire en effet, Messieurs, que le degré auquel est arrivée la maladie conserve une grande importance ; ainsi je vous ai signalé au nombre des pneumonies doubles un exemple dans lequel la maladie était passée au troisième degré dans un des poumons, alors qu'elle était à peine au deuxième dans l'autre. Il est bien évident que dans ce cas la plus grande part de la gravité appartient encore au degré de la maladie, et que la phlegmasie de l'autre côté n'a fait que hâter une issue funeste, d'ailleurs inévitable par le degré de développement de l'altération première.

Un élément encore que vous devez scrupuleusement interroger pour juger de la valeur des pneumonies doubles, c'est l'état de plus ou moins grande intégrité des organes de la respiration et de ceux de la circulation au moment où la maladie se développe. Dans la pneumonie, dans la pneumonie double même, lorsqu'elle existe seule, bien qu'il y ait gêne de l'hématose, cependant cette fonction peut s'accomplir encore d'une façon à peu près suffisante, parce que habituellement les poumons ne sont frappés que dans une étendue restreinte, et que la partie saine peut souvent suppléer aux fonctions anéanties dans les parties malades. Vous vous rappelez que dans le poumon tous les anatomistes ont décrit des vésicules habituellement en repos et qui semblent destinées à ces fonctions supplémentaires. Mais au contraire, si les fonctions pulmonaires sont déjà gênées, soit par une cause qui agit sur tout le poumon, comme lorsque la circulation est entravée dans cet organe par le fait d'une affection du cœur, soit par un obstacle assez étendu à la pénétration de l'air, comme dans une affection des bronches, amenant l'obstruction d'un nombre assez considérable de leurs rameaux, vous comprenez quelle gêne nouvelle vient ajouter une hépatisation et surtout une hépatisation double. Les poumons suffisaient déjà à peine à l'hématose ; la maladie intercurrente supprime la fonction dans une partie de plus ; ce qui en reste est incapable de satisfaire aux besoins de la circulation et de la respiration.

Ainsi donc, au point de vue qui nous occupe, vous avez à tenir grand compte de l'état antérieur du poumon, de l'étendue des parties frappées, de l'intensité de l'inflammation, et enfin du degré qu'elle a atteint.

J'en ai fini avec le siége de la pneumonie ; j'arrive à l'étude des complications.

La plus fréquente de toutes assurément est la pleurésie. La pleurésie, à titre de complication, affecte deux allures distinctes. Tantôt elle est légère, subordonnée en quelque sorte à la pneumonie, et alors le désordre consiste en quelques fausses membranes occupant la plèvre viscérale au niveau du point phlegmasié. Tantôt elle est plus sérieuse, en ce qu'elle n'est plus aussi complétement subordonnée ; elle devient comme une maladie coïncidente et marche pour son propre compte de pair avec la pneumonie : elle est alors beaucoup plus intense. Les signes ne sont pas les mêmes dans ces deux formes et méritent une description distincte.

Quand la pleurésie est légère, elle peut passer inaperçue, ou bien elle ne se traduit que par du bruit de frottement. A propos de ce symptôme, permettez-moi, Messieurs, de m'arrêter un moment. On a beaucoup de tendance depuis quelque temps à nier l'existence du bruit de frottement : un de mes maîtres les plus aimés a même grande propension à établir que ce qu'on désigne sous ce nom n'est autre chose qu'un râle bronchique. Certes, on peut prendre et on a pris des râles pour des frottements ; mais de ce que cette erreur a pu être commise un certain nombre de fois par des oreilles inexpérimentées ou par des esprits inattentifs, ce n'est pas une raison pour admettre que tous les bruits dits de frottement soient seulement des râles. Il existe des caractères nets et précis qui permettent de séparer ces deux ordres de phénomènes stéthoscopiques ; le frottement ne présente pas les ondées à bulles régulières et multiples du râle muqueux même à grosses bulles, ni la tenue prolongée et continue du râle ronflant ; il est plus saccadé, plus

inégal, plus fragmenté dans les sons qui le caractérisent ; contrairement au râle, c'est vers la fin de l'inspiration qu'il est le plus
fortement perçu ; il est plus superficiel, plus limité, il ne se rattache
par aucun lien pathologique habituel à des râles d'un autre caractère siégeant autour du point où il est perçu. Enfin, une dernière
particularité qui peut quelquefois le faire distinguer des râles à
timbre analogue, c'est qu'il fait vibrer la paroi thoracique et qu'il
est souvent appréciable à la main de l'observateur. Vous avez déjà
vu que plusieurs cas d'affections pleurétiques variées se sont présentés, dans lesquelles vous avez pu entendre ce bruit de frottement, et vous avez bien constaté avec moi qu'on peut le séparer,
à bon droit, de toute espèce de râles. L'un des élèves du service
est chargé de recueillir ces faits, il en a déjà pu enregistrer cinq
exemples depuis le commencement de l'année : ce bruit est donc
distinct des autres bruits que révèle l'auscultation, et il peut être
perçu dans la pleurésie lorsque celle-ci est limitée au niveau de
l'hépatisation.

Mais continuons notre sujet. Quand la pleurésie marche de son
propre pas, pour ainsi dire, elle est plus intense et elle offre alors
tous ses signes habituels : la partie inférieure du thorax est le siége
d'une matité très-nette ; à ce niveau, tout d'abord le murmure
vésiculaire est faible, mais son timbre est normal parce que le
poumon n'est pas encore altéré dans sa densité. Un peu plus tard,
quand la couche liquide devient plus épaisse, le poumon est refoulé, ses éléments sont comprimés, l'air y pénètre moins profondément par suite de cette compression qui fait en même temps
de lui un corps déjà plus dense ; dès lors, ce n'est plus le bruit
vésiculaire qui arrive à l'oreille, c'est le bruit qui se passe dans
les bronches ; aussi l'on entend du souffle, mais du souffle doux,
parce que le liquide interposé entre le poumon et l'oreille est
moins bon conducteur du bruit glottique que ne le serait un corps
solide. La voix, qui était d'abord simplement éloignée, ne tarde
pas à devenir égophone (vous savez la modification que désigne ce
terme), et si l'épanchement est, en outre, placé au niveau d'un
point du poumon hépatisé, le retentissement de la voix participe
alors à la fois de l'égophonie et de la bronchophonie ; il y a broncho-égophonie, laquelle est également perçue au niveau des grosses
divisions bronchiques quand l'épanchement comprime un peu
le tissu pulmonaire.

Vous comprenez facilement, n'est-ce pas, Messieurs, que le re-

tentissement de la voix, en pareille occurrence, présente le timbre
que je vous indique? Le corps, ou pour mieux dire les corps placés entre le point où se fait le retentissement glottique de la voix
et l'oreille qui l'observe sont partie solides et partie liquides. De
là le timbre spécial de ce retentissement, car je persiste à croire
que la présence d'un liquide entre le poumon et l'oreille de l'observateur est la condition nécessaire de la vibration égophonique de la voix. Je n'accepte pas, comme vous le voyez, les opinions de mon ami·M. Landouzy [1]. Il a publié en effet,dans le
numéro de décembre 1861 des *Archives de médecine*, une lettre
adressée au vénérable M. Bally avec ce titre : *De l'égophonie dans
la pleurésie*, lettre dans laquelle il cherche à démontrer que l'égophonie et le souffle tubaire dans la pleurésie s'entendent mieux
encore après l'évacuation *complète* de la sérosité, et que l'altération
de la voix qui constitue l'égophonie tient, non pas à la transmission de la voix à travers un liquide, mais bien seulement et uniquement à la transmission de la voix à travers le poumon condensé
par le fait de la compression qu'il subit de la part de l'épanchement.

« Cette compression extérieure qui résulte de la pleurésie, dit
mon savant confrère, produit l'égophonie, tandis que la compression intérieure qui résulte de la pneumonie produit la bronchophonie, »

Si vous voulez bien le permettre, nous nous arrêterons un
moment sur cette opinion de M. Landouzy, et nous rechercherons
ce que valent les preuves qu'il produit à l'appui de sa manière de
voir. Ne vous effrayez pas de cette digression, elle touche très-im-
médiatement à la clinique, et en outre la discussion vous aidera à
mieux comprendre le mécanisme selon lequel se produisent les
signes stéthoscopiques dont nous étudions en ce moment la valeur.

Tout d'abord, je ne sais si vous êtes comme moi, Messieurs,
mais je comprends mal la comparaison que, dans la phrase citée
textuellement plus haut, M. Landouzy veut établir entre la compression extérieure que subit le poumon dans la pleurésie et la
compression qu'il appelle *intérieure* éprouvée par l'organe dans la
pneumonie. Qu'est-ce, par exemple, que cette compression intérieure? Si vous vous reportez à la description que je vous faisais

---

[1] Au moment où cette conférence avait lieu, nous n'avions pas à déplorer la
perte de notre savant confrère, si malheureusement enlevé, avant l'âge, à la science
et à ses amis.

de l'altération qui constitue la pneumonie, altération que vous avez pu observer vous-mêmes, comment voir là une compression, et surtout comment chercher à rapprocher cet état de la compression véritable subie par le poumon dans le cas d'épanchement pleurétique? Le poumon est augmenté de volume par le fait de l'exsudat dans le cas de pneumonie, il est, au contraire, diminué de volume dans la pleurésie par la pression du liquide ; cela crée des différences radicales, que le plaisir d'une antithèse ne saurait faire méconnaître. Quant à [la condensation, c'est différent, elle existe dans l'un et dans l'autre cas, mais il faut bien y prendre garde, elle n'a pas lieu par un mécanisme identique dans l'un et dans l'autre cas, et, par-dessus tout, remarquez-le bien, elle amène entre le poumon et la paroi thoracique, siége de l'observation, des rapports bien différents ici et là. Voyons maintenant, sous le bénéfice de ces remarques, ce que sont les faits présentés par M. Landouzy, et examinons s'ils ont bien la valeur que leur assigne mon honorable ami.

Le premier exemple qu'il donne à l'appui de son interprétation est celui d'une femme de trente-trois ans, qui, prise des premiers symptômes de pleurésie le 20 mai, offrait le 1er juillet, dans tout le côté gauche de la poitrine, lequel était notablement dilaté, une matité absolue avec souffle tubaire, exagéré dans la gouttière vertébrale, égophonie des mieux caractérisées, ayant son maximum d'intensité à l'union du tiers supérieur avec les deux tiers inférieurs du poumon, un peu au-dessus de l'angle de l'omoplate, ou, pour mieux dire, n'existant que sur ce point, puisque M. Landouzy, tout en fixant là le *maximum d'intensité* de l'égophonie, déclare qu'on ne l'entendait pas ailleurs. Le cœur était dévié à droite et la rate abaissée au-dessous des fausses côtes. La ponction est pratiquée entre la sixième et la septième côte ; 1450 grammes de sérosité limpide s'écoulent sans qu'une bulle d'air s'introduise dans la plèvre, et l'on constate que, au fur et à mesure de cet écoulement, le souffle bronchique semble se rapprocher de l'oreille, devenir plus intense, « plus tubaire, si l'on peut ainsi dire, en ce sens qu'il paraît exactement limité dans un large tube de verre ou de métal sonore. L'égophonie est également plus manifeste, plus nette, beaucoup moins diffuse qu'avant la ponction. Elle devient même de plus en plus accentuée, on dirait même que la malade, ayant un jeton d'ivoire entre les dents, parle, la bouche appliquée contre votre oreille.

« A la fin de l'opération, l'égophonie s'entend en arrière plus bas qu'elle ne s'y entendait au commencement, et elle s'entend très-distinctement à la partie antérieure du thorax, où il n'y en avait pas trace auparavant. La matité et le défaut d'élasticité persistent au même degré qu'avant la thoracentèse, les battements du cœur sont revenus à leur lieu normal. »

Ce souffle et cette égophonie vont ensuite en diminuant, graduellement et chaque jour, jusqu'au 16 juin, moment où on ne constate plus ni souffle tubaire ni égophonie. A cette date la respiration s'entend de la base au sommet, en avant et en arrière, mélangée à quelques rhonchus humides. La matité, quoique considérablement diminuée, est encore manifeste dans les deux tiers inférieurs, il n'y a pas de rétraction appréciable du côté affecté.

De ce fait, mon excellent ami, M. Landouzy, conclut que l'égophonie n'annonce pas un épanchement liquide dans lequel le poumon *plonge encore*. Suivant lui, l'argument péremptoire, c'est qu'il n'existait plus dans la cavité du côté gauche une seule goutte de sérosité. Est-ce que l'observation démontre bien cette absence absolue de sérosité? Qu'il me permette de soutenir le contraire.

Et d'abord, après la thoracentèse la matité était complète du haut en bas de la poitrine, comme aussi le défaut d'élasticité. A quoi pouvait tenir la persistance de ce signe? A la condensation du poumon, dit M. Landouzy. Mais je ne comprends pas que, si la poitrine ne contenait réellement que 1450 grammes de sérosité, une fois cette collection évacuée, la poitrine n'ayant subi aucun retrait anomal et étant seulement revenue à sa position régulière, le poumon soit resté assez condensé pour produire et le souffle et l'égophonie plus rude et plus étendue, quoique encore limitée. Si en effet le poumon était resté condensé, c'est-à-dire diminué de volume par la compression, la paroi thoracique étant à sa place régulière, que pouvait-il y avoir et quel corps pouvait exister entre le poumon diminué de volume et la paroi de la poitrine restée à sa place? le vide, des fausses membranes ou un épanchement?

Le vide ! mais c'est chose impossible, il n'y a pas besoin d'insister sur ce point. Le poumon se serait déplissé plutôt que de permettre le vide, et si le poumon avait été trop solidement soudé par des fausses membranes, la paroi thoracique déprimée par la pression atmosphérique se serait affaissée. D'ailleurs, quelle puissance aurait pu faire le vide? le liquide ne s'écoule en effet, lors d'une thoracentèse, qu'en vertu de deux forces : 1° l'élasticité de la paroi thoracique distendue avant l'opération par l'épanchement ; 2° l'introduction de l'air dans le poumon, introduction que, d'une part, la compression du liquide n'empêche plus puisqu'il s'écoule, et que d'autre part les puissances inspiratrices favorisent. Si quelque chose vient paralyser l'une ou l'autre de ces deux influences, le liquide ne s'écoule plus, mais le vide est toujours impossible.

Etaient-ce des fausses membranes qui, véritables corps solides continuant d'entourer le poumon condensé, transmettaient alors le bruit bronchique et le retentissement de la voix avec l'intensité que permet la qualité d'un solide ? Mais il n'est pas acceptable que, du 2 au 16 juillet, des fausses membranes, assez épaisses pour donner une matité complète du haut en bas, aient pu être résorbées et aient pu disparaître au point de laisser entendre la respiration et la voix normales, et cela sans retrait de la poitrine. Il n'est pas acceptable qu'en quatorze jours semblable besogne ait pu être accomplie si parfaitement.

Reste l'hypothèse dans laquelle M. Landouzy n'aurait pas évacué la totalité de l'épanchement. Il affirme bien qu'il ne restait pas une goutte de sérosité, mais sincèrement je ne vois aucune preuve qui me permette d'accepter cette évacuation si *complète*. Je sais d'ailleurs combien il est difficile de s'assurer de cette complète évacuation, et quand, d'autre part, je vois que, après l'opération, la matité persiste avec l'absence d'élasticité, que de plus pendant la thoracentèse la malade n'a pas toussé une fois, ce qui semble indiquer que le poumon ne s'est pas déplissé beaucoup, bien loin de l'être complétement, et n'a pas rencontré la canule, dont le contact augmente souvent des quintes de toux, bien connues en pareil cas, et souvent salutaires. J'avoue qu'il m'est difficile de croire que *tout* le liquide ait été évacué, et qu'alors je me rends facilement compte de la marche ultérieure de la maladie, mais par une interprétation différente de celle de mon ami Landouzy. Débarrassé, je le concède, d'une part, d'une forte part même, de l'épanchement, le poumon s'est déplissé en partie, mais il est resté de l'épanchement qui s'est graduellement résorbé pendant les quatorze jours suivants. C'est ce qu'on a souvent pu observer, par exemple, dans les thoracentèses systématiquement limitées, par prudence, à moitié ou deux tiers de l'épanchement. La portion de liquide qu'on laisse alors à dessein disparaît souvent spontanément et assez rapidement, ainsi que nous voyons dispa-

raître ces épanchements qui, dans quelques exemples, se refor-
ment immédiatement après l'évacuation par la thoracentèse de la
majeure partie de l'épanchement primitif. Je crois donc pour ma
part que, loin de n'avoir pas laissé une goutte de sérosité dans la
poitrine de sa malade, M. Landouzy en a laissé inévitablement
une certaine quantité dans laquelle le poumon plongeait encore,
condition classique pour la production de l'égophonie.

Mon honorable ami ne peut donc pas, selon moi, attribuer
l'augmentation du souffle et la netteté plus grande de l'égophonie
à l'évacuation complète de la sérosité.

Mais il signale, dans son observation, cette netteté plus grande
du souffle et de la broncho-égophonie après l'évacuation d'une
part du liquide. Voyons si nous pourrons bien comprendre ce qui
a été observé alors. Pour cela, il suffit de se remettre en mémoire
ce que je vous disais tout à l'heure et d'étudier plus rigoureusement les changements de position que l'épanchement pleurétique
fait subir au poumon et, par conséquent, les variations de rapport
qui, selon la quantité du liquide épanché, s'établissent entre cet
organe et la paroi thoracique au niveau de laquelle on recherche
le timbre et les qualités des bruits pulmonaires. Lorsque l'épanchement débute et que la couche de liquide est peu épaisse, la
voix semble éloignée et n'offre pas encore le timbre égophonique,
parce que le poumon est éloigné sans être comprimé et que la
couche de liquide est encore trop peu épaisse pour entrer en vibration de façon à modifier le retentissement de la voix, qu'elle
obture un peu. L'épanchement est-il déjà arrivé à un certain degré, le retentissement de la voix devient un peu chevrotant, l'éclat
alors en est encore un peu diminué, et la raison en est simple, le
poumon remonté au-dessus du liquide n'est plus situé au niveau du
point que l'on ausculte, et la voix ne traverse plus l'épanchement
aussi directement, mais seulement en rayonnant, pour ainsi dire.
Lorsque le liquide augmente et remonte vers le niveau des grosses
bronches, alors l'égophonie se produit dans toute sa netteté ; c'est
dans cette dernière région surtout qu'on la perçoit. A ce moment le tissu pulmonaire se trouve refoulé par l'épanchement et
rapproché des grosses divisions bronchiques. Les bruits perçus
alors ne sont autres que ceux qui se passent dans les bronches
restées perméables. Or ces bruits bronchiques, vous le savez,
sont par eux-mêmes et normalement plus retentissants que les
bruits pulmonaires. En outre, par suite même de la compression

que lui fait subir le liquide pleurétique, le poumon est très-notablement densifié et devient meilleur conducteur du son qu'il ne l'est à l'état normal, modification qui exagère encore l'éclat des bruits bronchiques. D'autre part, l'oreille ne les perçoit ainsi renforcés qu'à travers une couche de liquide qui leur enlève une part de leur intensité pour leur imprimer le timbre égophonique. De là le caractère broncho-égophonique. L'épanchement vient-il à augmenter encore, la compression s'étend à certaines divisions bronchiques elles-mêmes, l'air n'y pénètre plus et les bruits bronchiques (voix ou respiration), refoulés en quelque sorte par le liquide exubérant, ne parviennent plus à l'oreille qu'à travers une partie solide, tout à la fois moins étendue et moins voisine de la paroi thoracique ; aussi leur intensité est-elle diminuée en même temps que leur étendue est moindre, puisque leur surface de retentissement est plus circonscrite. C'est alors, en effet, surtout et presque seulement au niveau des grosses bronches, qu'on les perçoit avec netteté, puisque c'est là seulement que leur transmission est directe.

Comme vous le voyez, la densification que subit le poumon joue un rôle dans la production de ces bruits ; elle est la cause de leur force, de la sécheresse du souffle, de l'éclat presque bronchophone de la voix. Leur timbre chevrotant ou égophonique dépend au contraire de la couche de liquide interposée, et lorsque cette couche, par son épaisseur, éloigne trop de l'oreille les tuyaux bronchiques par lesquels se propagent les bruits glottiques, comme les liquides conduisent moins bien le son que les solides, le timbre des bruits perd de son intensité.

D'après cela, lors de la thoracenthèse pratiquée par mon ami Landouzy, une part du liquide ayant été retirée, si le souffle tubaire a été plus intense, l'égophonie plus nette, c'est que les gros tuyaux bronchiques ont été rapprochés de l'oreille et que le son qui vibrait dans leur intérieur pouvait alors être mieux perçu ; la couche de liquide moins épaisse permettait de mieux entendre la transmission opérée par le poumon encore solidifié en vertu de la compression qui persistait en partie. Mais la couche de liquide, quoique amoindrie, suffisait cependant en même temps pour faire vibrer la voix en manière de bruit de jeton d'ivoire. Ce qui était perçu alors, c'était une sorte de broncho-égophonie de retour. Et si elle a été entendue, après la thoracentèse, dans des points où elle n'était pas perçue avant cette opération, si le souffle tubaire a paru exactement limité dans de larges tubes de verre, c'est que des tuyaux bronchiques comprimés jusque-là ont reçu de nouveau le bruit glottique respiratoire et le bruit glottique vocal, et l'ont transmis à travers le poumon encore condensé (d'où le renforcement de timbre) et à travers le liquide qui ajoutait la forme véritablement égophonique.

Cette interprétation est si exacte, que, chez l'autre malade cité par M. Landouzy, la presque totalité du liquide (3000 grammes) ayant été évacuée, ce que j'accepte dans ce fait, la matité a disparu et le bruit respiratoire normal est revenu (preuves du déplissement du poumon). Là il n'y avait plus trace de liquide, l'évacuation avait été complète, on peut l'admettre, mais là aussi, remarquez-le bien, la broncho-égophonie a disparu.

Vous voyez maintenant pourquoi je conservais au liquide de l'épanchement le rôle qu'on lui accorde habituellement dans la production de l'égophonie, rôle que mon ami Landouzy lui refuse. Les faits qu'il a cités comme preuves à l'appui de son opinion n'ont donc pas la valeur qu'il leur accorde et le timbre égophonique de la voix est bien la conséquence de la transmission du retentissement vocal à travers un liquide. C'est une interprétation analogue des faits qui m'a fait considérer le retentissement amphorique de la respiration et de la voix que l'on rencontre au niveau de la fosse sus-épineuse, dans la pleurésie, comme n'étant autre chose que la transmission des bruits trachéaux à travers le tronçon du poumon aplati et le liquide de l'épanchement en contact médiat, mais rigoureux, avec les grosses bronches et la trachée.

Mais je reviens à l'examen de la pleurésie envisagée comme complication de la pneumonie, et je continue pour compléter ce que je dois vous en dire. La première forme de pleurésie que nous venons de voir, celle qui est toute locale et toute subordonnée à la phlegmasie du parenchyme pulmonaire, n'a pas grande valeur. Lorsque, au contraire, la pleurésie est plus indépendante, comme elle détermine alors des symptômes sérieux, elle ajoute à la gravité du pronostic ; cependant le plus habituellement elle suit la marche de la pneumonie, et si celle-ci se termine d'une façon favorable, elle disparaît souvent avec elle. La pleurésie doit être considérée comme plus dangereuse dans le cas où elle survient à titre de maladie secondaire, alors que la pneumonie qui a existé jusqu'alors sans elle est en voie de décroissance. Dans ce cas, en effet, le malade étant très-affaibli par le fait de la maladie antérieure, il peut se passer ce que l'on voit encore dans le cas où une pleurésie attaque un malade déjà affecté d'une maladie autre que la pneumonie, c'est-à-dire que l'épanchement pleurétique a grande tendance à devenir promptement purulent; mais il faut savoir que, même dans les circonstances les plus défavorables, le fait ne s'accomplit pas toujours ainsi. Dans un cas, par exemple, où tout semblait faire craindre une telle altération, j'ai vu, contre toute attente, un malade guérir; c'est à la thoracentèse que j'ai dû cette espèce de miracle. Je vous reparlerai de ce fait plus loin.

Il est d'autres maladies très-graves que j'ai rencontrées pendant le cours de la pneumonie; elles ont été déjà signalées par plusieurs auteurs, mais cependant on a peut-être le tort, en ce moment, de ne pas assez insister sur leur coïncidence avec la maladie que nous étudions. Je veux parler de la péricardite, à laquelle s'applique surtout ce regret, et aussi de la méningite.

Et d'abord pour la péricardite, était-ce à elle qu'Hippocrate faisait allusion dans le paragraphe 401 des *Prénotions coaques*, lorsqu'il dit : « Quibus autem una cum corde pulmo totus inflam-« matur... »? Quoi qu'il en puisse être, vous trouverez cette complication indiquée dans presque tous les auteurs qui se sont occupés soit de la péricardite, soit de la pneumonie, vous en pourrez lire un exemple dans la *Clinique* de M. le professeur Andral (t. III, p. 431).

Taylor et le docteur Latham ont tous deux signalé cette coïncidence. Le docteur Ormerod (*Lancet*, 20 novembre 1852) a réuni 1410 cas de péricardite, et il a vu que 265 fois, soit 18,7 pour 100, les phlegmasies aiguës du poumon coïncidaient avec elle et se répartissaient de la façon suivante :

Pneumonies...... 117 avec péricardites récentes 19
Pleurésies........ 86 — — 6
Pleuro-pneumonies. 62 — — 8

C'est donc à peu près dans la proportion de 12 pour 100 que la complication de ces deux affections à l'état aigu aurait été observée par le médecin anglais. Dans un excellent mémoire, publié sur la péricardite par M. Leudet dans le numéro de juillet 1862 des *Archives de médecine*, notre confrère de Rouen a rapporté que la péricardite a compliqué la pneumonie 6 fois sur 83 exemples de phlegmasie pulmonaire. Enfin, le docteur Austin Flint, professeur de clinique à l'école de la Nouvelle-Orléans, a observé (*North american méd. surgic Review*, march 1861) sur 133 cas de pneumonie 8 exemples de cette complication de péricardite ; 6 de ces cas se sont terminés par la mort. L'auteur a fait du reste cette remarque singulière, que cette complication du côté du péricarde était plus fréquente dans la pneumonie à la Nouvelle-Orléans et à Louisville qu'elle ne le serait à Buffalo, sans qu'il donne la moindre explication à ce sujet.

Dans l'exemple de la *Clinique* de M. le professeur Andral que je vous signalais tout à l'heure, la douleur précordiale avait attiré l'attention sur la coexistence de la péricardite, et cette complication avait été reconnue. Mais il vous importe, Messieurs, d'être bien prévenus qu'il s'en faut de beaucoup que cela soit toujours ainsi. Tous les auteurs qui ont étudié spécialement la péricardite s'accordent à signaler la facilité avec laquelle cette maladie est méconnue quand elle est secondaire, c'est-à-dire quand elle se développe pendant le cours d'une autre affection, ce qui est pour elle le cas le plus ordinaire. Ses signes peuvent manquer en tout ou en partie ; la douleur, les intermittences du pouls peuvent ne pas être saisissables ; le redoublement de la dyspnée a plus de valeur, mais il peut manquer également, et la maladie est alors complétement latente. M. Leudet l'a observée avec cette forme négative 20 fois sur 36 cas mortels. Le docteur Eutenberg, de Coblentz, a cité des faits analogues. Ormerod dit même que cette variété de la péricardite est plutôt l'affaire de l'anatomo-pathologiste que celle du clinicien, tant elle donne peu de signes pendant la vie, et M. Bamberger, de Wurtzbourg, va presque jusqu'à se féliciter de cette forme latente, tant il croit une thérapeutique active dangereuse en pareil cas. En effet, bon nombre d'auteurs aussi ont insisté sur le peu d'action que réclame cette forme. De tout ceci il doit résulter pour vous d'abord la nécessité de rechercher toujours chez les malades atteints de pneumonie les signes locaux des fonctions cardiaques, et aussi le peu d'étonnement de voir cette complication d'une inflammation du péricarde échapper à l'observation, comme aussi le peu de regret de cette omission en présence du peu d'action qu'il est utile d'exercer. Du reste, les cas dans lesquels l'épanchement péricardique sera un peu considérable seront plus difficilement méconnus.

J'ai observé, quant à moi, parmi les 114 pneumonies dont j'ai recueilli l'histoire, trois exemples de péricardite. Dans le premier, la complication péricardique a échappé complétement, et il ne pouvait guère en être autrement, comme vous allez voir.

Obs. XXXIII. Caillat (Marie-Anne), soixante-deux ans, lingère, entrée le 2 août 1859, salle Sainte-Marguerite, n° 15.

Cette malade paraît épuisée par la misère. Il y a dix ans environ, attaque d'apoplexie, et à la suite hémiplégie. Intelligence nette ; les membres ont repris en partie leur action, cependant il reste de la déviation des traits du visage, et l'impossibilité de fermer une des paupières. La malade présente, en outre, tous les signes d'une décrépitude prématurée. Elle s'enrhume aisément. Pas de pneumonie antérieure.

Le 28 juillet, après quelques jours de toux précédés d'un coryza intense, elle s'alite, et reste presque sans soins jusqu'au 2 août, jour de son entrée. Ce même jour, 28 juillet, point de côté, mais pas de frisson ; peau brûlante ; expectoration abondante ; toux continuelle, mais pas de crachats caractéristiques ; insomnie ; sueurs abondantes ; pas de vomissements ni de diarrhée.

Le 2 août, sixième jour. Grande prostration, voix très-faible, point de côté à gauche très-douloureux à la pression et pendant les mouvements respiratoires, les deux pommettes sont rouges et saillantes, légère teinte ictérique : 128 pulsations faibles, mais régulières. Respiration difficile et suspirieuse, extrémités froides. Expectoration très-difficile ; crachats adhérents, muqueux, colorés en jaune-serin comme par de la bile ; langue sèche et sale ; dents un peu fuligineuses. Trois vomissements bilieux : le point de côté et l'oppression ont un peu diminué. État local : à l'auscultation et à la percussion, rien dans le poumon droit ; à gauche, matité absolue depuis la pointe du scapulum jusqu'à la partie inférieure du thorax ; au sommet, respiration à peu près normale ; dans les points mats, souffle perceptible seulement pendant la toux et les grandes inspirations aux deux temps de la respiration. Dans ce même point, râles sous-crépitants et crépitants ; bronchophonie intense. (8 ventouses scarifiées ; tartre stibié, 0,30 ; le soir extrait de quinquina, 1 gramme ; sirop d'iacode, 15 grammes.)

Le 3 au matin. Pas de sommeil, toux violente, quelques vomissements ; le point de côté a disparu ; oppression, grande prostration, teinte ictérique très-prononcée aux sclérotiques, peau brûlante, sueur très-abondante pendant la nuit ; langue sèche, sale ; 32 inspirations ; expectoration plus facile de crachats jaunâtres, muqueux : un peu plus de force que la veille. État local : pas de changement. La pneumonie n'a pas augmenté ; quant à l'état général, il paraît en voie d'amélioration. (Tartre stibié, 0,30 ; extrait de quinquina, 1 gramme.)

Soir. 120-124 pulsations pleines, résistantes ; 32-36 inspirations ; pas de selles, pas de vomissements ; expectoration facile de crachats rouillés, langue moins sèche ; peau chaude, moite. État local toujours le même.

Le 4, matin, huitième jour. Pas de vomissements, pas de selles ; ictère prononcé, insomnie, sueur ; 32-36 inspirations ; 112-116 pulsations résistantés ; langue humide, blanchâtre ; toux moins forte ; crachats abondants rouillés et toujours visqueux. État local : le souffle tubaire s'entend très-bien aux deux temps de la respiration, mais on entend aussi dans toute la hauteur de la poitrine du râle sous-crépitant fin. (Potion stibiée, 0,20 ; quinquina, 1 gramme ; lavement émollient.)

Le 5, matin, neuvième jour. Une selle, quelques vomituritions ; 116 pulsations assez pleines, régulières ; 38 inspirations ; grande oppression ; expectoration de crachats muqueux, rouillés ; prostration marquée. État local : le souffle s'entend jusqu'à l'épine de l'omoplate, et la respiration n'est pas pure dans le reste de la hauteur. (Vésicatoire ; tartre stibié, 0,30 ; quinquina, 1 gramme.)

Le 6, onzième jour. 128 pulsations, 36 inspirations ; pouls mou, faible ; peau chaude, langue humide ; expectoration abondante, rouillée ; grande prostration. Une selle : pas de vomissements ; râle laryngo-trachéal. État local : toujours le même. (Quinquina, 1,50 ; kermès, 0,50 ; bagnols, 60 grammes ; deux vésicatoires.)

Soir. 104-108 pulsations régulières un peu plus fortes, 40 inspirations ; grande prostration ; teinte jaune de la face ; intelligence nette ; langue rouge et humide ; selles diarrhéiques, nombreuses ; crachats visqueux et jaunâtres, mais non rouillés. — Morte le 7 août.

Autopsie. Poumon gauche : le lobe inférieur gauche, pesant, volumineux, friable, présente de l'hépatisation grise très-marquée ; à la coupe, il s'écoule du pus sanieux très-fétide. Rien au lobe supérieur. Congestion assez intense de la partie inférieure et postérieure du poumon droit : pas de tubercules. Péricarde, on trouve des pseudo-membranes purulentes à l'origine des gros vaisseaux ; quelques-unes sont anciennes, vu leur organisation avancée : sur les deux feuillets de la séreuse, on trouve des rugosités isolées ou réunies par plaques. Un peu de sérosité trouble baigne ces fausses membranes. Foie : rien à noter. Cerveau : après un examen attentif, il a été impossible de trouver les traces de l'altération qu'on supposait avoir causé l'hémiplégie. Toute la masse encéphalique est saine.

Rien, comme vous le voyez, ne pouvait nous mettre sur la voie du diagnostic de la complication péricardique. La malade n'a jamais éprouvé de douleur vers la région précordiale, jamais d'anxiété vers ce point, jamais de palpitations. Le pouls, observé avec grand soin matin et soir, n'a présenté, à aucun moment, ni inégalités, ni intermittences. La douleur de côté, l'oppression, la prostration, s'expliquaient tout naturellement par une pneumonie aussi étendue et marchant vers la suppuration chez un sujet déjà avancé en âge. Il n'est pas jusqu'à la teinte sub-ictérique qui venait ajouter un élément de plus pour cette explication. Une fois la lésion constatée, nous nous rappelâmes que la malade avait une tendance marquée vers la syncope ; mais cette disposition n'était-elle pas bien naturelle chez une femme, vieille avant l'âge, aussi gravement affectée, et qui était, en outre, soumise à l'usage du tartre stibié à doses élevées ?

Ici, vous le voyez, Messieurs, la péricardite s'est développée sans donner lieu au moindre symptôme. Souvent elle n'est qu'un phénomène ultime, une de ces complications terminales qui se développent vers la fin de la vie, alors que le malade est dans un état fort grave d'ailleurs.

Cette observation vous prouve déjà la vérité du précepte que je vous posais tout à l'heure, à savoir : que tous les organes doivent être explorés avec soin. Mais sachez bien que cet examen restera parfois sans résultat si vous ne le répétez pas jusqu'à la fin. Le fait suivant est curieux, et parce qu'une circonstance est venue qui pouvait rendre compte des intermittences observées dans le pouls alors qu'aucun signe physique n'existait vers le péricarde, et aussi à cause de la complication encéphalique qui se développa vers la fin de la maladie.

Obs. XXXIV. Jouy (Joseph), trente ans, entré le 21 novembre 1860.

C'est un homme d'une très-forte constitution et d'une bonne santé. Deux jours avant son entrée, il a du frisson, un point de côté à gauche ; il a toussé, et ses crachats étaient teints de sang.

Le 22 novembre. Figure très-injectée, peau chaude, pouls à 120, fort et tendu ; la respiration est très-gênée. Du côté gauche, dans les deux tiers inférieurs et postérieurs de la poitrine, il y a de la matité et un souffle tubaire très-fort ; pas de râles. Du côté droit, dans la partie correspondante, il n'y a pas de matité, quoiqu'il existe un souffle qui, dans l'expiration, est presque aussi fort que celui du côté opposé. Ce souffle du côté droit n'est-il que la propagation du souffle qu'on entend du côté gauche ? C'est ce que nous pensons d'abord, surtout quand nous remarquons que l'inspiration ne s'accompagne pas de souffle à vrai dire, et que le souffle de l'expiration diminue, à mesure que l'on s'éloigne de la colonne vertébrale. (Saignée de 375 grammes.)

Le 23. Le pouls est toujours à 120, moins résistant et plus petit ; la face est moins congestionnée, le malade respire plus facilement. Le souffle est un peu moins intense à gauche, et on y perçoit un peu de râle humide ; à droite, le souffle de retentissement n'est plus perçu, mais on entend des râles muqueux dans la partie postérieure de ce poumon. Le malade accuse un sentiment de détente ; le sang de la saignée d'hier est couvert d'une couenne épaisse. (0,25 de tartre stibié ; diète.)

Le 24. L'état du malade est un peu meilleur, l'oppression est moins forte, la peau a une chaleur moins âcre; pouls moins fort, à 112; crachats abondants, vomissements nombreux, peu de selles, langue blanchâtre. (Tartre stibié, 0,25.) On applique, en plus, un vésicatoire sur le côté gauche de la poitrine.

Le 25. L'état général du malade est toujours le même ; sa dyspnée a cependant assez augmenté pour qu'on ait fait appeler l'interne de garde, qui prescrit douze ventouses scarifiées sur la poitrine. Le pouls est à 108. On constate que le souffle a gagné vers les parties supérieure et latérale du poumon gauche. On remplace le tartre stibié par 80 gouttes de teinture alcoolique de digitale.

Le 26. Le malade est plus fatigué que les jours précédents ; la digitale n'a eu aucun effet sur le pouls, qui est à 120. (La veille, il n'était qu'à 112.) Le souffle, toujours intense, s'entend dans la même étendue et est mêlé de quelques râles crépitants humides. (100 gouttes de teinture de digitale.)

Le 27. Le pouls est monté à 124 ; la nuit le malade a eu d'abondantes transpirations et un peu de délire ; le souffle occupe toujours la même étendue. (120 gouttes de teinture de digitale ; huit ventouses scarifiées ; un vésicatoire.) La nuit a été un peu plus calme.

Le 28. L e malade est plus fatigué que les jours précédents ; il a toujours 120 pulsations. Impulsion cardiaque très-forte ; le souffle a encore gagné vers le sommet du poumon ; à la base à gauche, on perçoit des râles humides. (120 gouttes de digitale ; vésicatoires aux deux bras et aux deux mollets.)

Le 29. Le malade est en meilleur état; son pouls est descendu à 104, et sa peau est moite. Il y a moins d'oppression. Les signes stéthoscopiques sont toujours les mêmes du côté gauche ; on ausculte le côté droit, bien que le malade ne s'en plaigne nullement, et on entend des râles dans la partie inférieure, et au-dessus, jusque dans l'aisselle, du souffle manifeste. (130 gouttes de teinture de digitale.)

Le 30. Rien de nouveau. (130 gouttes de teinture de digitale.)

Le 1er décembre. Le pouls est encore à 112, quoique la peau soit moins chaude. La journée a été assez bonne ; mais, pendant la nuit, le malade a eu du délire ; l'état des poumons est ce qu'il était les jours passés, c'est-à-dire que le souffle y persiste aussi bien à droite qu'à gauche ; les crachats sont toujours visqueux et safranés. (150 gouttes de teinture alcoolique de digitale, préparation qui, comme on le voit, agit toujours très-peu sur le pouls.)

Le 3 décembre. Le pouls est tombé à 100 et présente des intermittences nombreuses ; le malade dit cependant qu'il est mieux et respire plus facilement. A gauche, le souffle est moins fort et est mêlé de râles crépitants humides plus étendus. A droite, le souffle est très-fort dans toute la hauteur du poumon, surtout en haut dans l'aisselle. (150 gouttes de teinture de digitale. Deux bouillons, deux potages.)

Le 4. Le pouls, outre les intermittences qu'il présente comme la veille, est dicrote ; l'auscultation et la percussion ne révèlent rien de particulier vers le cœur. Le malade a eu du délire toute la nuit, et est encore très-agité le matin. L'état des poumons ne présente pas de modifications. On cesse la digitale à cause du délire. (1 gramme d'extrait de kina ; large vésicatoire.)

Le 6. Le malade a, depuis l'avant-veille, des moments de délire tranquille ; son pouls, à 108, n'est plus intermittent ; des deux côtés de la poitrine on entend toujours du souffle et des râles crépitants. (2 pilules de cynoglosse ; 2 grammes d'oxyde blanc d'antimoine.)

Le 7. Le pouls est redevenu intermittent et irrégulier ; le malade paraît mieux et demande à manger ; dans la poitrine, on entend toujours des râles muqueux ; le souffle paraît [moins rude. (Même prescription.) Toujours rien au cœur.

Le 10. Le pouls est redevenu plus régulier ; les intermittences n'existent plus ; il y a 100 pulsations à la minute ; l'état général du malade est un peu meilleur ; le souffle paraît moins prononcé ; du côté gauche, vers la base, le murmure vésiculaire paraît éloigné ; pas d'égophonie. (Même prescription ; en plus, un vésicatoire du côté gauche.)

Le 12. L'amélioration continue ; le pouls ne bat plus que 94 ; il est régulier ; le souffle a encore diminué d'intensité, mais il est toujours mêlé de râles humides ; le murmure vésiculaire, à la base, en arrière et à gauche, est plus éloigné que l'avant-veille. Un peu de difficulté dans l'émission des urines.

Le 14. L'état du malade est assez bon ; pouls à 94 ; appétit ; il y a toujours à gauche, à la base du poumon, de l'éloignement ou du murmure vésiculaire et de la matité. (Un vésicatoire ; deux bouillons, deux potages.) Les choses restent à peu près dans le même état jusqu'au 18 décembre.

Ce jour-là, le pouls est remonté à 104 ; la peau est de nouveau chaude et moite, le malade a eu du délire pendant le jour et pendant la nuit ; du côté droit, le murmure vésiculaire est redevenu à peu près normal ; à gauche, il est toujours éloigné en bas et soufflant vers le sommet. Le malade insiste vivement, très-vivement même, pour manger une portion.

Le 20. Le malade va beaucoup mieux ; les digestions se font très-bien ; son pouls est à 88 ; à droite, la respiration est normale ; à gauche, il persiste un peu de souffle en haut et quelques râles humides. Pas de délire. On croit avoir eu affaire à un délire d'inanition. (Même prescription.)

Le 22. Depuis la veille, le délire a reparu, et de plus le malade a eu quelques selles diarrhéiques, de la douleur abdominale ; il a la langue saburrale ; le pouls est remonté à 100. (Ipéca, 1 gramme.)

Le 23. Le malade se dit mieux, la langue est meilleure, il prétend avoir de l'appétit ; le délire n'a pas été continu, mais il a été constant. (Deux laits, deux bouillons.)

Le 24. L'état du malade s'est aggravé ; sa langue est encore blanche ; il a toujours de la diarrhée et du gargouillement dans la fosse iliaque du côté droit ; le ventre est ballonné. (Lavement avec 15 gouttes de laudanum ; deux bouillons, deux potages.)

Le 25. Le délire est devenu continu et violent ; la fièvre est vive, 140 pulsations ; la face est très-altérée, la diarrhée persiste, la langue et les gencives sont sèches et fuligineuses. (1 gramme d'ipéca le matin, 0,10 d'opium, et un demi-lavement laudanum, 15 gouttes pour le soir.)

Le 26. Le délire devient d'une violence incroyable, puis il est plus calme le 27, sous l'influence du musc et de l'opium à doses élevées. Cependant l'état du malade va s'aggravant tous les jours ; il tombe dans une prostration complète le 1er janvier, tout en gardant sa connaissance quand on le réveille, et il meurt le 2 janvier.

Autopsie. A la base de l'encéphale, on trouve un épanchement assez considérable d'un liquide louche et d'apparence purulente ; de chaque côté de la protubérance, l'épanchement est complétement purulent. La substance cérébrale, bien examinée, ne présente aucune altération au niveau de cet épanchement. Le ventricule latéral gauche contient une forte proportion d'un liquide louche et verdâtre ; sa paroi interne et postérieure est ramollie et comme tomenteuse. Le ventricule latéral droit contient aussi du liquide purulent, sans que ses parois soient notablement altérées. La voûte à trois piliers est tellement ramollie, qu'une bonne partie est impossible à isoler, réduite qu'elle est en une pulpe blanche. Poumons : à la partie postérieure du poumon gauche, le lobe postérieur est rouge, induré et friable.

Le poumon droit est sain, excepté dans la partie postérieure de son lobe moyen ; à ce niveau, son tissu est rouge, dense, non aéré et friable, mais seulement à une assez forte pression.

Cœur : le péricarde est distendu par un épanchement sanguinolent assez abondant ; la surface interne du péricarde et la surface externe du cœur sont recouvertes d'une fausse membrane tomenteuse, villeuse et rouge.

Les intestins ne présentent rien d'anomal.

Eclairé par le fait que j'avais observé antérieurement et que je viens de vous faire remarquer tout à l'heure, dès que parurent les intermittences, j'examinai le cœur et, ne trouvant ni matité ni souffle, ni frottement, ni éloignement des battements, je pensai que les inégalités et les intermittences du pouls n'étaient autre chose que le résultat de l'action de la digitale. Je crus même que cette interprétation était très-exacte quand, continuant de n'observer aucun phénomène sensible du côté du centre circulatoire, je vis le pouls tomber à 88, de 124 qu'il avait présenté un moment, et le bien-être revenir avec l'appétit. Plus tard, aucune intermittence, aucune gêne précordiale, ne se reproduisit, et au contraire le délire, d'abord nocturne, puis continu et violent, permit d'asseoir pour diagnostic l'existence d'une méningite évidente, diagnostic qui fut pleinement confirmé quand le coma se manifesta et que l'examen cadavérique mit hors de toute contestation.

J'ai rencontré cette coïncidence, signalée aussi par M. Lebert (*Phys. path.*, t. I, p. 158) de la péricardite et de la méningite chez un autre malade atteint de pneumonie d'un seul côté, du côté droit ; mais les altérations observées dans le péricarde, chez ce malade, semblaient donner à cet incident une origine ultime.

Obs. XXXV. Lérant (Louis-Isidore), soixante-deux ans. Le 24 avril 1850, cet homme est pris de frisson, de fièvre, de toux et de point de côté à droite ; les crachats étaient jaunes à ce moment. Il entre à l'hôpital sans avoir fait le moindre traitement ; le 29 avril, pouls large et plein, peau chaude, point de côté à droite. En arrière, on constate dans la moitié inférieure droite de la poitrine des râles crépitants mêlés à des râles muqueux, et au niveau de la pointe de l'omoplate un véritable souffle tubaire ; matité dans les mêmes points. (Saignée de 500 grammes.)

Le 30. L'état du poumon droit est le même que la veille ; à gauche, près du rachis, on entend du râle crépitant qui n'est à vrai dire que le retentissement de celui du côté droit. Aucune matité sur ce point ; pouls régulier, 112 environ. (Gomme sucrée, diète, nouvelle saignée de 500 grammes.)

Le 1er mai. L'état du malade est le même ; pouls à 108-112, régulier. (20 centigrammes de tartre stibié ; six ventouses scarifiées en arrière et à droite.)

Le 2. Pas de vomissements ni de selles, la tolérance s'est établie d'emblée ; la pneumonie s'étend dans toute la hauteur de la poitrine, à droite ; le souffle tubaire est remonté ; le pouls est toujours le même, sans intermittences. (Même prescription, moins les ventouses.)

Le 4. Le souffle est plus marqué au sommet droit ; délire et marmottement depuis la veille et pendant toute la nuit dernière. (Tartre stibié, même dose ; et pour le soir, extrait thébaïque, 5 centigrammes ; extrait de quinquina, 2 grammes.)

Le 5. Rien de changé dans l'état du malade ; le pouls est peut-être moins fréquent, toujours régulier. (7 centigrammes d'opium, un vésicatoire dans le dos.)

Le 6. Continuation du délire, puis coma avec grognements. On peut encore en tirer le malade. Il a de plus des soubresauts des tendons ; la langue est brune et sèche. Deux vomissements ont lieu dans la journée. (Même traitement, vésicatoire à un mollet.)

Le 7. Le délire a diminué, les soubresauts des tendons ont disparu, le souffle du sommet droit est moins tubaire. (On supprime le tartre stibié qu'on remplace par de l'oxyde blanc d'antimoine, 1gr,50 ; un vésicatoire à l'autre mollet. Quinquina, opium, même dose.)

Le 8. Même état.

Le 9. Le malade est dans un coma à peu près constant, il a des vomissements fréquents. On supprime l'oxyde blanc d'antimoine, l'opium et le quinquina, qu'on remplace par 120 grammes de bagnols, 50 centigrammes de camphre en lavement et la potion antiémétique de Rivière ; vésicatoire à l'épigastre avec 0,01 de chlorhydrate de morphine.

Le 11. Le coma persiste, mais on peut toujours obtenir du malade des réponses nettes. Les soubresauts des tendons ont reparu ; les membres par moments sont, de l'un et de l'autre côté, le siége de mouvements convulsifs assez marqués. Il y a toujours du souffle et du râle muqueux dans le côté droit. (Même prescription ; deux vésicatoires aux cuisses.)

Le malade meurt le 12 au matin.

Autopsie. Les deux feuillets de la plèvre présentent des adhérences anciennes en arrière ; le tiers postérieur et inférieur du poumon droit présente de l'hépatisation rouge ; pas de traces d'hépatisation grise ; dans le reste de son étendue, il est fortement engoué.

Le péricarde contient une demi-cuillerée de pus et présente de la rougeur en quelques points. Pas d'adhérences, pas de fausses membranes. On trouve de la sérosité en assez grande abondance dans la cavité arachnoïdienne, dans le tissu cellulaire de la pie-mère et dans les ventricules latéraux qui en sont distendus. Pas d'apparence purulente.

A aucun moment, comme vous le voyez, rien n'a pu faire penser qu'aucun désordre pût chez ce malade exister du côté du péricarde. D'ailleurs, les signes de méningite vinrent promptement masquer toute autre manifestation pathologique.

La méningite se rencontre donc pendant la pneumonie, comme la péricardite, mais elle n'est pas toujours jointe à cette dernière comme elle l'a été dans les deux observations que vous venez de voir. M. Andral cite un exemple de cette coïncidence de la seule méningite avec la pneumonie (*loc. cit.*, p. 444). J'en ai rencontré moi-même deux observations, autres que celles que je viens de vous présenter.

Obs. XXXVI. Au numéro 65 de la salle Beaujon est entré, le 6 décembre 1854, le nommé Dupont (Jean-Baptiste), âgé de cinquante-sept ans, cordonnier.

Ce malade toussait depuis longtemps, mais depuis une huitaine de jours surtout sa toux, quoique sans gravité, avait notablement augmenté. Le 5 décembre, après un excès alcoolique, cet homme fut brusquement saisi d'un frisson qui dura pendant une heure et fut suivi de fièvre intense ; ce frisson et cette fièvre s'accompagnèrent d'une grande gêne dans la respiration ; point de côté à droite, toux difficile et douloureuse ; dans la même nuit il y eut expectoration de crachats sanguinolents. Le 6, pendant la journée, il garda le lit, et il entrait à l'hôpital le soir du même jour.

Le 6 (au soir). On constate les phénomènes suivants : matité en arrière et tout à fait en bas du côté droit de la poitrine, mais cette matité est plus prononcée sur la partie latérale et principalement dans l'aisselle. Râle crépitant fin très-abondant dans la partie inférieure, au niveau des mêmes points ; souffle net et bronchophonie dans le haut de l'aisselle ; toux pénible et difficile, crachats sanguinolents ; céphalalgie assez intense, 88 pulsations. (Potion avec 0,25 de tartre stibié et 15 grammes de sirop diacode.)

Il faut noter ici que ce malade avait déjà eu deux fluxions de poitrine, l'une en 1832, l'autre en 1850. Chacune de ces maladies l'avait retenu pendant un mois.

Le 7. 100 pulsations ; langue sale ; céphalalgie marquée, cependant le malade se trouve très-soulagé depuis hier soir, la toux est beaucoup moins pénible. Il a pris toute sa potion stibiée, il n'a pas eu de vomissements, mais il a eu deux selles diarrhéiques. La matité, le souffle, le râle crépitant présentent les caractères et l'intensité observés hier à la visite du soir ; le souffle est cependant peut-être moins rude. (Même prescription.)

Le 8. Le malade se trouve moins bien aujourd'hui ; la matité remonte en arrière du poumon droit jusqu'au niveau de l'épine de l'omoplate. A l'auscultation, on trouve du murmure vésiculaire mélangé à quelques bulles de râle humide dans le tiers inférieur du poumon. Dans le tiers moyen on entend un souffle bronchique très-fort, très-dur, très-retentissant, mais non métallique ; en ce point le retentissement de la voix est douloureux pour l'oreille, l'intensité de ce symptôme est telle, qu'on pourrait aussi bien dire de la pectoriloquie que de la bronchophonie ; céphalalgie toujours vive. Les mouvements de la respiration déterminent de la douleur dans le côté droit de la poitrine ; la langue est couverte par un enduit jaunâtre très-épais ; 88 pulsations ; face rouge. (Gomme sucrée ; julep avec 0,25 d'émétique.)

Le 9. Hier soir, à la visite, le malade allait sensiblement mieux, il se trouvait soulagé, il accomplissait tous les actes qui lui étaient nécessaires, il avait toute son intelligence, car il causait encore avec un malade voisin à une heure du matin, répondant parfaitement aux questions qui lui étaient adressées ; lorsque ce matin, vers quatre heures, l'individu couché dans le lit voisin fut réveillé par une sorte de ronflement de son camarade, et, se levant, il constata que ce dernier venait de perdre connaissance et éprouvait des mouvements convulsifs et saccadés des membres, plus manifestes surtout dans le bras droit. Plaintes continuelles. (Des sinapismes sont appliqués aux membres inférieurs.)

A la visite du matin, cet état persiste ; les yeux sont immobiles, les pupilles également contractées ; la face n'est pas paralysée, les deux joues sont cependant très-légèrement distenduees pendant l'expiration ; pouls petit, mais non fréquent ; pas de refroidissement appréciable dans la température du corps ; pas de vomissements, pas de selles ; mêmes mouvements convulsifs marqués surtout dans le bras droit, constamment élevé par le malade le long du mur qui avoisine son lit, par moments contracture brusque des deux bras. (Sinapismes ; deux vésicatoires.) Mort dans la matinée du même jour, à onze heures.

Le 10. Autopsie cadavérique. Rien dans l'abdomen. Dans le thorax, le côté gauche présente l'état normal de tous les organes ; le côté droit ne contient pas de liquide, mais le poumon du même côté est hépatisé dans ses deux tiers inférieurs ; son tissu est friable et se déchire facilement sous les doigts ; ces déchirures laissent écouler un liquide rougeâtre, sanguinolent très-abondant ; ce liquide n'est nullement aéré ; quelques fragments de ce poumon jetés dans de l'eau ont gagné immédiatement le fond du vase. C'est tout à fait de la pneumonie au second degré.

L'examen de l'encéphale a amené la découverte de lésions plus graves encore : les méninges sont gorgées d'un sang noir ; leur incision laisse écouler un liquide séreux très-abondant ; la dure-mère ayant été écartée de chaque côté, on peut voir alors que toute la convexité des hémisphères cérébraux est recouverte par une couche épaisse de pus jaune verdâtre qui est retenu dans les mailles du tissu de la pie-mère ; cette couche est continue, mais elle est plus épaisse cependant au niveau des circonvolutions, et surtout le long des vaisseaux de la pie-mère ; elle se prolonge de chaque côté dans la grande scissure hémisphérique et descend jusque sur le corps calleux. Lorsqu'on écarte avec le doigt deux circonvolutions l'une de l'autre, on voit que cette couche purulente accompagne partout la pie-mère et qu'elle s'étend jusque dans les moindres replis des circonvolutions. La même couche purulente se retrouve sur le cervelet et sur la protubérance annulaire ; elle est peut-être plus abondante encore à la base du cerveau qu'à la partie convexe.

Au milieu d'un tel désordre, le tissu du cerveau paraît parfaitement intact, il n'est ramolli et injecté sur aucun point ; partout on peut enlever avec la plus grande facilité la pie-mère, qui est devenue plus résistante, tandis que le cerveau s'énuclée, pour ainsi dire, sans laisser entraîner aucune parcelle de son tissu.

Cette couche de pus ayant paru s'étendre du cerveau dans la moelle épinière, cette dernière a été examinée avec soin. Le liquide rachidien était plus abondant que de coutume et légèrement lactescent; la moelle ayant été enlevée, il a été facile de reconnaître que la couche purulente s'étendait jusqu'au niveau de la partie inférieure du bulbe rachidien; dans toute son étendue, la moelle elle-même a paru saine, si ce n'est à la partie inférieure tout à fait de cet organe, près de la queue de cheval, où deux plaques laiteuses, situées sur la partie antérieure du cordon rachidien, ont paru formées par l'amas de quelques globules purulents. La face postérieure ne présentait absolument rien d'anomal.

Cette observation vous a paru sans doute très-intéressante. Elle touche en effet à des questions importantes. La pneumonie avait déjà quatre jours de date lorsque s'est déclarée cette méningite si imprévue et si rapidement mortelle. Deux signes parmi ceux qui ont été notés se rapportaient peut-être bien à la phlegmasie de la séreuse cérébrale, mais il est impossible de dire si, en effet, ils avaient cette valeur; je veux parler de la céphalalgie et des caractères du pouls. La céphalalgie a été signalée comme assez intense dès le deuxième jour de la maladie, 7 décembre; elle persistait le 8; mais quoi de plus simple que l'existence de ce symptôme dans le cours d'une pneumonie, et quoi de plus simple que de le voir persister le 8, alors que les signes de la phlegmasie pulmonaire semblaient plutôt s'aggraver que s'amender? D'ailleurs, la céphalalgie, symptôme isolé, ne pouvait guère faire prévoir à elle seule le développement des accidents qui se sont manifestés ultérieurement.

Avec une pneumonie assez intense et assez étendue, le pouls n'était pas au-dessus de 84 pulsations, fréquence bien peu considérable, eu égard à la pneumonie observée. Cette fréquence médiocre était-elle l'effet de la maladie cérébrale qui était imminente? Vous savez en effet que les inflammations des méninges et de l'encéphale entraînent habituellement le ralentissement du pouls. Mais il était impossible, dans l'espèce, d'attacher une telle valeur à ce symptôme. Les exemples ne sont pas rares, en effet, des pneumonies dans lesquelles la réaction fébrile est modérée, comme je vous le disais et comme je vous le montrais il y a peu de jours. En outre, dès le premier moment où le malade a été observé, le pouls avait cette fréquence médiocre, il n'y a pas eu là, à nos yeux, de ralentissement à proprement parler. Enfin, trois heures avant d'être frappé mortellement, le malade jouissait de la plénitude de ses facultés et semblait plutôt en voie de guérison.

Quel rapport existe-t-il entre la pneumonie et la méningite ? Un simple rapport de coïncidence. Point de lien véritable entre les deux affections, qui ne forment pas un tout pathologique. Eh bien, vous voyez cependant de semblables rapports de pure coïncidence interprétés comme des conséquences de mêmes influences étiologiques, et cela parce qu'on se forge sur ces influences étiologiques des opinions toutes particulières. Que, au lieu d'avoir une pneumonie, notre malade ait eu un rhumatisme, on n'aurait, certes, pas manqué de voir là un exemple de rhumatisme cérébral; est-il donc impossible qu'un individu, atteint de rhumatisme articulaire aigu, soit frappé de méningite au même titre que notre malade, et faut-il donc absolument trouver un lien commun, une parenté intime entre les deux affections ? Mais alors, qui nous empêchera de dire que notre malade a été atteint d'une pneumonie cérébrale ?

Rien ne démontre, selon moi, que l'arthrite aiguë spontanée soit le fait d'une cause spécifique capable de se porter d'un organe sur un autre, comme le fait la syphilis. J'admets bien l'existence de cette dernière cause, parce qu'elle détermine des effets différents de ceux que produisent toutes les autres influences morbides, et, enfin, parce que je la vois se propager d'une façon toute particulière par l'inoculation. Mais, comme je ne vois absolument rien de semblable qui soit démontré pour la prétendue cause rhumatismale, au milieu de toutes les assertions sans preuves suffisantes qui sont émises à ce sujet, je me tiens sur la réserve et je vous engage à en faire autant. C'est chose séduisante que ces analogies, mais ce n'est pas chose démontrée ; et d'ailleurs il est une influence que d'autres faits de pathologie m'ont appris à accepter, c'est celle que peut exercer la similitude de tissu ; elle me paraîtrait établir entre les séreuses articulaires et le péricarde, l'endocarde, les plèvres ou même l'arachnoïde un lien bien plus raisonnable, je l'avoue, que l'existence d'un agent morbide spécifique dont rien ne me démontre l'existence, pas même ses effets ; car, rien ne distingue nettement, quoi qu'on en ait voulu dire, les prétendues phlegmasies rhumatismales des phlegmasies de même siége, auxquelles on refuse cette provenance spécifique. J'attends donc pour ma part, et je me gare de tout engouement.

Il est encore une circonstance du dernier fait que je vous citais que je veux vous faire remarquer. Frappé à quatre heures du matin, le malade succombait à onze heures, après sept heures seulement de phénomènes encéphaliques ; et cependant une infiltration puriforme occupait le tissu conjonctif de la pie-mère. La cause de cette rapidité d'action, de cette production si prompte de la sécrétion purulente, c'est le développement de la méningite à titre d'affection secondaire ; une fois de plus, vous le voyez, et je vous le répète, l'état secondaire modifie profondément la marche des affections et amène prématurément la suppuration des tissus. Prenez cet exemple comme un enseignement d'une grande valeur, et ne perdez jamais de vue ce fait de pathologie général, sur lequel je reviendrai toutes les fois que j'en trouverai l'occasion.

Ces réflexions peuvent certainement s'appliquer au fait suivant, dans lequel il ne s'agit plus seulement d'une méningite, mais bien d'une altération coïncidente du cerveau lui-même.

Obs. XXXVII. Gérard (François), cultivateur, quarante-cinq ans, entré le 21 mars. Il a toujours joui d'une bonne santé : c'est un homme de force moyenne, de constitution assez bonne. Il y a douze jours, il s'est refroidi en revenant de son travail. Pendant la nuit, il a éprouvé un frisson très-intense, et à son réveil, le matin, il a ressenti à gauche un point de côté auquel il rapporte la dyspnée, du reste peu intense, qu'il a éprouvée depuis. Il n'a craché que peu, et ce n'est que le troisième jour que les crachats sont devenus sanglants : toute trace de sang a disparu le cinquième. Il a gardé le lit dès le début de la maladie, s'est remis aux soins d'un médecin qui lui a fait placer des sangsues sur la poitrine au niveau du point douloureux, a pratiqué une saignée, et, deux jours après, a fait mettre un vésicatoire sur le côté.

Il entre à l'hôpital Beaujon le 21 mars : le lendemain, à la visite, on constate un état général très-satisfaisant. Il n'existe pas de fièvre : la face est rouge, surtout aux pommettes ; tout le visage porte les traces ordinaires d'une exposition habituelle au soleil.

La percussion fait reconnaître que le côté gauche est mat dans les trois quarts de la hauteur de la poitrine ; à droite, il n'existe pas de matité.

À l'auscultation : à gauche, râles sous-crépitants et souffle disséminé, rare, à la base et dans la fosse sous-épineuse ; à droite, à l'angle de l'omoplate, on entend des râles muqueux et parfois des râles sous-crépitants fins.

Partout ailleurs le bruit respiratoire ne paraît pas altéré. (Eau de gomme ; extrait de quinquina, 2 grammes ; quatre bouillons.)

Le 23. L'état général est le même. A gauche, les râles sous-crépitants sont devenus plus humides : çà et là cependant encore un peu de souffle.

Le 24. Les forces du malade sont diminuées ; il se plaint du point de côté plus vivement que les jours précédents : le côté gauche présente en arrière une matité complète. A partir de l'épine de l'omoplate, on entend au-dessous de ce point du râle sous-crépitant, et plus bas le souffle existe seul, mais il est doux et accompagné d'égophonie : rien à droite. (Julep et sirop diacode, 15 grammes; tartre stibié, 0,20; extrait de quinquina, 2 grammes, pour le soir.)

Dans la journée, il ne se produit pas de vomissements; mais le malade va fréquemment à la selle.

Le 25. Les forces sont relevées; il n'existe pas de fièvre. Mêmes signes stéthoscopiques : (1° extrait de quina, 2 grammes; 2° julep avec oxyde blanc d'antimoine, 2 grammes; 3° vésicatoire à gauche.)

Le 26. Il a passé une bonne nuit. La peau est sans chaleur; il n'y a pas de fièvre. Même état de la poitrine.

Le 27-28. Les forces générales du malade se relèvent de plus en plus : le râle sous-crépitant s'étend un peu dans la poitrine. (Même prescription : potages.)

Le 31. Même état. Constipation depuis deux jours. (15 grammes d'eau-de-vie allemande.)

Dans la journée quelques selles.

Le 3 avril. Le souffle a pris un caractère plus doux et plus rapproché du timbre normal : il n'y a presque plus de râles sous-crépitants; cependant, à l'heure de la visite, le malade s'est affaibli très-rapidement : il a été pris d'un frisson léger et de courte durée. On observe que dans cet état, qui débute à peine sous nos yeux, les mouvements sont gênés, il se retourne difficilement dans son lit. Quelques heures après, on remarque qu'il ne peut plus mouvoir son bras gauche. Mais il ne se plaint d'aucune douleur, soit dans le bras, soit à la tête : il ne s'est pas aperçu de l'établissement de cette paralysie. Il répond bien aux questions qui sont posées; mais, au sujet de son bras, il ne peut rien dire et ne paraît même pas se rendre compte de l'impossibilité des mouvements. (Vingt sangsues au siége.) A la visite du soir, il est dans le même état; il fait mouvoir ses jambes facilement, mais il ne peut se mettre sur son séant; il cherche à s'aider du bras droit pour s'asseoir et ne peut y parvenir; ses idées, encore nettes ce matin, se sont troublées; il répond mal et lentement. Il n'a pas de céphalalgie, ou n'en accuse pas. Le pouls n'a pas augmenté de fréquence, il est seulement devenu plus dur.

Le 4, à six heures et demie du matin. La jambe gauche est paralysée; elle est insensible comme le bras, et les mouvements sont impossibles. Les muscles de la face se contractent bien des deux côtés, sous l'influence de légères excitations. Le bras du côté droit est agité de mouvements irréguliers, mais qui paraissent se rapporter à des efforts que le malade ferait pour porter la main à sa tête : il ne répond plus aux questions qu'on lui adresse. A neuf heures du matin, la face est paralysée à son tour, du même côté que les membres : l'hémiplégie est complète. Du côté droit, le bras et la jambe sont toujours agités de mouvements irréguliers : le bras se meut dans le même sens que le matin. La jambe exécute des

19

mouvements de flexion et d'extension sur la cuisse, mais peu étendus. (Un vésicatoire sur la poitrine, un à chaque mollet ; six applications du marteau de Mayor.) — Mort à deux heures.

Autopsie quarante-deux heures après la mort. La dure-mère et le feuillet arachnoïdien qui la tapisse ne présentent aucune altération ; la cavité arachnoïdienne contient un liquide lactescent dont la quantité n'a pas été mesurée : elle a paru peu considérable. La membrane formée par la pie-mère et le feuillet viscéral de l'arachnoïde est épaissie sur toute son étendue par une couche de lymphe plastique ; la transparence est perdue partout, à cause de la couleur opaline de cette couche plastique : il y a très-peu de points injectés. Les vaisseaux sont accompagnés par des traînées formées par un dépôt plastique et purulent, qui est surtout très-abondant au niveau des scissures. Ce dépôt s'étale en forme de nappe sur la face convexe de l'hémisphère droit, dont il recouvre toute la partie moyenne. La face profonde de la pie-mère se détache difficilement du cerveau ; observée par sa face interne, elle paraît creusée de gouttières pour loger les circonvolutions : cette disposition est due à l'épaississement de la membrane et au dépôt plastique dans les anfractuosités. En enlevant la pie-mère, on découvre sur le cerveau, en un point correspondant à l'épaississement de la pie-mère à la face convexe de l'hémisphère droit, un ramollissement d'une surface d'environ un pouce et demi : la substance cérébrale est rouge ; elle peut être facilement détachée au moyen d'un filet d'eau. Cette altération porte sur deux circonvolutions contiguës ; elle s'étend peu en profondeur. Le cerveau, examiné avec soin à sa surface et à son intérieur au moyen de coupes nombreuses, ne présente pas d'autre altération. Les ventricules latéraux contiennent un peu de sérosité ; le moyen est vide ; le cervelet et la protubérance ne présentent rien. Le côté gauche de la poitrine contient un épanchement peu considérable non purulent : le poumon est fortement coloré en rouge brun ; il crépite dans toute son étendue sous la pression du doigt, il ne présente un point d'hépatisation rouge qu'au niveau de la partie inférieure du bord postérieure, encore est-il peu étendu.

Chez ce malade, vous remarquerez la marche graduelle et progressive de la paralysie, marche qui appartient à l'encéphalite : vous noterez aussi la rapidité avec laquelle la mort survint.

Il est une autre complication de la pneumonie sur laquelle je veux insister, parce qu'elle est rarement observée, encore mal connue, et aussi parce qu'elle doit vous faire porter un pronostic fatal du plus loin que vous la voyez apparaître ; je veux parler des parotides. Bien que cette complication ne soit pas fréquente, le hasard, depuis un an, m'en a fait observer trois exemples, alors que je n'en avais jamais rencontré jusqu'ici. L'un d'eux se passait

il y a quelques jours à peine. Je vous demanderai la permission
de vous citer ces deux faits, qui me sont personnels ; ils vous
seront plus instructifs qu'une description simple, parce qu'ils
présentent une certaine différence dans leur marche ; j'y joindrai
un exemple observé dernièrement dans nos salles.

Comme je vous le disais, j'étais appelé, il y a peu de jours, pour
voir un de mes amis, homme de soixante-treize ans, mais encore
actif, très-bien conservé, et qui paraissait n'avoir que soixante
cinq à soixante-six ans, bien qu'il ait mené une vie agitée et surtout bien que sa jeunesse ait été prolongée fort au delà du terme
raisonnable, (jeunesse dont les actions ou du moins les prétentions
n'étaient même peut-être pas encore entièrement éteintes). La
santé de cet individu avait toujours été régulière depuis plus de
quarante ans que je le connais. Il n'avait jamais fait de maladie
véritable ; son régime était bon, trop bon peut-être.

Lorsque je fus appelé près de lui, le 14 janvier 1862, il était
malade depuis deux jours ; il avait été pris brusquement d'une
violente douleur vers la partie latérale et inférieure du côté droit de
la poitrine, avec fièvre très-forte et frisson marqué. Un médecin appelé avait fait appliquer huit sangsues au siége. Je fus tout d'abord
frappé, à mon arrivée, de l'apparence très-grave de cet état. La fièvre
était intense, 120 à 125 pulsations ; le pouls faible et petit. La douleur, toujours très-violente, agite fort le malade, qui demande im-
périeusement qu'on le soulage et qui ne peut rester calme dans son
lit. Peu de toux, pas de crachats. La percussion la plus scrupuleuse,
l'auscultation la plus attentive, ne permettent pas de saisir un seul
signe, soit d'une pneumonie, soit d'un épanchement. La violence
de la douleur et une teinte subictérique de toute la peau me firent
d'abord penser à l'existence d'une colique hépatique, mais bientôt
je dus abandonner cette idée que ne confirmait pas le siége de la
douleur et l'apparence même du malade. C'était la fièvre et la
forme de douleur de l'inflammation d'une séreuse, et probablement de la séreuse thoracique, puisque nous n'avions ni l'altération des traits ni les vomissements de la péritonite. Je m'arrêtai
donc à l'idée d'une pleurésie diaphragmatique. Un large vésicatoire fut appliqué sur le côté droit, en dehors et à la base, 0,20 de
tartre stibié furent prescrits. Le lendemain, 15 janvier, le son
était obscur à la percussion dans le tiers inférieur du côté droit
de la poitrine ; l'auscultation trouvait, dans le même point, un
souffle peu intense à timbre aigre, entouré de râles sous crépi-

tants. Mais le malade était profondément déprimé ; des phénomènes adynamiques s'étaient déclarés, non pas sous le coup du
tartre stibié, car ce médicament pris en très-faible quantité n'avait
amené que deux ou trois selles et pas de vomissements.

La face était altérée, la voix tellement cassée, que l'auscultation
ne pouvait pas utiliser ses vibrations pour constater la présence ou
l'absence de la bronchophonie ; le pouls mou, 130 à 132, la peau
chaude, les dents et la langue encroûtées de fuliginosités. Les
mains étaient agitées de tremblotement, et le malade, dans un état
de subdélirium, rejetait sans cesse ses couvertures, tout en restant étendu sur le dos dans une prostration telle, qu'on dut le
soutenir pour l'examen de la poitrine. Je suspendis le tartre stibié ; 2 grammes d'extrait sec de quinquina furent prescrits, ainsi
que de la limonade vineuse un peu chargée en vin, et quelques
bouillons froids ; un large vésicatoire fut appliqué sur la partie
antérieure du thorax.

Le lendemain, après une nuit agitée par le subdélirium, le
pouls était relevé, plus fort, à 130, la peau moins chaude, un peu
moite. Les points occupés par le souffle étaient le siége d'un véritable râle de retour, les râles sous-crépitants observés la veille
étaient plus gros. Cependant la prostration n'était pas moindre,
l'état fuligineux de la bouche persistait, la voix était toujours altérée, le subdélirium existait toujours, et le malade rejetait toujours
ses couvertures par un mouvement automatique. Quoique un peu
moins mauvaise, la situation n'était toujours pas brillante. Le
soir, quand je revis le malade, l'état général et local étaient les
mêmes ; mais, depuis le matin, un phénomène encore plus triste
s'était manifesté, la parotide du côté gauche s'était considérablement tuméfiée. Cette tuméfaction fit de nouveaux progrès, l'état
adynamique s'aggrava, ainsi que la prostration, et, deux jours après
le développement de la parotide, le malade avait succombé.

Chez l'autre personne dont je veux vous parler, la marche de
la maladie fut différente. La parotide se développa beaucoup plus
tard et affecta avec la pneumonie des rapports bien différents.

C'était un homme de soixante-quatre ans, habituellement bien
portant, sauf quelques attaques de coliques hépatiques, d'une
constitution vigoureuse, vivant dans d'excellentes conditions.
Attaché à l'expédition de Crimée, il avait fait la campagne, placé
dans une telle situation, qu'il n'avait pas eu à souffrir un seul instant. Il était revenu depuis longtemps, lorsqu'il fut pris d'un

rhume duquel il ne s'occupa nullement, et il continua à sortir par les froids rigoureux de l'hiver. Après cinq ou six jours de cette absence de précaution, il tomba tout à fait, fut pris de fièvre avec frisson, de malaise, de dyspnée, et, à l'auscultation, je trouvai seulement un peu de sécheresse du bruit respiratoire et un peu de retentissement de la voix, avec un peu de diminution du son à la base du côté droit.

Bien que les symptômes fussent peu accusés, je lui prescrivis 0,25 de tartre stibié et un large vésicatoire sur le côté droit de la poitrine.

Le lendemain, la pneumonie était franchement dessinée ; elle avait gagné la surface du poumon ; le souffle, la matité, la bronchophonie, n'étaient plus douteux ; la phlegmasie occupait bien le tiers inférieur du poumon droit. Le tartre stibié avait déterminé quelques vomissements et quelques selles ; un nouveau vésicatoire fut appliqué.

Les choses marchèrent ainsi pendant trois jours, une légère teinte subictérique se manifesta comme seul phénomène nouveau, et le cinquième jour après le début de la maladie, M. le professeur Trousseau, appelé en consultation, trouva que la pneumonie était en voie de résolution. La fièvre était moindre, des râles de retour étaient mêlés au souffle. Le tartre stibié, déjà cessé la veille, avait été remplacé par 3 grammes d'extrait de quinquina ; quelques bouillons.

Le lendemain, sixième jour, tout semblait en effet marcher le mieux possible ; le pouls est tombé à 72, avec une bonne consistance ; la peau est fraîche, le malade se sent mieux. Les râles sont plus gros, le souffle n'existe plus, l'appétit s'éveille. Quinquina, bouillons, potages très-légers, eau vineuse.

Le soir, vers sept heures, la scène change encore : un peu de frisson se manifeste ; la peau devient chaude, le pouls monte à 112. Le malade tombe dans une somnolence légère, sa langue est sèche, et, en l'examinant de près, je constatai que la région parotidienne droite était légèrement gonflée. Les phénomènes du côté du poumon, loin de s'être aggravés, suivaient une marche régulièrement décroissante.

Pendant les jours suivants, le gonflement devint très-considérable, une incision profonde n'amena aucun amendement et ne donna issue qu'à fort peu de pus. Un état saburral se manifesta, puis le malade, dont le pouls était devenu faible et mou sans perdre de sa fréquence, tomba dans le coma et succomba quatre jours après le développement de la parotide.

Dans cette observation, vous voyez ce qui n'existait pas dans l'autre, c'est que les symptômes liés à la pneumonie étaient en voie d'amélioration quand les phénomènes du côté de la parotide se sont montrés. Les faits de cette sorte sont ceux qui ont servi à établir la doctrine des crises et ont fait dire que le développement de la parotide était un phénomène critique. Je n'accepte nullement, quant à moi, cette doctrine. Mais permettez-moi de vous faire remarquer que, comme dans toutes les doctrines, il y a au fond un fait positif et réel, l'interprétation seule est peu rigoureuse. Voyez en effet, les crises sont dites favorables ou défavorables, selon que la vie est conservée ou perdue. Or, une des conditions, pour qu'une crise soit favorable, c'est qu'elle se produise vers un organe peu important et dont l'altération soit sans danger. N'est-ce pas là seulement l'application de cette loi de notre économie qu'Hippocrate a traduite par cet aphorisme : « Duobus doloribus simul obortis non in eodem loco vehemen- « tior obscurat alterum ? » Si la seconde altération fait taire la première, c'est qu'elle est plus forte, et si elle est favorable, c'est qu'elle a pour siége un organe dont l'altération est indifférente. Mais voir un mouvement, une tendance, une intention conservatrice dans cet acte, c'est commenter avec son imagination les faits que l'on voit s'accomplir ; c'est aller bien par delà la science. Dans l'espèce, au reste, que peut-on penser de cette crise ? L'organe qui est pris secondairement est peu important. Eh bien ! dix fois sur dix ou à peu près, le développement des parotides dans une affection aiguë est un signe du pronostic le plus funeste, et la mort est presque inévitable. Il en fut encore de même dans le cas suivant que vous avez pu observer salle Saint-Paul, n° 19 [1].

Obs. XXXVIII. Cuset (Antoine), âgé de soixante-quatorze ans, cordonnier. Entré le 15 mai 1862.

Ce malade parait doué d'une constitution très-robuste. Nous obtenons de lui les renseignements suivants : il fut pris, il y a un mois, à la suite d'un effort, d'un point de côté à droite, qui ne fut accompagné d'aucun des phénomènes généraux d'une affection thoracique. Mais il y a huit

[1] Cet exemple n'a été présenté aux auditeurs que bien après la présente conférence ; mais comme leur attention a été formellement appelée sur lui et qu'il a servi de texte à de nouvelles observations sur ce point, il peut être réuni à ceux qui précèdent pour la facilité de la rédaction.

jours, il eut des frissons légers, avec malaise, toux fréquente, point de
côté, expectoration très-difficile, sans coloration caractéristique. Il ne se
rappelle aucune circonstance qui ait pu amener cet état nouveau. Il reste
pendant huit jours chez lui, ne recevant aucun soin, et se présente enfin,
le 15, à la Pitié. A son entrée, on reconnaît une pneumonie sans réaction bien vive, et on lui prescrit une potion avec 2 grammes d'extrait de
quina.

Le 16. On constate l'état suivant : face rouge, animée ; respiration facile, langue sèche, fendillée, un peu rétractée ; pouls plein, résistant,
à 85 ; chaleur de la peau naturelle, intelligence nette, toux peu fréquente et très-peu douloureuse ; crachats visqueux, sans coloration. En
arrière, dans la moitié supérieure de la poitrine, du côté droit, matité ;
au même point, souffle un peu dur, accompagné de râles de retour humides et très-nombreux. Retentissement léger de la voix. La pneumonie
paraissant entrer dans la période de résolution, le malade réclame vivement des aliments. On accorde une demi-portion, et on continue l'extrait
de quina.

Le 17. L'état du malade a changé complétement : hier au soir, un délire violent a débuté tout à coup, a persisté pendant toute la nuit et n'est
pas encore complétement dissipé au moment de la visite. La peau est
brûlante ; le pouls, large, mais très-dépressible, est à 112 ; la langue, recouverte d'un enduit noirâtre, est large et sèche ; il y a très-peu de toux ;
le malade se plaint d'une douleur très-violente dans la région parotidienne des deux côtés. Les parotides, et surtout la droite, sont le siége
d'une énorme tuméfaction, au niveau de laquelle le plus léger contact
réveille une douleur vive. Souffle très-dur dans la moitié supérieure du
poumon droit ; il n'y a plus de râles de retour à ce niveau. Tous les autres
points des deux poumons sont envahis par des râles très-gros et très-nombreux. Les toniques sont continués. Application de teinture d'iode sur la
région parotidienne.

Le 18. Le délire n'a pas cessé ; il est beaucoup plus violent la nuit ; ce
matin, le malade est dans un état de prostration profonde, son pouls est
très-mou, à 112. Le gonflement des parotides a augmenté ; la droite est
toujours plus volumineuse, d'un rouge violacé, conservant l'empreinte
du doigt. L'œdème remonte jusqu'aux paupières ; le malade est constamment couché sur le côté droit. Crachats purulents ; souffle très-rude à
droite, avec quelques râles muqueux ; râle soufflant dans tous les autres
points. Retentissement éclatant de la voix à droite. (On continue le quinquina, 250 grammes de bordeaux.)

Le 19. Prostration augmentant toujours ; crachats purulents très-
abondants. (Même traitement.)

Le 20. Pouls extrêmement mou. Peut-être de la fluctuation dans la
région parotidienne droite. Une incision faite en ce point ne donne pas
issue au pus.

Le 21. Pouls très-mou, 108 ; souffle caverneux à droite, soubresauts des tendons, carphologie, état fortgrave.

Le 22. Pouls petit, fuyant sous le doigt, à 102. Les grosses bronches sont pleines de mucosités purulentes que le malade n'a plus la force d'expulser. Mort, le 22, à neuf heures du soir.

Autopsie le 24. Parotides ramollies, infiltrées toutes deux, mais surtout la droite, de pus qui les imprègne dans toute leur épaisseur, et suinte à la surface de la coupe. Aucune collection purulente dans ces glandes. La moitié supérieure du poumon droit est passée à l'état d'hépatisation grise. La surface de la coupe laisse écouler de la sanie purulente en très-grande abondance. A la base des deux poumons, en arrière, on ne trouve qu'un tissu d'un rouge vineux, dans lequel le doigt pénètre avec la plus grande facilité, et d'une consistance très-molle. (Etat d'hépatisation rouge en voie de conversion purulente.)

La parotide ici n'occupait pas un seul côté, comme dans les faits précédents, mais bien les deux à la fois. Comme vous le voyez encore chez ce malade, le développement de la parotide a été le signal de la terminaison fâcheuse, et si l'on en juge par la nature des lésions pulmonaires, ce développement a coïncidé non pas avec l'amélioration, mais avec l'aggravation de la pneumonie terminée ici par suppuration. Non, il faut le dire hautement, nous ne savons rien sur la nature du lien qui unit la parotide aux divers organes dans la maladie desquels elle se développe. Nous ne pouvons même pas dire à l'avance pourquoi, chez qui et quand cette complication se manifestera. Nous savons seulement que, quand elle se manifeste, elle est un signe terrible. C'est peu de chose que cette connaissance, mais c'est là la seule qui nous soit permise. On a bien dit que cela correspondait à un état de dépression de l'économie. Je vous assure que chez le second malade, dont je vous ai conté l'histoire, il eût été bien impossible de saisir à l'avance un état de dépression. La veille ou l'avant-veille, M. le professeur Trousseau était loin de voir, dans l'état général de cet individu, les indices d'une débilité générale. C'est un signe grave, là est le vrai. Tout le reste, c'est une opinion ; mais la preuve de la valeur dirimante de cette opinion ? Elle manque pleinement. Permettez-moi de l'attendre et de faire bon marché, en l'attendant, de la doctrine qu'elle veut étayer.

Vous avez pu voir, dans nos salles, que, chez certains de nos malades atteints de pneumonie, des érysipèles pouvaient se développer ; l'érysipèle peut donc être une complication de cette maadie? Non, Messieurs, il n'est pas possible de dire que dans ces faits l'érysipèle soit une complication propre à la pneumonie. Il se produit généralement vers la fin de cette affection, et il faut toujours qu'il y ait, pour que cette manifestation s'opère, une érosion ou une dénudation sur un point quelconque de la peau, si bien que, dans la majeure partie des cas, pour ne pas dire toujours, l'érysipèle est une complication, soit de l'un des moyens de traitement, le vésicatoire, soit d'une eschare, d'une écorchure quelconque. Dans ces cas, la pneumonie, en altérant l'économie, la rend apte à voir se développer ces accidents érysipélateux.

L'observation suivante est un exemple de ce genre.

Obs. XXXIX. Fourcault (Marie), soixante-six ans, entrée le 24 janvier 1861 à l'hôpital Beaujon, salle Sainte-Monique. Constitution assez forte, bonne santé habituelle. Depuis trois mois, toux fréquente, surtout le matin, sans expectoration, avec accès de dyspnée revenant sans régularité. Il y a un an, la malade fut traitée à l'hôpital Necker pour une pneumonie droite, dont elle fut guérie après deux mois de séjour à l'hôpital. A quarante-neuf ans environ, elle eut une hémoptysie, mais sans autre accident, et la menstruation resta régulière jusqu'à cinquante et un ans, époque de la ménopause. Trois jours avant son entrée, sans cause connue, elle ressentit brusquement un point de côté à droite sous le sein. Pas de crachats caractéristiques, pas de frissons ; céphalalgie, dyspnée.

Entrée le 24 janvier au soir, le 25, à la visite, on constate une faiblesse extrême : peau chaude ; pouls irrégulier, impossible à compter ; crachats visqueux et rouillés ; dyspnée assez intense ; langue blanche ; céphalalgie. Dans tout le côté gauche de la poitrine, sonorité exagérée ; à droite, matité presque absolue dans les deux tiers inférieurs en arrière : sonorité normale en avant. Vibrations thoraciques plus fortes à droite qu'à gauche pour la main qui est placée sur la poitrine : à gauche, l'auscultation permet de constater une respiration normale, mêlée de quelques râles sonores : rien au sommet. A droite, souffle tubaire dans les deux tiers inférieurs, remontant jusque dans l'aisselle ; râles crépitants secs peu nombreux ; bronchophonie évidente : rien au sommet. Aux deux sommets en avant, on ne constate aucun râle. Les battements du cœur sont tumultueux et irréguliers ; on ne peut savoir s'il existe un bruit de souffle. La malade dit avoir eu des palpitations depuis très-longtemps, mais les jambes n'ont jamais été œdématiées. (Tartre stibié, 0,20 ; extrait de quinquina, 2 grammes, pour le soir; vésicatoire sur la poitrine et aux deux bras.)

Le 26. La malade est plus faible que la veille ; le pouls n'a pas changé ; le souffle a remonté vers le sommet ; en bas, râles plus nombreux et souffle plus doux ; la douleur de côté n'existe plus que dans les grandes inspirations : la respiration est moins gênée. Légère douleur au creux épigastrique : la pression dans la direction du cœur n'est pas douloureuse. (Suppression du tartre stibié ; oxyde blanc d'antimoine, 4 grammes : continuer le quinquina, entretenir les vésicatoires.)

Le 27. Les crachats sont moins teintés, l'expectoration est plus facile et moins abondante. Pas de changements notables dans l'état local : le pouls toujours aussi irrégulier et fréquent ; peau chaude; même prescription.

Le 28. Pouls avec intermittence toutes les deux pulsations environ, fréquent; peau chaude, prostration assez grande : les râles crépitants secs et le souffle sont revenus dans le tiers inférieur droit. (Extrait de quinquina, 2 grammes ; bordeaux, 250 grammes ; vésicatoires aux mollets.)

Le 29. Râles crépitants humides et souffle moins fort dans le tiers inférieur droit : la malade est beaucoup moins prostrée. Pouls plus lent, 90, mais toujours aussi intermittent ; sécheresse de la langue.

Le 30. La malade est de moins en moins prostrée. Pouls à 88-92 : les intermittences sont beaucoup plus éloignées. On perçoit, pour la première fois, un bruit de souffle au cœur au premier temps et à la pointe ; râles sous-crépitants, gros et humides, dans le tiers inférieur du côté droit ; le souffle est beaucoup plus doux et mêlé de respiration franche. (Extrait de quinquina ; vin de Bordeaux.)

Le 1er février. Râles de retour dans la poitrine, en arrière, à droite et en bas : le souffle a presque disparu. Crachats mucoso-purulents; pouls à 84-88, beaucoup moins intermittent. (Même prescription.)

Le 3. La malade entre en convalescence.

Le 5. Sans frisson, sans vomissements préalables, la malade, qui a encore un vésicatoire sur le côté droit, en arrière de la poitrine, accuse dans cette région une douleur assez forte, augmentant par la pression : on ne constate cependant aucune rougeur à la peau. Les signes du côté du thorax sont toujours négatifs : aucun nouveau travail de ce côté. Pouls, 88-92; peau chaude. (Même prescription.)

Le 7. Les choses ont changé depuis hier; elle a eu un peu de frisson ; on constate la présence d'une plaque érysipélateuse occupant tout le côté droit de la poitrine en arrière, et gagnant l'épaule du même côté. La malade est abattue, les yeux sont mornes. Pouls à 104-108; langue sèche; peau chaude ; point de vomissements, point de diarrhée : rien du côté du poumon. (2 grammes kina ; 200 grammes bordeaux ; poudre d'amidon à répandre dans le lit de la malade.)

Le 8. La plaque est plus étendue que la veille : pas d'autres accidents que quelques frissons erratiques. Pouls à 104-108; peau chaude. (Même prescription.)

Le 10. La plaque érysipélateuse a presque disparu ; l'état général s'est rapidement amélioré. Pouls à 80-84. (Le quinquina et le bordeaux sont continués ; deux bouillons ; deux potages.)

Le 13. La convalescence est déjà recommencée.

Le 21. En examinant la poitrine, on ne trouve plus qu'un peu d'obscurité du son, et un peu de diminution de la respiration dans le côté droit ; la résonnance de la voix est normale sur ces points. *Exeat*.

Je ne m'arrêterai pas sur cet accident ; nous avons déjà assez parlé de l'érysipèle dans nos conférences précédentes ; sachez seulement que sa gravité dépend surtout de l'état dans lequel il trouve les forces du malade au moment où il se développe.

Je viens de vous parler des maladies qui peuvent compliquer une pneumonie ; il faut maintenant que je vous dise quelques mots des cas dans lesquels c'est la pneumonie qui joue le rôle de complication.

Doit-on accepter que la bronchite capillaire se complique quelquefois de pneumonie ? Il faut bien faire attention ici que, dans un certain nombre de cas, les deux maladies se développent simultanément, et que parfois la pneumonie, occupant le centre de l'organe, voit ses signes locaux toujours masqués par ceux de la bronchite. Il en fut ainsi chez un malade que plusieurs d'entre vous ont pu observer à la salle Saint-Michel. La maladie tout d'abord n'était qu'une bronchite capillaire, et elle s'est maintenue avec cette seule forme appréciable ; mais bientôt la mort du malade est venue vous montrer, par l'autopsie, que sous la bronchite existait, à titre de complication, une pneumonie grave. Il n'en fut pas de même dans l'observation suivante, bien que la maladie ait débuté par une bronchite généralisée et qu'elle occupât les petites bronches, les signes de la pneumonie furent manifestes plus tard.

Obs. XL. Desouches (Jean), trente ans, rampiste, garçon.

Cet homme, d'une bonne constitution, avait de la toux et du malaise depuis un mois environ ; le 5 décembre, à la suite d'un refroidissement, il est pris de frisson, de douleur dans le côté gauche de la poitrine et de toux plus fréquente. Entré à l'hôpital le 9 décembre, il a la respiration fréquente et gênée, de la toux et une douleur très-vive dans le côté gauche ; ses crachats sont blancs et mousseux ; on entend des râles muqueux et sous-crépitants dans toute la poitrine, des deux côtés, en avant et en arrière ; il y a de la diminution du son dans la moitié inférieure du poumon gauche, en arrière ; à ce niveau, les vibrations thoraciques sont moindres ; pas d'égophonie ; on diagnostique une bronchite capillaire, succédant à une bronchite simple, avec un peu d'épanchement dans la plèvre gauche. (Saignée de trois palettes.)

Le 10 décembre. Même état ; ni souffle ni râle crépitant. (Gomme sucrée ; ipécacuanha, 1 gramme ; diète.)

Le 11. On constate du souffle tubaire dans deux points circonscrits du poumon gauche, au niveau du tiers moyen et de la base ; crachats muqueux et un peu rouillés. Pouls faible et mou. (Potion avec tartre stibié, 0,20, et sirop diacode, 15 grammes.)

Le 12. Le souffle a gagné en étendue et en force, surtout à la partie moyenne du poumon ; crachats plus rouillés, bronchophonie. (Ipéca stibié ; quinquina, 2 grammes, pour le soir.

Les 13, 14 et 15. On continue la même prescription ; le 14 on constate des râles crépitants de retour et de la diminution du souffle.

Le 16. Le souffle et le râle ont disparu ; le tartre stibié est supprimé ; l'oxyde blanc d'antimoine, 2gr,50, le remplace et est continué pendant les deux jours suivants. (Bouillons.)

Le 19. L'état général du malade est bon ; la fièvre est tombée ; il ne reste plus à gauche que quelques râles muqueux.

Le 21. Le malade est en pleine convalescence et mange une portion.

Une bronchite chez un sujet emphysémateux s'accompagne quelquefois de pneumonie ; le pronostic est très-sérieux dans ce cas, mais il faut savoir aussi que le diagnostic est très-difficile, parce que les signes physiques de la pneumonie sont plus ou moins modifiés, plus ou moins masqués par la dilatation habituelle d'un certain nombre de vésicules pulmonaires.

Au premier abord il n'y a pas de matité ; toutefois très-souvent, alors même que l'on ne trouve pas de matité véritable, si vous percutez les deux côtés du thorax, vous pourrez trouver une matité relative, surtout en percutant profondément. Mais alors cette matité relative n'est-elle pas la sonorité normale mise en présence d'un côté très-emphysémateux et offrant une sonorité exagérée ? Il faut une grande attention pour décider la question, et il faut surtout chercher d'autres renseignements. Dans ce cas aussi, les râles que l'on trouve n'ont souvent pas la finesse et la régularité des râles crépitants, ce sont de véritables râles sous-crépitants ; toutefois, au niveau des points hépatisés, ils sont souvent plus secs et plus fins que sur les points correspondants du côté opposé. Insistez en pareille circonstance, pour éclairer votre diagnostic, sur l'exagération brusque de la dyspnée habituelle, sur le retentissement de la voix, sur le frisson du début et sur la vivacité de la réaction générale. Ces difficultés, au reste, ne se présentent pas toujours ; elles n'existaient pas, par exemple, sur le malade du numéro 20 de la salle Saint-Paul.

Obs. XLI. Chevalier (Jean), soixante-huit ans, taillandier ; entré, le 11 janvier 1862, salle Saint-Paul, n° 20. Mort le 15 janvier.

Ce vieillard nous dit que, depuis huit ans, il est atteint d'accès de dyspnée fréquents et violents, surtout pendant l'hiver. Déjà depuis quatre ans, il a dû cesser de travailler et va s'affaiblissant chaque jour.

Le 1er janvier 1862, il est pris de frisson, en même temps que la dyspnée s'accroît d'une façon menaçante et le force à rester alité. Enfin, son état s'aggravant chaque jour, il entre, le 11 janvier, à la Pitié, où il est couché salle Saint-Paul, n° 20.

Le 12. Voici dans quel état nous le trouvons : maigreur extrême, face cyanosée ; la dyspnée est telle, qu'il ne peut nous répondre que par monosyllabes et d'une voix presque soufflée. La toux est fréquente et amène l'expectoration pénible de crachats purulents.

La percussion de la poitrine dénote, en arrière, dans toute l'étendue du poumon droit, une matité très-prononcée, contrastant avec la sonorité exagérée du côté gauche. A l'auscultation, on entend dans toute la hauteur du poumon gauche des râles sibilants aigus, mêlés de gros râles de bronchite. A droite, dans tous les points correspondant à la matité, on entend des râles crépitants nombreux avec quelques râles sibilants. Rien du côté du cœur. Depuis longtemps, le malade est tourmenté par une diarrhée abondante. On applique un large vésicatoire sur le côté droit de la poitrine et un à chaque bras. (Potion avec 2 grammes d'extrait de quinquina.)

Le 14. La dyspnée et la cyanose sont un peu moins prononcées, quoique encore très-violentes ; les râles sont moins abondants ; le malade a pu dormir quelques heures. On continue l'extrait de quinquina, 2 grammes.

Le 15, le malade succombe à huit heures du matin.

Le 16. Autopsie. Les deux tiers inférieurs du poumon droit sont complétement envahis par l'hépatisation rouge, dont les caractères ne sont pas douteux. Sur ce poumon en avant, comme sur le poumon gauche, on trouve tous les caractères anatomiques d'un emphysème pulmonaire généralisé.

Chez ce malade, comme vous le voyez, la dyspnée était extrême, et la mort fut rapide.

La pneumonie peut aussi se montrer dans le cours des affections du cœur ; elle constitue une complication très-grave, parce qu'elle vient augmenter la gêne de l'hématose, déjà plus ou moins embarrassée. C'est là, en effet, le danger de la pneumonie dans les trois ordres de maladie dans lesquels nous venons de la voir figurer à titre de complication, bronchite capillaire, emphysème, affections organiques du cœur, lesquelles portent déjà, par des mécanismes différents, une grave atteinte à l'hématose. Toute nouvelle gêne est un danger, et il est bien plus grand encore quand il s'agit d'une maladie fébrile aussi sérieuse que la pneumonie. Si cette phleg-masie, au moment de sa période d'état, est très-dangereuse chez un individu atteint d'affection du cœur, elle est encore grave chez ces sujets, même pendant son décours, surtout quand l'affection cardiaque est une insuffisance aortique; la faiblesse déterminée par la pneumonie peut aider, en effet, à déterminer une syncope mor-telle à laquelle l'altération du cœur prédispose déjà. Un malade succombait de cette façon dans nos salles, il y a encore peu de temps, dans les circonstances suivantes :

OBS. XLII. Jouet (Florentin), quarante-huit ans, horloger. Entré le 25 novembre 1862, salle Saint-Michel, 14.

Ce malade, atteint, depuis une époque qu'il ne peut déterminer, d'une gêne du côté du cœur, ne s'était, jusqu'en ces derniers temps, nulle-ment préoccupé de cette affection, qui ne se traduisait que par un peu d'embarras de la respiration et un peu d'œdème passager des membres inférieurs, observé seulement à la suite de marches prolongées. Le 15 novembre, ce malade, qui s'observe fort mal, ressentit une dyspnée plus vive, permanente, avec douleur au côté gauche; il ne sait pas s'il a éprouvé du frisson, la chaleur de la peau était, dit-il, ce qu'elle est. Il attend jusqu'au 25 sans suivre de traitement, et se décide enfin à entrer à l'hôpital.

Le 26. On constate l'état suivant : face blème, lèvres légèrement cya-nosées, respiration précipitée, anxieuse ; œdème léger des membres infé-rieurs. La percussion révèle au côté gauche de la poitrine, en arrière, à la base, une matité absolue, tandis que l'oreille, appliquée sur le même point, perçoit un bruit de souffle presque tubaire , de la vibration broncho-égo-phonique de la voix ; les bruits anomaux du cœur retentissent très-clairement à ce niveau. La toux est fréquente, les crachats très-légère-ment colorés en jaune. On reconnaît à l'auscultation du cœur, dont les impulsions sont énergiques, un bruit de souffle très-fort, occupant les deux temps ; le pouls est dur, bref et vibrant (pouls de Corrigan), très-fréquent, 108 environ. (Large vésicatoire à la base de la poitrine, côté gauche ; 2 grammes de teinture alcoolique de digitale.)

Le 28. Le bruit de souffle persiste dans le côté gauche du thorax, mais il est plus doux. Dans les points correspondant à la matité, il y a un peu d'égophonie. (Même traitement.)

Le 1er décembre. Le souffle a repris toute son intensité, il est mêlé de râles secs, éclatants ; la dyspnée persiste sans modification ; les signes d'épanchement ont disparu. (Même traitement.)

Depuis ce jour la douleur de côté diminue, les râles, devenus plus humides et plus abondants, se font entendre dans toute la hauteur du poumon gauche en arrière, mais surtout vers le milieu.

Le 5. Le souffle thoracique a tout à fait disparu, il reste à peine quelques râles de retour, qui bientôt disparaissent aussi.

Enfin, depuis le 10, le malade ne présentait plus aucun des signes de pleuro-pneumonie, mais l'affection du cœur persistait avec la dyspnée et avec tous les caractères constatés le premier jour. Pour combattre cette affection, la digitale avait été prescrite depuis le commencement sous forme de teinture alcoolique et portée à la dose de 3 grammes.

Le 14 au matin, sans cause appréciable, le malade s'affaisse tout à coup, fait quelques inspirations et meurt.

Le 15. Vingt-quatre heures après la mort, on procède à l'autopsie, qui révèle les lésions suivantes : Poumon gauche : à la base du lobe supérieur, dans une étendue de 5 à 6 centimètres, le tissu pulmonaire, entouré de fausses membranes anciennes, est revenu sur lui-même et offre une consistance analogue à celle du tissu musculaire, il est passé à l'état fœtal.

Au sommet du lobe inférieur, on trouve encore les traces d'un noyau d'hépatisation rouge du volume d'un œuf de poule ; le tissu n'est plus granuleux, mais encore un peu plus compacte qu'à l'état normal. Un peu au-dessous de ce point on rencontre une série de sept ou huit petits foyers apoplectiques ayant de 5 à 10 millimètres de diamètre, et présentant à leur centre un commencement d'organisation du caillot qui les constitue. Le cœur est volumineux ; les parois du ventricule gauche sont notablement hypertrophiées ; la valvuve mitrale, dont les bords sont épaissis, joue mal et paraît présenter une insuffisance légère ; l'aorte est très-dilatée, ses parois sont parsemées de points rugueux et durs ; les bords libres des valvules, épais, présentent un bourrelet de consistance presque cartilagineuse. Ils adhèrent aux parois de l'artère à leur naissance, dans une certaine étendue, et présentent une insuffisance telle, que, sous le poids d'une colonne d'eau versée dans l'aorte, ils restent, dans tous les points, éloignés les uns des autres de plusieurs millimètres.

Souvenez-vous donc de la possibilité de ces accidents de syncope ; dans la pratique civile surtout, où le pronostic est d'une si grande importance pour la réputation du médecin, si vous vous trouvez en face d'une pneumonie développée chez un malade atteint d'insuffisance aortique, soyez réservés sur l'avenir du malade ; ne vous réjouissez pas trop vite, même au moment où son état semble s'améliorer (au point de vue de la pneumonie). Sans prévenir la famille de la raison précise de vos craintes, laissez planer quelque inquiétude sur l'issue de la maladie. Cette réserve n'est pas assurément une manœuvre de savoir-faire. Elle n'est que l'expression des faits et la mise en œuvre d'une prudence qui est autant dans l'intérêt du malade et de la famille que dans celui de votre dignité personnelle.

VI

La terminaison la plus fréquente de la pneumonie est la résolution; vous le savez. Cette heureuse terminaison s'annonce d'ordinaire par l'apparition des signes qui montrent que le poumon redevient perméable, tels sont la cessation du souffle et le retour du râle crépitant, ou pour mieux dire la venue du râle crépitant de retour qui se substitue au souffle tubaire et se manifeste au pourtour, puis au milieu même des points occupés par ce souffle. Comme je vous l'ai déjà fait remarquer, cela veut dire que l'air commence à pénétrer de nouveau dans des conduits bronchiques dans lesquels il n'arrivait plus. Aussi, le tissu devenant moins dense, puisqu'il est plus aéré, la percussion constate en même temps une diminution de la matité. J'ai déjà examiné ces faits avec vous, et vous trouverez que l'explication de ces symptômes est bien simple si vous vous rappelez les détails dans lesquels je suis entré sur la marche que suit alors la lésion pulmonaire. La lymphe plastique, épanchée, comme je vous l'ai dit, à l'intérieur et en dehors des vésicules pulmonaires, se trouve dissociée par un liquide séreux qu'exhalent les vaisseaux de nouvelle formation. Sous l'influence de cette liquéfaction, la résorption s'effectue et se trouve encore aidée par l'évacuation à travers les bronches de la partie de la lymphe plastique qui était épanchée dans l'intérieur des vésicules et des bronches les plus petites. Cette expulsion sous forme de crachats a préoccupé les auteurs anciens à un très-haut degré. Ils l'ont considérée comme tout à fait nécessaire. Je ne puis pas, je l'avoue, accorder à ce symptôme une semblable importance. Van-Swieten, avec tous les auteurs, a professé cette opinion, s'appuyant principalement sur deux passages d'Hippocrate. L'un est emprunté aux *Prénotions coaques*, 2ᵉ sect., § xx, 410, édit. Littré ; 416, édit. Zwing : « Qui in peripneumoniis siccis « pauca concocta educunt metuendi sunt. » Malgré toute ma vénération pour le père de la médecine, je ne saurais partager cette idée, et je fais trop bon marché du principe d'autorité dans les sciences pour accepter une opinion, par cette seule raison qu'elle est l'opinion d'Hippocrate ou de tout autre. S'il en était autrement, il me faudrait par exemple admettre la valeur du signe suivant donné par cet auteur comme propre à asseoir le diagnostic de la pneumonie double ou à faire reconnaître celui des deux côtés où siége la phlegmasie. « In pulmonis inflammationibus si lingua tota alba ac aspera « fiat, ambæ pulmonis partes inflammatione vexantur (φλεγμαίνει) : « quibus vero dimidia pars linguæ (fit alba et aspera sous-enten- « dus) eadem pars afflicta est. » C'est là, vous le voyez, un signe que j'ai eu quelque raison de ne pas vous faire connaître avec insistance malgré le nom derrière lequel il s'abrite. D'ailleurs, Messieurs, Hippocrate n'avait pas sur la pneumonie les idées précises que nous avons , comme il n'avait pas nos moyens de diagnostic, et le mot *pneumonie* comporte pour lui plus de choses réunies que pour nous.

On a encore mis en avant, pour soutenir l'importance critique de l'évacuation bronchique, la citation suivante empruntée au livre du *Pronostic*, § xiv, édit. Littré ; et xv, édit. Zving et Foës : « Malum quoque foret nihil expurgari neque projiciat pulmo, sed « plenus, in gutture ferveat. »

Mais, remarquez-le bien, Messieurs, dans ce passage, Hippocrate signale simplement le râle trachéal et insiste sur le danger immédiat qu'indique ce râle, c'est-à-dire sur l'asphyxie qu'il annonce, laquelle n'est autre chose que l'agonie.

Ne nous laissons donc pas entraîner par une sorte de mode de ce temps-ci qui tendrait à ressusciter le principe d'autorité aveugle et à nous subordonner quand même à l'antiquité ; cette préférence exclusive me paraît dangereuse, et sur ce point je partage l'opinion d'un moine du seizième siècle, qui disait avec beaucoup de justesse : « Les plus anciens, ce sont les modernes. »

Mais je reviens à la pneumonie, et je répète qu'elle peut guérir sans que le malade ait présenté d'expectoration, même durant tout le cours de la phlegmasie. Graves cite trois ou quatre cas de ce genre ; moi-même j'en ai observé plusieurs exemples.

Chez quelques malades, au contraire, la résolution de la phlegmasie s'accompagne d'une expectoration abondante. L'explication du phénomène est bien simple ; voilà alors ce qui se passe. Au moment où le malade a été pris de pneumonie, il était déjà atteint de bronchite ; mais la gravité de la seconde maladie a fait taire la première, suivant l'aphorisme que je vous ai rappelé : *Duobus doloribus*, etc. Lorsque plus tard l'hépatisation entre en résolution, la bronchite reparaît, et l'expectoration observée alors n'est que l'expression de l'inflammation bronchique qui reprend son cours régulier.

Il est une autre particularité d'une grande importance, sur laquelle j'ai déjà appelé votre attention dans notre première conférence touchant la pneumonie : je veux parler de la persistance des signes physiques après que toute réaction générale a disparu. Pénétrez-vous bien de ce fait : sa connaissance vous épargnera bien des angoisses par lesquelles je suis passé, et vous permettra de ne pas tomber dans des erreurs que j'ai commises au début de ma pratique.

Chez une dame de soixante-cinq ans, à qui je donnais des soins en ville, le souffle et la matité ont duré pendant plus de trois mois, après la cessation des phénomènes généraux. Elle était complétement rentrée dans la vie commune, et n'éprouvait plus aucun malaise, que le souffle bronchique et la matité étaient toujours perceptibles. J'ai pendant plusieurs années après continué mes relations avec cette dame, et j'ai pu par conséquent m'assurer que sa guérison était solide. J'ai retrouvé, du reste, plusieurs faits analogues, et je puis, par exemple, vous citer le suivant, observé à l'hôpital Beaujon en 1854.

Obs. XLIII. Le 8 mai 1854, est entrée à l'hôpital Beaujon la nommée Duffaux (Adélaïde), âgée de quarante-quatre ans.

La malade, étant encore très-jeune, a été atteinte d'ictère, et depuis ce temps elle a toujours souffert du côté droit ; elle a déjà été affectée à plusieurs reprises de pneumonies, dont la dernière date seulement de deux mois. Cette femme se portait parfaitement bien, lorsque, le 30 avril, elle fut prise de frissons violents, avec tremblement de tous les membres et claquement de dents. Douleur dans le côté droit de la poitrine, toux fréquente, avec expectoration de crachats sanguinolents. Trois ou quatre jours après le début de cette affection, cette femme devint rapidement jaune. Les autres symptômes persistèrent : chaque nuit la malade ressentait des frissons. Du 30 avril au 8 mai. Elle prit deux purgatifs, comme seul moyen de traitement.

Entrée à l'hôpital le 8 mai. Pouls à 90 régulier ; matité dans les deux tiers inférieurs du poumon droit ; souffle tubaire, avec bronchophonie dans toute la hauteur du même espace. A la partie la plus inférieure du poumon, le souffle est remplacé par du râle crépitant : crachats verdâtres sans caractères spéciaux ; face fortement colorée en jaune, ainsi que les conjonctives et toute la surface de la peau. (Julep avec 0,25 de tartre stibié, et 20 grammes sirop diacode.)

Le 9 mai. 80 pulsations ; la matité présente la même étendue qu'hier ; souffle bronchique occupant le tiers moyen du poumon. Dans le tiers inférieur, l'oreille perçoit un râle sous-crépitant abondant combiné à un bruit de frottement pleural très-évident au niveau de la gouttière vertébrale, et dans une étendue d'un pouce carré environ. Crachats verdâtres ; langue blanche sur le milieu ; n'a pas vomi. (Même prescription.)

Le soir. Peau fraîche ; le souffle tubaire remonte jusqu'au niveau de l'épine de l'omoplate ; là, il est pur et sans mélange d'aucun râle ; mais, à un pouce au-dessous de l'épine, il est mélangé à du râle sous-crépitant, qui s'entend seul à la partie inférieure avec le bruit de frottement.

Le 11. Souffle seulement au niveau de l'épine de l'omoplate ; au-dessous de ce point, râle sous-crépitant très-abondant. (Même médication.)

Le 12. Le souffle bronchique persiste au niveau de l'épine de l'omoplate ; mais immédiatement au-dessus on trouve un bruit crépitant excessivement fin, comparable au bruit produit par le décollement de deux pièces de taffetas. (Même potion.)

Le 13. État général meilleur. (Julep avec 2 grammes d'oxyde blanc d'antimoine ; vésicatoire.)

Le 14. On ajoute à la prescription un julep avec 2 grammes d'extrait de quinquina. Même état.

Le 15. 120 pulsations ; douleur à l'hypochondre droit ; ictère plus prononcé. On supprime le julep avec extrait de quinquina : mêmes phénomènes stéthoscopiques.

Du 16 au 22. L'état de la malade s'est beaucoup amélioré, seulement le souffle bronchique persiste au niveau de l'épine de l'omoplate ; au-dessous on perçoit quelques bulles de râles humides.

Le 23. Le bruit de frottement pleural devient de plus en plus manifeste à la base du poumon droit : un peu d'ictère persiste encore. (Gomme sucrée ; une portion.)

Le 24. La malade perçoit elle-même le frottement pleural : aucun autre changement.

Le 25. (Julep avec 2 grammes d'extrait de quinquina.)

Le 27. Quand on explore le poumon, on ne trouve aucune aggravation ; le soufle n'a pas plus d'étendue. (Même julep.)

Le 28. Le mouvement fébrile persistant, sans autre malaise, on pense que peut-être l'extrait de quinquina stimule trop le malade, et on le supprime : la fièvre cesse en effet le lendemain.

Le 31. (Vésicatoire au bras gauche ; 1 pilule avec 0,05 d'extrait d'opium.)

Le 1er juin. 132 pulsations ; peau chaude ; facies décomposé ; douleur dans le ventre; plusieurs selles diarrhéiques. Même état local dans le poumon. La malade se plaint beaucoup du bras où a été appliqué le vésicatoire : elle n'a pu dormir. (Sous-nitrate de bismuth, 30 grammes; lavement avec 2 grammes de tannin ; extrait thébaïque, 0,05.)

Le 2. Fièvre tombée. La malade assure que chaque fois que dans ses maladies précédentes on lui a posé un vésicatoire, elle a éprouvé un redoublement considérable de fièvre. Même état local, c'est-à-dire même souffle bronchique au niveau de l'épine de l'omoplate, et même bruit de frottement pleural à la partie inférieure du poumon.

Du 1er au 10 juin. (Gomme, sirop ; extrait thébaïque, 0,05.) Pendant tout le temps, les mêmes phénomènes ont été perçus dans l'exploration de la poitrine. Au reste, la malade se trouve parfaitement bien et demande à être renvoyée.

Du 10 au 13. On ajoute à la prescription un bain sulfureux.

Le 14. Bruit de souffle bronchique persistant au niveau de l'épine de l'omoplate. A la partie inférieure, le bruit de frottement pleural a beaucoup diminué. (Application d'un large cautère dans la gouttière vertébrale, au niveau de l'épine de l'omoplate.)

Du 15 au 30 juin. (Gomme, sirop; extrait thébaïque, 0,05.) La malade mange une et deux portions, et se croit complétement guérie ; cependant au 30 juin, quarante-deux jours après l'entrée et deux mois juste après le début de la maladie, on peut constater du souffle bronchique au niveau de l'épine de l'omoplate ; mais le 29, le souffle est moins pur, il est mélangé de quelques râles humides : le frottement pleural a disparu à peu près complétement. La malade conserve encore une teinte légèrement ictérique.

Le 30. La malade reste encore dans les salles dans le but de suivre son observation, et elle sort après une douzaine de jours, n'ayant plus trace de sa maladie antérieure quant aux phénomènes généraux, mais conservant toujours un peu de matité et toujours du souffle, sans aucun signe d'ailleurs de développement de tubercules pulmonaires, sans toux, sans fièvre, sans malaise.

Dans les cas de ce genre, comme je vous l'ai déjà fait remarquer, il y a dans l'épaisseur des mailles du tissu pulmonaire persistance de l'exsudat plastique qui l'avait envahi, soit que cette production nouvelle ait été trop abondante, soit que le sujet n'ait pas eu lui-même assez de force pour suffire promptement au travail de la résorption locale. Cette induration dans le poumon ressemble donc, comme je vous l'ai déjà dit, à ces tuméfactions du tissu cellulaire qui persistent après un abcès ou après un furoncle; c'est une sorte de tissu cicatriciel, seulement l'économie tolère sans manifester aucune gêne la présence de cette altération consécutive.

Ces exemples, Messieurs, ne sont pas très-rares; mais cependant vous ne devez pas vous en exagérer la fréquence, et quand vous verrez les phénomènes physiques persister, tenez-vous en défiance et redoublez d'attention, car la maladie peut avoir changé de forme au lieu d'être complétement terminée : elle peut être devenue sub-aiguë, ou même tout à fait chronique. Prenez bien garde à ce fait ; interrogez l'économie tout entière; voyez si tout malaise est bien cessé, si l'appétit est revenu, si une fréquence relative du pouls ne peut pas être saisie à tel moment de la journée, si la peau n'est pas parfois un peu chaude, si çà et là l'expectoration n'offre pas certaines nuances accusatrices. En un mot, vous ne devez accepter comme indifférente cette persistance des phénomènes locaux que lorsque vous vous êtes bien convaincus que toute maladie a cessé et que toute trace de réaction générale a disparu.

J'ai déjà assez longuement insisté (Obs. XXIV) sur la terminaison de le pneumonie par le passage au troisième degré, c'est-à-dire par la suppuration, pour que je puisse me dispenser de m'occuper de nouveau de cette terminaison fâcheuse : je n'y reviendrai pas.

Dans cette altération, la suppuration est infiltrée dans le poumon; dans d'autres exemples plus rares, le pus se réunit dans le poumon sous forme de collections, de véritables abcès.

M. le professeur Grisolle, qui a traité ce point avec toute la sagacité et toute l'exactitude qu'il met dans ses recherches, a insisté sur le siége très-fréquemment sous-pleural (9 fois sur 12) de ces abcès et sur leur rare communication avec les bronches (*Traité de la pneumonie*, p. 47 et 331). M. Trousseau, au contraire, croit à l'ouverture précoce de ces abcès dans les tuyaux bronchiques. Ces collections purulentes, d'ailleurs, quand elles siégent à la base, peuvent être prises pour des épanchements pleuraux enkystés et, si elles se rencontrent au sommet, pour des excavations tuberculeuses. Les signes locaux vous seront quelquefois d'une médiocre utilité pour établir ce dernier diagnostic, car ils seront les mêmes dans l'un et l'autre cas ; toujours vous devrez, pour sortir d'embarras, interroger la marche de la maladie et étudier la façon dont les divers symptômes se sont succédé, lorsque vous voudrez différencier ces abcès d'une caverne et d'une pleurésie enkystée.

Nous avons en ce moment, dans nos salles, un malade chez lequel, on n'en saurait douter, la pneumonie s'est terminée par la formation d'une collection purulente. Les cas de ce genre sont assez rares (c'est la seule observation personnelle que j'aie pu recueillir) pour que cet exemple vous offre un intérêt tout particulier.

Obs. XLIV. Duchemin (Pierre), dix-neuf ans, maçon, né à Guéret (Creuse) ; bonne santé habituelle, jamais de toux. Père et mère bien portants, un frère et deux sœurs également bien portants.

Il y a trois jours, il fut pris brusquement d'un frisson violent, d'un point de côté, ou, comme dit le malade, d'une pesanteur au côté droit ; chaleur générale, mal de tête, courbature, étourdissement, toux fréquente et crachats que le malade ne peut nous caractériser.

Le 4 avril. Pouls, 112, dur, plein ; peau sèche, abattement et un peu de stupeur de la face, mal de tête, vertiges, langue couverte d'un enduit blanchâtre, sans rougeur de la pointe ; perte d'appétit, soif, pas de nausées ni de vomissements ; constipation ; pas de taches rosées. Résonnance bonne dans toute la hauteur de la poitrine, en arrière et en avant ; mais l'aspect des crachats, dont quelques-uns sont visqueux et légèrement rouillés, fait ausculter avec soin toutes les régions thoraciques, et dans le creux axillaire droit on entend non du souffle, mais plutôt une sorte d'expiration prolongée et sèche, qui, dans les grandes inspirations, s'accompagne de bouffées de râles fins véritablement crépitants. (Julep, émétique, 0,20 dans la journée ; julep, extrait de quinquina, 2 grammes pour le soir, à cause de l'état de faiblesse observé.)

Le 5. Pouls, 108, pouls moins plein ; peau chaude, mais halitueuse ; le souffle est franchement tubaire et se perçoit en outre dans la fosse sus-épineuse droite comme dans l'aisselle, bronchophonie sur les mêmes points, même expectoration. Deux selles liquides ; pas de vomissements. (Même prescription.)

Le 6. Pouls, 108, peau chaude et moite ; le souffle s'est étendu vers l'angle de l'épine scapulaire. Rien de changé à l'expectoration. Trois selles, quelques envies de vomir. (Même traitement.)

Le 7. Pouls, 100 ; peau moins chaude, toujours du souffle dans la fosse sus-épineuse, il se rapproche de la colonne vertébrale, mais est mêlé en dehors de quelques râles sous-crépitants, toujours de la bronchophonie ; pas de troubles digestifs. (Même traitement.)

Le 8. Pouls, 92, sans grande chaleur de la peau ; le souffle persiste, mais moins aigre ; les râles sont plus larges, moins vibrants. (Julep, oxyde blanc d'antimoine, 6 grammes, substitués au tartre stibié.)

Le 9. Même état ; bouillons, potages.)

Le 10. Pouls, 88 ; souffle et râles à bulles larges, toujours localisés à la fosse sus-épineuse du côté droit. Les choses restent ainsi jusqu'au 24. Des aliments sont continués au malade.

Le 25. L'amaigrissement se prononce davantage ; le malade ne se remet pas comme il devrait le faire après une pneumonie dont les phénomènes généraux s'amendent. Le souffle, la matité persistant, on craint la présence de tubercules au sommet droit, d'autant plus que le malade tousse plus depuis deux jours et accuse quelques sueurs nocturnes. Rien du côté de l'expectoration. (Une portion, 2 gr. ext. quin.)

Le 29. Toux fréquente, quinteuse, dès que le malade fait quelques mouvements ; même état du reste.

Le 30. A la visite, pendant qu'on examine le malade, il est pris d'une quinte de toux et rend sept à huit gros crachats purulents, jaunes, liquides, fétides, venant par une sorte de vomissement après une quinte de toux ; il en rend ainsi la valeur d'un quart de verre ; en même temps des craquements à bulles larges sont perçus là où la veille était le souffle, en avant, sous la clavicule droite ; on entend peu de chose vers la partie externe, en se rapprochant de l'aisselle, les signes sont plus marqués ; là fièvre n'est pas plus forte et est même peu marquée ; le malade dit avoir faim.

Le 1er mai. Même expectoration, n'offrant d'autres caractères que ceux de crachats purulents, un peu fétides ; gargouillement dans la fosse susépineuse, pectoriloquie du même point ; mêmes phénomènes généraux. (Même traitement.)

Le 2. L'expectoration est moins abondante, moins fétide, la toux moins fréquente : mêmes phénomènes stéthoscopiques ; le malade se sent beaucoup mieux. (Deux portions.)

Le 5. Le gargouillement moins abondant, l'expectoration plus rare.

Le 8. Quelques craquements, mais moins humides ; les crachats deviennent muco-purulents ; bon état général.

Le 12. Symptômes locaux analogues, mais moins prononcés ; l'amélioration est marquée encore dans la fosse sus-épineuse droite.

Le 17. L'expiration est prolongée ; dans la toux on perçoit encore quelques craquements moins larges ; mais plus de gargouillement ni de souffle ; plus de pectoriloquie ; l'expectoration est presque nulle. (Trois portions.)

Le 21. Le malade a repris ; on ne trouve plus de râles, l'expiration est encore un peu prolongée ; pas de toux, pas de crachats.

Le 8 juin. Le malade part pour Vincennes, n'offrant plus de toux, plus de râles, pas de souffle, pas d'expectoration, il a repris de l'embonpoint et est entièrement guéri. Aucune dépression n'est observée sous la clavicule droite.

Bien que l'examen anatomique n'ait pas été fait, on ne saurait concevoir ici de doute sur la nature de la maladie. Ce ne pouvait être, en effet, là une affection tuberculeuse, dans laquelle une fonte rapide et une évacuation brusque de la matière tuberculeuse auraient causé l'excavation du tissu pulmonaire. En effet, la santé du malade était excellente, lorsqu'il a été pris d'une affection thoracique aiguë dont les caractères n'étaient pas douteux, et dont nous avons pu suivre toutes les phases. Si, vers le vingt-troisième jour, j'ai pu craindre une affection tuberculeuse, c'est que, ne voyant pas les phénomènes locaux s'amender complétement et observant un état fébrile subaigu, de l'amaigrissement, j'avais lieu de croire que je pourrais avoir affaire à une affection tuberculuse commençant son évolution. Mais ce doute très-légitime ne change rien à la valeur des phénomènes antérieurs, auxquels les faits ultérieurement observés rendent leur signification véritable. En outre, remarquez que les matières qui ont été expectorées n'offraient pas le caractère de celles qui sont rendues en pareille occurrence par les tuberculeux. M. le professeur Andral, dans sa clinique, a rapporté des faits de ce dernier ordre : comparez, et vous verrez que l'expectoration liquide, purulente et un peu fétide rendue par notre malade, différait absolument de la matière tuberculeuse évacuée brusquement à travers les bronches chez les malades de M. Andral ; de plus, vous remarquerez combien la marche rapide vers la guérison, une fois le pus évacué, est différente de la marche qu'aurait suivie une caverne tuberculeuse qui se serait formée. On ne saurait donc admettre une altération de cette dernière nature.

Nous ne pouvons non plus croire ici à l'existence d'un épanchement pleurétique devenu purulent, qui se serait évacué par une bronche. D'abord, nous n'avons à aucun moment constaté nulle part les symptômes d'un épanchement pleurétique. Le creux axillaire et la fosse sus-épineuse du côté droit ont toujours été les seuls points vers lesquels ont été trouvés les signes locaux que nous avons constatés. Le souffle, la bronchophonie, ne s'accordent même pas avec l'idée d'une pleurésie enkystée entre le lobe supérieur et le lobe moyen. Une pleurésie ainsi circonscrite est bien difficile à admettre, en l'absence de tout signe d'épanchement plus étendu. Il faudrait alors croire à une inflammation pleurale limitée exactement à la scissure lobaire, et n'ayant pas étendu son influence au delà. C'est une hypothèse bien peu vraisemblable pour l'inflammation d'une séreuse, dont toutes les parties sont si facilement solidaires entre elles. Enfin, le siége des signes d'une excavation entièrement limités au sommet du poumon dépose encore contre cette interprétation.

C'est donc à un abcès du poumon que nous avons eu affaire ici, et il a guéri comme ceux des malades dont Graves et Stokes ont rapporté l'histoire ; le fait offre du reste, avec ces derniers exemples, de grandes analogies de détail.

Je vous ai aussi cité des exemples de pneumonie terminée par gangrène, (Obs. XXV, XXVI, XXVII) je n'y reviendrai pas.

Enfin, il est une dernière terminaison de la pneumonie, c'est son passage à l'état chronique. Cette forme de la phlegmasie pulmonaire peut se présenter sous trois états anatomiques : l'induration est rouge, jaune ou grise. Je n'insiste pas sur cette terminaison, dont je n'ai pas d'exemple actuel à vous présenter ; je l'ai rencontrée trois fois dans nos hôpitaux. Mais si vous voulez vous renseigner d'une façon complète sur ce point, vous consulterez avec fruit la thèse d'agrégation de M. Charcot, qui a fait de la pneumonie chronique une étude remarquable à plus d'un titre.

Je vais maintenant résumer cliniquement avec vous ce qui a plus particulièrement trait au diagnostic de la pneumonie. On a souvent dit que les crachats et le râle crépitant étaient des signes pathognomoniques de la pneumonie. Je me suis déjà expliqué avec vous sur l'existence des signes pathognomoniques, qui n'est réelle que dans une seule circonstance, lorsqu'un signe est possible à constater physiquement et d'une façon non douteuse, et que ce signe représente à lui seul toute la maladie : tels sont un calcul vésical, le pus d'un abcès, la constatation de la présence d'un ténia. Mais il n'en est pas de même lorsque les signes sont difficiles à constater, lorsqu'ils peuvent admettre des nuances multiples, et surtout lorsque leur signification est vague et non pas univoque : les crachats et le râle crépitant dans l'espèce sont tout à fait de cette sorte. La couleur et la nature des crachats de la pneumonie sont très-variables, et ne s'observent pas exclusivement dans cette maladie. Les uns, composés de sang plus ou moins battu avec du mucus, se rencontrent aussi dans certains cas de maladies du cœur, et il est parfois impossible de se décider d'après cette seule coloration ; les autres, plus spécialement visqueux, sans coloration spéciale, sont observés également dans la bronchite capillaire. Le râle crépitant se retrouve avec tous ses caractères dans cette dernière affection ; on l'entend aussi dans certains cas d'œdème pulmonaire liés à des affections du cœur. On a bien dit que dans cette dernière circonstance le râle crépitant occupait souvent les deux côtés à la fois, et était moins limité que dans la pneumonie ; mais dans la bronchite capillaire, sachez-le bien, le râle peut n'offrir des caractères de crépitation véritable, au milieu des autres râles, que dans un espace circonscrit. Et d'ailleurs, cette réserve même prouve que la valeur du signe n'est pas univoque, qu'il n'est pas vraiment pathognomonique.

Ne croyez donc pas, Messieurs, à l'existence d'une pneumonie, par cette raison seule que vous entendez du râle crépitant dans un point de la poitrine. Je ne saurais trop insister sur ce point, car le précepte auquel je vous engage en ce moment à ne pas ajouter foi, m'a coûté cher dans ma vie. En effet, pour avoir voulu donner une telle importance au râle crépitant, j'ai fait une erreur de diagnostic lors de mon premier concours du bureau central, et j'ai affirmé l'existence d'une pneumonie latente là où il n'y en avait nullement. Ne donnez donc pas une valeur absolue à ces signes dits pathognomoniques, et rappelez-vous, ainsi que je vous le disais dans notre première conférence, quand je vous ai fait le tableau rapide de la pneumonie, qu'il faut toujours vous guider sur la réunion des symptômes que vous observez ; tenez compte de la matité, du râle crépitant, du souffle, des altérations de la voix et des phénomènes généraux que présentent vos malades, et apprenez aussi la façon dont tous ces signes se sont enchaînés les uns aux autres dans leur développement.

Il faut aussi que vous sachiez bien exactement la valeur des divers siéges où vous constatez ces signes physiques, et les difficultés que peut offrir cette constatation. Aussi la matité n'a pas la même valeur dans tous les points de la poitrine ; sa constatation est souvent difficile dans certaines régions. Vous n'aurez qu'un son mat dans les fosses sus et sous-épineuses chez un sujet vigoureux et fortement musclé, et cela ne pourra pas vous permettre de croire à la densification du tissu pulmonaire. Percutez alors avec soin les deux côtés, commençant tantôt par l'un, tantôt par l'autre ; ayez soin de vous placer alternativement de l'un et de l'autre côté de votre malade pour percuter une même région, et par-dessus tout ne concluez pas à l'aide de ce seul signe ; éclairez votre percussion par l'auscultation et par tous les autres signes, par la forme du début, par le siége de la douleur, etc.

Malgré tous ces enseignements, il faut savoir cependant que la décision est souvent difficile à prendre, soit parce que certains signes habituels viennent à manquer, soit parce qu'il est des maladies qui présentent quelques signes communs avec la pneumonie.

Parmi elles d'abord, nous trouvons la pleurésie. La confusion entre ces deux affections est très-facile, si on se rapporte seulement aux phénomènes généraux, à ce point que cette confusion était perpétuellement faite et souvent impossible à éviter avant les immortels travaux de Laennec. Voyez en effet le début ; il a lieu avec frisson, mouvement fébrile, douleur de côté (et cela est simple, puisque cette douleur appartient à la phlegmasie subordonnée de la séreuse). L'examen local est indispensable, mais là encore tout d'abord, on relève l'existence de signes qui révèlent, comme dans la pneumonie, la substitution d'un corps dense au tissu pulmonaire aéré. De là, l'absence de sonorité qui est également observée dans la pneumonie et dans la pleurésie. Mais ce signe présente, dans l'une ou dans l'autre de ces maladies, des caractères différents. Dans la pleurésie, vous le savez, le son est plus mat, le doigt percuté sent très-bien que la paroi thoracique est dépourvue de toute élasticité dans sa résonnance. Le siége de la matité est aussi différent. Très-variable dans la pneumonie, elle existe presque toujours à la base dans la pleurésie. En outre, l'auscultation vient donner des renseignements tout à fait précieux. Dans la pleurésie, rappelez-vous qu'il y a d'abord diminution, absence même du bruit respiratoire. Lorsque l'épanchement très-considérable vous transmet le retentissement bronchique du bruit glottique, ce retentissement est plus doux ; ayant lieu à travers un liquide, il n'offre pas la dureté et la rudesse du souffle véritablement tubaire observé dans la pneumonie, puisque dans cette dernière c'est un corps devenu tout à fait solide qui transmet le bruit par conséquent avec beaucoup plus de force. Dans l'hépatisation avant ou avec le souffle, vous entendez des râles crépitants ; dans la pleurésie, il n'y a pas de râle, sauf le cas de coïncidence d'une bronchite, et alors les râles offrent des caractères différents de ceux de la pneumonie. Au reste, à propos de ces râles, il faut bien prendre garde de les prendre pour le bruit particulier à la pleurésie et désigné sous le bruit de frottement. L'erreur sera évitée, je vous l'ai déjà dit, si on considère que le bruit de frottement est plus superficiel, plus saccadé, plus tenace, et que la toux ne le fait pas disparaître comme les râles.

Entre la pneumonie et la pleurésie, rappelez-vous que souvent c'est l'auscultation de la voix qui permettra surtout de lever tous les doutes. Ne négligez jamais ce mode d'exploration. J'insiste d'autant plus, que j'ai vu un certain nombre d'entre vous négliger fréquemment de le mettre en œuvre et conclure par la seule auscultation de la respiration. Rappelez-vous la différence qu'il y a entre la bronchophonie de la pneumonie et l'égophonie qui, dans la pleurésie, se manifeste avec diverses variétés de forme, voix de jeton, voix de polichinelle. Je n'insiste pas davantage sur ces points dont je vous ai déjà amplement parlé.

Il est enfin, dans cette occasion, un dernier caractère diagnostique dont la connaissance a une grande valeur, je veux parler de la vibration des parois thoraciques lors de la phonation. M. le professeur Monneret a publié à ce sujet, dans la *Revue médico-chirurgicale*, un travail très-intéressant qui doit faire loi sur ce point. Lisez avec le soin qu'il mérite ce mémoire des plus instructifs. Je n'en veux, pour aujourd'hui, tirer que ce qui nous importe pour le diagnostic que nous étudions en ce moment. Si, votre main étant placée sur les parois thoraciques, vous faites parler un malade dont le poumon est à l'état normal, vous sentez une certaine ondulation des parois thoraciques qui transmettent dans votre main et jusque dans votre avant-bras les vibrations qui les agitent. Eh bien, si vous placez votre main au niveau d'un point du poumon hépatisé, vous percevez ces vibrations avec plus de force que du côté sain , tandis qu'au niveau d'un épanchement pleural, ces vibrations sont complétement nulles. Rien n'est plus simple, et c'est encore là une pure application des lois de la physique.

Dans le cas de pneumonie en effet, comme vous vous le rappelez, le poumon densifié représente un corps solide, qui, devenu meilleur conducteur, transmet avec plus d'éclat et de force la vibration vocale. Dans le cas d'épanchement pleural au contraire, vous avez l'interposition, entre le poumon et le thorax, d'un liquide, c'est-à-dire d'un corps beaucoup moins bon conducteur que le poumon hépatisé et dans lequel se perd et s'épuise le mouvement vibratoire qui n'arrive plus assez fort pour faire vibrer la paroi thoracique. Ce signe a une valeur véritable, et j'insiste beaucoup pour que vous vous exerciez à le constater ; il vous rendra de grands services dans la pratique.

Le plus ordinairement, à l'aide de ces moyens divers d'investigation, le diagnostic de la pneumonie est facile, mais il y a des cas dans lesquels une erreur est à peu près impossible à éviter. Permettez-moi de vous en citer des exemples, dans lesquels j'ai été trompé par des circonstances insolites.

Obs. XLV. Morat (Modeste), soixante-treize ans, journalière ; entrée le 17 août 1849 au numéro 42 de la salle Sainte-Marthe (hôpital Bon-Secours).

Cette femme est vigoureuse, malgré son âge, et continue un travail assez fatigant (porteuse à la Halle), malgré l'incommodité que lui cause une gêne de la respiration qu'elle appelle un asthme, et dont le début remonte à dix ans. Depuis trois semaines environ, la malade tousse plus que d'habitude et se sent plus fatiguée. Depuis cette époque, diminution de l'appétit ; de temps en temps surviennent des frissons suivis de chaleur. La malade assure n'avoir jamais eu de pneumonie. Hier seulement, elle fut forcée de garder le lit. Elle éprouva un frisson plus violent que les autres, avec un point de côté à droite, s'exaspérant par la pression, et siégeant au niveau des fausses côtes.

Le 17 août, soir. 112 pulsations faibles, ondulantes ; langue large, humide, blanche ; constipation. La peau est peu chaude ; taches ecchymotiques de purpura sur tout le corps, s'étant montrées à une date inconnue. Etat local : à gauche, en arrière, matité très-forte, depuis le sommet jusqu'à l'angle inférieur de l'omoplate ; sonorité exagérée et comme tympanique dans les autres points. En avant, du même côté, matité continue depuis la clavicule jusqu'en bas ; impossibilité de fixer par la percussion les limites du cœur. A droite, sonorité anomale, exagérée dans toute la hauteur du poumon, tant en avant qu'en arrière. A l'auscultation : souffle tubaire très-prononcé, d'un timbre très-sec, dans toute l'étendue du lobe supérieur gauche. Bronchophonie intense ; pas de râle, même au pourtour de ce souffle. En avant à gauche, pas de souffle, pas de murmure respiratoire, si ce n'est dans le lointain ; au-dessous, la respiration est aussi faible, lointaine, mais sans bronchophonie ni égophonie ; quelques râles muqueux. Rien absolument à l'auscultation à droite, où on ne trouve que quelques râles sibilants au sommet. Aucune douleur de ce côté. Expectoration verdâtre, avec quelques filets de sang. (Tartre stibié, 0,30 ; opium, 0,05 ; six ventouses scarifiées.)

Le 18, matin. Selles très-nombreuses ; trois vomissements ; le point de côté est soulagé ; 100 pulsations faibles, ondulantes avec quelques intermittences ; moiteur de la peau pendant la nuit ; 28-32 respirations ; les extrémités sont un peu froides ; langue humide, blanche. Etat local : pas de changement. Côté droit : sonorité toujours parfaite ; point de râles ou de souffle. En arrière du poumon gauche, au niveau de l'omoplate, toujours matité absolue ; souffle très-intense, comme caverneux, mêlé çà et là de quelques râles. Expectoration très-abondante de crachats muqueux, verdâtres, sanguinolents, arrondis ; dans toute l'étendue du lobe inférieur respiration absente, sans bronchophonie et sans égophonie. Quelquefois cependant on croit entendre dans le lointain quelque chose d'analogue au murmure respiratoire, mais cela est peu distinct. Dans certains autres moments, on a toujours sous l'oreille une sorte de bruit métallique qui semble produit par un liquide tombant dans une vaste cavité. Ce bruit n'est pas constant ; il se montre parfois pendant plusieurs inspirations de suite. Il semble évident que ce bruit tient à la distension de l'estomac par des gaz mélangés de liquides, car la déglutition d'un peu de tisane tantôt le produit et tantôt le fait disparaître. (Tartre stibié, 0,30.)

Le 19 au matin. Nuit bonne; deux selles; langue large et humide; peu de toux; 108-112 pulsations irrégulières et intermittentes; peau chaude ; 28-32 respirations. Expectoration un peu rouillée. (Tartre stibié, 0,30.)

Le 19, soir. Même état du poumon gauche. 112-116 pulsations irrégulières, intermittentes ; une selle, langue humide; 36 respirations; peau chaude. Expectoration muqueuse striée de sang. Etat local : à gauche, rien de nouveau ; à droite, râles crépitants fins dans toute la partie inférieure du poumon, avec matité dans les points correspondants; pas de frissons, pas d'exagération du point de côté. (Prescription supplémentaire : huit ventouses scarifiées; tartre stibié, 0,30.)

Le 20, matin. Sommeil agité, pas de vomissements; une selle, 80-84 pulsations, toujours irrégulières avec des intermittences fréquentes. 32-36 respirations; expectoration muqueuse, roussâtre. Etat local : à droite, râles plus volumineux que la veille ; respiration un peu soufflante ; rien à gauche qui soit changé. (Tartre stibié, 0,30 ; vésicatoire sur le côté gauche; extrait de quinquina, 1 gramme, après l'usage de la potion stibiée.)

Le 21, matin. On ne peut compter le pouls, à cause de son irrégularité. 36 respirations ; peau chaude, langue humide, blanche ; crachats légèrement rouillés par place. Quelques nausées; une ou deux selles. Etat local : à droite, râles muqueux, ronflants, sibilants, à la place des râles sous-crépitants; respiration rude, mais non soufflante. Rien de changé à gauche.

Le 21, soir. Trois selles; quelques nausées; pouls irrégulier, incomptable. Crachats un peu rouillés ; langue humide, blanche. Un peu de douleur au pharynx. Etat local : à droite, dans l'aisselle, souffle et râles sous-crépitants dans une étendue large comme la main ; la pneumonie s'est étendue vers ce point. (Tartre stibié, 0,30 ; extrait de quinquina, 1 gramme.)

Le 22, matin. 108-112 pulsations, beaucoup moins irrégulières, plus pleines. 36 respirations; langue humide; pas de vomissements, pas de selles; peau chaude ; expectoration muqueuse. Etat local : le même que la veille au soir. (Oxyde blanc d'antimoine, 1 gramme ; extrait de quinquina, 1 gramme.)

Le 23, matin. Nuit très-agitée; toux fréquente; délire. Teinte jaunâtre et plombée de la peau ; 192 pulsations ; 36 respirations; langue humide, pas de vomissements; une selle, expectoration muqueuse. Etat local : toujours le même.

Le 24, matin. Un peu de sommeil pendant la nuit; pouls impossible à compter; peau chaude et moite; langue humide. 36 respirations ; expectoration muqueuse. Trois ou quatre selles. A droite, respiration dans tout le poumon, à peine quelques râles. (Extrait de quinquina, 1 gramme; oxyde blanc d'antimoine, 1gr,50 ; vésicatoire à gauche.)

Le 25, matin. 132-136 pulsations irrégulières ; 36-40 respirations; prostration considérable ; depuis deux jours, éruption herpétique autour des lèvres et du nez ; grande agitation la nuit ; respiration bruyante. État local : à droite, réapparition des râles muqueux et sous-crépitants; rien de changé à gauche. (Bagnols, 60 grammes; quinquina, 1 gramme.)

Dans la journée la prostration augmente, l'expectoration prend une teinte acajou; le côté droit présente à nouveau du souffle mêlé de râles sous-crépitants ; la matité est toujours la même sur ce point. A gauche, toujours le même souffle obstiné et les mêmes symptômes ; 44-48 inspirations ; 132 pulsations inégales, irrégulières et intermittentes en même temps que faibles. Mort à onze heures du soir.

Autopsie. A l'ouverture du thorax, on trouve que le cœur, très-volumineux, occupe l'espace compris entre la clavicule et l'origine des fausses côtes du côté gauche, et qu'aucune portion du poumon gauche n'est visible. L'hypertrophie du cœur porte sur toutes les cavités à la fois ; la relation de leurs dimensions entre elles, comme celle de leurs parois, sont maintenues. On ne constate aucune lésion valvulaire.

Le poumon droit est très-volumineux, son bord antérieur s'avance très-loin vers la gauche, et est, de plus, emphysémateux. Le diaphragme remonte extrêmement haut dans le thorax ; l'estomac l'a suivi et a entraîné la rate avec lui, de telle sorte que la portion cardiaque de l'estomac est dans l'enceinte thoracique, qu'elle est tournée en dehors et répond à la face inférieure du poumon gauche, dont elle n'est séparée que par le diaphragme et par la rate. Le poumon gauche, singulièrement diminué de volume, ne répond guère qu'aux six ou sept premières côtes. Le poumon droit est emphysémateux à son sommet seulement, et dans une quinzaine de lobules environ ; les autres sont sains. Les lobules emphysémateux forment alors une saillie mamelonnée au-dessus de la surface pulmonaire ; le lobe moyen de ce poumon est intact.

Le lobe inférieur est presque complétement hépatisé ; toutefois une zone de 2 pouces, à sa partie supérieure, est seulement engouée. Dans tout le reste de son étendue, il est volumineux, lourd, dur, compact, sans traces d'aération. A sa surface, au niveau du bord postérieur, on trouve une fausse membrane purulente. Lors de la coupe, on remarque que la partie centrale offre une coloration plus foncée que la portion périphérique. Cette dernière a environ 2 centimètres d'épaisseur, ce qui donne un volume de beaucoup plus considérable à la partie centrale. Une ligne de démarcation très-nette et brusquement accusée sépare ces deux degrés d'hépatisation. Celle de la partie centrale paraît plus avancée; la désorganisation est plus forte, la coloration plus brune, plus foncée; la distinction des lobules est presque nulle, la friabilité très-grande et l'aspect de la coupe très-granulé. La portion périphérique, au contraire, est d'un rouge plus vif, le tissu est moins friable ; en un mot, l'hépatisation paraît de date plus récente.

Poumon gauche : On éprouve une grande difficulté à l'enlever du petit espace qu'il occupe dans la cavité de ce côté. Il adhère fortement à la gouttière vertébrale, dans laquelle il est aplati. Une fois enlevé, on constate qu'il a environ 10 centimètres du sommet à la base ; l'épaisseur est tout au plus d'un pouce vers le bord postérieur. Il est enveloppé d'une pseudo-membrane cartilagineuse (deux ou trois lignes d'épaisseur environ), jaunâtre, excepté sur la face interne, où on retrouve le tissu pulmonaire, si bien que la substance pulmonaire, surtout vers les bords du poumon, est presque réduite à rien. Cette fausse membrane, développée surtout au niveau du bord postérieur du poumon, est très-difficile à séparer de la paroi thoracique dont elle porte l'empreinte. Il est impossible de l'isoler du poumon, qu'elle recouvre sans produire de déchirure. La base du poumon, dans toute sa partie antérieure et latérale, adhère très-intimement au diaphragme qu'elle a retiré à elle, comme nous l'avons indiqué, mais vers la partie postérieure. Entre la face supérieure du diaphragme et la face inférieure du poumon ulcéré, vers la partie postérieure, existe une cavité, une sorte de caverne. Une partie de cette caverne est constituée par la partie la plus inférieure de la plèvre épaissie, laquelle va par son bord postérieur rejoindre le diaphragme. Partout cette excavation est tapissée par une membrane lisse. Elle contient les traces d'une sorte de sécrétion, mais en réalité pas de liquide qu'on puisse recueillir. Cette caverne s'ouvre dans le poumon par une ulcération assez large, de date ancienne. Elle a la forme d'un entonnoir, dont le sommet admettrait une plume d'oie, et s'ouvre dans un gros tuyau bronchique, et dont la base est constituée par la surface du diaphragme. Les bords de cette ulcération, qui donnèrent passage à une forte plume d'oie, sont lisses, durs, arrondis, cartilagineux et entourés d'autres ulcérations moins avancées et conduisant toutes dans des culs-de-sac. Un stylet, introduit dans la fistule principale, arrive directement et sans déviation dans la trachée artère. Le tissu pulmonaire, qui a la consistance d'un squirrhe dans toute son étendue, et crie sous le scalpel, est foncé et d'un bleu verdâtre, sans traces d'aération ni de division lobulaire que représentent seuls de petits filaments blanchâtres rencontrés çà et là.

Lorsqu'on examine le tissu pulmonaire par sa face interne, on voit que les bronches, les vaisseaux se déchirent à la manière habituelle. La bronche gauche principale est presque aussi volumineuse que la droite. Elle se divise en quatre à cinq ramifications de deuxième ordre, qui sont volumineuses ; mais les ramifications de troisième ordre ne peuvent être suivies dans le parenchyme, avec lequel elles sont confondues. En avant de ces bronches se voient les orifices de quelques vaisseaux qui, encore en activité, semblent appartenir aux vaisseaux bronchiques et aux veines pulmonaires ; quant à l'artère pulmonaire, sa division gauche forme un sinus, dont le côté externe est en contact immédiat avec la face interne du poumon. Le fond de ce sinus présente quatre ou cinq orifices de calibre variable, et qui eux-mêmes présentent dans leur fond des orifices de troisième ordre, lesquels se terminent dans la substance pulmonaire dans laquelle certains d'entre eux peuvent être suivis assez loin.

En cherchant à suivre les ramifications bronchiques dans l'épaisseur du poumon on s'aperçoit bientôt qu'une seule division de troisième ordre est perméable ; c'est celle qui s'ouvre au sommet de l'excavation que nous avons décrite. Les autres tuyaux bronchiques de même ordre qui s'ouvrent à son voisinage, dans la bronche gauche, se terminent promptement en culs-de-sac dans le tissu pulmonaire rétracté.

Du reste, l'orifice supérieur de la caverne ne débouche pas directement dans la bronche. Entre elle et lui existe un trajet de calibre analogue à celle-ci dont les parois sont formées par la substance pulmonaire cartilaginifiée. Ce trajet offre une sorte d'ampoule qui, par son orifice interne, communique avec une cavité anfractueuse qui pourrait loger une amande, et qui est creusée dans la substance pulmonaire, au niveau de la partie inférieure du bord postérieur du poumon. Le long de ce trajet intermédiaire à l'excavation sus-diaphragmatique et à la bronche on rencontre plusieurs orifices bronchiques qui tous se terminent brusquement en forme de culs-de-sac. La cavité principale, de formation ancienne, comme toutes ces lésions, communique donc largement avec la trachée et offre des parois fixes et dures et une paroi inférieure mobile constituée par le diaphragme.

Il était impossible, comme vous le voyez, d'éviter l'erreur qui a été commise, car rien ne pouvait mettre sur la voie de la lésion étrange qui existait chez cette malade. Avec des signes généraux d'une affection aiguë du poumon, nous trouvions à gauche tous les signes d'une pneumonie : matité, souffle tubaire ; rien de plus simple que de voir là les signes locaux d'une pneumonie. Nous n'avions pas de râles autour des points occupés par le souffle, cela est vrai, mais nous pensâmes tout naturellement que la phlegmasie était limitée au lobe supérieur, d'autant plus qu'en avant la matité se raccordait, si l'on peut ainsi dire, à celle du cœur ; en arrière, la sonorité exagérée qui existait avec diminution et presque disparition du murmure respiratoire fut mise sur le compte de l'emphysème, la malade se disant asthmatique. C'était cependant à droite et du côté où siégeait la douleur que la phlegmasie s'était développée ; mais, comme le montre l'autopsie, certaines circonstances anatomiques empêchaient de constater les signes locaux de la phlegmasie. Elle occupait en effet tout d'abord le centre du lobe inférieur, et ne déterminait la manifestation d'aucuns signes physiques. Ce n'est que lorsqu'ils purent être saisis que le diagnostic d'une pneumonie droite put être posé, et nous crûmes à une pneumonie double, celle du côté gauche persistant. Nous fûmes conduit à cette opinion avec d'autant plus de facilité, que les symptômes parurent s'aggraver à ce même instant.

Rien donc de plus simple que cette erreur, rien de plus inattendu que les lésions que nous rencontrâmes à l'autopsie. Remarquez, au reste, avec quelle précision elles rendent compte des signes observés. C'est qu'ici encore il s'agit de signes physiques; il est assez naturel alors de retrouver des conditions physiques exactement capables de les déterminer. C'est à la présence du cœur hypertrophié et remplissant tout l'espace antérieur de la poitrine, de la clavicule au diaphragme refoulé en haut, que sont dues la matité observée et l'absence du murmure respiratoire. La densité du poumon, l'abondance et l'épaisseur des fausses membranes qui l'entouraient, rendent bien compte de la matité observée dans la partie supérieure en arrière, matité à laquelle a concouru pour sa part la rate portée en haut avec l'estomac.

C'est à la présence insolite de ce dernier viscère dans la cage thoracique que sont dus cette sonorité exagérée et ces bruits métalliques influencés par la déglutition.

Quand vous vous rappellerez la communication facile qui existait entre la cavité accidentelle et les bronches, la densité des fausses membranes et du tissu pulmonaire, comme aussi l'adhérence de ce tronçon de poumon à la face supérieure et postérieure de la cage thoracique, vous vous expliquerez facilement la nature tubaire et rude du souffle perçu à gauche, en haut et en arrière.

Le mécanisme par lequel se sont produites ces lésions est assez facile à saisir en présence de l'autopsie. La malade a dû être atteinte d'une pleurésie qui a duré et a entraîné la compression du poumon et son adhérence à la place qu'il occupe ordinairement en semblable occasion. Puis l'épanchement s'est fait jour par une bronche, et le poumon ne pouvant revenir sur lui-même, à cause de la solidité des adhérences qu'il avait contractées, a entraîné l'élévation du diaphragme dans sa moitié gauche, et la déviation de l'estomac et de la rate observée à l'autopsie.

Assurément, les choses ont dû se passer ainsi; seulement la malade, par ses réponses tout à fait négatives sur tous les points autres que ce qu'elle appelait son asthme, ne mettait nullement sur la voie d'un semblable diagnostic.

Enfin, vous remarquerez la gravité qu'a dû prendre nécessairement la pneumonie chez une malade qui n'avait plus qu'un seul poumon, et la fréquence considérable des inspirations, 26, 32, 36 et même 40 à la minute. Ce n'est pas non plus sans étonnement que vous constaterez qu'une femme chez laquelle existaient de telles lésions ait pu arriver à l'âge de soizante-treize ans et conserver une aussi grande vigueur dans un tel âge, surtout pour remplir un état qui exigeait des efforts habituels pour porter des fardeaux pesants.

Du reste, Messieurs, ce qui console encore plus de semblable erreur, c'est qu'elle n'a eu aucune influence sur le traitement. Celui qui fut institué s'adressait à une pneumonie, et était dirigé en proportion des forces de la malade. Adressé à une pneumonie du côté gauche, il n'en était pas moins utile à une pneumonie droite, et, à ce point de vue, nous n'avons pas grand regret à avoir de l'erreur commise.

Voici un autre exemple dans lequel on pouvait encore bien difficilement éviter l'erreur à laquelle j'ai été entraîné.

Obs. XLVI. Chartin (Françoise), soixante-six ans. Cette malade, d'une très-grande maigreur, tousse habituellement depuis dix ans. Elle donne des renseignements assez vagues, et paraît peu intelligente. A son dire, elle a été prise, le 10 février 1849, à la suite d'un travail fatigant, de frissons, de malaise, de douleurs dans les reins : sa toux est devenue plus fréquente. Le 19, elle ressent une douleur vague au niveau des fausses côtes gauches; les crachats, d'abord incolores, deviennent sanguinolents. Ce même jour, 19 février, elle a été saignée, et a pris des potions qui semblent avoir été des potions stibiées. Elle entre à l'hôpital Bon-Secours le 21.

La malade est abattue; elle a la face terreuse, la peau sèche et d'une teinte jaunâtre, les extrémités froides; son intelligence est très-obtuse : difficulté extrême à parler haut. La langue n'est pas sèche; le pouls, petit, est à 144; les crachats très-visqueux, larges, arrondis, sont opaques, verts et striés de sang. Du côté gauche, à la partie postérieure, depuis le sommet jusqu'au tiers inférieur de l'omoplate, on trouve de la matité, et une forte résistance au doigt dans tout le reste de la poitrine en arrière. A l'auscultation, souffle tubaire; la bronchophonie et quelques gros râles pendant les efforts de la toux, mais pas de râle crépitant dans les points occupés par la matité. Dans les autres points, en arrière et à gauche jusqu'à la base avec la sonorité normale, la respiration est un peu rude, mêlée de quelques râles ronflants. A l'expiration seulement, on entend un souffle lointain qui n'a lieu que par retentissement ; la délimitation entre les points qui semblent atteints de pneumonie et le reste du poumon sain est nette, et la séparation brusque. A droite, en arrière, sonorité et respiration normale ; quelques râles ronflants disséminés.

En avant, dans tout le côté gauche, il y a de la matité relative ; à l'auscultation, souffle lointain et râles ronflants. Du côté droit, la sonorité est normale, peut être même un peu exagérée ; l'auscultation ne révèle, comme en arrière, que quelques râles ronflants et sibilants. (Tartre stibié, 30 centigrammes.)

Le 22 février, neuvième jour de la maladie. La malade a eu des selles et des vomissements abondants : elle est plus faible que la veille ; son pouls, toujours petit, est aussi fréquent, 144 pulsations, et présente des intermittences : l'état du poumon est le même, cependant le souffle paraît plus fort en avant. (Même prescription.)

Le 23. Les vomissements et la diarrhée ont continué avec abondance : les garde-robes sont involontaires ; la faiblesse est encore plus grande ; le pouls, toujours à 144, est filiforme ; l'état du poumon toujours le même ; la phlegmasie ne s'est pas étendue : on entend déjà du râle laryngo-trachéal. La malade meurt à une heure.

Autopsie. Il n'y a pas trace de pneumonie ; le sommet du poumon gauche est creusé d'une vaste excavation, conséquence probable d'une ancienne affection tuberculeuse ; tout le lobe supérieur est enveloppé par une coque presque cartilagineuse formée par la plèvre ; le tissu pulmonaire qui entoure la caverne est induré et comme squirrheux, et d'une teinte verdâtre. Il n'y a pas de tubercules ailleurs ; les autres organes ne présentent rien de particulier.

Ici, Messieurs, le diagnostic était encore impossible ; rien dans les antécédents ne pouvait faire croire à la lésion que nous avons trouvée, et deux circonstances devaient en éloigner la pensée. D'abord la forme du début : ce furent en effet, des accidents aigus qui commencèrent par du frisson et un redoublement fébrile : enfin l'existence des symptômes à un seul des deux sommets, ce qui est assez rare dans une affection tuberculeuse chez un sujet de cet âge.

Laissez-moi vous rappeler, comme preuve nouvelle de cette difficulté, pour ne pas dire de cette impossibilité de certains diagnostics, ce qui s'est passé sous nos yeux, il y a peu de temps encore.

Dans la quatrième séance de ces conférences sur la pneumonie, je vous ai fait remarquer la marche suivie par la maladie chez un homme couché au numéro 24 de la salle Saint-Paul. Vous vous rappelez que, garçon tonnelier, il avait été pris de pneumonie non douteuse occupant le sommet droit. Le délire dont il avait été atteint avait été rapporté par nous, à juste titre, aux habitudes alcooliques du malade, et avait servi de thème à certaines remarques que j'ai dû vous présenter sur cette forme [1].

Voici les faits qui se sont passés depuis le moment où nous nous en sommes occupés, c'est-à-dire le 9 février.

Le 10 février. Le malade est toujours agité : ses mouvements sont tremblants et indécis ; la voix est chevrotante ; l'état du pouls est le même ; le souffle tubaire du sommet droit persiste. L'extrait d'opium est supprimé, de peur de le voir entretenir ce vague de l'intelligence. On continue le julep avec 30 grammes de sirop diacode, 500 grammes de bordeaux ; large vésicatoire sur le côté droit de la poitrine, en avant.

Le 13. L'état général ne présente aucune amélioration : les crachats sont toujours visqueux ; le pouls est fréquent, 130 ; la peau chaude ; le souffle du côté droit n'est pas changé, mais en faisant un examen complet de la poitrine, on trouve des signes locaux qui n'existaient pas les jours précédents. Au niveau de l'aisselle, du côté gauche, l'auscultation fait découvrir, dans l'étendue de la main à peu près, un souffle tubaire peu intense, mais mélangé et entouré de râle crépitant sec et fin, qui n'existe pas plus bas ou plus haut. A ce même niveau, la sonorité est positivement bien moindre, c'est un nouveau point de pneumonie. (Vésicatoires aux deux cuisses et aux deux bras ; 500 grammes bordeaux ; 2 grammes kina ; julep avec 10 grammes acétate d'ammoniaque ; quatre laits de poule.)

Le 15. Même état sur tous les points. (Même prescription, plus un julep avec musc, 0,40, et lavement avec musc, 0,40 ; laudanum, 20 gouttes).

Le 17. Le malade paraît beaucoup plus calme. On entend des deux côtés un peu de râles humides mêlés au souffle ; pouls à 122. (Large vésicatoire sur le côté gauche.)

Le 25. La pneumonie gauche est guérie, l'auscultation le constate ; la peau est moins brûlante, le pouls moins fébrile, 104 ; mais l'état de sub-délirium continue, et le tremblement dans tous les mouvements persiste. (Même traitement.)

Le 1er mars. Même état : tremblement, délire. Dans l'hypothèse d'une lésion cérébrale véritable qui entretiendrait cet état, je fis suspendre tout le traitement, et le remplaçai par : iodure de potassium, 4 grammes.

Le 2. Même état, même traitement.

Le 3. A trois heures du matin, secousses convulsives pendant une demi-heure. Mort.

[1] Voir p. 225.

Le 4. Autopsie. Le lobe supérieur du poumon droit est transformé tout entier en une substance d'un gris bleuâtre, compacte, solide et résistant sous le doigt sans se laisser pénétrer ; tous les lobules du poumon se dessinent d'une manière très-nette en lignes noires sur le fond gris de la masse ainsi indurée.

Telles sont les seules altérations que l'on constate à la base du lobe supérieur dans une étendue de 2 centimètres ; mais, à partir de ce point jusqu'au sommet, le tissu pulmonaire est criblé de petits tubercules d'apparence caséeuse non encore ramollis, restant tous séparés et présentant depuis le volume d'un grain de millet jusqu'à celui d'un pois.

A gauche, on ne trouve plus aucune trace actuelle d'hépatisation véritable ; mais, au sommet, il existe aussi quelques tubercules très-petits et non encore ramollis.

Les deux poumons, dans le reste de leur étendue, laissent échapper à la pression, surtout le poumon gauche, une grande quantité de sérosité mêlée de bulles d'air, trace de la phlegmasie antérieure.

Cerveau : sous les méninges existe une suffusion séreuse très-abondante, sans teinte purulente et sans fausses membranes ; la pulpe cérébrale est de consistance normale sans hémorrhagie, et sans congestion locale ou générale bien marquée.

Comme vous le voyez, nous avons méconnu ici l'existence des tubercules qui siégeaient au sommet du poumon droit et dont la présence a entraîné la persistance du souffle tubaire dans cette région. Mais pouvions-nous faire autrement ? Il est évident que rien ne pouvait nous mettre sur la voie. Le sommet droit a été pris d'une inflammation véritable, laquelle, paraissant débuter au milieu de la santé la plus parfaite, a persisté sous forme chronique, ou tout au moins a entraîné une induration de tout le lobe supérieur, entretenue qu'elle était par la présence de l'altération tuberculeuse. Nous avons bien cru à un état de pneumonie chronique pendant le cours de laquelle s'est déclarée la pneumonie du côté gauche, mais nous ne pouvions pas penser à l'altération tuberculeuse concomitante. L'âge du malade, cinquante-sept ans, nous y conduisait peu. Il était bien atteint de toux habituelle et de dyspnée, mais nous dûmes croire à l'existence d'un emphysème avec bronchites répétées, surtout en considérant la profession de tonnelier exercée par le malade exposé par elle à des refroidissements habituels. Et convenez-en, cette manière d'expliquer les faits était plus plausible et plus raisonnable que l'idée d'une tuberculisation pulmonaire chez un homme de cinquante-sept ans qui n'avait pas maigri sensiblement, qui n'avait pas éprouvé d'hémoptysie, point de diarrhée, point de sueur nocturne, et qui ne présentait, à l'auscultation, aucun râle muqueux qui pût servir de signe à l'existence d'un ramollissement tuberculeux.

Dans l'observation suivante, la complication tuberculeuse a été facilement reconnue, et rien n'était plus simple, comme vous avez pu le voir, puisque des signes de tuberculisation étaient possibles à saisir.

OBS. XLVII. Janson (Joseph), menuisier, âgé de vingt-quatre ans, est entré dans le service le 13 février 1862, atteint d'une pleuro-pneumonie du côté gauche.

Cet homme raconte qu'il était malade depuis quinze jours, il prétend s'être enrhumé à cette date seulement, après avoir été soumis à un refroidissement. Il a eu peu de frisson, mais beaucoup de fièvre ; depuis ce jour il tousse un peu et se plaint d'avoir de la peine à respirer. Il a déjà été atteint, il y a six mois, d'une pleurésie du côté gauche. A son entrée, on constate de la matité dans toute la partie postérieure de la poitrine. Un épanchement occupe toute la gouttière vertébrale et la base du poumon jusqu'au niveau de la fosse sous-scapulaire ; dans ces régions on perçoit très-distinctement l'égophonie ; au-dessous, il y a absence de murmure respiratoire ; au-dessus du point où l'on entend l'égophonie, il existe un souffle rude, mêlé à des râles crépitants qui se propagent jusqu'au sommet du poumon. En avant, la résonnance est bonne et on n'entend que des râles muqueux, ainsi qu'à droite. La dyspnée n'est pas très-forte, pas de céphalalgie, le pouls est à 96. (Julep avec 20 centigrammes de tartre stibié.)

Le 15 février. L'épanchement a augmenté un peu ; le souffle est plus rude ; le pouls plus fréquent ; la peau chaude. (Vésicatoire ; potion stibiée.)

Le 16. Le souffle est moins rude, et quelques râles de retour se mêlent aux râles crépitants ; le pouls est tombé. (Extrait de quinquina, 2 grammes.)

Le 17. L'épanchement a diminué ; pouls à 88 ; meilleur état général. (Deux œufs.)

Le 18. Le mieux persiste ; l'épanchement a encore un peu diminué, cependant la matité persiste toujours dans toute la base du poumon ; le souffle est doux et mêlé à de nombreux râles de retour. (Ex. qui. et une portion.)

Le 19. Mouvement fébrile. (Deux bouillons). Le souffle persiste toujours. (Vésicatoire.)

Le 21. Le pouls est un peu fréquent et le souffle ne disparaît pas.

Le 22. (Vésicatoire.) Etat stationnaire.

Le 28. A droite en avant, un peu de submatité, l'inspiration est rude et l'expiration est prolongée ; en arrière et à droite, la résonnance est mauvaise dans la fosse sus-épineuse, mais normale dans le reste de la poitrine de ce côté, l'ampliation vésiculaire se fait mal au sommet, mais dans le reste de la poitrine elle est normale et sans bruits surajoutés. A gauche, en avant, la résonnance et l'élasticité ont un peu diminué ; des râles crépitants, humides et nombreux masquent le murmure vésiculaire ; un peu plus en dehors, on trouve les râles plus larges et des craquements humides, un peu de retentissement de la voix. A gauche en arrière, matité dans toute la hauteur du poumon, souffle aux deux temps sans grande sécheresse, mais ayant de la tendance à prendre un timbre métallique dans la fosse sous-épineuse ; râles sous-crépitants dégénérant dans la fosse sus-épineuse en craquements humides. Il y a aussi du retentissement de la voix qui, à l'épine de l'omoplate, ressemble à de la pectoriloquie ; la voix est chevrotante dans la gouttière vertébrale, jusqu'à la moitié de la hauteur du poumon ; crachats épais.

Le 3 mars. Le malade accuse des sueurs abondantes pendant la nuit, chaque soir il a une recrudescence dans son mouvement fébrile.

Le 9. Le malade a perdu l'appétit. (300 grammes de bordeaux avec 3 grammes d'extrait de quinquina.) L'amaigrissement commence à être très-sensible.

Le 15. Diarrhée, crachats nummulaires assez abondants. (Opium, 0,10.)

Le 26. Le malade a été pris la veille d'un grand frisson et il a toussé toute la nuit plus que d'habitude. On entend dans la poitrine une grande quantité de râles plus fins que les jours précédents, nouveau vésicatoire sur la poitrine. Il s'affaiblit de jour en jour, la diarrhée reparaît par intervalle et n'est que difficilement arrêtée. Il meurt le 11 avril.

Autopsie. Le poumon gauche est farci de tubercules à divers degrés ; au sommet on trouve plusieurs cavernes ; la base du poumon est passée tout entière à l'état d'hépatisation grise, à la partie moyenne, le poumon est très-congestionné, mais non friable ; la plèvre est adhérente en différents points ; le liquide qu'elle renferme n'est pas très-abondant, il est séro-purulent ; le poumon droit est un peu congestionné, sans ramollissement ; au sommet on trouve quelques tubercules ramollis ; le péricarde est rempli de sérosité claire ; l'abdomen contient peu de liquide ; le péritoine n'offre pas de traces de tubercules ; le foie est volumineux, mais n'offre pas le caractère du foie gras.

Rien de plus simple, comme vous voyez, que le diagnostic de la complication chez ce malade, puisque les signes généraux nous mettaient sur la voie d'une tuberculisation dont les signes locaux étaient évidents et ne se trouvaient masqués par aucune circonstance particulière.

Dans la première des conférences que nous avons consacrées à l'étude de la pneumonie, j'ai déjà insisté auprès de vous sur la différence anatomo-pathologique qui séparait certaines formes, considérées par quelques auteurs comme des pneumonies, de l'hépatisation véritable du tissu pulmonaire. Vous avez vu que ce sont des phlegmasies des bronches avec congestion ou retrait d'un certain nombre de lobules. Les poumons, dans ces cas, ne sont pas hépatisés ; par l'insufflation, ils reprennent leur apparence normale. Pas plus que les lésions anatomiques, les signes physiques n'appartiennent à une pneumonie ; au lieu de la matité franche, vous n'avez qu'une diminution relative du son ; au lieu du râle crépitant, des râles sous-crépitants ; à la place du souffle tubaire, vous n'entendez qu'une respiration un peu sèche ; enfin, la bronchophonie véritable n'existe pas ; il n'y a qu'un peu de retentissement de la voix. Est-ce à dire que l'état secondaire, l'enfance ou la vieillesse, mettent à l'abri de la vraie pneumonie ? Non, Messieurs, cette maladie se rencontre dans ces trois circonstances, mais lorsqu'elle s'y rencontre, elle offre tous ses caractères habituels avec leur netteté d'expression. Il est toutefois, à propos des vieillards, une particularité très-intéressante, sur laquelle je veux un instant arrêter votre attention : rien de plus fréquent que de trouver chez eux une pneumonie à l'état latent. Un vieillard présente du malaise, de la sécheresse de la langue, de l'inappétence, il mange encore et même il sort. Malgré cela, méfiez-vous, peut-être bien promène-t-il une pneumonie ; cherchez, et vous trouverez un peu de douleur de côté, une matité véritable, un souffle vraiment tubaire et de véritables râles crépitants. Il n'y a pas de phénomènes généraux, ou ils ne sont pas nettement accentués, parce que l'inflammation, chez les vieillards, n'a pas toujours une expression franche, que l'effort inflammatoire local a peu de retentissement, et que la sensibilité est plus ou moins torpide. Rappelez-vous la possibilité, la fréquence même de faits semblables, vous éviterez des erreurs de diagnostic et de pronostic.

Dans ces cas de pneumonie des vieillards sans symptômes généraux qui soient en rapport avec la gravité du mal, il est un signe anciennement connu et sur lequel votre attention doit toujours être fixée, c'est la rougeur et la sécheresse de la langue. Toutes les fois qu'il se présentera à votre observation, ne passez pas légèrement, auscultez avec soin, percutez avec méthode, interrogez votre malade, et vous constaterez bien souvent l'existence d'une phlegmasie pulmonaire.

Mais revenons aux différences qui séparent la pneumonie véritable, l'hépatisation, de la bronchite capillaire avec collapsus ou
avec congestion du tissu pulmonaire. Vous venez de voir que les
signes comme les lésions étaient différents : je ne puis, malheureusement en ce moment, vous faire constater *de visu* ces différences. Nous n'avons pas d'exemple de cette affection dans nos
salles. Mais laissez-moi insister sur une dernière remarque d'une
haute importance qui sépare tout à fait la bronchite capillaire de
la pneumonie, et qui démontre clairement qu'on a grand tort de
dire et de croire que la pneumonie peut procéder de la bronchite,
et qu'elle n'est en quelque sorte que cette dernière pénétrant de
proche en proche jusque dans le parenchyme du poumon. Cette
distinction dernière repose sur l'anatomie normale de ces organes.

Ce côté de la question, qui semble généralement trop oublié de
nos jours, a souvent préoccupé les auteurs anciens. On trouve,
par exemple, à ce sujet, dans Cœlius Aurelianus, un chapitre entier (lib. II, cap. xxviii). Bœrhaave et Van Swieten avaient également fixé leur attention sur ce point, comme le démontrent les
aphorismes suivants : « § 820. Si in vasis pulmonalibus, inflam-
mationi suscipiendæ aptis, inflammatio vera concipiatur, morbus
vocatur peripneumonia. — § 821. Illa vasa autem sunt arteriæ
bronchiales, pulmoniæ, et harum laterales lymphaticæ. — § 822.
Unde etiam duplex concipi peripneumonia potest, quorum una ad
fines arteriæ pulmonalis, altera in bronchialibus hæret. — § 823.
Et statim liquet, priorem periculosissimam ; posteriorem minus
discriminis habere ; » seulement ils ajoutent : « sed illam ex hac
nasci posse... » Cette dernière assertion est, du reste, très-naturelle à ces auteurs, qui basaient leurs connaissances anatomiques
sur les recherches de Ruysch, lequel admettait l'existence de
branches anastomotiques entre les artères bronchiques et les branches de l'artère pulmonaire.

Ces remarques curieuses quoique incomplètes ont pris plus de
précision dans ces dernières années, par l'étude qu'a faite de ce
point M. le professeur Robin. Déjà depuis longtemps, soit dans ses
cours, soit dans l'édition du dictionnaire de Nysten qui lui est commune avec M. Littré, il avait appelé l'attention sur les particularités anatomiques qui différencient les bronches des poumons,
lorsqu'en 1858 il lut à la Société de biologie un Mémoire des plus
intéressants sur ce sujet. Deux conditions anatomiques particulières
expliquent, selon M. Robin, la différence qui existe entre la bron-

chite et la pneumonie, et l'absence complète de toute solidarité
entre l'une et l'autre de ces deux affections ; car M. Robin, lui aussi,
admet que si ces deux maladies existent sur un même individu,
c'est qu'elles se sont développées, chacune pour son compte, sous
l'influence d'une même cause, mais il ne croit nullement qu'elles
soient la conséquence l'une de l'autre, que la bronchite puisse
en s'étendant produire la pneumonie ou réciproquement.

D'abord, et c'est là un premier point très-important, la différence de structure est complète entre les bronches et ce que M. Robin appelle les canalicules pulmonaires ou respirateurs (cellules
pulmonaires, parenchyme pulmonaire). Voici les preuves qu'il en
donne ; je vous demande la permission de vous lire ce passage
si intéressant : « Les bronches, arrivées à n'avoir plus que 1 mil-
« limètre de diamètre ou même 2 millimètres environ, cessent
« d'avoir des portions d'anneaux cartilagineux ; elles cessent aussi
« d'avoir des fibres musculaires transverses, des fibres élastiques
« longitudinales et une muqueuse séparable de la paroi bron-
« chique proprement dite ; elles cessent, en outre, d'avoir un
« épithelium prismatique à cils vibratiles, elles perdent, en un
« mot, les caractères des bronches... Les canalicules pulmo-
« naires ou respirateurs leur font suite et se subdivisent pour se
« terminer en culs-de-sac arrondis ou ovoïdes non renflés ou
« à peine renflés à leur fond (dits improprement cellules bron-
« chiques ou pulmonaires)... Ces conduits, de 1 à 2 dixièmes de
« millimètre chez l'adulte (5 à 8 centièmes de millimètre à l'é-
« poque de la naissance), n'ont pas la structure des bronches, mais
« une structure propre. Ils sont limités chacun par des faisceaux
« rapprochés et anastomosés de fibres élastiques anastomosées entre
« elles, et mélangées de fibres du tissu lamineux, d'éléments fibro-
« plastiques et de vaisseaux ; ces derniers forment à la face interne
« des canalicules un réseau différent de celui des bronches. Ce ré-
« seau est à capillaires assez larges, se touchant à peu près, de ma-
« nière à laisser des intervalles libres ou mailles presque nulles ou
« plus étroites que le diamètre du capillaire. Il rampe sur le tissu
« même de la paroi interne des conduits pulmonaires, sans être re-
« couvert par une membrane muqueuse, et il n'est séparé de la ca-
« vité des canalicules que par une couche d'épithelium pavimenteux
« à gros noyaux qui commence où cesse l'épithelium cylindrique
« des bronches. »

Les différences de structure, comme vous le voyez, sont déjà considérables; mais ce n'est pas tout, et la dissemblance va encore bien plus loin quand on étudie attentivement la provenance des vaisseaux qui se distribuent à ces diverses parties du poumon. « Une « autre cause plus importante à prendre en considération, rend surtout raison de la rareté de l'extension de l'inflammation des bronches jusqu'au poumon. Cette cause est la suivante : c'est que, dans « le cas de bronchite, la portion du système capillaire qui est le siége « de l'inflammation appartient au système capillaire proprement dit « ou général, et reçoit le sang qui lui arrive des artères aortiques, « générales ou à sang rouge. Dans le cas de pneumonie, au con« traire, ce sont des capillaires du système de la petite circulation, « recevant le sang noir par l'artère pulmonaire, qui sont le siége de « l'inflammation. C'est aux dépens du sang qui arrive noir, que « naissent les produits morbides de la pneumonie, comme, dans les « hépatites, c'est aux dépens du sang noir de la veine porte que se « produit la suppuration du foie. Au contraire, ce sont des réseaux « capillaires qui reçoivent du sang rouge, le rendent noir et nour« rissent la muqueuse bronchique, qui sont le siége de l'inflamma« tion dans la bronchite ; comme dans tous les autres tissus, moins « le foie et le poumon, c'est aux dépens du sang qui arrive rouge « qu'apparaissent les produits morbides de la bronchite.

« On sait en effet que, bien que l'artère pulmonaire accompagne « les bronches dans toute leur étendue, elle ne leur donne aucun « rameau, ni aux cloisons interlobaires, et qu'elle ne s'anastomose « pas avec les artères bronchiques. Ces dernières cessent tout à fait « aux points où disparaissent les petits noyaux cartilagineux des « bronches ou un peu au delà, c'est-à-dire à un point où le canal « des bronches n'a plus que 1 millimètre de diamètre ou un peu « plus. Or, c'est là précisément que commencent à se distribuer en « capillaires les rameaux de l'artère veineuse, entre les parois con« tiguës des canalicules pulmonaires, pour former à leur surface « sous-épithéliale un réseau à mailles d'un type tout particulier, « type qui se retrouve dans le système capillaire de la petite circu« lation chez tous les vertébrés. En dehors des bronches, au con« traire, les artères bronchiques ne donnent que des vasa vasorum « et des rameaux pour le tissu lamineux interlobulaire qui se pro« longent jusqu'à la plèvre. »

Il y a donc indépendance absolue entre les deux ordres d'organes, puisque leur structure est différente, et que, de plus, les vaisseaux qui les alimentent et les parcourent sont d'origine et de nature différentes, destinés à des fonctions différentes et n'ayant aucune anastomose entre eux. Sur ce dernier point, comme vous voyez, l'opinion de M. Robin diffère de celle de Reissessen, d'Adriani, de Rossignol et même de celle de M. Kölliker, qui avec ces auteurs, admet qu'au niveau des bronches très-fines ces deux ordres de vaisseaux s'anastomosent entre eux. Mais le travail de M. Kölliker est antérieur à celui de M. le professeur Robin d'au moins trois années, et les opinions de ce dernier professeur, outre la valeur qu'elles empruntent au talent même de leur auteur, ont pour elles la sanction que leur a apportée l'excellente thèse de M. Le Fort (1859) sur la structure du poumon. Comme M. Robin, M. Le Fort a constaté que l'ar-«tère pulmonaire accompagne les bronches dans tout leur tra-«jet; mais dans toute la partie où existent des artères bronchi-«ques, elle ne donne aucune branche au canal aérien. Arrivé au «niveau des lobules principaux, là où cesse l'artère bronchique, «le rameau artériel pulmonaire commence à se distribuer à la «bronche intra-lobulaire ; il se ramifie sur les parois de ce tube en «formant des mailles polygonales, visibles sur un poumon bien «injecté, et qui entourent la circonférence de chacune des cellules «pariétales en envoyant un rameau très-serré sur toute la partie «convexe de cette cellule. Ces branches montent avec la bronche «dans l'intérieur du lobule, arrivent aux bronches intercellulaires «et aux cellules où les capillaires artériels, se transformant en ca-«pillaires veineux, constituent l'origine des veines pulmonaires. » (*loc. cit.*p. 92.)

Quant aux prétendues anastomoses d'Arnold, de Reissessen, d'Adriani, de Rossignol et de M. Beau, M. Le Fort les nie, ainsi que les rameaux fournis par l'artère pulmonaire aux bronches, en dehors de la partie intra-lobulaire des bronches, et il établit très-nettement que les ruptures survenues dans les injections ont pu seules donner créance à l'existence de ces anastomoses. Nous acceptons de tous points ces données, non pas qu'elles nous soient démontrées par une expérience anatomique personnelle, mais parce qu'elles nous présentent, par le détail des faits et par le ton de leur exposition, toutes garanties, et que de plus elles ne troublent en rien les faits pathologiques auxquels elles se rapportent, et leur donnent une explication positive, simple et qui n'a rien de forcé. C'est une bonne fortune, en pathologie, que des enseignements semblables émanant de l'anatomie et de la physiologie.

La distinction de la pneumonie et de la bronchite capillaire repose donc sur les différences de structure non douteuses qui séparent les bronches du tissu pulmonaire lui-même. Nous n'avons donc plus besoin, pour séparer ces deux formes pathologiques l'une de l'autre, d'aller chercher des explications équivoques comme une influence pathologique particulière, un génie spécial pour certains cas, et nous pouvons maintenant substituer des données positives à des conceptions hypothétiques et à des méditations de coin du feu.

L'inflammation du poumon étant reconnue, le problème n'est pas résolu tout entier, et il faut encore déterminer le degré auquel est arrivée l'hépatisation. Le premier et le deuxième degré présentent des signes physiques différents. Vous savez que je vous ai dit que le râle crépitant avec matité appartenait à l'un, et que le souffle bronchique était le fait de l'autre. Le troisième degré ne se reconnaît plus seulement à l'aide des signes physiques, il faut s'aider de la connaissance de symptômes d'un autre ordre, qui tous sont des phénomènes généraux.

Tels sont, comme je vous l'ai déjà dit, des frissons vagues, mal précisés, erratiques, des transpirations inégales dans leurs retours ; ce sont là, vous le voyez, les mêmes signes que ceux qui, dans le cas de phlegmon du tissu cellulaire, vous annoncent la formation du pus : ne les négligez pas dans la pneumonie, car vous ne seriez pas suffisamment instruits par l'auscultation et par la percussion. Plus tard, quand vous verrez se développer les phénomènes adynamiques ou typhoïdes, leur apparition vous révèlera l'intoxication de l'économie par le pus sécrété dans le poumon, pus qui, mêlé au sang, va être charrié dans tout l'arbre circulatoire.

Mais le diagnostic de la pneumonie n'est pas toujours aussi facile que semble l'indiquer ce que je viens de vous en dire. La maladie peut manquer d'une expression symptomatique suffisante, elle sera alors *latente*, comme l'on dit : elle peut l'être à deux titres. Et d'abord, il peut arriver que vous ne retrouviez pas de signes physiques appréciables chez un sujet d'ailleurs assez fortement affecté. La matité, le souffle, les râles, l'expectoration sanguinolente elle-même, pourront vous faire défaut complétement ou seront si peu tranchés, que le doute sera un devoir. C'est là une des variétés de la pneumonie latente ; elle l'est par l'absence des signes locaux. Dans beaucoup de ces cas, les phénomènes réactionnels viennent donner l'éveil, et procédant par élimination, comme vous ne trouvez nulle part ailleurs aucun signe local de maladie, vous êtes conduits à croire à l'existence d'une phlegmasie pulmonaire ; et en effet, après un ou deux jours, vous constatez de la matité et du souffle. C'est que, dans ces cas, comme je vous l'ai montré par plusieurs exemples, la portion de l'organe qui est affectée occupe le centre d'un lobe, et qu'une couche épaisse de poumon à l'état sain est encore interposée entre la partie altérée et l'oreille, à laquelle elle masque les signes physiques si précieux pour le diagnostic.

Dans d'autres exemples, même ailleurs que chez des vieillards, il n'existe aucun signe réactionnel ; les sujets accusent à peine un peu de malaise, un peu de toux, et on serait peu disposé à l'exploration de la poitrine. L'expectoration caractéristique même n'existe pas ou est très-rare, et cependant lorsqu'on percute la poitrine, on trouve une matité circonscrite non douteuse ; lorsqu'on ausculte, on rencontre du râle crépitant, du souffle et du retentissement bronchophone de la voix ; puis, quelques jours plus tard, les symptômes généraux différés peuvent survenir. Telle était la situation d'un des malades que j'ai dû examiner dans un de mes concours pour le bureau central, chez lequel, en l'absence de tout signe général, de toute expectoration pneumonique, une matité très-circonscrite et un râle crépitant, sec et fin, m'ont fait accuser la présence d'une pneumonie devenue manifeste deux jours plus tard. Vous avez besoin de connaître ces faits, parce que de leur connaissance dérive pour vous une règle de conduite sur laquelle j'insiste ici. En effet, si vous pouvez, en l'absence de tout symptôme général sérieux, rester dans l'expectation et faire bon marché des signes locaux, là où existe une réaction générale très-marquée qui vous commande une thérapeutique active, il ne vous est plus permis, je vous le répète, d'attendre pour l'instituer que vous ayez tout le cortége des symptômes locaux de la pneumonie ; rappelez-vous que vous avez à aider l'organisme dans la lutte qu'il doit soutenir, et que vous aurez d'autant plus facilement raison de la phlegmasie pulmonaire, que vous l'aurez attaquée plus tôt. N'attendez donc pas qu'une pneumonie centrale soit devenue superficielle pour la combattre, car la terminaison de la maladie pourrait vous faire regretter le temps que votre indécision vous aurait fait perdre.

Les phénomènes généraux vous disent que c'est à cette affection

que vous avez affaire ; ils sont de nature à provoquer votre intervention; prenez votre parti nettement, intervenez, vous n'aurez
que bien peu d'occasions de vous en repentir. Dernièrement encore,
j'entendais le récit d'un fait dans lequel on avait attendu la constatation du souffle bronchique pour agir chez un malade qui
succombait peu de jours après.

Je voudrais maintenant résumer avec vous ce qui a trait au
pronostic que l'on doit porter habituellement sur la maladie qui
nous occupe. L'état général qui tout à l'heure posait des règles
précieuses pour votre diagnostic doit encore vous servir particulièrement de guide pour asseoir votre pronostic.

Les phénomènes généraux en effet nous traduisent la façon
dont l'organisme est impressionné par la lésion locale. Ils nous
expriment la souffrance de l'économie et le degré de désordres
fonctionnels qui émanent de la lésion pulmonaire. C'est donc sur cet
état général que repose pour la plus grande partie votre pronostic.
Abstraction faite de ces considérations tirées des phénomènes généraux, et toutes choses égales d'ailleurs, vous devez tenir compte
de certaines circonstances locales.

Et d'abord l'étendue de la lésion : c'est ainsi que plus elle sera
considérable, plus le pronostic sera sérieux, et que, par exemple,
une pneumonie double est plus grave que l'hépatisation d'un seul
poumon. M. Briquet, cependant, a voulu, dans un mémoire inséré
aux *Archives de médecine*, 1840, t. IX, p. 30, établir une opinion
un peu différente ; mais le procédé suivi par lui, pour arriver au
résultat qu'il présente, ne me paraît pas inattaquable.

On a encore insisté sur le siége particulier de la pneumonie
pour asseoir le pronostic. Je vous ai montré que le siége de la
pneumonie, au sommet du poumon, n'avait pas d'influence pour
la production du délire, mais ce siége particulier a été considéré
comme très-important quant au pronostic. Ainsi il paraît généralement adopté que la pneumonie se termine plus fréquemment
d'une façon funeste quand elle occupe le lobe supérieur que lorsqu'elle occupe la base des poumons. Telle est l'opinion de M. Andral (*Cliniq.*, t. III, p. 527) partagée par M. le professeur Grisolle
(*Traité de la pneumonie*, p. 533), par M. le professeur Trousseau
(*Cliniq. méd.*) et par M. Sestier, tandis que M. Briquet, dans son
mémoire, est arrivé à ce résultat que la phlegmasie du sommet du
poumon ne semble pas être en rapport direct avec la mortalité de

la pneumonie aiguë. Messieurs, je ne voudrais pas me prononcer en présence d'opinions aussi divergentes sans un nombre considérable de faits. Tout ce que je puis dire pour ma part, c'est que, sur 19 observations de pneumonies du sommet que j'ai pu réunir, je n'en ai constaté que 2 qui se soient terminées par la mort, ce qui est un peu moins du neuvième. M. le professeur Grisolle porte à un cinquième le nombre des décès dans la pneumonie du sommet, et à un huitième seulement dans les pneumonies d'autre siége. Les chiffres qui me sont personnels et que je viens de vous citer ont l'inconvénient d'être peu nombreux. Du reste, dans ces conférences, je vous ai fait remarquer, comme vous vous le rappelez, plusieurs exemples de ces pneumonies du sommet suivies de guérison (obs. I, II, III).

Un autre symptôme que j'ai étudié avec vous a encore une valeur réelle pour le pronostic, c'est le délire ; mais son importance à ce point de vue n'est pas toujours la même. Elle varie, en effet, sensiblement tout d'abord, selon l'époque de la maladie à laquelle il se manifeste. Au début il est d'ordinaire moins grave, toutes choses égales d'ailleurs, que lorsqu'il se déclare au milieu ou vers la fin de la maladie. J'ai déjà insisté sur les divers caractères qu'il pouvait présenter dans ces différents cas, je n'y reviendrai pas ; mais je vous rappellerai, comme particulièrement grave, ce délire tranquille et monotone qui se manifeste souvent au moment où la maladie passe au troisième degré.

La pneumonie, à degré égal d'intensité, offre généralement moins de gravité, si elle se présente chez un sujet jouissant habituellement d'une bonne santé, que lorsqu'elle se montre à l'état de maladie secondaire, c'est-à-dire chez un sujet déjà atteint d'une autre affection, et elle a aussi une gravité différente, selon la maladie qu'elle complique ou qui la complique. D'une manière générale, le pronostic sera d'autant plus sérieux que les fonctions de l'hématose seront déjà plus gênées par la maladie préexistante. Aussi les maladies du cœur, les bronchites généralisées, l'emphysème, sont des coïncidences très-fâcheuses, et je les redoute par-dessus toutes, ainsi que je vous l'ai dit. La pneumonie en effet, en s'ajoutant à un trouble de l'hématose qui s'exerce déjà sur une large surface, crée un danger immédiat, en élevant la dyspnée jusqu'à la proportion d'une asphyxie lente, mais incessante et graduelle.

Je ne saurais du reste, Messieurs, trop insister sur cette gêne graduellement croissante et prolongée de l'hématose, sur cette anhématosie, comme l'appelle M. le professeur Piorry. Remarquez que, par elle, le sang veineux ne subit pas une action revivifiante suffisante, et c'est alors du sang quasi veineux qui aborde tous les organes, du sang qui a perdu son oxygène, et M. Cl. Bernard nous a appris que lorsqu'ils ont perdu leur oxygène dans une certaine proportion, les globules rouges deviennent impropres à absorber de nouveau ce gaz, et circulent comme des corps inertes, sans pouvoir désormais entretenir la vie. C'est là un fait capital, qui complète les expériences de Bichat, déjà si instructives. Les effets de ce sang sur l'économie sont d'une gravité extrême, et si vous regardez de près, je crois que vous reconnaîtrez avec moi que dans cette anhématosie peut bien se trouver l'explication et la clef de beaucoup de ces morts qui ont lieu dans certaines affections du larynx ou des bronches, et que l'on attribue à des intoxications prétendues, intoxications mystérieuses dont les caractères spécifiques sont loin d'être encore démontrés à mes yeux.

D'autres complications exercent également une grande influence sur le pronostic de la pneumonie, et il varie alors selon la gravité de la complication. Je vous ai signalé la péricardite, mais elle ne crée pas toujours, sachez-le bien, une gravité considérable, presque tous les auteurs ont subordonné le pronostic de la péricardite à celui de la maladie dans le cours de laquelle elle se développe. Cependant, tout en reconnaissant avec Bamberger, M. Leudet et plusieurs autres, que la péricardite n'est pas une complication qui crée un danger immédiat, on ne peut s'empêcher de voir là une coïncidence sérieuse et pleine de péril. Quant à la méningite, vous voyez tout de suite, Messieurs, ce que cette complication a de terrible ; c'est à l'importance physiologique de l'organe secondairement atteint qu'elle emprunte surtout sa valeur fâcheuse.

Et pour ce qui est de l'érysipèle, c'est dans le plus ou moins de résistance de l'économie, dans la gravité plus ou moins grande des érysipèles régnants, s'ils sont à l'état épidémique, qu'il faudra chercher des lumières relativement à l'issue probable de la pneumonie ainsi compliquée. On a cité des exemples dans lesquels le développement de ces phlegmasies cutanées intercurrentes aurait fait taire les signes de la pneumonie. Je n'ai pas été témoin de faits de ce genre. Ils ne seraient, au reste, s'ils étaient bien établis, que l'effet de cette loi de révulsion si bien formulée par Hippocrate, et dont j'ai eu déjà souvent occasion de vous faire remarquer l'application.

Enfin, Messieurs, pour finir touchant le pronostic de la maladie qui nous occupe, rappelez-vous que le développement de la gangrène du poumon dans ce cas est un fait qui entraîne la mort d'une façon à peu près nécessaire, et que l'apparition des parotides est un signe du plus fâcheux augure.

D'autre part, rappelez-vous combien est léger le pronostic de ces altérationsl ocales qui éveillent peu ou point de phénomènes généraux. Toutefois, avant d'être pleinement édifiés sur ces derniers faits, assurez-vous bien, comme je vous l'ai conseillé, si les malades, à peu près sans fièvre le matin, n'éprouvent pas le soir quelques redoublements plus marqués ; et si vous voyez aussi ces états incertains, mal délimités, se prolonger longtemps, sans que l'appétit se réveille et que la convalescence véritable se rétablisse, redoutez, soit la présence de tubercules pulmonaires, soit le passage à l'état chronique et ne vous contentez plus de surveiller une affection qui, dans ce cas, empruntera à sa durée le danger qu'elle ne créait pas par l'intensité de ses symptômes.

Je n'insisterai pas ici, Messieurs, sur les enseignements que nos malades peuvent nous fournir relativement à l'étiologie de leur affection. Si vous exceptez les exemples de pneumonie qui paraissent bien réellement avoir été la conséquence de contusions ou de chutes presque tous nos malades rapportent la maladie à un refroidissement, à un chaud et froid, comme ils disent. Vous savez, Messieurs, que beauconp d'auteurs, parmi lesquels Chomel, MM. Briquet et Grisollé, sont d'avis que cette cause est moins évidente que ne le pensent d'autres pathologistes. Il n'est rien, vous le savez, de plus difficile à élucider que les questions qui tiennent à l'étiologie, et elles demandent entre toutes une grande précision ; or les malades peuvent rarement établir sur ces sortes de questions quelque chose qui puisse présenter les caractères d'une exactitude suffisamment rigoureuse. Tout en croyant que le passage d'un milieu plus chaud dans un milieu à température moins élevé a une influence souvent positive sur le développement de la pneumonie, vous ne pourrez tirer aucune conséquence réelle des faits que nous avons eus sous les yeux. Vous ne sauriez, au reste, rien faire de mieux à ce sujet que de consulter, pour compléter vos connaissances, l'excellente monographie de M. le professeur Grisolle et la partie de la clinique de M. le professeur

Andral qui résume ces matières. Le premier surtout de ces auteurs vous apprendra ce qu'il faut penser des causes prédisposantes de la pneumonie, et vous montrera ce que peut donner la rigueur des déductions quand il faut spécifier et apurer en quelque sorte les questions d'étiologie.

Et maintenant tout en reconnaissant les difficultés que présente déjà l'étude des questions relatives à l'étiologie, pouvons-nous jeter un coup d'œil plus profond et rechercher si nous avons quelque donnée possible à enregistrer sur la pathogénie de la pneumonie. C'est là, vous le sentez tout de suite, Messieurs, une question délicate; et cependant laissez-moi vous en dire quelques mots. Déjà quand nous avons examiné ce qu'on devait penser de l'ictère développé pendant la pneumonie ; j'ai fait appel, vous devez vous en souvenir, aux expériences de M. Claude Bernard touchant la solidarité qui unit le poumon et le foie. Certaines autres découvertes de la physiologie moderne élucident beaucoup, selon moi, le mécanisme organique selon lequel se produit la phlegmasie du poumon. Le premier fait physiologique qui importe ici, c'est la découverte du rôle que joue l'action réflexe dans les actes pathologiques. Il est démontré maintenant, après les travaux de MM. Claude Bernard, Brown-Séquard et Tholozan, E. Erichsen, Rouget, qu'une excitation (plaie, froid, brûlure) portée sur les nerfs sensitifs de la périphérie retentit sur les nerfs vaso-moteurs des organes ; les faits qui maintenant démontrent cette influence réflexe sont nombreux et à l'abri de toute contestation. D'autre part, M. Claude Bernard a prouvé, par son expérience si remarquable sur les variations de la circulation dans les glandes salivaires, l'espèce d'antagonisme qui existe entre les nerfs sensitifs et les émanations du grand sympathique. Si donc une cause extérieure vient à impressionner violemment les ners sensitifs, les nerfs vaso-moteurs sur lesquels retentit l'influence réflexe la ressentent par la production d'une sorte de cessation de leur action, d'une espèce de paralysie. La conséquence de cette paralysie vasculaire est la dilatation des vaisseaux, l'abord d'une quantité de sang plus considérable, l'élévation de la température, la coloration rouge du sang veineux et un accroissement de l'activité des tissus, tous phénomènes qui ne sont autres que ceux de la congestion et qui, chez les sujets affaiblis, deviennent, comme l'a constaté le même physiologiste éminent, une véritable inflammation. Vous voyez maintenant, Messieurs, l'application qui peut être faite de ces découvertes à l'étude pathogénique de la phlegmasie pulmonaire. Violemment impressionnés par le froid, par un accident traumatique ou autre, les nerfs sensitifs paralysent par action réflexe une portion des nerfs vaso-moteurs du poumon, le sang afflue vers l'organe et les phénomènes d'inflammation s'y développent. Ce mécanisme est admis aujourd'hui par beaucoup de physiologistes. Je crois volontiers que les faits se passent ainsi et que les résultats si bien établis de l'influence réflexe permettent cette interprétation très-satisfaisante pour l'esprit. Réfléchissez bien sur ce point, Messieurs, et surtout complétez les notions que je viens de vous donner ici rapidement en lisant dans le *Journal de la physiologie*, t. V, les divers travaux que je vous ai cités. Vous les trouverez, du reste, parfaitement résumés dans un cours de M. le professeur Rouget[1]. Vous le voyez, la physiologie porte à chaque jour des lumières de plus en plus vives sur la pathologie, gardez-vous bien de jamais les négliger. Les repousser, c'est renoncer à la source d'enseignement la plus sûre et la plus féconde.

Déjà, à propos de chacune des observations que je vous ai présentées, vous avez pu étudier les effets des moyens de traitement employés dans ces divers exemples; et ils se sont trouvés assez différents, soit par le fait des indications variées qui se sont offertes, soit par suite de l'expérimentation que j'ai voulu faire sous vos yeux de certaines méthodes plus particulièrement préconisées dans ces derniers temps. Mais je crois utile de résumer ici ce que vous devez penser du *traitement* de cette affection. Vous verrez que la considération de l'état général sur lequel j'ai appelé toute votre attention, et sur lequel j'insistais tout à l'heure à propos du pronostic, a pour le traitement de la pneumonie, comme elle avait pour celui de l'érysipèle, une valeur profonde.

Un première question se présente qui doit nous arrêter un moment. Je vous ai fait constater que plusieurs de nos malades étaient arrivés dans nos salles offrant des exemples de pneumonies non douteuses qui, bien qu'aucun traitement n'eût été dirigé contre elles, étaient cependant en voie de résolution et se sont en effet

---

[1] Ce cours, recueilli par M. Rich. Gordon, a été depuis publié à titre d'introduction, en tête de l'excellente traduction que nous a donnée M. Gordon des leçons de M. Brown-Séquard, sur les principales formes de paralysie des membres inférieures. Introduction et ouvrage sont du plus haut intérêt.

résolues sans action bien importante de notre part. Ces faits, moins rares qu'on ne le pourrait penser, sont venus en aide aux médecins que la pratique des émissions sanguines abondantes et répétées trouvait peu convaincus de son utilité et même de son innocuité. Alors, partant de cette donnée que la pneumonie est un phlegmon qui tend naturellement à se terminer par résolution, ces auteurs, systématisant avec une extrême rigueur, ont pensé que la maladie pouvait être abandonnée à elle-même, et que l'expectation suffisait à la guérison de toute pneumonie franche. Balfour (*Edinburg med. and surg. Journal*, 1847), en préconisant cette conduite, avait surtout pour but d'attaquer le traitement par les saignées répétées. Depuis, les docteurs Dietl (1849 et 1852), Schmidt (1854), C. Bordes (1855), Alison (1856), Bennett (1859), Beau (1859), Laboulbène, Legendre (1859), Bourgeois (1860), ont reproduit ces opinions et, déclarant les saignées, surtout les saignées générales, nuisibles, les ont formellement proscrites et ont préconisé l'expectation pure dont mon collègue et ami M. Barthez a aussi vanté les bons effets dans la pneumonie franche des enfants.

Messieurs, il est hors de doute que dans bien des mains mal habiles, l'emploi des émissions sanguines répétées a été une arme terrible contre beaucoup de malades atteints de pneumonie. Il est hors de doute que cette idée, la saignée est le remède souverain de la pneumonie, était devenue une sorte de proverbe en thérapeutique, trop accepté sans discussion par la majorité des praticiens. Mais était-il besoin d'une exagération inverse aussi rigoureuse et aussi radicale ? Les travaux de notre vénéré maître M. le professeur Andral, ceux de MM. Louis et Valleix, le chapitre de l'excellent traité de la pneumonie de M. Grisolle, n'étaient-ils donc pas des enseignements suffisants pour éviter une pratique si peu rationnelle, pratique que, d'ailleurs, les auteurs les plus attachés à la doctrine physiologique n'avaient jamais formulée aussi absolument qu'on le disait ? Non, assurément, Messieurs. Mais quelle est la réaction qui sache s'arrêter et se contenir dans de justes bornes ? J'avoue que, quant à moi, qui, depuis bien des années déjà, ai préconisé un traitement non exclusif dans la pneumonie, plus je vais et plus, sur ce point comme sur tous autres en thérapeutique, je tiens pour les idées moyennes. J'adopte bien volontiers la devise : « Inter utrumque tene. » Voyons d'ailleurs.

On a insisté beaucoup, pour repousser les émissions sanguines du traitement de la pneumonie, sur cette considération que l'exsudation albumino-fibrineuse, qui a envahi le tissu pulmonaire de toutes parts, n'est nullement modifiée par les saignées, qui ne peuvent agir que sur la fluxion congestive qui précède l'exsudation. Mais, remarquez-le bien, lorsque vous avez affaire à une pneumonie qui, sur un point, offre déjà les signes d'une hépatisation pulmonaire parvenue au second degré, vous pouvez craindre bien souvent que d'autres points voisins ne soient aussi en fluxion congestive, et il y a alors intérêt et raison véritable à pratiquer une émission sanguine, même générale pour arrêter ou modérer cette fluxion sur laquelle on concède que la saignée peut avoir une action. En outre, que disent donc les chiffres des divers auteurs qui ont préconisé l'expectation, ils sont loin d'être partout aussi probants qu'on le pourrait croire.

Ainsi Dietl, en 1849, déclarait une mortalité de 7,4 pour 100, comme résultat de son traitement diététique, et, en 1852, sa moyenne était de 9,2 pour 100. Schmidt, tenant la même conduite, est arrivé à 23 décès sur 100 cas et Bordes à 22 pour 100. Faut-il, avec ce dernier écrivain, suspecter la statistique de Dietl, qui, du reste, comme le remarque l'auteur d'un excellent article inséré sur cette question dans les *Archives de médecine* (1858, t. XII, p. 79), pense que tout pneumonique, préservé de la phlébotomie, qui meurt, ne meurt pas de pneumonie, mais meurt de complication? Je n'oserais aller aussi loin que Bordes, mais je crois que Dietl n'a pas examiné sans enthousiasme. Ainsi le docteur Huss, qui, dans cette question, se montre favorable aux idées de Dietl, a fourni des chiffres qui ne sont pas concluants en faveur de ce dernier. De 1840 à 1847, il a traité 1,040 malades atteints de pneumonie en les saignant, et il en a perdu 120, soit 11,54 pour 100. De 1848 à 1855, il a banni l'usage de la saignée d'une façon absolue, et il a perdu 10,21 pour 100 de ses pneumoniques. Et si, dans ces deux périodes, il ne fait pas abstraction des malades apportés mourants à l'hôpital, il trouve en moyenne 13,93 décès pour 100 malades dans la période où il employait la saignée, et 13,77 pour 100 dans celle pendant laquelle la saignée a été proscrite. Enfin, voici un certain nombre d'observations empruntées à différents auteurs et disposées en deux séries ; je trouve que, dans la première, les saignées répétées ou modérées ont été employées, et que, sur 2,833 cas de pneumonies, le nombre des décès s'est élevé à 487. Dans la seconde, la saignée n'a jamais été pratiquée, et sur

9,888 cas, le nombre des morts s'est élevé à 2,013. Ce qui donne, pour la première série, 17,19 pour 100, et, pour la seconde, 20,36 décès pour 100. Tout en n'accordant pas à cette statistique une valeur absolue, car elle a l'inconvénient d'être trop générale et de réunir les uns aux autres des faits probablement différents sous beaucoup de rapports, cependant, comme cet inconvénient existe dans les deux séries, il est permis d'inférer tout au moins de cette comparaison que les saignées, qui ont donné une mortalité moindre, n'ont pas la fâcheuse influence qu'on leur attribue et que l'expectation n'est pas aussi assurément bienfaisante qu'on veut bien le dire. D'ailleurs, remarquez-le, Messieurs, si des malades nous arrivent en voie de guérison sans avoir fait aucun traitement, comme vous l'avez vu pour quelques-uns de ceux qui sont dans nos salles, ce qui est en faveur de l'expectation, nous voyons, d'autre part, des malades qui nous arrivent aussi vierges de traitement que les autres, mais avec des pneumonies parvenues au troisième degré ; ce qui prouve qu'abandonnée à elle-même, la pneumonie peut mal marcher. J'avoue que la terreur de ce résultat, souvent possible alors que rien ne le fait prévoir sûrement dès le début, rend impossible pour moi l'expectation pure érigée à l'état de système, et, comme le docteur Brandes, de Copenhague, qui l'a expérimentée sans succès (Virchow, *Arch.*, t. XV, liv. III et IV, 1859), je la trouve aussi déraisonnable quand elle est exclusive que tout autre traitement aveuglément systématique.

Mais je suis non moins profondément convaincu de la nécessité de certaines règles générales de traitement et de l'importance capitale, par exemple, qu'il y a à ménager les forces du malade. Rappelez-vous toujours cette opinion de Kaltenbrunner que je vous ai déjà indiquée, à savoir, qu'il faut à l'économie un certain degré de force pour résoudre une inflammation, opinion sur laquelle j'ai appelé bien des fois l'attention de ceux qui m'entourent chaque matin. Ici, comme partout ailleurs, votre thérapeutique aura donc pour base les indications que vous pourrez saisir chez votre malade et non une confiance exclusive dans tel ou tel moyen. Vous ne répéterez pas ce qu'on entend si souvent dire, tel ou tel traitement est le traitement de la pneumonie, comme si à l'étiquette unique de la maladie correspondait une conduite toujours écrite et toujours identique dans tous les cas de pneumonie. Par-dessus tout, n'oubliez jamais que l'état général du malade doit

être votre meilleur guide dans la direction que vous devez imprimer au traitement.

Lorsque vous croirez devoir instituer un traitement dépressif,
alors que, par exemple, vous avez affaire à un sujet jeune et vigoureux, surtout s'il est récemment atteint, employez au début une
ou deux saignées copieuses. Elles sont un excellent moyen de
prévenir l'extension de la congestion et elles sont un bon point
d'appui pour obtenir la sédation du mouvement phlegmasique, pour
assurer l'action des agents que nous allons passer en revue. Rappelez-vous que, pour bien diriger l'emploi de ce moyen, il faut
vous régler et sur la force du pouls et sur l'aspect du malade.
Vous savez, en effet, que, chez certains sujets, il y a oppression et
non pas déperdition des forces. Le pouls lui-même, comme je vous
l'ai dit, ne peut pas toujours aider à asseoir cette distinction; les
forces opprimées du malade semblent se relever par les émissions
sanguines. Mais dans leur répétition, ne vous guidez pas sur le
plus ou moins de couenne que peut présenter la saignée. Rappelez-
vous que la phlébotomie diminue la proportion des globules, et
qu'alors si vous ne faites pas l'analyse quantitative des principes
du sang, vous croyez à une augmentation dans la proportion de
la fibrine, alors que l'excès de ce principe que traduit la couenne
est relatif et n'est nullement absolu. Hunter avait déjà fait cette
remarque, que les travaux de Withing, de MM. Andral et Gavarret ont depuis confirmée.

Du reste, dès l'instant que vous reconnaîtrez l'indication d'un
traitement dépressif, mettez-le en œuvre rapidement, sans relâche,
sans mollesse. Un traitement énergiquement appliqué, mais appliqué peu de temps, est moins nuisible, comme l'a fort bien établi
M. le professeur Bouillaud, qu'un traitement moins ferme et longtemps continué, ce dernier, tout en étant débilitant, est presque
toujours insuffisant.

La saignée est un agent très-spoliateur; elle entraîne l'affaissement de l'état général en même temps qu'elle amène l'apaisement
de l'état morbide local. Vous pouvez, pour continuer cet apaisement, avoir recours à un moyen qui obère moins l'avenir et
qui produit un affaissement sans spoliation plastique bien manifeste, sans perte de globules ; ce moyen, c'est l'emploi des préparations antimoniales. Trois surtout méritent votre attention.
Le tartre stibié, le kermès minéral et l'oxyde blanc d'antimoine. De ces trois médicaments je préfère le tartre stibié, et

l'oxyde blanc, mais surtout le tartre stibié. Le kermès, dont l'emploi est préconisé par M. le professeur Trousseau, m'a paru avoir le grand inconvénient d'être assez inégal dans ses effets; tantôt une dose assez forte n'a aucune action, tantôt, au contraire, quelques cuillerées d'une potion qui renferme 0,10 à 0,20 de kermès produisent, comme je viens d'en être témoin encore il y a peu de jours, des superpurgations cholériformes : c'est un médicament pour lequel j'ai peu de goût.

Il n'en est plus de même du tartre stibié que je donne, non pas à la dose rasorienne, car cette dose était de 2ᵍ,50 environ, mais seulement à celle de 0,20 à 0,30, et même à 0,40, selon la force des sujets. Les effets sont à peu près constants, et il produit ordinairement des vomissements et la diarrhée, surtout pendant les premiers jours de son administration.

Dans d'autres exemples, on ne voit survenir ni vomissements ni diarrhée, il y a ce qu'on a appelé *tolérance*. Rasori, comme bien vous le savez (voyez Grisolle, *Traité de la pneumonie*), croyait que la tolérance du malade pour le tartre stibié était en proportion directe de l'intensité de la maladie. Un fait cité par Aran (*Bulletin de Thérapeutique*, t. XLIX, p. 273), semblerait donner raison à cette manière de voir, puisque pendant le cours de la maladie mon regretté collègue put donner 1,50 et 2 grammes de tartre stibié avec une tolérance complète, laquelle cessa à mesure que la pneumonie s'améliora. Même alors qu'il y a tolérance, ce médicament n'en excite pas moins un sentiment de prostration profonde, une tendance à la nausée, et presque à la syncope ; pouls petit et déprimé, avec sueur souvent abondante, ou froide, visqueuse, facies pâle et défait. Ailleurs enfin, le médicament ne détermine pour ainsi dire aucun phénomène.

On a beaucoup discuté pour savoir si l'efficacité du tartre stibié était plus grande lorsque l'on obtenait la tolérance que lorsque l'on voyait produire des vomissements et des selles. Rasori, se fondant sur les propriétés contro-stimulantes du tartre stibié, dont il appréciait et recherchait surtout les effets dynamiques, a soutenu la première opinion. Chomel, avec la grande autorité de sa raison calme et rigoureuse, s'est décidé pour l'autre interprétation. Les faits que j'ai observés m'ont rattaché à l'opinion de Chomel. J'aime mieux, quant à moi, voir le tartre stibié produire des vomissements ou d'abondantes évacuations alvines. La raison de cette préférence est double. D'abord, avec Chomel, je crois qu'il y a avantage à une révulsion gastro-intestinale traduite par des sécrétions exagérées. Leur présence n'empêche en rien l'action du médicament sur le système nerveux. Cette action est seulement plus limitée, plus momentanée, et c'est là le second motif pour lequel je préfère voir ces effets produits. Quand je les vois, je crains moins que le tartre stibié n'aille plus loin que je ne le voudrais. Lorsque, au contraire, aucune évacuation n'a lieu, je ne puis répondre que le tartre stibié ne dépassera pas de beaucoup l'effet médicamenteux que je souhaite, ne deviendra pas un poison véritable et ne créera pas un grand danger. Dans ces cas, en effet, l'état de dépression profonde que je vous indiquais tout à l'heure peut aboutir à la mort. Et, prenez-y bien garde, l'état ataxo-adynamique observé alors peut très-facilement faire prendre le change. L'état local n'est pas plus sérieux (la percussion et l'auscultation le constatent), mais comme on observe malgré cela un état général fort grave, qu'on ne peut rattacher à rien d'appréciable, on a tendance à l'attribuer à une lésion pulmonaire trop profonde pour être reconnue physiquement.

Depuis longtemps j'avais été frappé de la forme particulière de ces accidents, et j'avais quelque peine à les rattacher, comme je le voyais faire, à l'existence d'une pneumonie centrale. En effet, étant élève, j'avais vu succomber des malades avec l'ensemble de symptômes que je viens de vous signaler comme la conséquence de l'administration du tartre stibié, et, loin que ces terminaisons funestes fussent considérées comme le résultat de l'action du médicament, elles étaient mises sur le compte d'une pneumonie centrale. A l'autopsie, je ne voyais qu'une hépatisation en voie de résolution et point de pneumonie au centre du poumon, rien dans l'état anatomique de cet organe qui expliquât la mort. Je me promis d'étudier ces faits plus complétement quand j'en aurais l'opportunité. L'occasion se présenta quelques années plus tard. En 1847, j'avais, à l'Hôtel-Dieu, la direction d'un service à titre de médecin du bureau central. Il y entra un jeune homme affecté de pneumonie : il était assez fort, assez vigoureux ; je prescrivis une saignée et la potion stibiée. Le lendemain, le malade était dans un abattement extrême, le pouls filiforme, les yeux excavés. Cet état n'était pas la conséquence d'évacuations exagérées, car il n'avait eu que des selles et des vomissements très-peu nombreux. Les personnes qui m'entouraient ne trouvant pas dans l'état local du poumon la cause de ces symptômes graves, les prirent pour les signes d'une inflammation centrale du parenchyme pulmonaire, et portèrent le plus triste pronostic sur ce malade. Je vis dans cette dépression considérable, sans grandes évacuations, les effets du tartre stibié agissant d'une façon exagérée. Ce qui me fit adopter cette manière de voir, c'est que la marche de la lésion perceptible n'était pas celle que l'on observe quand la phlegmasie gagne en profondeur. Les signes locaux n'étaient ni considérablement augmentés comme lorsque l'inflammation s'exagère tout en s'étendant, ni considérablement amendés comme lorsque l'on a affaire à ces formes dans lesquelles le développement violent de la phlegmasie, sur un nouveau point plus caché du parenchyme, dégage la partie du même organe primitivement attaquée. On ne pouvait donc admettre que la maladie eût gagné le centre du poumon. Fort de ces remarques et de mes observations antérieures, je résolus de combattre l'effet du tartre stibié, de le neutraliser autant que possible. Je prescrivis une potion avec 2 grammes d'extrait de quinquina, et je suspendis le tartre stibié. Vingt-quatre heures après, le malade était sorti de cet état alarmant de dépression et avait repris ses forces.

Les faits de ce genre se sont multipliés en très-grand nombre sous mes yeux, ils ont complété mon expérience, et c'est ce qui fait que vous me voyez souvent alterner l'emploi du quinquina avec celui du tartre stibié; c'est qu'alors je redoute de voir ce dernier médicament produire des effets dépressifs trop prolongés et qui souvent restent incoercibles quand on en a continué l'emploi pendant quelques jours. Dès le deuxième ou troisième jour, si le malade s'affaiblit, si sa peau se couvre de sueurs froides, si sa face s'altère, s'il éprouve des nausées, et que cependant d'autre part l'état local ne soit pas encore suffisamment amendé, je prescris la potion stibiée pendant une grande partie de la journée, et à quatre heures je la fais cesser; puis |deux heures après, vers six heures, on administre une potion contenant de 2 à 4 grammes d'extrait sec de quinquina. Par cette conduite, d'un côté je tends à déprimer le mouvement morbide, et, de l'autre, je relève les forces du malade. Cette action alternativement opposée peut vous paraître singulière, mais elle n'est autre chose qu'un moyen de contenir, de limiter l'effet dépressif du tartre stibié, dont l'emploi peut ainsi être continué plus longtemps sans danger. Du reste, cette conduite me réussit habituellement, et vous avez pu voir les heureux effets que j'en ai obtenus sur des malades du service dont vous avez pu suivre l'observation.

Plus tard, vers le déclin de l'affection, alors que la résolution, quoique incomplète, est commencée cependant et que l'état du malade ne réclame plus une action aussi énergique, je change de préparation antimoniale, et je m'adresse à l'oxyde blanc d'antimoine, que je donne depuis la dose de 2, 4, 6 grammes, jusqu'à celle de 10 grammes dans une potion.

Le tartre stibié peut encore déterminer d'autres accidents. Ainsi, dans l'exemple suivant, il produisit des déjections alvines exagérées, d'une nature particulière et cholériforme. Le tartre stibié a causé chez le malade qui fait le sujet de l'observation que je vais vous lire, les effets que vous observerez quelquefois dans d'autres maladies après l'administration d'un purgatif, même alors que celui-ci est bien indiqué et que la substance employée n'est pas douée d'une puissance ordinairement très-considérable. Cette exagération d'action, tout à fait imprévue d'un purgatif léger, est assez fréquente chez les vieillards et aussi chez les sujets débiles. Soyez-en bien prévenus, afin de manier sur eux les purgatifs avec de certains ménagements ; et, pour le dire en passant, sachez que ces moyens ne doivent pas non plus être longtemps continués chez ces sujets, même alors qu'ils semblent peu efficaces au premier abord. Il peut arriver, en effet, que tout à coup l'action longtemps différée s'exerce avec une violence extrême, et persiste avec une ténacité que rien ne peut modérer. J'ai vu un certain nombre de malades profondément affaiblis par cet ordre d'accidents ; j'en ai vu succomber à ces diarrhées colliquatives déterminées par des purgatifs légers, mais répétés, prescrits, par exemple, à propos d'affections cérébrales. On comprend au reste, chez des sujets ainsi affaiblis par l'âge ou par toute autre cause, ce peu de résistance des surfaces muqueuses, qui s'altèrent tout à coup et ne réagissent plus contre l'altération.

Mais revenons à notre malade, chez lequel fort heureusement le résultat ne fut pas aussi désastreux. Voici, en effet, comment les incidents se passèrent :

Obs. XLVIII. Le 3 avril 1854, au numéro 60 de la salle Beaujon, est entré le nommé Dégenète (Auguste), âgé de quarante-six ans, marchand des quatre-saisons.

Le 30 mars au soir, cet homme fut pris de malaise, sa digestion fut difficile mais sans vomissements. Bientôt survint un frisson très-violent, suivi de fièvre et d'oppression. La fièvre continua pendant la journée du 31 mars, et le soir le malade remarqua que ses crachats contenaient du sang. (En 1829, le malade a eu des vomissements de sang qui revinrent de temps en temps pendant environ dix-huit mois.) Un litre de vin blanc chaud, dans lequel infusa une plante aromatique inconnue, fut le seul traitement que fit le malade, et cela dès le début.

Le 3 avril. Il entra à l'hôpital, quoiqu'il se sentît mieux que les jours précédents.

Le 4. On trouve de la matité et du souffle bronchique au sommet du poumon droit, quelques bulles de râle crépitant dans le creux de l'aisselle du même côté, ainsi qu'en avant, au-dessous de la clavicule. Ce râle crépitant est d'ailleurs mélangé à du râle muqueux et même à du râle ronflant. Douleur dans le côté droit de la poitrine ; respiration difficile et fréquente ; crachats rouillés ; fièvre modérée ; langue sèche sur le milieu. (Saignée de deux palettes ; julep avec 0,25 de tartre stibié et 15 grammes de sirop diacode.)

Le 4 au soir. Selles abondantes et excessivement fréquentes, leur couleur est blanchâtre et rappelle de tous points les selles des cholériques. Affaiblissement considérable des forces du malade, dont la face est très-profondément altérée, les yeux excavés, la peau couverte de sueur. Pouls mou, dicrote, assez fréquent 98 à 100; l'état paraît fort grave. (Deux lavements avec six gouttes de laudanum ; suppression du tartre stibié.)

Le 5. L'état observé hier soir s'est sensiblement amélioré, la diarrhée est complétement arrêtée ; râle crépitant de retour dans tout le sommet du poumont droit. (Julep avec 3 grammes d'extrait de quinquina pour le soir et la nuit ; dans le jour, deuxième julep avec 2 grammes d'oxyde blanc d'antimoine ; vésicatoire sur le côté droit de la poitrine.)

Le 6. Le malade se sent extrêmement soulagé, la fièvre continue, mais elle est peu intense, le pouls est relevé, 88 ; cependant la peau est encore chaude et les deux pommettes restent rouges. A l'exception de quelques bulles de râle sous-crépitant, disséminées çà et là, on peut dire que la respiration est normale dans tout le poumon, excepté au sommet droit où on observe encore un peu de râle de retour. (Même médication.)

Le 7. Le mieux se continue ; de même qu'hier, il est impossible de trouver nulle part du souffle bronchique ; le sommet présente encore du râle crépitant de retour. (Même médication.)

Le 8 et 9. Même état et même médication.

Le 10. On supprime l'oxyde blanc d'antimoine et on commence à nourrir le malade, qui sort complétement guéri le 14 du même mois.

Les phénomènes généraux que nous venons de voir produits par le tartre stibié ne sont pas les seuls accidents que puisse faire naître l'emploi de ce moyen. On le voit en effet déterminer sur le voile du palais, sur la paroi postérieure du pharynx et même dans l'œsophage, des éruptions d'ecthyma véritable, analogues de tous points à celles que produisent sur la peau les frictions avec la pommade stibiée dite *pommade d'Autenrieth* (qui contient, comme vous le savez, quatre parties d'émétique pour douze d'axonge exactement mêlées) ou l'application d'un emplâtre stibié, qui n'est autre chose qu'un emplâtre de poix de Bourgogne qu'on saupoudre avec 0,6 à 2 grammes de tartre stibié. M. Ricord a substitué l'onguent de ciguë comme excipient à la poix de Bourgogne.

Cette éruption de l'arrière-gorge peut, au reste, exister sans l'état de dépression générale que je vous décrivais tout à l'heure, comme appartenant en propre à l'action générale du tartre stibié. La sensation, dans la gorge, d'une brûlure analogue, selon les malades, à celle que fait éprouver la déglutition du poivre, la dysphagie, le hoquet, le dégoût des aliments, le sentiment de nausées avec production de mucosités abondantes ramenées par des efforts d'expuition, sont des signes qui devront faire craindre cet effet local de l'émétique. L'examen direct montrera l'éruption sur le voile du palais et à l'arrière-gorge. Chez ces malades aussi, vous verrez survenir, dans les coins de la bouche ou à la partie moyenne des lèvres supérieures ou inférieures, de petites pustules qui pourraient être confondues avec les groupes d'herpès labial si fréquemment observés chez les pneumoniques, et qui ne sont que le résultat du contact de la solution stibiée que les bords de la cuiller, qui sert à administrer la potion, exagèrent aux deux commissures, comme la goutte qui tombe souvent sous la cuiller et le jeu de la lèvre supérieure qui vide cette dernière exactement, expliquent les pustules observées sur ces points spéciaux.

Quant aux lésions de l'œsophage, voici un croquis que j'ai relevé sur un malade de la Charité, mort avec des accidents de ce genre. La copie de cette planche et l'observation du malade ont été publiées par mon vénéré maître M. le professeur Andral, dans l'édition qu'il nous a donnée de Laennec (t. III, p. 560). Remarquez, Messieurs, que, pour cette éruption comme pour toutes les lésions de l'œsophage que nous avons étudiées dans les premières séances de ces conférences, c'est toujours au niveau de certains lieux d'élection, à la partie supérieure et à la partie inférieure de l'œsophage, que siégent surtout les altérations.

Les accidents furent moins graves dans l'observation suivante que j'ai recueillie à l'hôpital Beaujon. Je vous la rapporte aussi très-volontiers, parce qu'elle vous offrira un exemple de ces pneumonies avec formations pseudo-membraneuses. Et si vous regardez bien aux symptômes, vous verrez combien l'asphyxie lente avec cyanose, observée dans cet exemple vers la fin de la vie, diffère des symptômes et de la prostration que je vous indiquais tout à l'heure.

Obs. XLIX. Le 4 mai 1854 est entré à l'hôpital Beaujon la nommée Poirier (Louise), cuisinière, âgée de cinquante-huit ans.

Cette malade tousse habituellement. Il y a huit jours, elle fut prise de frissons avec céphalalgie et vomissements fréquents. Le premier jour, le frisson fut plus fort et les vomissements plus nombreux que les jours suivants.

Quand la malade entre à l'hôpital, suivant elle, sa maladie serait notablement amendée. On constate néanmoins matité complète dans les deux tiers inférieurs du poumon droit ; souffle et bronchophonie dans le tiers moyen, avec exagération des vibrations thoraciques. Dans le tiers inférieur on perçoit aussi du souffle, mais il est mélangé à du râle crépitant de retour ; crachats rouillés. (Julep avec 0,25 tartre stibié et 15 grammes sirop diacode.

Le 5. Même état. La malade a expectoré de nombreux crachats de couleur sucre d'orge. (Même médication.)

Le 6. Le souffle bronchique remonte jusqu'à environ trois travers de doigt du sommet du poumon ; matité au même point ; souffle et matité au tiers moyen ; respiration affaiblie, mais à peu près normale dans le tiers inférieur. La malade souffre de la gorge ; en examinant cette partie, on remarque qu'elle présente des plaques grisâtres sur le voile du palais, et plusieurs petites pustules rappelant la psorenterie par leur aspect. (Tartre stibié, 0,15, en pilules ; collutoire boraté.)

Le 7. Le souffle occupe presque complétement le lobe supérieur, seulement il est mélangé à quelques gros râles ; crachats sucre d'orge. La malade se sent faible ; langue humide, recouverte d'enduit blanchâtre ; le mal de gorge a diminué. (Continuer la prescription et y ajouter : julep avec 3 grammes d'extrait de quinquina.)

Le 8. La gorge va mieux ; les crachats diminuent comme abondance et comme coloration ; langue humide ; le souffle bronchique descend un peu moins qu'hier ; partout où il existe, il est mélangé à du râle sous-crépitant de retour. (Même médication ; un vésicatoire.)

Le 9. Même prescription. Le soir, le souffle bronchique a complétement disparu ; la matité n'est appréciable qu'en comparant le côté malade au côté sain ; le souffle est remplacé par du râle sous-crépitant, abondant surtout dans les grandes inspirations ; peau fraîche.

Le 10. La poitrine ne présente plus aucun phénomène anomal. (Supprimer le tartre stibié, continuer le julep avec le quinquina, et aussi le collutoire boraté.)

Le 11. Rougeur stibiée dans la gorge. (Julep avec quinquina ; collutoire avec le miel rosat et l'acide chlorhydrique.)

Le 12. Cyanose remarquable, et à la face et aux extrémités ; pouls très-faible ; une seule selle diarrhéique ; peau chaude ; aucun symptôme au cœur ou aux poumons. On prescrit : groseille, un pot ; julep avec 4 grammes d'extrait de quinquina ; 120 grammes bagnols ; lavement avec 2 grammes tannin ; sinapismes.

Le 13. Même état ; même prescription. La mort survient dans la nuit du 13 au 15 mai.

Autopsie. L'œsophage a été examiné avec le plus grand soin, il présentait huit ou dix petites ulcérations qui ont évidemment succédé à de petites pustules, semblable à quelques-unes qui persistent encore. Ces ulcérations sont surtout groupées au-dessus du cardia ; rien à l'estomac.

Le poumon droit est aéré, mais il contient une grande quantité de sérosité et d'écume bronchique. A la partie inférieure, là où le parenchyme n'est nullement induré et entièrement aéré, on trouve que les divisions bronchiques sont en partie obstruées par des fausses membranes parfaitement formées et adhérentes à la muqueuse bronchique. Cette exsudation pseudo-membraneuse est entièrement limitée aux divisions bronchiques de ce lobe inférieur du poumon droit ; il a été impossible d'en trouver ailleurs. Rien au cœur.

Dans le cas suivant, qui présentait un exemple de pneumonie avec ictère, nous voyons figurer, outre la dysphagie et la douleur à la gorge, un autre symptôme qui prouve que, comme chez le malade dont M. Andral a bien voulu rapporter l'observation, le tartre stibié avait porté sur l'estomac et y avait probablement déterminé un travail d'ulcération analogue à celui de l'œsophage. Ce symptôme est une douleur épigastrique que la pression exaspérait sensiblement. Malgré ce nouveau désordre, la malade guérit.

Obs. L. Bouzemassat (Laurence), vingt-huit ans, domestique, entrée le 22 février 1849 à la salle Sainte-Marguerite, n° 3, hôpital Bon-Secours.

Cette femme paraît d'une bonne constitution ; cependant elle s'enrhume aisément chaque hiver ; elle a craché à diverses reprises quelques filets de sang. Elle est réglée chaque mois, mais peu abondamment. Pas de maladie grave, si ce n'est en avril dernier. A cette époque elle fut soignée pour une affection de la poitrine, et on lui appliqua un vésicatoire. Elle avait un point de côté.

Mardi 20, elle fut prise de frissons, de sueurs. Le matin, elle avait lavé du linge à l'eau froide et, depuis trois semaines, elle était enrhumée.

Mercredi 21, elle fut prise d'un point de côté au niveau des fausses côtes du côté gauche.

Le 22 février, troisième jour au soir. Etat local : matité du côté gauche de la poitrine, en arrière, à 2 pouces au-dessus de la pointe de l'omoplate jusqu'à 2 pouces au-dessous. Dans le point correspondant à là matité souffle très-fort ; et, pendant la toux, râles crépitants perçus également tout à l'entour. Dans les autres points de ce côté de la poitrine la respiration est rude, et, en haut surtout, on entend du souffle à l'expiration. Quelques râles sibilants et muqueux pendant la toux dans les parties saines. En avant et à gauche pas de matité, respiration normale, quelques râles sibilants à l'expiration. Dans le côté droit, en arrière, sonorité ; la respiration vésiculaire est faible ; quelques râles muqueux. Rien à la partie antérieure que le retentissement du souffle du côté gauche, qu'on n'entend qu'à l'expiration ; toux assez répétée et douloureuse ; pas de crachats ; respiration fréquente ; céphalalgie ; teinte jaunâtre de la face ; pouls plein et très-fréquent. (Saignée de 4 palettes, kermès, 0,25.)

Le 23. Teinte jaune de la face très-prononcée, langue chargée, bouche amère, pas de selles ; deux ou trois crachats rendus avec peine, visqueux d'un blanc verdâtre, avec quelques stries sanguines ; toux fréquente ; point de côté très-douloureux ; 124 pulsations, pouls plein, résistant ; 48 inspirations. Pas de sommeil pendant la nuit, peau chaude et un peu moite, pas de changement dans l'état local. La saignée était couenneuse : caillot bien arrondi. (Mauve, tartre stibié, 0,30, julep diacodé.)

Le 24. 108 pulsations, 44 respirations, peau chaude et sèche ; crachats plus nombreux qu'hier, un ou deux légèrement rouillés ; expectoration toujours difficile. Un seul vomissement ; une garde-robe en dévoiement ; teinte jaune de la peau ; sommeil léger et agité, ne durant que deux heures ; point de côté très-douloureux à gauche ; le maximum du souffle est à la pointe du scapulum du même côté tout autour râles crépitants très-évidents ; quelques râles muqueux à droite. (Huit ventouses scarifiées sur le côté gauche ; tartre stibié, 0,35 ; sirop diacode, 15 grammes.)

Le 25. Grande agitation la nuit, délire, la malade se lève même deux ou trois fois, point de côté très-diminué ; crachats plus nombreux, plus faciles, légèrement muqueux, moins adhérents ; la toux a été très-forte et très-incommode ; deux selles pendant la nuit ; 108 pulsations. Oppression diminuée ; souffle moins sec et presque changé en simple respiration avec rude expiration prolongée. Râles crépitants humides dans ces points, excepté dans l'aisselle, où le souffle persiste encore un peu ; pouls à 104, vif, peu résistant, 32 respirations ; peau chaude et sèche. (Même prescription.)

Le 26. Pas de vomissements ; une selle ; langue très-chargée, haleine fétide, douleurs à l'épigastre, spontanées et à la pression, dysphagie très-prononcée, sécheresse de la gorge. A l'inspection, on constate de la rougeur au pharynx et une petite ulcération stibiée sur sa paroi postérieure. Délire et agitation toute la nuit ; céphalalgie et étourdissements prolongés, tendance à la syncope, douleurs dans les membres, faiblesse assez grande ; expectoration facile mais peu abondante ; crachats muqueux, mêlés de quelques caillots de sang presque pur, mais non rouillés, diffluents ; matité diminuée. Râles crépitants à grosses bulles, depuis la pointe de l'omoplate et 1 pouce au-dessus jusqu'au bas du poumon ; respiration rude et sonore ; expiration prolongée. A droite, respiration difficile à saisir, appréciable seulement pendant la toux dont les inspirations font entendre des râles muqueux très-abondants. (Ext. théb., 0,05 ; ext. quinquina, 1 gramme.)

Le 27. Pas de vomissements, pas de selles ; douleur légère à la région cardiaque ; quelques palpitations ; déglutition douloureuse ; sécheresse de la gorge ; sensation de chaleur et de douleur le long de l'œsophage ; douleur à la pression de l'abdomen, surtout à l'épigastre ; rien au cœur : deux épistaxis. Pendant la nuit, sommeil agité et même un peu de délire ; 100 pulsations, pouls peu résistant, 32 respirations ; légers frissons dans la nuit ; crachats épais, muqueux, avec du sang venu probablement du pharynx ; la peau est peu chaude ; langue chargée ; ni selles ni vomissements. Teinte jaune de la face ; les urines ne contiennent pas de matière colorante de la bile. Pas de souffle au niveau de l'omoplate, la respiration n'est qu'un peu rude et prolongée ; au sommet, elle est plus rude et plus sonore. Rien à noter à droite ; mêmes râles dans le côté malade. (Ext. quinquina, 1,50 ; ext. théb., 0,05 ; vésicatoire sur le côté gauche.)

Le 28. Un peu moins d'agitation pendant la nuit ; pas de frissons ; chaleur de la peau ; pas de selles ; pas de vomissements ; 88 pulsations, pouls résistant, vif, 36 respirations. Crachats muqueux, verdâtres, quelques stries de sang sur ces crachats ; langue chargée ; dysphagie ; soif. Respiration rude, prolongée, dans le poumon gauche ; en bas, murmure vésiculaire très-net. A droite, respiration toujours sourde, faiblesse assez grande. (Ext. quinquina, 1,50 ; ext. théb., 0,05.)

Le 1er mars. Assez bon sommeil pendant la nuit ; peu d'agitation ; 80 pulsations ; pouls peu résistant, peu plein, 32 respirations. Moins de toux ; crachats muqueux, abondants, faciles. Quelques palpitations ; pas de souffle au cœur, souffle continu dans les vaisseaux du cou ; langue moins chargée ; phénomènes gastriques et buccaux un peu amendés ; à gauche respiration naturelle mais encore très-sonore ; râles dans les efforts de toux seulement ; peau fraîche. (Deux bouillons, un potage maigre ; ext. quinquina, 1,50 ; ext. théb., 0,05.)

Le 2. Nuit un peu agitée ; la sensation de brisement dans les membres persiste ; toujours de la douleur en avalant ; sensibilité persistante à la pression de l'épigastre ; langue presque naturelle ; quelques crachats muqueux. A gauche, respiration naturelle, mais toujours bruyante, surtout comparée à celle de droite, qui est restée obscure. En avant, des deux côtés, râles sonores et sibilants ; 80 pulsations, 32 respirations. (Même prescription.)

Le 3. Sommeil toujours un peu agité ; quelques palpitations ; rien à l'auscultation cardiaque. Céphalalgie assez intense ; pouls à 76 ; peau chaude, un peu moite. 36 respirations par minute ; prostration assez marquée ; douleur à la gorge et à l'épigastre. Toux, mais peu d'expectoration, crachats verts et muqueux. Respiration naturelle à droite, mais très-sonore au sommet ; quelques râles muqueux pendant la toux. Teinte jaune de la face ; douleur à la région hépatique ; mais la palpation et la percussion ne font rien reconnaître. (Ext. quinquina, 1,50; opium, 0,05; rhubarbe, 0,25.)

Le 4. 64 pulsations ; douleur abdominale ; pas de selles ; gorge moins malade. Céphalalgie toujours intense ; palpitations ; toux très-diminuée. (Même prescription.)

Le 5. 72 pulsations, pouls sans résistance mais plein ; légère bouffissure de la face ; la coloration jaunâtre a diminué. Aspect anémique, céphalalgie, bourdonnements d'oreilles, pas de selles, douleur abdominale, langue naturelle. Douleur pharyngée presque nulle ; l'appétit revient. Respiration meilleure dans le poumon gauche, mais toujours plus rude et plus sonore qu'à droite. Quand la malade se met sur son séant, étourdissements très-intenses, quelques palpitations. (Même prescription, plus 20 gouttes de teinture de mars tartarisée ; lavement avec 30 grammes miel de mercuriale.)

L'amélioration continue jusqu'à la sortie de la malade, vers le 20 mars.

Ces accidents locaux, vous le voyez, sont sérieux et ajoutent au malaise en même temps qu'ils créent un danger réel. On a proposé, pour les éviter, de faire rincer avec soin la bouche des malades après chaque cuillerée de potion, et de leur faire boire un peu de tisane, de façon à laver les surfaces après le passage du liquide stibié. E. Boudet espérait éviter les inconvénients que je vous signale en donnant le tartre stibié sous forme de pilules. Vous pourriez adopter la formule suivante :

R. Tartre stibié.   0,20
Gomme adraganthe.   0,20
Poudre de guimauve.   0,15
Sirop de gomme. . . . . . .   q.s.

Pour faire vingt pilules.

Le nombre des pilules est réglé selon la dose totale que l'on veut employer, et le malade doit boire après chacune d'elles un demi-verre de tisane qui assure la dissolution de la pilule.

Je n'oserais assurer que la forme pilulaire suffise à obvier aux accidents locaux que détermine le tartre stibié. Remarquez, en effet, que le malade de notre observation XLVIII avait pris, dès le second jour, des pilules stibiées, au lieu d'une potion. Je trouve, du reste, que la dose totale de tartre stibié est moins facilement fractionnée si on l'administre en pilules que si elle est donnée en potion. Mais je crois utile de faire laver la bouche aux malades, et de les faire boire après chaque prise.

Les antimoniaux, et surtout le tartre stibié, en dehors des inconvénients que je viens de vous signaler, constituent avec la saignée les moyens les plus efficaces contre la pneumonie, lorsqu'elle présente les indications d'une médication dépressive. Je vous engage fort à tenir ce fait pour un bon renseignement, et je suis convaincu que votre expérience confirmera de jour en jour cette opinion, comme cela est arrivé pour moi.

J'ai insisté auprès de vous sur l'utilité qu'il y a à soutenir les forces des malades, et je vous ai fait remarquer surtout ce qui s'est passé chez une femme âgée reçue dans notre service, sur laquelle nous n'avons pas employé d'autre médication que la médication tonique dont le quinquina a été l'agent. Il n'a pas eu pour but ici de contre-balancer et de limiter l'action du tartre stibié, mais bien d'élever l'économie au niveau de la tâche qu'elle avait à remplir. La nécessité de cette indication est un des faits les mieux établis maintenant pour beaucoup de praticiens. Comme vous le voyez, c'est tout un changement de front de la thérapeutique, si je puis m'exprimer ainsi, puisque, au lieu de chercher à abattre le mouvement morbide, on cherche alors à agir sur le malade, à relever et à soutenir sa force réactionnelle. Cette méthode, que je vous ai montrée jusqu'ici limitée à une indication particulière, a été préconisée, comme un fait qui devrait être habituel dans le traitement de la pneumonie, par Robert Bentley Todd. (*Clinical lectures on certain diseases*; Londres, 1860.) Suivant cet auteur, le meilleur moyen à employer contre les maladies dans lesquelles existe une tendance à la dépression, c'est l'alcool. Cet agent a, selon lui, le triple avantage de constituer un aliment facilement assimilable, comme l'a prouvé M. Anstie (*Alcohol is it food, medicine, or poison*, CORNHILL MAGAZINE. Juin septembre 1862), de relever les forces du système nerveux, et de maintenir la chaleur animale. Le mode d'administration doit être très-surveillé, et il faut procéder par petites doses répétées. Je ne vous répéterai pas ici toutes les précautions que prescrit Todd. Quoique très-bien étudié, ce point de son mémoire est long et minutieux. Depuis Todd, plusieurs auteurs ont appliqué le même traitement à la pneumonie, et parmi eux je citerai MM. Gairdner, Smith, Jordão (*Gaz. méd. de Lisbonne*, n° 12, 1861), Kirkes (*the Lancet*, 4 août 1860), et surtout M. Austin Flint, professeur de clinique à la Nouvelle-Orléans, qui, en 1861, a publié deux mémoires importants sur le traitement de la pneumonie, l'un dans le *North American med.-chir. Review*, mars 1861, l'autre dans le *American medical Times*, 11 avril 1861. Dans le premier, qui est l'analyse de cent trente-trois cas de pneumonie, les saignées, le tartre stibié, le sulfate de quinine, l'opium, et enfin les stimulants alcooliques, sont passés en revue et appréciés. Ces derniers moyens, combinés avec l'opium et un régime nutritif, ont, selon l'auteur, une influence favorable sur la marche de la maladie et diminuent sa mortalité, sans être contre-indiqués dans leur usage par la complication d'une péricardite ou d'une affection organique du cœur. Le second mémoire est consacré surtout à l'étude plus détaillée de l'emploi de ces deux médicaments, alcool et opium. Ils remplissent, suivant l'auteur, les indications nécessaires. L'opium tranquillise le système, le rend aussi tolérant que possible par rapport à la lésion locale, et provoque le sommeil. Quant aux préparations alcooliques elles consistent en une once d'eau-de-vie prise à intervalles, qui varient de deux à six heures, depuis le début de la maladie jusqu'à la résolution. De l'essence de bœuf (beeftea) et du lait donnés alternativement constituent le régime. Eviter l'asthénie et l'épuisement, soutenir les forces de la vie, telle est l'importante indication que remplissent les alcooliques selon M. Austin Flint.

Messieurs, vous m'avez vu expérimenter sous vos yeux cette médication, et les résultats que nous avons obtenus ont été vraiment remarquables. Onze [1] malades ont été traités par l'eau-de-vie et par l'acétate d'ammoniaque combinés, et vous savez qu'un

---

[1] Trois des observations rapportées plus loin ont été recueillies postérieurement à la date de cette conférence ; ce sont celles de trois femmes âgées. J'ai cru devoir les joindre ici, parce qu'elles complètent bien ce point du sujet et sont vraiment curieuses. Depuis que cette partie a été rédigée les observations de ce genre se sont multipliées et ont atteint le chiffre de vingt-neuf.

seul malade a succombé et il est impossible de compter cette observation comme un insuccès de la méthode, puisque cet individu est celui dont je vous ai déjà cité l'observation, et qui a eu une vaste suppuration de l'articulation de l'épaule droite, aux effets de laquelle il a succombé. Vous avez vu comment dans ces cas j'ai administré l'alcool. 80 grammes d'eau-de-vie sont étendus de 50 grammes d'eau édulcorée, et une forte cuillerée à bouche de ce mélange est donnée toutes les deux heures pendant que, dans l'heure intercalaire, le malade prend une cuillerée à bouche d'une potion contenant 8 grammes d'acétate d'ammoniaque. La quantité prise à chaque fois pour l'une et l'autre potion est calculée de façon que les doses totales soient absorbées dans les vingt-quatre heures. En même temps, je donne quelques aliments, mais je choisis des aliments plastiques, des aliments azotés, et je repousse les aliments dits *aliments respiratoires,* les aliments carbonés, craignant que leur action ne soit trop vive sur le poumon enflammé. Le beeftea, le bouillon, les laits de poule, la gelée de viande, sont préférés. Dès le second jour, la dose d'alcool peut être portée à 100 et même 150 grammes.

Voici quelques-uns des faits dans lesquels cette médication a été employée.

Obs. LI. Lagarde (Jean), âgé de vingt-trois ans, entre le 8 février 1862, salle Saint-Paul, n° 57.

Il nous apprend qu'il est malade depuis trois jours. Sa maladie a commencé par un violent accès de fièvre qui ne fut pas accompagné de frisson; le lendemain de cet accès il ressentit une violente douleur dans le côté droit de la poitrine.

A l'examen, on constate l'existence d'une dyspnée assez intense, la peau est chaude, le pouls rude et vibrant (112), la toux est sèche, les crachats peu abondants mais striés de sang; matité dans la partie latérale et axillaire du poumon droit, submatité à la base du poumon, râles crépitants secs dans toute cette partie, surtout en arrière et au-dessous du bord externe de l'omoplate; souffle rude, appréciable seulement dans la partie moyenne de la région axillaire droite. (60 grammes d'eau-de-vie avec 8 grammes d'acétate d'ammoniaque.)

Le 9 février. Les râles crépitants sont un peu moins secs, mais le souffle s'est étendu jusqu'à l'extrémité externe de la clavicule; les crachats sont décidément rouillés; ils sont plus abondants. La dyspnée persiste encore; pouls 104. On continue l'eau-de-vie (80 grammes) avec l'acétate d'ammoniaque (8 grammes).

Le 10. La peau est moins chaude, la face est toujours congestionnée, le pouls est toujours assez fréquent (100) mais il est moins dur ; les râles crépitants sont mêlés de râles de retour ; le souffle semble prendre un. timbre plus doux ; il y a peu de résonnance de la voix. (Eau-de-vie et acétate d'ammoniaque, mêmes doses ; de l'eau vineuse pour tisane.)

Le 11. L'état général est meilleur ; le pouls est tombé à 96 ; l'état congestionné de la face a disparu ; les râles de retour occupent seuls tout le poumon ; le souffle n'est plus appréciable. On supprime l'eau-de-vie et le sel ammoniacal. (Julep avec extrait de quinquina, 2 grammes.)

Le 13. Le malade n'a plus qu'un peu de fréquence dans le pouls ; l'état général est bon ; l'état local est toujours de même : râles humides nombreux, crachats assez abondants. (Bouillons et potages.)

Le 14. Le malade accuse un mouvement fébrile sans cause appréciable. Bon état local.

Le 15. Amélioration ; il n'y a plus de fièvre ; la respiration n'est seulement qu'un peu rude à droite ; elle est mêlée à de gros râles larges et humides. (Une portion et 200 grammes bordeaux.)

Le 16. Un bruit de frottement des plus manifestes se perçoit à l'endroit où existait le souffle les jours précédents.

Le 17. Le malade va très-bien ; il demande deux portions.

Le 18. Il sort guéri.

Chez cet individu la maladie a marché rapidement vers la convalescence, mais le cas était d'une gravité médiocre et à lui seul il ne prouverait pas grand'chose. Dans les trois observations suivantes, la vie des malades ayant été très-gravement compromise, l'utilité des préparations alcooliques semble démontrée par le succès tout à fait inespéré obtenu chez les trois malades.

Obs. LII. Mazon (Marie), soixante-trois ans, brodeuse, entrée le 13 mai 1863, salle Saint-Charles, n° 26.

Elle affirme avoir toujours été bien portante et cependant elle a l'air plus vieux que son âge. Sa constitution est médiocre, elle est maigre et semble très-fatiguée. Sa maladie a débuté, il y a deux jours, par un frisson intense, avec fièvre, toux et point de côté à gauche.

Le 13 mai. A l'entrée, on constate un mouvement fébrile assez intense, la malade a en outre un peu de délire ; elle est très-abattue, très-déprimée. Matité dans toute l'étendue du côté gauche de la poitrine, en arrière, surtout dans les deux tiers inférieurs ; dans les mêmes points, l'oreille perçoit un souffle tubaire intense, vibrant, superficiel, et une bronchophonie très-forte et très-retentissante ; pas trace d'égophonie ; aux limites de ce souffle on entend quelques bulles de râle sous-crépitant très-fin ; toux fréquente ; les crachats sont avalés par la malade. (Gomme éd., extrait quinquina, 3 grammes ; bordeaux, 300 grammes ; deux bouillons.)

Le 14. L'état est absolument le même ; le délire a continué pendant la nuit ; l'abattement est toujours considérable ; 120 pulsations ; pouls petit et intermittent. (Le traitement est continué sans changement.)

Le 15. Le délire a continué ; la fièvre est forte ; peau chaude ; pouls, 100 pulsations, petit, irrégulier, intermittent ; abattement très-profond ; souffle très-intense dans tout le poumon gauche, mais surtout dans les deux tiers inférieurs. Même bronchophonie, mêmes râles sous-crépitants aux limites du souffle ; on entend quelques râles analogues à la base du poumon droit, en arrière, sans souffle, sans matité, sans bronchophonie. Toujours de la toux ; pas de crachats ; la malade les avale dans son délire. (Julep avec 80 grammes d'eau-de-vie ; 200 grammes de bordeaux ; deux bouillons, deux potages légers.)

Le 16. Le délire a été moins marqué ; l'abattement est moindre ; la peau moins chaude ; 92 pulsations, pouls plus fort. L'amélioration locale n'est pas moins évidente ; le souffle est moins rude, plus doux, encore sans mélange de râles. (Même traitement.)

Le 17. L'amélioration est bien plus évidente surtout en ce qui concerne l'état général. (La dose d'eau-de-vie est portée à 100 grammes ; deux bouillons, deux potages.)

Le 18. Le pouls est tombé à 60 ou 64 ; la peau est fraîche. La malade est beaucoup mieux, bien moins abattue ; elle ne conserve de son délire qu'un peu de gaieté excentrique dans ses réponses. L'état local est aussi meilleur ; le souffle diminue de rudesse et se mêle de râles sous-crépitants. (Même traitement.)

Le 20. Le mieux est très-complet ; point de fièvre ; partout le souffle, devenu sensiblement plus doux, est mêlé de râles de plus en plus humides, qui le remplacent même complétement sur plusieurs points ; la toux est rare et peu pénible ; les crachats sont muqueux et un peu visqueux. (Même traitement, 200 grammes de vin de Bordeaux.)

Le 21. L'état local est toujours bon, mais on trouve un peu de fièvre, et la malade accuse du malaise. On découvre alors qu'une eschare s'est formée au sacrum. (Même traitement général.)

L'eschare est pansée avec de la poudre de charbon et de quinquina ; lotions chlorurées, trois fois par jour ; deux bouillons, deux potages.

Le 25. La marche de la plaie du sacrum est régulière ; l'eschare se détache ; l'état général est excellent ; encore un peu de râles et de souffle à gauche ; l'appétit s'est réveillé. (Même traitement ; une portion.)

Le 10 juin. L'eschare est en voie de cicatrisation ; la malade est fort bien ; les forces reviennent ; l'eau-de-vie est supprimée. (On continue le vin ordonné ; extrait de quinquina, 3 grammes ; deux portions de rôti.)

La malade va de mieux en mieux, et sort complétement guérie le 4 août 1863.

L'état fort grave de cette malade, le peu de ressort qu'offrait sa constitution, semblaient rendre la guérison impossible. Le pronostic le plus grave avait été porté. Le changement a été rapide et complet sous l'influence de l'eau-de-vie. La malade a toujours nié, même au milieu de son délire, toute espèce d'habitude alcoolique. Cependant, je ne saurais être complétement affirmatif sur ce point. Quoi qu'il en soit, le succès devait passer pour complétement inespéré, et le fait, même avec sa valeur, pouvait être considéré comme exceptionnel, lorsque les deux suivants sont venus lui prêter une nouvelle valeur.

Obs. LIII. Le 4 octobre 1863 est entrée à l'hôpital de la Pitié, salle Saint-Charles, n° 15, la nommée Thérèse Saint-Amand, âgée de soixante-trois ans. Elle semble beaucoup plus âgée que ne le dit sa pancarte, et qu'elle ne l'affirme elle-même : c'est une femme d'une constitution délabrée, à formes grêles.

Le 5. A la visite, on trouve cette femme dans un état de somnolence et de demi-délire qui l'empêche de donner aucun renseignement sur ses antécédents. On apprend, plus tard, d'elle et des personnes avec lesquelles elle demeure, qu'elle a été prise brusquement de délire. Ce symptôme, pour elle comme pour ceux qui l'entourent, aurait été le premier signe de sa maladie qui, a-t-elle dit encore, ne datait que de peu d'heures au moment où on l'a amenée à l'hôpital.

Son pouls est plein, fréquent, 120 pulsations ; l'expectoration est peu abondante, formée de crachats visqueux et jaunâtres; la respiration est fréquente et difficile ; à la percussion, la sonorité est normale à droite, mais le son est diminué du côté gauche ; à l'auscultation, on entend à gauche et au sommet un bruit de souffle étendu et tellement marqué, qu'il aurait pu faire croire à l'existence d'une excavation tuberculeuse considérable ; mais, plus bas, on entend un peu de râle crépitant sec et, en même temps, il n'existe dans ces points que de la bronchophonie de la voix, et de la toux. L'âge de la malade, l'ensemble des symptômes généraux, caractérisés surtout par une grande tendance à l'affaiblissement, font éloigner l'idée de toute médication dépressive. (Julep avec eau-de-vie, 100 grammes; julep, extr. de quinquina, 2 grammes.)

Le lendemain, 6. La malade est toujours dans un demi-délire ; le souffle, qui, la veille, siégeait seulement au sommet gauche, s'entend plus bas et a gagné le tiers moyen du poumon ; la prostration est très-grande ; la peau chaude ; le pouls fréquent, 120. (Même prescription.)

Le 7. On entend du souffle à la base, mais en haut un peu de râle crépitant de retour ; la fièvre est moindre ; pouls régulier, 94 ; peau moins chaude ; le délire a cessé. (On ajoute à la prescription 100 grammes de vin de Bordeaux.)

Le 8. La maladie semble marcher vers la résolution. La fièvre est encore moindre, le souffle est moins fort et on entend des râles de retour manifestes dans les points précédemment occupés par le souffle. (Même prescription ; deux bouillons, deux potages.)

Le 9. Il y a toujours un peu de souffle dans le tiers inférieur du poumon gauche ; l'état général est sensiblement amélioré ; le délire n'existe plus ; la malade parle seulement encore lentement. (Même prescription.)

Le lendemain et les jours suivants, on entend du râle de retour, la respiration se fait beaucoup mieux, il ne reste plus qu'un peu de souffle à la base. (Vin de Bordeaux, 200 gram. ; eau-de-vie, 100 gram. ; julep, extr. de quinquina, 4 grammes.)

Le 12. L'état général est très-satisfaisant. La respiration semble se faire normalement, bien qu'on entende toujours un peu de râle crépitant ; la matité a disparu, cependant la sonorité est toujours un peu moindre à gauche que du côté opposé. (On continue à soutenir la malade par les mêmes toniques ; une portion.)

Les jours suivants, rien à signaler. La malade va bien.

Le 17. Il survient à gauche un gonflement parotidien très-marqué, avec fièvre assez intense, environ 96 pulsations ; rien de nouveau du côté du poumon. Cataplasmes de fécule. (Même prescription du reste.)

Pendant deux jours cette complication inspire des inquiétudes, et l'état général de la malade semble moins bon, mais tout se termine rapidement : le gonflement parotidien disparaît et il n'existe plus d'entraves dans la convalescence, qui est complète le 26 octobre.

La malade reste à l'hôpital, sollicitant son admission à la Salpêtrière [1].

Chez cette malade encore, le pronostic était des plus graves ; la somnolence, le délire, l'abattement, semblaient la menacer d'une mort prochaine. Le poumon était pris dans une grande étendue, et le second degré d'hépatisation était évident. La malade guérit cependant malgré l'imminence d'une parotide, symptôme dont je vous ai dit la gravité. L'action des alcooliques ne paraît pas douteuse dans cet exemple. Il en a été de même dans le suivant, qui, du reste, semble calqué sur les deux premiers.

Obs. LIV. Le 28 octobre 1863 est entrée à l'hôpital de la Pitié, salle

---

[1] Restée quinze jours dans un état complet de santé en attendant son placement, cette femme prit froid au jardin et. frappée d'une nouvelle pneumonie occupant cette fois le côté droit, elle succomba très-rapidement. L'autopsie démontra la guérison complète de la pneumonie gauche. La nouvelle atteinte avait amené en très-peu de temps l'hépatisation grise du lobe moyen du côté droit.

Saint-Charles, n° 8, la nommée Augustine Bonnet, femme Wattier, âgée de soixante-neuf ans.

Deux jours avant son entrée à l'hôpital, cette femme a été subitement prise de frissons violents, suivis de fièvre, avec courbatures dans tous les membres : en même temps s'est déclarée une douleur dans le côté droit de la poitrine, de la dyspnée ; la toux, peu fréquente, est suivie d'une expectoration peu abondante, de crachats visqueux et adhérents, sans couleur caractéristique.

A son entrée, elle présente un état d'adynamie très-prononcée ; elle n'a pas de délire, mais elle répond à peine aux questions qu'on lui adresse. La percussion fait reconnaître une diminution de sonorité et d'élasticité du son à droite. A l'auscultation, on constate, dans le poumon droit et près du sommet, du souffle mêlé de râles sous-crépitants. Il y a retentissement bronchophone de la voix. (On prescrit un julep avec 100 grammes d'eau-de-vie et un autre julep avec 2 grammes d'extr. de quinquina.)

Le lendemain 29. Le souffle s'est étendu à la totalité du poumon, surtout dans le tiers moyen où il est plus manifeste et très-rude ; l'état adynamique est toujours très-prononcé ; le pouls petit, fréquent (110), inégal. (On continue la prescription de la veille.)

Le 30. Le souffle augmente et se dirige vers la base, mais en haut on entend un râle de retour. (Un vésicatoire sur le devant de la poitrine. Même prescription, du reste.)

Le 1ᵉʳ novembre. Le souffle est permanent à la base, mais les râles de retour sont manifestes au sommet et dans le tiers moyen. La malade, toujours très-abattue, est cependant un peu moins mal. (Même prescription.)

Le 2. Les râles de retour ont augmenté de nombre et d'étendue. (Eau-de-vie, 100 grammes ; extr. de quinquina, 4 grammes. Un vésicatoire à chaque mollet. Quatre bouillons.)

Le 3. L'état général paraît s'améliorer. La malade est moins abattue ; la peau moins chaude, le pouls moins fréquent, 92 ; le souffle moins fort. (Continuation de la prescription. Deux bouillons, deux potages.)

Les jours suivants, l'amélioration continue ; la malade peut s'asseoir sur son lit ; il existe toujours un peu de souffle à la base ; on entend toujours des râles de retour dans la portion moyenne du poumon, mais l'état général est satisfaisant, la respiration est facile, la sonorité du côté malade est encore moins marquée que celle du côté opposé. (Même prescription.)

Le 8 novembre, l'eau-de-vie est supprimée, la malade est bien, mange deux portions, ses forces semblent renaître, il reste encore un peu de râle sous-crépitant.

Ces exemples, vous le voyez, Messieurs, sont de nature à donner une certaine confiance dans l'emploi de ce moyen. Il ne s'agissait pas chez ces trois dernières malades de pneumonies qui pouvaient être abandonnées à elles-mêmes, et qui devaient guérir seules. Les cas étaient graves, et l'âge des malades rendait encore le pronostic moins favorable, le traitement moins facile. Comme vous l'avez vu, le premier de nos malades était un adulte, et il n'était pas déprimé au même degré. Chez lui aussi la pneumonie a reculé devant l'emploi des alcooliques. Le malade de M. Jordâo aussi était jeune, dans de bonnes conditions générales, et sa pneumonie était de forme inflammatoire.

Je me propose de continuer ces expériences. La donnée qui dirige M. Todd est raisonnable. Le choix du médicament seul a été attaqué; mais, il faut le dire, les arguments ne semblent pas bien forts. On insiste, par exemple, sur le danger de conduire par ce traitement les malades à l'ivrognerie, mais Todd a grande raison quand, à propos de la dose assez élevée qu'il emploie, il fait remarquer que cette dose est très-fractionnée, et que grande est la différence dans l'usage d'une même proportion d'alcool, quand elle est prescrite par fractions d'heure en heure ou de deux heures en deux heures, ou quand la totalité est ingérée en dix à douze minutes.

Du reste, Messieurs, M. Todd pense que les préparations alcooliques ont surtout pour utilité spéciale de combattre efficacement le délire, et il les conseille principalement dans la forme ataxique. Je vous ai montré déjà, à propos de faits particuliers, l'efficacité de ces préparations chez les individus livrés aux excès alcooliques habituels; vous savez que de tels sujets sont pris avec grande facilité de délire. Même en dehors de cette circonstance, sur laquelle Chomel insistait beaucoup, vous retirerez de bons effets des excitants alcooliques dans le délire. Je crois à ce que dit M. Todd sur ce point, d'après ce que j'ai observé de mon côté. Les faits de ce genre ne sont pas rares, et je me rappelle entre autres une observation de Sandras consignée dans le *Bulletin de Thérapeutique*, t. XXXIX, p. 77, dans laquelle, chez une femme atteinte de pneumonie du sommet et traitée par le tartre stibié à la dose de 45 centigrammes, le délire cessa par l'usage un peu large du vin de Bagnols. Une petite rechute fébrile survenue trois à quatre jours plus tard s'étant accompagnée de nouveau de délire, le vin de Bagnols fit une seconde fois cesser ce symptôme.

Dans ces formes ataxiques, il est encore un moyen qui vous donnera de très-bons résultats, et que vous devrez manier avec hardiesse, c'est le musc. Il est assez simple que ce moyen ait été employé dans la pneumonie à forme ataxique, parce qu'il était déjà habituellement prescrit contre les affections fébriles dans lesquelles la forme ataxique se manifestait. Aussi Wal, au rapport de Cullen, s'en servait avec avantage contre ces formes, et Pringle a également insisté sur les bons effets qu'on en peut obtenir en pareil cas. Récamier est vraisemblablement le premier qui eut l'idée d'avoir recours au musc dans le traitement de la pneumonie accompagnée de symptômes ataxiques. Le docteur Jacquet (*Bibliot. méd.*, janvier 1818, p. 19.) et M. Thibaud, de Nantes, cité par M. le professeur Grisolle dans son *Traité de la pneumonie*, ont produit des faits analogues, comme aussi MM. Padioleau (*Journal des conn. méd.-chirurg.*, octobre 1838, p. 152); Marcello Accorinti (*Gaz. méd. de Paris*, 1836, 2° série, t. IV, p. 680). Mais ce sont surtout MM. Pidoux et Trousseau qui dans leur *Traité de thérapeutique* ont établi la valeur non douteuse de ce moyen, et, dans sa *Clinique médicale*, le dernier de ces auteurs, qui avait cité ailleurs plusieurs faits, a précisé, avec la netteté habituelle de son esprit si ferme, les indications qui établissent plus particulièrement l'emploi du musc. Ce n'est pas en effet seulement la présence du délire, car, ainsi que je vous l'ai dit, d'une part ce symptôme peut exister, dès le début, par le fait du mouvement fébrile, et d'autre part il peut se manifester vers la fin de la maladie, alors que les signes de suppuration du tissu pulmonaire se produisent. Ni dans l'une ni dans l'autre de ces formes, vous ne devrez demander au musc la cessation du délire. Dans le premier cas, il serait inutile; le délire cessera avec la violence de l'état fébrile; dans la dernière circonstance, le musc sera inefficace. Ce sera seulement lorsque les phénomènes nerveux et en particulier le délire seront en disproportion avec les accidents locaux et avec le mouvement fébrile : le délire alors sera plus rarement violent, ce sera beaucoup plutôt un état de subdélirium, et les divers phénomènes, toux, dyspnée, fièvre, mal liés, mal en rapport, seront disproportionnés les uns avec les autres. Dans ces cas, surtout, le musc sera éminemment efficace.

Ces réserves sont des plus importantes pour décider de la valeur du médicament. Peut-être est-ce pour n'en avoir pas tenu un compte suffisant et pour avoir voulu que le musc agît dès qu'il y avait délire, que certains auteurs ont nié l'efficacité du moyen. Toutefois Chomel l'a vu échouer trois fois, comme nous l'apprend M. le professeur Grisolle.

Dans l'exemple suivant, les signes étaient de la nature que je viens de vous indiquer, et vous avez vu avec quelle efficacité le musc a combattu l'état ataxique. Je l'ai associé au quinquina dans cet exemple, parce que le malade, peu résistant, semblait menacé de tomber ultérieurement dans l'adynamie. M. le professeur Trousseau (*Journal de méd. et de chir. pratiq.*, sept. 1858) a prescrit concurremment le musc à haute dose dirigé contre le délire, et le kermès destiné à modifier l'élément inflammatoire local. Vous pourrez d'ordinaire vous dispenser de ces combinaisons, et souvent, comme chez notre malade, en combattant le symptôme prédominant, vous verrez la maladie se guérir de son côté. Sachez-le bien, du reste, il ne faut pas craindre les doses un peu élevées, 0,40, 0,50 à 0,75 ou même 1 gramme. La forme de potion est la meilleure, les lavements étant souvent mal conservés. Voici l'histoire de notre malade.

Obs. LV. Salle Saint-Paul, n° 17. Choel (Louis), 27 ans, ouvrier en porte-monnaie, entre le 28 octobre 1863 [1].

Le 29 octobre, à la visite, on recueille les renseignements suivants : il n'a pas dans sa famille de personnes atteintes de maladies héréditaires ou contagieuses ; sa santé a toujours été bonne jusqu'à la maladie actuelle ; pas d'habitudes d'ivrognerie. Quoique d'une constitution assez forte et bien musclé, le malade est cependant un peu maigre.

Trois jours avant son entrée il fut pris, après un refroidissement, de frisson avec claquement de dents, de point de côté à droite, d'un mouvement de fièvre et d'un malaise tel, qu'il fut obligé de garder le lit.

La fièvre est violente, le pouls rebondissant mais dépressible (100 à 120 pulsations) ; un peu de stupeur de la face, assez analogue à ce que l'on observe dans la fièvre typhoïde ; pas de diarrhée, pas d'épistaxis, pas de taches rosées ; le malade répond assez mal aux questions qui lui sont adressées, et est dans un état de véritable subdélirium incertain dans ses mouvements ; un peu de dyspnée dont il n'a pas conscience.

Rien de marqué à la percussion du thorax ; peu de signes à l'auscultation, on remarque seulement un peu de faiblesse du murmure respiratoire vers la partie inférieure du sommet du côté droit ; on ne constate pas, à vrai dire, une véritable affection aiguë du poumon, mais on *sent*

---

[1] Ce malade, entré bien après le temps des conférences, figure ici parce qu'il a été vu par bon nombre d'élèves, et en outre parce qu'il m'a paru présenter un exemple intéressant de l'efficacité du musc dans cette forme ataxique de la pneumonie.

pour ainsi dire qu'il y en a une encore à l'état latent. Voulant en modérer, s'il était possible, la violence, on prescrit une saignée du bras de quatre palettes, et une potion avec 0,20 de tartre stibié.

Le 30. La saignée est revêtue d'une couche de fibrine résistante d'au moins 3 millimètres d'épaisseur, on remarque, en outre, qu'il n'y a pas en quelque sorte de sérosité, le caillot remplit tout le vase, adhère à ses bords et n'est recouvert d'aucune couche de liquide ; il y a eu quelques vomissements, deux ou trois selles sans grande abondance, cependant le malade est assez déprimé, son pouls, qui a baissé de fréquence (90 pulsations), est aussi moins plein et moins résistant ; le subdélirium a augmenté de constance et d'intensité ; la stupeur est plus marquée ; l'aspect typhoïde très-caractérisé. A l'auscultation on trouve au-dessous de l'aisselle droite, en revenant un peu en avant, un point de médiocre étendue dans lequel on perçoit du souffle bronchique mêlé de râles et de bronchophonie ; le son est obscur à la percussion au niveau du même point ; expectoration rougeâtre, visqueuse, rouillée, assez abondante. L'état général du malade, en présence des caractères de consistance de la saignée, fut rapporté pour une part à l'action peut-être exagérée du tartre stibié ; on le suspendit, et le malade fut laissé à l'usage d'un julep diacodé. (Quatre bouillons.)

Le 31. L'état local est le même ; le souffle s'est étendu en avant ainsi que la matité ; la stupeur est toujours la même ainsi que le subdélirium ; le pouls est le même, peut-être un peu plus dépressible. (Gomme, julep ; un large vésicatoire sur le côté droit, au-dessous de l'aisselle.)

1er novembre. Les phénomènes locaux ne sont pas changés et ne sont nullement aggravés, mais le subdélirium est plus fort et plus constant encore, car à la visite il est des mieux exprimés ; le pouls, sans plus de fréquence (90, 92), est beaucoup plus petit et plus dépressible ; la langue est un peu sale, les mouvements des membres supérieurs incertains, le malade se met en titubant en quelque sorte sur son séant dès qu'on s'approche de lui et sans qu'on le lui demande ; la respiration est inégale, suspirieuse, ataxique, si l'on peut ainsi dire, et a lieu sans grande dyspnée appréciable pour le malade. (Potion avec 0,45 de musc ; quatre bouillons.)

Le 2. L'état est peut-être un peu meilleur localement, et généralement, car le délire est un peu moins intense, le malade est plus calme. (Même potion, musc, 0,50 ; on y ajoute 2 grammes d'extrait de quinquina ; quatre bouillons.)

Le 3. Le mieux est très-réel ; les forces sont plus marquées ; le subdélirium a bien diminué ; un peu de sommeil ; le pouls est plus ferme, plus fort, toujours 90, 92, 96 ; le souffle ne s'est pas étendu à d'autres régions, il se mêle d'un peu de râle à peu près partout. (Même traitement ; musc, 0,75.)

Le 5. Le délire a complétement cessé ; l'état de stupeur est effacé ; le ma lade répond très-facilement; il accuse une amélioration perceptible même pour lui; le pouls est relevé, 70 à 75 pulsations seulement, sans chaleur de la peau; l'appétit se manifeste. On n'entend plus, dans les points occupés avant par le souffle, que des râles de retour sans grand retentissement de la voix. La modification est si complète, qu'on suspend le musc et on donne deux potages.

Le 6. L'amélioration même locale est complète; bon sommeil; pas de fièvre; pas trace de délire. (Une portion.)

Le 11. Le malade part pour Vincennes en pleine convalescence.

Je ne reviendrai pas sur ce que je vous ai dit touchant le délire qui complique la pneumonie chez les ivrognes, non plus que sur l'utilité des alcooliques en pareille occasion. Seulement, maintenant que nous connaissons les faits de M. Todd et ceux qui leur sont analogues, nous ne pouvons pas ne pas nous demander si les préparations alcooliques n'agissent pas chez ces malades de la même manière que chez tous les autres, et s'il est bien nécessaire d'admettre un lien intime, une connivence véritable, entre l'effet de ces préparations et les habitudes vicieuses des malades. Le délire chez eux est plus fréquent que chez tous autres, cela est incontestable; mais cela ne prouve pas nettement que les préparations alcooliques agissent chez eux autrement que chez tous les individus dont elles calment le délire. C'est là, du reste, une pure question d'interprétation qui ne change rien à la pratique.

Je ne puis vous rien dire d'après mon expérience personnelle touchant l'utilité de l'acétate neutre de plomb. Préconisé par Burkardt et Ritscher en Allemagne, il a été aussi des plus utiles dans les mains du professeur Chistensen et de MM. Bramsen et Brandes (de Copenhague). (Virchow's *Arch.*, t. XV, liv. III et IV, 1859.) Ces derniers auteurs prescrivent ce sel mêlé à parties égales de sulfate de quinine. La dose est en général pour eux de 0,05 de chaque substance toutes les heures, et si la toux est très-violente, le sulfate de quinine est remplacé par l'opium. M. Strohl a publié également dans la *Gazette de Strasbourg* (1860, n° 5) un mémoire des plus intéressants sur l'emploi de l'acétate de plomb dans la pneumonie. Après une ou deux saignées, il prescrit de 0,25, 0,35 à 0,50 de sel de Saturne. Le pouls tombe rapidement sous l'influence de ce moyen, et la maladie guérit d'ordinaire après cinq, six, huit ou douze jours. Les accidents saturnins paraissent très-rares après ce traitement. J'ai voulu vous donner ces renseignements, mais je ne puis jusqu'à présent y

joindre un examen critique personnel. Je vous dirai seulement
à propos de l'acétate de plomb qu'il m'a souvent réussi dans les
bronchites chroniques et même dans certaines formes de bronchite
capillaire avec expectoration abondante, mais je n'ai pas de faits qui
puisse m'édifier sur ce traitement de la pneumonie.

Ce que je viens de vous dire pour l'acétate de plomb, je vous le
dirai pour le sulfate de quinine employé comme moyen principal
de traitement dans la pneumonie. M. Corrigan (*Dublin hospital Gaz.*,
15 décembre 1857) en a préconisé l'usage dans la forme qu'il appelle
asthénique; d'autres auteurs ont tenté l'usage du sulfate de quinine,
comme moyen antiphlogistique. Je n'ai jamais eu occasion ni désir de l'employer ainsi. J'ai également reculé devant l'administration du calomel si fort vanté, surtout dans son union avec l'opium,
et je dois avouer que je n'ai jamais non plus mis en œuvre le
nitrate de potasse à hautes doses. J'ai cru pouvoir toujours remplir les indications qui se sont présentées sans l'aide de ces agents,
je les ai laissés de côté sans grands remords. J'en ai fait presque
autant du bicarbonate de soude à doses élevées. Cependant j'ai
tenté deux fois l'essai de ce moyen (10 grammes dans deux pots
de tisane), c'est trop peu d'exemples pour avoir une opinion ; les
faits ont paru cependant favorables. Enfin, Messieurs, la digitale
a été prescrite à haute dose, je l'ai employée quelquefois, j'y ai
jusqu'ici une confiance médiocre, comme aussi dans la vératrine,
que Aran avait expérimentée, et que d'autres ont également
prescrite.

J'avoue que j'hésiterais beaucoup à imiter l'exemple du docteur
Niémyer, de Magdebourg (*Prager Vierteljahrschr*, janvier 1857),
qui, dans la pneumonie et même dans la pleurésie aiguës, a employé les applications froides continues, comme dans les lésions
chirurgicales. Il les a trouvées aussi efficaces que dans ce dernier
cas et n'en a jamais vu aucun inconvénient. J'ai l'habitude d'utiliser ces applications du froid humide dans les phlegmasies abdominales, et j'en ai eu les meilleurs résultats. Je ne l'oserais pas
aussi facilement pour les affections thoraciques, bien que le dire
de M. Niémyer soit assez encourageant.

Il est encore tout un autre ordre de moyens, toute une médication, la médication révulsive, qui soit seule, soit combinée avec
celles que nous venons de voir, vous donnera d'excellents résultats. Nous étudierons ce point dans notre prochaine réunion.

VII

La méthode révulsive, dont je vous ai promis de nous occuper aujourd'hui, n'est en quelque sorte que la mise en œuvre de cet aphorisme d'Hippocrate : « Duobus doloribus simul obortis, non in «eodem loco, vehementior obscurat alterum. » (Sect. II, *aph.* 46.) Cette idée hippocratique est l'expression d'un fait vrai, et vous la trouverez encore plus large et plus féconde si vous vous reportez au texte grec. En effet, le mot d'Hippocrate est πόνος, qui signifie aussi *travail*, comme on a dit depuis en latin : *Laborare febri* ou *morbo.* Je sais bien que M. Littré, dont l'autorité est d'un poids considérable en semblable question, traduit dans cet aphorisme même πόνος par *douleur;* mais je ne puis m'empêcher de relever la nuance qui sépare dans mon esprit le mot πόνος, *labor*, du mot ὀδύνη, qu'Hippocrate emploie aussi dans le sens de douleur, et qui répond mieux au *dolor* des Latins. Quoi qu'il en soit de cette interprétation, il n'en est pas moins vrai, comme l'a remarqué le médecin grec, que deux processus morbides ne marchent pas d'un pas égal lorsqu'ils ont des siéges différents, et que l'un des deux s'oppose en général aux progrès de l'autre. Le but de la méthode révulsive est donc de faire naître un travail pathologique qui, par cela même qu'il est artificiel et récent, enraye celui qui s'était développé antérieurement, d'une façon spontanée. Et il y a grand avantage à substituer ce travail artificiel au travail spontané. Le premier, en effet, par cela même qu'il puise son origine dans un mouvement de l'économie, a une tendance à durer, à persister. Au contraire, celui que l'on développe dans un but de thérapeutique sera toujours mesuré dans son action, rapide dans ses conséquences et tendra toujours vers la réparation naturelle; en outre, il a l'avantage d'être porté arbitrairement sur le point de l'économie où l'on veut l'établir, et on cherche toujours alors à éviter tout inconvénient et toute chance d'accidents. Ainsi, siége sans danger, marche bien prévue, tendance incessante à la guérison, ce sont là des conditions qu'on recherchera toujours dans le travail révulsif qu'on établira sur un point de l'économie, et l'expérience de chaque jour apprend qu'on pourra souvent arriver à ces fins. La révulsion s'exerce, comme vous le savez, sur ce que l'on a appelé les deux surfaces du corps, la surface interne ou le tube gastro-intestinale, et la surface externe ou surface cutanée. Nous n'avons à parler aujourd'hui que de la révulsion cutanée ; dans notre dernière conférence, nous avons dit, à propos du tartre stibié et de son action, quelques mots de la révulsion gastro-intestinale.

La révulsion cutanée, dont les résultats utiles s'observent tous les jours, agit donc par substitution ; mais par quel mécanisme intime atteint-elle ce but ? Comment un état morbide de la peau arrive-t-il à arrêter un état morbide du poumon ou de la surface intestinale ? C'est là une question à laquelle il est impossible de répondre avec certitude ; toutefois, laissez-moi vous rappeler les éminents travaux de la physiologie moderne, dont je vous ai déjà parlé et voyons si nous n'en pourrons pas tirer quelque lumière sur l'action de la médication révulsive. Vous vous rappelez l'espèce d'antagonisme dont un grand physiologiste contemporain a démontré l'existence entre le système du grand sympathique, nerfs vaso-moteurs par excellence et les nerfs du système cérébro-spinal. Vous n'avez pas oublié non plus ce que je vous ai dit, dans une de nos dernières conférences (voir p. 340), savoir que cet antagonisme et l'influence réflexe des nerfs sensitifs sur les nerfs vaso-moteurs permettait de comprendre comment la paralysie réflexe de ces derniers, produite à la suite de l'excitation des autres pouvait amener la phlegmasie des organes intérieurs, parmi lesquels le poumon. Eh bien ! n'est-ce pas par le fait des mêmes propriétés et par le même mécanisme que l'action de la médication révulsive cutanée peut être expliquée. Seulement il faudrait ici renverser les actes en quelque sorte. L'excitation portée à un certain degré sur les nerfs sensitifs avait déterminé par action réflexe la suspension de l'influence des nerfs vaso-moteurs, partant leur paralysie et l'inflammation qui en dérive ; la stimulation cutanée excessive que l'on produit artificiellement, par la révulsion, sur les nerfs sensitifs dont elle trouble violemment et profondément les fonctions ne peut-elle pas avoir pour conséquence le soulagement de leurs antagonistes les nerfs vaso-moteurs et le rétablissement des fonctions de ces derniers, d'où le retour de la circulation normale dans les points où elle était suspendue ?

Cette explication que je hasarde n'est pas nettement démontrée, tant s'en faut ; n'y voyez pas un fait certain, vous iriez plus loin que ma pensée ; c'est à peine une hypothèse, et bien plutôt une vue de l'esprit un peu vague, mais que j'ai voulu vous présenter, bien convaincu que je suis que la physiologie moderne, en poursuivant ses expériences touchant le rôle de ces deux ordres de système nerveux, trace une route qui certainement côtoie les découvertes les plus importantes sur les faits intimes de la maladie, et nous conduira probablement à des connaissances profondes et éminemment utiles.

Quand devez-vous invoquer le secours de la révulsion cutanée ? Elle trouvera sa place toutes les fois qu'il vous faudra remédier à un état de phlegmasie locale chez un sujet qui ne sera pas dans un état de grande susceptibilité morbide et, passez-moi le mot, d'inflammabilité. Vous voyez tout d'abord que vous devrez aussi y avoir recours chez les sujets trop faibles pour subir l'action de la médication dépressive que nous avons étudiée dans la dernière séance, et assez résistants cependant pour suffire à l'évolution du travail cutané : elle coïncidera donc souvent, dans ce cas, avec l'emploi modéré et judicieux des toniques qui soutiendront l'économie sans l'exciter. Vous vous trouverez placés dans une même conjoncture, et vous suivrez la même conduite quand vous aurez appliqué la médication dépressive et qu'arrivés aux limites de son emploi par rapport aux forces générales de l'économie, vous croirez encore utile d'agir sur la phlegmasie locale. C'est là le cas le plus fréquent, dans lequel vous aurez à vous adresser à la méthode révulsive cutanée.

Elle aidera même aussi, pour sa part, à l'action des toniques, en stimulant le système nerveux, et elle prolongera l'action dépressive, mais seulement sur l'organe malade, en appelant sur un point différent et déterminé un travail artificiel complexe d'irritation et de sécrétion, lequel diminuera le travail morbide spontané dont le poumon est le siége.

Cette double action marque bien la place et l'utilité de la révulsion ; mais prenez garde de l'employer trop tôt. Je ne saurais trop vous le dire, attendez pour y recourir que l'élan de la fièvre et de la phlegmasie soit arrêté, attendez même, s'il est possible, qu'il commence à décroître : la révulsion appliquée trop tôt chez certains sujets pourrait aller contre votre intention ; elle pourrait, au lieu de diminuer le processus morbide, lui donner un coup de fouet pour ainsi dire, et exciter sa marche ascensionnelle, en retentissant à titre de nouvelle cause de paralysie vaso-motrice, et, en ajoutant un stimulus nouveau, une cause nouvelle, au mouvement fébrile.

En effet, vous voyez tous les jours une brûlure allumer rapidement une fièvre intense et développer même des réactions phlegmasiques vers les organes intérieurs.

Or la révulsion cutanée, prenez-y garde, est tout à fait analogue à la brûlure. Ainsi, les rubéfiants, les vésicants, qui sont les premiers agents révulsifs, sont comparables, pour leur effet immédiat, aux brûlures du premier et du deuxième degré, comme les caustiques, qui escharifient le derme, correspondent au troisième et au quatrième degré de brûlure admis en chirurgie. Les uns et les autres, intempestivement appliqués, peuvent, comme les brûlures accidentelles, allumer la fièvre et venir en aide à une phlegmasie locale, et cela d'autant plus aisément que l'individu est déjà sous l'influence d'un stimulus inflammatoire antérieur qui est né spontanément, ce qui prouve que ses racines sont profondes dans l'économie. Le moment des moyens révulsifs est donc bien marqué. Apprenez à bien le saisir.

Les agents de cette méthode sont nombreux.

Les sinapismes, le chloroforme employé localement, sont les plus légers ; on les désigne sous le nom de *rubéfiants* : leur effet est celui d'une brûlure au premier degré. Puis viennent les vésicants, qui vont au delà de l'épiderme. Et d'abord l'huile de croton tiglium en friction. Utile dans les affections chroniques, elle a une action molle, lente, incertaine, trop peu profonde et trop peu durable pour servir dans l'espèce. L'emplâtre stibié a une action trop profonde sur la peau, tout en étant lente sur le reste de l'économie ; c'est d'ailleurs un moyen barbare que je proscris absolument ; il entraîne, sur le moment, une douleur insupportable, à tel point que j'ai vu le délire être la conséquence de son application ; et, de plus, il produit souvent, chez les sujets cachectiques, des ulcérations de la peau très-difficiles à guérir, et laisse aussi pour l'avenir des cicatrices indélébiles. Et à ce sujet, laissez-moi insister sur un point, Messieurs, c'est que c'est un devoir moral pour vous de vous souvenir, d'une manière générale, que vous devez épargner, autant que possible, à vos malades les traces de vos médications ; ces stigmates, quand il s'agit d'enfants, et surtout de jeunes filles ou de femmes, peuvent causer pour les malades des désespoirs et peut-être des malheurs irréparables.

La vésication véritable, quel que soit l'agent qui la produise, est, pour moi, le révulsif par excellence, surtout dans les maladies aiguës ; il n'est pas sans avoir quelques inconvénients ; nous en reparlerons tout à l'heure.

Les vésicants produisent des brûlures au deuxième degré. Ce sont les vésicatoires cantharidés ou ammoniacaux qui sont indiqués sous ce titre. La méthode révulsive compte encore les cautères parmi ses agents ; ils représentent la brûlure au troisième et au quatrième degré, et agissent incontestablement, mais ils donnent lieu à un travail dont les phases se développent lentement ; aussi leur emploi doit être surtout réservé aux maladies chroniques et n'est pas aussi bien indiqué dans la pneumonie, qui est une affection aiguë ; je ne m'arrêterai donc pas sur eux ici, je vous dirai seulement que, si vous étiez conduits à en faire usage, la pâte de Vienne est la meilleure préparation pour les appliquer ; elle agit plus vite et d'une façon plus sûrement circonscrite que la potasse. Et j'ajouterai que vous vous trouverez mieux dans ce cas de faire ce qui m'a souvent réussi. Au lieu d'un seul point de potasse caustique ou de caustique de Vienne large, profond, appliquez des points extrêmement petits, donnant une eschare de la moitié d'un pois, mais alors multipliez ces points, couvrez de larges surfaces à l'aide de quinze à vingt de ces petits cautères, et ne détruisez pas avec eux toute l'épaisseur du derme. Cinq à six minutes d'application de la pâte de Vienne suffiront à atteindre le but que vous devrez vous proposer. Au reste, Messieurs, même pour tout autre cas aigu ou chronique, rappelez-vous ces petits cautères multipliés, moins larges et moins profonds ; ils vous permettront de vous adresser à une surface plus étendue, vous pourrez les répéter plus souvent, et, s'il en est pour vous comme pour moi, vous en aurez d'excellents résultats.

Je reviens sur les vésicatoires pour vous signaler les accidents qu'ils peuvent causer, et les moyens d'éviter, autant que possible, ces accidents.

Au moment de leur application, lorsqu'après quelques heures le derme est déjà séparé de l'épiderme et la vésication commencée quoique encore incomplète, la cantharidine pénétrant à travers l'épiderme soulevé, se dissout dans la sérosité de la phlyctène et absorbée par le derme agit alors souvent sur la vessie et sur les reins. Ce n'est pas là un fait qui soit entièrement indifférent ; si les accidents produits alors sont très-habituellement légers, ils peuvent, dans quelques circonstances heureusement plus rares, amener des cystites graves, des néphrites même qui, dans cer-

taines observations, sont devenues de véritables néphrites albumineuses aiguës, et ont été des plus graves. Certes, dans ces faits,
il existait chez l'individu une susceptibilité, une prédisposition
particulière, mais comme d'ordinaire nous ne pouvons pas à l'a-
vance reconnaître une semblable prédisposition, qui n'était jusque-
là, en quelque sorte, qu'à l'état virtuel, nous devons dans tous les
cas prendre des précautions contre la possibilité de tels accidents.

Un bon moyen de les prévenir, c'est d'associer le camphre à
l'emplâtre cantharidé ; vous faites alors camphrer exactement et
abondamment la surface de vos vésicatoires, et vous savez que pour
arriver à ce but aucun moyen n'est meilleur que l'emploi d'une
solution concentrée de camphre dans l'éther. Vous versez cette
solution sur la surface de votre vésicatoire ; l'éther s'évapore rapidement, et laisse à la surface de l'onguent cantharidé une couche
de camphre finement pulvérisé, et répartie assez également sur
tous les points pour constituer une sorte de couche protectrice
absorbée aussi pour sa part dès l'abord. Si, malgré cette précaution, les organes génito-urinaires sont enflammés, le camphre
vous sera encore utile, administré en potion, à la dose de 10 à 40
centigrammes, associé à 2 ou 3 centigrammes d'opium ; en lavement, à la dose de 40 à 60 centigrammes, dissous dans un
véhicule quelconque, à l'aide d'un jaune d'œuf, et additionnés de
5 à 6 gouttes de laudanum de Sydenham. Ne négligez pas non
plus alors des frictions faites sur le ventre à l'aide de l'huile de
camomille fortement camphrée, additionnée en forte proportion
de laudanum de Sydenham.

Une autre précaution contre ces accidents consiste encore à ne
pas laisser l'onguent cantharidé trop longtemps en contact avec la
surface cutanée. Au bout de six ou sept heures, quand l'épiderme
commence à s'isoler du derme, que l'absorption, par suite de ce
soulèvement et de la congestion artificielle du derme, devient plus
facile et plus rapide, enlevez le vésicatoire, remplacez-le par un
cataplasme de fécule placé entre deux linges fins, et sur la surface
duquel vous étendrez un corps gras, du cérat ou du beurre. La
sécrétion de sérum commencée par les cantharides continuera
sous l'influence du cataplasme, mais la vessie et les reins n'auront
pas à souffrir, puisqu'il n'y aura aucune absorption de cantharidine. Ce petit subterfuge thérapeutique est utile surtout chez les
enfants et chez les femmes, dont la peau très-fine est assez rapidement soulevée.

Indépendamment des troubles du côté des organes génito-urinaires, il est d'autres accidents à redouter des vésicatoies, et qui devront vous faire surveiller d'abord leur action, au moment où vous les appliquerez, et plus tard l'état de leur surface, quand ils seront établis. Dans quelques cas, et surtout chez les sujets débilités, au lieu d'une simple vésication, vous aurez très-facilement une destruction superficielle du derme, une sorte d'eschare suivie promptement d'ulcération. Il semble, dans ces cas, que la cantharide ait dépassé son rôle de vésicant, qu'après avoir soulevé le derme mal vivant, elle ait agi comme un caustique superficiel. Dans des cas plus fréquents (et ils appartiennent surtout aux enfants et aux sujets cachectiques), les ulcérations viennent plus tard. La surface du vésicatoire présente d'abord çà et là, surtout sur ses bords, des points dans lesquels la peau est détruite en rond et comme avec un emporte-pièce. Le fond de ces ulcérations, d'abord isolées, est d'une jaune grisâtre ; le pus qui les baigne est séreux et diffluent ; leurs bords sont rouges et tuméfiés. Habituellement très-douloureuses, elles varient d'étendue et de profondeur ; quelquefois très-limitées et superficielles, elles sont, dans d'autres cas, larges et profondes, et comme formées de la réunion de plusieurs ulcérations d'abord isolées. J'ai vu, chez des enfants atteints de pneumonie, toute la surface dénudée n'être plus qu'une vaste ulcération, la peau se décoller tout autour, et une infiltration purulente compliquer ces désordres. Je me rappelle, entre autres faits de ce genre, celui d'un enfant grêle et chétif, chez lequel toute la peau du thorax fut décollée par une collection purulente développée à propos d'un vésicatoire ulcéré dans toute sa surface. Malgré des délabrements aussi effroyables, la guérison fut complète et relativement très-rapide. Enfin la surface du vésicatoire peut chez certains sujets se couvrir de véritables fausses membranes diphthéritiques.

Le séjour peu prolongé de l'onguent vésicant sur la peau prévient les ulcérations de la première espèce ; quant à celles de la seconde, la cause de leur production est tout entière dans le mauvais état de l'économie. Souvent nous ne pouvons pas les prévenir, nous pouvons seulement les combattre. Voici les meilleurs moyens à employer :

Un mélange de poudre de charbon et de quinquina est appliqué sur la plaie. Des lotions d'eau chlorurée au huitième ou au dixième sont répétées trois ou quatre fois par jour dans les cas d'ulcérations simples. Quand ces ulcérations sont gangréneuses, il est utile de les panser, soit avec de la charpie imbibée d'eau chlorurée, et de renouveler ce pansement plusieurs fois dans la journée, soit avec de l'onguent styrax ou de la poudre de quinquina et de charbon. Se recouvrent-elles de fausses membranes, ajoutez aux moyens précédents des cautérisations journalières avec le nitrate d'argent, et dans l'un comme dans l'autre cas de ces ulcérations de mauvais caractère, placez l'économie dans les meilleures conditions possibles, remontez-la autant que vous croirez pouvoir le faire. Ce traitement général est assurément le plus puissant de tous les topiques.

J'en aurai fini avec les accidents possibles des vésicatoires, quand je vous aurai mentionné l'érysipèle.

Pourquoi cette complication survient-elle si souvent dans certains instants, comme vous avez pu le voir par vous-mêmes? Nous ne pouvons expliquer ces faits que par une influence épidémique; c'est vous dire que nous ne les expliquons pas. Mais cela ne doit pas nous dispenser de les enregistrer, et de nous régler d'après la connaissance que nous en pouvons acquérir. L'érysipèle alors, soyez-en bien convaincus, sera une complication grave. Il ne représentera pas une révulsion ajoutée à une révulsion, il traduira seulement un mauvais état de l'économie devenue incapable de garder, limitée aux surfaces primitives, l'excitation qui lui a été imposée, et de la conduire à la cicatrisation ou même à la suppuration régulière.

Maintenant que je vous ai résumé d'une manière générale le traitement de la pneumonie et de ses principales complications, comme aussi les agents thérapeutiques qui le composent, je vais vous indiquer par quelques exemples la conduite que vous devrez tenir au lit du malade, suivant les diverses formes de cette maladie que vous rencontrerez. Cette espèce de formulaire devra sans aucun doute subir des modifications suivant les cas particuliers; mais tel que je vais vous le donner, il aura l'avantage de vous rappeler les principales indications que peuvent présenter chacun des types divers de la maladie que nous avons étudiée.

Vous êtes en présence d'un malade âgé de vingt-cinq à trente ans, vigoureux, sanguin, d'habitudes régulières, atteint d'une pneumonie à forme vraiment inflammatoire : faites au début une large saignée de trois palettes ; si la douleur de côté est vive, combattez-la par des ventouses scarifiées, ou par des sangsues au nombre de huit à dix.

Et pendant que je vous parle de sangsues, laissez-moi vous rappeler combien il est indispensable de toujours prescrire nettement le temps pendant lequel on devra les laisser saigner. Vous ne devrez pas l'étendre au delà d'une heure ou deux. Cette précaution, très-utile chez les adultes est indispensable, chez les enfants. J'ai vu, et d'autres l'ont vu bien avant moi, de jeunes enfants mourir d'hémorrhagie après une ou deux sangsues dont on avait oublié d'arrêter l'écoulement sanguin.

Chez ce même sujet que je prends pour exemple en ce moment, abordez tout d'abord, en même temps que la saignée, l'usage du tartre stibié ; ne craignez pas une dose assez élevée ; donnez-en de 20 à 40 centigrammes dans une potion gommeuse, en observant les précautions que je vous ai indiquées, ou prescrivez encore le tartre stibié sous forme de pilules de 0,01 à 0,03, selon la dose totale. Si vous pratiquez en ville, n'allez pas oublier de prescrire une tisane, celle que vous voudrez, mais prescrivez-en une, soient l'eau gommée, 15 grammes de gomme arabique pour 1,000 grammes d'eau froide ; la tisane pectorale, 12 grammes de fleurs pectorales pour 1,000 grammes d'eau ; celle d'orge, 20 grammes pour 1,000 grammes d'eau ; la tisane béchique, 8 grammes d'espèces béchiques pour 1,000 grammes d'eau. Le malade se croirait mal soigné s'il n'avait pas l'indication d'une tisane, cet auxiliaire exigé de toute médication. Sachez également changer la tisane au besoin, et ne perdez jamais votre sang-froid devant l'importance que certains malades prêtent à ces changements et à leurs conséquences imaginaires. Ce n'est pas là du savoir-faire ou du charlatanisme. Il y va de l'intérêt du malade qui, attachant, bien à tort, une grande confiance à ces détails en réalité insignifiants, vit tranquille et calme quand il les voit traiter et débattre au sérieux. Que votre malade en outre garde la diète absolue et le silence le plus complet ; placez-le dans un milieu maintenu à une température égale et assez élevée, 18 à 20 + ° R, afin que, s'il se découvre un peu, il puisse le faire sans gros danger. Veillez bien à ce que la même température soit maintenue pendant toute la nuit. J'ai vu plusieurs fois des accidents graves survenir par la négligence de ce soin, les malades prenant froid vers le matin, en se découvrant, pour une raison ou pour une autre, dans une chambre dont la température était abaissée. Continuez le tartre stibié pen-

dant deux ou trois jours. Si l'état local ne se modifie pas, si le
pouls ne baisse pas, et que la douleur de côté soit encore vive,
appliquez, en outre, un ou plusieurs larges vésicatoires ; mais si,
en même temps que l'état local ne se modifie pas, vous voyez le
malade tendre vers la dépression, tout en continuant vos préparations stibiées, arrêtez-les, comme je vous l'ai dit, chaque jour
vers quatre heures du soir, et commencez deux heures après l'ad-
ministation du quinquina (Extrait de quinquina, 2 à 4 grammes ;
sirop de quinquina, 30 grammes ; eau distillée quelconque, 150
grammes) et alors même, pour la nuit, ajoutez un lait de poule.
Si, comme cela arrive quelquefois, cette potion au quinquina excite des vomissements, ajoutez-y du vin, ou bien donnez le quinquina en bols, en pilules. Ordonnez du bouillon bien dégraissé,
ou, ce que les malades préfèrent habituellement, du thé de bœuf.
Voici la manière de préparer ce thé. Prenez une livre de viande
de bœuf bien dégraissée et bien dégagée de toute aponévrose,
hachez-la, versez dessus quatre verres d'eau bouillante, faites bouil-
lir pendant douze minutes, exprimez la viande, passez et ajoutez
un peu de sel et de poivre. Cette boisson est souvent mieux tolérée et plus agréable que le bouillon ; elle est loin d'être moins
nourrissante.

Si l'état local se résout lentement pendant que l'état général
s'améliore, abandonnez vers le quatrième jour le tartre stibié pour
l'oxyde blanc d'antimoine à la dose de 4 à 10 grammes, continuez
le quinquina et une nourriture légère ; enfin, à mesure que la maladie rétrograde, permettez des aliments plus substantiels et plus
abondants : du poisson, des légumes et de la viande blanche.

Les choses ne marchent pas toujours aussi régulièrement, même
chez un sujet vigoureux. Par exemple, le délire peut éclater au
début de la maladie, alors, comme vous le savez, il peut tenir à
l'intensité du mouvement fébrile ou, pour mieux dire, à la façon
dont l'individu qui est atteint supporte ce mouvement, donnez de
l'opium la nuit. L'extrait aqueux thébaïque de 1 à 5 centigrammes, le laudanum de Rousseau (dont sept gouttes équivalent à 5
centigrammes d'extrait d'opium) sont indiqués dans ces circonstances ; le laudanum de Rousseau est, du reste, d'un usage facile,
et, dépourvu d'odeur de safran et de girofle, il provoque plus rarement que le laudanum de Sydenham les vomissements, auxquels
le malade est déjà souvent disposé à cause des préparations stibiées
qu'il prend d'autre part. Chez quelques individus, en vertu d'une

idiosyncrasie que vous ne pouvez connaître d'avance, l'opium peut donner lieu à du délire. J'ai rencontré plusieurs faits de ce genre ; employez alors dans ce cas l'opium sans narcotine, à la même dose que l'extrait aqueux ordinaire. La codéine est également bien indiquée dans ces circonstances (15 à 30 grammes de sirop de codéine).

Vous rencontrerez souvent de petites difficultés pour faire prendre les médicaments aux malades, surtout quand ils ont du délire. Si l'opium en pilules ou en potion ne peut pas être avalé, administrez des lavements laudanisés; si les lavements ne sont pas possibles à donner, ou s'ils ne sont pas gardés, à cause de l'état de délire de l'individu, recourez à des suppositoires que vous introduirez matin et soir dans l'anus, et que vous composerez de la manière suivante :

℞ Extrait aqueux thébaïque.....   0,20
Beurre de cacao............   30, 0

Mêlez exactement et faites quatre suppositoires.

Mieux encore, dans le même cas, ayez recours à la méthode endermique. Administrez ainsi 1, 2, ou même 3 centigrammes de chlorhydrate de morphine ; soyez, du reste, prudents avec ce médicament, n'en faites pas un emploi répété à de trop courts intervalles; craignez que les doses en s'accumulant ne produisent des effets qui dépassent le but et n'amènent du narcotisme. J'ai vu des exemples dans lesquels 1 centigramme de chlorhydrate de morphine, appliqué matin et soir sur la surface d'un vésicatoire, a déterminé un coma profond. Dans de semblables circonstances, injectez par la méthode sous-cutanée douze, quinze ou vingt gouttes d'une solution de chlorhydrate de morphine composée selon la formule suivante :

℞ Chlorhydrate de morphine......   0,10
Eau distillée..................   10,0

Faites dissoudre.

Au lieu de voir le délire se manifester dès le début et coïncider avec le mouvement fébrile, vous le voyez survenir vers le milieu de la période d'augment, c'est-à-dire vers le troisième jour. Ce délire, né au milieu de symptômes de forme ordinaire, est loquace ou violent, et présente l'aspect que je vous ai indiqué comme étant celui du délire lié aux habitudes alcooliques. Le pouls est plein et fréquent, la peau chaude. Insistez sur l'opium, mais ajoutez-y du vin, ou même une potion plus fortement alcoolisée. Si, au contraire, le délire que vous observez est peu intense, si en même temps le malade offre du subdélirium, de l'agitation, de l'incertitude des mouvements, de la prostration; si la face rappelle l'état typhoïde, et si en même temps il n'y a aucune exagération dans les signes locaux, s'ils ne font pas craindre la terminaison par suppuration, le passage de la pneumonie au troisième degré, vous savez que c'est au musc qu'il faut avoir recours, et que soit en potion, soit en lavement, soit sous forme de suppositoire, vous ne devez pas craindre d'aller jusqu'à la dose de 1 gramme à 1,50 dans ces variétés ataxiques de la pneumonie.

Je vous suppose maintenant en face d'une autre malade : il s'agit d'un sujet moins fort, adulte ou vieillard. Tout d'abord n'employez pas en général les émissions sanguines, en vous rappelant toutefois que, dans cet exemple même, il peut y avoir des exceptions à la règle thérapeutique que je viens d'établir. Si votre malade, par exemple, est dans un état asphyxique, il faut lui porter un secours immédiat; une saignée pratiquée par une large ouverture, mais peu prolongée dans son écoulement est parfois alors, quand la force du pouls le permet, un moyen vraiment héroïque. J'en ai éprouvé plusieurs fois l'efficacité, et notamment chez une femme de quatre-vingt-trois ans, qui, atteinte de pneumonie, mourante d'asphyxie au moment où je la vis, fut immédiatement soulagée par une large saignée du bras, et guérit de sa pneumonie. Une douleur de côté violente, et assez vive pour gêner la respiration, est aussi, même chez un sujet assez débile ou âgé, une indication pour une évacuation sanguine; mais dans ce cas, elle devra être surtout locale ; ce sont les ventouses scarifiées ou les sangsues qu'il faut prescrire. Je vous l'ai déjà dit, je vous le répète encore, surveillez l'écoulement du sang après les sangsues, surtout s'il s'agit d'un enfant.

En dehors des exceptions dont je viens de vous parler, ne tirez pas de sang dans l'exemple que nous prenons ; abordez immédiatement le tartre stibié, 20 centigrammes dans un julep ; administrez de cette potion pendant trois heures, puis suspendez-en l'usage. Voyez si l'effet produit n'est pas une trop grande dépression. Si rien ne presse, attendez le lendemain matin pour revenir au même moyen, si les forces du malade vous le permettent. Je vous conseille ces tâtonnements dans les cas de cette nature, parce que la dépression stibiée pourrait vous surprendre à l'improviste, surtout s'il s'agissait d'un enfant et qu'elle pourrait produire des effets difficiles à enrayer. En général, chez ces jeunes sujets, il faut mieux d'emblée s'adresser à l'oxyde blanc d'antimoine (4 à 8 et 10 grammes dans une potion).

C'est dans cette forme de la pneumonie, chez un sujet de force médiocre, que la médication révulsive trouve surtout sa place. Employez-la avec libéralité, ne craignez pas de mettre en quelques jours 6, 8, 10 vésicatoires. J'ai obtenu de cette façon de véritables résurrections, mais ayez soin alors de ne pas dénuder toutes les surfaces; prenez grand soin, au contraire, de les bien préserver, de crainte d'un érysipèle, et quand vous allez à de semblables nombres, qui, je vous le répète, produisent de merveilleux résultats, surveillez bien l'effet produit sur les voies urinaires. Guersant se louait beaucoup de cette médication et de cette manière de l'employer.

Ayez aussi très-vite, chez de semblables sujets, recours aux toniques, alternez, et cela de très-bonne heure, les préparations de quinquina avec les préparations antimoniales, selon la méthode que je vous formulais dans notre dernière conférence. Prescrivez 3 ou 4 grammes d'extrait sec de quinquina. Sachez toutefois que certains malades peuvent difficilement supporter le quinquina sous forme de potion ; ils le vomissent avec facilité. Mettez alors votre extrait de quinquina en pilules, ou en masses assez fortes enveloppées de pain à chanter.

Votre malade est-il pris de diarrhée trop prolongée, combattez-la énergiquement, surtout s'il s'agit d'un enfant. C'est dans ce cas-là une complication sérieuse, peut-être plus sérieuse que la pneumonie. L'opium et le sous-nitrate de bismuth vous réussiront bien contre cet accident. N'employez l'opium que chez l'adulte ou chez le vieillard, ne vous en servez jamais avec les enfants, c'est chez eux un médicament dangereux ; une seule goutte de laudanum a quelquefois amené des accidents redoutables. Le sous-nitrate de bismuth à hautes doses (10 ou 12 grammes), l'eau albumineuse par en haut et par en bas, sont des moyens habituellement efficaces chez les jeunes sujets.

Il est un troisième cas qui peut se présenter à vous : vous avez à traiter un malade affaibli, soit par l'âge, soit par les excès, soit par les privations, ou bien encore par une maladie antérieure, suivez alors la conduite que nous avons pratiquée vis-à-vis de notre vieille malade de la salle Saint-Charles. Abordez immédiatement les vésicatoires, les toniques, le quinquina, l'eau vineuse, le lait de poule, le bouillon ; ou bien encore employez le traitement que préconise Todd, l'alcool et l'acétate d'ammoniaque. 80 à 100 grammes d'eau-de-vie sont mis en potion avec 50 grammes de véhicule, et divisés en douze doses. Ailleurs, vous les remplacerez par 200 à 500 grammes de vin rouge. 8 à 12 grammes d'acétate d'ammoniaque, dans une potion de 150 grammes de véhicule seront administrés aussi en douze doses alternées avec la potion alcoolique ; des bouillons, des potages seront permis deux ou trois fois par jour. Vous nous avez vu employer ce traitement, vous savez qu'il nous a réussi comme je vous l'ai indiqué, et, sans rien préjuger de ce que me donnera une expérience prolongée plus longtemps, je ne puis m'empêcher de vous rappeler le succès que nous a donné cette méthode. Vous suivrez la même conduite en présence d'un malade offrant, avec les lésions locales de la pneumonie, l'ensemble de symptômes généraux qui constitue la forme dite typhoïde, ou celui qui représente la forme adynamique. Quant à l'ensemble ataxique, vous lui opposerez dès le début le musc à doses élevées, administré en potion et en lavements, et dans les uns comme dans les autres cas, vous ne négligerez pas, si l'état du malade le permet, l'emploi de la méthode révulsive dirigée contre l'état local. Les vésicatoires volants vous seront encore ici particulièrement utiles.

Enfin, Messieurs, je vous suppose en présence d'un malade dont la pneumonie est arrivé au troisième degré. Tous les signes généraux et locaux vous le disent. Ici vous devez surtout chercher à prolonger la vie du malade, sans compter sur la guérison ; vous prescrirez le quinquina, le vin, le bouillon vineux ; les lavements de vin, si l'état du tube digestif vous le permet, mais ayez à ce sujet beaucoup de scrupule, la diarrhée hâterait la mort. Localement, les vésicatoires, les cautères petits et multipliés devront être appliqués. N'acceptez pas les résultats qu'on a bénévolement prêtés à l'alcoolature d'aconit, au sulfate de quinine à hautes doses. Je serais plus disposé à avoir recours à un autre ordre de moyens, et en présence de certains résultats dans des affections chirurgicales, en présence d'améliorations momentanées que j'ai observées dans des faits d'infection purulente, j'avoue que je tenterais l'emploi des alcooliques à hautes doses, et que je maintiendrais le malade dans une sorte d'ivresse alcoolique. C'est là une simple vue de l'esprit, à vrai dire, mais ici cet axiome *Melius anceps quam nullum* est tout à fait de mise [1].

Si le malade auquel vous avez affaire est atteint par l'ictère qui accompagne quelquefois la pneumonie, ce symptôme ne réclame pas habituellement de traitement spécial ; mais dans le cas où il persisterait, on pourra, s'il était lié à un état d'embarras des premières voies, le combattre par quelques laxatifs doux, de la manne dans du petit-lait (30 grammes pour un litre de petit-lait), quelques centigrammes par jour (2 ou 3) d'extrait ou de poudre de belladone, ou mieux par un vomitif administré d'emblée au début.

Quand il existe à titre de coïncidence de la pneumonie une bronchite capillaire, c'est un incident avec lequel il faut sérieusement compter, vous pouvez alors encore employer l'émétique, mais seulement à doses vomitives (5 centigrammes dans un verre d'eau). Il faut même préférer l'ipéca ; avec lui on n'a pas à redouter de dépression rapide comme avec l'émétique. Répétez son usage afin de secouer les bronches, de les débarrasser des mucosités qui les obstruent et qui constituent un danger sérieux en s'opposant mécaniquement à l'hématose. Après les secousses de vomissement, donnez des toniques, et surtout le quinquina ; nourrissez votre malade, soutenez les forces par tous les moyens possibles, et employez en outre largement la méthode révulsive ; appliquez deux, quatre, six vésicatoires volants.

La péricardite exige-t-elle des moyens énergiques ? Elle est souvent méconnue, vous le savez. Quand vous la diagnostiquerez, appliquez sur la région précordiale des ventouses scarifiées, et surtout des vésicatoires, donnez de la digitale, et enfin, si l'épanchement par sa quantité menace le malade de suffocation, ne reculez pas devant la ponction du péricarde. M. le professeur Trousseau et Aran nous ont ouvert cette voie thérapeutique. J'ai pour ma part ponctionné le péricarde croyant ponctionner la plèvre, et les phénomènes que j'ai observés ont été assez peu intenses pour que jamais je ne recule devant cette opération si l'occasion de l'employer se présentait. Je n'insiste pas ici sur les précautions qu'elle réclame. Vous les trouverez toutes indiquées dans la *Clinique* de M. le professeur Trousseau.

---

[1] La mort a paru retardée par ces moyens dans un cas observé postérieurement à cette conférence.

La méningite est habituellement si rapide dans sa terminaison funeste, qu'elle ne laisse guère de place à un traitement. Essayez cependant les révulsifs, appliquez de nombreux vésicatoires, administrez aussi des purgatifs, parmi lesquels le calomel devra fixer toute votre attention. Ne craignez pas d'en faire prendre 1 gramme à 1^{gr},50 en huit doses, couvrez vos malades d'onguent napolitain, mais pardessus tout ne négligez pas l'usage de l'iodure de potassium. Prescrivez-le, mais sens user concurremment du calomel, à la dose de 2, 3 ou même 6 grammes dans les vingt-quatre heures. Vous le verrez parfois réussir contre toute attente.

La pleurésie est une affection tellement voisine en quelque sorte de la pneunomie, qu'elle exige rarement, quand elle complique cette dernière, un traitement particulier. Cependant, si elle détermine une douleur locale, on aura recours alors surtout à une émission sanguine locale, sangsues ou ventouses. La complication d'une pleurésie doit faire recourir plus rapidement à l'usage des vésicatoires, généralement très-efficaces pour faire résorber un épanchement, et si ce dernier devenait trop abondant, si sa quantité amenait une profonde dyspnée et le déplacement du cœur, vous ne reculeriez pas devant la thoracentèse. J'ai eu occasion, alors que j'étais médecin à l'hôpital Bon-Secours, de pratiquer cette opération dans des conditions très-frappantes, et j'ai obtenu un résultat véritablement merveilleux et qui mérite de vous être communiqué.

Obs. LVI. Lemaire (Sophie), cinquante-deux ans, entrée le 3 avril 1852.

Lorsqu'on recherche les antécédents de cette malade, on apprend qu'elle se livre souvent à des excès alcooliques ; elle est, en outre, affectée depuis longtemps d'une bronchite chronique qui s'exaspère chaque hiver.

Seize jours avant son entrée à l'hôpital, elle fut prise d'un frisson, d'un point de côté sous le sein gauche, de nausées et de vomissements ; ses crachats restèrent ce qu'ils étaient habituellement, des crachats épais, verdâtres, nageant dans un liquide clair et mucilagineux.

Elle entre à l'hôpital le 3 avril, et présente les phénomènes suivants :

Il existe une dyspnée très-intense, de la douleur sous le sein gauche, de la fièvre caractérisée par un pouls fréquent et dépressible, 110 pulsations ; le côté droit de la poitrine a conservé la sonorité normale ; on y entend cependant, en assez grand nombre, des râles muqueux et sonores.

Dans le côté gauche de la poitrine on constate de la matité dans les deux tiers inférieurs ; au même niveau, dans le tiers moyen de ce côté, on entend du souffle tubaire bien caractérisé ; dans le tiers inférieur, le murmure vésiculaire est affaibli et mêlé de râles crépitants ; là où il y a du souffle, il existe en même temps de la bronchophonie très-franche ; les crachats, un peu visqueux, sont toujours incolores. (0gr,20 de tartre stibié ; gomme éd. ; diète.)

4 avril. L'état de la malade ne s'est pas sensiblement amélioré ; le souffle constaté la veille vers l'angle de l'omoplate gauche ne paraît plus aussi évident aujourd'hui ; il n'y a, à ce niveau, que de la rudesse du murmure vésiculaire et un peu de résonnance de la voix. Dans le tiers inférieur du poumon de ce même côté, le murmure vésiculaire est notablement affaibli et la voix nasonnée ; la matité très-marquée. Dans toute la hauteur du poumon droit on trouve toujours des râles muqueux et ronflants. Même état fébrile ; peau très-chaude. (On supprime le tartre stibié ; huit ventouses scarifiées sur le côté gauche de la poitrine.)

Le 5. La malade présente les mêmes symptômes. (On lui fait une saignée de quatre palettes et on lui donne à nouveau du tartre stibié, 30 centigrammes.)

Le 6. Elle se trouve un peu mieux ; la fièvre est cependant vive ; la matité du côté gauche a gagné en étendue : au-dessus de son niveau, on entend des râles crépitants et de la bronchophonie ; les crachats sont toujours sans caractères tranchés. (Tartre stibié, 30 centigrammes ; kina, 1 gramme, pour le soir.)

Le 7. Les signes d'un épanchement augmentant sans cesse se dessinent du côté gauche ; la matité a gagné en arrière ; en avant, elle remonte presque jusqu'à la clavicule ; à la main, les vibrations thoraciques ne se perçoivent pas de ce côté où l'on entend un souffle doux et une égophonie à timbre éclatant ; la fièvre persiste toujours au même degré, quoique la malade prétende se trouver mieux. (40 centigrammes de tartre stibié ; kina, 2 grammes ; vésicatoire sur le côté gauche de la poitrine ; deux bouillons.)

Le 8. L'épanchement n'a pas sensiblement diminué ; sous la clavicule, on entend un bruit de frottement très-net, dans les deux temps de la respiration ; le cœur est dévié vers la droite, sa pointe bat vers le bord droit du sternum. (Même prescription.)

Les choses restent dans le même état les jours suivants, avec quelques alternatives d'aggravation et d'amélioration.

Le 13. Les signes physiques sont toujours les mêmes ; le cœur est dévié comme les jours précédents ; la dyspnée a considérablement augmenté, et l'asphyxie est telle, que la mort est imminente, la malade ne faisant plus que des inspirations profondes et convulsives, très-séparées les unes des autres : la thoracentèse, considérée comme une ressource ultime, est pratiquée à l'instant. Il s'écoule 1^{lit},75 d'un liquide limpide et citrin, sans qu'aucune bulle d'air ait pénétré dans la cavité de la plèvre soit pendant, soit après l'opération. A mesure que le liquide s'écoule, la malade semble renaître, la respiration se rétablit, et, quelques instants après l'opération, cette femme s'endort d'un sommeil tranquille. (Deux bouillons; vésicatoire à la partie postérieure de la poitrine.)

Le 14. La matité, qui a disparu après l'opération, n'a pas reparu aujourd'hui ; le murmure vésiculaire s'entend à gauche aussi bien qu'à droite dans toute la hauteur du thorax; seulement, du côté gauche, il est mêlé de râles crépitants fins et humides, râles de retour. Le cœur a repris sa place et ne bat plus que 92 fois à la minute. (2 grammes ext. quinq.)

Le 17. Les râles qu'on entendait à gauche diminuent d'abondance; le murmure vésiculaire s'entend toujours de ce côté, mais il est un peu plus faible que du côté opposé ; l'état général de la malade s'est notablement amélioré ; ses forces reviennent graduellement. (Deux soupes, deux bouillons.)

A partir de ce jour, l'amélioration continue ; l'appétit et les forces de la malade renaissent ; toutefois, il persiste de la dyspnée, des râles muqueux à droite ; quelques frottements, et de la faiblesse du murmure vésiculaire à gauche.

Mais bientôt, la bronchite droite s'étant sensiblement améliorée à son tour, les forces s'étant restaurées, la malade, entièrement guérie, quitte l'hôpital le 17 mai.

Dans cette observation, très-saisissante pour qui a été témoin des faits, la vie, bien près d'être terminée, semblait renaître à mesure que le liquide s'écoulait. La pneumonie, en voie de résolution au moment où la proportion du liquide pleurétique s'accrut, ne se reproduisit pas, et n'offrait plus que quelques traces de son existence lorsque disparut l'épanchement. La présence d'une bronchite du côté droit, remarquez-le bien, avait ici une importance capitale, puisque par elle l'hématose était notablement gênée dans le seul poumon qui restât.

C'est assurément un des exemples les plus concluants qui se puissent voir, de la merveilleuse utilité que peut avoir la thoracentèse : sans cette ressource, la mort était à peine différée de peu d'instants ; car cette femme, dont la figure m'a frappé, ne faisait plus que des inspirations incomplètes, interrompues çà et là d'efforts aspirateurs plus violents et tout à fait spasmodiques, comme ceux qui signalent l'agonie. Au reste, en soi, la thoracentèse n'est pas une opération redoutable, j'en suis pleinement convaincu, et vous ne devrez jamais reculer pour la pratiquer si elle est bien indiquée.

Les parotides, je vous l'ai dit, sont d'un pronostic presque nécessairement fatal. Cependant, il ne faut pas rester tout à fait inactif devant elles. Soutenez le malade par tous les moyens possibles, pendant que vous vous efforcez de limiter le travail d'inflammation diffuse en appliquant un cautère au milieu de la tumeur, ou encore en couvrant toute la surface avec de la teinture d'iode.

Ici, Messieurs, se termine ce que je voulais vous présenter comme une sorte de résumé du traitement des différentes formes de la pneumonie et avec lui, ce que l'étude des divers malades atteints de cette affection, et qui sont dans nos salles, m'a conduit à vous exposer. J'y ai joint, chemin faisant, des observations que j'avais recueillies antérieurement. J'espère avoir pu dérouler ainsi devant vous le tableau des signes principaux de cette affection, et vous avoir munis des moyens de faire face aux divers exemples que vous pourrez avoir à combattre dans votre pratique. Je m'estimerais heureux si je pouvais avoir contribué à un tel résultat.

PNEUMOTHORAX

I

Messieurs, je voudrais vous entretenir aujourd'hui de ce qui s'est passé chez la malade couchée au numéro 31 de la salle Saint-Charles.

Obs. I. Goulet (Euphrasie), trente-deux ans, blanchisseuse, est entrée, le 8 janvier 1862, salle Saint-Charles, n° 31.

Cette femme, d'une faible constitution, avait toujours joui d'une bonne santé, lorsque, il y a six mois, à la suite d'un refroidissement, elle fut prise d'une toux qui a persisté. Depuis lors, tous les phénomènes propres à la phthisie tuberculeuse se sont prononcés successivement : toux constante, sueurs profuses surtout la nuit, fièvre quotidienne ; il y a trois mois, suppression des règles, hémoptysies abondantes et répétée à dix reprises différentes, diarrhée, amaigrissement rapide et profond.

Lorsqu'elle se présenta, le 8 janvier, à l'hôpital, elle était très-affaiblie, pâle et offrait l'aspect d'une phthisique arrivée déjà à une période avancée, elle était en outre atteinte de diarrhée, de sueurs nocturnes et de toux amenant des crachats nummulaires peu abondants. Le poumon gauche n'offre rien qu'une respiration exagérée, mais au sommet du poumon droit on peut constater l'existence d'une matité non douteuse, dans la fosse sus-épineuse ; on y entend du souffle caverneux mêlé d'un gargouillement véritable ; la voix retentit en ce point sous forme de pectoriloquie ; en un mot, on constate les signes non douteux de la présence de tubercules pulmonaires en voie de ramollissement.

Cependant, sous l'influence du repos et de soins hygiéniques appropriés, de l'usage du sous-nitrate de bismuth et de l'opium, la malade paraissait avoir éprouvé un soulagement notable : la toux s'était calmée, la diarrhée avait disparu, la fièvre était moindre ainsi que la dyspnée, le sommeil était meilleur, lorsque le 2 février, à midi, sans qu'elle ait fait aucun effort, sans qu'elle ait eu aucune quinte de toux, et tandis qu'elle causait avec ses voisines, elle fut prise tout à coup d'une violente douleur au niveau de l'épine de l'omoplate du côté droit. La toux devint beaucoup plus fréquente, très-pénible, et la dyspnée tellement vive, que la malade put à peine prononcer quelques paroles entrecoupées.

Le 3 février. Nous la trouvons assise sur son lit, toute autre position rendant la respiration presque impossible, la face est anxieuse, la respiration courte et fréquente, arrêtée et limitée dans son ampleur par une douleur très-violente au niveau de l'épine de l'omoplate droite. La percussion fait entendre une sonorité exagérée dans tout le côté droit, excepté au sommet, en arrière et dans le tiers supérieur de la gouttière vertébrale; là, le son est assez obscur. A l'auscultation, dans toute la hauteur du thorax, et surtout dans la partie supérieure, souffle amphorique très-ample. Le retentissement de la voix lui-même est amphorique, et à la fin des phrases le son offre une apparence un peu métallique. On entend également un tintement métallique très-inégal dans ses manifestations : c'est, en effet, tantôt un bruit métallique isolé, sans régularité dans son retour, tantôt de larges ondées métalliques qui, par la succession et la réunion des bruits qui les composent, retracent bien un râle qui revêt ce timbre particulier. Ces sensations sont perçues dans tout le côté droit de la poitrine qui paraît dilaté. En agitant la malade, on ne détermine aucun bruit de flot, dit de succussion hippocratique. Il y a peu de chaleur à la peau, le pouls est fréquent (110), mais petit et misérable ; la malade éprouve un profond sentiment de tristesse et est très-inquiète. (Opium, 0,10 ; gomme éd.; deux potages.)

Le 4. Les signes observés n'ont subi d'autre changement que la présence d'un peu de bruit de flot obtenu par la succussion ; il y a, en outre, en bas, dans le côté droit, un peu de matité très-peu étendue. occupant la partie tout à fait inférieure de la cavité thoracique, signes qui démontrent la présence d'un petit épanchement dans la cavité droite. (Même prescription.)

Le 8. L'état général est le même ; le pouls à 112, petit ; 46 inspirations ; cependant la dyspnée est moins intense, la malade éprouve moins d'anxiété, elle peut se tourner sur le côté gauche et rester à demi couchée ; les signes propres à caractériser la présence de l'épanchement ne se sont pas montrés avec plus d'intensité; la proportion du liquide n'a pas augmenté ; même sonorité anomale, même amphorisme de la respiration, de la voix et de la toux, mêmes bruits métalliques.

Le 9. Œdème de la main et de la jambe droite, sans œdème des parois thoraciques ou abdominales ; même état du reste ; un peu d'appétit. (2 grammes d'extrait de kina, 30 grammes sirop diacodé ; deux bouillons, deux potages.)

Le 11. L'épanchement n'a toujours pas sensiblement augmenté. On constate, en auscultant le côté droit en arrière, que la percussion exercée sur un point quelconque de la poitrine, soit à gauche, soit à droite, arrive à l'oreille de l'observateur avec un timbre métallique très-tranché (bruit d'airain de M. Trousseau). Le côté droit de la poitrine, quoique paraissant très-développé, n'offre cependant à la mensuration que 1 centimètre de plus que le côté gauche ; pas de diarrhée.

Le 14. On constate toujours les mêmes signes et toujours pas d'épanchement plus marqué. L'auscultation, pratiquée au niveau de la partie supérieure de la gouttière vertébrale, du côté droit, révèle la présence d'un bruit respiratoire à peu près normal, qui n'est pas accompagné de râle et qui est très-limité. (Même prescription.) [1].

Que s'est-il passé chez cette malade ? Nous avons affaire à une femme bien évidemment affectée de tubercules pulmonaires, chez laquelle sont survenus brusquement certains phénomènes. Telles sont tout d'abord une douleur vive du côté droit ; en même temps qu'elle apparaît une dyspnée très-violente, accompagnée d'anxiété très-forte. Dans le cours d'une affection tuberculeuse ces deux symptômes, douleur et dyspnée, peuvent se manifester accidentellement surtout à propos de trois complications principales ; ce sont la pleurodynie, la pleurésie, le pneumothorax. Mais dans la pleurodynie la douleur ne présente jamais, d'ordinaire, ni ce brusque début, ni cette intensité. Elle gêne bien la respiration, mais seulement quand les malades tentent quelque effort d'inspiration, ou dans les secousses de la toux. De plus, la pleurodynie n'est l'occasion du développement d'aucun des signes locaux que nous venons de constater chez notre malade. Elle n'éveille pas le redoublement des symptômes réactionnels que nous avons

---

[1] Ce qui suit a été observé postérieurement à la conférence présente.

Du 14 février au 3 mars, jour du décès de la malade, elle a été en s'affaiblissant ; l'épanchement n'augmenta nullement ; les signes restèrent les mêmes ; la toux ne fut pas plus intense ; l'asphyxie se développa lentement, et la malade succomba sans secousse et sans crise.

Autopsie. Soixante-huit heures après la mort (5 mars).

Une fausse membrane fort épaisse tapisse la plèvre dans toute son étendue ; on constate que la cavité pleurale renferme des gaz et du pus, mais le pus est en quantité très-peu considérable.

Le poumon droit, revenu sur lui-même, est accolé contre la colonne vertébrale. Il offre plusieurs perforations : une en arrière et en haut, trois en avant. Deux de ces perforations antérieures appartiennent au lobe supérieur, l'autre au lobe moyen ; de ces perforations, les unes vont s'ouvrir, par un trajet de quelques centimètres, dans deux cavernes assez spacieuses, les autres sont dues au ramollissement de tubercules sous-pleuraux. On voit sous la plèvre d'autres tubercules ramollis, mais qui n'ont pas encore produit de perforations.

Le poumon gauche n'offre de tubercules qu'à son sommet ; ces tubercules commençaient à se ramollir.

vus survenir. Nous avons donc immédiatement rejeté cette idée. Quant à la pleurésie, la douleur ne survient pas non plus généralement d'une façon aussi brusque, aussi instantanée.

Remarquez en outre que, dans ce cas, il ne pouvait s'agir que d'une pleurésie secondaire, et vous n'ignorez pas combien ces inflammations secondaires de la plèvre font d'ordinaire peu d'éclat, combien est peu marquée et peu vive la douleur qui les accompagne. Or, chez notre malade, la douleur a parlé avec violence et tout à coup. De plus, pas de matité, pas de signes d'épanchement, et par-dessus tout aucun frisson qui ait signalé le début, comme cela n'eût pas manqué d'être dans une pleurésie.

A quel état anatomique répondaient les phénomènes stéthoscopiques, de quelle lésion étaient-ils l'expression ? C'est ce qu'il s'agit maintenant de déterminer.

Tout d'abord vous voyez que la sonorité est beaucoup plus intense : elle est triplée, quadruplée. Le milieu thoracique exploré est donc occupé par un corps, moins dense que celui qui l'emplit à l'état normal, et le symptôme a une telle expression, le son est tellement tympanique, qu'il vient immédiatement à l'esprit que l'on a affaire à une collection gazeuse qui n'a même plus pour la contenir et la cloisonner une trame organique, dont la présence peut encore modifier et entraver un peu le retentissement de la percussion.

Et pour l'auscultation. Le bruit glottique n'est plus transmis à travers un corps spongieux comme le poumon normal. Ce n'est pas non plus le timbre que prend ce bruit quand il est transmis par un corps densifié, comme le poumon hépatisé. Ce bruit glottique de la respiration, chez notre malade, est large, ample, et rappelle tout à fait le bruit que l'on perçoit lorsqu'on souffle dans une cruche de grès vide ou à moitié vide. C'est donc une condition physique analogue que doit offrir la cavité thoracique, et ce signe indique aussi pour sa part l'existence d'une collection gazeuse, circonscrite par des parois capables d'entrer en vibration, et dont la présence modifie le retentissement glottique de la respiration. C'est encore cette collection gazeuse qui doit modifier la voix, la toux et les râles qui se passent dans le poumon ou dans les bronches. C'est donc à un pneumothorax que nous avons affaire ici. Aucun doute n'est possible à ce sujet.

Messieurs, cette malade présente une particularité intéressante sur laquelle je dois insister ; avec le temps les phénomènes stéthoscopiques ne se sont pas modifiés : aujourd'hui, comme le jour du début, ils offrent les mêmes caractères : même amphorisme de la respiration, de la voix et de la toux, mêmes bruits et même tintement métalliques. Bien qu'il soit de toute évidence que la plèvre ait été perforée, il ne s'y est épanché que peu de liquide ; car la succussion hippocratique n'indique pas, par son timbre même et par son peu d'intensité, que le liquide soit abondant, ce que la percussion déclare aussi pour sa part. Il y a juste assez de liquide pour que sa collision au milieu d'une collection gazeuse produise une esquisse du bruit de flot.

Les choses ne se passent pas toujours ainsi : ordinairement la quantité de liquide contenue dans la plèvre est promptement plus abondante, et elle augmente, au bout de quelques jours, de façon à remplir la moitié ou les deux tiers du thorax.

Chez notre malade, vous n'avez pu percevoir à la partie inférieure du côté droit qu'une diminution de sonorité, il n'y a pas même eu de submatité. Comment interpréter ces phénomènes peu ordinaires ? Il est probable, Messieurs, qu'au moment de la perforation il ne s'est pas épanché dans la plèvre une grande quantité de matières étrangères, que le point du poumon sous-jacent à la perforation de la plèvre était peu excavé. Le plus souvent, au contraire, quand une perforation qui s'établit chez un tuberculeux communique avec une caverne plus ou moins spacieuse, plus ou moins remplie de mucosités purulentes et mélangée de sécrétions tuberculeuses, la plèvre est plus irritée par la chute dans sa cavité d'une certaine proportion de ces matières, et la matité obtenue les jours suivants démontre qu'un épanchement considérable s'est formé sous l'influence de cette stimulation. Ici l'explication doit nous paraître d'autant plus acceptable, que la malade n'offrait pas cette expectoration abondante observée chez certains phthisiques, et qui annonce l'existence de cavernes spacieuses et pleines de liquide.

L'examen de cette femme soulève encore une autre question : Peut-on déterminer avec précision le point du poumon où s'est faite la perforation ? Cela ne saurait être fait rigoureusement. Toutefois la malade a rapporté sa douleur au niveau de l'épine de l'omoplate ; elle a fixé ce point avec insistance et opiniâtreté : on a par cela même déjà quelque tendance à croire que la perforation peut siéger au niveau de la troisième ou de la quatrième côte vers l'épine de l'omoplate, et de plus, ce qui pouvait faire accepter ce siége particulier, c'est qu'il est fréquemment indiqué dans les différents faits que j'ai compulsés.

C'est toujours ou presque toujours au niveau de la troisième ou de la quatrième côte que ces perforations se produisent chez les tuberculeux. Ce siége de prédilection s'explique du reste facilement par cela seul que généralement les tubercules se développent surtout et tout d'abord dans le lobe supérieur du poumon. Il est naturel alors que la perforation, qui est le résultat de la fonte des tubercules, se rencontre surtout là où l'évolution est le plus anciennement commencée.

Il suivrait de ceci que le sommet du lobe supérieur du poumon dans lequel les tubercules sont surtout développés depuis longtemps, devrait être plus fréquemment frappé de perforation. Cependant il n'en est rien, et cet accident est plus ordinaire vers la base de ce lobe supérieur. Cela tient à ce que sous l'influence de la présence des tubercules la plèvre du sommet extrême devient très-facilement le siége de sécrétions pseudomembraneuses et d'adhérences qui s'établissent rapidement, lesquelles, en unissant le poumon à la paroi thoracique, s'opposent à la perforation.

Maintenant, Messieurs, que va-t-il arriver à cette malade? Quel pronostic devons-nous porter sur son état? Je crains bien qu'elle ne vive pas longtemps. C'est une femme affaiblie, profondément anémiée, et vous savez que, s'il faut tenir compte de l'état général des malades pour déterminer le pronostic de l'affection dont ils sont atteints, cette considération n'est pas moins importante quand il s'agit d'apprécier ce qu'il adviendra à propos d'une complication incidente. L'économie se défendra donc mal dans la lutte à laquelle nous assistons; or, l'accident survenu dans le cours de cet état grave est lui-même des plus graves.

Nous devons avoir du reste d'autant moins d'espérance chez cette femme, qu'il se présente chez elle une circonstance qui généralement doit être considérée comme étant de mauvais augure, c'est l'absence d'un épanchement séro-purulent.

Cette remarque semble tout d'abord paradoxale, et on serait porté à croire qu'un épanchement séro-purulent constitue une complication de plus. L'expérience établit qu'il n'en est rien, et que tout au contraire l'épanchement, par cela seul qu'il aide à oblitérer la perforation, constitue un fait d'une très-grande importance. Le malade alors, en effet, rentre dans la condition d'un individu atteint de pleurésie chronique. Son état est toujours un état fort grave, mais il menace moins immédiatement la vie qu'un pneumothorax qui ne s'accompagne d'aucun épanchement.

Vous avez pu voir dans nos salles dernièrement un malade qui est une preuve de ce que je vous dis en ce moment. Atteint de pneumothorax le 26 novembre 1861, il a succombé, il est vrai, mais il n'a succombé que le 8 février de cette année 1862. Voici son histoire telle que nous avons pu la relever :

Obs. II. Stenone (Emile), vingt-quatre ans, peintre, entré le 4 décembre 1861, salle Saint-Michel, n° 17, plus tard passé salle Saint-Paul, n° 58.

Ce malade avait toujours été d'une bonne santé, quand il fut pris, au mois d'avril 1861, de crachements de sang, avec dyspnée et toux. Entré à Lariboisière, on considéra, nous dit-il, sa maladie comme une pleuro-pneumonie du côté gauche : elle présenta donc les caractères de cette affection. Depuis, sa santé ne fut jamais bonne.

Au mois de juillet, une toux fatigante se déclara, accompagnée de fièvre et de sueur toutes les nuits. Il resta dans cet état quelque temps sans prendre de soins, lorsque, le 26 novembre, il ressentit tout à coup une violente douleur au niveau de l'épaule gauche, accompagnée d'exacerbation de la toux et de dyspnée très-vive.

Voyant que ces nouveaux accidents ne s'amélioraient pas, il entre, le 4 décembre, dans la salle Saint-Michel, n° 17. Voici ce que nous constatons à cette date :

Cet homme, petit, blond, présente tous les attributs du tempérament lymphatique ; la figure, les mains sont d'un blanc mat, anémique ; la maigreur est très-grande.

La respiration, haletante et fréquente, n'offre cependant pas cette anxiété si ordinaire en semblable circonstance ; l'accident survenu ne paraît pas causer de perturbation très-vive, et le malade accuse seulement de la douleur au côté gauche, vers le scapulum.

La percussion permet de constater une sonorité normale dans tout le côté droit de la poitrine, en avant et en arrière. A gauche, on trouve de la matité au sommet, en avant et en arrière ; à la base, en arrière, elle existe aussi dans une faible étendue : sonorité exagérée, au contraire, dans toute la partie moyenne. De ce même côté, l'auscultation révèle en arrière, dans les trois quarts inférieurs, un bruit de souffle amphorique, avec tintement métallique très-clair, revenant par ondées inégales. Les mêmes phénomènes existent du même côté en avant, au niveau du mamelon.

La succussion donne un bruit de flot non douteux, et, quand on a cessé d'agiter le liquide, la respiration est peu perceptible en bas, dans environ trois travers de doigts. (Opium, 0,05 ; quinquina, 2 grains ; une portion.)

Depuis ce jour, la douleur et la gène de la respiration diminuèrent; le malade reste dans une immobilité absolue, couché sur le côté sain ou sur le dos. La percussion souvent répétée permet de suivre la marche ascendante du liquide. Vers la fin de décembre, la respiration ne pouvait plus s'entendre que tout à fait à la partie supérieure de la poitrine. On y percevait encore, surtout en avant, un tintement métallique éloigné, faible. Enfin, toute trace de sonorité et de bruit respiratoire disparurent. Cependant le malade, devenant de plus en plus faible, arrive à un état d'excessive maigreur. A aucune époque il n'eut d'abondants crachats purulents.

La quantité de liquide épanché dans la plèvre fit bientôt que le décubitus latéral gauche et le décubitus dorsal furent seuls possibles.

Pendant les derniers jours de janvier une diarrhée abondante se déclare et achève de plonger le malade dans le marasme le plus complet.

Il mourut le 8 février 1862.

Autopsie le 10. L'ouverture de la cavité thoracique donne lieu à un écoulement de pus bien lié, jaune verdâtre, et dont la quantité s'élève à plus de 3 litres; la poche qui le contenait, formée par la plèvre épaissie, tomenteuse, occupait tout le côté gauche et ne communiquait pas avec le côté droit. Le poumon gauche, réduit au quart de son volume normal, est refoulé en haut et en dedans le long de la colonne vertébrale; une ligne antéro-postérieure, allant du sternum à la colonne vertébrale, l'eût traversé dans sa partie médiane; il est complétement enveloppé de fausses membranes très-épaisses et résistantes; des fausses membranes allongées s'étendent du sommet et des parties latérales de ce poumon aux parois correspondantes du thorax.

L'insufflation, même très-forte, ne peut révéler dans quel point s'est faite la perforation; plusieurs petites cavernes tuberculeuses peuvent en être accusées, étant superficielles et recouvertes par une couche épaisse de fausses membranes qui cachent toute trace de l'ancienne perforation. Le cœur est assez volumineux, allongé, refoulé vers la droite. Le poumon droit, sain, sans tubercules, n'offre à sa surface aucune apparence de fausses membranes.

Chez ce malade, comme vous le voyez, la fistule pulmonaire tuberculeuse s'était oblitérée, et nous avions en quelque sorte affaire seulement à un sujet tuberculeux atteint de pleurésie chronique. Certes l'absence de tubercules dans le poumon droit constituait une circonstance favorable. Mais, d'un autre côté, ce malade était déjà très-affaibli, très-anémié au moment où l'accident grave dont il fut atteint vint le frapper, et cela contrebalançait plus que suffisamment l'heureuse particularité que j'indiquais tout à l'heure. Quoi qu'il en soit, la vie se prolongea pendant trois mois. Pouvons-nous espérer une marche aussi lente de la maladie chez la femme que nous venons d'examiner tout à l'heure ? Non ! car l'épanchement semble peu disposé à se développer et à aider au travail d'occlusion de la fistule pulmonaire. La collection d'air restera dans la plèvre. Faut-il acccepter que, par les facilités qu'elle crée pour certaines décompositions, cette collection gazeuse constitue un danger plus grand qu'une collection de liquide ? Ce sont là des questions difficiles à résoudre. L'interprétation du fait est douteuse, presque impossible ; mais le fait subsiste, et vous devrez le retenir comme le résultat de l'expérience. Dans notre prochaine conférence nous nous occuperons d'un autre malade couché salle Saint-Paul, n° 63, également atteint de pneumothorax, présentant avec les deux exemples que nous avons étudiés aujourd'hui des différences assez marquées qui le séparent de l'un et de l'autre.

II

La malade dont je vous ai entretenus dans la dernière séance, présente un signe sur lequel je n'ai pas appelé spécialement votre attention, parce que l'heure avancée ne m'aurait pas permis de vous en entretenir avec assez de soin : je veux parler du bruit d'airain. Vous avez pu constater par vous-mêmes ce phénomène ; vous avez vu qu'en appliquant votre oreille sur la paroi thoracique du côté malade, pendant que l'on pratiquait la percussion sur la paroi opposée du même côté, vous entendiez un bruit analogue à celui que l'on obtient en frappant sur un vase d'airain. M. Trousseau a (obs. I) attiré l'attention sur la valeur diagnostique de ce phénomène. Rien de semblable en effet ne se produit quand on répète l'expérience en appliquant l'oreille sur le côté sain. Chez notre malade, en outre, nous avons relevé, comme vous pouvez vous le rappeler, dans la production de ce bruit des conditions que M. le professeur Trousseau n'a pas spécifiées dans sa note, mais qu'il a dû rencontrer. Mon excellent maître, en effet, a parlé du bruit d'airain produit par la percussion du point opposé directement à celui sur lequel l'oreille qui ausculte est placée. Chez notre malade, vous avez pu constater que le bruit d'airain était perçu, quel que fût le point de la poitrine que l'on percutât, tant que l'oreille restait placée au niveau de la collection gazeuse. C'est là un point important sur lequel je reviendrai tout à l'heure.

Les deux malades dont nous avons étudié l'histoire dans notre dernière conférence, présentaient, si l'on peut s'exprimer ainsi, les deux extrêmes des conditions physiques qui peuvent se rencontrer dans le pneumothorax. Chez l'une, il n'existait presque qu'un épanchement gazeux avec tous ses signes ; chez l'autre, au contraire, comme vous l'avez vu, un épanchement liquide avait promptement refoulé l'épanchement gazeux, au point qu'il restait à peine quelques signes du pneumothorax. Aujourd'hui, je vais vous rapporter l'histoire d'un individu chez lequel les phénomènes ont été, en quelque sorte, intermédiaires à ceux des deux malades précédents, au moins sous le rapport des signes capables de faire reconnaître un épanchement gazeux et liquide et chez lesquels, en outre, par suite de certaines conditions spéciales, ces signes ont oscillé et alterné, en quelque sorte, dans leurs manifestations :

Obs. III. Bénard (Charles), vingt-six ans, salle Saint-Paul, n° 63.

Cet homme, imberbe et de la plus chétive apparence, est originaire de Florence. Il ne connaît parmi ses ascendants ou ses consanguins personne qui ait été atteint d'une maladie analogue à la sienne. Il en fait remonter le commencement à trois mois. A ce moment, il fut pris d'une toux qui a persisté, et a même été toujours en augmentant ; il n'accuse d'autre trouble fonctionnel qu'un peu d'affaiblissement. Cette faiblesse toujours croissante l'obligea à s'aliter le 1er janvier, sans qu'il ait ressenti de frisson, de fièvre, ni de douleur de côté. Vers cette date seulement le malade vit apparaître des sueurs nocturnes et profuses ; pas de diarrhée.

A quelques jours de là, il eut une hémoptysie et cracha la valeur d'un verre de sang par un mouvement de vomissement ; cet accident se répéta à deux jours d'intervalle : alors, en même temps, survinrent quelques douleurs pleurodyniques vagues.

A son entrée, le 14 janvier, on constate une maigreur considérable ; la face est pâle, anémiée ; le pouls est à 88, assez régulier ; la peau est un peu chaude ; la toux est fréquente et provoque souvent des vomissements ; les crachats, peu abondants, sont épais, grisâtres, striés çà et là de sang.

L'examen de la poitrine permet de constater à droite, par la percussion, sonorité assez bonne de la région sous-claviculaire ; le son paraît moins pur en arrière, du même côté, au niveau de l'épine de l'omoplate ; en avant, l'expiration est un peu rude, un peu soufflante, un peu prolongée, sans râles ni craquements ; en arrière, même rudesse du bruit d'expiration ; un peu de retentissement de la voix. A gauche, les signes physiques sont beaucoup plus marqués : la matité est positive sous la clavicule de ce côté ; elle n'est plus douteuse non plus, même par comparaison avec le côté droit, dans toute la fosse sus-épineuse gauche et au niveau de l'épine du scapulum. A gauche, en avant, le murmure vésiculaire est obscur et saccadé ; toute la fosse sus-épineuse est le siége de craquements humides très marqués, avec retentissement considérable de la voix ; pas de diarrhée. (Julep diacodé ; une portion.)

Le 16. Le malade, en se levant hier, a été pris par le froid, et a eu le soir une hémoptysie abondante. La percussion présente toujours les mêmes phénomènes ; à l'auscultation, on entend des râles sous-crépitants, fins, dans les deux sommets. (Extr. théb., 0,05.)

Le 17. Encore un peu de sang dans les crachats ; sueurs nocturnes ; pas de diarrhée.

Le 20. Le malade a beaucoup toussé ; râles sibilants et muqueux dans les deux poumons ; craquements humides dans les deux sommets ; pouls 84 ; peau chaude. (Julep ar. ; 4 grammes d'oxyde d'antimoine ; vésicatoire sur le devant de la poitrine ; bouillons ; potages.)

Le 22. Le malade est moins fatigué ; les sommets sont toujours occupés par des râles et des craquements humides ; la respiration est moins pénible cependant.

Le 23. Le mieux est plus marqué, quant à l'état général ; les phénomènes stéthoscopiques étant les mêmes ; peau un peu moins chaude. (Une portion.)

Le 1er février. Vers la fin du jour, dans un effort de toux, le malade ressent tout à coup une douleur subite dans la région costale latérale gauche, mais sans grande anxiété, sans augmentation de la dyspnée.

Le 2. Il a beaucoup toussé pendant la nuit ; il se plaint ce matin de sa douleur du côté ; mais il présente si peu l'apparence d'un malade atteint de pneumothorax, que l'on prescrit tout d'abord une injection sous-cutanée de 10 gouttes de solution de sulfate d'atropine. Cependant, en l'examinant de plus près, on constate du souffle amphorique dans la partie inférieure de la fosse sous épineuse : sur ce point-là, la voix retentit avec le timbre amphorique ; pas de tintement ou de râles métalliques ; la dyspnée est assez forte ; le pouls est vif. (Gom. édul. julep diacodé ; 4 bouillons.)

Le 3. Le souffle amphorique est très-manifeste en arriè e, dans la fosse sous-épineuse, et se propage en dehors jusque sous l'aisselle. On entend, en outre, par retours irréguliers, un tintement métallique non douteux ; de plus, on constate l'existence d'une matité positive dans tout le tiers inférieur du côté gauche de la poitrine, et, à ce même niveau, de l'éloignement du bruit respiratoire ; pas d'égophonie ; fièvre vive et sueurs la nuit ; diarrhée peu abondante. (Julep avec 30 grammes sirop diacode ; quatre bouillons ; lavement avec laudanum, 6 gouttes.)

Le 4. L'épanchement augmente à gauche et n'est plus douteux ; la

matité persiste dans la partie inférieure de ce côté, elle est même beaucoup plus marquée ; le murmure vésiculaire n'est plus perceptible ; retentissement égophone de la voix ; le souffle amphorique, le tintement
métallique sont toujours les mêmes ; la sonorité n'est pas exagérée, au-
dessous de l'épine de l'omoplate, mais il n'y a aucune matité.

Le 5. Le souffle amphorique a diminué en arrière, mais on le perçoit
très-bien à la partie antérieure de la poitrine, au niveau et au-dessous
du mamelon ; on n'y trouve plus de tintement métallique ; le malade se
dit mieux. (Bouillons ; potages.)

Le 6. Le souffle amphorique n'est plus appréciable que dans les grandes inspirations dans la fosse sous-épineuse ; il persiste au sommet, en
avant, où on entend quelques tintements métalliques irréguliers. (Même
prescription.)

Le 7. Le matin on constate que l'épanchement a augmenté ; la matité
est manifeste en arrière jusqu'à la fosse sous-épineuse. Pendant la nuit,
le malade vomit tout à coup des flots de pus ; on retrouve après cet accident le souffle amphorique, la voix amphorique dans les fosses sus et
sous-épineuses, comme aussi en avant.

Le 8. L'épanchement s'est déjà reproduit, faisant diminuer de nouveau l'étendue des points dans lesquels on perçoit les signes de pneumothorax.

Le 9. Nouveaux vomissements de pus ; le souffle amphorique a reparu dans la partie supérieure de la fosse sous-épineuse ; grande faiblesse ; sueurs la nuit ; état hectique plus prononcé.

Le 10. Le malade a encore vomi beaucoup de pus ; toute la base du
poumon gauche, en arrière, jusqu'à la moitié de l'omoplate, est mate ;
en avant, au niveau du mamelon et jusque près de la clavicule, sonorité
exagérée, souffle amphorique et bruits métalliques ; en arrière, le souffle
est assez doux, au sommet, on y entend du gargouillement et du râle
caverneux qui sont l'exagération des signes constatés à l'entrée, mais
qui ne sont ni assez intenses, ni assez retentissants pour faire accepter
l'idée d'une excavation tuberculeuse considérable et capable de produire
les phénomènes amphoriques et les bruits métalliques qui, du reste, n'ont
jamais été perçus dans la fosse sus-épineuse.

Chez ce malade, la nature des accidents ne saurait être mise en
doute, nous avons bien affaire à un pneumothorax développé
chez un sujet tuberculeux, et au moment d'un effort de toux.
Mais il faut bien remarquer que les phénomènes ont eu chez
lui une acuité moins grande que d'habitude en semblable circonstance. Point d'anxiété, point d'exagération de dyspnée tout
d'abord, seulement de la douleur accompagnée de peu de troubles réactionnels. Les signes de l'épanchement gazeux n'en

furent pas moins évidents et, remarquez-le bien, ils précédèrent ceux de l'épanchement liquide. Comment peut-on s'expliquer ce peu d'intensité des phénomènes? Probablement pour une part, en admettant que la perforation pulmonaire était petite, peu étendue tout d'abord, et probablement aussi par le peu de susceptibilité de la plèvre, qui permit le développement d'un épanchement considérable sans manifestation fébrile et sans réaction douloureuse considérable. Ce n'est pas là l'habitude en pareille occasion, et par cela seul que la rupture pleurale est brusque, qu'elle a lieu sans préparation en quelque sorte, la douleur et les troubles généraux sont d'ordinaire très-accentués dans leur expression, comme je vous l'ai dit. Si la première ouverture fistuleuse fut étroite, il faut admettre qu'elle a dû ultérieurement être modifiée d'une façon notable, quand on considère un autre ordre d'accidents constaté chez ce malade, et qui constitue même une des particularités les plus intéressantes de cette observation : je veux dire ces évacuations considérables de pus répétées à plusieurs reprises. Elles sont la preuve évidente qu'une communication large et facile s'était établie entre les bronches et la cavité pleurale, car le pus vomi à flots n'était autre chose que le liquide pleural venant se faire jour jusque dans les bronches. Est-ce par la communication première que ce liquide se versa dans l'arbre bronchique ? ou bien une nouvelle fistule pleuro-bronchique s'est-elle établie ? Il est difficile de répondre à ces questions. D'ordinaire, ces évacuations ont lieu par une bronche, et il faut un certain degré de résistance de la part des parois de l'ouverture fistuleuse pour que ces masses liquides la franchissent, autrement elle serait déprimée par elles, et les moindres grumeaux pseudo-membraneux l'obtureraient. Les bronches offrent justement cette résistance nécessaire. Mais dans l'espèce, on peut bien accepter que les parois indurées d'une caverne, dans laquelle s'ouvrait une bronche d'un calibre un peu fort, pouvaient présenter les conditions physiques nécessaires à la production du phénomène. Du reste, remarquez un autre point curieux, c'est le retour des signes d'une collection gazeuse à chaque fois que l'évacuation du pus permettait l'introduction de l'air en diminuant la pression exercée sur les surfaces.

Il est à craindre que ce malade, malgré la coïncidence d'un épanchement liquide, ne vive pas longtemps. L'épanchement chez lui, en effet, n'est nullement conservateur; il ne remédie en rien aux désordres, il en crée au contraire de nouveaux. Il aggrave donc, par les conditions qu'il présente, la position de notre malade, qui probablement succombera d'ici peu [1].

J'ai tenu à vous rapporter ces trois faits parce qu'il se complètent les uns les autres, et vous font connaître les changements qui peuvent être observés dans les symptômes, et qui sont en rapport avec les quantités relatives de gaz et de liquide.

Dans le pneumothorax, vous avez vu que le côté malade était dilaté par rapport à l'autre. Je vais m'arrêter quelques instants sur cette dilatation, parce que les explications qui ont été données relativement au mécanisme de sa production, ont beaucoup varié, et que ces diverses interprétations ont eu une certaine influence sur le traitement qui a été conseillé.

On a voulu que cette dilatation fût le résultat de l'action sur la face interne de la cage thoracique d'une collection gazeuze douée d'une force de tension supérieure à celle de la pression atmosphérique. On a dit que l'air appelé dans la cavité pleurale à chaque inspiration s'y accumulait, et que, par cette pression incessamment augmentée, il refoulait les parois de cette cavité, et même venait à travers le médiastin comprimer le poumon resté sain. Il y a dans cette manière d'interpréter le mode de production de ce phénomène une erreur capitale, sur laquelle M. de Castelnau a attiré l'attention dans un mémoire inséré aux *Archives de médecine* (1841, t. XII, p. 232). La dilatation thoracique est un fait tout passif ; ce n'est pas une distension réelle, c'est simplement une absence de retrait. La poitrine, du côté rempli par la collection gazeuze, ne revient pas sur elle-même lors de l'expiration, puisque l'air qui la remplit ne peut être chassé ; elle reste dans la position qu'elle prend lors d'une inspiration profonde et faite avec effort, et comme elle demeure sans changement au point de dilatation où cette inspiration l'a menée, et qu'elle ne suit pas l'autre côté de la poitrine, dans le retour qu'il fait pendant l'expiration, elle paraît très-dilatée. La comparaison des deux côtés de la poitrine, au moment d'une forte inspiration, fait disparaître à peu près complétement cette différence. C'est pour la même raison que la différence d'ampleur entre les deux côtés de la poitrine est, dans ce cas, si manifeste sur le cadavre. A la mort, en effet, le côté sain vidé

---

[1] Ce malade a cependant lutté jusqu'au 10 avril, et malheureusement l'autopsie n'a pu être faite. Il s'est éteint dans l'état hectique, ayant eu encore deux ou trois fortes évacuations purulentes par les bronches.

par une expiration ultime, revient sur lui-même, et par le fait de l'élasticité des parois thoraciques, et par l'action de la pression atmosphérique, tandis que l'air emprisonné dans le côté malade ne permet ni l'expiration, ni l'action de l'élasticité des tissus, ni celle de la pression atmosphérique. On a donné aussi comme preuve de l'accumulation des gaz dans le côté atteint de pneumothorax le bruit que l'on entend lorsqu'on fait sur le cadavre une ponction du côté distendu, et aussi le courant qui dans ces cas peut faire dévier, et quelquefois même éteindre la flamme d'une bougie. C'est là encore une mauvaise interprétation. Lors de cette ponction, deux forces puissantes, paralysées jusque-là, entrent en action ; l'une qui n'est autre que la pression atmosphérique s'exerçant sans conteste sur les parois dépressibles d'une cavité dont aucune force ne maintient plus la dilatation, et l'autre l'élasticité même des parois de cette cavité distendue lors de l'inspiration, et qui ne trouve plus de puissances dilatatrices pour la maintenir dans cet état. De plus, comment admettre que l'air puisse, à aucun moment, acquérir, dans la cavité pleurale, une tension très-supérieure à celle de la pression atmosphérique ? En effet, ou bien la communication est libre et facile entre l'air extérieur et cette cavité, et alors l'air sortant aussi facilement qu'il entre, l'accumulation ne peut avoir lieu ; ou bien si on suppose que l'air introduit ne peut ressortir pendant l'expiration (ce qui est la seule hypothèse possible dans cette théorie, et ce qui a fait admettre comme très-fréquente l'existence de valvules obturantes rencontrées dans quelques exemples), comment peut-on penser que l'air atmosphérique pourra soulever cette soupape pour pénétrer dans une cavité où le gaz renfermé est déjà en équilibre de pression avec cet air atmosphérique ? Au moment où il serait parvenu à soulever cette soupape, l'équilibre se rétablirait et l'accumulation serait impossible. Je sais bien que les puissances inspiratrices ont été invoquées comme un moyen d'augmenter la force d'aspiration, mais on n'a pas réfléchi qu'une fois la poitrine distendue dès l'abord par une inspiration énergique et profonde, il ne restait plus de place à une inspiration ultérieure. En effet, une fois l'ampliation de la poitrine bien complétée par une inspiration faite à fond, essayez de tenter un nouvel effort inspirateur, sans qu'une expiration le précède, la chose est absolument impossible. Eh bien, le côté du thorax dans lequel s'est accompli un épanchement gazeux assez considérable pour maintenir la poitrine dilatée, est un côté qui se trouve dans cette même condition. Il reste en inspiration permanente, et ne peut arriver à aucune expiration, l'air y est emprisonné, mais il ne peut s'en introduire dans les inspirations ultérieures, puisqu'elles sont impossibles, et partant, l'accumulation invoquée par les auteurs auxquels je fais allusion, ne peut se faire et ne peut être invoquée. Rien dans l'appareil pulmonaire ne peut remplir l'office du piston de la pompe qui accumule l'air dans les milieux circonscrits de certains appareils de physique.

Il n'y aurait vraiment pas lieu de combattre cette théorie si les opinions à propos desquelles elle est née n'avaient pas eu des conséquences pratiques. Cette idée d'accumulation de gaz dans un des côtés de la poitrine, et l'importance attachée à la compression admise en pareil cas, ont conduit en effet un certain nombre d'auteurs à conseiller et à pratiquer la thoracentèse pour remédier à la dyspnée considérable que présentent certains malades. Je n'insisterai pas ici sur ce conseil, nous le retrouverons un peu plus loin à propos du traitement, et je m'efforcerai alors de vous présenter les faits dans lesquels il a été mis en œuvre et les objections qu'ils soulèvent. Vous voyez déjà, après ce que je viens de vous dire, que je n'accorderais que très-difficilement une valeur absolue à une telle pratique, puisque je ne crois pas que la dilatation apparente de la poitrine soit le résultat d'une accumulation d'air, laquelle me paraît impossible.

Si maintenant j'examine avec vous les autres signes physiques du pneumothorax, nous allons voir qu'ils sont tous produits par une même condition physique et que, pour les interpréter, il suffit de bien arrêter la théorie de l'un d'eux, celle, par exemple, du retentissement ou tintement métallique.

De nombreuses théories ont été émises et existent dans la science touchant les conditions qui sont nécessaires à la production et à la perception de ce signe particulier ; nous allons rapidement passer en revue ces théories diverses, en nous efforçant de les apprécier à leur juste valeur.

Laennec comparait le tintement métallique au bruit que rend une coupe de métal, de verre ou de porcelaine que l'on frappe légèrement avec une épingle, ou dans laquelle on laisse tomber un grain de sable. Cette comparaison est assez juste. Selon Laennec, « le tintement métallique dépend toujours de la résonnance de l'air agité par la respiration, la toux ou la voix, à la surface d'un liquide qui partage avec lui la capacité d'une cavité contre nature formée dans la poitrine. » (*Trait. de l'auscult*, t. I, p. 138, édit. Andral.) Pour lui, il faut que « l'air extérieur communique librement avec la cavité de la plèvre, frémisse et s'agite entre la surface du liquide qu'elle renferme et les parois de la poitrine. » (P. 139.) Laennec, s'en référant au bruit qu'il avait entendu chez un malade opéré de l'empyème, au moment où on poussait lentement une injection dans la poitrine, admettait encore que le tintement métallique pouvait dépendre de la chute d'une goutte liquide restée en haut de la poitrine et tombant sur le reste de l'épanchement avec un bruit semblable à celui d'une goutte d'eau qu'on laisserait tomber dans une carafe aux trois quarts vide. Cette théorie, que Collin a adoptée dans son *Traité de l'auscultation*, est certes très-ingénieuse, mais elle tombe devant les objections suivantes : Où serait, chez un malade que l'on examine pendant plusieurs minutes, le réservoir qui permettrait la chute des gouttes en assez grand nombre, et répétées à intervalles assez égaux pour pouvoir produire le tintement métallique quand il est incessant et régulier dans son retour.

Le tintement métallique est toujours isochrone avec les mouvements respiratoires. Comment, par quel mécanisme la chute de ces gouttes présenterait-elle ce même isochronisme? C'est là une série de coïncidences impossibles à réunir et à admettre.

En outre, comment expliquer dans cette théorie les ondées de tintement métallique ? Cette forme du tintement métallique n'amène-t-elle pas immédiatement à l'idée que le phénomène est lié à la production d'un râle, symptôme qui se présente presque toujours par bulles répétées et liées ?

Dance (art. AUSCULT. du *Dict.* en 30 vol., t. IV, p. 410, 1833 et *Guide pour l'étude de la clinique*, Paris, 1834) admettait que le tintement métallique est produit par une certaine quantité d'air qui, s'insinuant pendant l'action de parler, de tousser, de respirer, à travers la fistule pleuro-bronchique, vient bouillonner à la superficie du liquide contenu dans la plèvre, en formant des bulles plus ou moins volumineuses qui viennent crever à la superficie du liquide, ébranlent le fluide élastique contenu dans la plèvre, et lui donnent le caractère de résonnance propre au tintement métallique. Mais, Messieurs, vous voyez tout de suite l'objection que l'on peut faire à cette explication.

Quand le tintement métallique dure longtemps, et il peut avoir lieu pendant des semaines, comment admettre la production de ces bulles d'air ? N'arrive-t-il pas un moment où la pression du gaz répandu et emprisonné dans la cavité thoracique étant égale à la pression atmosphérique, s'opposerait à l'entrée de nouvelles bulles ? En outre, et cette dernière objection me paraît concluante, les fistules pulmonaires sont rarement situées au-dessous du niveau du liquide dans les premiers jours de l'accident, justement alors que le phénomène est parfaitement clair et très-nettement exprimé.

M. Beau, qui ignorait que Dance avait proposé cette explication, l'accepta dans un article des *Archives de méd.* (mars 1834, p. 426), comme étant applicable à la majorité des cas, mais reconnaissant qu'elle ne répondait pas à tous les exemples, il proposa une autre théorie pour interpréter les faits dont les conditions répugnaient à l'explication précédente.

Selon M. Beau, toutes les fois que l'orifice de la fistule ne s'ouvre pas au-dessous du niveau du liquide, les bronches voisines de la perforation et la fistule elle-même contiennent des mucosités et de la matière tuberculeuse. L'air appelé dans les poumons, en traversant ces matières muqueuses, forme des bulles qui viennent crever dans la collection gazeuse, au-dessus du niveau du liquide, et produisent ainsi le tintement métallique. Cette dernière portion de la théorie tient bien compte de la forme bullaire, de la forme de râle que présente souvent le tintement métallique, et c'est un point de supériorité qu'elle offre sur celles que je vous rappelais tout à l'heure, mais elle n'est applicable qu'à un petit nombre de faits. Elle ne saurait rendre compte, par exemple, des observations dans lesquelles le tintement métallique persiste alors que la communication pleuro-pulmonaire est fermée, soit par des adhérences, soit seulement par la pression de l'épanchement liquide.

Je sais bien que, dans son mémoire de 1841, M. Beau cite justement une observation, dans laquelle le bruit métallique ayant disparu, la fistule fut trouvée obturée par une fausse membrane. Mais les faits opposés sont assez fréquents. Le second malade que je vous ai soumis était dans ce cas. Chez lui le tintement métallique a persisté vers la partie supérieure de la cavité thoracique, alors que la fistule était certainement oblitérée.

Repoussant ces diverses interprétations du phénomène que nous étudions et leur faisant subir une critique rigoureuse, M. Castelnau est venu proposer une autre explication fondée sur des expériences ingénieuses, qu'il a exposées dans un mémoire distingué

(*Archives*, 1841, t. XII, p. 228 et suiv.), dont voici le résumé.

Il introduit dans une sonde de gomme élastique deux ou trois gouttes d'eau, ou mieux, d'une solution de gomme ou de mucilage pour en mouiller les parois, puis, y adaptant une seringue, il perçoit tant dans l'aspiration que dans l'expiration de l'air lors du jeu du piston, une sorte de bruit fort analogue au râle muqueux. Puis, si on introduit l'extrémité de cette sonde dans une bouteille ou dans une cruche d'une certaine dimension, le râle se change en un véritable tintement métallique et, circonstance capitale, cela a lieu, soit qu'il y ait, soit qu'il n'y ait pas de liquide dans la cavité qui reçoit l'extrémité de la sonde. Si au lieu du vase que nous indiquons, on se sert sur le cadavre de l'une des cavités pleurales, préalablement remplie d'air, on perçoit le même râle métallique quand le bec de la sonde, étant introduit dans la cavité thoracique ainsi préparée, on fait jouer le piston de la seringue. L'introduction d'une certaine proportion d'eau dans la même cavité ne modifie en rien les phénomènes perçus. Bien plus, et c'est là un des points les plus curieux de ces expériences, en même temps que le tintement métallique on entend, à chaque coup de piston, de la respiration amphorique véritable. De ces expériences, M. de Castelnau conclut avec juste raison que la présence ou l'absence de liquide dans la cavité pleurale sont des circonstances indifférentes pour la production des bruits amphoriques et métalliques, conclusion qui, comme vous pouvez le voir, est en opposition directe avec les théories qui subordonnent la production du bruit métallique à la présence du liquide et au niveau qu'il occupe par rapport à la fistule pulmonaire.

En résumé, selon M. de Castelnau, les conditions suivantes sont nécessaires à la production des bruits métalliques : 1° l'existence d'une cavité assez spacieuse contenant des gaz avec ou sans liquide ; 2° la communication de cette cavité avec l'air extérieur ; 3° des vibrations sonores produites dans les canaux qui établissent cette communication. Le tintement métallique n'est qu'un râle amphorique.

Cette théorie, comme vous le voyez, Messieurs, est déjà plus large, plus générale, elle ne répond plus à tel ou tel fait particulier, comme celles que nous avons passées en revue précédemment. Les données de physique sur lesquelles elle s'appuie sont saines et rigoureuses. Mais il est encore un point par lequel elle ne répond pas à toutes les observations dans lesquelles on perçoit les bruits amphoriques et métalliques. En admettant en effet que la communication de la cavité avec l'air extérieur est indispensable, M. de Castelnau ne pourrait interpréter les faits dans lesquels toute communication ayant cessé, les bruits amphoriques et métalliques persistent, faits sur lesquels j'ai déjà appelé votre attention.

C'est justement le point qu'a modifié M. Skoda, qui rejette absolument les opinions de Laennec, de Dance, de MM. Beau et Guérard.

Pour lui, le timbre métallique, qu'il se présente sous la forme du tintement métallique, du souffle ou de la voix métalliques, reconnaît toujours les mêmes conditions d'existence, et apparaît en rapport avec des lois physiques les plus simples :

« Il exige, pour son développement, la présence d'un large espace renfermant de l'air et dont les parois soient susceptibles de réfléchir le son ; la présence du liquide dans la cavité n'est nullement nécessaire ; la communication entre les bronches et la cavité pleurale remplie d'air n'est pas non plus nécessaire ; si la voix ou le bruit laryngé consonnent dans une bronche qui n'est séparée de la plèvre que par une couche mince de tissu pulmonaire, le son se propagera de la bronche dans l'air contenu dans la plèvre avec une force suffisante pour y exciter des vibrations consonnantes. Dans le pneumothorax, le tintement métallique est plus fréquemment déterminé par les râles que par la voix ou par le bruit respiratoire. »

Vous le voyez, Messieurs, dans la théorie de M. Skoda, le tintement métallique est encore purement un râle amphorique, lié, comme la respiration de même nom, à la présence d'une cavité gazeuse. Par ce côté, c'est la même théorie que celle de M. de Castelnau ; mais ces deux théories, semblables pour l'explication de ces bruits, diffèrent cependant pour les conditions nécessaires à leur production. Tandis que M. de Castelnau veut que la communication de la plèvre et du poumon soit indispensable, M. Skoda la trouve inutile : bien plus, tandis que, dans la première théorie, le tintement métallique est toujours l'effet de la résonnance d'un râle, dans l'autre la question s'élargit encore, et tout bruit métallique est indifféremment l'effet d'une résonnance ou d'une consonnance de bruits voisins de la cavité gazeuse.

M. le professeur Monneret, dans un mémoire inséré aux *Archives de médecine,* mars 1851, p. 257, et, plus tard, dans son *Traité de pathologie générale,* a donné des explications de tous points conformes à la théorie précédente. Permettez-moi de vous lire ces passages :

« Il est donc impossible de ne pas considérer le souffle amphorique comme le bruit glottique transmis, soit à travers la fistule pleuro-bronchique dans le cas de pneumothorax, soit à travers le tissu du poumon induré ou comprimé lorsqu'il n'existe pas de fistule, jusqu'à la cavité pleurale pleine d'air ou de gaz. C'est dans celle-ci qu'a lieu, en définitive, la résonnance du bruit glottique (*Path. gén.*, t. III, p. 474). Le tintement métallique (râle bullaire amphorique, ou râle broncho-pleural) exige pour sa production deux conditions qui peuvent varier en apparence, mais qui restent au fond les mêmes : 1° un liquide capable d'entrer en vibration ; 2° une cavité spacieuse, dans laquelle le râle vient résonner, s'amplifier, prendre un timbre clair et métallique. » (*Ibid.* p. 490.)

Ainsi donc, Messieurs, dans le pneumothorax, la communication pleuro-bronchique n'est nécessaire que pour créer l'établissement de la collection gazeuse qui joue, dans la production des phénomènes, le rôle d'une caisse de renforcement ; le maintien de cette communication est inutile pour la production du tintement métallique et des diverses nuances de bruits métalliques. Ces derniers ne sont autres que des bruits extérieurs à la collection gazeuse qui, en la traversant pour arriver à l'oreille de l'observateur, prennent le timbre particulier qui leur imprime un caractère spécial et une valeur diagnostique particulière.

Cette opinion de Skoda, à laquelle M. le professeur Monneret a apporté l'appui de son autorité, est l'opinion que j'adopte pleinement ; j'espère qu'elle sera aussi la vôtre quand je vous aurai montré la petite expérience suivante, dont les conditions physiques sont claires et très-nettement délimitées, comme les résultats sont péremptoires.

J'ai été mis, il y a déjà longtemps, sur la voie de ce moyen de démonstration en entendant retentir sur le sol, avec un bruit métallique analogue au tintement que nous étudions, un de ces ballons en caoutchouc vulcanisé qui servent de jouets aux enfants. Je compris, en cherchant à m'expliquer ce phénomène, qu'il n'était pas autre chose que le bruit produit par le choc du ballon contre le sol ; bruit qui se trouvait modifié par les propriétés consonnantes de la collection gazeuse circonscrite qu'il traversait avant de parvenir à mon oreille. Vous allez voir qu'il en est bien ainsi.

Voici un de ces ballons ; il représente, comme vous le voyez, une cavité remplie d'air munie de parois assez résistantes, conditions analogues à celles de la cavité thoracique dans le pneumothorax. Notez bien, en outre, que l'air contenu dans cette ampoule de caoutchouc n'a aucune communication avec l'air extérieur. Eh bien, si vous mettez un point de ce ballon sur votre oreille, et que vous percutiez légèrement la paroi opposée, vous entendez un bruit tout à fait analogue au bruit d'airain étudié par M. Trousseau, et dont je vous signalais la présence chez une de nos malades. Pendant que vous appliquez toujours le ballon sur votre oreille, si quelqu'un, apposant un stéthoscope sur le point opposé, souffle avec assez de force, à l'aide de cet instrument, sur la surface du ballon, vous entendez le souffle amphorique, le souffle métallique. Vient-on à parler à travers le stéthoscope, maintenu dans la même situation, de manière que la vibration de la voix soit transmise à votre oreille à travers votre ballon, vous avez la voix amphorique. Et maintenant, voulez-vous produire un véritable tintement métallique, un râle broncho-pleural métallique, placez le ballon dans une cuvette d'eau de savon un peu épaisse, maintenez-le un peu submergé dans le liquide à l'aide de votre oreille un peu fortement appuyée, si, pendant que vous êtes ainsi placé, on prend un chalumeau, et que l'on fasse crever des bulles d'air traversant l'eau de savon le long du ballon, et de façon qu'elles frappent sa surface, le bruit que produisent ces bulles arrive à votre oreille avec un éclat tout à fait semblable au tintement métallique, et il est isolé, ou par ondées, suivant qu'on produit, à l'aide du chalumeau, une seule bulle ou plusieurs bulles successives.

Vous venez de vous assurer par vous-mêmes de la réalité de ces faits. Vous le voyez, cette expérience, si simple et si facile à répéter, rend un compte exact de tous les signes physiques perçus dans le pneumothorax. Le ballon n'est autre chose qu'une caisse de renforcement, qui amplifie les bruits qui se passent à sa surface externe, et qui leur imprime le timbre métallique par la consonnance de l'air qu'il contient. La cavité pleurale, distendue par du gaz, est sur une plus grande échelle dans des conditions identiques. La communication avec l'air extérieur n'est donc pas nécessaire pour la production des bruits dans le pneumothorax, et il demeure établi qu'un bruit quelconque, par le fait seul qu'il se passe près d'une caisse à air et qu'il est transmis à travers elle, revêt un timbre métallique.

C'est là, comme vous le voyez, une explication qui s'applique sans effort à tous les cas possibles. Vous comprenez maintenant, comment la percussion des parois thoraciques arrive à l'oreille sous forme de bruit d'airain et cela non-seulement quand on percute le point directement opposé à celui sur lequel l'oreille est appliquée, mais même quand on percute un point quelconque de cette cavité. Le bruit produit alors n'arrive toujours à l'oreille qu'après s'être modifié par la consonnance de la collection gazeuse au niveau de laquelle on ausculte. Vous comprenez aussi fort bien que c'est par le même mécanisme que les bruits de la respiration, de la toux et de la voix, deviennent métalliques et constituent le souffle et la voix amphorique ; quant au tintement métallique, il est constitué plus spécialement par des râles bulleux se passant dans les bronches au voisinage de la caisse de renforcement, à l'air de laquelle ils sont transmis par la paroi indurée que forme le poumon refoulé ; ils sont alors perçus par conséquent avec le timbre métallique que l'air leur imprime par consonnance.

Si je résume maintenant cette longue discussion, vous voyez que ces bruits métalliques, quelle que forme qu'ils revêtent, voix, souffle ou tintement, sont des bruits qui n'ont pas par eux-mêmes ce caractère particulier qu'on leur reconnaît par l'observation, mais qui l'empruntent à la collection gazeuse à travers laquelle ils sont transmis, et qu'il n'est pas nécessaire que cette collection communique avec l'extérieur, et que l'absence ou la présence d'une certaine quantité de liquide sont des circonstances tout à fait indifférentes pour la production de ces bruits.

Cette existence d'une collection liquide n'est cependant pas un fait sans importance dans la production de certains autres signes physiques du pneumothorax. En effet, si vous prenez un de ces malades et que, pendant que votre oreille est appliquée sur sa poitrine, vous agitiez brusquement le tronc, vous entendez alors, dans un certain nombre de cas, un bruit à timbre métallique tout à fait analogue à celui que vous entendez quand vous secouez brusquement une cruche ou une carafe à moitié remplie d'eau. C'est le bruit que l'on a désigné sous le nom de fluctuation hippocratique ou de bruit de succussion hippocratique. Il indique la présence d'une collection gazeuze et d'une certaine quantité de liquide. On a quelquefois insisté sur une condition particulière de la comparaison que je vous indique ici, afin de caractériser ce bruit ; on a voulu voir là une preuve de la nécessité d'une communication entre la collection gazeuze et l'air extérieur. On a dit : Si l'eau que vous agitez dans une cruche ou dans une bouteille à moitié pleine donne lieu au bruit métallique que vous indiquez, c'est parce qu'elles sont toutes deux ouvertes ; car, lorsque vous agitez le liquide, la bouteille ou la cruche étant fermée, le son que donne le liquide agité cesse d'avoir un timbre métallique. Cela est vrai, Messieurs, mais il faut bien faire attention qu'on parle là, pour les vases mis en expérience, du bruit perçu à distance, tandis que, lorsqu'on recherche dans la poitrine le bruit de succussion, l'application de l'oreille est immédiate. Rendez les conditions de l'expérience tout à fait semblables, auscultez, si je puis ainsi dire, la bouteille fermée que vous agitiez tout à l'heure sans produire de bruit bien appréciable à distance, et vous aurez un son tout à fait analogue au bruit de succussion hippocratique. L'objection n'a donc aucune valeur.

Enfin, pour tout dire, sachez que la présence d'une collection de liquide un peu importante diminue l'étendue dans laquelle les bruits amphoro-métalliques sont perçus, comme elle change en matité la sonorité tympanique que déterminait la présence du gaz qu'elle refoule.

J'espère, Messieurs, après ce que je viens de vous dire, après les petites expériences que nous venons de faire, vous et moi, que la production des bruits perçus dans le pneumothorax, ou pour mieux dire dans l'hydro-pneumothorax, n'a plus rien que de très-simple, et que le mécanisme vous en est maintenant très-connu.

III

| La présence de l'air dans la cavité pleurale laquelle constitue alors, comme je vous le disais dans notre dernière réunion, une caisse de renforcement, dont je vous signalais aussi les conséquences, est un accident qui est habituellement tout à fait secondaire et presque toujours subordonné à l'altération d'un autre organe. C'est là une opinion qui, dans l'état actuel de la science, me paraît incontestable, et sur la valeur de laquelle je reviendrai tout à l'heure. Pour le moment, prenez-la pour bien démontrée, et sachez, en outre, que la tuberculisation du poumon est certainement l'altération la plus fréquente de toutes celles que l'on a

notées en semblable occurrence. Dans les différents cas, en effet, où l'on a pu procéder à l'examen anatomique, presque toujours cette lésion est indiquée. M. Saussier, qui a entrepris sur ce point des recherches statistiques assez étendues, a noté 81 fois des tubercules sur 169 cas de pneumothorax. Mais il faut bien savoir que quelques-uns des faits examinés par cet auteur manquent de la précision désirable en semblable matière.

J'ai moi-même recueilli un certain nombre de faits, et sur 58 cas de pneumothorax que j'ai analysés, 50 fois il avait pour cause une tuberculisation du poumon. Je ne réunis pas le total de mes faits au total des observations de M. Saussier; je craindrais de faire double emploi. M. Saussier en effet n'a pas donné l'indication bibliographique des exemples qu'il a fait figurer dans son travail. Probablement plusieurs des observations, qui se trouvent déjà consignées dans la statistique de M. Saussier, sont comprises dans le relevé que j'ai pu faire. Ces dernières proviennent en effet de sources diverses; quelques-unes me sont personnelles, mais la plupart résultent du dépouillement de la collection des *Archives de médecine*, de la *Gazette médicale* et des *Bulletins de la Société anatomique*.

Dans ces 50 observations d'affections tuberculeuses compliquées de pneumothorax, le côté malade n'a été indiqué que 43 fois. Sept fois ce détail est passé sous silence. Or, sur ces 43 fois, la fistule pulmonaire siégeait à gauche 26 fois, et 17 fois à droite. Du reste, cette prédominance du côté gauche pour le développement du pneumothorax ne tient pas à ce que les tubercules subissent une évolution particulière dans le poumon gauche. Elle est seulement en rapport avec ce fait, que les tubercules siégent plus fréquemment à gauche qu'à droite. Le docteur Hill, sur 6 malades tuberculeux, atteints de pneumothorax, à Brompton Hospital, a observé l'accident 5 fois à gauche et 1 fois à droite (note 13).

Tous ces chiffres sont analogues, ou à peu près, à ceux que M. Reynaud avait donnés dans un article sur le pneumothorax (*Journal hebd.*, t. VII, p. 83, 2ᵉ colonne; 1830). Sur 80 cas réunis par cet auteur, 70 seulement portent l'indication du côté malade, et ce côté a été 41 fois à gauche et 27 fois à droite, et 2 fois des deux côtés à la fois, ou, en ne prenant que les faits les plus positifs et les plus complets, 32 à gauche, 17 à droite. L'auteur ajoute, du reste, les détails d'un pneumothorax occupant le côté droit. Les auteurs du Compendium ont trouvé également que, sur

75 cas de pneumothorax lié à une affection tuberculeuse, l'accident a siégé 50 fois à gauche et 25 fois à droite.

Le degré de l'épanchement liquide, qui se fait dans la plèvre, est également variable. Sur 25 faits où la quantité de la collection est indiquée, 9 fois on eut affaire à un épanchement pleurétique peu considérable, 15 fois au contraire la collection était abondante. La femme que nous observons dans ce moment à la salle Saint-Charles, n° 31, rentre donc, à ce point de vue, dans les exceptions.

Ainsi le plus souvent, Messieurs, comme je vous l'ai dit, l'épanchement est beaucoup plus considérable. Quant à sa qualité, il est très-rarement seulement séreux, mais bien plutôt séro-purulent et mélangé de flocons pseudo-membraneux. Ailleurs, l'épanchement est tout à fait purulent, mais cette dernière forme est notée surtout pour les épanchements assez anciens ou pour ceux encore qui ont été consécutifs à une perforation assez large. Quant aux fausses membranes, elles sont d'épaisseur, de dispositions et d'apparences très-variables. En général, elles sont d'autant plus épaisses, que l'altération pleurale est plus ancienne; cependant, on en trouve qui sont restées minces et comme fila-menteuses dans des cas où la maladie a été assez prolongée. On cite d'autres observations dans lesquelles, au contraire, les fausses membranes, épaisses de plusieurs lignes, enveloppaient de toute part le poumon diminué de volume et lui formaient une coque fibreuse très-adhérente. La perforation est quelquefois recouverte et dissimulée par cette enveloppe; ailleurs, elle reste sensible au milieu d'un enduit fibrineux très-épais. On a encore trouvé, comme dans l'observation de M. Peter (obs. 2), la plèvre entière-ment dépourvue de fausses membranes au niveau de la perfora-tion, tandis qu'on en rencontrait ailleurs, à la partie inférieure et sur le diaphragme, par exemple. Le poumon, plus ou moins ta-pissé de fausses membranes, est généralement refoulé dans la partie supérieure de la gouttière vertébrale, et quelquefois telle-ment aplati dans ce point, qu'on a peine à le retrouver au milieu du paquet pseudo-membraneux. J'ai été une fois très-embarrassé de bien prouver ce qui pouvait représenter cet organe. Cette posi-tion du poumon à la face interne de la cavité pleurale est la plus fré-quente, mais elle n'est pas constante. Les positions de l'organe pulmonaire peuvent offrir les bizarreries les plus grandes. Vous voyez tout de suite que ces situations insolites du poumon dépendent des adhérences que les fausses membranes ont établies entre cet organe et la paroi thoracique. Je ne puis insister sur ces variétés, aussi nombreuses que singulières; je vous répéterai seulement que le poumon, accolé le plus souvent près de la colonne vertébrale et à la partie supérieure, est d'ordinaire aplati, refoulé; que son volume est très-diminué et que parfois même il est difficile de retrouver cet organe. Quant aux adhérences du sommet pulmonaire avec la partie supérieure de la poitrine, elles s'expliquent facilement : c'est en effet au sommet que le développement des tubercules est le plus fréquent et que par conséquent les adhérences consécutives à cette altération sont surtout observées.

Ces adhérences retiennent parfois le sommet du poumon assez solidement pour que, dans cette partie de son étendue, il ne subisse pas vers la colonne vertébrale le retrait que lui imprime la compression gazeuse. Il est alors refoulé en haut et en dedans tout à la fois. Quelques personnes ont considéré ces adhérences comme salutaires et comme capables de prévenir un certain nombre de perforations. Il est possible, en effet, que, sans cette fréquence des adhérences du sommet du poumon, les perforations, source du pneumothorax, seraient peut-être plus communes. Mais, malgré cette disposition préservatrice, comme les tubercules se développent beaucoup plus souvent dans le lobe supérieur du poumon, comme c'est dans ce lobe que leur évolution est toujours plus avancée, c'est aussi dans ce lobe que les perforations sont le plus souvent rencontrées. Les données statistiques sont positives sur ce point. En effet, dans les observations que j'ai relevées, le siége de la perforation est indiqué 30 fois. Sur ce nombre, 15 fois elle siégeait sur le lobe supérieur, 7 fois dans le lobe moyen, 7 dans le lobe inférieur, et 1 fois elle existait dans le lobe supérieur et sur le lobe inférieur à la fois.

L'aspect de la perforation vue par la face extérieure du poumon est très-variable. Tantôt on ne constate qu'un petit point déprimé, formé par une couche de tissu très-mince, réduite parfois seulement à la plèvre viscérale, et au centre de cette dépression existe un petit orifice. Ailleurs, vous verrez une petite saillie molle, jaunâtre, de volume variable, formée par un dépôt pseudo-membraneux, et sur laquelle existe la perforation. Le diamètre de celle-ci est variable, depuis celui d'une tête d'épingle à peine jusqu'à 1 centimètre et plus. Dans ce dernier cas, l'ouverture est plus ou moins irrégulière. Elle présente parfois une disposition telle, qu'elle semble pourvue d'une sorte de repli valvulaire. Stokes a beaucoup insisté sur l'existence de ces espèces de valvules (obs. 3). Pour cet auteur, la présence de cette disposition serait une circonstance fâcheuse, qui augmenterait la dyspnée et la dilatation de la poitrine, et donnerait au pronostic une signification plus grave. Et cela, parce que, selon lui, cette valvule empêcherait l'air accumulé dans la cavité pleurale de repasser dans les bronches à chaque expiration. Mais cette opinion repose sur l'existence constante d'un fait qui n'est pas toujours acceptable, savoir : le passage facile et constant de l'air à travers l'orifice perforé. Cette communication facile des gaz contenus dans la plèvre avec l'air extérieur par les bronches existe trop rarement pour nous permettre d'accepter d'une façon aussi générale l'hypothèse proposée par Stokes, si tant est même qu'elle soit jamais de mise.

En outre la disposition par rapport aux bronches de la caverne au niveau de laquelle a lieu la perforation est souvent un obstacle à ce passage de l'air de la plèvre dans le poumon et réciproquement. Examinons donc quelle est la disposition des cavernes qui causent surtout le développement du pneumothorax.

Ces excavations ne présentent pas ordinairement une grande étendue : elles varient depuis le volume d'un grain de millet jusqu'aux dimensions d'un abricot; et ce qu'elles offrent à noter c'est beaucoup moins leur étendue que leur situation particulière.

Le plus grand nombre en effet sont remarquablement superficielles. Quelquefois même on ne trouve pas la coïncidence de désordres bien marqués dans l'épaisseur du poumon, et les tubercules ont offert un développement et une évolution centrifuges, si l'on peut s'exprimer ainsi. Vous comprenez facilement l'importance de cette disposition pour la production du pneumothorax, et je n'ai pas besoin d'insister davantage sur ce point.

Ailleurs, comme dans une observation de M. Gaide (obs. 4). la caverne dont l'ouverture avait produit la collection gazeuse n'est en quelque sorte qu'une dépendance d'une caverne plus vaste avec laquelle elle communique.

Un point encore assez intéressant c'est de savoir quel est l'état de l'autre poumon. Chose assez singulière, Messieurs, il ne participe pas toujours de l'altération tuberculeuse. Ainsi sur vingt-trois des faits que j'ai compulsés, dans lesquels l'état du poumon, opposé à celui qui était le siége de la perforation, a été indiqué, quinze fois il existait des lésions tuberculeuses, mais huit autres fois on n'en a rencontré aucune. Cette localisation des tubercules dans un seul poumon, quoique n'étant pas tout à fait rare, constitue cependant avec la superficialité des cavernes perforées, des points assez curieux et assez particuliers dans l'histoire du pneumothorax.

Telles sont, Messieurs, les altérations que présentent les tuberculeux chez lesquels se produit un pneumothorax. Mais les tubercules ne sont pas la seule cause de la présence de l'air dans la cavité pleurale. Il y a d'autres états pathologiques qui conduisent également à la perforation pulmonaire. Ces faits sans doute sont beaucoup plus rares ; mais il est important de les connaître : permettez-moi donc de vous en donner quelques exemples :

M. Monneret (obs. 5) a cité un cas de pneumonie qui se termina par la gangrène, et donna lieu à un pneumothorax. M. Marais (*Thèse*, Paris, 1847, n° 30, p. 11) a également donné l'exemple, emprunté à M. le docteur Grapin, d'un épanchement gazeux consécutif à une gangrène du poumon (obs. 6). MM. Durant (obs. 7) et Gintrac fils (obs. 8) ont cité des observations qu'ils ont intitulées *pneumothorax suite de pneumonies*. Mais ni l'une ni l'autre ne peuvent être acceptées avec cette étiologie. Ni l'une ni l'autre d'ailleurs n'ont offert des signes suffisants pour bien établir l'existence de la collection gazeuse, et dans la première je verrais plutôt un exemple de fonte gangréneuse, tandis que la seconde se rapporte à une affection tuberculeuse véritable. M. Gunsberg (obs. 9) a vu un abcès du poumon consécutif à une pneumonie produire encore cette complication. Dalmas (*Journal hebd.*, t. III, p. 65) a cité un fait assez analogue; l'abcès seulement avait été produit par une concrétion pulmonaire. Le pneumothorax est observé aussi quand des abcès du foie ont perforé le diaphragme. J'ai moi-même observé un exemple d'abcès du foie consécutif à une infaction purulente et qui, après avoir perforé le diaphragme, causa un pneumothorax mortel. Voici cette observation, qui m'a paru assez curieuse pour vous être rapportée :

Obs. IV. Le nommé Henry, âgé de dix-huit ans, coutelier, d'une taille moyenne, cheveux châtains, yeux bleus, peau blanche, système pileux peu développé pour son âge, fut reçu à l'hôpital de la Charité, salle Saint-Louis, n° 72, le 23 mai 1836. Il avait été admis dans les salles de M. Velpeau peu de temps avant, et voici les renseignements que nous recueillîmes dans ce service. Il y était entré le 11 avril 1836; il assura n'avoir jamais été malade, n'avoir éprouvé aucune affection syphilitique ; il avoua se livrer à la masturbation assez fréquemment. Depuis les premiers jours d'avril ou la fin de mars, il éprouvait quelques douleurs légères dans le testicule du côté gauche, lorsque, vers le 7 ou le 8 du mois d'avril, il fut renversé en se garant d'une voiture ; aucune contusion grave ne lui fut sensible lors de cette chute, après laquelle il courut vers la voiture. Toutefois, le testicule gauche devint de plus en plus douloureux, du gonflement survint, et le malade se présenta à la clinique chirurgicale de la Charité. Là, on constata qu'il paraissait doué d'une bonne constitution et qu'il présentait assez d'embonpoint, que de plus il avait au testicule du côté gauche un gonflement peu volumineux, accompagné de douleurs lors de la pression. Mais les symptômes étant peu intenses, il fut maintenu à l'emploi de cataplasmes émollients jusqu'au 25 avril. A cette époque aucune modification avantageuse n'était survenue, on soupçonnait même un peu d'épanchement dans la tunique vaginale, aussi M. Velpeau prescrivit vingt sangsues à l'aine du côté gauche. Elles furent appliquées ; peu de changement fut obtenu, et le 27 un malaise assez marqué se déclara, fut combattu par une saignée, mais sans grand avantage.

Le 28. Le malade eut beaucoup de chaleur à la peau, le pouls était plein, fort. Une céphalalgie très-intense, une soif assez vive coïncidaient avec le développement d'une rougeur et d'un gonflement très-marqué autour des piqûres de sangsues, qui sont le siége d'une suppuration assez marquée.

Cet écoulement assez abondant, toujours accompagné des mêmes symptômes généraux, persista jusqu'au 2 mai, jour où le malade se plaignit d'une constipation qui existait, dit-il, depuis huit jours ; on lui administra quelques laxatifs légers. La céphalalgie, la fièvre continuèrent ; quelques douleurs vagues dans les muscles s'y joignirent.

Le 4 mai. Mêmes symptômes généraux, les ouvertures qui donnent issue continuelle au pus s'ulcèrent assez largement.

Enfin le 5, le testicule était dégonflé, peut-être existait-il encore un peu d'épanchement. Les piqûres de sangsues ulcérées étaient entourées d'un cercle rougeâtre, la suppuration continuait, quoique moins abondante ; un décollement de la peau, peu étendu, il est vrai, fut constaté dans la région inguinale. La fièvre, le malaise étaient les mêmes, cependant le malade voulut retourner chez ses parents et il sortit le 5 mai.

Là existe une lacune. Quelle fut la santé de ce jeune homme après sa sortie ? Voici les renseignements que nous avons pu nous procurer. Il aurait toujours été faible et malingre jusqu'à environ deux ou trois jours avant son entrée à l'hôpital, moment où il se trouva plus mal et se plaignit de quelques douleurs des lombes.

Le 23 mai il se présenta de nouveau à la clinique ; il n'offrait rien de chirurgical, il fut donc évacué sur une salle de médecine. A la visite du soir, je le vis, sans l'examiner attentivement ; il était levé et même absent de la salle quand je commençai la visite.

Le 24 au matin, nous le trouvâmes au lit. Décubitus indifférent, faiblesse très-marquée, ainsi que la maigreur, face pâle, lèvres décolorées. Air de souffrance constante et vague ; il se plaint d'une voix un peu altérée, presque chevrotante, il tousse un peu, ses crachats sont seulement muqueux et clairs, sans mélange de sang, l'air qu'ils contiennent s'en sépare promptement et il ne reste plus qu'un liquide transparent. La peau est chaude, le pouls peu plein et un peu fréquent.

Percussion : en avant, son peu clair dans toute l'étendue de la poitrine, un peu plus cependant à droite qu'à gauche. En arrière, le son est le même partout, mais toujours peu sonore. A l'auscultation, la respiration s'entend sans mélange de râle, ni de souffle, elle paraît cependant un peu moins forte à droite et en avant. Les battements du cœur sont assez fréquents, sans toutefois présenter d'altération dans leur rhythme ou le timbre de leurs bruits.

La langue est rose ; aucune douleur de ventre, point de diarrhée. Le malade éprouve une gêne douloureuse dans toute la région lombaire, au niveau des premières vertèbres de cette région. La pression ne l'augmente pas.

Convaincu qu'un travail morbide se faisait vers quelque organe, d'après le malaise tout à fait particulier qu'éprouvait cet enfant, nous l'examinâmes tous les jours. Persuadé que le développement de tubercules pulmonaires était le point de départ probable de ces symptômes sourds et vagues, nous l'auscultâmes avec soin ; jamais nous ne découvrîmes le moindre signe positif de tubercules ou d'excavations pulmonaires. Aucune douleur, aucun gonflement n'existait plus du côté du testicule.

Le 26. Il était dans cet état lorsque, la nuit, il fut pris tout à coup d'une douleur très-vive à la partie latérale et inférieure droite de la poitrine, avec gêne excessive de la respiration.

Le 27, au matin. Le malade était couché sur le dos ; la face pâle et décolorée est couverte de sueur, les yeux cernés et battus par la douleur que le reste du visage exprime ; la respiration courte, anxieuse, s'accompagne d'un petit gémissement (22 inspirations par minute) ; la peau est âcre, brûlante ; le pouls petit, sec et pressé (144 pulsations). Le malade, profondément découragé, évite le moindre mouvement, le moindre effort, qui redoublent ses douleurs.

Nous examinâmes cependant sa poitrine et nous trouvâmes qu'à gauche rien n'était changé, que seulement la respiration était plus ample. A droite, au contraire, nous trouvâmes, tant en avant qu'en arrière, et cela sur tous les points, même les plus élevés, une matité complète à la percussion. L'auscultation nous fit découvrir un souffle amphorique manifeste et très-développé tant en avant qu'en arrière, cependant son maximum d'intensité était peut-être au niveau du tiers inférieur, antérieur et latéral droit de la poitrine. Du reste, point de tintement métallique, et la voix, assez sonore, présentait un léger nasonnement d'égophonie en arrière. (Saignée de trois palettes; huit ventouses scarifiées sur le point douloureux.)

Le 28. Même état, rien n'est changé, ni dans la percussion, ni dans l'auscultation de la respiration ou de la voix. La peau est toujours brûlante; le pouls n'a varié que de cinq ou six pulsations en moins; la respiration est aussi fréquente; la douleur est toujours aussi vive et occupe le même siége. (Nouvelles ventouses sur le point douloureux; julep diacode.)

Le soir, aucun amendement n'est survenu; trente sangsues sur le côté droit de la poitrine, *qui font diminuer un peu la douleur.*

Le 29, au matin. Le malade est toujours couché sur le dos, ses forces sont encore amoindries. La face, pâle et fatiguée, est toujours tirée par la douleur; la peau âcre et brûlante; le pouls petit et pressé. La respiration toujours suspirieuse et pressée est toujours aussi accompagnée de gémissements. La percussion du côté droit de la poitrine donne cette fois un son clair tympanique, depuis la clavicule jusqu'à trois ou quatre travers de doigts de cet os. Au-dessous, la matité est toujours complète, comme aussi dans les trois quarts inférieurs en arrière, là portion la plus supérieure paraissant un peu plus sonore que la veille. Quant à l'auscultation, peu de changements se sont opérés : le souffle amphorique continue d'être entendu dans tout le côté droit, mais il est plus fort et, en outre, un râle muqueux trachéal est perçu, surtout dans la moitié inférieure, avec un timbre métallique. La voix est amphorique, mais ce signe n'est que peu marqué; l'espèce de nasillement qu'elle présentait est disparu.

. Peu à peu le râle trachéal augmente, les forces s'épuisent, la respiration est plus profonde et plus lente, et le malade succombe le 30 mai, à une heure du matin.

Autopsie le 31, à neuf heures du matin, température moyenne.

Maigreur très-prononcée, point d'œdème des membres. A l'aine du côté gauche existent trois ou quatre cicatrices minces, d'un rouge brun, qui paraissent récentes. Le côté droit de la poitrine n'est pas notablement plus dilaté que le gauche.

Le sujet étant couché à plat dans la supination sur une table parfaitement horizontale, on reconnaît, en pratiquant la percussion, que la portion de la région sous-claviculaire du côté droit, qui avait rendu un son tympanique aux derniers moments de la vie, est maintenant complétement mate, tandis qu'au contraire, la partie tout à fait antérieure et moyenne qui se trouve être la plus élevée, fait entendre, à son tour, le son tympanique sous le doigt qui la percute. Le côté gauche ne présente rien d'anomal; la sonorité, comme dans la vie, y est normale.

Cavité thoracique. — Côté gauche. Aucune adhérence, aucun épanchement n'existent de ce côté; le poumon, parfaitement crépitant, rose, ne présente d'autre lésion de tissu qu'un peu d'engouement cadavérique vers la base en arrière. Point de tubercules ou de granulations. Le cœur ne présente aucune lésion, son volume ne paraît pas augmenté, non plus que l'amplitude des cavités et l'épaisseur des différentes parois. Les valvules sont parfaitement saines.

Côté droit. A l'exception de la partie antérieure où siége une petite quantité de gaz, un énorme épanchement remplit toute la cavité pleurale. Il est constitué par un liquide trouble, d'un jaune légèrement verdâtre, d'une odeur fade, nauséeuse, dans laquelle flottent d'abondantes fausses membranes. Une couche épaisse de fausses membranes de même coloration et d'une consistance encore demi-pulpeuse à certains points, déjà beaucoup plus résistante à d'autres, tapisse la face interne de la paroi thoracique droite. A la partie la plus interne de cette cavité pleurale, le long de la colonne vertébrale, on observe un corps inégal couvert d'épaisses fausses membranes dont plusieurs sont assez résistantes, surtout à la partie supérieure ; sa consistance est assez marquée, analogue à celle d'un muscle, par exemple. C'est le poumon refoulé par l'air et surtout par le liquide ; d'assez fortes adhérences l'unissent en arrière avec la plèvre ; on retrouve cependant encore des traces de la division en lobes, le sillon qui sépare le lobe supérieur du lobe moyen est peu appréciable, celui, au contraire, qui sépare le lobe moyen de l'inférieur, est resté assez profond ou du moins assez facile à retrouver. La face inférieure du lobe inférieur qui est cependant complétement revenu sur lui-même, est réunie au diaphragme par des adhérences qui paraissent très-solides et que nous ne cherchons pas à détruire, de peur de produire une lésion mécanique.

L'insufflation pratiquée par la trachée ne donne pas de résultat, il ne se fait pas de gonflement du poumon droit, si ce n'est un peu dans la partie la plus inférieure du lobe moyen, mais la poitrine étant encore remplie par l'épanchement, aucune bulle de gaz ne s'échappe. Toutefois, une fausse membrane de nouvelle formation pouvait couvrir l'ouverture ; aussi retirâmes-nous le liquide de l'épanchement, la cavité pleurale de ce côté fut lavée à grande eau, sans exercer la moindre traction sur le poumon qui fut à peine effleuré avec la main. Le côté de la poitrine fut ensuite rempli avec de l'eau que nous espérions voir rester transparente, ce qui nous eût permis de constater plus facilement l'endroit par lequel sortait le gaz ; mais une portion des fausses membranes se délaya dans l'eau à laquelle elle donna un aspect lactescent ; la bronche droite étant ouverte à la partie supérieure de la poitrine, un tube étant introduit, nous insufflâmes avec assez de force ; la portion inférieure du lobe médian se laissa un peu distendre et de larges et abondantes bulles de gaz firent bouillonner la surface du liquide vers la partie inférieure et latérale de la cavité pleurale droite. En abaissant graduellement le niveau du liquide, nous pûmes nous assurer que le gaz sortait par une ouverture exactement arrondie, grande comme la tête d'une forte épingle, située à deux pouces du bord du poumon, à la face latérale droite de cet organe. Voulant alors enlever le foie afin de pouvoir détacher le diaphragme sans séparer ce muscle du poumon, nous reconnûmes que de très-fortes adhérences unissaient le bord convexe du foie avec la face inférieure du diaphragme ; elles étaient surtout très-marquées à l'angle de réunion du bord convexe avec la portion du bord tranchant droit. De ce point, au moment où nous voulons détruire les adhérences, s'échappe un peu de pus verdâtre bien lié ; nous nous arrêtons à l'instant, et le foie, conservant toutes ses adhérences avec le diaphragme, est détaché avec soin ainsi que ce muscle et tout le poumon. L'insufflation recommencée permet d'examiner alors l'ouverture signalée plus haut, qui n'offre pas d'autres particularités que celles que nous lui avons indiquées, en même temps l'air s'échappe largement et avec bruit par la portion la plus externe des adhérences qui unissent le foie au diaphragme. Tout à fait à l'angle supérieur et externe de la première de ces deux parties, en examinant bien par l'ouverture l'intérieur de la cavité, on voit que l'air s'échappe par une large ouverture du diamètre d'une pièce de cinq sous à peu près. Voulant ne laisser que la portion de foie adhérente au diaphragme, nous portâmes plusieurs coups sur cet organe et nous tombâmes alors sur trois foyers : l'un du volume d'une très-forte noix, les autres moins volumineux. Tous contiennent du pus bien lié, crémeux, verdâtre, bien circonscrit. Plusieurs autres petits foyers du volume de pois de grosseur moyenne, tous accollés les uns aux autres, communiquant ensemble et même avec les grands abcès, sont groupés autour d'eux. Le tissu du foie est complétement sain autour de ces divers foyers, pas le moindre changement de coloration ou de consistance. La face interne de ces foyers est, ainsi que le démontrent le lavage et la macération, tapissée d'une membrane blanchâtre, lisse, d'une épaisseur d'une ligne environ, de consistance demi-fibreuse et présentant un aspect aréolaire analogue à celui de la face interne du derme au talon, sauf toutefois la netteté et le poli que présente le kyste qui circonscrit le pus. Deux de ces abcès, situés vers le bord droit du foie, à peu de distance de celui qui adhère au diaphragme, communiquent l'un avec l'autre ; l'une de ces deux dernières poches, toute superficielle, n'est séparée de l'extérieur que par la capsule fibreuse du foie et la membrane péritonéale de cet organe.

Une coupe faite perpendiculairement tout à la fois sur la partie du poumon correspondante à l'adhérence au diaphragme, sur ce muscle et sur la partie du foie qui y reste attachée, démontre que le point de cette glande, en rapport avec la cloison inférieure de la poitrine, est le siége d'un abcès en tout semblable à ceux que nous avons rencontrés dans le reste de son épaisseur. Fortement lié au diaphragme, cet abcès en a écarté et même détruit les fibres qui sont devenues pulpeuses, molles, d'un noir verdâtre et comme escharifiées. La portion de poumon placée immédiatement au-dessus est, dans une étendue de trois pouces environ de gauche à droite, et de deux pouces d'avant en arrière, convertie en une matière verdâtre, molle, comme gangrenée, sans odeur toutefois; elle présente, en hauteur, un pouce à peu près. C'est à sa portion externe, qui comprend toute la languette du poumon et à un pouce à partir du bord tranchant, qu'a lieu la perforation pleurale. Le tissu de cet organe, autour de cette dernière lésion, ne présente point de changement de coloration, ni de consistance, non plus que dans tout le reste de sa masse, qui est compacte, sans air et enfonçant sous l'eau, mais sans apparence aucune, soit d'inflammation, soit de tubercules ou de granulations.

L'estomac examiné ne nous présenta rien à noter; la muqueuse était de bonne consistance. Le duodénum était criblé de petits points durs, jaunâtres, de la grosseur d'un grain de millet; la muqueuse paraît complétement saine dans leur intervalle. Le canal cholédoque paraissait un peu dilaté et à son insertion au duodénum on remarque un tubercule, gros comme un pois, recouvert d'une muqueuse injectée par stries rouges, vermeilles et très-prononcées; la section fait reconnaître qu'il est constitué par un tissu blanchâtre, homogène, encore très-peu consistant, qui nous paraît du tissu cellulaire enflammé chroniquement.

Le reste du tube digestif est çà et là injecté légèrement. Les plaques de Peyer ne présentent aucun développement, aucune saillie.

Les reins, la vessie, n'ont aucune lésion appréciable. Le testicule du côté gauche de même volume que celui du côté droit, sans induration, ne présente qu'une très-petite adhérence avec la tunique vaginale à son bord externe et quelques points rougeàtres au milieu de la substance de l'épididyme, qui n'offre point d'induration.

Le pli de l'aine du côté gauche, disséqué au niveau des cicatrices, on trouva une forte ecchymose, de la largeur de la main environ; les points correspondants immédiatement aux cicatrices sont d'une couleur plus foncée encore; point de reste de suppuration dans cette partie.

Une poche hydatique du poumon en s'ouvrant peut encore permettre l'entrée de l'air dans la cavité pleurale. M. Saussier a emprunté à M. Fréteau, de Nantes, un fait de ce genre; je n'en accepte pas la valeur: que le malade ait rejeté par la bouche une grande quantité d'hydatides, cela ne prouve pas que la pleurésie observée ait été causée par la même lésion, et qu'il y ait eu coïncidence de pneumothorax.

Fouquier (*Cliniq. des hôpit.*, t. II, p. 69, n° 18, 1828) a rapporté l'exemple d'une femme de trente-six ans, chez laquelle une hydatide du poumon fut la cause d'une pneumothorax. M. Mercier a communiqué à la Société anatomique un fait analogue (obs. 10), dans lequel les hydatides existaient en même temps dans le poumon et dans le foie. L'observation de M. Gros (obs. 11) n'offre pas une telle coïncidence, et c'est un kyste hydatique du foie seulement qui s'est ouvert dans la plèvre. Fouquier avait rapporté déjà aussi un exemple semblable (*Thèse*, Lemaire, 1837) et celui que Williams (*Physical sign of the disease*, etc., p. 143) a cité doit recevoir cette même interprétation.

Rien de plus simple que ces exemples : que ce soient des tubercules ou que ce soient des hydatides qui, par leur accroissement déterminent la rupture pulmonaire, le mécanisme est le même; on comprend et l'on sent en quelque sorte l'évolution de la lésion.

Mais maintenant j'arrive à des faits d'un diagnostic moins précis et d'une explication moins décidée. M. Ferrari (obs. 12), comme l'avait déjà fait M. Develliers (Thèse inaug., n° 17, 1826), a cité un cas de pneumothorax à la suite de la rupture de vésicules emphysémateuses. Après un effort violent, tous les symptômes du pneumothorax se sont manifestés : la dyspnée était tellement intense, que M. Ferrari fut obligé de donner un coup de trocart dans le thorax : immédiatement après la sortie d'un peu de liquide et d'air, les symptômes se calmèrent, puis disparurent.

M. Ranking, de Norwich Hospital (obs. 13), a cité un fait de ce genre plus probant encore. Quant à celui qu'a donné M. A. Ricker (obs. 14), il est moins net, à cause de l'état chétif et scrofuleux du sujet. M. Hamilton Roe admet également que la rupture d'une vésicule emphysémateuse peut produire le pneumothorax (note 15). Enfin, c'est encore à cette cause que doivent être rapportées, à n'en pas douter, les deux faits présentés par M. Thorburn comme des exemples de pneumothorax idiopathique (obs. 16), le premier malade ayant éprouvé ses accidents après les efforts qu'il avait faits pour ramer, et le second, après la fatigue de travaux de jardinage.

M. Saussier a cité un cas du même genre, dans lequel l'entrée de l'air dans la plèvre aurait succédé à une forte pression exercée sur la poitrine. Les détails de ce fait ne sont pas suffisamment précis pour le faire accepter facilement. Mais si je repousse ce fait de M. Saussier, je ne puis pas ne pas accepter celui du professeur Schuh (*Journal de médecine* de Beau, t. VII, p. 210, obs. 17), dans lequel la compression de la poitrine entre deux voitures détermina un pneumothorax non douteux sans épanchement séreux ou sanguin, et qui guérit après une ponction thoracique.

La fracture d'une côte semble pouvoir être une cause de pneumothorax : Littre, Méry, Hunter ont mentionné cette influence, et

M. Labé en a communiqué à la Société anatomique une observation fort remarquable (obs. 18). Cependant on ne peut, même dans cette observation, s'empêcher de concevoir quelques doutes. On trouve en effet dans le poumon gauche affecté d'hépatisation grise plusieurs petits foyers purulents à odeur gangréneuse, analogues à celui au niveau duquel la fistule pulmonaire avait eu lieu. Ne serait-ce pas la rupture d'un point en suppuration traumatique qui aurait produit cette fistule beaucoup plutôt que le fragment de côte, d'autant plus que les signes de pneumothorax n'ont été constatés que le troisième jour ?

M. Castelnau (obs. 19) a rapporté un fait analogue, mais dans lequel il est aussi à remarquer que les signes de pneumothorax n'ont été constatés que le 2 juillet, l'accident éprouvé par le malade ayant eu lieu dix jours avant (le 20 juin). Cette circonstance d'une fracture de côte existait encore sans influence étiologique bien réelle dans une observation de M. Günsburg (obs. 20). Enfin Wil. Hewson (*Med. observ. and inquiries*, t. III, p. 384), a cité un exemple de pneumothorax causé par une contusion du poumon sans fracture de côte ; une déchirure de l'organe existait à sa base.

Dans l'observation de M. Labé que je vous citais tout à l'heure, vous avez dû remarquer une particularité : le tintement métallique a été un moment tout à fait isochrone aux battements du cœur [1]. La collection gazeuse qui formait la caisse de renforcement se trouvait à ce moment en contact avec cet organe ; tant qu'il en fut ainsi, le tintement fut isochrone aux pulsations cardiaques. Ce fait, comme vous le voyez, vient encore confirmer la théorie que je vous ai énoncée comme présidant à la production du tintement métallique.

M. Beau (obs. 21) a observé un bruit semblable encore sous une influence traumatique, et M. Gairdner (obs. 22) a rencontré des phénomèmes analogues chez un malade atteint de pneumothorax, suite de pleurésie avec fistule bronchique et fistule des parois thoraciques. Dans ce dernier exemple l'introduction de l'air eut-elle lieu par la perforation bronchique qui donna issue au pus de la plèvre, ou par l'orifice de la paroi de la poitrine ? La durée de la maladie laisse beaucoup d'incertitude sur ce point. Toute-

---

[1] Le bruit signalé par M. Morel-Lavallée à l'Académie de médecine, 2 juin 1863, sous le nom de bruit de moulin, comme un signe nouveau et pathognomonique du pneumothorax traumatique, ne paraît autre chose que le bruit indiqué ici. (Note ajoutée.)

fois, dans les cas de pleurésie avec communication bronchique, qui sont le plus ordinairement observés, l'air ne pénètre pas habituellement dans la cavité pleurale au moment où le liquide est évacué. Ce dernier, en effet, ne sort pas tout d'un coup ; généralement, pour qu'il s'échappe, il faut que la pression qu'il supporte soit supérieure à celle de la pression atmosphérique, et la cavité pleurale en se resserrant par le fait de son élasticité, comme aussi le poumon en se dilatant, pressent l'épanchement de telle sorte que le liquide, toujours prêt à sortir, fait obstacle à l'entrée de l'air.

Dans tous ces exemples, comme vous avez pu le voir, le pneumothorax est toujours secondaire, consécutif à une autre altération ; mais en est-il toujours ainsi ? N'y a-t-il que des pneumothorax symptomatiques ? ou bien le pneumothorax est-il quelquefois essentiel ? Cette question a été posée ; elle ne me paraît pas, dans l'état actuel des faits, très-simple à décider.

Selon les auteurs qui ont admis cette variété de pneumothorax, on verrait parfois des gaz se développer spontanément dans la cavité pleurale sans fistule thoracique, sans fistule pulmonaire ou bronchique coïncidentes.

Messieurs, les observations sur lesquelles on s'est fondé pour mettre cette opinion en avant sont loin d'être toutes probantes. Certaines, comme l'observation 39 de Laennec déjà contrôlée par M. Andral (t. II, p. 581), ne sont autre chose que des exemples dans lesquels la perforation obturée par des fausses membranes très-adhérentes est impossible à retrouver. Rappelez-vous qu'il en était ainsi chez un de nos malades. Le fait cité par Legendre (obs. 23), celui de Biermer (obs. 24), celui de M. Gintrac (obs, 25), sont analogues. La guérison des malades ne fait rien au diagnostic et à la nature des altérations, car pour être rare chez les tuberculeux, cette guérison, comme je vous le dirai bientôt n'est pas impossible ; je l'ai vue, et je ne suis pas le seul assurément. Legendre, du reste, ne semblait pas douter de la nature tuberculeuse de l'affection qu'il avait observée.

Mais on a cité des faits dans lesquels on ne pouvait trouver aucune trace d'affection tuberculeuse, et dans lesquels on a admis l'existence d'un pneumothorax. Voyons ces exemples. D'abord celui de M. Saussier, qui a été répété nombre de fois. Or, que trouvons-nous pour les symptômes ? la dilatation du côté droit de la poitrine sans tintement métallique, mais avec fluctuation sonore, avec sonorité à la percussion de la partie antérieure au niveau du sein. A l'autopsie, point de collection gazeuse, un épanchement, et le poumon adhérent au niveau du point sonore. A cette observation de pneumothorax, il ne manque absolument, comme vous voyez, que le pneumothorax. Cette sonorité, perçue à la région antérieure, n'est nullement la preuve d'une collection gazeuse. Skoda et, avant lui, Williams (*Diseases of the chest*) nous ont appris que dans la pleurésie simple on trouvait une semblable exagération du son. Selon M. Skoda, pour que ce phénomène eut lieu, il faudrait qu'une couche de liquide existât, au niveau du point exploré, entre la paroi thoracique et le poumon. L'existence de cette sonorité anomale dans le cas de pleurésie ne saurait faire l'objet d'aucun doute. Elle est démontrée maintenant. Mais l'explication donnée par M. Skoda ne me paraît nullement acceptable. On a vu souvent, en effet, cette exagération se produire alors qu'il n'existait aucune couche de liquide au niveau du point percuté, où le poumon, sain d'ailleurs, était fixé par des adhérences. M. le professeur Monneret a rapporté deux observations de ce genre qui sont des plus concluantes. (Société méd. des hôp. de Paris, 10 mai 1854.) Avec lui, je crois pleinement que cette sonorité est le fait du refoulement que l'épanchement fait subir au poumon fortement appliqué contre la paroi thoracique d'une part, et contre les grosses bronches et la trachée d'autre part, ces derniers organes renforçant encore le son par la consonnance de l'air dans leur cavité. Il ne faut pas le moins du monde admettre dans ces cas l'interposition entre le poumon et la cage thoracique d'une couche de liquide, pas plus qu'il ne faut accepter l'existence d'une collection gazeuse toutes les fois que ce son tympanique est trouvé.

Ce n'est pas, du reste, seulement dans la pleurésie que ce son tympanique est perçu dans la région sous-claviculaire ou à la partie supérieure de la cavité pleurale. On constate le même fait quand la partie inférieure du poumon est profondément hépatisée. Vous comprenez facilement qu'il en soit ainsi, puisque la modification physique est analogue, et que la densification de la base et celle du lobe médian sont à peu près semblables. Cela explique très-bien certains autres exemples de pneumothorax prétendus essentiels. Tels sont, par exemple, les deux faits que Graves a donnés sous ce titre, et que je vais vous lire (obs. 25 et obs. 26). Dans l'un comme dans l'autre cas, il s'agit seulement de pneumonie, tant pour le jeune homme présenté à Graves par le docteur Dwyer, que pour le révérend M***, qui avait, lui, des crachats sanguinolents. Remarquez, du reste, que dans tous ces exemples les signes du pneumothorax sont incomplets, et qu'on n'y voit pas signaler, par exemple, l'existence du tintement métallique.

Plusieurs autres observations ont été encore données comme des exemples de pneumothorax sans perforation, dans lesquelles le symptôme qui a donné lieu à ce diagnostic était uniquement la présence d'un souffle amphorique dans un des points de la partie supérieure de la poitrine, la fosse sus-épineuse plus particulièrement. Mais, Messieurs, vous avez pu voir dans nos salles un homme sur lequel je vous ai fait observer ce souffle amphorique, et qui n'était atteint que de pleurésie sans le moindre épanchement gazeux. C'est là un signe de pleurésie sans complication sur lequel j'ai appelé l'attention [1] avec MM. Rilliet, Barthez, et que M. Landouzy et M. Beauvais ont retrouvé depuis. Eh bien, avant que le véritable mécanisme de la production de ce souffle amphorique fût connu, l'erreur que je vous signale a été commise; l'observation de M. Chalmers (obs. 27), et les deux exemples recueillis par Maréchal dans le service de Guersant (*Journal hebdomadaire*), sont susceptibles de la même interprétation (obs. 28).

Je repousse donc ces faits en tant qu'exemples de pneumothorax. Ce sont des pleurésies, des pneumonies, et voilà tout.

Maintenant, Messieurs, peut-on admettre que la plèvre puisse sécréter des gaz, comme on a voulu le dire pour expliquer ces exemples. J'accepterais plutôt que le liquide épanché dans la plèvre pourrait, par suite d'une altération de sa composition, laisser échapper des gaz; mais, je l'avoue, jusqu'ici aucun exemple ne me semble capable de confirmer nettement la réalité de cette décomposition, d'autant plus que je vous ferai remarquer que le contact de l'air est généralement considéré comme une condition indispensable pour que le liquide pleural subisse une altération capable de permettre la formation d'un gaz [2]. Ainsi le fait de Wun-

---

[1] Béhier. Note sur un souffle amphorique observé dans deux cas de pleurésie purulente simple du côté droit. *Archives*, 1854.

[2] Plusieurs faits ont été cités comme propres à faire accepter cette source de développement gazeux dans la cavité pleurale. M. Jaccoud les a réunis depuis cette conférence dans un article publié dans la *Gazette hebdomadaire*, 1864, n° 6. Ils ne me semblent pas tous également acceptables.

derlich (1856), par exemple, semble avoir offert une communication de la plèvre avec les bronches, communication peu étendue, mais dont la fétidité de l'haleine, observée chez le malade, paraît être une preuve véritable. Je ne crois pas non plus le fait de Bennet (1859) suffisamment démontré. Quant à celui de M. Swayne Little, il serait peut-être plus probant et semblerait établir que du gaz peut se former dans la cavité pleurale sans perforation appréciable du poumon ou des parois thoraciques si le malade dont il rapporte l'histoire n'avait pas présenté aussi une fétidité nauséeuse de l'haleine, laquelle· laisse quelque doute sur l'absence de toute communication de la plèvre avec les bronches. Tout rare qu'il est, cet exemple doit fixer vivement l'attention (obs. 29).

Malgré cette réserve, je persiste à ne pas accepter jusqu'ici comme bien démontrée l'existence réelle du pneumothorax essentiel, c'est-à-dire la production d'une collection gazeuse de la plèvre sans fistule pulmonaire ou pariétale ayant lieu par suite d'une sécrétion gazeuze de la plèvre, sécrétion impossible à accepter de la part d'une séreuse sans changer toutes les données de la saine physiologie.

IV

J'arrive, Messieurs, après avoir examiné avec vous la valeur des causes différentes auxquelles le pneumothorax peut être attribué, à l'étude du diagnostic de cette affection.

Ce diagnostic présente quelquefois des difficultés apparentes. En effet, certains signes que cet accident comporte se rencontrent dans plusieurs affections thoraciques. Ainsi, par exemple, la douleur de côté peut être une cause d'erreur. Vous savez combien, chez les tuberculeux, sont fréquentes et vives les douleurs pleurodyniques et ces véritables névralgies intercostales. Les conditions de maladie tuberculeuse du poumon étant constatées, la douleur vive survenant pourra faire craindre la rupture d'une caverne et la production d'une collection gazeuse. Mais, dans ce cas de pleurodynie, on ne rencontrera ni exagération de la sonorité, ni souffle amphorique, ni tintement métallique ; on ne pourra pas produire le bruit de succussion hippocratique. Il suffit donc en quelque sorte de connaître cette cause d'erreur pour l'éviter. Chez les tubercu-leux encore, il se développe fréquemment de véritables points pleurétiques ; vous avez pu voir, ce matin, à la visite, un malade atteint de tubercules pulmonaires, qui se plaignait très-vivement d'une de ces douleurs symptomatiques d'une inflammation li-mitée de la plèvre. Dans ces cas encore, les signes plessimétri-ques et stéthoscopiques lèveront habituellement toute difficulté. Au lieu d'une sonorité exagérée, vous aurez une diminution du son ; la respiration, loin d'avoir pris de l'ampleur, disparaîtra par le fait de l'épanchement ; la voix retentira, mais sans caractère amphorique et avec l'un des timbres de l'égophonie. Le tintement métallique fera défaut.

Cependant il est des cas, comme je vous le disais dans notre dernière conférence, dans lesquels le diagnostic de la pleurésie et celui du pneumothorax se touchent par certains signes. L'exagé-ration de sonorité de la partie supérieure du thorax dans le cas d'épanchement a fait commettre, comme je vous l'ai dit, des er-reurs de la connaissance desquelles vous profiterez. Vous n'oublie-rez pas non plus qu'un symptôme en particulier peut se rencontrer dans les deux affections, c'est le souffle amphorique. La connais-sance de ce symptôme dans la pleurésie n'est pas encore très-ré-pandue et elle ne remonte qu'à quelques années. Comme je vous l'ai dit, j'ai eu occasion de le signaler un des premiers. J'igno-rais la communication de MM. Rilliet et Barthez lorsque je pu-bliai mon travail. L'article de M. Landouzy est postérieur à ces recherches ; mon intention d'ailleurs n'est pas de soulever une question de priorité entre ces divers auteurs et moi ; car, sachez-le bien, la première mention du souffle amphorique dans la pleu-résie n'appartient ni à MM. Rilliet et Barthez, ni à moi.

En croyant, eux et moi, avoir découvert l'existence de ce signe, nous n'avons fait, à proprement parler, qu'insister sur sa valeur, signaler son importance et mieux étudier le mécanisme de sa production. En effet, j'ai constaté, par des recherches ultérieures, que ce fut M. Lebert qui, en novembre 1850, appela pour la pre-mière fois, sur ce point, l'attention, dans une séance de la So-ciété anatomique, à propos d'une vaste caverne tuberculeuse, pièce anatomique présentée par mon excellent ami M. Hérard.

« J'ai entendu récemment, dit alors M. Lebert, à l'Hôtel-Dieu, avec M. Louis, un souffle amphorique très-embarrassant. Un homme, qui ne paraissait pas tuberculeux, fut pris de pleurésie, il y a deux mois. Il se produisit un épanchement. Au moment où l'épanchement commença à diminuer, on entendit, dans tout le sommet du poumon, au-dessus du liquide, un souffle amphorique très-caractérisé. La percussion indiquait qu'il n'y avait pas d'air épanché au-dessus du liquide. Nous fûmes obligés d'admettre que ce bruit était le souffle trachéal transmis à l'oreille par les couches supérieures de l'épanchement.

« Du reste, cet homme a subi, sans accident, l'opération de la thoracentèse, et le souffle amphorique a aujourd'hui disparu. » (*Bulletin de la Société anatomique*, 1850, p. 324.)

L'existence du souffle amphorique dans la pleurésie est maintenant un fait démontré, et vous avez vu dernièrement un exemple dans nos salles qui ne permet pas de mettre le fait en doute. Les observations de ce genre, du reste, se sont multipliées sous mes yeux depuis le moment où j'ai recueilli ceux qui ont appelé mon attention à l'hôpital Beaujon.

L'existence de ce souffle amphorique dans la pleurésie pourrait donc faire penser à l'existence d'un pneumothorax ; mais l'erreur ne pourrait être commise que si on ne soumettait pas le malade à un examen suffisamment attentif. La marche du symptôme, en effet, est toute différente dans l'un et dans l'autre cas. C'est brusquement que le souffle amphorique apparaît dans le pneumothorax. Il se manifeste au moment de la rupture du poumon et dès que l'air s'est introduit dans la plèvre. On ne note pas cette soudaineté dans la production du souffle amphorique qui est lié à la pleurésie. Là, au contraire, ce symptôme se montre graduellement, et plus l'épanchement augmente plus il se caractérise, tandis qu'au contraire dans le cas de pneumothorax, plus l'épanchement pleurétique augmente, plus le souffle amphorique se limite et se circonscrit. En outre, les autres signes sont différents : dans la pleurésie, on ne trouve pas de tintement métallique, la succussion hippocratique ne permet de constater aucun bruit de flot, et la percussion rend un son mat, tandis que la sonorité exagérée, et surtout le tintement métallique, se rencontrent dans le pneumothorax, où on trouve aussi parfois le bruit de succussion.

Il est une affection qui offre réunie presque tous les symptômes physiques du pneumothorax : le souffle, la toux, la voix amphorique, le tintement métallique, et même, quoique exceptionnellement, la succussion hippocratique ; je veux parler d'une vaste excavation tuberculeuse occupant tout un lobe pulmonaire supérieur, mais ici encore vous aurez certains caractères différentiels importants. D'abord, et ceci est capital, dans le cas d'excavation, il n'y a pas d'exagération de sonorité ; vous trouverez bien le bruit de pot fêlé, mais sans caractère vraiment tympanique ; les phénomènes stéthoscopiques de souffle et de tintement siégent surtout au sommet du poumon, en arrière ainsi qu'en avant. La toux les modifie parfois et change leur timbre, ce qui arrive bien moins souvent dans le pneumothorax véritable. Enfin, et c'est là encore une circonstance décisive, il n'y a pas, dans le cas où l'on a affaire à une caverne tuberculeuse, cet éclat soudain des symptômes que je vous signalais comme particulier au pneumothorax; on ne voit pas apparaître subitement la douleur et la suffocation. Cette brusquerie du début est tellement caractéristique du pneumothorax, que, sur 28 cas dans lesquels la forme du début est bien précisée, je l'ai trouvée 26 fois brusque et fortement exprimée, et 2 fois seulement peu énergique dans l'expression symptomatique. M. Saussier a donné des chiffres analogues. Sur 96 cas dont le début est connu dans sa forme, il l'a vu brusque 68 fois, lent et graduel 28 fois. Il faut remarquer cependant que, pour être rarement observé, ce début graduel n'est pas absolument impossible; je vous en ai montré un exemple (obs. III).

Tels sont les divers caractères qui permettent de distinguer le pneumothorax d'avec les maladies qui peuvent véritablement le simuler.

Je n'ai pas besoin d'insister sur les signes qui le séparent de la pneumonie avec bruit skodique. Vous avez, d'après ce que je vous disais dans notre conférence précédente, tout ce qu'il faut pour distinguer ces deux cas qui n'ont de commun qu'une sonorité exagérée, sonorité dont les conditions d'existence et de début sont essentiellement différentes dans l'un et dans l'autre exemple.

Quelles sont maintenant la marche et la durée du pneumothorax? Très-fréquemment, comme je vous l'ai dit, se montrent tout d'abord la douleur vive, l'oppression extrême, l'exagération de sonorité, le souffle amphorique, le tintement métallique et le retentissement amphorique de la voix, tous phénomènes qui traduisent la rupture de la plèvre, la présence de la collection gazeuse et la compression du poumon. Ce n'est qu'après que se manifestent un certain degré de matité vers la partie inférieure, de

l'égophonie et le bruit causé par la succussion hippocratique.
Ces derniers signes traduisent la présence d'une quantité variable
de liquide. Cette dernière condition est, en effet, nécessaire pour
produire ce bruit hydro-aérique qui constitue le bruit de succussion, et généralement ce n'est qu'après vingt-quatre ou trente-
six heures que le liquide est assez abondant pour cela. Du reste,
sachez-le bien, la matité, le bruit de succussion, pourront manquer dans les cas où l'air parviendra dans la plèvre par le fait
d'une lésion peu grave du poumon, la rupture d'une vésicule emphysémateuse par exemple.

Quant aux qualités de l'air contenu dans la plèvre elles semblent varier selon une foule de circonstances. J. Davy a étudié
cette question (*Archiv. de méd.*, 1824, t. VI, p. 105 et suiv.) sans
arriver à des résultats bien tranchés. Il voyait dans ce gaz de l'air
atmosphérique plus ou moins altéré par les exhalations des fausses
membranes ; se rapprochant de cette opinion, Martin-Solon avait
trouvé (*Gaz. méd.*, 1836, p. 71) que le gaz d'un épanchement thoracique contenait plus de 16 pour 100 d'acide carbonique [1]. Du
reste, comme le remarque fort judicieusement l'auteur de l'article *Pneumothorax* du *Compendium de médecine* (25ᵉ livraison,
p. 130, 1ʳᵉ colonne), ce n'est pas l'air, quelles que soient ses qualités, qui irrite la plèvre, mais bien les matières qui s'épanchent
du poumon par la perforation. Ce qui explique pourquoi l'épanchement d'air lié à l'emphysème ne produit presque jamais de
collection liquide.

Aucun de nos malades, Messieurs, n'a présenté, en dehors de
l'existence d'une collection liquide coïncidente, un signe que
M. Gaide (obs. 4) a noté, entre autres observateurs ; je veux parler du refoulement du cœur à droite du sternum, attribué à la
pression très-considérable exercée par l'épanchement gazeux. Je
doute que ce déplacement du cœur doive être réellement attribué
à cette influence. Ne perdez pas de vue, en effet, que l'on doit
difficilement admettre que la pression exercée par la collection

---

[1] Depuis cette conférence MM. Leconte et Demarquay ont communiqué à
l'Académie des sciences (séance du 2 février 1863) un travail duquel il résulte
que si, chez un individu atteint de pneumothorax lié à une fistule pulmonaire ou
thoracique, on pratique plusieurs fois la thoracentèse en peu de temps, le mélange gazeux retiré au moment de cette opération contiendra de plus en plus
d'oxygène ; tandis qu'il en contiendrait de moins en moins si la collection gazeuse
ne communique pas facilement avec l'air extérieur. La valeur pratique de ces expériences ne paraît pas encore bien nettement dégagée.

gazeuse soit beaucoup supérieure à la pression atmosphérique. Or le refoulement du cœur à droite ne peut guère avoir lieu qu'avec un peu de compression de la cavité pleurale droite, compression à laquelle doit s'opposer le poumon droit maintenu à son volume normal par la pression atmosphérique. La pression de l'épanchement liquide est habituellement la cause qui, dans ces cas, comme dans ceux de pleurésie simple, a causé le déplacement du cœur qui a été noté.

Quant au diaphragme du côté correspondant, il peut rester en quelque sorte dans la position de l'inspiration, c'est-à-dire qu'il est plutôt convexe du côté de l'abdomen que concave, comme on le trouve d'ordinaire sur les sujets au moment de l'autopsie. De là un déplacement du foie chez certains malades, circonstance dont il importe d'être prévenu pour asseoir le diagnostic.

C'est ordinairement au moment d'un accès de toux ou dans un effort un peu vif que la perforation se produit. Toutefois, chez notre malade de Saint-Charles, les choses ne se sont pas passées ainsi ; chez elle, le pneumothorax a débuté pendant qu'elle parlait sans effort. La persistance, l'opiniâtreté et l'intensité de la toux sont deux circonstances fâcheuses en ce qu'elles peuvent augmenter la perforation, et déchirer les fausses membranes qui pourraient l'oblitérer.

La durée de la vie, chez les sujets atteints de pneumothorax, est très-variable. Tout d'abord, en effet, elle dépend beaucoup de l'état dans lequel est l'économie au moment où le pneumothorax se produit. Vous comprenez facilement, en effet, que, si le sujet est encore vigoureux, il pourra, toutes choses égales d'ailleurs, résister plus longtemps. Cependant, on voit de grandes exceptions à cette indication. La cause organique, l'étendue de la déchirure, le volume de la collection gazeuse, la façon, dont l'économie supporte la suppression de presque tout un poumon, sont des circonstances qui exercent une grande influence. On a noté que la rupture d'un emphysème était une circonstance quelquefois fâcheuse. J'inclinerais vers l'opinion contraire, mais rien, comme je vous l'ai déjà dit, ne peut être avancé de précis sur ce sujet. Ce que l'on peut relever, c'est la durée considérable de la maladie dans certaines observations. Ainsi, pour nous en tenir aux pneumothorax liés aux tubercules pulmonaires, voici quelques chiffres qui vous permettront de fixer vos souvenirs.

M. Almagro (obs. 30) a vu une malade vivre seulement huit heures après la rupture d'une caverne; M. Charles Bernard (obs. 31), douze heures; M. le professeur Monneret (obs. 5), un jour, et dans un autre fait (obs. 32), six jours. La malade de Sestier (obs. 33) mourut le cinquième jour; celle de M. Labé (obs. 18), le huitième jour. Un de nos malades (obs. II), couché au numéro 58 de la salle Saint-Paul, a vécu deux mois et demi, M. Voillez (obs. 34) a vu la durée de huit mois.

Lorsque j'avais l'honneur, à la Charité, en 1836, d'être l'interne de M. le professeur Andral, j'ai vu un malade, dont je vous citerai l'histoire tout à l'heure, résister quatre mois et demi; il sortit même guéri, tout nous le fait croire. Enfin, M. Barlow a cité un cas de pneumothorax dont la durée a été de trois ans et demi. De tels exemples sont extrêmement rares; on ne les observe que dans les cas où l'affection tuberculeuse est peu développée, lorsque la fistule pleurale s'oblitère par la présence de fausses membranes. Le poumon alors est revenu sur lui-même, refoulé par l'épanchement, et les signes du pneumothorax ne s'observent plus qu'à la partie antérieure et supérieure de la poitrine. Au reste, le relevé de M. Saussier est assez analoge à celui que je vous donnais ici. Sur 51 cas de pneumothorax observés chez des phthisiques, la durée a été 5 fois de quelques heures à un jour, 14 fois de un à dix jours, 11 fois de dix jours à un mois, et 21 fois de plus d'un mois. Cette durée moyenne assez longue du pneumothorax me fait involontairement comparer les effets de perforations intestinales aux suites des perforations pulmonaires. Vous savez, Messieurs, avec quelle rapidité, dans le premier cas, le malade est sidéré, pour ainsi dire; vous vous rappelez l'ensemble de symptômes si graves qui sont observés, cette violente douleur qui occupe tout l'abdomen, ces yeux profondément excavés, cette face grippée, couverte de sueur, symptômes d'une altération profonde que la mort suit très-rapidement. Dans le cas de perforation pulmonaire, si vous trouvez, au début, des phénomènes graves, une douleur vive, une dyspnée intense, ils s'atténuent bientôt, au moins dans la majorité des cas, et la mort ne survient que plus tard. Sans vouloir entrer dans le champ des hypothèses, pour lesquelles j'ai peu de goût, je ne puis m'empêcher de vous faire remarquer que la plèvre est un organe double, et qu'une seule cavité envahie laisse les fonctions de l'autre poumon entièrement intactes, tandis que le péritoine, organe unique, est frappé tout entier à la fois dans les cas que je compare ici. Là se trouve peut-être l'explication de la gravité différente et de la différente importance des phénomènes dans les deux variétés de perforation.

Quoi qu'il en soit, et malgré ces durées quelquefois plus longues, le pronostic du pneumothorax n'en est pas moins fort grave. Sur 52 cas que j'ai relevés, 46 malades sont morts; plusieurs de ceux qui sont partis ont dû succomber plus tard. Un des exemples de guérison appartient à un cas traumatique et s'est montré à la suite d'une fracture de côté. Il a été cité par M. de Castelnau (obs. 19), qui l'avait observé dans le service de M. Michon.

Il ne faut pas, cependant, nier la possibilité de la guérison du pneumothorax, même chez des tuberculeux. M. Woillez a cité deux exemples (obs. 34 et 35), qui prouvent la possibilité de cette guérison. Le fait de M. Biermer, (obs. 24), est plus que vraisemblablement du même ordre, comme aussi celui de Legendre (obs. 23). J'ai moi-même été témoin de deux faits dans lesquels la guérison, surtout pour le second, ne pouvait être révoquée en doute. Voici ces deux observations :

Obs. V. Dauphin, trente-huit ans, tailleur de pierres, n'offrant aucun antécédent tuberculeux dans sa famille, fut pris, en 1834, d'hémoptysies répétées après lesquelles il conserva une toux d'abord sèche, puis accompagnée de crachats jaunâtres. Ce malade, du reste, toussait chaque hiver depuis dix ans, ce qu'il mettait sur le compte de sa profession, qui l'expose à tous les vents.

Vers le milieu de juin 1836, il fut pris de sueurs nocturnes et de douleurs fréquentes mais vagues dans la poitrine. Vers le commencement d'août de la même année, après quelques excès de vin, il se sent mal à l'aise et traîne ainsi jusque vers le 20 septembre. Ce jour-là, il fut pris d'une toux violente, au milieu de laquelle il ressentit une violente douleur dans le côté droit de la poitrine, avec difficulté de respirer ; des sangsues lui furent appliquées à deux reprises sur le côté douloureux et le soulagèrent.

Le 25. Au milieu d'un accès de toux, nouvelle douleur beaucoup plus violente que la première et siégeant au même niveau qu'elle.

Entré, le 27 septembre 1836, salle Saint-Louis, n° 3, à l'hôpital de la Charité, on constate que c'est un homme à formes grêles, cheveux châtains, barbe roussâtre, sourcils noirs, cils longs et relevés; les doigts de plusieurs phalanges terminales offrent la forme hippocratique ; pouls à 124, plein; peau chaude et moite ; langue épaisse, jaunâtre ; perte d'appétit ; jamais de dévoiement. Rien du côté du cœur. Rien du côté gauche, soit à la percussion, soit à l'auscultation, tant en avant qu'en arrière. Vive douleur de la partie latérale droite de la poitrine, occupant tout le côté et s'étendant jusque dans le flanc droit. La percussion fait constater, de ce même côté, en bas et en avant, une sonorité tympanique qui est moindre vers le sommet ; la respiration est à peu près nulle dans ces mêmes points ; mais, chaque fois que le malade tousse ou parle, on y perçoit un bruit métallique, une sorte de tintement, ou mieux, de bourdonnement ; en arrière, à droite, le son à la percussion est mat, de la partie inférieure jusqu'à la pointe de l'omoplate ; à ce niveau, dans l'étendue de 2 pouces carrés environ, le son que rend la poitrine est tout à fait comparable à celui que rendrait une cruche de grès à moitié pleine si on la frappait à l'endroit où commence le niveau du liquide ; de la pointe de l'omoplate en haut, la respiration est remplacée par un souffle amphorique des mieux caractérisés, qui se perçoit même dans les points mats ; la voix est également amphorique, avec timbre métallique, et elle offre ces caractères même dans la partie inférieure de la cavité ; seulement, au niveau de ces divers points on ne perçoit, quand le malade parle, aucun frémissement à la main. Dans le tiers supérieur, l'oreille trouve encore quelques râles métalliques des mieux caractérisés ; les secousses imprimées à la poitrine font entendre un bruit de glouglou métallique ; enfin, pour tout noter, le côté droit de la poitrine est sensiblement plus développé que le gauche. L'expectoration est composée de crachats verdâtres, échiquetés, peu abondants ; 40 inspirations par minute. Des ventouses sèches, quelques vésicatoires volants furent successivement appliqués au malade, chez lequel la maladie suivit la marche suivante, dont j'abrége les détails.

De l'entrée au 6 novembre, les signes caractéristiques de l'épanchement liquide se prononcèrent de plus en plus haut, refoulant en quelque sorte les signes de l'existence d'une collection gazeuse vers la partie supérieure de la poitrine. La fièvre fut assez vive à un moment ; la diarrhée se montra de temps en temps ainsi que les sueurs nocturnes ; quelques craquements, toujours à timbre métallique, furent constatés vers le sommet droit ; les forces diminuèrent. Puis, à partir de cette date du 6 novembre, un mieux notable se montra dans l'état général : le malade put se lever, se promener.

Vers le 29 décembre, les signes de l'épanchement liquide étaient moindres ; la respiration s'entendait sans timbre amphorique dans la moitié inférieure de la poitrine qui restait mate ; à la partie supérieure, pas de sonorité exagérée et seulement dans les efforts de toux, lorsque le malade parle à haute voix ou lorsqu'il fait une inspiration très-profonde, tous ces actes retentissent encore au sommet du côté droit, en avant, avec un petit timbre amphoro-métallique, sorte de reste des phénomènes précédents.

Enfin, dans le mois de janvier 1837, le malade, étant parfaitement, fut renvoyé de l'hôpital.

Chez cet individu, comme vous voyez, il existait, à n'en pas douter, un pneumothorax avec épanchement pleurétique. Puis la fistule ayant été obturée par le dépôt pseudo-membraneux, l'épanchement suivit la marche d'un épanchement simple et fut graduellement résorbé, l'affection tuberculeuse ne subissant pas de nouvelle évolution.

La marche fut encore plus nette et plus rapide dans l'exemple suivant, que vous avez pu voir vous-mêmes dans la salle Saint-Paul, n° 16.

Obs. VI. Clichy (Jules), parfumeur, âgé de vingt-trois ans, a été pris dès l'âge de quinze ans de violentes palpitations, avec bruit de souffle du premier temps du cœur et volume assez considérable de cet organe. Ces phénomènes se sont calmés avec le temps et sous l'influence d'une médication tonique, de la digitale et de quelques révulsifs cutanés.

Bonnes conditions hygiéniques habituelles.

Depuis environ deux mois et demi l'appétit diminuait, le malade maigrissait et était tourmenté par une petite toux sèche ; pas d'hémoptysie ; pas de diarrhée ; pas de sueurs nocturnes. Il était dans cet état, vaquant à ses occupations de commis parfumeur, lorsque, il y a huit jours, il ressentit une douleur assez vive sous le mamelon droit, avec un peu d'anxiété et de dyspnée ; la toux, difficile, reste sèche ; en même temps, léger mouvement fébrile, sans que le malade ait ressenti de frisson au début. Le malaise et la douleur lui firent prendre le lit ; et enfin il se rendit à l'hôpital le 19 mars 1862.

A son entrée, on constata l'existence d'une matité non douteuse dans les deux tiers inférieurs du côté droit de la poitrine ; la respiration ne s'entend pas au même point, et on ne trouve là aucune vibration à la main ; le pouls n'a pas été compté, mais il est fréquent, et la peau est chaude. On conclut à première vue à l'existence d'une pleurésie.

Le 20 mars. Pouls, 108, serré ; peau chaude : 36 inspirations ; peu de sommeil ; matité dans la moitié inférieure du côté droit ; sonorité exagérée au-dessus, dans un espace d'environ 6 centimètres ; au même point, souffle et voix amphoriques ; tintement métallique non douteux lié à des râles du sommet ; la succussion ne donne pas le bruit de fluctuation métallique ; toux sèche ; rien sous les clavicules : rien à gauche. (Vésicatoire sur le côté droit ; jul. diac. ; bouillon.)

Le 22. Matité dans les deux tiers inférieurs du côté droit ; peu de tintement métallique, mais la respiration est soufflante ; la voix, chevrotante, ne donne pas de vibrations à la main appliquée sur la paroi thoracique ;

pouls, 104, assez plein ; peau chaude ; peu de sommeil la nuit à cause de la toux qui a augmenté ; 40 inspirations. (Vésicatoire sur le côté droit de la poitrine.)

Le 23. Pouls, 108 ; 34 inspirations ; mêmes phénomènes stéthoscopiques. (Une pilule de cynog.)

Le 24. Pouls, 96 ; peau médiocrement chaude ; souffle amphorique et tintement métallique à la partie moyenne ; le malade demande à manger. (Bouillons ; potages.)

Le 27. Pouls, 96 ; peau bonne ; souffle amphorique ; voix amphorique ; le tintement métallique a à peu près disparu.

Le 28. Pouls 92 ; mêmes phénomènes stéthoscopiques.

Le 30. Le tintement métallique a un peu reparu ; pouls, 92 ; peau bonne ; 34 respirations ; souffle amphorique ; toujours matité dans la moitié inférieure du côté droit ; sonorité exagérée dans la partie moyenne ; l'épanchement est sensiblement augmenté.

Le 2 avril. Mêmes phénomènes à l'ausculation ; pouls, 86 ; le malade demande à manger. (Une portion.)

Le 3. Le souffle, assez doux, conserve encore un timbre un peu métallique ; la voix est encore un peu amphorique ; le tintement métallique ne s'entend plus.

Le 5. Le souffle amphorique diminue ; la matité de la moitié inférieure reste la même. (Petite portion ; nouveau vésicatoire.)

Le 10. Matité dans la moitié inférieure ; voix égophone ; absence complète de vibrations ; les phénomènes amphoriques et métalliques ont disparu ; l'apyrexie est à peu près complète ; l'appétit bon.

Un nouveau vésicatoire est appliqué le 15 avril.

Le 17. Toujours un peu d'éloignement de la voix dans les deux tiers inférieurs ; pas d'égophonie ; pas de souffle ; pas de fièvre. (Deux portions.)

Le 23. Le murmure vésiculaire s'entend dans l'éloignement ; le malade reprend des forces ; des craquements persistent cependant au sommet droit ; pas de diarrhée ; peu de toux.

Le 27. Le murmure vésiculaire s'entend dans toute la hauteur.

Le 5 mai. Etat général excellent ; le murmure vésiculaire s'entend dans toute la poitrine, mais moins prononcé dans la moitié inférieure droite ; quelques râles sont perçus encore au sommet. Il ne reste plus aucun phénomène métallique.

Dès le 9 mai, la santé générale est très-bonne ; les signes d'épanchement ont disparu ; il n'y a point de fièvre.

Et le 15, quand le malade sort pour aller à la campagne, il pourrait être considéré comme entièrement guéri si le sommet droit ne restait très-suspect [1].

____

[1] Le malade a succombé en ville, trois mois plus tard, à une pneumonie, sans aucun signe de nouveau pneumothorax.

Ces observations sont concluantes et dignes d'intérêt, mais il n'en est pas habituellement ainsi, et le pneumothorax tuberculeux présente deux sortes de gravité ; cet accident est sérieux d'abord, à cause de la maladie première, la tuberculisation, qui crée déjà pour l'économie une condition déplorable. C'est à cet état si sérieux que l'incident, rupture du poumon, vient s'ajouter, incident redoutable en lui-même et qui aggrave encore le premier état. Cependant, parmi ces pneumothorax, tous d'un pronostic défavorable, il y a à ce sujet des nuances. Ainsi, je considère, vous le savez, comme une circonstance un peu favorable, la présence d'un épanchement qui, en refoulant le poumon, aide à l'oblitération de la perforation. Les faits semblent confirmer cette manière de voir. Ainsi, dans les faits de guérison que je vous citais tout à l'heure, vous trouverez toujours la présence d'un épanchement pleurétique. Ceux de M. Woillez (obs. 34 et 35), celui de Biermer (obs. 24), celui de Legendre (obs. 23), les deux que je viens de vous rapporter, offrent cette même circonstance. La marche suivie alors par la maladie se rapproche pour beaucoup de celle que suit un épanchement thoracique qui se résorbe, et la lésion tuberculeuse reste stationnaire ou suit sa marche habituelle. Dans les cas de ce genre les moins heureux, la vie se prolonge encore beaucoup plus que lorsque l'épanchement est nul ou très-peu abondant.

Comme nous ne voyons aucun épanchement se produire chez notre malade de Saint-Charles, elle semble bien gravement affectée, je vous l'ai dit, et bien que les lésions tuberculeuses ne soient pas plus avancées, et même pas aussi étendues que chez l'homme de la salle Saint-Paul, elle vivra moins, bien moins longtemps que lui. Et cependant, chez ce dernier individu, une complication s'est manifestée touchant son épanchement pleurétique, lequel s'est vidé en partie par les bronches à plusieurs reprises.

Et maintenant, Messieurs, examinons un point, le moins satisfaisant et le plus ingrat de notre étude : je veux parler du traitement du pneumothorax. Lorsque l'accident se lie à une perforation tuberculeuse, très-habituellement vous vous bornerez à des médications purement palliatives. Vous chercherez à mettre votre malade dans les moins mauvaises conditions possibles, à lui procurer du repos, et à prolonger la lutte le plus longtemps possible. Pour cela, vous administrerez de l'opium à dose souvent élevée, de 0,05 à 0,10, 0,15, 0,20, 0,30, en pilules. Vous vous trouverez bien aussi de l'emploi de larges vésicatoires qui combattront avec succès la douleur, calmeront l'élément bronchique et s'opposeront, pour une part, au développement et à la marche des tubercules. Si, par bonheur, aucune nouvelle évolution tuberculeuse ne vient à se développer dans ce moment, il pourra se faire que, comme dans les observations que je vous citais tout à l'heure (obs. II), l'issue funeste soit ajournée pour un temps plus ou moins long. Ces divers moyens peuvent, en outre, remédier, pour une part, à l'épanchement pleurétique qui se forme, et le conduire à la guérison, comme vous l'avez vu sous vos yeux chez le malade couché au numéro 16 de la salle Saint-Paul (obs. VI).

Quelques auteurs ont proposé d'évacuer, à l'aide d'une ponction, le gaz contenu dans la plèvre.

Il convient de s'arrêter un moment sur ce sujet. Les auteurs qui l'ont traité d'une façon générale ont souvent laissé planer une certaine confusion sur la nature des exemples dans lesquels ils ont pratiqué cette opération et sur la différence de conduite que les diverses origines du pneumothorax créent pour le praticien.

Au premier abord, on serait tenté de contester l'utilité de cette opération, et vous allez voir si on serait en droit de le faire dans le cas où on s'en tiendrait aux motifs mis en avant par certains auteurs. Suivant eux, et nul n'a plus insisté sur ce point que M. Hamilton Roe (note 15), la ponction thoracique, dans le cas de pneumothorax, serait surtout utile pour remédier au danger que crée l'accumulation de l'air dans une des deux cavités pleurales, accumulation qui entraîne la compression du poumon resté sain. Mais il faudrait d'abord établir la réalité de cette accumulation. Elle paraît bien difficile à accepter; vous avez vu, en effet, que, selon la remarque de M. de Castelnau, la dilatation de la poitrine tenait, non pas à une distension de cette partie, mais à son non-affaissement, et que c'était là une poitrine placée en inspiration perpétuelle si l'on peut ainsi dire, l'expiration et le retour de la poitrine pour une nouvelle dilatation inspiratoire étant impossibles. Il y a donc pas là, comme je vous l'ai déjà montré, accumulation proprement dite; d'ailleurs, encore une fois, on comprend difficilement que, arrivé à un certain degré de tension, l'air contenu dans la plèvre puisse admettre de nouvelles quantités de gaz. Quand donc une collection d'air

occupe une des cavité pleurales, elle gêne la respiration d'a-
bord, parce qu'elle supprime brusquement la moitié des surfaces d'hématose, et ensuite parce que cette immobilisation
brusque d'une moitié du thorax trouble et gêne notablement le
jeu de la moité restée libre. Cependant, plusieurs malades accusent un soulagement momentané, quand on évacue par une ponction l'air contenu dans une des deux plèvres. C'est qu'alors le
poumon, qui était affaissé par la collection gazeuse, est encore
dilatable et, recevant de nouveau l'air extérieur, il cause la sensation d'une fonction essentielle momentanément rétablie. En
outre, le retour de la poitrine à une position différente de la distension inspiratoire dans laquelle elle était maintenue donne également lieu à une sensation agréable, en ce qu'elle est différente
de la sensation pénible qui la précédait et semble un retour à
l'état normal en même temps qu'elle fait cesser la gêne qu'éprouvait le côté sain. Mais il ne faut pas croire que ce soulagement
soit le même dans tous les cas de pneumothorax et que la thoracentèse crée des conditions identiques dans les diverses variétés.

Lorsque l'épanchement gazeux sera lié à une rupture spontanée
des vésicules pulmonaires devenues emphysémateuses, la guérison pourra être prompte et durable. Telle est l'observation de
M. Ferrari (obs. 12). Dans les cas de ce genre en effet, la collection
gazeuse est à elle seule presque toute la maladie, et même le
désordre déterminé dans la plèvre est, comme je vous l'ai dit, de
très-peu d'importance ; bien plus, la source de l'épanchement gazeux, peu directe et peu large, est promptement fermée par une sécrétion pseudo-membraneuse toute locale. Les choses sont essentiellement différentes quand la perforation résulte d'une fonte
tuberculeuse. La ponction de la poitrine est bien moins logique, car
des conditions très-fâcheuses existent du côté de l'organe pulmonaire. La fistule, en effet, est habituellement plus directe, plus large,
moins obturable. Si une ponction évacue l'air qui, en s'introduisant
dans la plèvre, a entraîné l'affaissement du poumon, au moment
où celui-ci sera de nouveau distendu par l'air que lui transmet-
tront les bronches, une nouvelle quantité de cet air pénétrera dans
la plèvre par la fistule tuberculeuse restée béante. La thoracentèse sera donc un moyen purement palliatif. John Davy n'a pas
obtenu autre chose dans le cas qu'il a cité (obs. 36) ; M. W. R. Hill
n'a pas énoncé une autre opinion (note 37). Mais il faut bien remarquer cependant que le soulagement est souvent réel et que

même il peut être durable, comme il le fut chez le malade de
M. Ed. Ricker, de Eichberg (obs. 14). Dans cet exemple, la nouvelle collection gazeuse, survenue après la ponction, fut probablement guérie par la production d'un épanchement liquide.

Toutefois, sachez-le bien, la thoracentèse pourrait avoir de bons
résultats si la fistule, même tuberculeuse, était oblitérée par des
fausses membranes. Un certain temps est nécessaire à cet acte
réparateur, et on pourrait d'abord craindre que l'épanchement
liquide survenu ne fût purulent. Il n'en est pas toujours ainsi ;
ces épanchements sont souvent beaucoup plus longtemps séreux
qu'on ne le pense, et les fausses membranes sont quelquefois assez
promptement résistantes. Toutefois, comme vous le voyez, en
mettant les choses au mieux, la thoracentèse est une ressource
assez hypothétique dans les cas de pneumothorax tuberculeux.

M. Hamilton Roe est encore plus affirmatif et bien plus hardi
(note 15) quand il pose pour précepte que, non-seulement la thoracenthèse peut être utile 10 fois sur 19 (sa statistique me paraît
manquer de la précision désirable), mais encore que l'ouverture
faite au thorax doit être maintenue ouverte toutes les fois que l'air
peut pénétrer dans la plèvre à travers une ouverture du poumon.
Cet auteur, pour présenter cette dernière assertion, s'appuye sur
un cas emprunté par lui à M. Benjamin Phillips, cas dont je comprends mal les détails. Chez ce malade, la cavité pleurale aurait
été entièrement ouverte dans deux espaces intercostaux à la suite
d'une gangrène des parties molles. Le poumon, dit l'auteur, venait en contact avec les côtes à chaque mouvement d'inspiration,
pour rétrograder à un demi-pouce environ dans l'expiration. Cette
assertion est en rapport avec ce que vous avez pu voir dans certaines plaies pénétrantes de poitrine, lorsque le poumon s'engage
dans la plaie à chaque inspiration. Mais, quant au résultat final,
je n'ai rien vu qui puisse confirmer ces espérances favorables ; j'ai,
au contraire, constaté une conséquence funeste dans un cas où
la conduite prescrite par M. Hill avait été tenue et bien avant la
publication de son mémoire, puisque le fait remonte à 1836. En
voici les détails :

Obs. VII. Pigon, âgé de vingt-trois ans, cordonnier, né à Jins (Somme),
homme à formes grêles, cheveux châtains clair, yeux bleus, face peu colorée depuis que nous le voyons. Il entra à l'hôpital le 15 février 1836 et
nous raconta s'être toujours bien porté, à part quelques rhumes assez

fréquents. Un d'eux fut plus fort, en novembre 1835, dura avec des exacerbations assez fréquentes et marquées et amena plusieurs petites hémoptysies ; la dernière eut lieu le 20 janvier 1836. A son entrée, nous constatâmes du râle muqueux sur plusieurs points de la poitrine, tant en arrière qu'en avant et sur les côtés ; point de matité, point d'hémoptysie, point de crachats nummulaires, mais la face est pâle, un peu défaite, et fait paraître les yeux très-grands, amaigrissement peu marqué pour nous, mais sensible pour le malade, quelques sueurs nocturnes, point de douleurs vives dans la cavité thoracique, toux fréquente, opiniâtre, amenant une expectoration bronchique, plus quelques petits crachats qui se mêlent avec difficulté. Pouls pressé et assez plein, chaleur de la peau peu marquée. (Saignée du bras, repos, béchiques.) Nous avions donc dans l'aspect du malade, dans tous les phénomènes concomittants et dans l'étude des antécédents tous les signes rationnels d'une phthisie tuberculeuse commençante, qui n'entraînait aucune matité, ni aucune autre bruit anomal à l'auscultation que du râle positivement muqueux. Telles furent les seuls symptômes que nous constatâmes chez ce malade, bien que nous l'auscultâmes exactement et plusieurs fois.

Ces signes locaux ne changèrent pas, mais les signes généraux s'amendèrent, et on lui conseilla de retourner à son pays, ce qu'il nous assura devoir faire aussitôt qu'il aurait des forces. Cependant il resta jusque vers le 15 mars ; il se portait bien, prenait un peu de force, présentait toujours l'aspect et les symptômes extérieurs d'un homme menacé de phthisie, mais chez lequel la lésion locale se serait arrêtée et calmée. Nous continuions d'entendre du râle muqueux disséminé des deux côtés, peut-être un peu plus à gauche.

Vers le 15 mars, son état général devint moins satisfaisant ; la face changea, les forces diminuèrent, l'insomnie avec sueurs, la toux fatigante et forte survint plus fréquemment ; les caractère des crachats ne se modifièrent pas, le pouls offrit peu d'accélération, et tous ces symptômes vinrent graduellement, mais cependant d'une manière très-sensible. Ils n'étaient pas très-intenses, lorsque le 1er avril, à quatre heures du matin, dans un violent effort de toux, le malade fut pris d'une douleur vive au côté gauche de la poitrine, avec dyspnée très-prononcée. A la visite, il présentait les symptômes suivants : visage très-altéré, pâle, décomposé, dyspnée extrême, pouls excessivement petit et fréquent, douleur vive au côté externe et gauche de la poitrine ; cette douleur l'empêche d'oser remuer. Dilatation de la poitrine de ce côté. Cette dilatation, visible et sensible à l'œil, paraissant surtout par l'examen de la partie antérieure de la poitrine, est complétement inappréciable par la mensuration à l'aide d'un lacet. Lorsqu'on emploie les autres moyens d'exploration, avec toute la retenue qu'exige l'état terrible du malade, qui les permet, du reste, avec un sourire dont l'effet est presque effrayant sur sa figure, on trouve que tout le côté droit de la poitrine n'offre dans

le son rien d'anomal, soit en plus, soit en moins. La respiration vésicu-
leuse est seulement beaucoup plus forte. A gauche, au contraire, les
signes stéthoscopiques ne sont pas moins désolants que les symptômes
généraux. Le son, en avant, est tympanique depuis le haut jusqu'en bas
dans toute l'étendue de la poitrine, même à la région précordiale. L'oreille,
appliquée sur la poitrine, ne peut, en avant, saisir aucun bruit ni murmure respiratoire, ni battements du cœur. En arrière, toute la gouttière
vertébrale présente un son qui se rapproche manifestement de la sonorité normale si même il ne présente tout à fait ce caractère. Les deux
fosses sus et sous-épineuses sont le siége d'une sonorité plus grande que du
côté opposé, mais à partir de la pointe de l'omoplate jusqu'en bas elle est
tout à fait remarquable par l'ampleur de sa résonnance tympanique. Le
même phénomène se rencontre aussi sur toute la partie latérale gauche
de la poitrine. Là, comme en arrière, dans l'endroit le plus sonore,
l'auscultation fait entendre un souffle et une voix amphorique qui sont
accompagnés de temps en temps, non pas par du tintement, mais par du
bruissement et du bourdonnement métallique peu sensible; sur la partie
latérale même il semble qu'on entende sortir l'air d'une ouverture. Dans
la gouttière vertébrale, au contraire, depuis le haut jusqu'à la pointe de
l'omoplate, on entend une respiration vésiculaire un peu faible. Que faire
dans ce cas? Le malade était perdu, restait donc à soulager chez lui
cette dyspnée terrible, cette fatigante anhélation, le symptôme le plus
pénible qu'éprouvât le malade. En raisonnant sur la cause probable
de la gravité de ce symptôme, on pensa que la dyspnée, si vive, dépendait surtout de l'accumulation de l'air dans la cavité pleurale,
qui condensé réagissait contre l'autre poumon en comprimant le médiastin et gênait le jeu si nécessaire de cette moitié de la poitrine. Les
symptômes antérieurs avaient été assez bénins. et bien qu'on fût presque
convaincu que l'accident survenu tenait à la rupture d'une caverne, cependant le parti suivant parut offrir peut-être quelques chances, ou tout
au moins parut devoir soulager momentanément le malade. A l'union
de la partie postérieure de la poitrine avec la partie latérale, dans l'espace qui sépare la septième côte de la huitième, on plongea un trocart à paracentèse, armé de sa canule. Le trocart retiré, un jet de
gaz chaud et humide sortit brusquement en sifflant et fut projeté avec
force hors des parois de la poitrine. A l'instant la respiration parut au
malade beaucoup plus libre, et cependant le nombre des inspirations
augmenta. Aspiré pendant l'inspiration par la canule, repoussé pendant
l'expiration, par la même voie, l'air rendait en passant un son très-fort,
dont l'impression était pénible. Là nous pûmes constater la force et la
persistance de l'expiration lors de la parole ou de la toux, pendant laquelle les expirations par la canule étaient on ne peut plus violentes et
précédées d'inspirations presque sifflantes, tant l'air inspiré entrait avec
force par la canule. Somme toute, à tort ou à raison, le malade se disait

mieux, ce qui engagea à tenter de laisser une canule à demeure. Mai
la dimension de celle primitivement introduite et sa forme saillante à
l'intérieur, circonstances qui pouvaient augmenter les chances d'une
pleurésie que l'on redoutait, engagèrent à tenter de lui substituer une
portion de sonde en caoutchouc. La canule fut donc retirée, mais sans
l'introduction préalable d'un stylet dans sa cavité, le parallélisme fut détruit entre l'ouverture de la peau et celle faite à la plèvre. Un stylet que
l'on tenta consécutivement d'introduire ne put retrouver la route et l'on
dut laisser le malade tranquille, quitte à refaire le lendemain une nouvelle ponction. Un peu de sang (point d'autre liquide, soit séreux, soit
purulent) s'était écoulé lors de cette première opération, et cela de la circonférence de la canule, nullement de sa cavité. Malgré le défaut de parallélisme des deux ouvertures, aucun point emphysémateux ne se manifesta dans les parois de la poitrine.

Dans la journée du 1er, le malade se trouva bien mieux qu'avant la
ponction, nous dit-il. Il dormit deux heures paisiblement. Les signes
d'auscultation, disparus ou du moins masqués pendant l'introduction de
la canule, reparurent bientôt après.

La nuit fut assez calme, sans beaucoup de sommeil.

Le 2. Face moins altérée, dyspnée moins forte que la veille; trente
inspirations. La poitrine est toujours dilatée du côté gauche, en avant, et
cela à l'œil seulement. Du reste, le son est toujours tympanique; le souffle
et la voix amphoriques, analogues au souffle dans une carafe de cristal,
se retrouvent toujours en arrière. Toujours point de battements du cœur
à la région précordiale, soit à la main, soit à l'oreille. Le tintement métallique n'est sensible que lorsque le malade se met sur son séant, encore
n'est-il pas très-tranché. Faiblesse très-marquée, paresse de mouvement.
Douleur vive à la base de la poitrine; pouls petit, 109 pulsations, peau
chaude.

Pour donner issue constamment à l'air, on résolut de placer à demeure
une canule recourbée à trachéotomie, mais une incision était nécessaire,
vu le volume de cette canule. Le trocart introduit, on tenta l'incision à
l'aide d'une sonde cannelée; on ne put réussir. L'air s'échappa par la
canule lors de l'introduction du trocart, mais lorsqu'elle fut remplacée par un stylet cannelé, tout le point environnant fut envahi par de
l'emphysème assez étendu, peu saillant, qui cessa d'augmenter lorsque le stylet fut retiré. Un chirurgien fut appelé et pratiqua aux parois
de la poitrine une large boutonnière, faite uniquement avec le bistouri,
dans le même espace intercostal que la ponction, et qui permit la libre
introduction de la canule. Emu violemment par les douleurs de l'opération, le malade en ressentit cette fois peu de bien. La respiration fut
plus rapide, 36 inspirations, plus courtes et accompagnées du bruit de
l'air entrant et sortant librement par la canule. Elle fut fixée aux parois de la poitrine à l'aide de deux lacets passés dans ses ailes et noués

sur le point opposé. Un large emplâtre de diachylum et des bandelettes maintinrent sur l'ouverture un petit linge finement troué destiné à garantir de l'introduction des corps étrangers qui pourraient voler à travers la canule.

Une fois ses douleurs calmées, le malade se trouva un peu mieux, dormit et, bien que toujours oppressé, se dit cependant plus à l'aise.

Le 3. La nuit, à partir de minuit, n'avait pas été aussi bonne ; la dyspnée avait augmenté, ce qui semblait correspondre à la sortie de la canule, que nous trouvâmes en effet hors de la plaie. 39 inspirations, 139 pulsations, le pouls étant petit et serré. Un peu d'emphysème, peu étendu du reste, entoure la plaie ; face meilleure quoique toujours très-altérée ; peu de soif ; toux assez fréquente ; voix amphorique. L'auscultation ne permet d'entendre qu'un souffle très-fort amphorique, dépendant de l'entrée de l'air par la canule que nous replaçons ; le malade prétend être encore soulagé par cette introduction, bien que le nombre des inspirations soit augmenté par elle de 4 ou 5. Cette nouvelle apposition de la canule se fit sans difficulté ; une certaine quantité d'air fut chassée lors de cette opération ; aucun liquide ne s'écoula, et on ne remarqua pas de matité à la base, du côté gauche de la poitrine, qui était cependant le siége d'une douleur peu marquée, laquelle s'étendait jusqu'au côté droit, au niveau et sur tout le trajet du diaphragme. Le malade se sentait peu d'appétit. (Deux potages.)

Le malade est un peu mouillé par le sang que donne la petite plaie ; de plus, malgré nos exhortations, il reste découvert, de peur, nous dit-il, de boucher la canule.

Le 4. La canule était encore sortie. La dyspnée est très-marquée, plus même que les autres jours. La région diaphragmatique tout entière, mais surtout à gauche, est le siége d'une douleur très-vive ; le pouls est petit et très-fréquent ; la toux, qui est devenue très-marquée et opiniâtre, amène des crachats muqueux, ocrés, mêlés à quelques crachats suspects ; bien que pénible et difficile, la respiration est cependant moins fréquente qu'au moment où nous mettions la canule. Le linge du malade, au niveau de l'ouverture, est largement taché par un liquide sanguinolent qui le mouille et le maintient refroidi. Il ne peut nous dire à quelle heure ce liquide est sorti, non plus que le moment où la canule a été dérangée. Soit du côté malade, soit de l'autre, la percussion ne démontre aucune matité évidente. Nous réintroduisons la canule, ce qui, cette fois encore, s'accompagne des mêmes symptômes : émission d'air et augmentation de la fréquence des inspirations et de la toux, dont chaque effort fait jaillir par la canule un jet de liquide sanguinolent. La toux, dont une quinte a commencé lors de l'introduction de la canule, ainsi que l'inclinaison du corps de façon à placer l'ouverture dans le lieu le plus déclive, donnent issue à deux crachoirs du liquide déjà signalé. L'oreille, appliquée sur la poitrine, fait entendre le même retentissement de la voix et le même souffle amphorique ; pouls toujours petit et fréquent. La canule ressort environ deux heures après son introduction ; elle est immédiatement réintroduite, et le malade dort bien pendant la nuit.

Le 5, au matin. Lèvres et nez violacés ; face très-altérée ; toux fréquente et creuse ; agitation ; parole brève, essoufflée ; affaiblissement marqué ; les mouvements sont tremblants, incertains et difficiles. Aucun liquide n'a été rejeté par la canule. Peu d'instants après la visite, le malade succombe à dix heures du matin.

Autopsie le 6, à dix heures du matin.

Poitrine, côté droit : épanchement assez considérable de sérosité citrine ; la base du poumon est couverte de fausses membranes molles, pulpeuses, jaunâtres, dont on retrouve quelques fragments sur la partie correspondante du diaphragme, qui est parcouru par un réseau vasculaire très-développé, visible surtout au niveau du centre phrénique. Le poumon, crépitant seulement à son sommet, est infiltré à sa base d'un liquide assez transparent non sanguinolent ; son tissu est, du reste, rempli dans toute son étendue de tubercules encore à l'état cru, non réunis en masses.

Cavité gauche : bien que refoulé le long de la colonne vertébrale, cependant le poumon n'est pas complétement affaissé, il est à peine réduit d'un quart de son volume ; toute la surface extérieure est recouverte de fausses membranes épaisses, molles, jaunâtres, excepté vers le bord postérieur, à peu près au niveau de l'ouverture qui a été pratiquée aux parois de la poitrine, où l'on peut observer une plaque sanguinolente de 4 pouces de long sur 2 de large ; une bride ancienne, forte, de 2 lignes environ de diamètre, réunit le sommet du poumon à la paroi thoracique. Très-peu de liquide brunâtre reste dans la cavité de ce côté, peut-être s'est-il, lors du transport du sujet, échappé par l'ouverture artificielle qu'occupait la canule. Après avoir enlevé les fausses membranes qui tapissaient toute la surface du poumon, on observe qu'elle est inégale et bossuée en deux ou trois endroits, tant à la face postérieure qu'à la face antérieure ; ces inégalités, observées de plus près, furent trouvées constituées par des saillies correspondant évidemment à des cavités fermées seulement par l'épaisseur de la plèvre que le doigt déprime facilement. L'une d'elles, située vers la partie moyenne, à la face externe et un peu antérieure du poumon, offre une ouverture arrondie, à bords très-minces, par laquelle l'air s'échappait pendant la vie.

La plus remarquable ensuite de toutes ces saillies est une qui se rencontre au-dessous de la bride qui a déjà été notée, au sommet du poumon, et qui est recouverte par une sorte d'eschare jaunâtre, molle, paraissant prête à se rompre ; incisées, toutes ces saillies furent trouvées correspondre à de petites cavernes placées à la superficie du poumon, dont les plus vastes contiendraient à peine une noisette ; elles sont revêtues à l'intérieur d'une fausse membrane molle et facile à enlever par le grattage. Le reste du poumon est rempli de tubercules à l'état cru ou en commencement de ramollissement, et, çà et là, se rencontrent en outre, à l'intérieur du poumon, des cavernes aussi tapissées par des fausses membranes.

Le tissu pulmonaire, dense, serré, imperméable à l'air, présente à sa partie postérieure et inférieure une coloration violacée et livide ; la bronche conduisant à la caverne rompue est dilatée, rouge, et contenant à son intérieur une matière puriforme assez abondante ; les autres divisions sont également rouges, mais sans diminution ou augmentation de consistance de leur membrane muqueuse.

La plèvre costale, de ce côté, est couverte de fausses membranes, pulpeuses, jaunâtres, sous lesquelles on rencontre un réseau vasculaire très-développé. Autour de l'ouverture, la plèvre est tout à fait colorée en rouge foncé, coloration qui s'étend à 2 pouces au-dessous et à 4 ou 5 pouces au-dessus, dans la largeur de 8 à 10 lignes environ, sorte d'imbibition de laquelle participe aussi le tissu cellulaire sous-pleural.

Le cœur ne présente aucune lésion appréciable ; le péricarde, sain du reste, contient une assez forte proportion de sérosité citrine.

Abdomen : une certaine quantité de sérosité citrine, contenant quelques traces de fausses membranes, s'écoule à l'ouverture de l'abdomen. Sur tous les intestins, entre les circonvolutions, on trouve des fausses membranes d'un jaune verdâtre ; elles sont aussi très-abondantes à toute la face inférieure du diaphragme, à la face convexe du foie, ainsi qu'à la face concave de cet organe et sur la rate.

Les autres organes ne présentent rien à noter.

Chez ce malade, comme vous le voyez, le soulagement fut tout à fait momentané, et l'exemple est peu encourageant. J'aimerais mieux, si j'étais conduit à faire la thoracentèse en pareille occurrence, procéder, comme John Davy, par ponctions successives. Chez notre dernier malade, au lieu de faire l'ouverture permanente de la poitrine, n'eût-il pas été plus heureux d'obtenir un épanchement pleurétique qui eût eu grande chance de se guérir graduellement, puisque les lésions tuberculeuses étaient peu étendues et que l'économie était encore douée de résistance et d'énergie ? En résumé, ne voyez dans la thoracentèse qu'une ressource tout à fait temporaire pour les sujets atteints de pneumothorax tuberculeux. Tenez-vous-en au traitement de la tuberculisation avec des révulsifs cutanés largement appliqués sur la poitrine, lesquels pourront combattre tout à la fois, et l'altération primitive et la pleurésie consécutive, pleurésie dont j'ai pris à tâche de vous signaler l'influence relativement favorable.

Ici, Messieurs, se termine ce que je voulais vous dire sur le pneumothorax. J'espère que maintenant vous saisissez bien le mode de production de cet accident, le mécanisme suivant lequel se développent les symptômes qu'il entraîne, comme aussi le pronostic que l'on peut tirer des circonstances qui peuvent se présenter, et, enfin, le peu d'action qu'il est donné à la thérapeutique d'exercer en pareille occurrence.

RÉSUMÉ DES OBSERVATIONS

EMPRUNTÉES

A DIVERS AUTEURS ET CITÉES DANS L'ARTICLE QUI PRÉCÈDE.

Obs. 1. Sur un jeune homme, couché au numéro 11 de la salle Sainte-Agnès, en avril 1857, et atteint d'un pneumothorax (l'autopsie n'est pas relatée), M. Trousseau dit avoir trouvé un nouveau signe pathognomonique de cette affection, que depuis plusieurs années déjà il aurait signalé.

Si, en appliquant l'oreille sur la paroi postérieure de la poitrine d'un individu affecté de pneumothorax, *on fait percuter la paroi antérieure*, soit à l'aide du plessimètre et du marteau dont le professeur fait habituellement usage, soit plus simplement encore à l'aide de deux pièces de monnaie servant de plessimètre et de marteau, soit à l'aide d'une pièce de monnaie et du doigt, *on entend un bruit métallique des plus aigus*, des plus vibrants, et souvent d'une telle intensité, que l'oreille en est pour ainsi dire blessée. C'est un bruit analogue à celui que l'on perçoit lorsque, appliquant l'oreille sur le fond d'une barrique vide et ouverte par la bonde, on fait percuter sur l'autre fond ; ou, pour rendre plus exactement ce phénomène, c'est un bruit tout à fait semblable à celui qui se produit lorsque l'on frappe d'un coup sec sur un vase d'airain.

Ce bruit d'airain est un *signe pathognomonique de la présence de l'air dans la cavité pleurale :* il est tellement manifeste, tellement constant, tellement facile à produire et à constater, qu'on ne saurait le méconnaître. Il est plus caractéristique que le souffle amphorique métallique, qui souvent d'une part se perçoit difficilement, qui, de l'autre, se produit dans les cas de cavernes pulmonaires. Le bruit d'airain appartient essentiellement au pneumothorax ou à l'hydro-pneumothorax, et, dans ce dernier cas, à la matité donnée par la percussion indiquant la présence du liquide vient s'ajouter le bruit de flot déterminé par la succussion hippocratique.

Chez le malade qui fait l'objet de cette note, ce bruit est des plus nettement caractérisés. Il existait aussi d'une façon très-prononcée chez un malade également atteint de pneumothorax et couché dans les salles de M. Piédagnel, à l'Hôtel-Dieu. (*Gazette des hôpitaux*, 1857, n° 40, p. 157.)

Obs. 2. Femme de vingt-trois ans, jamais réglée, tousse depuis long-temps. Entrée le 31 mars 1856. Souffle caverneux aux deux sommets, en avant comme en arrière ; *à gauche surtout* et au niveau du deuxième espace intercostal, souffle très-superficiel avec pectoriloquie, pas de douleur à ce point. Puis, pendant deux ou trois jours, douleur lors de la percussion en avant en haut à gauche. Le 7 avril, douleur violente tout à coup à gauche. Angoisse, son tympanique et disparition du bruit respiratoire au moment de l'accident. Dix heures plus tard, souffle amphorique, tintement métallique composé de six à huit petites bulles et même davantage, comparées à des gouttes qui tombent dans une grotte peu spacieuse, toujours entendues pendant l'expiration seulement.

Mort avec voix affaiblie et même éteinte, neuf jours après le début des accidents.

Pleurésie à fortes fausses membranes de 4 à 5 millimètres d'épaisseur, rouges, très-adhérentes, tapissant la plèvre diaphragmatique et le bas de la cavité ; un litre et demi de liquide séro-purulent. Poumon *gauche* appliqué en dedans et en haut, du volume des deux poings ; à la partie antérieure du lobe supérieur, deux petites perforations circulaires, du diamètre d'une petite tête d'épingle, font communiquer la plèvre avec une caverne du volume d'une grosse noisette, caverne très-superficielle, *dont la paroi externe est constituée par la plèvre seule, laquelle à ce niveau ne présente aucune trace d'inflammation ; les ulcérations semblent résulter d'une sorte d'usure.* Autres cavernes profondes à droite et à gauche et tubercules à tous les degrés d'évolution. Pas de pleurésie à droite. (Peter, *Société anatomique*, t. XXXI, 1856, p. 108.)

Obs. 3. Caverne superficielle du poumon droit, perforation du poumon et pneumothorax. Une fausse membrane avait formé au niveau de l'orifice de la perforation un repli tout à fait semblable à une soupape, et fermait l'ouverture de telle façon que l'air, une fois entré dans la cavité pleurale, ne pouvait plus en sortir. Selon l'auteur, dans les faits de ce genre l'accumulation de gaz est beaucoup plus considérable, et la compression pulmonaire beaucoup plus grande que dans les cas où l'absence de cette valvule obturante laisse la communication plus directe. (W. Stokes, *Dub. med. Journ.*, novembre 1839, extrait *in Arch. méd. de Paris*, 1840, t. VII, p. 113.)

Obs. 4. Tubercules pulmonaires. Perforation du sommet du poumon gauche, siégeant sur une petite caverne qui s'ouvrait elle-même dans une caverne plus grande ; déplacement considérable du cœur. (Gaide, *Archives de médecine*, 1828, t. XVII, p. 351.)

Obs. 5. Femme de vingt-deux ans ; éprouve, quinze jours avant l'entrée, une forte douleur au côté gauche de la poitrine avec fièvre, faiblesse. A l'entrée, pneumonie du côté gauche avec un épanchement pleurétique notable. Cinq jours après, perforation non douteuse avec soufflé amphorique, tintement métallique, dyspnée, crachats fétides ;

mort le lendemain. — L'autopsie montre, outre un épanchement devenu
fétide, une surface verdâtre d'une odeur gangréneuse, d'une étendue de
2 centimètres carrés ovalaire, et constituée par le poumon dépouillé de
fausse membrane, ramolli, et au centre une ouverture arrondie qui fait
communiquer les bronches et la plèvre. Le tout siége à la partie moyenne
et externe du poumon, fortement revenu sur lui-même, et au-dessous de
la scissure interlobaire effacée par des adhérences. A ce point existe une
cavité gangréneuse du volume d'un œuf de pigeon. Le tissu ambiant
non aéré est revenu sur lui-même, sans aucune trace de phlegmasie.
Deux autres points du même lobe, au-dessous de l'altération précédente,
sont convertis en eschare gangréneuse ramollie et communiquent avec
les bronches, sans pleurésie même locale à leur niveau. (Monneret,
Archives de médecine de Paris, 1851, t. XXV, p. 258.)

Obs. 6. Homme de peine, vingt-neuf ans. Douleur permanente du
côté droit à la suite d'une rixe, un an avant. Signes de gangrène à l'entrée ; on croit à des tubercules. Hémoptysie le quatrième jour de l'entrée
(4 juin 1844), signes de pneumothorax à droite (tintement métallique,
souffle amphorique, bruit de succussion, dyspnée), mort par asphyxie le
17 juin. — Autopsie. Vaste cavité grangéneuse occupant la base du poumon droit et communiquant par une ouverture avec la plèvre, qui est
pleine d'un liquide fétide. Même excavation sans fistule, mais également
grangréneuse, à la base du poumon gauche. Pas de trace de tubercules
pulmonaires. (Grapin, in Thèse de Marais, Paris, 1847, n° 30, p. 11.)

Obs. 7. Homme de trente-quatre ans, s'est exposé au froid, atteint
d'une pneumonie du lobe inférieur gauche. On employa les révulsifs,
l'émétique, les saignées et les sangsues ; sous l'influence de ce traitement,
prompte amélioration : respiration de retour, quand par une cause inconnue, peut-être un écart de régime, aggravation notable dans tous les
symptômes. Dyspnée urgente, pouls petit, à 96 ; toux fréquente et déchi-
rante ; expectoration verte, jaunâtre, d'une odeur fétide et muco-puru-
lente. Douleur continue et ne permettant pas au malade de se coucher
sur le côté gauche, côté malade, où l'on ne retrouvait aucune trace du
murmure respiratoire. Dans le reste du poumon, râles muqueux. Sur la
partie malade, en avant et en arrière, bronchophonie distincte approchant
beaucoup de la pectoriloquie. Pendant un jour on entendit avec chaque
battement du cœur un bruit de soufflet peu fort, et qui cessait d'être
perceptible à peu de distance de la région précordiale. A la percussion,
sonorité tympanique entre les cinquième et septième côtes gauches,
épanchement pleurétique du côté gauche.

On reprend l'antimoine, qui amena une légère amélioration dans quelques symptômes ; mais la toux, la douleur de côté et la fétidité de l'haleine continuèrent encore. Pouls à 90, petit. La lésion locale était restée
au même degré. On employa de nouveau les sangsues, les vésicatoires,
le mercure avec la digitale, la poudre de Dower et l'iodure de potassium.

Guérison complète, mais lente ; l'épanchement diminuant graduellement. (D. Durrant, *London med. Gaz.*, extr. in *Gazette méd. de Paris*,
1842, p. 662.)

C'est un exemple de caverne gangréneuse guérie, et non un exemple
de sécrétion gazeuse de la plèvre, comme le veut l'auteur anglais.

OBS. 8. On trouve à la partie moyenne du bord externe du poumon
droit quatre légères saillies, formées par autant de tubercules du volume
d'un pois, logées dans l'épaisseur du parenchyme, mais en contact avec
la plèvre-viscérale, un peu altérée en cet endroit ; l'insufflation ne permet de constater aucune fistule. La matière tuberculeuse était légèrement
ramollie ; après l'avoir enlevée, on s'assura que les quatre cavités n'avaient
aucune communication avec les rameaux bronchiques, une nouvelle insufflation en donne la preuve positive. (Observation d'hydro-pneumothorax, *suite de Pneumonie chronique avec coïncidence de tubercules pulmonaires;* par M. H. Gintrac, *Gazette médicale*, 1845, p. 669.)

C'est un exemple de caverne tuberculeuse rompue, 'malgré le titre
donné par l'auteur.

OBS. 9. Garçon de quatorze ans. Pneumonie droite, suppurée dans le
lobe inférieur. Quelques heures avant la mort, dilatation du côté droit du
thorax, survenue tout à coup avec une douleur qui arrache un grand cri
au malade ; le son devient tympanique, la respiration est amphorique du
sommet à la base. A l'autopsie, deux livres de sérosité dans la cavité
pleurale droite ; le poumon est réduit à une couche mince, aplati le long
de la colonne vertébrale. A la base, au milieu d'un tissu épaissi, d'un
gris noirâtre, cavité de la grosseur d'un œuf, percée au milieu, couverte
de granulations grises. (Günsbourg, *Arch.*, 1853, t. I, p. 607.)

OBS. 10. Observation d'hydatides du foie et d'hydatides du poumon
droit sans communication avec le foie. Rupture dans la plèvre. Souffle
amphorique, douleur brusque, peu de tintement métallique, bronche
rampant le long de la cavité. Durée de la maladie, quatorze jours. (Mercier, *Bulletin de la Société anat.*, t. XIII, 1838, p. 71 et suiv.)

OBS. 11. Journet (Alexandre), vingt et un ans, graveur ; antérieurement affection de poitrine de nature indéterminée. Depuis, santé altérée.
A quinze ans, la figure prend une teinte jaune verdâtre qui a persisté
jusqu'à la dernière maladie. Souvent douleurs à la région du foie.

En février, il est pris subitement de douleur vive dans le côté droit de
la poitrine, et des crachats rendus ont une odeur fétide ; on y trouve des
pellicules, au dire des parents du malade.

Le 12 mars, à l'entrée, il offre les apparences d'une phthisie pulmonaire au dernier terme : mais ses crachats répandaient la plus infecte
odeur. M. Hervez de Chégoin diagnostique un abcès du foie, ouvert dans
le poumon. A l'auscultation, signes d'une vaste caverne, respiration
amphorique, gargouillement. A la percussion, sonorité très-grande. Le
côté gauche est sain.

L'état devient très-grave, et la mort arrive.

Autopsie. Dans le côté droit de la poitrine, grande quantité de liquide épanché; jaunâtre, puriforme, formant entre le poumon affaissé et la paroi thoracique une couche de 4 ou 5 centimètres d'épaisseur; mesurant en hauteur les trois quarts du diamètre vertical. Poumon déprimé. Pas de traces de tubercules; cependant, dans la profondeur du poumon existe une induration grisâtre, dans laquelle se voient de petites vacuoles pleines de pus et quelques petits fragments concrets, qu'on pourrait prendre pour des tubercules. Poche remplie d'air à la partie supérieure, offrant deux ouvertures ovalaires, à bords lisses, arrondies, tapissées par la plèvre altérée. La plus petite, située au-dessous et au-devant de l'autre, a 8 millimètres de hauteur sur 5 de largeur. L'autre a 2 centimètres verticalement, et 1 transversalement. Béantes, elles laissent communiquer librement l'intérieur du poumon avec le foyer purulent de la plèvre. Grande excavation au centre de la base du poumon, qui communique avec le grand lobe du foie; ces excavations sont tapissées de membranes de nature spéciale, roulées sur elles-mêmes, élastiques, denses. Etroitesse de l'ouverture du poumon, qui n'a que 4 centimètres de circonférence; celle du diaphragme était énorme et formait un foyer intermédiaire au poumon et au foie.

L'ouverture du foie avait 8 centimètres, et l'organe constituait la cavité aux dépens de son tissu. Les parois étaient denses, rigides : coque fibro-cartilagineuse, renfermant des parcelles de matière crétacée. Tapissée par une fausse membrane, opaque, blanc jaunâtre, et par endroits brunâtre.

Gros (*Bulletin de la Soc. anatomique*, t. XIX, 1844, p. 133). Il y a un rapport sur cette observation, par M. Pigné.

Obs. 12. Jeune homme de seize ans, d'une santé florissante, de parents sains, jette violemment à terre une charge un peu lourde qu'il portait; douleur violente du côté droit; sommeil interrompu par un violent accès de dyspnée. Grande dilatation du côté droit, son tympanique, excepté à la base, où se trouve de la matité; bruit de succussion. Un trocart, introduit un peu au-dessous de la mamelle, donne issue à de l'air et à quelques gouttes de sérosité limpide, tous les signes disparaissent, et la guérison est complète. (Ferrari, *Raccoglitore medico di Fano*, 1855, extr. in *Gaz. méd. de Paris*, 1856, p. 163.)

Obs. 13. Jeune homme délicat de dix-neuf ans, pris soudainement à l'église de violente douleur du côté gauche, avec dyspnée poussée jusqu'à la suffocation. Est beaucoup mieux le lendemain, et on est tout étonné, en examinant la poitrine par acquit de conscience, de trouver tous les signes les mieux caractérisés d'un pneumothorax du côté gauche, sans trace de liquide. Aucun signe de tubercules pulmonaires. Guérison absolue au bout de deux mois.

Le sujet meurt subitement trois mois après, par la rupture d'un anévrysme disséquant de l'aorte, et l'autopsie permet de constater l'absence complète de tubercules, l'absence de trace aucune de pleurésie du côté gauche, et seulement au sommet du poumon gauche quelques vésicules emphysémateuses communiquant les unes avec les autres. L'auteur rapporte le pneumothorax observé à la rupture d'une vésicule emphysé·mateuse comme la cause la plus probable. Suivent les détails sur l'anévrysme. (Ranking, de Norwich Hospital, in *British med. Journ.*, 25 août 1860.)

Obs. 14. Jeune homme de dix-huit ans, chétif, mal développé et mal nourri; portant depuis l'enfance des engorgements scrofuleux au cou. Toux, douleur du côté gauche sans signes physiques appréciables de tubercules pulmonaires. Tout à coup, signes de pneumothorax à gauche et asphyxie violente. Ponction avec le trocart, entre la sixième et la septième côte au-dessous de l'aisselle, issue de l'air avec souffle. Faute de robinet à la canule, on se sert du doigt pour la boucher au moment de l'inspiration et la laisser libre lors de l'expiration. Le cœur reprend sa place, le bruit respiratoire reparaît. Après quelques minutes, la canule est retirée, et la plaie bouchée avec du diachylum. Le malade est soulagé et peut se coucher sur le dos. La toux revient la nuit suivante, et on constate de nouveau le déplacement du cœur et la dyspnée. Mais les phénomènes diminuent peu à peu sans nouvelle ponction, et le malade peut se lever, sortir; la respiration reste plus faible du côté malade. (Edouard Ricker, de Eichberg (Nassau), *Wiener. med. Wochensch.*, 1860, extr. in *Union médicale*, nouvelle série, t. XVII, p. 489.)

Obs. 15. Selon l'auteur de ce travail, le pneumothorax n'est pas aussi nécessairement fatal qu'on le suppose, et la thoracentèse est le remède le plus efficace qui existe. Le pneumothorax a quatre origines, selon lui : 1° l'air sécrété par la plèvre (*sic*); 2° les gaz résultant de la décomposition des liquides ; 3° la rupture des vésicules emphysémateuses ; 4° la déchirure du poumon. Les faits des trois premières variétés guérissent, ceux de la quatrième ne sont pas nécessairement mortels. Le danger consiste dans l'accumulation de l'air dans la cavité pleurale, ce qu'on doit empêcher en pratiquant la thoracentèse, et cela avant que le poumon du côté malade soit carnifié, et celui du côté sain congestionné. Quant à la crainte de voir l'air qui s'introduit dans la poitrine déprimer le poumon, l'auteur ne la partage pas. Selon lui, « si la plaie, faite par la canule, reste ouverte, si le poumon est sain au moment où il sera débarrassé de la pression qu'il supportait, et si l'air peut s'échapper aussi vite qu'il entre, non-seulement le poumon se dilatera et chassera l'air, mais encore il adhérera à la plèvre et oblitérera sa cavité. » Il cite, à l'appui de cette opinion, un cas observé par M. Benjamin Phillips, dans lequel la cavité pleurale était entièrement ouverte dans deux espaces intercostaux, à la suite d'une gangrène des parties molles, et dans lequel le poumon venait en contact avec les côtes à chaque mouvement d'inspiration, pour rétrograder de un demi-pouce environ dans l'expiration. L'auteur rapporte dix-neuf cas de thoracentèse pratiquée dans le pneumothorax, dix cas avec succès. Quant à la question de savoir si on doit laisser fermée ou ouverte l'ouverture qui résulte de l'opération, il incline à ce dernier parti lorsque l'air pénètre dans la plèvre à travers une ouverture du poumon, et au parti opposé quand il n'en est pas ainsi. Il termine en citant un fait dans lequel la plaie a été laissée ouverte avec un résultat favorable. (Communication faite à la Société médico-chirurgicale de Londres, par M. Hamilton Roe, *the Lancet*, 21 avril 1849.)

Obs. 16. Jeune homme pris de douleur vive avec dyspnée et signes physiques non douteux de pneumothorax sans épanchement, après de violents efforts pour ramer. Il guérit après quelques mois, sans accidents graves. — Il en fut de même chez un homme de trente-sept ans, chez lequel les accidents se montrèrent après des travaux de jardinage très-fatigants. (Thorburn, *British medical Journal*, 1860.)

Obs. 17. Jeune homme de vingt-deux ans, pris entre deux voitures, a la poitrine fortement comprimée et tombe sans connaissance. Revenu à lui au bout d'un quart d'heure, dyspnée, crachement de sang. Deux saignées. Le lendemain, face violacée et turgescente, veines du cou gonflées; décubitus latéral gauche, dyspnée, voix affaiblie, toux douloureuse, courte, expectoration sanguinolente. Cœur refoulé à droite, dilatation du côté gauche. Son tympanique, absence de bruit respiratoire, tintement métallique au niveau de l'angle inférieur de l'omoplate. Pas de fracture de côte, pas d'emphysème extra-pleural; saignée, glace. Le lendemain, dyspnée plus forte, ampliation plus grande du côté gauche. Un trocart, très-fin, est enfoncé dans le septième espace intercostal, au-dessous du creux axillaire. On bouche la canule avec le doigt pendant l'inspiration, et on ne laisse échapper le gaz que peu à peu pour éviter la distension trop brusque du poumon, et une nouvelle déchirure du point rupturé; après onze expirations, le gaz ne sortant plus bruyamment, la canule est retirée et la plaie obturée avec un peu de diachylum. Le lendemain, un peu d'épanchement liquide, promptement résorbé; guérison complète. (Schuh *in Schmidt's Jahrbücher*, 1843, t. XXXVIII, n° 6, extrait in *Journal de médecine*, 1re année, 1843, p. 219.)

Obs. 17 *bis*. Homme de trente-huit ans, pris entre une voiture et un poteau, tombe sans connaissance et présente, outre une prostration marquée, tous les signes d'un pneumothorax du côté droit; dilatation du côté, sonorité exagérée; souffle amphorique, râle métallique. Le lendemain, épanchement pleurétique. Sept saignées en cinq jours; diète. Guérison par la résorption graduelle de l'épanchement. (*Bulletin de Thérapeutique*, t. XX, p. 385, service de Lenoir. M. Bardinet, interne.)

Obs. 18. Homme de cinquante et un ans. Chute, signes généraux de fracture de côte. Pneumonie gauche du sommet. Le troisième jour, tintement métallique type, se reproduisant à chaque mouvement de systole du cœur avec une grande régularité, observé pendant dix minutes, parfaitement limité à la région du cœur, et ne s'entendant pas ailleurs. Le quatrième jour, il n'est plus au cœur, mais sous l'aisselle gauche et très-fugace dès le cinquième jour, mais pas sous l'aisselle ; mort le 13 avril, soit le huitième jour après l'accident.—Epanchement séro-purulent abondant ; fracture de la première côte gauche avec petit pertuis de la plèvre pariétale au niveau de la fracture, et perforation de la plèvre viscérale au point correspondant du sommet du poumon. Cette perforation conduit à un petit foyer purulent, tout le quart supérieur du poumon gauche est atteint d'hépatisation grise avec petits foyers purulents à odeur gangréneuse. Cinq fractures de côtes à droite sans accidents pulmonaires. (Labé, *Société anatomique*, t. XXXI, 1856, p. 176.)

Obs. 19. Chauveau (Pierre), carrier, quarante-trois ans. Entre, le 20 juin 1841, à l'hôpital Cochin. Individu de constitution solide, il a eu cependant des maladies graves, qu'on peut supposer avoir été des pleurésies ou des pneumonies ; il a eu sa dernière pneumonie à l'âge de treize ans ; depuis, bonne santé.

Le 20 juin, il est renversé par une pierre, qui reste quelques minutes sur sa poitrine. A la visite, on trouve fracture des côtes et de la clavicule, et emphysème sous-cutané. Cependant, la dyspnée (intense à l'entrée du malade à l'hôpital) diminue, l'emphysème disparaît, et le mieux continue ; lorsque le 2 juillet, en auscultant le malade, on trouve un tintement métallique dans le côté gauche de la poitrine.

Le 3 juillet, M. de Castelnau constate l'état suivant, faciès calme, sommeil assez facile depuis deux jours, et bon appétit. Il n'y a plus d'emphysème sous-cutané. Le côté gauche du thorax présente une voussure manifeste, qui va jusqu'au bord gauche du sternum et le soulève. La mensuration du côté gauche du thorax montre une dilatation d'un centimètre. Sonorité exagérée dans le côté gauche, et qui se prolonge jusqu'au côté droit du sternum ; à droite, état normal. En avant et à gauche, rien de particulier à l'auscultation, seulement, le long du sternum, on entend sourdement les bruits du cœur ; rien de particulier à droite.

En arrière, à gauche, le thorax ne paraît pas plus développé, la sonorité est moindre qu'en avant. A droite, la respiration vésiculaire pure se fait entendre, sauf dans la gouttière vertébrale, où il existe du râle crépitant. A gauche, dans la fosse sus-épineuse, respiration vésiculaire faible, plus bas respiration amphorique et tintement métallique jusqu'à la partie inférieure, le maximum d'intensité de ces deux bruits est un peu au-dessous de l'angle inférieur du scapulum (au niveau des fractures) ; le tintement métallique est rare en ce point, la respiration amphorique plus forte dans l'inspiration que dans l'expiration, quelquefois intermittences dans le tintement métallique. Expectoration peu abondante de mucosités verdâtres.

Le 4 juillet, même état ; tintement métallique constaté à la cinquième et sixième visite. Même état, on entend le tintement avec des intermittences plus grandes.

Le 10, le tintement est moins appréciable, plutôt à l'inspiration. La respiration amphorique, au contraire, est perçue à chaque mouvement respiratoire. Les battements du cœur s'entendent plus à gauche, l'organe paraît reprendre sa position normale; bon sommeil.

Le 6 août, plus de voussure, cœur en place, battements clairs, sonorité normale; respiration vésiculaire plus faible à gauche, mais peu; état général excellent; on le croit guéri. (De Castelnau, *Archives*, 1841, t. XII, p. 252.)

Obs. 20. Femme de soixante ans, dans le dernier degré d'épuisement. Cavernes aux deux sommets. Le 18 juin 1847, douleur vive et subite à gauche; le lendemain, la paroi thoracique est distendue en avant jusqu'à la ligne médiane, en arrière jusqu'au muscle sous-scapulaire, élastique, manifestement crépitante. Signes complets de pneumothorax. Vingt-quatre heures plus tard l'emphysème sous-cutané descend jusqu'au coude. Mort le 21 juin, avec dyspnée extrême. — Autopsie. — L'air s'échappe lors de la section de la peau. Fracture de la deuxième côte; le fragment postérieur est appointi et pénétrant; le poumon gauche adhère à la plèvre costale. A la portion inférieure du lobe supérieur, excavation creusée dans un tissu induré correspondant à la fracture, dans l'étendue d'une pièce de 50 centimes. Plusieurs cavernes secondaires communiquent avec celle-ci. Tubercules disséminés. (Günsburg, *Journal de Breslau*, 1852, Extr. in *Archives de médecine*, 1853, t. Ier, p. 168.)

Obs. 21. Homme ayant le poumon droit et l'oreillette droite traversés par un coup de couteau. On notait d'abord un bruit de frottement du péricarde avec frémissement cutané, et ce bruit était si intense, qu'on l'entendait à 1 mètre de distance. Sur le côté droit du thorax, on percevait du souffle amphorique et de l'écho métallique, mais, de plus, il y avait en ce point un son métallique qui se faisait entendre à chaque pulsation du cœur, et qui était le résultat de l'ébranlement produit dans l'épanchement gazeux à chaque frottement du péricarde. (Beau, *Traité expérimental et clinique de l'auscultation*, p. 192.)

Obs. 22. Un journalier de trente-sept ans fut atteint, trois ans auparavant, d'une pleurite aiguë du côté gauche, terminée par un empyème. Le pus sortit : 1° par une issue dans une des bronches ; 2° quelque temps après par les parois mêmes du thorax. Le malade portait donc depuis longtemps une double fistule pleurale : l'une s'ouvrant dans les bronches, l'autre sur la paroi costale. Il rendait du pus fétide, soit par la bouche, soit par l'orifice costal.

Il entre ainsi à l'hôpital. L'expansion du côté gauche du thorax est visiblement moindre qu'à droite. La percussion, à gauche en avant, donne généralement un son mat. Dans le tiers supérieur gauche, faible résonnance tympanique. Murmure respiratoire partout diminué. En haut et en dehors, à chaque battement du cœur on perçoit, comme un écho sonore mais profond, du bruit, avec murmure particulier qui n'est perceptible ni à la pointe du cœur, ni au-dessus de l'aorte. Entre le troisième et le quatrième espace intercostal, le bruit est redoublé près de l'articulation sterno-claviculaire. L'expiration est accompagnée d'un souffle rude, et l'inspiration d'un craquement sec et sonore.

En arrière, matité de tout le côté gauche avec affaiblissement de la respiration ; on ne la perçoit presque plus latéralement ; elle est remplacée par un souffle tubaire à la racine des bronches ; la toux et les profondes inspirations sont rudes, retentissantes, à peine métalliques (ce caractère peut passer pour de l'exagération du souffle tubaire) ; la résonnance de la voix n'est pas notablement attérée, mais, aux environs du bord inférieur du scapulum, à la racine du poumon et dans les deux tiers inférieurs, elle a le caractère égophonique plus marqué entre la sixième et la septième vertèbre dorsale.

L'auscultation et la percussion du côté droit donnent des résultats satisfaisants. — Le malade meurt à la suite d'un accès convulsif dû à une complication d'albuminurie.

Autopsie. Adhérence générale et solide du péricarde avec le cœur et dans un certain espace de la plèvre gauche. Cœur un peu hypertrophié. Plèvre gauche fortement adhérente en avant jusque près de la ligne médiane. Les adhérences étant brisées, on trouve une cavité formée par la plèvre contenant environ une pinte de matière purulente épaisse. Le poumon gauche, débarrassé de ses adhérences, est réduit à 6 pouces de long sur 2 1/2 de large ; la partie supérieure crépite à peine ; le reste est carnifié. Plèvre très-épaisse, cartilagineuse en quelques endroits ; côtes saines ; poumon et plèvre droits pas altérés. Pas de mention de tubercules. (W.-E. Gairdner, Ext. in *Gazette médicale de Paris*, 1859, p. 109.)

OBS. 23. Femme de vingt-huit ans, offrant depuis huit ans des symptômes rationnels de tuberculisation pulmonaire. Signes physiques non douteux de pneumothorax à gauche, sans aucun symptôme grave et violent.— Guérison. (Legendre, *Observation lue à la Société médicale des hôpitaux*, 13 décembre 1854, t. II des *Bulletins* de cette société, p. 339.)

OBS. 24. Ch. D., dix-neuf ans, étudiant, étant au bal où il dansait, éprouve tout à coup la sensation que son cœur est changé de place : vertiges, oppression, sueur, frissons, céphalalgie, toux. Il se sent mieux le lendemain et reprend ses occupations. Quatre jours après il est obligé de s'arrêter.

On constate un refoulement du cœur à droite ; un son tympanique dans la cavité gauche, et on apprend que le malade a été soigné antérieurement pour une affection thoracique probablement tuberculeuse.

On constate ultérieurement les signes du pneumothorax. Calomel et digitale ; frictions avec la belladone et l'onguent mercuriel ; potions pectorales.

L'épanchement thoracique diminue de plus en plus et finit par être entièrement résorbé. (Biermer, *Wurtzburger medizinische Zeitsechrift*, t. Ier, 1861, Extr. in *Gaz. méd.*, 1861, p. 789.)

Obs. 25. Jeune homme ayant de la fièvre et de la toux. L'auscultation et la percussion démontraient l'hépatisation du lobe inférieur gauche : matité, respiration bronchique, râle crépitant très-obscur, bronchophonie. En avant, à gauche, dans la région précordiale, sonorité exagérée. Déplacement du cœur refoulé à droite. Pas de signes d'épanchement dans la plèvre. (Graves, *Clinique médicale*, t. II, p. 107, trad. de M. Jaccoud.)

Obs. 26. Le révérend M***, quarante ans, d'une constitution robuste, après un refroidissement : douleur de côté à droite, toux, crachats sanguinolents ; pneumonie du lobe inférieur, et, plus tard, de tout le poumon droit ; matité en bas et en arrière, à droite ; le quatrième jour, sonorité exagérée depuis la région mammaire jusqu'à la clavicule ; en ce point, l'auscultation était négative. Le lendemain, matité en ce point, murmure respiratoire obscur et quelques râles. Guérison. (Graves, *loc. cit.* p. 112.)

Obs. 27. Fille de vingt-six ans, tuberculeuse lors d'une seconde attaque de pleurésie locale ou du moins d'une affection désignée comme telle, signes de pneumothorax moins le tintement ; le bruit de succussion existe. Thoracentèse. Mort après une longue durée. — A l'autopsie on ne retrouve pas la communication des cavernes avec la plèvre, mais rien ne prouve que cette communication n'ait pas existé, tout au contraire, elle paraît plus que probable. (Chalmers, *Guy's hospital Reports*, Extr. in *Archives de médecine*, 1853, t. Ier, p. 609.)

Obs. 28. Fille de dix ans, atteinte de fièvre typhoïde. Elle est prise d'agitation une nuit, et on observe : en arrière et à droite de l'omoplate un bourdonnement amphorique très-distinct ; plus bas, point de bruit respiratoire qui est sensible en avant ; sonorité exagérée en haut ; matité en bas ; sonorité exagérée en avant. On croit à la rupture d'une caverne. Mort le troisième jour après l'accident. — Aucune perforation ; pleurésie purulente ; épanchement peu abondant.

Une seconde observation du même auteur est analogue de tous points et a pour sujet une petite fille de dix ans. (Maréchal, *Journal hebd.*, t. II, 1829, p. 116 et 119.)

Obs. 29. R*** M***, âgé de vingt-deux ans, garçon de boutique, d'habitudes très-tempérées, d'une excellente constitution, et jusque-là d'une bonne santé, n'a de disposition héréditaire à aucune maladie pulmonaire ou autre.

Le 28 juillet, étant obligé d'aller à Bray, et craignant d'être en retard pour prendre le train, il courut pendant un long trajet jusqu'à la station, s'échauffa trop, et monta glacé dans le train. Le jour suivant, étant resté penché sur le comptoir pendant un temps considérable, il fut saisi d'une douleur aiguë, violente, dans le côté droit. Un vésicatoire à la moutarde (*mustard blister*) et une dose de médecine purgative le soula-gèrent considérablement; mais les douleurs aiguës persistèrent, bien qu'il n'y attachât pas d'importance.

Le 2 août, il retourna, pour affaire, et avec la permission de ses maî-tres, à la résidence de sa mère, dans le comté de Sligo. Sa mère remar-qua qu'il avait de la toux, mais il en fit peu de cas et continua à se baigner à la mer (comme il avait coutume de faire à Dublin) pendant quatre jours, lorsque, la toux augmentant, sa mère lui fit cesser cette pratique. Le 9 août, il acheta d'un apothicaire de Sligo une mixture contre la toux, un emplâtre chaud et quelques pilules purgatives. Il resta ainsi, sans être ni tout à fait bien ni très-malade, jusqu'au 31 août, lorsqu'il vint à la ville de Sligo. Le jour suivant, qui fut rigoureux, froid et très-pluvieux, il fût obligé de marcher pendant un bon trajet aux en-virons de la ville jusqu'à une heure avancée de la nuit, et rentra chez lui, gelé, fatigué, et avec les pieds mouillés. Ce froid et cette humidité accrurent la douleur qui existait dans le côté, la poitrine et les épaules, depuis la date de la première attaque à Dublin. La nuit, peu après s'être mis au lit, il fut pris d'une violente aggravation de ces douleurs que des cataplasmes de moutarde et des linges trempés dans la thérébenthine chaude furent impuissants à soulager. Le mercredi (jour suivant), les gens de la maison, craignant la fièvre ou la rapide aggravation de son état, insistèrent pour qu'il fût transporté à l'hôpital.

En arrivant au bord du lit, l'auteur fut frappé par l'expression remar-quablement animée et intelligente de l'attitude du malade, et, par une tendance à la volubilité qui doit lui avoir nui et que l'on tâcha doucement de réprimer.

La poitrine étant découverte, le patient couché sur le dos, on observa d'un premier coup d'œil les conditions suivantes : immobilité et aug-mentation de volume du côté droit, avec effacement des espaces inter-costaux; côté gauche se dilatant et se contractant laborieusement, et cœur battant tumultueusement, beaucoup au delà du côté gauche, non sous l'aisselle, comme c'est l'ordinaire dans les épanchements thoraci-ques abondants dans la plèvre droite, gazeux ou liquides, mais environ à mi-chemin de l'aisselle à la plus basse côte, ou entre la cinquième et la sixième côte. Il n'y avait que peu ou point de respiration abdominale, l'abdomen étant lui-même tendu et tympanisé, cette fonction paraissant accomplie presque exclusivement par le surcroît d'activité adjuvante du côté gauche; tellement que tout concordait avec le diagnostic d'une pleurésie suraiguë, avec épanchement séreux, copieux et rapide ; mais, à la percussion, on ne s'attendait pas à trouver *une résonnance tympa-nique absolue dans toute l'étendue du côté droit*, si éclatante et si claire, que la percussion pratiquée sur le côté gauche (ou sain) *semblait*, non pas relativement, mais absolument mate. Cette résonnance anomale s'étendait dans tout le côté, en avant et sur les parties latérales. On aida alors le malade à s'asseoir, et la résonnance anomale de la partie inférieure se changea en matité complète, dont les limites furent très-clairement définies par une ligne abrupte bien marquée, correspondant au sixième et au septième espace intercostal. Ceci établit le fait d'un épanchement liquide de l'étendue indiquée par la matité ; et je ne doute point, dit l'auteur, que nous n'eussions entendu le clapotement, si l'état du malade nous eût permis d'employer le degré nécessaire de succussion. C'était le moment de mesurer la poitrine, et le côté droit fut trouvé d'un pouce plus large que le gauche.

Le malade étant de nouveau couché, on observa que la sonorité, anomale à la percussion, s'étendait loin au côté gauche de la ligne médiane, indiquant un déplacement du médiastin et témoignant d'un déplacement du cœur. L'oreille fut alors appliquée sur la poitrine pour la première fois : le poumon gauche présentant partout une respiration fortement puérile, le droit étant parfaitement silencieux. La résonnance amphorique était surtout bien marquée dans la parole ou la toux ; le son était particulièrement vibrant et métallique ; et bien qu'on ne pût dire avoir jamais entendu quelqu'un tousser ou parler la tête penchée sur une bouilloire de cuivre vide (comparaison employée à l'égard de ce son par le docteur Watson), on peut bien imaginer que les deux sons étaient singulièrement pareils.

Les signes rationnels, dans cette observation, n'ont guère besoin, dit l'auteur, d'être détaillés. Ils furent : des douleurs aiguës violentes, dans le côté, surtout intenses le long du bord des côtes et des insertions du diaphragme ; une toux fréquente, avec une expectoration de mucosités mousseuses ; de la dyspnée, 50 respirations, 140 pulsations, pouls compressible et remarquablement dicrote ; langue pâteuse ; soif ; anorexie ; constipation ; décubitus exclusivement dorsal ; une teinte bleuâtre des joues, des lèvres, des mains et de la poitrine, dénotant une insuffisante aération du sang ; enfin, une tête saine, une intelligence intacte et même vigoureuse.

Le traitement très-actif que nous crûmes devoir employer resta sans effet, et notre pauvre malade mourut le lundi matin, à deux heures, juste soixante heures après son admission et cinq jours nets après l'attaque.

Autopsie seize heures après la mort. L'apparence extérieure de la poitrine était la même que celle observée pendant la vie ; élargissement manifeste du côté droit, et, maintenant, *saillie* évidente des espaces intercostaux. Je sais que nous avons une haute autorité, la plus haute en fait, qui nie la possibilité de ce phénomène, mais il a, sans aucun doute, existé dans le cas dont il s'agit. Bien plus, ces espaces intercostaux présentaient une forte tension et une élasticité précisément comme celle que les doigts éprouvent quand ils pressent une forte balle de gomme

élastique de l'Inde, comme celle dont on fait des jouets d'enfant. L'apparence du côté est peut-être mieux décrite par la pittoresque expression
française *bombé* que par aucune autre. La résonnance, à la percussion,
fut partout la même que pendant la vie, ou même empiétant encore plus
loin sur le côté gauche, au delà de la ligne médiane ; en fait, elle était
plus sonore que l'abdomen percuté, qui était extrêmement tympanique
et dur comme une planche. Cette tension, cette élasticité et cette saillie
des espaces intercostaux étaient encore plus remarquables après l'abla-
tion des téguments et des muscles, montrant un haut degré de condensation de l'air confiné, et la grande pression mécanique qu'il doit avoir
exercé. Le thorax fut alors ponctionné avec un petit trocart à hydrocèle,
et l'air s'échappa avec un bruit intense à travers la canule pendant un
temps assez long et avec une force suffisante pour éteindre à plusieurs
reprises la flamme d'une chandelle tenue à la distance de plusieurs
pouces.

Cet air ou gaz n'avait aucune odeur et ne put prendre feu [1].

Un large segment triangulaire fut alors rapidement enlevé à la paroi
costale, et permit de constater un état de choses qu'il était presque impossible de regarder comme le résultat d'une action morbide d'à peine
cinq jours de durée. Le côté droit du thorax parut entièrement vide de
poumon et d'une capacité presque double de sa capacité normale, résultat
du remarquable et permanent déplacement du médiastin, qui avait été
poussé si loin vers la gauche, que les bouts des doigts introduits derrière
le sternum pouvaient soulever l'espace intercostal (au delà de la ligne
médiane) jusqu'à un pouce du mamelon gauche.

Le poumon était serré et aplati contre le médiastin, excepté en bas, où
il adhérait à la plèvre diaphragmatique sur un espace circulaire large
environ comme une pièce d'une demi-couronne. Il présentait l'apparence
d'une masse mince, aplatie, d'environ 9 pouces de long, 3 de large, et
pas même un demi d'épaisseur. La totalité de sa surface, comme aussi
celle de la paroi costale et diaphragmatique, était couverte partout d'une
épaisse exsudation de lymphe plastique, d'une couleur sale, fort sombre,
assez consistante sur quelques points, notamment sur le diaphragme,
pour pouvoir être décortiquée par lambeaux comme une fausse membrane récente. Il y avait un épanchement de sérosité de 38 onces, fan-
geuse et trouble, avec des flocons de lymphe, mais pas une goutte de pus.

Alors, j'enlevai avec grand soin le poumon, conservant sa racine aussi

---

[1] Je fais, dit l'auteur, cette observation, qui peut, tout d'abord, paraître sans
liaison avec le sujet, parce que, il y a plusieurs années, j'ai eu l'occasion de faire
l'opération de la paracentèse sur une vache mourant de pneumatose, suite d'une
trop grande ingestion d'une certaine herbe, et le gaz (hydrogène) que je pus évacuer pendant quelque temps avec une large sonde en gomme élastique, brûla
constamment avec une flamme d'un bleu pâle toutes les fois qu'une chandelle al-
lumée fut approchée de l'orifice de la sonde.

close que possible, pas une goutte de sang ne s'échappant des gros vaisseaux. Jeté dans l'eau, il coula pesamment à fond ; et, à la section, il
avait perdu toute trace de ressemblance avec la structure pulmonaire,
sauf en ce qui concerne les plus gros tuyaux bronchiques, restant çà et là
roides et cartilagineux ; il était un bon exemple de ce qu'on a appelé
poumon carnifié, par opposition à poumon hépatisé. A travers les tubes
bronchiques nous pûmes ensuite réenfler aisément des portions successives du poumon, de façon à les rendre crépitantes sous les doigts et capables de flotter sur l'eau. Nous n'eûmes pas besoin d'autre preuve pour
écarter l'idée d'une complication pneumonique ; néanmoins, chaque
portion de l'organe fut minutieusement disséquée et explorée.

Il fut évident que les fonctions d'un organe parfaitement sain avaient
été tout à coup détruites, purement et simplement par la pression mécanique de l'air épanché, et son volume réduit à probablement moins
qu'un cinquantième ou un soixantième de sa capacité première.
(W. Swayne Little, *Dublin quarter. journ. of. Med. sciences*, novembre
1863.)

Ons. 30. Femme de dix-huit ans, hémoptysie et signes de phthisie
depuis six mois ; entrée le 20 février 1860. Respiration rude à gauche,
expiration prolongée de ce côté, pas de craquements, pas de souffle, pas
de gargouillement ; traitement palliatif, amélioration. Le 28 février, à
dix heures du matin, dyspnée violente et subite avec douleur à gauche ;
mort, le soir à six heures. Altération dans le côté gauche seulement,
consistant en une grande quantité de petits tubercules non ramollis et
disséminés dans le quart supérieur du poumon. A la partie supérieure
et postérieure de cet organe, perforation de 1 centimètre de diamètre ;
à bords très-réguliers, non ulcérés ni déchiquetés. Cette perforation communique par un trajet fistuleux de 2 centimètres de long avec une ca-
vernule grosse comme une forte noisette, située vers la partie postérieure
du poumon (pas d'autres détails, rien sur les signes). (Almagro, *Bulletin
de la Soc. anat.*, 35ᵉ année, 1860, p. 291.)

Obs. 31. M. Ch. Bernard présente, au nom de M. Follin et au sien,
le poumon d'un homme qui a succombé dans le service de M. Rayer, à
un pneumothorax, douze heures seulement après le début de la maladie.
Le malade, âgé de quarante et un ans, était phthisique depuis plusieurs
années. La perforation siége au sommet du lobe inférieur du poumon
gauche, elle a à peine 2 millimètres de largeur. Elle s'ouvre directement
dans une petite caverne située très-superficiellement. Le poumon gauche offre des altérations bien moins étendues et bien moins profondes
que le poumon droit.

De quelques recherches faites par M. Bernard il résulte pour lui l'opinion que la gravité du pneumothorax, très-grande en effet, a été cependant exagérée. (Ch. Bernard, *Bulletin de la Société de biologie*,
1851, p. 60.)

Obs. 32. Femme de trente ans, toussant depuis trois mois ; tubercules pulmonaires sous les deux clavicules. Accidents violents et rapides de pneumothorax du côté droit, le 4 mai 1847, deux mois après l'admission ; mort, le 9 mai, au milieu d'une attaque de dyspnée peu intense. Excavation tuberculeuse du sommet droit avec perforation. (Monneret, *Arch. de méd.*, 1851, t. XXV, p. 269, obs. 111.)

Obs. 33. M. Sestié présente un poumon dont la plèvre a été perforée par un tubercule vers le tiers supérieur et externe ; le sujet était une femme.

La lésion fut manifestée par une vive douleur, décomposition des traits, pneumothorax, tintement métallique, etc., etc.

La perforation présente deux lignes de diamètre ; autour existent de la rougeur et des fausses membranes. L'ouverture communique avec une caverne presque cicatrisée, dans laquelle vient déboucher un rameau bronchique ; le poumon, de l'autre côté, présente des vestiges de cavernes également cicatrisées. La mort n'a suivi l'accident que de cinq jours, pendant lesquels on fit avec le trocart deux ponctions qui procurèrent l'évacuation de l'air. (Sestié, *Bulletin de la Société anatomique*, t. VIII, 1833, p. 197.)

Obs. 34. Rossard, vingt et un ans. En octobre 1850, toux opiniâtre. Le 2 mars 1851, pris d'une douleur vive avec dyspnée intense, douleur à la partie postérieure et supérieure de l'épaule droite ; au bout de trois semaines amélioration sensible, le malade se lève quarante jours après l'accident.

Entrée à l'Hôtel-Dieu, le 5 août 1851 ; douleur vague du côté droit de la poitrine, toux assez fréquente, crachats nummulaires jaunâtres, haleine fétide ; pas de dilatation apparente du thorax. Son très-clair dans tout le côté droit ; en arrière, dans le quart inférieur, matité mal limitée ; bruit respiratoire amphorique du même côté ; respiration nulle en bas, au sommet, remplacée par des craquements humides ; pas de tintement métallique ; bruit de succussion thoracique, distinctement entendu à distance. Côté gauche : sonorité normale, craquements en arrière et râles crépitants. Mort trois mois après l'admission, d'une méningite tuberculeuse.

Autopsie. Pas d'air dans la plèvre droite ; poumon droit volumineux, adhérent au niveau de son tiers supérieur. Plèvre tapissée par une fausse membrane, mince, lisse et comme poisseuse.

Le poumon droit adhère à la plèvre costale par une fausse membrane d'un millimètre d'épaisseur ; pas de perforation constatée par l'insufflation ; mais, en détachant le poumon par une dissection attentive, on trouve, en arrière, à 4 centimètres du sommet, une ouverture ovale de 2 à 3 millimètres ; elle communique avec une caverne superficielle qui est tapissée par une fausse membrane, mince, contournant et recouvrant les bords de l'ouverture pour se confondre avec le tissu cellulaire sous-pleural.

Poumon gauche, cavernes au sommet et tubercules dans le reste de son étendue. (Woillez, *Archiv. de méd.*, 1853, t. II, p. 676.)

OBS. 35. Homme d'environ soixante-cinq ans, fort, attaqué d'une toux depuis deux ans, qui empêchait le travail; meurt par suite de coliques violentes.

A l'autopsie, on trouve un pneumothorax droit avec dilatation du côté droit de la poitrine; pas d'adhérences au poumon droit, excepté au sommet; vers la partie latérale moyenne du lobe supérieur est un faisceau de lames fermes de la grosseur du pouce, d'environ un pouce de longueur, allant à la plèvre. Sous cette adhérence on trouve une petite ouverture ovale, d'une ligne et demie de diamètre, communiquant avec une cavité pouvant contenir une orange. (Woillez, *Archiv.*, 1853, t. II, p. 679.)

OBS. 36. Soldat d'infanterie, malade depuis dix-huit mois. Pneumothorax, le 13 mai; thoracentèse vers le 21 mai. Un mois après, retour des accidents; nouvelle thoracentèse. Mort le 29 juillet, après des améliorations consécutives aux opérations. (John Davy, extr. des *Transact. philosoph. de* 1824, in *Archives de méd.*, 1824, t. VI, p. 114, et t. VIII, p. 456.)

Note 37. Le docteur W.-R. Hill a trouvé le pneumothorax six fois sur deux cent vingt malades atteints de phthisie existants à Brompton Hospital. Mais il croit cette proportion trop faible, parce que les deux cent vingt malades ont été observés pendant peu de temps. Du reste, les adhérences si fréquentes dans la phthisie expliquent la rareté de cet accident. Sur ces six malades quatre moururent. L'un, le troisième jour, l'un, le septième, et deux autres deux mois environ après l'accident. Un quitta l'hôpital avec peu de chances de prolonger sa vie. Le sixième non-seulement échappa au danger immédiat du pneumothorax, mais quitta l'hôpital après six semaines en un état de santé générale infiniment meilleur.

Le pneumothorax a été observé cinq fois à gauche, une fois seulement à droite, et correspondait, excepté dans un cas, au côté du poumon le plus malade. Quatre hommes et deux femmes. L'autopsie a été faite dans trois des cas. Puis vient l'observation abrégée de la malade qui a guéri et dans laquelle il n'est pas fait mention d'épanchement pleurétique.

Le traitement doit consister en cataplasmes chauds, sinapismes, opiacés et petites doses d'antimoine, s'il y a de la fièvre. La thoracentèse soulage la dyspnée dans quelques cas, et est seulement un moyen palliatif. (*Med. chir. Review*, octobre 1861 et janvier 1862.)

MALADIES DES FEMMES EN COUCHES

I

Une malade est entrée salle Saint-Charles, n° 36, pour être traitée d'accidents graves consécutifs à son accouchement. Je désire, Messieurs, profiter de cette occasion pour examiner avec vous les maladies des femmes en couches, et vous exposer ce qu'une étude attentive et continuée pendant plusieurs années m'a appris sur ces affections. Les remarques que je vous présenterai, les assertions que j'émettrai, sont le résultat de l'examen rigoureux, du dépouillement méthodique de 2,276 observations recueillies au lit des malades. J'aurai soin, du reste, dans cette étude à laquelle je veux conserver, autant que possible, son caractère purement clinique, de présenter toujours à l'appui de ce que je vous dirai, des exemples empruntés aux documents personnels que je viens de vous indiquer[1]. Quant aux discussions que je serai peut-être amené à établir sur des opinions que l'étude des malades ne me permet pas d'adopter, soyez bien convaincus que jamais dans ma pensée la critique, que je m'efforcerai de faire toujours avec modération, ne dépassera le fait scientifique, et qu'elle n'aura jamais rien qui puisse effleurer les personnes. Il me paraît indispensable d'admettre que la plus entière liberté doit être laissée à toute discussion, et, pour ma part, je livre sans réserve ce que je puis dire ou faire en médecine à la critique la plus absolue. La science est impossible sans cette latitude et sans cette complète indépendance. Mais par cela même que les idées doivent toujours pouvoir être l'objet d'une critique sans réserve, cette critique doit tou-

---

[1] Toutes les observations dont il a été fait usage dans ces conférences sont réunies plus loin. Elles ont toutes été recueillies dans mon service. Lues dans chaque conférence, elles n'ont été séparée du texte que pour plus de rapidité et de clarté dans un sujet qui comportait quelques discussions.

jours rester bienveillante et les personnes doivent être scrupuleusement maintenues en dehors de tout débat. D'ailleurs, dans
l'examen de cette question, ceux dont le nom pourrait venir
comme personnification de telle ou telle opinion, sont ou mes
maîtres ou mes collègues, et les liens d'un respect ou d'une
amitié qui me réjouissent également, m'attachent à eux d'une
façon trop étroite pour que la plus légère intention désobligeante
puisse m'être prêtée.

Avant de rechercher ce qu'il faut penser touchant les maladies
que nous nous proposons d'étudier, laissez-moi vous présenter
d'après les faits que j'ai relevés le tableau de la marche que
suivent normalement les phénomènes chez la femme qui vient
d'accoucher. Ce tableau sera un prélude utile pour ce que nous
aurons à examiner ensuite.

Les phénomènes qui s'accomplissent chez la femme, au moment
de l'accouchement, ont été considérés comme des phénomènes
physiologiques. Cela est vrai en ce sens qu'ils traduisent l'accomplissement d'une fonction importante. Mais, si l'on examine les
divers actes qui résultent de l'accomplissement de cette fonction,
on voit que cette physiologie ressemble beaucoup à de la pathologie, et que la fonction laisse après elle des désordres et des vio-
lences qu'elle a produits en s'accomplissant, et qui doivent beaucoup plutôt être rapprochés d'un état pathologique que d'un état
physiologique, à peu près semblables qu'ils sont, et par leur résultat matériel et par la nécessité d'une réparation ultérieure, à des
états qu'on est loin de considérer d'habitude comme des états normaux. Cette remarque est importante à bien méditer, autrement
vous auriez grand'peine à comprendre ce qui se passe dans les
cas qui se terminent d'une façon fâcheuse, tandis que la chose
est très-facile à interpréter quand on relève attentivement tous
les détails qui forment comme les anneaux de cette chaîne commençant à l'accouchement le plus régulier et finissant à l'exemple
le plus funeste.

En effet, Messieurs, que se passe-t-il lors de l'accouchement?
Après l'expulsion de l'enfant vient l'expulsion du placenta, laquelle a lieu par le resserrement de l'utérus, qui, tendant à reprendre un volume moindre, décolle et chasse par une sorte d'énu-
cléation le corps spongieux et éminemment vasculaire qui servait
d'intermédiaire entre la mère et l'enfant. Ce mode d'expulsion, en même temps qu'il déchire les vaisseaux et produit à l'in-

térieur de l'utérus une plaie par arrachement, diminue cependant l'étendue de cette plaie par le rapprochement concentrique des parois de l'utérus. Mais il n'en reste pas moins une plaie violemment opérée, quoiqu'elle soit opérée pour l'accomplissement d'une fonction indispensable à la continuation de l'espèce. Il y a là plaie non douteuse ; j'insisterai à plusieurs reprises sur ce point, qui domine toute la question pathologique et qui, vous allez le voir, domine même toute la question des suites normales de l'accouchement.

Examinons donc les différents phénomènes que la femme présente après la délivrance. Ils nous offrent à étudier deux groupes particuliers de symptômes : 1° celui qui a trait aux modifications que l'utérus doit subir, et 2° celui qui appartient à l'établissement de la lactation et qui offre avec le premier des relations plus ou moins directes.

Une fois le travail accompli, la plus grande majorité des femmes éprouvent un frisson qui débute soit au moment même de la fin du travail, soit très-peu de temps après, frisson qui manque très-rarement, mais qui est d'une intensité et d'une durée variables. Tantôt, en effet, il constitue seulement un léger malaise et dure à peine dix minutes ou un quart d'heure ; tantôt, au contraire, il est assez fort pour déterminer un tremblement général, et il peut se prolonger pendant une demi-heure et même plus de trois quarts d'heure, comme je l'ai constaté plusieurs fois. Qu'est-ce autre chose que ce frisson, si ce n'est la conséquence de l'ébranlement général qu'a causé à la femme cette série de phénomènes que, dans un langage figuré et plein de justesse, on a désigné sous le nom de travail. Or ce frisson vous le retrouvez, comme vous pouvez vous le rappeler, chez la plupart des malades qui ont subi des opérations graves dans les salles de chirurgie. Une fois reportés dans leur lit, ils sont pris d'un tremblement qui varie selon les individus, selon la durée de l'opération et selon la douleur perçue ; c'est le premier effet du traumatisme. Ce symptôme n'a pas d'autre cause chez les femmes en couches, qui elles aussi viennent de subir une plaie, une perte de sang habituellement assez considérable et des douleurs plus ou moins violentes et plus ou moins prolongées.

Ce frisson, qui n'est autre chose que le résultat du traumatisme, a cependant été considéré par quelques auteurs, quand il a présenté une certaine intensité et surtout quand des accidents ulté rieurs ont été observés, comme le premier symptôme d'un état morbide qui débuterait avec l'accouchement. On ne peut guère accepter cette manière de voir, car j'ai observé un nombre considérable de malades chez lesquelles ce symptôme avait été violent, prolongé, qui n'éprouvèrent aucune espèce d'accident et chez lesquelles les couches suivirent la marche la plus régulière. A ce même moment les femmes accusent souvent une soif marquée; mais il ne faut pas la prendre pour un indice de fièvre, car si vous interrogez le pouls, vous trouvez qu'il est très-variable quant à sa fréquence, laquelle n'est nullement en rapport avec la durée et la violence du frisson. D'après les faits que j'ai recueillis, le pouls a plutôt de la tendance à être assez lent. Vous le trouverez souvent à 48, 50, 54, 58 pulsations; c'est là, du reste, un fait constaté déjà bien des fois. Rarement le pouls dépassera 84, et c'est ce dernier chiffre qui représentera la moyenne après quatre à six heures. Enfin, la femme éprouve une courbature souvent très-pénible, suite inévitable de la fatigue qu'elle a subie, et il est assez ordinaire qu'elle s'endorme pour quelques heures. Frisson, abaissement du pouls, courbature, sommeil, ce sont là, comme vous le voyez, les indices d'une grande déperdition. Frisson, abaissement du pouls, courbature, sommeil se retrouvent aussi après les grands traumatismes.

Si vous portez votre attention sur l'état local des organes génitaux urinaires et de l'abdomen, vous verrez tout d'abord que très-généralement la paroi antérieure de cette cavité est flasque et comme exubérante. Chez certaines femmes même, il semble qu'elle soit prête à déborder par-dessus les os iliaques, et dans les mouvements de la femme elle oscille en quelque sorte, portant sa masse d'un côté à l'autre. C'est surtout dans ces cas que, lorsqu'on palpe l'abdomen, on trouve un écartement plus ou moins considérable de la ligne blanche, qui permet pour ainsi dire de pénétrer dans la cavité du ventre, la main n'étant plus séparée des organes qu'il contient que par la séreuse et la peau. Cette dernière membrane est habituellement sillonnée d'éraillures qui, chez beaucoup de femmes, se retrouvent jusque sur la partie latérale externe des cuisses ou des fesses. Du reste, il importe que vous sachiez qu'une grande inégalité peut être remarquée quant à cette distension de la paroi abdominale et quant à ses conséquences. J'ai trouvé; en effet, bien souvent des femmes qui, après plusieurs grossesses, ne présentaient, même immédiatement après l'accouchement, que très-peu de traces de la distension de la peau, à peine quelques éraillures de cette membrane ; les parois abdominales, revenues complétement ou presque complétement sur elles-mêmes, n'offraient pour ainsi dire aucune trace de la grossesse qui venait de se terminer à son terme légitime, au neuvième mois ; tandis que j'ai vu certaines femmes, moins privilégiées, qui, n'ayant eu qu'un enfant, de volume ordinaire, ont eu l'abdomen extérieurement ravagé en quelque sorte, et en portent encore vingt ans après de tristes marques. J'ai bien cherché à reconnaître si quelques conditions spéciales pouvaient rendre compte de l'une ou de l'autre forme de cet état des téguments, mais je n'ai jamais trouvé, je dois l'avouer, une influence qui puisse être bien démontrée, et il me paraît impossible de prévoir à l'avance si telle femme portera des traces profondes de la distension de l'abdomen, et si telle autre sera indemne de toute déformation. On sait que cela est, quand on le constate, mais on ne peut prévoir si cela sera ou ne sera pas. Il n'y a pas même de relation à établir entre le nombre des grossesses ou le volume de l'enfant et la déformation de la paroi abdominale, car j'ai vu des femmes qui, ayant mis au monde plusieurs enfants volumineux, n'offraient que peu d'éraillures de la paroi abdominale. Le fait est donc impossible à prévoir, mais il est bon à connaître, il pourrait vous être utile dans le cas où vous seriez appelés à éclairer la justice sur le nombre de grossesses qu'une femme aurait pu avoir.

Qu'il soit très-flasque ou qu'il soit revenu sur lui-même, l'abdomen vous présentera vers sa partie inférieure et médiane, directement au-dessus du pubis, une saillie de forme globuleuse. Si vous cherchez à la circonscrire par le toucher et à la mesurer exactement à l'aide d'un mètre, vous verrez que généralement cette tumeur présente, de son extrémité supérieure au bord supérieur de la symphyse du pubis, de 12 à 14 centimètres, tandis que d'un côté à l'autre en travers, elle mesure de 14 à 16 centimètres. Ce sont là les moyennes auxquelles m'a conduit l'observation de plus de neuf cents femmes. Cette tumeur, c'est la matrice revenue sur elle-même, mais conservant encore un volume considérable.

Remarquez, en effet, Messieurs, que dans la grossesse l'utérus ne se borne pas à se dilater. S'il ne subissait qu'une ampliation pure et simple, il pourrait s'effacer presque complétement une fois le produit de la conception expulsé, et il disparaîtrait derrière le pubis. Mais en même temps que la capacité de cet organe augmente par le fait de la grossesse, ses parois s'épaississent, de nouveaux éléments se développent, qui ne peuvent plus disparaître par un simple retrait mécanique et qui doivent demander à l'absorption de leur faire quitter les parois internes qu'ils épaississent et pour les fonctions desquelles ils ne sont plus utiles. La contraction des parois de l'utérus a opéré pour une forte part la diminution du volume de cet organe, comme aussi le rétrécissement de la plaie placentaire et la compression des orifices déchirés des vaisseaux, mais il n'a rien fait sur le volume des parois elles-mêmes, qui sont, au contraire, devenues plus épaisses, comme le fait un muscle qui se contracte.

D'autres fois, l'utérus offre un volume et des dispositions très-différentes; si, en effet, dans les circonstances auxquelles je fais allusion ici, vous prenez les mesures que je vous indiquais tout à l'heure, vous verrez que, contrairement à ce que je vous disais, le diamètre vertical sera plus grand que le diamètre transversal, et cela dans de fortes proportions. Ainsi, vous trouvez du fond de l'utérus à la symphyse du pubis 21 centimètres, et seulement 14 d'une corne à l'autre ; ou encore 22 centimètres sur 13 ou 16 de largeur. Mais dans ce cas, le ventre n'offre plus la forme régulièrement globuleuse que je vous signalais, et au lieu d'une seule saillie arrondie on en rencontre deux. L'une siége dans le flanc droit, est compacte, dure, c'est l'utérus, dont on trouve facilement les annexes et dont on reconnaît sans peine la nature. L'autre saillie, qui occupe l'hypogastre, est arrondie, sans dureté, sans limites très-nettement accusées, et on peut percevoir à son niveau une fluctuation obscure. C'est la vessie distendue par l'urine; en effet, si vous évacuez ce liquide à l'aide du cathétérisme, vous voyez la tumeur inférieure s'affaisser et disparaître en même temps que la tumeur supérieure, l'utérus, redescend spontanément et vient se placer derrière le pubis, sur la ligne médiane. La différence de la position qu'occupe le fond de l'organe, avant ou après l'évacuation de l'urine, peut aller jusqu'à 9 ou 10 centimètres, et l'utérus, qui tout à l'heure offrait 21 centimètres de haut sur 14 de large, sera réduit à 12 de haut sur 14 de large, et 22 sur 16 ou 22 sur 13, donnerait 14 à 15 sur 16 et 11 sur 13. Vous comprenez sans peine comment les faits se passent alors. La vessie, en se distendant, remplit le petit bassin et refoule l'utérus, dont les ligaments permettent alors la locomotion dans la région qu'il occupait pendant la grossesse, c'est-à-dire dans le flanc droit. Il est utile, Messieurs, de connaître cette disposition, d'autant plus que la distension de la vessie par rétention d'urine peut s'accompagner de douleurs vives et déterminer assez d'agitation pour faire croire au développement d'une péritonite. Beaucoup de personnes ignorent encore ce fait, qui m'a été signalé, il y a bien des années déjà, par mon ami M. le professeur Martins, alors que j'étais externe sous ses ordres. Depuis ce temps, j'ai vu nombre de fois commettre la méprise que je vous signalais, et deux fois entre autres j'ai pu faire écouler dans un bassin l'épanchement péritonéal prétendu, dont la crainte avait nécessité mon intervention.

Du reste, cette rétention d'urine n'est pas toujours douloureuse, et la distension de la vessie reste longtemps inaperçue pour la femme. Quand on étudie de près cet accident, on voit qu'il est dû à deux causes différentes. D'abord, les parois de l'abdomen, étant très-molles et très-extensibles, peuvent subir une distension considérable sans percevoir cette expansion. Elles ne sollicitent donc pas par action réflexe la contraction de la vessie comme elles le font pour leur part dans l'état normal. C'est là une première raison pour que la vessie puisse se distendre sans que la femme ait conscience du fait tant qu'il n'arrive pas à un certain degré.

En outre, une autre cause existe qui, au lieu d'éteindre la susceptibilité de la vessie, éveille, au contraire, la contraction du col et l'élève jusqu'au spasme véritable. Cette cause, la voici : Lors de la distension considérable de la vulve dans la dernière phase de l'accouchement, toutes les parties qui composent cet orifice sont également forcées, de là des déchirures non pas aussi fortes et aussi violentes que celle qui s'opère au niveau de la partie postérieure de la vulve, mais de petites fissures qui occupent les bords du méat urinaire, les petites et les grandes lèvres. Je les ai très-souvent constatées sur tous ces points. Assez douloureuses, ces petites plaies font que la femme redoute l'émission des urines qui cause de violentes cuissons par son contact. Elle se retient, et bientôt le col de la vessie entre en un spasme véritable qui s'oppose à l'évacuation spontanée de la vessie, laquelle est d'autant moins capable de lutter contre le col, qu'elle est plus distendue et qu'elle n'est plus aidée par les parois abdominales que nous avons vues si relâchées. En pareil cas le cathétérisme est de rigueur : il met fin à tous les symptômes que nous venons d'étudier, et, de plus, il permet aux petites fissures de perdre leur sensibilité, sinon même de se cicatriser et, par conséquent, il guérit et prévient le spasme.

Ainsi, Messieurs, la vessie distendue refoule l'utérus en haut dans l'abdomen : j'insiste sur ce point, parce qu'on dit généralement, et on me répétait il y a quelques jours encore, que chez la femme en couches la vessie remplie d'urine déprime l'utérus et le cache dans le petit bassin : vous voyez combien cette opinion est peu fondée.

Enfin, Messieurs, pour compléter les renseignements que vous devez recueillir par l'examen local de l'utérus chez la femme qui vient d'accoucher, il est un point fort important sur lequel je dois appeler votre attention. A la suite de l'accouchement, il persiste quelquefois pendant quelque temps de certaines douleurs que les femmes désignent sous le nom de *tranchées*. Bien des accoucheurs les considèrent comme normales et comme salutaires. Salutaires, je m'explique ce terme jusqu'à un certain point, et vous allez voir que ce n'est pas au même titre que les personnes que j'indique, mais normales, c'est là ce que je ne puis admettre. Une fois le retrait de l'utérus accompli, si la couche est régulière, il ne doit plus, après une demi-heure ou une heure au plus, exister de douleurs abdominales, même spontanées. Quand il existe de ces tranchées, c'est que, loin de présenter l'état normal, l'utérus est, au contraire, le siége des petits accidents suivants : Les orifices des vaisseaux placentaires, au lieu de ne plus donner de sang, en laissent échapper encore une certaine quantité, qui, réunie dans la cavité utérine qu'elle distend, sollicite par moment les contractions douloureuses de l'utérus, contractions qui ne devraient pas exister et qui sont cependant salutaires, puisqu'elles évacuent le sang et surtout puisqu'elles tendent à rétrécir la plaie placentaire.

Non, Messieurs, ces douleurs ne doivent pas exister dans les couches normales. Vous ne devez non plus trouver aucune sensibilité à la pression. Et remarquez bien que par la pression je ne veux pas seulement parler de la pression exercée en masse sur le ventre par la main appliquée à plat. Si vous vous borniez à cette exploration sommaire, vous pourriez laisser échapper des indications dont je vous ferai saisir bientôt la valeur. Faites une palpation plus détaillée de l'utérus et de ses annexes. Saisissant avec le pouce et l'index écartés le fond de cet organe, faites descendre chacun de ces doigts sur un des côtés opposés de l'utérus. Si l'organe est en bon état, si la couche est régulière, de l'un et de l'autre côté vous sentirez les annexes (le ligament rond et la trompe) souples, molles, et pendant cet examen la femme ne témoignera aucune douleur. Si elle accuse une sensation pénible, faites grande attention aux annexes, vous les trouverez alors, au niveau du point douloureux, plus volumineuses, plus dures qu'à l'état normal, circonstances sur lesquelles j'ai appelé l'attention et dont je vous dirai bientôt la valeur.

Avant de vous renseigner sur ces divers états locaux de l'utérus, qu'il fallait bien vous faire connaître et vous expliquer, je vous montrais tout à l'heure que les phénomènes observés chez la femme qui vient d'accoucher étaient identiques avec les symptômes notés chez les blessés et chez les opérés après leur accident ou leur opération. La femme en couches présente tout un ordre de symptômes qui continue la similitude et démontre l'identité : je veux parler des lochies. Cet écoulement commence immédiatement après l'accouchement. Dans les douze, quatorze, seize premières heures, il s'écoule seulement du sang pur, plus ou moins séparé en sérum et en caillots, et en quantité peu abondante. L'écoulement sanguin peut cependant, après les premiers moments, augmenter dans certains cas, et vous devez surveiller avec soin ce symptôme, si vous voulez prévenir chez vos malades des accidents sérieux. Je ne parle pas ici de ces hémorrhagies foudroyantes qui ont lieu immédiatement après l'expulsion du placenta et qui, terribles par leur forme et par leur quantité, ne peuvent être un instant méconnues ; mais j'appelle votre attention sur ces écoulements sanguins se faisant à bas bruit et qui, sans entraîner la mort immédiate, peuvent être la cause d'une syncope qui pourrait être mortelle, ou déterminent une anémie qui persistera dans l'avenir. Dans ces cas, le sang s'écoule sans contractions utérines violentes et sans grand éclat. On pourrait méconnaître le fait. Les exemples de ce genre sont loin d'être rares, et plus d'une femme a succombé ainsi. Surveillez donc toujours ce que devient l'écoulement sanguin après la couche, et renouvelez cette surveillance pendant des heures. Si une véritable hémorrhagie continue, cherchez-en la cause avec soin, et portez-y remède. Faites contracter l'utérus, souvent inerte en pareille occurrence ; exercez des frictions sur l'abdomen ; saisissez et comprimez légèrement l'utérus lui-même, à travers les parois du ventre. Et, puisque nous en sommes sur ce point, laissez-moi vous citer un fait dont j'ai été témoin, et qui offre un certain intérêt en même temps qu'il est assez étrange. Il y a quelques années, une jeune femme ayant fait une fausse couche à huit mois, continuait d'avoir une hémorrhagie assez abondante pour être inquiétante, le lendemain de son accident. Cherchant à quoi attribuer cette hémorrhagie, alors que l'utérus n'était pas très-volumineux, je pratiquai le toucher pour reconnaître l'état du col et constater s'il n'existait pas par hasard quelques débris de placenta qui empêchât l'occlusion de cette partie. Rien n'existait entre les lèvres du col; mais à force de recherches, je constatai que le cul-de-sac vaginal était tout entier rempli par un caillot, disposé en forme d'anneau, autour du col, qui faisait saillie au milieu de lui. Ce caillot était assez dur pour que je pusse le retirer en l'accrochant avec mon index et l'amener au dehors sans le briser. L'extraction de cette singulière concrétion sanguine suffit à faire cesser la forme hémorrhagique de l'écoulement. Je vous ai cité ce fait à cause de sa bizarrerie, et aussi pour qu'il vous fasse toujours rechercher l'état du col dans les cas où les lochies conservent la forme d'une véritable hémorrhagie. C'est dans les lèvres du col que vous trouverez d'ordinaire les caillots ou les débris de placenta, et il y a grande importance à les retirer à propos. Si donc après douze heures le sang s'écoule encore en quantité assez notable, et si l'utérus est distendu, regardez au col : s'il y a un caillot, enlevez-le, et la perte s'arrêtera.

Au bout de douze à quatorze heures, l'écoulement des lochies prend les apparences du liquide qu'une plaie laisse échapper après ce même délai, il devient séro-sanguin : un peu plus tard il se rapproche de la sécrétion purulente et prend une teinte jaunâtre. M. Pajot a désiré savoir si les lochies renfermaient du pus et à quel moment les globules pyoïdes y apparaissaient; il a envoyé à M. Robin du sang sur trois plaques; ce sang provenait de trois origines : sur la première plaque, le sang avait été recueilli immédiatement après le travail; sur la seconde, deux heures après; sur la troisième, huit heures après.

Dans le premier, il n'y avait pas de pus; le second renfermait quelques globules; le troisième en contenait davantage. Ces faits sont intéressants, et leur explication est bien simple. Par suite du décollement du placenta il s'est fait, comme je vous l'ai déjà dit, une plaie dans l'utérus; cette plaie a d'abord émis du sang, puis il y a eu production de lymphe plastique, et enfin, la suppuration s'est montrée afin d'aider au travail de cicatrisation. L'examen

de M. Robin prouve qu'il y a du pus dans les liquides sécrétés à
la face interne de l'utérus; mais je n'attache pas, pour ma part,
une grande importance à la présence du pus dans la cavité utérine.
Il s'est donc passé là ce qui se passe à la surface de toute plaie,
et il n'est nullement besoin d'admettre l'influence épidémique
pour expliquer la marche de la sécrétion purulente. Si MM. Tarnier et Vulpian n'ont pas retrouvé la présence du pus dans les
lochies, c'est qu'ils ont examiné de bonne heure ou qu'ils ont eu
affaire à des femmes chez lesquelles la plaie utérine ne suivait pas
une marche régulière.

Vous m'entendez parler sans cesse de plaie utérine, on en a
cependant nié l'existence. Ainsi un honorable académicien, dans
la discussion de 1858, a repoussé cette comparaison. Selon lui,
« on ne paraîtrait pas se douter du mécanisme par lequel se fait
la séparation du placenta et l'exfoliation de la muqueuse utérine. L'idée et la théorie qui verraient là une plaie seraient erronées, » et il ajoutait : « Où est la peau, où sont les nerfs, où
sont les os, où sont surtout les artères et les veines divisées ? »
Se fondant sur le mécanisme par lequel a lieu la communication
entre les sinus utérins et le placenta, mécanisme si bien étudié
par M. le professeur Robin, l'honorable académicien a voulu établir que les communications des sinus avec le système vasculaire
n'existent pas. Je demande la permission de faire observer qu'il
a fait une certaine confusion en tout ceci. Que chez la femme à
l'état de gestation, la communication entre les sinus utérins et
le placenta ne soit pas directe, j'en demeure d'accord. Mon honorable ami M. Jacquemier l'avait déjà établi expérimentalement
dans les *Archives de médecine*, t. III, p. 165 à 194. M. Robin l'a
démontré d'une façon non moins positive (*Société de biologie*,
1857, t. IX, p. 34 à 41). Mais il faut bien se garder de continuer
à appliquer cette explication à ce qui se passe après l'arrachement
du placenta, et aussi au mode de communication des sinus avec
la circulation générale. Ce que M. Jacquemier et M. Robin ont
étudié et démontré s'applique à la terminaison périphérique des
sinus et non à leur terminaison centripète, si je puis m'exprimer
ainsi.

Ils ont, au contraire, tous les deux démontré la communication
des vaisseaux de la sérotine avec les vaisseaux utérins. M. Jacquemier établit, en effet, que les veines utéro-placentaires sont
l'exacte répétition de celles qui sont dans les parois de l'utérus,

avec lesquelles elles communiquent par les larges ouvertures de la face interne de l'utérus. Et plus loin... Les veines de l'utérus seules concourent à lui donner l'aspect d'un tissu caverneux. M. Robin, dans le mémoire que je citais, a démontré que si « une portion de la muqueuse utérine (la sérotine, moins la couche superficielle qui s'en est détachée et a été entraînée par le placenta), est retenue par l'utérus, c'est parce qu'elle est restée riche en vaisseaux distendus, sous forme de larges sinus et n'est pas caduque, au moins d'une manière immédiate. Cela tient à la fois à ce que ses vaisseaux se continuent avec ceux de la musculeuse. »

Et plus loin : « Il n'est pas rare d'apercevoir à la surface de cette couche (la sérotine modifiée par un travail que vient de décrire l'auteur) les orifices vasculaires bouchés par des caillots fibrineux bruns, rougeâtres ou un peu décolorés. Si l'on poursuit, par la dissection avec les ciseaux, ces caillots dans la profondeur de la membrane, on est conduit bientôt jusqu'aux sinus de la musculeuse utérine, pourvue de vaisseaux plus volumineux à ce niveau qu'ailleurs. On est frappé de l'aspect aréolaire, caverneux, que donnent à cette couche les anastomoses de ces larges vaisseaux une fois qu'on les a ouverts. »

Vous le voyez, Messieurs, selon M. Robin lui-même, autre chose est la surface de la sérotine quand le placenta y adhère, et cette membrane, quand le placenta est détaché, et les liens vasculaires de cette membrane avec les vaisseaux qui rampent dans le tissu musculaire de l'utérus, sont évidents pour le savant professeur. Rien ne me paraît plus exact que la description qu'il nous a donnée. Nombre de fois, dans les autopsies que j'ai faites, j'ai constaté la rigueur et la fidélité de ces détails. Les connaissances anatomiques répondent donc pleinement à la question.

En outre, si les sinus ne communiquaient pas avec la circulation générale, on ne comprendrait pas d'où vient le sang qui s'écoule à flots chez la femme qui éprouve une perte après la délivrance. Pourquoi donc, s'il n'y a pas de communication avec la circulation générale, la femme peut-elle mourir d'hémorrhagie? Pour peu qu'on ait fait quelques autopsies, on a pu, au contraire, comme je l'ai pratiqué nombre de fois moi-même, suivre de la surface placentaire à une des grosses veines qui rampent aux côtés de l'utérus et se déversent dans les veines ovariques ou dans les branches des plexus pampiniformes, le canal d'un sinus qui, pendant la vie, avait donné certainement le sang qui s'est écoulé. On comprend même difficilement la négation de ce fait. Et si vous voulez compléter vos connaissances sur les rapports que présentent entre elles, relativement à cette communauté vasculaire, les diverses parties de l'appareil génital de la femme, lisez le beau Mémoire que M. le professeur Rouget a publié sur les organes érectiles de la femme (*Journal de la physiologie* t. I, p. 320 à 341, 479 à 496, 735 à 755). Peu de travaux sont aussi intéressants, et les lumières que cette étude jette sur la pathologie des femmes en couches sont vives et précieuses.

Il y a donc communication entre la circulation générale et les sinus utérins ; et la division de ces derniers, comme aussi la rupture des implantations fibreuses du placenta, constitue bien une plaie. Il n'y a pas de peau, de muscles, de nerfs et d'os divisés, parce que l'utérus ne comporte aucune de ces parties. Mais il y a une surface inégale, saignante, qui plus tard bourgeonne, suppure, et qui constitue bien une plaie (sans os, ni nerfs), et qui la constitue au point de vue chirurgical essentiel, dès l'instant qu'une partie du système veineux est divisée violemment.

C'est avec un grand bonheur que moi qui soutenais le fait et toutes ses conséquences en 1858, comme vous le savez peut-être, j'ai vu M. Pajot défendre dans ces temps derniers l'existence de cette plaie utérine et lui donner l'appui de son talent si éclatant et si justement reconnu.

Seulement il est une proposition de cet auteur très-distingué qui nécessite une sorte de commentaire. M. Pajot [1], dans les leçons qu'il vient de faire récemment et qui ont été publiées dans la *Gazette des hôpitaux*, dit que : « En appliquant l'une contre l'autre les lèvres des vaisseaux déchirés, en rapprochant jusqu'au contact les bords de la solution de continuité déterminée par le décollement du placenta, la contraction utérine devient la cause déterminante de la cicatrisation par première intention. » Malgré toute la valeur qu'aura toujours pour moi toute opinion professée par un observateur aussi remarquable et aussi indépendant que M. Pajot, on ne peut accepter textuellement cette manière de voir. En effet, il ne me semble pas que la plaie placentaire soit dans les conditions qui permettent une véritable réunion par première intention. Elle mesure tout d'abord 15 centimètres au moins dans tous les sens. Le retrait de l'utérus en diminue certes beaucoup l'étendue. Cette contraction

____
[1] *Gazette des hôpitaux*, 25 février 1862, n° 23.

amène bien, en effet, l'accolement des lèvres des vaisseaux déchirés, et ils peuvent, eux, se cicatriser par une sorte de première intention; mais il n'en reste pas moins une surface de plusieurs centimètres en tous sens, qui constitue une plaie large, plate, et qui ne peut se cicatriser par une réunion, puisqu'il n'y a pas de lèvres de plaie à réunir. Cette surface alors doit nécessairement suppurer et se guérir après un bourgeonnement dont on observe le travail, lorsque, comme j'ai pu le faire, on examine l'utérus chez des femmes qui succombent peu de jours après la couche à des maladies accidentelles indépendantes de l'appareil génital, telles sont des phthisiques, par exemple. C'est justement cette réparation par suppuration qui détermine l'écoulement lochial avec les changements qui s'opèrent dans sa composition, écoulement qui, en dehors des cas de maladie, ne manque jamais d'exister.

Ainsi donc, il y a après l'accouchement une plaie utérine qui va suppurer, et la preuve de cette suppuration, c'est qu'il n'y a pas d'exemple d'accouchées qui n'aient pas présenté des lochies. Six jours après l'accouchement, vous voyez que cette surface n'a plus que 4 à 6 centimètres de diamètre, qu'elle est inégale, mamelonnée, bourgeonnante, et vous voyez les lèvres des bouches vasculaires accolées et au-dessous d'elles la lumière du vaisseau est oblitérée par un caillot fibrineux. Puis peu à peu ces vaisseaux reviennent sur eux-mêmes, leur calibre diminue, leur extrémité se ferme complétement; les débris de la sérotine se détachent, les bourgeons charnus s'affaissent, la surface se nettoie, devient de moins en moins étendue et finit par être lisse et par se recouvrir d'une nouvelle couche d'épithélium.

Les caractères de cette plaie, sa manière d'être et la marche que suit le travail de réparation de sa surface, tout cela présente, au point de vue pathologique, un grand intérêt. J'y reviendrai.

Mais les lochies ne sont pas uniquement constituées par du sang et par du pus. La partie de la face interne de l'utérus, qui n'est pas le siége de la plaie, a perdu son épithélium par la chute de la caduque, et le tissu utérin est alors le siége d'une sécrétion de mucus qui, en s'écoulant avec le liquide séro-purulent que fournit la plaie, donne aux lochies une apparence filante toute particulière.

Les lochies ont normalement une odeur fade et désagréable : chez quelques femmes, et plusieurs jours après l'accouchement, vers le quatrième environ, une odeur spéciale d'une fétidité extrême se développe parfois, même alors que la femme observe les précautions de la propreté la plus scrupuleuse. Ce n'est pas du tout l'odeur de la gangrène, ou la fétidité de la putréfaction. C'est beaucoup plutôt quelque chose qui se rapproche, avec exagération, de l'odeur que présente l'humeur contenue dans certains kystes sébacés. J'ai remarqué nombre de fois que cette particularité était observée surtout chez les femmes brunes, à système pileux très-développé. Chez ces femmes aussi, les diverses sécrétions, celles des aisselles par exemple, rappelaient un peu ce caractère de fétidité. L'apparition de cette odeur n'est pas d'ailleurs d'un pronostic sérieux : elle a lieu en dehors de toute influence épidémique et ne doit nullement exciter votre sollicitude. Une autre fétidité survient aussi dans des circonstances différentes que vous devez connaître. Chez certaines femmes vigoureuses, il se fait, par suite de la pression prolongée du fœtus, une mortification très-superficielle de certains points du col, du vagin et de la vulve. Ce sphacèle peu profond est facilement méconnu, et il ne produit souvent d'autres inconvénients que de donner aux lochies une nouvelle fétidité, au moment de l'élimination de l'eschare. Mais cette fétidité est toute différente de celle que j'indiquais tout à l'heure, et, sans être dangereuse, elle constitue cependant (comme vous le voyez par l'indication du mécanisme qui la produit) un accident réel, qui n'est que l'esquisse, pour ainsi dire, de celui que nous rencontrerons plus loin.

La transformation purulente des lochies se manifeste après la couche à une époque qui peut varier. Sur 37 femmes dont les suites de couches ont été régulières, je l'ai vue survenir le troisième jour 9 fois, le quatrième jour 4 fois, le cinquième jour 10 fois, le sixième jour 6 fois, du septième au dixième jour 7 fois. Enfin, sur une femme qui était dans l'état le plus régulier, c'est le seizième jour seulement que l'écoulement lochial a eu l'apparence franchement puriforme.

Des accidents légers survenus dans la couche ont paru coïncider avec un peu de retard dans l'époque de ce changement, mais la différence a surtout consisté en ceci, que chez certaines des 34 femmes de cette catégorie, il y en a eu une chez laquelle c'est au quinzième jour seulement et une au vingt-septième jour que la conversion purulente des lochies s'est opérée. Les autres chiffres plus nombreux étaient compris entre le troisième et le huitième jour, tandis que dans la série tout à fait régulière, ils l'étaient, comme vous venez de le voir, entre le troisième et le sixième. Cette apparence purulente des lochies va ensuite en se modifiant graduellement. Comme la suppuration d'une plaie, l'écoulement lochial diminue graduellement; le pus est de moins en moins abondant, jusqu'à ce que tout écoulement soit supprimé ou qu'il ne reste plus qu'une perte blanche, toute vaginale, dans laquelle les leucocytes sont peu nombreux.

L'époque de la cessation des lochies est fixée du vingtième au trentième jour en moyenne dans les différents traités spéciaux. Il y a encore ici de grandes variétés, et les chiffres que j'ai recueillis ne sont pas entièrement d'accord avec ces indications. Ainsi sur 146 femmes que j'ai pu garder assez longtemps à l'hôpital pour cela, j'ai recherché avec soin l'époque de la cessation des lochies; 40 de ces femmes ont eu des couches les plus régulières, et chez elles les lochies se sont supprimées du troisième au dix-septième jour. Les chiffres les plus forts 11, 7, 4, se sont trouvés pour le troisième jour, le sixième jour et les septième et neuvième jour. 86 ont éprouvé quelques accidents légers, et la suppression définitive des lochies a eu lieu entre le troisième et le trente-neuvième jour. Les chiffres les plus élevés, 14 et 13, étant fournis par le huitième, le neuvième et le dixième jour.

Vous le voyez, il y a de grandes différences, et il n'y a aucune gravité dans cette suppression des lochies en elle-même. C'est dans la coïncidence des symptômes fâcheux que gît le danger, et cela est si vrai, qu'il s'en faut de beaucoup, comme je vous le dirai, que la cessation des lochies soit observée chez des femmes atteintes des symptômes les plus graves. Je les ai vues, au contraire, alors diminuer sensiblement, mais persister encore, et je les trouve notées, mais peu abondantes, par exemple, chez des femmes mortes seulement le treizième et le seizième jour après leurs couches.

Avant de disparaître, les lochies présentent, au point de vue de leur constitution et de leur couleur, quelques particularités qu'il est utile de bien connaître. Ainsi quelquefois vers le sixième jour, quelquefois plus tard, elles redeviennent sanguinolentes. Le sang est mêlé au pus, ou même il est pur. Ce léger trouble n'a pas en général de gravité, il provient tantôt de ce que la femme a fait quelque mouvement imprudent, ou bien de ce qu'elle s'est levée, tantôt enfin elle a commis quelque écart de régime alimentaire. Sachez aussi, car il vous faut savoir ces honteuses faiblesses pour les écarter et les proscrire, que cet écoulement sanguin pourra être le résultat du coït ou de la masturbation. Dans tous ces cas, il se passe ce que l'on observe chez un blessé sous les mêmes influences, c'est-à-dire une stimulation de la plaie en voie de réparation, une sorte de gonflement des bourgeons vasculaires, comme on l'observe encore sur un vésicatoire dans des circonstances analogues ou sous l'influence d'une irritation mécanique. Cet écoulement sanguin n'est pas grave, si les causes qui l'ont produit cessent et si l'excitation est restée dans des limites modérées ; autrement il pourrait n'être plus le seul phénomène, et comme chez un blessé, en semblable occurrence, la fièvre pourrait s'allumer, et une série de symptômes fâcheux pourrait se produire.

Enfin j'ai vu, à une époque beaucoup plus avancée de la couche, le même écoulement sanguin se produire, et dans ces cas, il ne semblait plus devoir être rapporté aux influences que je vous indiquais. Il venait au milieu des lochies abondantes encore composées de pus, mais diffluentes, et chez des femmes épuisées par de mauvaises conditions hygiéniques ou dans un état de cachexie, chez des tuberculeuses par exemple. De même vous voyez quelquefois, chez des individus placés dans des conditions analogues, les plaies extérieures fournir des hémorrhagies qui se rattachent alors à un état anémique. Ici encore il faut la coexistence de phénomènes utérins, péritonéaux ou de symptômes généraux graves pour constituer une menace sérieuse.

Les lochies se prolongent souvent, a-t-on dit, et je vous ai montré que chez certaines femmes, ayant éprouvé quelques accidents légers, l'écoulement puriforme n'avait cessé que vers le trente-neuvième jour, tandis que le seizième était le terme le plus éloigné chez celles qui avaient offert des couches régulières. Il y a lieu de rechercher, chez les femmes qui présentent un écoulement lochial, s'il n'existe pas dans l'état organique de l'utérus quelque modification particulière qui puisse rendre compte de ces différences. Il y a en effet, Messieurs, une particularité sur laquelle l'attention n'a pas, selon moi, été suffisamment éveillée : je veux parler de la déchirure, ou, pour mieux dire, des déchirures du col utérin. Cet accident est assez fréquent, et pour vous en convaincre, vous n'avez qu'à examiner cet organe, comme je l'ai fait chez un certain nombre de femmes. Vous constaterez alors que le pourtour du col présente plusieurs petites fentes assez analogues à ce que seraient de petits débridements pratiqués sur plusieurs points de son orifice. La plaie utérine n'est donc pas la seule, et ces déchirures peuvent avoir parfois une grande importance; elles sont d'habitude cicatrisées en même temps que la plaie utérine. Mais quelquefois la cicatrisation de la plaie du col se fait attendre plus longtemps que celle de la face interne de l'utérus, entretenue qu'elle est par l'écoulement qui baigne cet orifice ainsi déchiré, et c'est à elle souvent que l'on doit rapporter la prolongation de la durée des lochies. J'ai eu aussi l'occasion d'observer une femme chez laquelle, à la suite d'un accouchement difficile, les lochies durèrent très-longtemps avec la forme purulente; en en cherchant la cause, je vis bientôt que, en même temps que le col avait été déchiré, de longues portions du vagin avaient été mortifiées superficiellement, l'élimination de ces eschares étendues et superficielles, comme aussi la cicatrisation des plaies qui leur étaient consécutives, expliquaient facilement la prolongation de l'écoulement lochial.

Enfin, Messieurs, faites bien attention à la forme du tempérament chez vos malades, et vous verrez que souvent ces lochies prolongées ont eu lieu chez des femmes lymphatiques. Chez elles, la plaie utérine et les plaies du col utérin donnent lieu à ces suppurations intarissables, comme on le voit, pour les blessures et même pour les simples vésicatoires chez les sujets de cette forme de tempérament.

Vous le voyez, l'étude attentive des lochies, de leur nature et de leur marche, confirme pleinement la similitude que je vous signalais entre la femme en couches et le blessé, puisque les conditions de cet écoulement sont absolument les mêmes que celles de l'écoulement qui se produit à la surface d'une plaie en réparation cicatricielle, et que les mêmes influences produisent dans l'un et l'autre cas des effets entièrement semblables.

II

Quand je vous parlais dans notre dernière conférence, Messieurs, des changements successifs qu'éprouvent les lochies et des caractères divers qu'elles présentent dans leurs diverses phases, je vous ai signalé un écoulement sanguin qui peut se montrer assez

longtemps après les couches, alors que les lochies sont encore purulentes, et nous avons recherché à quelles influences on devait
rattacher cette petite hémorrhagie qui, vous vous le rappelez, est
liée au bourgeonnement de la plaie utérine. Vous verrez souvent
les femmes ou les personnes qui les entourent présenter ces écoulements sanguins comme le retour des règles. Vous savez que vous
ne devez pas accepter une semblable interprétation. C'est seulement six semaines, parfois deux mois ou même trois mois après la
couche que les règles véritables se reproduisent lorsque la femme
ne nourrit pas. La lactation, en effet, empêche pendant sa durée
le rétablissement des fonctions menstruelles, mais cependant l'é-
poque du retour des règles chez les femmes qui ne nourrissent
pas, comme leur suspension pendant toute la lactation, peuvent
offrir de grandes irrégularités. Ainsi, pour ce qui est de ce dernier
fait, vous verrez souvent des femmes chez lesquelles les règles se
rétablissent vers le cinquième ou sixième mois de la lactation,
sans que le retour de cette fonction nuise en rien à la santé de la
femme ou à celle de l'enfant.

Quant aux femmes qui ne nourrissent pas, l'époque de deux ou
trois mois, pour le retour des règles, peut être de beaucoup dé-
passée. Votre attention doit être alors vivement éveillée, et vous
devez rechercher quelle cause peut avoir ainsi enrayé cette importante fonction. Vous trouverez à ce sujet des circonstances d'un
ordre et d'une valeur bien différents. Ainsi, la femme peut être
devenue enceinte de nouveau avant le rétablissement de la fonction
qui nous occupe en ce moment. Les faits de ce genre sont loin d'être
rares, quelle que soit la condition sociale de la femme. C'est là une
circonstance qui, sans être très-fâcheuse, est cependant regrettable.
Ailleurs, vous constaterez un travail pathologique local se développant sur un organe voisin de l'utérus, tels sont les phlegmons
péri-utérins, les altérations des ovaires, les péritonites chroniques
localisées. Vous comprenez facilement que de telles maladies en-
travent sensiblement les fonctions utérines. Mais ne bornez pas
vos recherches aux parties voisines de l'appareil utérin. Le travail
morbide est souvent beaucoup plus éloigné, et votre premier devoir est alors d'examiner scrupuleusement l'état du poumon. Il
n'est pas rare en effet de trouver dans une affection tuberculeuse
de cet organe l'explication du retard constaté. Rappelez-vous que
la grossesse a la plus fâcheuse influence sur l'évolution des tubercules pulmonaires qu'elle hâte notablement. Vous verrez malheu-

reusement trop souvent des femmes, qui n'avaient offert jusqu'alors aucun signe de phthisie pulmonaire, se remettre mal de
leurs couches et arriver graduellement à un état grave, dont l'absence du retour des règles aura été parfois le premier signal.

Enfin, une autre influence, heureusement moins grave, peut
aussi avoir pour conséquence l'absence des règles après l'accouchement, pendant un délai bien plus long que celui que je vous ai indiqué : je veux parler de la chloro-anémie. Vous n'ignorez pas que
cet état est habituel chez la femme pendant la grossesse, que c'est
à lui que doivent être rapportés les troubles divers, considérés jadis
comme la conséquence d'une pléthore gratuitement admise dans ce
cas. Rien n'est plus simple au reste que l'appauvrissement d'une
organisation qui a été chargée de fournir au développement d'un
autre être. Mais, en outre, la perte de sang qui accompagne l'accouchement vient encore aggraver cette tendance chloro-anémi-
que, et, pour peu que la perte ait été un peu considérable ou que
la constitution ait été déjà un peu anémiée, l'état chlorotique peut
arriver à de telles proportions, que l'aménorrhée constitue un de
ses symptômes les plus vivement exprimés. Mais, sachez-le bien,
il n'est souvent pas très-facile, dans ce cas, de démêler à quelle
influence on a affaire, et plus d'une fois vous resterez inquiets
quand vous verrez le retour des règles manquer chez une femme
offrant tous les sigues de la chlorose, pour peu qu'elle présente
quelques symptômes propres à faire craindre l'existence de tubercules pulmonaires. Redoublez alors d'attention, ne craignez pas
de multiplier les examens directs, et sachez qu'en pareille occurrence il faut aller, dans l'emploi des préparations ferrugineuses,
plus doucement que dans les cas où les fonctions pulmonaires
ne sont nullement en cause.

Je vous ai indiqué encore, Messieurs, dans notre dernière conférence, le volume que présentait l'utérus après l'accouchement ;
voyons maintenant ce que devient cet organe et recherchons
les modifications qu'il subit et la cause de ces divers changements. Comme je vous l'ai dit, le volume de l'utérus diminue
tout d'abord par le fait de la contraction même de l'organe.
La conséquence immédiate de cette contraction, vous le savez,
est l'occlusion des bouches vasculaires, l'arrêt de l'hémorrhagie et
le rétrécissement de la plaie placentaire. La surface d'insertion
qui offrait tout d'abord de 12 à 15 centimètres se trouve réduite
à 4 ou 6. Telle est la cause primitive de la diminution de volume

de l'utérus, comme je vous l'ai dit. Il reste encore cependant, avec les dimensions que j'indiquais plus haut, 12 centimètres sur 14 environ ; mais il subit graduellement une nouvelle diminution. Comme vous le savez, Messieurs, il y a alors résorption graduelle des produits développés dans la trame même du tissu utérin pendant la grossesse. M. Robin a étudié avec son talent et son exactitude habituels ce travail de résorption des éléments utérins. Il a constaté qu'au terme de la grossesse l'utérus présente trois éléments notablement développés, savoir : des fibres cellules, des granulations graisseuses et une matière amorphe. C'est sur ces éléments que l'absorption s'exerce pour diminuer le volume de l'utérus. Ce mouvement n'offre pas tout à fait le même caractère sur les diverses faces de l'utérus. Ainsi, tandis qu'à la surface péritonéale les divers éléments, surtout les fibres cellules, diminuent seulement de volume dans une très-forte proportion sans disparaître entièrement, les fibres cellules de la face interne deviennent graisseuses et disparaissent tout à fait en même temps que les autres granulations graisseuses et que la matière amorphe. Les éléments se condensent donc en quelque sorte à la face externe, et ils disparaissent à la face interne. M. Robin a constaté en outre que les nerfs de l'utérus sont plus gros pendant la grossesse que dans l'état physiologique opposé. L'augmentation du volume tient surtout à celle du névrilemme, mais on peut considérer aussi que les tubes nerveux sont devenus plus gros d'un sixième environ. (*Société biolog*, t. V, 1853, p. 71.) Cette augmentation disparaît aussi graduellement en même temps que les autres éléments s'amoindrissent ou se résorbent. Enfin, les vaisseaux si développés reviennent également à un plus petit calibre, et leur disposition se rapproche alors de celle du tissu érectile à l'état de vacuité.

On admet généralement que l'utérus disparaît derrière le pubis du huitième au douzième jour ; mais il y a une grande divergence d'opinion à ce sujet. C'est que ce retrait de l'organe, même chez les femmes qui ne présentent aucun symptôme de maladie, est assez variable. J'ai cherché à m'éclairer sur ce point à l'aide des observations que j'ai recueillies à l'hôpital Beaujon pendant les années 1858, 59, 60 et 61. Dans ces faits j'ai choisi ceux qui n'ont trait qu'à des femmes chez lesquelles on n'a pu constater aucune espèce d'accident ; le volume de l'utérus a été noté 938 fois avec rigueur, et voici les résultats obtenus. Les femmes qui ont fait le sujet de ces diverses observations peuvent être rangées en trois catégories, à propos du jour de leur sortie, moment où le dernier examen a été possible. La première renferme 385 femmes, qui sont sorties six jours après leur accouchement : sur ce nombre, 127 ne présentaient plus l'utérus perceptible au-dessus du pubis; chez 105 il était petit et ne pouvait être senti que très-difficilement; enfin, chez 153 de ces femmes, l'utérus était encore assez volumineux.

Dans la seconde catégorie, la sortie n'a eu lieu que le neuvième jour : sur 396 femmes qui ont été dans ce cas, l'utérus n'était plus perceptible 215 fois; chez 105 il était très-petit, enfin, sur 76 il était encore volumineux.

157 sont sorties le quinzième jour : 117 fois on ne sentait plus l'utérus; 14 fois il était très-petit, et 26 fois il était encore volumineux. Si maintenant, pour avoir une vue plus générale, on réunit dans chaque catégorie les cas dans lesquels l'utérus était entièrement disparu derrière le pubis, à ceux dans lesquels cet organe était si peu volumineux qu'on pouvait le considérer comme ayant subi un retrait presque comparable à celui des exemples précédents, on voit que : sur 385 femmes sorties le sixième jour, l'utérus était disparu ou presque disparu 232 fois, et que 153 fois il avait conservé un volume considérable; que chez celles qui quittèrent l'hôpital le neuvième jour, les deux premiers chiffres constituent un total de 320 sur 396, tandis que le chiffre qui représente les cas dans lesquels l'utérus était volumineux est seulement de 76; et qu'enfin, à quinze jours, sur 157, on trouve pour les deux premiers chiffres le total de 131 et 26 seulement pour le dernier. Et, en réunissant en deux nombres seulement, on voit que, sur 938 femmes sortant de l'hôpital du sixième au quinzième jour, on ne pouvait plus sentir l'utérus au-dessus du pubis 683 fois, tandis que 255 femmes avaient encore, au moment de leur sortie, l'utérus notablement volumineux. Mais si cet organe disparaît plus ou moins complétement derrière le pubis, il n'en faut pas conclure que, lorsqu'il en est ainsi, toutes les modifications imprimées à son volume et à sa structure par suite de la grossesse, ont disparu, ce serait là une erreur; car l'utérus ne revient à son état tout à fait normal qu'un mois ou six semaines après l'accouchement, et il faut bien savoir que, même alors qu'il est rentré dans l'état physiologique le plus complet, l'utérus est encore plus volumineux qu'avant la conception, et qu'il faut des an-

nées sans nouvelle grossesse pour qu'il rétrograde à son volume premier.

A quoi doit-on rapporter ces variations dans le retour de l'utérus à son volume normal ? Il est assez difficile de l'expliquer, d'autant plus que, parmi les femmes qui ont conservé longtemps un volume notable, un certain nombre étaient primipares. Chez elles on ne pouvait donc pas invoquer l'influence d'une grossesse antérieure, circonstance probablement favorable à cette lenteur du retrait ou pour mieux dire de la diminution du volume de l'utérus. Les différences que nous signalons ici tiennent bien évidemment à des influences tout individuelles, en vertu desquelles la résorption est moins active chez certaines femmes.

Ce fait doit nous arrêter encore un moment. On a en effet attaché une certaine importance à ce volume persistant de l'utérus sur lequel M. Jules Guérin a particulièrement insisté dans la discussion de 1858 à l'Académie de médecine (séance du 1er juin). L'honorable académicien, Messieurs, a eu bien raison, quand il a rappelé que chez les femmes présentant des phénomènes graves, l'utérus restait toujours volumineux pendant longtemps. Cela est parfaitement exact, je l'ai constaté pour ma part sans aucune exception. Mais, quant au rôle qu'il fait jouer à ce volume permanent de l'utérus pour la production des accidents, je ne saurais l'accepter. Pour ce savant académicien, l'utérus, en restant volumineux par inertie, permettrait l'introduction de l'air dans sa cavité, ce qui transformerait la plaie utérine en une plaie exposée, au lieu d'une plaie fermée qu'elle représenterait dans les autres cas. Mais qu'il me permette de lui faire observer que, même alors qu'il reste volumineux, l'utérus n'est pas pour cela réellement inerte. Comme je vous le montrais tout à l'heure, ce n'est pas la contraction mais l'absorption qui doit opérer la seconde diminution du volume de l'utérus, si je puis m'exprimer ainsi. C'est elle qui fait défaut dans les cas indiqués, et il n'y a pas là inertie, manque de contraction, mais absence ou lenteur de l'absorption. A ce moment, l'effet de la contraction est assez complet pour permettre la fermeture de l'organe à l'air extérieur. Ses parois, même alors qu'elles restent volumineuses, sont presque en contact, et je ne saurais comprendre, même en présence de l'expérience que rapporte l'honorable académicien, comment l'air extérieur pourrait s'introduire dans l'utérus ou même dans le vagin. Est-ce que, à l'état normal, l'air entre habituellement dans ce dernier conduit ? Je ne vois pas d'ailleurs quelle force pourrait pousser l'air jusque dans la cavité utérine qui contient encore des liquides sécrétés à son intérieur. Enfin, c'est ici que les faits que je vous indiquais tout à l'heure, d'après les observations que j'ai faites à l'hôpital Beaujon, prennent une valeur réelle. 255 femmes présentaient un utérus volumineux à un moment postérieur à l'accouchement, et elles n'ont jamais éprouvé aucun signe de maladie. Je sais bien qu'on pourrait dire que 153 d'entre elles sont sorties le sixième jour et que les accidents auraient pu se développer ultérieurement, mais je vous ferai remarquer que chez elles la santé était parfaite, que plusieurs que j'ai revues ultérieurement ont affirmé que leur bonne santé ne s'était pas démentie, et enfin, je vous rappellerai que 26 de ces femmes, conservées aussi long-temps que possible, n'ont quitté l'hôpital que le quinzième jour, sans avoir présenté le moindre signe de maladie, alors que, à ce quinzième jour, l'utérus était encore très-volumineux. Ces observations me semblent peu favorables à la théorie de M. Jules Guérin, qui, à cela près, est tout à fait dans le vrai, selon moi, quand il soutient le point de départ purement utérin des accidents qu'il a d'ailleurs si bien étudiés.

Ainsi, Messieurs, le retrait graduel de l'utérus est la loi, mais une loi qui n'est pas sans exceptions, et il n'y a rien à inférer de fâcheux en présence de ces dernières quand aucun phénomène morbide ne se développe, et parmi tous, laissez-moi insister sur la nécessité de la souplesse et de l'indolence des annexes, condition indispensable de l'état normal.

J'arrive maintenant, pour compléter le tableau des suites des couches normales, à l'étude d'un ordre de phénomènes pour lequel il semblerait qu'ait été prononcé ce mot fameux, *tradidit mundum disputationi eorum.* Je veux parler de la fièvre de lait.

L'existence de cette fièvre a été niée par des accoucheurs fort distingués, qui ont vu, dans les accidents qui la caractérisent, un commencement de maladie, mais non une conséquence de l'établissement de la sécrétion du lait. Je ne crois pas cette opinion plus fondée que celle de M. Cruveilhier, qui considère que le mouvement fébrile, désigné sous le nom de fièvre de lait, n'est autre chose que la réaction déterminée par la plaie utérine, une sorte de fièvre traumatique. Cette manière de voir s'appuie sur un fait physiologique généralement admis maintenant, savoir que les modifications qui se montrent dans les glandes mammaires ont leur point de départ dans les modifications que subit l'utérus. Mais cette influence réflexe de l'utérus peut être parfaitement acceptée sans que cela établisse le moins du monde que le mouvement fébrile observé soit le fait du traumatisme utérin et que la sécrétion lactée n'y soit absolument pour rien. Pour admettre cette opinion, il faudrait qu'il fût démontré que le mouvement fébrile est subordonné à la gravité et à l'intensité du traumatisme et qu'il n'est nullement en rapport avec le mouvement lacté. Or, pour le premier point, rien n'est moins établi. On voit, par exemple, tous les jours (et j'ai en ce moment un exemple sous les yeux) des femmes chez lesquelles le travail a été des plus faciles, chez lesquelles il n'existe aucune trace d'accidents ultérieurs à la couche et qui éprouvent les accidents de la fièvre de lait avec une extrême intensité.

Tout en rattachant la présence du mouvement fébrile à l'acte de la sécrétion mammaire, j'accepte tout à fait que le point de départ de ce mouvement mammaire réside dans les modifications utérines. Les phénomènes à toutes les époques de la vie de la femme démontrent cette subordination. Remarquez, en effet, que c'est au moment où l'activité fonctionnelle de l'utérus s'éveille que les mamelles commencent à se développer. Premier fait qui démontre cette corrélation organique. Mais allons plus loin, Messieurs, et nous allons voir les mouvements mammaires se proportionner à peu près constamment aux actions utérines. Ainsi, chez presque toutes les femmes, l'époque menstruelle est signalée par une chaleur, parfois même par une douleur des seins, qui quelquefois prennent momentanément plus de volume. L'utérus arrive-t-il à un plus haut degré de fonction par le fait de la grossesse, vous voyez en même temps les mamelles arriver à un plus haut degré de fonction, et chez beaucoup de femmes, une sécrétion presque lactée se manifestera pendant la grossesse. J'ai étudié ce dernier phénomène sur 471 femmes. Voici en quoi il consiste : Les seins sont le siége d'une sensibilité particulière que la femme caractérise par le mot de mouvements éprouvés dans la glande, laquelle prend un développement graduellement croissant, en même temps que s'échappe par le mamelon un liquide épais, blanchâtre, qui tache le linge de plus en plus. L'époque à laquelle ce mouvement se manifeste est variable. Ainsi, sur les 471 femmes dont je vous parlais, 25 fois il a commencé avec la grossesse, et il a duré autant qu'elle; 18 fois il a commencé le deuxième mois, 37 fois le troisième, 58 fois le quatrième, 83 fois le cinquième, 80 fois le sixième, 79 fois le septième, 42 fois le huitième, et 40 fois seulement pendant le cours du neuvième mois. La présence de la sécrétion a été notée les 38 autres fois sans indication rigoureuse du mois où elle a commencé, les femmes n'ayant pas fait de remarques précises.

Enfin, pour clore la série de ces actions réflexes, alors que l'utérus termine sa fonction, et qu'il est le siége d'actes violents, les changements mammaires se développent dans toute leur plénitude.

A quel moment, après l'accouchement, s'éveille ce mouvement? J'ai recherché sur 974 femmes l'époque précise à laquelle se montrait la montée du lait. Je l'ai vu commencer 22 fois le premier jour de l'accouchement, 170 fois le deuxième jour, 347 fois le troisième, 266 fois le quatrième, 100 fois le cinquième, 22 fois le sixième, 5 fois le septième jour, 4 fois le huitième et 1 fois le onzième seulement.

Un frisson d'intensité variable signale d'ordinaire la sécrétion du lait. Ce frisson peut être à peine marqué, ou durer jusqu'à trois quarts d'heure avec une force assez grande. Dans ce dernier cas, il peut causer de vives inquiétudes et être confondu tout d'abord avec ces frissons indices d'accidents sérieux que je vous ferai connaître bientôt. Mais vous vous rassurerez, lorsque vous constaterez la présence vers les seins du mouvement dont je vais vous donner les caractères, mouvement qui manque d'ordinaire quand se développent les accidents que l'on redoute. Cette coïncidence du développement mammaire avec la fièvre est en effet, Messieurs, un fait qui doit appeler toute votre attention, et vous ne devrez jamais vous laisser aller à accepter ces théories mises parfois en avant et d'après lesquelles on admet une fièvre de lait véritable sans mouvement lacté, comme on admet des varioles sans éruption. Rien de semblable n'existe dans l'espèce, et vous devrez chercher partout, et surtout dans les organes génitaux ou dans l'abdomen, la cause d'un mouvement fébrile qui se montrera sans développement mammaire coïncident. Cependant, malgré cet indice rassurant, veillez bien attentivement quand la fièvre de lait débute sous forme d'un violent frisson. La fièvre suit, en effet, ce frisson du début. On a dit, et M. Pajot a établi, que rarement elle élevait le pouls au-dessus de 100 pulsations. Cela est généralement exact; mais, sachez-le bien, il est des femmes chez lesquelles l'appareil fébrile est bien autrement intense. Je comptais par exemple

130 pulsations, ce matin, chez une jeune femme de mes clientes chez laquelle la couche est très-régulière. C'est son quatrième enfant, et pour les trois premiers, les accidents fébriles de la montée du lait ont été aussi violents que cette fois, sans que rien de fâcheux soit survenu. Ce sont là des exceptions, des susceptibilités particulières, et généralement le pouls ne s'élève pas beaucoup au-dessus de 96 à 100. Mais la peau est extrêmement chaude, la langue est pâteuse et blanchâtre, l'urine est de couleur fébrile. Enfin, souvent les lochies subissent un peu de diminution quant à leur quantité, et c'est surtout à ce moment qu'elles deviennent purulentes.

Pendant ce temps que se passe-t-il du côté des seins? Ils deviennent volumineux, mais non par un mouvement immédiat. On y sent d'abord des cordons durs, tendus, douloureux à la pression : on dirait une angioleucite. Quelquefois même on constate sur la peau l'existence de stries rougeâtres. Ces cordons, ce sont les vaisseaux galactophores. Puis la totalité de la mamelle se gonfle et la tuméfaction est quelquefois très-prononcée. Je vois dans ce moment une dame qui est accouchée depuis trois jours ; les seins sont tellement volumineux, qu'elle est obligée de tenir les bras écartés du tronc. Bientôt la sécrétion s'accomplit, le lait s'écoule plus ou moins abondamment. L'écoulement est continu, quelques femmes en sont inondées ; si vous pressez le sein, il se fait chez plusieurs d'entre elles un véritable jet de lait. Puis, après deux ou trois jours, le volume des seins diminue ; si la femme ne nourrit pas, le lait se tarit, et à peu près vers le cinquième ou sixième jour, les mamelles se dégonflent notablement. Cependant il est des femmes chez lesquelles le mamelon fournit une sécrétion notable pendant douze ou quinze jours. Quant au mouvement fébrile, il tombe au moment où le lait s'écoule avec facilité, c'est-à-dire qu'il dure rarement plus de deux jours ou trois jours à peine, diminuant d'intensité à mesure qu'il se prolonge et ne persistant souvent que pendant un seul jour. Quelquefois vous verrez la sécrétion mammaire, après avoir cessé, reparaître de nouveau. Ces reprises effrayent parfois beaucoup les femmes, à cause des préjugés qui règnent encore sur le lait et les conséquences de cette sécrétion. Ne soyez pas alarmés. Ce retour de sécrétion est souvent lié à une excitation génitale et n'a aucune gravité, mais il est une nouvelle preuve que la mamelle entre en action réflexe sous l'influence de l'utérus. Habituellement le cortége des symptômes généraux est en rapport avec le développement des seins et avec la poussée lactée. Cela montre déjà clairement que la fièvre est sous la dépendance des actions mammaires et non sous celle du traumatisme utérin. Mais ce qui le démontre bien plus clairement encore, c'est que ces phénomènes sont moins marqués chez la femme qui nourrit : elle fait, en effet, dégorger son sein à mesure que le lait est sécrété, et chez elle, en même temps qu'il y a moins de tuméfaction mammaire, la fièvre est moins vive ; toutefois, et comme pour surcroît de preuve, vous verrez des exemples, et ils sont fréquents, dans lesquels, bien que la femme nourrisse, la montée du lait est tellement supérieure à ce que consomme l'enfant, que les seins se tuméfient considérablement, la fièvre alors s'allume comme si la femme n'était pas nourrice. Pour ma part, j'ai vu un grand nombre de faits de ce genre à l'hôpital Beaujon. Ce travail, au moment où il s'établit dans la mamelle, rend cet organe d'une très-grande susceptibilité, et il est bon d'attirer votre attention sur ce point. Alors, en effet, les femmes sont exposées aux abcès du sein : ces abcès sont quelquefois la suite d'un refroidissement ou d'une pression subie par les mamelles. Vous recommanderez les plus grandes précautions et vous ordonnerez de supprimer toutes compressions, qu'elles soient produites par des chemises plus ou moins garnies, par des bandages ou par toute autre cause. Dans la pratique de la ville, vous aurez quelquefois à lutter contre les préjugés les plus étranges, contre les coquetteries les plus insensées ; mais faites-y bien attention, soyez fermes ; et sachez que votre résistance doit être d'autant plus vive que ces abcès sont un accident toujours pénible et qui même peut entraîner des conséquences assez sérieuses.

C'est aussi à cette époque, comme je vous l'ai dit dans notre dernière conférence, que les lochies diminuent d'abondance et deviennent purulentes pour reprendre plus d'abondance quand le lait se tarit. Aussi le vulgaire, qui traduit les faits à sa façon, a-t-il dit, en voyant les lochies devenir blanchâtres et plus abondantes que le lait dont l'écoulement diminuait par la mamelle, se mêlait aux lochies et s'écoulait par en bas. Ce qui l'a confirmé dans ces idées, c'est que certains médecins ont parlé et même parlent encore de métastases laiteuses. On ne saurait accepter, Messieurs, ce prétendu voyage du lait, qui ne peut exister que dans la mamelle et qui n'en peut sortir à l'état de lait que par le mamelon. Si les lochies deviennent purulentes et plus abondantes au moment où le lait tarit, c'est que la plaie de l'utérus reprend son activité réparatrice un moment détournée par l'action prépondérante de la mamelle et que le temps de la suppuration de sa surface est arrivé.

Il est des femmes chez lesquelles vous verrez la sécrétion lactée manquer complétement. Tantôt ce sont de pauvres organisations qui languissent dans un état profond d'anémie qu'ont déterminée les excès ou la misère et à qui le développement de leur enfant a dérobé le peu de forces qu'elles possédaient ; tantôt ce sont des femmes atteintes de maladies graves, comme des affections tuberculeuses très-avancées ou d'autres lésions profondes. Chez ces femmes, le travail pathologique empêche la sécrétion lactée, que la faiblesse de l'économie favorise peu. Aucun mouvement ne se produit vers les mamelles desséchées et flétries auxquelles leur enfant se suspend en vain. Enfin il est d'autres femmes chez lesquelles ni l'une ni l'autre des causes que j'énumère ici ne peut être invoquée et chez lesquelles la sécrétion lactée fait à peu près défaut. Je connais une dame chez laquelle, à deux couches successives, aucun travail n'a existé qui représentât la lactation, aucune fièvre n'a été perçue. C'est cependant une femme d'une excellente santé. Mais blonde, à fibres molles, elle est, quoique jeune, d'un embonpoint excessif, et dans ses seins volumineux il n'existe en quelque sorte que du tissu adipeux sous lequel la glande mammaire, comme étouffée et atrophiée, ne peut plus faire aucun effort sécrétoire.

Lorsque la lactation s'est établie chez une femme d'une constitution ordinaire et qui allaite son enfant, cette fonction suit son cours régulier ; mais que des altérations pathologiques se montrent du côté des voies utérines, immédiatement alors le lait se tarit ; c'est là un des premiers phénomènes observés, et il a une grande valeur. Vous ne devez pas accepter ici non plus qu'il se soit fait une métastase laiteuse. Si le lait se tarit chez une femme qui est prise d'une affection aiguë au moment où existe chez elle la sécrétion mammaire, c'est là un phénomène de révulsion, et le *duobus doloribus* d'Hippocrate est la véritable explication du fait sans qu'il soit besoin de mettre en avant une théorie métastatique. Le lait disparaît quand d'autres organes s'altèrent, comme vous voyez un eczéma, un psoriasis s'effacer, lorsque, chez un sujet atteint de ces éruptions, il se manifeste accidentellement une affection phlegmasique quelconque. Que la phlegmasie cesse, les éruptions se reproduisent comme la sécrétion lactée reparaît quand la complication, quelle qu'elle soit, se suspend et se guérit. Cette explication est simple, elle repose sur des faits exacts, et je ne vois pas qu'il soit nécessaire d'invoquer ici une métastase. Repoussez donc, Messieurs, ces théories de laits répandus, de laits déplacés : ce sont des interprétations erronées, des hypothèses inutiles qui ne reposent sur aucun fait bien observé. La connaissance des actions réflexes et de la révulsion qui s'y rattache permet une bien meilleure interprétation.

III

Je vous ai présenté, Messieurs, dans les deux conférences qui précèdent, le tableau des symptômes qu'offrent les femmes chez lesquelles aucun état morbide ne suit l'accouchement. Malheureusement les couches ne marchent pas toujours aussi régulièrement que je vous l'ai fait voir dans nos deux dernières conférences. Dans un certain nombre de cas, il survient des accidents qui se terminent trop souvent par la mort.

Et si l'on recherche sur les femmes qui meurent ainsi les altérations anatomiques matériellement saisissables, on trouve, comme chez la malade que vous avez vue succomber dans notre salle Saint-Charles, et à propos de laquelle je traite avec vous ce sujet, des lésions complexes qui toutes, remarquez-le bien, se rapportent aux organes génitaux ou aux parties qui sont plus ou moins en relation avec cet appareil. Nous allons, si vous le voulez bien, Messieurs, étudier ces diverses lésions une à une, puis nous examinerons ensuite la façon dont elles se combinent. Cette combinaison, sachez-le bien, est un fait des plus importants. C'est pour ne pas avoir démêlé avec assez de soin la part de chacun de ces éléments, l'influence qu'ils ont les uns sur les autres et la physionomie que ce mélange d'influence vient imprimer aux manifestations symptomatiques, qu'on a émis sur les maladies des femmes en couches des opinions qui me paraissent mal établies. Tous mes efforts dans ces conférences seront consacrés à vous démontrer que la maladie que l'on a considérée comme une entité, et que l'on a désignée sous le nom de *fièvre puerpérale*, n'existe pas à titre de maladie spéciale bien délimitée, comme espèce morbide distincte, mais qu'elle n'est autre chose que la réunion de plusieurs affections qui, par la combinaison de leurs lésions, de leurs symptômes et de leurs influences pathologiques réciproques, prennent une physionomie différente à plusieurs égards de celle que chacune d'elles offre quand elle est isolée. Comme vous le verrez, c'est sans difficulté que les symptômes peuvent être rattachés aux lésions et sans rien changer aux procédés d'analyse pathologique que nous employons pour d'autres maladies qui sont plus simples et aux faits desquelles je ferai souvent appel.

Je souhaite vivement et j'espère un peu vous faire partager sur ce point la fermeté de mes convictions. Elles sont nées de la simple observation des faits. Imbu d'abord des idées que je n'accepte plus, j'ai été amené par leur insuffisance pour m'expliquer ce que j'observais, à étudier la question de nouveau, en faisant table rase de ce que j'avais appris, et en recherchant, comme pour des faits tout à fait inconnus, le véritable mécanisme par lequel les symptômes que je notais étaient produits. Sept années ont été employées à cette étude, et plus je suis avancé, plus la question s'est éclaircie pour moi. Je m'efforcerai de vous la présenter telle que je la vois, vous la trouverez claire, j'en suis sûr, quand nous aurons démêlé ensemble les expressions un peu complexes qu'elle présente.

Commençons donc l'étude des lésions ; elle pourra servir de base à notre analyse. Un point qui frappe tout d'abord quand on pratique l'autopsie d'une femme chez laquelle la mort est survenue après les couches, c'est le volume considérable qu'a conservé l'utérus. Loin d'être revenu sur lui-même, comme il devrait l'être après le temps qui s'est écoulé depuis l'accouchement, il n'a subi qu'un retrait fort minime et est resté à peu près ce qu'il était immédiatement après l'accouchement. Il peut présenter alors 14 à 15 centimètres du fond à la naissance du col, et autant à peu près d'une corne à l'autre, en même temps qu'il offre 4 à 6 centimètres d'épaisseur. Vous comprenez tout de suite facilement, Messieurs, pourquoi et comment cet organe a conservé un tel volume, c'est que, devenu le siége d'altérations graves que nous étudierons tout à l'heure, il n'a pas subi la résorption des matériaux qui devaient disparaître par le mécanisme que j'ai étudié avec vous.

Une autre sorte d'altération a depuis longtemps éveillé les observateurs parce qu'elle est très-fréquente et très-facile à saisir, Mercier (Paris, an XII, Thèse), Sédillot (Thèse, Paris, 1817), Schweighaeuser (*Archives de l'art des accouchements*, t. I) et Dugès (*Journ. hebd.*, t. I, p.175 et 347) l'ont particulièrement étudiée, et Gasc insistait beaucoup, au commencement de ce siècle, sur ce même point (Voyez Dissertation jointe à la traduction de l'*Art d'accoucher*, de Stein, traduit par Briot); ce sont les lésions inflammatoires du péritoine.

Les autopsies sur lesquelles j'ai relevé assez complétement les lésions anatomiques sont au nombre de 133; 114 fois le péritoine était enflammé. La proportion, vous le voyez, est considérable. Mais il importe d'étudier de plus près encore ces lésions du péritoine, leur siége et surtout leur marche.

Si j'analyse à ce point de vue les 114 observations que j'ai recueillies, je vois que 46 fois les lésions péritonéales étaient bornées seulement à l'un des points de l'appareil utérin. Ainsi limitée, l'inflammation occupait surtout fréquemment l'une des trompes ou l'un des ovaires, ou bien elle siégeait des deux côtés sur ces organes. Les trompes alors peuvent être enveloppées par des fausses membranes, leur pavillon en est plus ou moins recouvert, il est converti par elles en une sorte de masse pseudo-membraneuse (Obs. 4 et 8), ou bien le tissu propre de l'organe est encore visible et plus ou moins altéré, comme je vous le dirai tout à l'heure. Lorsque c'était au niveau des ovaires qu'étaient déposés les paquets pseudo-membraneux, le tissu propre de l'ovaire présentait souvent alors les lésions que je vous indiquerai dans un instant. Enfin, dans quelques exemples plus rares, c'est à l'utérus qu'étaient limitées les traces d'inflammation de la séreuse abdominale, et alors tantôt on les rencontrait au niveau du bord supérieur de l'organe, tantôt, au contraire, sur l'une ou l'autre de ses faces.

Dans 39 autres observations, quoique l'inflammation du péritoine fût plus étendue, il était encore manifeste qu'elle avait eu pour point de départ une des régions que je viens de vous indiquer, et qu'elle s'était étendue ultérieurement. Les altérations étaient en effet plus marquées au niveau des annexes et de l'utérus. Dans quelques-uns de ces exemples, les lésions paraissaient à première vue entièrement limitées et de peu d'importance, c'étaient seulement quelques débris pseudo-membraneux, siégeant çà et là; mais si l'on venait à soulever l'utérus, on trouvait dans le petit bassin un épanchement purulent ou séro-purulent, qui échappait tout d'abord à l'observation. Vous trouverez encore assez souvent une nappe de pus baignant la partie inférieure de l'abdomen, et s'étendant autour des annexes et de la face antérieure de l'utérus, tandis que chez certaines malades, c'est dans le cul-de-sac recto-vaginal que siége l'épanchement.

Les désordres peuvent être encore plus considérables et remonter plus haut dans le ventre. Ainsi, j'ai rencontré un certain nombre de fois des altérations du péritoine occupant tout le petit bassin, et en même temps des lésions analogues, mais de formation plus récente dans toute la partie supérieure de l'abdomen, à la face convexe du foie, tandis que la masse intestinale était libre de tout dépôt phlegmasique.

Cette différence dans l'âge des produits pathologiques prouve que si l'extension de la péritonite peut se faire d'une manière continue, elle se fait aussi souvent comme en deux fois et par deux poussées successives. Les symptômes observés pendant la vie correspondent bien à cette marche saccadée. Nous reviendrons sur ce point en les étudiant plus loin.

Enfin 29 fois seulement la péritonite était générale, et rien ne pouvait renseigner sur le point par lequel elle avait débuté. Je dois même ajouter que ce dernier chiffre est peut-être moins rigoureusement exact que les précédents, parce que j'y ai compris un certain nombre d'observations dans la rédaction desquelles je n'ai pas trouvé d'autre détail que ces mots : « péritonite très-étendue. » La cause de cette lacune, comme de quelques-unes que nous retrouverons sur d'autres points, c'est que, au moment où je recueillais mes premières observations, j'avais encore une certaine inexpérience sur des points dont j'ai reconnu plus tard l'importance.

La péritonite est donc bien plus fréquemment locale que générale, et vous le voyez, c'est au niveau de l'appareil utérin qu'elle se montre le plus fréquemment, comme Tonnellé l'avait établi déjà en 1830 (*Arch. gén. de méd.*, t. XXII, p. 351).

Quand les lésions sont ainsi généralisées, même lorsqu'elles sont plus récentes, l'épanchement est habituellement puriforme et mêlé de fausses membranes épaisses. Dans beaucoup de cas même, le liquide est tout à fait purulent.

Vous le voyez, ces lésions sont celles que l'on trouve dans toutes les péritonites, et surtout dans toutes celles qui sont liées à un état pathologique antérieur. Elles n'ont, ni dans leur aspect ni dans l'agencement de leurs divers caractères, rien qui permette de différencier cette péritonite de toutes les autres qui seraient nées dans des circonstances morbides différentes mais analogues, et de la présenter comme le résultat véritable d'une influence pathogénique particulière, et je dirai presque spécifique.

Il est cependant des auteurs qui ont voulu assigner à cette péritonite une valeur toute particulière, et qui l'ont considérée comme une expression de cette influence spéciale, qu'ils ont désignée sous le nom de fièvre puerpérale. Sur quels indices spéciaux ont-ils basé leur appréciation ? Voyons si l'un d'eux, pour le caractère et le talent duquel j'ai d'ailleurs la plus complète estime, a bien démontré l'existence de cette forme de péritonite toute particulière et a bien prouvé qu'elle soit caractéristique d'une influence spéciale, la fièvre puerpérale.

« On voit prédominer la péritonite avec des épanchements séro-purulents souvent considérables, contenant des flocons albumineux, qui ordinairement aussi s'étalent en couches épaisses à la surface des organes renfermés dans la cavité abdominale.

«La fièvre puerpérale diffère aussi par la nature de ces lésions et en particulier par les caractères qui appartiennent aux liquides épanchés dans les cavités séreuses. M. Cazeaux se trompe quand il affirme que dans les péritonites franches, on trouve la même sérosité plus ou moins puriforme et mêlée de flocons fibrineux ou albuminoïdes. Chargé d'un service de chirurgie, j'ai vu plus d'une fois des péritonites traumatiques causer la mort, mais à l'autopsie, je n'ai jamais rencontré les épanchements péritonéaux qui appartiennent à la fièvre puerpérale. Si notre collègue a par devers lui des faits qui soient en opposition avec les miens, qu'il veuille bien les faire connaître. »

Et ailleurs. « Je n'entends pas porter un défi à notre collègue, mais je le prie de me faire voir une péritonite simple avec les mêmes lésions anatomiques que celles qui appartiennent à la fièvre puerpérale. » (Depaul, *Acad. de méd.*, 1858, *passim.*)

Je regrette beaucoup pour ma part de n'avoir trouvé, dans tous les passages que je viens de citer, rien qui caractérise nettement une forme distincte de péritonite. Un épanchement plus ou moins purulent, souvent abondant, contenant des flocons fibrineux ou albuminoïdes, me paraît l'épanchement habituel dans l'inflammation de la séreuse abdominale. Ce n'est pas à moi qu'a été adressée l'espèce, je ne dirai pas de défi, mais de mise en demeure qui a été formulée, mais je ne craindrais pas de l'accepter. J'ai vu, je n'ai même malheureusement que trop vu les péritonites chez les femmes en couches, et les péritonites chez d'autres malades, femmes, ou hommes, et je le déclare très-positivement, je n'ai rien observé dans la péritonite développée chez les premières que je n'aie rencontré chez les seconds avec des lésions absolument identiques, soit pour la qualité, soit pour l'abondance de l'épanchement et des fausses membranes.

En 1858 même, juste au moment où les paroles que je vous ai rapportées étaient prononcées, je perdais une femme dans mon service à l'hôpital Beaujon, d'une péritonite contractée en dehors des salles ; or, les lésions constatées chez elle étaient entièrement semblables à celles que nous trouvions, presque le même jour, chez une femme qui succombait aux suites de ses couches. Même épanchement purulent, mêmes fausses membranes. Et cependant, la parturition était absolument hors de cause chez la première malade, puisqu'elle était vierge. Je serais donc, je ne fais aucune difficulté de l'avouer, fort embarrassé de signaler un caractère propre à séparer, en tant que lésions du péritoine, la péritonite chez les femmes en couches de la péritonite ordinaire.

Il convient même ici de remarquer un point particulier. L'auteur que je citais tout à l'heure parle, à titre de termes de comparaison, de la péritonite simple, de la péritonite franche. Je crois bien que dans les péritonites franches les lésions peuvent être les mêmes que chez les femmes en couches, comme je l'ai dit et comme cela était chez la femme dont je vous parlais tout à l'heure ; mais ce n'est même pas avec ces péritonites simples qu'il convient d'établir la comparaison. C'est en regard des péritonites secondaires qu'il est juste d'examiner la péritonite des femmes en couches. Or, par péritonites secondaires, je n'entends pas dire seulement des péritonites consécutives à une lésion de l'un des organes de l'abdomen. Cela, en effet, à part les cas traumatiques directs, est la règle pour toute péritonite, laquelle n'est presque jamais une phlegmasie primitive, mais qui est bien habituellement consécutive à l'altération d'un autre organe abdominal. En disant péritonite secondaire, je veux parler de la phlegmasie péritonéale qui se développe comme maladie intercurrente chez une femme qui est déjà dans un état maladif, quel que soit le siége de cette maladie. La femme en couches, par le fait de la gestation, de la fatigue de l'accouchement, de l'hémorrhagie qui le suit, est bien véritablement dans le même état qu'une femme antérieurement malade ; elle est dans une grande opportunité morbide, comme l'a dit mon excellent maître M. Trousseau. Or, le propre de ces sortes de formes pathologiques, je vous l'ai déjà montré pour d'autres maladies, c'est d'arriver très-promptement à la suppuration. Cela se rencontre pour la péritonite qui nous occupe, mais cette terminaison ne prouve pas l'action d'une influence spéciale, une origine particulière ; on retrouve, en effet, ces épanchements promptement purulents dans d'autres péritonites secondaires, dans celles par exemple qui se développent après l'extirpation d'un polype utérin.

Ainsi donc les auteurs qui ont accordé [à la péritonite des femmes en couches une nature particulière et des caractères spéciaux, n'ont rien spécifié touchant ces caractères, et jusqu'à plus ample informé, jusqu'à ce qu'on signale des lésions spéciales à cette seule forme, je continuerai de croire, par expérience, qu'il est impossible de trouver dans la nature des altérations péritonéales des femmes en couches un signe, un seul, qui la différencie de toute autre péritonite et surtout de toute autre péritonite secondaire.

Enfin, on a encore cherché à présenter comme une sorte de caractère cette remarque qui aurait été faite, que la péritonite est parfois, selon les épidémies, la lésion prédominante, tandis qu'elle est plus rare ailleurs.

Les observations que j'ai recueillies ne me permettent pas non plus d'accepter cette assertion.

En effet, voici comment s'est trouvée répartie la péritonite par rapport aux décès dans les diverses années :

De 1854 à 1858, 54 péritonites sur 65 décès.
En 1858,   19   —   23
En 1859,   6   —   6
En 1860,   22   —   23
En 1861,   13   —   16

N'est-ce pas partout une proportion à peu près analogue ? Mais je vais plus loin : y eût-il des faits qui prouvassent que, dans telle ou telle année la péritonite a plus fréquemment que dans telle ou telle autre fait partie des affections qui se compliquent réciproquement chez les femmes en couches, comme cela ne changerait rien ni à la forme et à l'aspect de ses lésions, ni à ses caractères symptomatiques, cela ne lui assignerait pas une qualité spéciale et distincte.

Non, les lésions péritonéales sont fréquentes et même habituelles, parmi celles qu'on trouve chez les femmes mortes en couches, parce que ces lésions sont consécutives et subordonnées aux altérations de l'appareil utérin.

Pour en finir avec les altérations qui se rattachent au péritoine,

je dois vous faire connaître encore certaines lésions moins tranchées
que les précédentes et certaines dispositions pathologiques que j'ai
rencontrées dans le tissu cellulaire sous-péritonéal.

Ainsi, vous trouverez quelquefois, par exemple chez des femmes
qui sont mortes sans grands symptômes péritonéaux, ou chez
d'autres qui n'ont offert ces symptômes peu intenses que vers la
fin de leur vie, une injection assez intense de la surface péritonéale,
injection tantôt locale, tantôt généralisée, et à laquelle peuvent
correspondre un certain état poisseux de la séreuse ou l'existence
de rudiments pseudo-membraneux visibles çà et là sous forme de
petites adhérences tendant à réunir les circonvolutions intestinales. Dans plusieurs de ces cas, je trouve notée en même
temps une infiltration séro-sanguinolente du tissu cellulaire sous-
péritonéal (obs. 12) siégeant au niveau des fosses iliaques, sur
les parties latérales de la colonne vertébrale ou du niveau des annexes. Dans d'autres observations, ce n'était plus de la sérosité
sanguinolente, mais de véritable pus qui occupait les mailles du
tissus sous-séreux viscéral.

Nous arrivons maintenant à l'étude des lésions qui peuvent se
rencontrer dans les sinus utérins. C'est là une altération qui occupe,
comme vous le verrez, une place très-importante parmi les lésions
anatomiques et parmi les accidents que nous étudions en ce moment.

Trois ordres d'altérations peuvent se rencontrer dans les vaisseaux de l'utérus, et généralement ces degrés divers sont réunis
sur un même sujet. J'ai vu bien des fois cette réunion dans des
observations auxquelles j'emprunte la description qui va suivre,
et parmi lesquelles figure la femme du numéro 36, salle Saint-
Paul, dont je vous ai montré la pièce pathologique (obs. 1 à 7).

Dans plusieurs des veines qui rampent dans le tissu utérin, on
constate l'existence de simples caillots denses, fibrineux, mais d'un
rouge noirâtre, non adhérents ou très-peu adhérents aux parois des
veines, dont ils bouchent la lumière. Le tissu qui entoure ces veines
est dense et un peu injecté ; parfois même autour de la veine ainsi
remplie, on voit à une coupe nette, faite perpendiculairement à l'axe
du vaisseau, un peu de sérosité rosée dont la couleur tranche et
sur le blanc de la paroi veineuse et sur le blanc du tissu voisin
densifié. Dans d'autres veines, situées plus profondément, on rencontre des caillots d'un rose sale tout à fait adhérents à la paroi

veineuse. C'est un mélange véritable de sang et de pus. Enfin, plus profondément encore, c'est du pus véritable que l'on trouve, pus crémeux, tout à fait phlegmoneux, ou bien ce pus est plus concret, comme disposé en caillots purulents. Les parois veineuses au niveau de ces collections sont parfois et même assez souvent d'un blanc nacré, sans apparence d'injection ou de fausses membranes. Dance et Tonnellé ont insisté sur cet aspect des veines, qui pour eux ne prouve nullement qu'il n'y ait pas inflammation de la face interne de ces vaisseaux. Je suis entièrement de leur avis d'après les faits que j'ai observés. On avait voulu en effet rattacher ces collections purulentes des veines à une absorption de pus opérée, par exemple, à la surface de l'utérus. Une semblable opinion ne saurait être acceptée, car jamais la surface utérine ne présente une couche de pus jaune verdâtre, très-lié et tout à fait d'apparence phlegmoneuse. Il faudrait donc admettre que le pus, qui, à la surface utérine, serait mêlé de sang, se filtrerait en quelque sorte pour passer pur et bien lié à l'intérieur des veines. Vous sentez bien, Messieurs, ce que cela à d'impossible à admettre. Où serait en effet l'organe faisant fonction de filtre en cette occasion ?

On a encore avancé que le pus trouvé dans ces veines, dont les parois semblent intactes, n'était pas formé par les points au niveau desquels il se rencontrait. Cela n'est guère admissible, mais, en supposant même que cela fût, il n'en faudrait pas moins que ce pus ait été formé quelque part dans le système veineux utérin.

Ailleurs, l'hésitation n'est plus possible et vous trouvez la face interne des veines inégale, rugueuse, comme tomenteuse et même souvent recouverte d'une couche épaisse de lymphe plastique infiltrée du pus qui en baigne l'intérieur. Bien plus, en dehors des veines, entre elles et le tissu utérin lui-même, comme aussi dans le tissu cellulaire qui entoure les veines voisines ou qui émanent de l'utérus, vous trouverez, un certain nombre de fois, une altération qui, selon moi, a une grande valeur et qui n'est autre que la répétition à l'extérieur de la paroi veineuse de ce qui a lieu à l'intérieur du vaisseau. La veine alors est entourée d'une sorte de doublure pseudo-membraneuse purulente et baignée extérieurement comme intérieurement de pus, de même que tout à l'heure je vous l'indiquais comme entourée d'une sérosité rougeâtre, alors que l'intérieur était occupé par un caillot rouge foncé.

Ces diverses altérations veineuses se rencontrent dans des régions variées de l'utérus, et il est important d'être bien renseigné sur ce point.

Les points qui vous offriront le plus souvent ces lésions sont tout d'abord les troncs veineux latéraux, qui, à droite et à gauche, rampent le long des côtés de l'utérus pour arriver aux veines ovariques. Puis viennent les branches qui réunissent entre eux ces deux gros troncs, et qui, au nombre de quatre, deux en haut, une en avant une en arrière, deux en bas offrant la même disposition, sont souvent remplies de pus, surtout en se rapprochant des deux extrémités supérieures, des deux cornes de l'utérus. La veine tubaire et la veine ovarique sont aussi fréquemment affectées.

Il est encore un siége spécial sur lequel j'insiste tout particulièrement auprès de vous et qui, peu signalé jusqu'ici, n'est très-souvent l'objet d'aucune recherche, bien qu'il soit très-souvent le siége de l'altération, je veux parler du col de l'utérus.

La fréquence très-grande des altérations vasculaires à ce niveau s'explique facilement, d'un côté, par la structure même de l'organe (c'est presque du tissu érectile), d'un autre côté, par la pression longtemps continuée qu'il supporte pendant l'accouchement et enfin par les déchirures dont il est alors le siége.

Très-fréquemment vous trouverez, si vous cherchez avec attention, que les petits vaisseaux du col contiennent du pus, et c'est là un fait très-important à bien vérifier ; en effet, beaucoup d'auteurs, s'ils n'ont pas porté leurs investigations sur cette partie de l'utérus, n'ont guère le droit d'avancer que les veines de cet organe étaient indemnes de toute lésion.

On trouve encore du pus dans les veines d'autres parties du tissu utérin, vers l'insertion placentaire par exemple, au niveau de la plaie utérine; vous observerez, en effet, un certain nombre de fois, que des sinus, dont l'orifice interne est en rapport avec la plaie placentaire, contiennent au-dessous d'elle du pus qu'on peut suivre jusque dans les veines des parois latérales de l'utérus. Un des faits que je vous ai cités offrait cette altération (obs. 2) que Dance a signalée comme très-fréquente et que Tonnellé a rencontrée moins souvent.

Enfin il est des exemples dans lesquels la totalité des vaisseaux veineux de l'utérus est remplie de pus. On ne peut en quelque sorte ouvrir aucun point de cet organe sans tomber sur de nombreux vaisseaux distendus par ce liquide. Tous les auteurs ont signalé ce haut degré d'intensité de la lésion, et vous vous rappelez qu'ici même je vous ai fait voir un utérus ainsi altéré dans la totalité de ses vaisseaux.

Mais ce n'est pas seulement les sinus utérins dans lesquels vous retrouverez ces altérations veineuses. En même temps, vous verrez le pus occuper, avec les mêmes apparences, bon nombre de vaisseaux voisins. Quelquefois c'est le plexus pampiniforme qui présente ces altérations importantes. Les veines qui le constituent contiennent du pus et elles sont entourées, reliées entre elles par de la lymphe plastique épanchée dans le tissu cellulaire. Le même épanchement fait des ligaments larges, épaissis, indurés, des organes solides dont les veines contiennent alors (obs. 8) du pus. Les veines ovariques sont aussi souvent atteintes; dans un cas, j'ai vu et suivi du pus intra-veineux depuis la corne de l'utérus jusqu'à l'origine de la veine rénale gauche ; le tissu cellulaire qui accompagnait la veine ovarique (obs. 4 *bis*), les parois elles-mêmes de ce vaisseau étaient imprégnées de lymphe plastique et formaient un gros cordon induré. La même altération s'étend aussi vers les parties inférieures ; les veines hypogastriques, les veines iliaques, les crurales et les saphènes, peuvent contenir du pus et des paquets pseudo-membraneux plus ou moins mélangés de sang. J'ai trouvé également (obs. 1re) une disposition déjà observée par d'autres auteurs. Chez cette malade, comme vous l'avez vu quand je vous ai communiqué l'observation, le passage de l'artère iliaque primitive sur les veines iliaques servait d'arrêt mécanique en quelque sorte à l'altération veineuse qui cessait précisément au niveau de ce croisement.

Vous observerez également, comme cela se rencontrait dans l'observation 4 et dans l'observation 9 en particulier, que je vous ai citées, une inflammation avec suppuration des veines des membres qui, avant la couche, offraient une dilatation variqueuse. Enfin, dans le fait que voici (obs. 8) et qui n'est pas un des moins instructifs que l'on puisse rencontrer, j'ai trouvé dans la veine cave, au niveau de l'abouchement de la veine ovarique du côté droit, une masse de pus épais, crémeux, du volume d'une noix, et qui ne s'était pas encore mélangé au sang dans lequel il nageait sans caillot environnant et en toute liberté.

Dans ces divers vaisseaux, sachez-le, Messieurs, vous rencontrerez un certain nombre de fois autre chose que du pus phlegmoneux. Notre savant maître M. le professeur Velpeau a déjà signalé des faits dans lesquels une véritable sanie puriforme gangréneuse existait au lieu de pus. A mon tour, je puis vous en offrir un certain nombre (obs. 13, 14, 15, 16).

Dans ces exemples, comme vous le voyez, la matière contenue dans les veines de l'utérus, dans les veines du plexus pampiniforme et hypogastrique et dans la veine ovarique gauche, était de la sanie gangréneuse et putride. D'autres observations semblables ont encore été rapportées par des auteurs dignes de toute confiance.

Quelle est maintenant la fréquence de ces diverses altérations veineuses? Les faits répondront à cette question beaucoup mieux et d'une façon bien plus précise que les assertions les plus affirmatives.

Avant 1858, sur 77 autopsies, les veines utérines ont été trouvées contenant du pus, en plus ou moins grande quantité, 76 fois; dans le cas unique où les veines ont été trouvées saines, la femme était morte en quarante-huit heures de péritonite suraiguë. (Ce chiffre 77 diffère de celui que j'ai rapporté dans les lettres que j'ai eu l'honneur d'adresser à M. Trousseau; il n'y a là cependant qu'une contradiction apparente; car à ce moment, au commencement de 1858, en faisant la somme des observations recueillies au moment où j'écrivais, j'ai compris dans le nombre que j'ai indiqué plusieurs autopsies faites pendant les premiers mois de 1858 et qu'ici je fais rentrer dans l'indication de cette année.)

En 1858, j'ai fait 23 autopsies; 21 fois j'ai trouvé du pus dans les veines; 2 fois je n'ai pu en trouver aucune trace. Mais, notez-le bien, l'une de ces deux femmes mourut avec des abcès métastatiques du poumon bien nettement caractérisés. La seconde succomba quelques heures après l'accouchement. Chez elle le travail de l'accouchement avait duré pendant plusieurs jours, abandonné à lui-même par une sage-femme; quand elle entra à l'hôpital, il y avait déjà deux jours qu'un bras et une jambe de l'enfant pendaient hors de la vulve; l'utérus, le vagin, la vulve étaient complétement gangrénés et s'ouvraient, rompus par une déchirure passive pendant la version qu'on fut obligé de pratiquer. A l'autopsie, nous trouvâmes la dégénérescence gangréneuse jusque sur le péritoine, qui communiquait largement avec l'utérus réduit en bouillie putrilagineuse. C'est là une lésion toute spéciale, et cette malheureuse femme ne peut rentrer dans les cadres de la maladie que nous étudions.

En 1859, 6 autopsies; 5 fois les veines renfermaient du pus;

dans le cas où elles n'en contenaient pas, on trouva un abcès métastatique dans un poumon et une collection purulente dans un
des membres inférieurs. L'infection purulente ici n'était pas douteuse, bien que je n'aie pas constaté la lésion veineuse.

En 1860, 23 autopsies; 23 fois il y avait du pus dans les veines.
En 1861, 16 autopsies; j'ai trouvé 16 fois du pus dans les veines.

Ainsi, sur 145 autopsies que j'ai faites, 141 fois j'ai trouvé du
pus dans les veines, et les autres cas, au point de vue des conséquences que je chercherai à faire ressortir plus loin à propos de la
constance de cette lésion, ne présentent aucune valeur négative.

Il faut savoir, Messieurs, qu'il n'est pas toujours facile de retrouver le pus dans les veines; il faut souvent une recherche faite
avec un soin scrupuleux et portant sur toutes les parties de l'utérus. Cette minutie est indispensable. En ne mettant pas dans ces
recherches une exactitude aussi rigoureuse, on arriverait à ces
autopsies sans lésions, auxquelles jusqu'ici je n'ajoute aucune
confiance. Sachez-le donc, je ne saurais trop le répéter, il ne
suffit pas de pratiquer quelques coupes çà et là sur le corps de
l'utérus.

Certes, je n'ai pas la prétention de savoir seul faire les autopsies, Dieu me préserve d'une telle vanité! mais je sais tout le soin
qu'il faut mettre en pareil cas. En voulez-vous un exemple assez
récent : Un interne, distingué d'ailleurs, dont le nom se trouve
au bas d'une de ces autopsies sans lésions qui, au moment de la
discussion de 1858, ont été mises en avant contre la doctrine que
je soutiendrai devant vous touchant les maladies que nous étudions, faisait l'autopsie d'une femme morte en couches. L'utérus
avait été examiné par des coupes nombreuses, et on n'avait pas
trouvé de pus dans ses vaisseaux; c'était une nouvelle autopsie
sans lésions à ajouter aux quelques faits du même genre qui ont
servi à défendre l'essentialité de la fièvre puerpérale. Mais un
de mes élèves, aujourd'hui mon collègue dans les hôpitaux, était
présent, et se fit fort, en trois coups de bistouri, de trouver des
veines purulentes... Au second, il ouvrit une veine qui contenait
une notable quantité de pus crémeux.

Le fait ne donne-t-il pas beaucoup à penser sur les autres autopsies sans lésions pratiquées par ce même auteur?

Vous avez vu, du reste, par vous-mêmes, dans cet amphithéâtre,
qu'il faut souvent beaucoup d'attention pour découvrir ces phlébites utérines; dans l'autopsie dont je vous ai déjà parlé et que

j'ai faite devant vous, vous avez vu que c'est seulement après de patientes recherches que nous avons trouvé du pus dans une veine du col. C'est bien peu, a-t-on dit; mais vous savez parfaitement, Messieurs, que la quantité de pus n'a pas besoin d'être considérable pour produire des accidents redoutables, d'autant mieux que dans l'espèce la quantité de pus trouvée a vraisemblement été précédée de beaucoup d'autres semblables incessamment versées dans le système circulatoire.

Ainsi, Messieurs, pour résumer ce point, la lésion des veines, phlébite suppurée véritable, s'est rencontrée dans 141 autopsies sur 145; deux de celles qui ne la présentaient pas offraient d'autres lésions, preuves non douteuses d'infection purulente, et les deux autres malades ont succombé brusquement à des accidents suraigus de forme différente de celles qui font l'objet de cette étude. Méditez ces résultats ainsi rigoureusement établis, nous retrouverons plus tard à les mettre en œuvre.

Les veines ne sont pas les seuls vaisseaux qui soient affectés, les vaisseaux lymphatiques présentent aussi des altérations que je dois vous exposer. Elles sont analogues à celles des veines et leur ressemblent par certains points, mais vous les distinguerez sans grande peine. En effet, j'ai complétement vérifié la description de Tonnelé, et avec lui j'ai reconnu « que les vaisseaux lymphatiques en suppuration se distinguent facilement des veines par leur position superficielle sur les côtés de l'utérus, à la surface des ligaments larges, par la ténuité de leurs parois, l'aspect blanchâtre et laiteux qu'ils communiquent à la membrane séreuse immédiatement appliquée sur eux, leur voisinage des grosses veines, leurs flexuosités, enfin les renflements très-remarquables qu'ils présentent de distance en distance.

« Ces renflements forment quelquefois de petites poches remplies d'un pus crémeux et susceptibles d'admettre un noyau de cerise ou même un haricot.

« Il faut une certaine attention pour ne pas les confondre avec des abcès développés dans le tissu même de l'utérus. »

Je vous ai lu ce passage, Messieurs, parce que la description est d'une exactitude scrupuleuse dont j'ai contrôlé la valeur plusieurs fois.

Je vous ai montré chez une jeune accouchée ces altérations des lymphatiques et je vous ai fait constater tous ces caractères.

Les lymphatiques malades se trouvent plus particulièrement

sur les parties latérales de l'utérus, comme le disait Tonnelé. Ils apparaissent sous la forme de nodosités, de cordons à renflements inégaux ; on les voit souvent ramper, avec cette apparence, entre les deux feuillets des ligaments larges ; le pus qu'ils contiennent, toujours bien lié, est peut-être ordinairement plus épais, plus concret que celui des veines, et surtout il n'est jamais coloré par du sang.

Mais ce n'est pas seulement au niveau des bords de l'utérus que les lymphatiques peuvent être remplis de pus ; on rencontre des altérations analogues dans les lymphatiques du petit bassin. On voit parfois sous le péritoine se dessiner des traînées purulentes jusqu'au niveau des ganglions prévertébraux ; on peut même suivre de semblables traînées de pus jusque dans le canal thoracique. J'ai rencontré un cas dans lequel j'ai perdu de vue les lymphatiques purulents au voisinage de ce canal. Tonnelé cite deux exemples dans lesquels il les a suivis jusqu'au réservoir de Pecquet. Les lymphatiques qui enlacent les veines ovariques, iliaques, etc., peuvent présenter des altérations semblables.

Ce sont là, comme vous le voyez, des différences considérables avec la lésion veineuse. Au reste, lésions des veines et lésions des lymphatiques ont, comme vous le verrez, une même importance dans la question qui nous occupe. En effet, les conséquences qu'elles entraînent souvent, créent pour l'économie tout entière un état généralisé dont l'influence altère et modifie profondément les symptômes qui émanent des autres altérations concomitantes. De cette combinaison résulte une apparence générale des malades très-différente de ce qu'elle est habituellement, à propos de ces mêmes altérations, lorsqu'elles existent sous la coïncidence de la complication si grave que représentent les lésions vasculaires.

Quelle est maintenant la fréquence de l'altération des lymphatiques, laquelle ne se rencontre jamais seule. Je ne l'ai trouvée dans mes notes, avant 1858 notée, que 7 fois sur 77 autopsies ; mais ce chiffre, comme plusieurs de ceux de cette période, est probablement d'une médiocre exactitude, les premières années ayant été un temps de tâtonnement dans mes études au sujet des femmes en couches.

En 1858, j'ai trouvé les lymphatiques purulents 6 fois sur 23 ; en 1859, 4 fois sur 6 ; en 1860, 14 fois sur 23, et en 1861, 12 fois sur 16.

Comme vous le voyez, cette lésion n'est pas très-fréquente, et jamais, pour ma part, je ne l'ai rencontrée sans la coïncidence des altérations veineuses.

Selon M. Cazeaux[1], les lymphatiques seraient beaucoup plus fréquemment atteints que les veines, et cet auteur, comme beaucoup d'autres, se sont à ce sujet appuyés sur le nom de Tonnelé. Je dis le nom, car, ainsi que vous allez le voir, l'opinion de cet auteur est loin d'être celle qu'on lui a prêtée.

Que dit-il, en effet, dans l'excellent mémoire que je vous ai cité déjà à plusieurs reprises :

Présence du pus dans les veines,   90 fois;
—   dans les lymphatiques, 30 fois.

Sur ce dernier nombre, 20 fois les lymphatiques étaient pris en même temps que les veines. Ces chiffres, comme vous le voyez, n'établissent nullement la prédominance des lésions des lymphatiques sur celles des veines.

IV

Le péritoine, les veines de l'utérus, celles de l'abdomen ou des membres, les vaisseaux lymphatiques des mêmes points, ne sont pas les seuls organes qui offrent chez les femmes en couches des altérations dont il faille tenir compte. Je poursuis donc l'étude des lésions que, comme beaucoup d'autres auteurs, j'ai encore rencontrées en pareille occasion ; et tout d'abord nous trouvons les ovaires et les trompes.

Pour les ovaires, ces altérations se présentent à des degrés variés ; voici celles que j'ai observées et sur lesquelles j'appellerai votre attention. La portion séreuse de ces organes peut être seule lésée, et alors on les voit coiffés d'une espèce d'enveloppe pseudo-membraneuse dont l'étendue et l'épaisseur sont variables. C'est là, vous le voyez, le résultat d'une péritonite, laquelle peut rester partielle et limitée à l'ovaire, ou bien s'étendre et constituer une inflammation plus généralisée de la séreuse. Les désordres que présentent les ovaires peuvent se borner à cette altération de leur enveloppe. Ailleurs, ils sont plus ou moins augmentés de volume, et alors ils subissent une modification de leur tissu propre.

---

[1] Au moment où cette conférence a été faite, nous n'avions pas encore eu la douleur de perdre notre collègue et ami Cazeaux, auquel je dois payer ici un juste tribut de regrets et d'affectueux souvenirs.

Ainsi ils sont comme infiltrés d'une sérosité plus ou moins abondante qui imprègne les mailles de l'organe, même alors que le péritoine qui le recouvre n'est pas altéré ; cette infiltration séreuse est bien une altération pathologique, car elle peut ne se présenter que d'un seul côté, et même j'ai vu des ovaires dont une portion seulement était ainsi altérée.

Une altération assez fréquente, c'est un autre ramollissement de l'organe qui est grisâtre, parsemé de points purulents. On peut trouver ces lésions précédentes à un degré plus avancé : les ovaires offrent alors un volume plus considérable ; ils sont bosselés, leur enveloppe extérieure est le siége d'une injection vasculaire piquetée, très-intense et comme ecchymosée, qui rend leur surface d'un rouge vif inégalement réparti. Dans l'observation à laquelle je fais allusion par cette description, l'ovaire ramolli était du volume d'une forte noix et son tissu intérieur était converti en un magma de couleur rouge sale, retraçant parfaitement la coloration du sang mélangé de pus. Dans d'autres exemples, vous trouverez la consistance des ovaires encore plus entièrement changée. Ils sont friables et s'écrasent en une pulpe grenue qui renferme parfois de petits abcès dont le volume varie de la grosseur d'un pois à celui d'une noisette. Ailleurs, les abcès multiples sont encore plus volumineux ; quelquefois même l'ovaire est converti tout entier en une seule vaste poche purulente ; il ne reste de l'organe que les enveloppes, le tissu lui-même a été complétement refoulé et comme anéanti par la suppuration. Dans les cas de ce genre, la coque de l'ovaire est d'ordinaire épaissie et indurée ; j'ai observé ce travail pathologique dans des exemples très-aigus.

J'ai rencontré un cas particulier dont la disposition bizarre mérite de vous être rappelée. Un ovaire malade avait été accolé par des adhérences à l'utérus, aux intestins et à la trompe ; il s'était, de cette façon, formé une cavité accidentelle et bien délimitée, dans laquelle l'ovaire s'était ouvert et avait déversé le pus qui le distendait.

Enfin l'ovaire peut être ramolli au point d'être complétement diffluent, et dans ce cas il s'écrase et disparaît à la moindre pression, si bien que si on le touche sans précautions, il peut échapper aux recherches pendant l'autopsie. Dans l'observation suivante (obs. 17), j'ai trouvé cet organe avec une apparence tout à fait singulière, que le croquis que voici vous représente assez exactement. Comme vous pouvez le voir, il offrait bien le volume d'un petit œuf de poule. Il était assez consistant avant d'être ouvert, et son tissu, une fois divisé, était très-friable sous le doigt, qui le pénétrait facilement. La coupe ressemblait parfaitement à un poumon hépatisé au deuxième et au troisième degré, même couleur, même densité, même friabilité, seulement avec une apparence un peu plus feutrée et réticulée des surfaces. Aussi n'étaient les vésicules de Graaf restées visibles au milieu de ces désordres anatomiques, la similitude avec le poumon malade aurait été réelle.

Ces diverses lésions des ovaires, vous le voyez, sont très-sérieuses, elles ont une valeur réelle dans la production des accidents puerpéraux et dans la détermination de leur forme ; ce n'est point impunément, à coup sûr, que des altérations semblables attaquent des organes éminemment vasculaires et revêtus d'un feuillet péritonéal. Les liens vasculaires qui rattachent les ovaires aux grands plexus voisins, le péritoine qui les recouvre, peuvent, on le comprend facilement, jouer un rôle important dans la production de l'infection purulente et de la péritonite généralisée.

Les ovaires ne sont pas toujours malades tous les deux à la fois. Sur 133 autopsies, j'ai trouvé 75 fois les ovaires notablement altérés. Sur ce nombre, les exemples, dans lesquels un seul de ces organes était affecté, sont au nombre de 36, et 39 fois les deux ont été trouvés atteints à la fois. L'ovaire droit est à peine plus fréquemment pris que le gauche, puisque sur 18 exemples le droit figure pour le nombre 10 et le gauche pour le nombre 8.

Les trompes de Fallope ont été également trouvées malades 45 fois sur 133 autopsies ; 25 fois une seule était altérée, 20 fois les deux étaient malades ensemble. Et dans 16 cas où l'on a noté le côté qui était seul atteint, le côté droit donne le chiffre 13 et le côté gauche 3.

Tous ces chiffres sont peut-être un peu faibles, parce qu'il est souvent difficile de faire l'examen des trompes et de décider si elles sont réellement malades quand elles sont enveloppées par de fausses membranes. Les altérations les plus fréquentes que puissent subir ces parties consistent dans la tuméfaction, l'injection sanguine et l'infiltration séreuse de leur tissu ; le pavillon est boursouflé, veiné de lignes rouges qui ont quelque rapport avec les stries de certaines agates ; du centre du pavillon, la pression fait quelquefois suinter des gouttes de véritable pus ; les franges de cette partie sont parfois épaissies et comme dilatées, ailleurs elles sont allongées et grêles. Souvent il s'établit des adhérences entre ces franges et les parties voisines, et c'est surtout avec le fond de l'utérus que se fait cet accollement. Le canal de la trompe est le plus habituellement dilaté et contient un liquide purulent en quantité variable. Ces lésions du canal de la trompe sont souvent étendues, générales, ou bien, au contraire, elles sont partielles et limitées tantôt à sa partie externe, tantôt à sa partie interne, tantôt enfin à son milieu, et alors le point ainsi distendu forme une sorte d'ampoule souvent bizarre dans sa forme.

Au lieu de contenir du pus bien lié, le canal de la trompe peut, comme les veines, renfermer de la sanie puriforme ou du liquide noir et gangréneux; c'est là un fait rare et qui a toujours coïncidé avec la présence de la pourriture d'hôpital et de sanie purulente dans la cavité de l'utérus et dans les veines.

Enfin souvent la veine qui accompagne la trompe est pleine elle-même de pus ou de sanie, sans qu'il y ait pour la nature de ce liquide similitude constante entre celui que contient la trompe elle-même et celui qu'on trouve dans la veine, l'une pouvant contenir du pus phlegmoneux, alors que l'autre contient de la sanie putride et réciproquement.

La présence du pus dans le canal de la trompe a fait naître des théories toutes mécaniques pour l'expliquer; on a dit tantôt que le pus ne se formait pas sur place, qu'il était puisé dans la cavité péritonéale, qu'il était en quelque sorte aspiré. Je ne crois pas à un mécanisme semblable; d'abord, assez souvent, l'orifice du canal de la trompe est, dans ces cas, fermé au niveau du pavillon par d'épaisses fausses membranes. Mais je sais que l'on répond à cela que l'oblitération a été consécutive à la réplétion du canal de la trompe. La chose serait possible, mais, et cette raison me semble péremptoire, ces altérations des trompes se rencontrent quelquefois sans qu'il y ait ni péritonite, ni épanchement abdominal. Par contre, dans d'autres exemples, les pavillons sont libres de toute fausse membrane, l'abdomen contient un épanchement abondant, et cependant le canal des trompes ne renferme aucune trace de pus ou bien il n'en contient que d'un seul côté, alors que les deux organes baignent dans un même épanchement.

Je crois pleinement, quant à moi, que les altérations des trompes que je vous ai indiquées sont primitives, c'est-à-dire qu'elles naissent dans la trompe elle-même. Maintenant quel rapport ont-elles avec l'altération de la face interne de l'utérus? c'est ce qu'il est bien difficile de préciser. Peuvent-elles, en versant le pus qu'elles contiennent dans le péritoine, causer l'inflammation de la séreuse? Autre question impossible à trancher. Certes il ne répugne nullement à penser que la trompe malade puisse laisser échapper son contenu purulent dans la cavité péritonéale et causer ainsi l'inflammation des points voisins; mais on ne peut affirmer que ce soit là le mécanisme habituel par lequel la péritonite se développe, puisqu'on la trouve fortement exprimée dans des exemples où les trompes sont entièrement saines.

J'arrive aux lésions que l'utérus lui-même peut présenter à sa surface interne. Cette surface, habituellement rouge, prend quelquefois une coloration uniforme plus foncée; dans un point de sa cavité, on retrouve plus ou moins modifiée la plaie, trace de l'insertion placentaire. Au lieu de cet aspect rouge, la surface interne de l'utérus peut présenter des altérations diverses.

La gangrène véritable se rencontre avec sa coloration noire; 22 fois elle existait seule; 16 fois elle était associée à une autre altération de la face interne que nous allons examiner tout à l'heure. Assez souvent elle n'a frappé que le col utérin qu'on trouve dilacéré, déchiqueté, plus ou moins profondément réduit en putrilage noir et fétide. Cette fréquence de la gangrène au col utérin s'explique par ce fait, que dans le travail de l'accouchement c'est le col qui subit au plus haut degré les contusions et les pressions diverses.

Dans d'autres circonstances, c'est le corps de l'organe qui est frappé de mortification; il peut se faire qu'il soit gangréné dans presque toute son épaisseur. J'ai vu dans un cas (obs. 18) les parois utérines réduites à 4 ou 5 millimètres. Vous trouverez encore, Messieurs, comme je l'ai vu moi-même, une autre phase de cette altération et comme une sorte de préparation à la guérison; les parties gangrénées alors sont cernées par un cercle rouge à tracé frangé et inégal qui résulte d'une inflammation des parties restées saines dans le voisinage; c'était là un commencement d'effort éliminateur (obs. 19). Cette gangrène est très-certainement produite par la longueur du travail de l'accouchement; toutefois, en dehors de cette cause mécanique, il faut habituellement invoquer une prédisposition spéciale; car il est des accouchements longs et laborieux, qui n'amènent pas une lésion semblable.

Cette gangrène occupe aussi quelquefois le vagin et la vulve elle-même. Née dans ces parties sous la même influence, elle peut, à la vulve, être favorisée par l'affaiblissement des malades et par le défaut de propreté. Dans un certain nombre de cas, j'ai vu, et vous observerez la même chose, de larges eschares gangréneuses se détacher du vagin et venir au dehors avec une suppuration fétide. Puis, après un certain temps, si vous pratiquez le toucher sur ces femmes, vous trouvez dans le vagin et au voisinage de la vulve des brides souvent très-étendues, dont la connaissance importe fort pour le cas d'un accouchement ultérieur.

Il y a peu de temps, j'étais en présence d'un fait de ce genre, et comme l'enfant était retenu par le menton à une bride transversale située à la partie postérieure du vagin, j'aurais été bien étonné du retard apporté à son expulsion, si, présent aux accidents de gangrène éprouvés trois ans avant, je n'avais su l'existence de cette bride, de laquelle l'enfant fut facilement dégagé.

La gangrène que nous venons d'étudier n'est pas la seule altération que l'on puisse trouver à la face interne de l'utérus. J'y ai constaté la présence d'une autre lésion qui a déjà été signalée, mais qui n'a peut-être pas été appréciée à sa juste valeur. Décrite par Boër, par Desormeaux, par Luroth, par M. Danyau et par Tonnelé, sous le nom de putrescence ou de ramollissement, cette altération se présente avec l'apparence suivante. L'utérus, qui d'ailleurs est resté volumineux comme toute les fois qu'il est le siége d'un travail morbide, offre, au premier abord, à sa face interne une teinte d'un noir verdâtre qui dépend en grande partie d'une couche de liquide sanieux. Lorsqu'on fait passer sur ces surfaces un courant d'eau, il reste une masse brune-lie de vin qui, sur beaucoup de points est recouverte d'une couche d'épaisseur variable comme feuilletée, aréolaire d'une nuance d'un blanc verdâtre, et qui, par la disposition comme pour la couleur, rappelle beaucoup les mousses particulières aux troncs des bouleaux.

Une odeur des plus fétides s'exhale de ces surfaces, et rarement j'ai pu être exposé, pendant un certain temps, à ces émanations lors de l'examen un peu prolongé de ces lésions, sans être pris de coliques et de dérangement intestinal. Le tissu sous-jacent est ramolli, réduit en pulpe brunâtre. Ailleurs, il est moins profondément altéré, quoique recouvert de ces mêmes exsudations, et sa coloration est d'un gris verdâtre plus ou moins foncé. Dans le premier cas, il m'a semblé que cette apparence brunâtre avec ramollissement considérable devait être rapportée à la gangrène véritable coïncidant avec l'autre forme qui la complique. Tonnelé discutait beaucoup pour savoir si cette altération était ou non de la gangrène. Il me semble que l'on ne peut avoir aucune hésitation sur la nature de cet état des surfaces. Il suffit d'avoir vu une seule fois dans sa vie le moignon d'un membre amputé ou une plaie un peu étendue atteints de pourriture d'hôpital à forme diphthéritique pour reconnaître immédiatement la similitude parfaite qui existe dans les deux cas. Et cela est tellement exact, que, au moment où plusieurs femmes étaient dans ma salle, frappées de cette forme, j'ai vu se déclarer chez une nourrice, dont le sein était largement incisé à propos d'un vaste abcès sous-mammaire, une altération semblable de toute la partie incisée, qui s'étendit à l'intérieur de la plaie et entraîna la mort de la malade. Cette forme tout à fait analogue à ce que mon cher et honoré maître M. Jobert de Lamballe étudiait tout récemment sur les plaies, est donc de la pourriture d'hôpital. Aucun doute n'est possible à ce sujet quand on a observé. La face interne de l'utérus n'est pas au reste le seul point où l'on retrouve ces plaques de pourriture diphthéritique. J'en ai vu s'étendre dans la cavité du col, d'autres s'étaler par plaques arrondies, nettement délimitées sur le col lui-même, dans l'étendue du vagin ou même sur les grandes lèvres. C'est dans ces cas que se rencontrent cette sanie noirâtre putride des sinus, des branches du plexus pampiniforme, de la veine ovarique, et qu'on trouve encore, comme je l'ai vu une fois, le péritoine coloré en noir verdâtre et baigné par une sanie infecte de même couleur, sans que la moindre rupture des organes utérins puisse être retrouvée (obs. 14).

J'ai rencontré cette altération 49 fois sur 133 autopsies. 16 fois elle coïncidait avec des plaques de gangrène ordinaire siégeant sur d'autres points de l'utérus.

Notez bien cette lésion, Messieurs, elle seule est capable de se propager par contagion sur les femmes en couches, comme elle semble le faire dans les salles de chirurgie.

A ces lésions, appartenant directement à l'appareil génital, il convient, pour terminer le tableau des altérations qui se rencontrent chez les femmes après la couche, d'ajouter le détail des désordres qu'on constate dans d'autres appareils. Et d'abord le poumon peut être atteint de plusieurs manières. Tantôt ce sont de véritables abcès métastatiques avec tous leurs degrés de développement, depuis la simple ecchymose toute localisée, jusqu'à l'abcès bien nettement circonscrit, constitué par une seule gouttelette de pus, ou au contraire beaucoup plus volumineux. J'ai rencontré

10 fois ces sortes d'abcès. 5 fois aussi les poumons présentaient de l'hépatisation grise lobaire; la pleurésie a été à peine notée 2 ou 3 fois.

Chez une femme enlevée rapidement (obs. 24), j'ai rencontré une altération assez singulière; la languette inférieure du poumon droit était sillonnée de vaisseaux lymphatiques pleins de pus; on aurait dit une injection artificielle des lymphatiques avec un liquide purulent. Notez que chez cette femme, il y avait du pus dans les veines de l'utérus, mais rien dans les lymphatiques de cet organe ni dans ceux d'aucune autre partie.

Dans trois observations, c'est le foie qui était le siége d'abcès métastatiques, et 10 fois les articulations et les muscles des membres renfermaient du pus, sans que toujours, pendant la vie, on ait pu noter des symptômes bien évidents d'inflammation locale.

Enfin, Messieurs, afin de ne rien omettre, je dois vous signaler l'aspect du sang que l'on trouve souvent diffluent, foncé, couleur gelée de groseille, comme vous l'avez pu voir dans le choléra et dans la fièvre typhoïde par exemple. Nous reviendrons sur cette apparence du sang un peu plus tard, parce qu'on lui a accordé une valeur qu'elle ne me paraît pas avoir en réalité.

Telle est l'énumération des altérations anatomiques qui peuvent se rencontrer chez des femmes qui succombent après leurs couches. Ces désordres, comme je vous l'ai déjà dit, à propos de certains d'entre eux, ne sont pas toujours isolés les uns des autres. On les trouve groupés en nombre plus ou moins considérable chez une même malade. C'est cette réunion, cette complication d'influences morbides combinées qu'il s'agit d'interpréter le plus sainement possible. La tâche n'est pas très-rude; j'espère vous le montrer et vous aider par là à éviter de considérer comme une maladie particulière ce qui n'est qu'une combinaison de certaines formes bien connues. Pour le moment, laissez-moi vous dire que l'on peut, relativement aux combinaisons qu'elles peuvent présenter entre elles, ranger les diverses lésions que nous venons d'étudier une à une dans trois groupes principaux.

Dans le premier on rencontre réunies ou isolées les altérations des ovaires ou celles des trompes que peut venir compliquer la péritonite plus ou moins étendue.

Un second groupe contient les cas dans lesquels la lésion des veines existe seule, sans aucune complication, soit du côté des annexes, soit du côté du péritoine, soit enfin du côté de l'utérus lui-même.

Dans une dernière catégorie, on rencontre les lésions des deux groupes précédents combinées et réunies avec des degrés variables et compliquées de gangrène, ou de cette forme de pourriture d'hôpital que je vous ai décrite.

Des ensembles symptômatiques particuliers correspondent à ces diverses catégories de lésions, et en même temps qu'ils ont une physionomie différente, ils ont aussi une valeur différente et offrent une prise variable à l'action de la thérapeutique.

En terminant, laissez-moi vous rappeler l'observation d'une femme qui, entrée salle Saint-Charles, le 14 mai, a succombé le 16 (obs. 25), et vous montrer les pièces anatomiques de cette autopsie que nous venons de pratiquer. Elle présente, comme vous pouvez le voir, les lésions du péritoine, de la face interne de l'utérus, des veines utérines et de l'ovaire que je viens de vous décrire à l'aide d'observations antérieures. C'est donc un exemple du troisième groupe de combinaison que je viens de vous indiquer. Examinez-les bien, puisque ce fait malheureux nous permet de vous présenter un type véritable de cette réunion des diverses altérations.

V

Lorsque nous avons étudié les différentes modifications qui s'accomplissaient dans les organes utérins au moment de l'accouchement et après la délivrance, j'ai dû, pour plus de clarté, mentionner, à propos des modifications subies par les organes, l'existence de certains symptômes, comme la fièvre de lait, par exemple. Aujourd'hui, lorsque nous allons étudier les symptômes véritablement morbides qui peuvent se présenter chez la femme après l'accouchement, je commencerai par vous donner le tableau plus complet de ce que sont les symptômes et leur enchaînement chez une femme dont les suites de couches sont régulières. Cela vous servira de point de repère pour la comparaison des exemples morbides. Je ne saurais rien de mieux pour cela que de vous présenter une observatian prise à l'hôpital Beaujon. Elle reproduira les symptômes et leur marche d'une façon bien plus vivante que ne le ferait un exposé didactique.

Obs. I. Philippe, vingt-huit ans, blanchisseuse, entrée le 21 mars 1856, salle Saint-Hélène, n° 310. Réglée à vingt ans ; elle habitait alors Paris. Ses règles toujours abondantes, régulières, durent ordinairement huit jours

et sont très-rarement l'occasion de coliques. Les premières approches
sexuelles ont eu lieu à vingt-un ans et ont été sans effet sur la marche
ultérieure des règles. Elle a eu quatre autres enfants, qui ont été quatre
filles, comme l'enfant duquel elle vient d'accoucher. Jamais elle n'a
éprouvé de vomissements pendant ses diverses grossesses. Pas d'œdème
des membres inférieurs. Le seul accident observé par elle est le développement, vers le cinquième mois de la grossesse actuelle, de quelques
petites dilatations variqueuses des veines de la cuisse droite, mais elles
sont très-peu marquées. Jamais elle n'a perdu de lait par les seins dans
le cours d'aucune de ses grossesses.

Elle accouche le 21 mars 1856, à cinq heures du soir, d'une petite
fille à terme. Aucun écoulement sanguin exagéré n'eut lieu, au moment
de la délivrance. Elle éprouva avant les dernières douleurs un peu de
frisson, et immédiatement après la délivrance elle fut prise d'un frisson
très-marqué, dont la sensation dura environ pendant une heure. Un peu
d'écoulement sanguin pendant la nuit du 21 au 22, avec quelques coliques utérines.

Le 22 mars. Malgré ce léger accident elle a bien dormi. Ce matin l'appétit est très-vif, le sang ne coule plus sous forme de perte; la peau est
fraîche, sans sueur ni sécheresse; pouls à 76, souple, naturel. L'utérus
mesuré offre 11 centimètres de hauteur sur environ 12 centimètres de
largeur. Les annexes perceptibles par la palpation méthodique de l'un
et de l'autre côté sont entièrement souples et sans volume anomal. On
ne détermine par la palpation aucune douleur sur aucun point de leur
parcours. Les mouvements spontanés de la malade n'éveillent non plus
aucune sensation pénible dans le ventre. Elle peut tousser, se moucher
et remuer dans son lit impunément. Les lochies rouges sont suffisamment abondantes; les seins sont souples, sans stries engorgées; l'enfant a commencé à teter. (1 portion.)

Le 23. L'état est excellent; l'utérus mesure 6 à 7 centimètres en hauteur et 9 centimètres en largeur; les annexes sont toujours souples et
indolentes; les seins commencent à être le siége d'un mouvement de
montée du lait; pouls à 72, souple; peau sans chaleur; lochies toujours
abondantes.

Le 24. Elle a eu cette nuit un frisson assez marqué, mais de courte
durée; en même temps le lait a monté très-fortement. Il en a été de
même, dit-elle, à ses autres enfants. Ce matin elle se sent très bien, la
peau est morte, sans grande chaleur; le pouls est à 96 pulsations, assez
large et assez fort, les seins sont très-volumineux, durs et douloureux,
même à une pression modérée; on y perçoit la présence de cordes dures, dirigées toutes vers le mamelon. L'enfant tette largement; les lochies abondantes commencent à être puriformes; l'utérus mesure, alors
que la vessie est distendue par l'urine, 9 centimètres en hauteur et 6 en
largeur. L'urine étant évacuée à l'aide d'une sonde et sans pression sur

l'abdomen, l'utérus redescent et ne mesure plus que 5 à 6 centimètres en hauteur et est tellement profond, qu'on limite très-difficilement sa largeur ; appétit vif. (4 portions et demie, 30 grammes de miel de mercuriale.)

Le 25. La malade va très-bien. Le lait s'écoule des seins en très-grande abondance ; les lochies sont d'un jaune encore un peu rosé ; elles continuent de bien couler. L'utérus est profondément situé derrière le pubis ; on le trouve encore à la palpation, mais il est impossible de le mesurer au centimètre. Deux selles sous l'influence du lavement. Pouls à 66, souple, naturel. (4 portions.)

Le 29. L'état général est excellent ; pouls à 64, peau sans chaleur, appétit vif. L'utérus ne peut plus être retrouvé à l'hypogastre. Les lochies tachent encore un peu le linge d'une nuance jaunâtre, elles sont très-peu abondantes. Le lait est toujours abondant, l'enfant tette largement. La malade sort en excellent état.

Dans cette observation, qui constitue presque un véritable type, vous retrouvez plusieurs particularités sur lesquelles j'ai déjà appelé votre attention. Tel est le frisson qui a suivi immédiatement la délivrance et qui a duré près d'une heure. Il n'a cependant été le signal d'aucune espèce d'accident, ce qui encore une fois prouve que l'on peut bien difficilement faire de ce symptôme, pris isolément, le premier signe d'une maladie spéciale et distincte. C'est, comme je vous l'ai dit, une conséquence de la perturbation éprouvée par la femme à propos de l'accouchement, un symptôme de traumatisme.

Vous avez dû remarquer aussi que, de très-bonne heure, j'ai nourri cette malade ; c'est là une nécessité thérapeutique sur laquelle je ne saurais trop insister, et qui du reste, commence fort heureusement à être plus facilement acceptée, non-seulement dans l'espèce, mais même dans les maladies purement chirurgicales. Ne vous laissez pas influencer par l'habitude qui règne encore aujourd'hui dans le monde de maintenir vos accouchées à la diète ; dès qu'elles se sentent de l'appétit, permettez-leur des aliments ; il est inutile d'ajouter qu'il faut être prudent dans cette alimentation.

Pourquoi agir ainsi ? Pourquoi changer des habitudes passées en usage ? Pour remplir, Messieurs, une indication formelle et tout à fait évidente. La femme arrivée au terme de la grossesse, et déjà fatiguée par la production du nouvel être, éprouve encore, par le fait de l'accouchement, une dépression et une déperdition nouvelles. Elle se trouve cependant en présence d'un travail de réparation, auquel elle doit suffire. La même chose arrive pour un blessé. C'est pour élever l'un et l'autre à la hauteur des actes organiques qu'il doivent accomplir, qu'il faut leur permettre très-promptement une alimentation réparatrice. En restaurant les forces de l'économie, cette pratique conduit l'organisme à l'accomplissement d'actes plus complets et plus réguliers. De là une suppuration plus louable, et de là surtout une cicatrisation plus régulière des surfaces, une occlusion plastique plus complète des orifices vasculaires divisés.

L'observation que je viens de vous communiquer est un type de régularité ; tout y a bien marché. Vous avez vu se développer le deuxième jour, un mouvement de fièvre liée à la production, à l'éclat pour ainsi dire des phénomènes de lactation. C'est la fièvre de lait ; son existence complète la régularité de l'expression symptomatique. C'est un phénomène purement physiologique.

Autre point que je dois vous signaler spécialement. Les annexes de l'utérus étaient souples, molles, indolentes, sans gonflement appréciable, et elles donnaient aux doigts qui les exploraient la sensation d'organes parfaitement souples. C'est là, comme je vais l'établir bientôt, l'état normal de ces parties.

Ainsi vous avez maintenant la connaissance complète de la marche que suivent les phénomènes chez la femme, quand les suites de couches sont régulières et que la santé revient après l'évolution normale de la plaie utérine.

Voyons maintenant quelles sont les déviations qui peuvent survenir dans cet état, en quoi elles consistent, et l'interprétation qui doit être faite des divers symptômes observés.

Tout de même que dans les dernières conférences vous avez vu que les altérations anatomiques étaient multiples et se compliquaient les unes les autres, tout de même vous allez voir les symptômes multiples et combinés. C'est cette combinaison d'apparences symptomatiques qui, en rendant les manifestations dissemblables de ce qu'ils sont habituellement dans ces mêmes maladies, alors qu'elles sont plus simples, a conduit certains auteurs à considérer cet état complexe comme une espèce morbide spéciale et distincte.

Le travail à faire est donc de chercher à démêler dans ce tout complexe les divers groupes qui peuvent être isolés, et ceux qui révèlent des influences morbides plus ou moins combinées et mélangées.

Procédant par degré, le premier signe maladif sur lequel j'appellerai votre attention est une certaine modification de l'état des annexes utérines. Je vous ai dit, dans la première de ces conférences sur le sujet qui nous occupe, que lorsqu'on explorait les annexes on les trouvait, lors de l'état normal, souples et indolentes, et vous avez vu qu'elles donnaient cette même sensation chez la femme dont je viens de vous rapporter l'histoire comme type de régularité.

Il n'en est pas toujours ainsi, et voici ce que vous constaterez alors. Si en saisissant le fond de l'utérus avec le pouce et le médius de la main droite, quand vous êtes à gauche de la femme, et réciproquement, vous faites glisser ces deux doigts le long des côtés de l'organe, en allant de haut en bas, vous rencontrerez souvent, au lieu des annexes souples et molles, une corde qui se dirige de la corne de l'utérus vers la partie antérieure des fosses iliaques. Cette corde est dure, tendue, plus ou moins volumineuse, et toujours douloureuse à la pression, au niveau du point tuméfié. Cette minutie apparente dans la recherche de cet état des annexes est indispensable, autrement il vous arriverait presque toujours, pour ne pas dire toujours, de croire dans un état de santé parfaite des femmes qui présenteraient cependant déjà un indice de maladie. Sachez bien, et je l'ai fait constater cent fois à ceux qui m'entouraient, que si, à cet examen détaillé des parties vous substituez le palper du ventre fait selon la méthode ordinaire par la main opposée à plat, vous pourrez comprimer l'hypogastre assez fortement, sans déterminer la moindre douleur chez une femme, qui, à l'examen plus détaillé que je vous indique, s'écriera que vous lui faites mal lorsque vous arriverez au point tuméfié.

Dans quelques cas, plus rares à ce degré, l'action de se moucher, d'éternuer, de rire, ou un mouvement brusque du tronc peuvent éveiller un peu de sensibilité au niveau du point sur lequel la pression méthodique était pénible.

Vous trouverez ce signe tantôt des deux côtés, tantôt, au contraire, il sera borné à un seul, et alors il siégera plus fréquemment à droite qu'à gauche. Vous pourrez constater encore, comme je l'ai fait, qu'il peut occuper successivement les deux côtés et que après avoir siégé au niveau de l'un d'eux pendant quelque temps, il peut disparaître en persistant de l'autre.

Tantôt ce gonflement douloureux occupe les annexes dans toute leur étendue ; tantôt il n'y a que l'un des points de ces organes qui soit tuméfié et douloureux. Lorsqu'il en est ainsi, c'est le plus habituellement la portion la plus interne en partant de l'insertion à l'utérus qui est atteinte. Toutefois les annexes, souples et indolentes dans leur partie interne, peuvent en se rapprochant de la fosse iliaque devenir dures, tendues et douloureuses.

Quelquefois médiocre dans son développement et offrant à peine le volume d'une plume à écrire, ce gonflement dur et douloureux peut dans d'autres cas acquérir la grosseur du pouce et lorsque alors le doigt qui l'explore passe par-dessus, la main de l'observateur éprouve une secousse appréciable à l'œil pour les assistants et très-douloureuse pour la femme.

Dans quelques cas plus rares, le gonflement offre encore une autre apparence, et l'on peut sentir deux cordes douloureuses du même côté ; l'une est située plus en avant, plus superficiellement et un peu plus bas que l'autre ; ces deux cordes correspondent, celle qui est postérieure et supérieure à la tuméfaction de la trompe, l'autre plus antérieure et placée plus en avant au gonflement du ligament rond.

C'est en effet, aux augmentations du volume de ces deux organes, lésions que nous avons étudiées dans notre dernière réunion, que doit être rapporté le symptôme dont il s'agit ici. Il existe quelquefois seul, alors qu'aucun autre phénomène morbide ne s'est encore manifesté. Le pouls est à 60, la peau n'offre aucune chaleur, on n'a constaté aucun frisson ; les lochies continuent régulièrement leur cours, la montée du lait se fait convenablement, malgré la présence bien manifeste de ce gonflement, malgré la douleur que la pression éveille à ce niveau. C'est donc bien réellement le premier signe de maladie que puisse présenter la femme. Comme vous le remarquerez, Messieurs, il est important à connaître, puisqu'il pourrait facilement échapper, quand on ne sait ni où ni comment le chercher. Or, vous allez voir qu'il a un certain degré d'importance diagnostique et pronostique.

Ce gonflement et cette douleur au niveau des annexes se rencontrent fréquemment ; je les ai trouvés sur un nombre considérable de femmes. Voici du reste, à ce sujet, les chiffres exacts que j'ai relevés ; j'ai cherché le signe local sur 1,802 femmes :

605 fois, il n'en existait aucune trace ; les annexes sont restées souples pendant tout le temps de la couche, comme dans l'observation que je vous lisais tout à l'heure.

745 fois, il existait un gonflement peu marqué, et on peut à

bon droit réunir ces 745 cas aux 605 exemples complétement normaux ; ce qui fait, sur 1,802 faits, 1,350 observations dans lesquelles la couche a été ou normale ou à peu près telle, les signes locaux, très-légers, n'ayant pas été suivis d'accidents réels.

Toutefois, je vous signale ces gonflements très-légers, d'abord pour être complet et exact ; en second lieu, parce que cela vous montre le premier et le plus faible signe de maladie que la femme puisse présenter. En outre, quand ce gonflement commence, vous ne pouvez prévoir s'il restera léger ; il peut brusquement prendre du développement ; il peut, comme je vous le dirai bientôt, même sans augmenter considérablement, s'accompagner de symptômes graves. Aussi, dès que vous sentez un peu de gonflement des annexes, soyez réservé sur le pronostic et instituez une thérapeutique militante. Je ne dis pas que toutes les femmes qui présentent ce signe local seront par cela même nécessairement vouées à une mort certaine, ni même qu'elles seront atteintes d'une façon grave ; je sais et j'ai constaté que ces accidents peuvent disparaître spontanément et constituer le seul signe maladif. Je dis seulement que lorsqu'il paraît, nul ne sait où il s'arrêtera, et s'il restera le seul symptôme de maladie et j'ajoute que, de mai 1855, moment où l'examen attentif des femmes en couches m'a révélé son existence, jusqu'en 1861, il n'a manqué chez aucune des femmes qui ont succombé aux suites de leurs couches, et chez aucune de celles qui ont été atteintes ultérieurement de symptômes réellement graves, mais que l'on a pu conjurer. Ces cas réunis sont au nombre de 452 fois, sur lesquels 132 fois les femmes sont mortes, et 320 fois elles ont guéri, mais après avoir traversé des accidents locaux et généraux très-sérieux.

Si dans un certain nombre de cas, ce gonflement douloureux disparaît spontanément ou sous l'influence de moyens peu actifs, cela veut dire que le mal était léger, l'altération seulement ébauchée. Mais il n'en reste pas moins important de connaître ce signe, puisque chez des femmes qui le portent, on peut voir se développer sans transition des phénomènes graves qui sembleraient alors les phénomènes du début de la maladie et qui ont été signalés comme tels, toute la période première ayant passé inaperçue. Nous reprendrons nécessairement l'examen de cette filiation des phénomènes.

Pour compléter ce que vous devez savoir sur ce signe, je vous dirai encore que j'ai constaté un certain nombre de fois, alors que le travail était lent et pénible, que les annexes de l'un ou de l'autre côté étaient déjà gonflées et douloureuses avant l'accouchement, circonstance importante pour interpréter ces faits de maladie à marche si rapide dans lesquels la mort survient très-peu de jours après la délivrance, et dans lesquels on trouve déjà cependant les lésions veineuses que je vous ai indiquées.

Ce gonflement est-il véritablement un état morbide? Il me paraît bien difficile de le nier. D'abord, sur les 1,802 femmes chez lesquelles je l'ai recherché, il y en avait 605 qui ne l'ont pas présenté même à l'état rudimentaire. On ne peut pas dire assurément que ce ne soient pas ces femmes qui sont restées des exemples d'état normal. En outre, la douleur perçue au niveau de l'annexe tuméfiée est encore là pour répondre de la nature pathologique du gonflement. Enfin, remarquez qu'il est très-exprimé en général chez les femmes qui succombent, et que les annexes ainsi volumineuses présentent à l'autopsie des altérations anatomiques non douteuses.

De ce premier degré de maladie, que je viens de vous indiquer, et qui peut rester très-léger, élevons-nous maintenant à la forme plus grave qui vient après lui et dont il n'est alors, en quelque sorte, que le prélude, le premier indice. Que voyons-nous?

Le deuxième ou le troisième jour, quelquefois même, mais plus rarement, le premier jour après l'accouchement, la fièvre s'allume, le pouls monte à 110, 120, 130 pulsations; des phénomènes saburraux se manifestent, la langue est blanche, l'appétit perdu, la soif très-vive; la douleur locale, latente jusque-là, s'éveille, devient spontanée et, plus vive à la pression, elle se développe dans une étendue plus grande, sans quitter l'hypogastre. L'utérus continue d'être volumineux; il cesse de revenir sur lui-même et en reste à la rétraction qui résulte de sa structure musculaire, la rétraction qu'on pourrait appeler contractile; l'absorption interstitielle des matériaux qu'il doit perdre s'arrête. En même temps surviennent de la céphalalgie, du ballonnement de l'abdomen, de la diarrhée, quelquefois des nausées, parfois même des vomissements dans les cas les plus extrêmes; la maladie peut même arriver à un degré plus avancé, et la face peut s'altérer.

Cette collection de symptômes indique chez les malades un état déjà sérieux; elle correspond à des lésions anatomiques dont il est facile de reconnaître la manifestation; il s'agit d'une inflammation développée dans un des points des annexes, soit l'ovaire, soit la trompe, soit le tissu cellulaire ambiant, toutes altérations qui peuvent se compliquer de l'inflammation limitée et peu étendue du péritoine. A l'inflammation des annexes correspondent plus spécialement la fièvre, la douleur bien circonscrite sans nausées ni vomissements sans ballonnement du ventre ; tandis que la propagation de l'inflammation au péritoine se traduit par le ballonnement, les nausées, les vomissements et l'altération de la face. Dans cette forme on peut observer aussi du frisson ; mais remarquez bien la physionomie et l'allure de ce symptôme dans ce cas ; il n'est pas d'une grande violence, il ne se reproduit pas avec ténacité, il ne revient pas à des intervalles plus ou moins réguliers ; c'est simplement le frisson du début d'une phlegmasie ; sa marche ne ressemble en rien à celle de ce symptôme dans une autre forme que nous retrouverons plus loin. C'est là un point de la plus haute importance pour le diagnostic et pour le pronostic ; mais sachez bien qu'au moment où le frisson se produit pour la première fois, il est bien difficile de savoir quelle valeur doit lui être assignée, cette valeur étant surtout établie par son retour et par sa marche ultérieure.

Le groupe de symptômes aigus que nous venons d'indiquer peut s'arrêter à cette première période ; après une durée de cinq à douze jours, le pouls tombe graduellement, la peau devient plus fraîche, le ventre est moins douloureux, tout ballonnement de cette partie cesse, la diarrhée est suspendue, l'appétit reparaît et la malade entre, après un temps plus ou moins long, en convalescence. Cette terminaison, lorsque l'altération de la face, les nausées ont montré la participation du péritoine, est rarement obtenue spontanément ; elle résulte plutôt d'un traitement heureux (obs. 26 et 27). En dehors de cette complication, la guérison spontanée est possible, mais elle est généralement lente. Souvent aussi cet état suit une marche différente. La douleur locale change de forme ; elle devient plus profonde, et aussi plus spontanée ; le pouls conserve sa fréquence, mais devient plus mou ; la peau est moite, de très-légers frissons surviennent et se répètent, l'état de malaise est moins aigu, mais il persiste. Souvent alors, si vous examinez l'abdomen, vous trouvez, de l'un ou de l'autre côté, une tumeur plus ou moins volumineuse, pâteuse, douloureuse au toucher, quelquefois un peu molle, et le toucher vaginal achève de vous démontrer l'existence d'une collection liquide péri-utérine. Le phlegmon a suppuré et dans ce cas une phase nouvelle commence.

Les phénomènes généraux continuent tout en diminuant d'acuïté, l'appétit reste encore suspendu, le malaise persiste, et, après un certain temps, dix, quinze, vingt jours, quelquefois plus, vous trouvez tout à coup une amélioration réelle et profonde, la malade est presque guérie ; si vous cherchez la tumeur que vous constatiez dans la partie inférieure de l'abdomen, vous ne la trouvez plus ; elle a disparu. Examinez alors, enquérez-vous avec soin, et vous verrez que le pus s'est fait jour au dehors.

Les voies par lesquelles il s'échappe ainsi sont variables. Tantôt, et le plus souvent, c'est par l'intestin que l'évacuation se produit. Les changements se manifestent après une garde-robe qui contenait du pus. Il en fut ainsi dans l'observation que voici (obs. 28), de même dans une autre (obs. 29), qui est double en quelque sorte. La malade, guérie d'abord d'accidents aigus graves, fut un an après, à propos d'une fausse couche, atteinte d'un phlegmon qui se vida également par le rectum. J'ai vu la vessie servir de voie à l'évacuation du pus. Chez une autre malade, la voie d'évacuation du pus fut plus étrange. Entrée pour faire ses couches à l'hôpital, une femme de vingt et un ans sortit, après avoir été assez gravement atteinte d'accidents du genre de ceux que je viens de vous décrire. Elle était à peine remise et résista à nos observations quand nous voulûmes la retenir. Elle n'avait cependant aucun signe local évident de suppuration. Elle rentra quinze jours plus tard. A ce moment un énorme phlegmon occupait tout l'hypogastre, limité en haut par une ligne s'étendant d'une épine iliaque à l'autre. Toute la région située au-dessous de cette ligne était le siége d'un engorgement d'une dureté excessive. La malade, atteinte d'une fièvre constante, mais sans grande violence, avec frissons irréguliers, ne souffrait pas beaucoup, mais était profondément amaigrie. Peu de jours après son entrée, une quantité notable de pus s'écoula par le vagin. L'examen pratiqué à l'aide du spéculum nous montra que ce pus sortait par un orifice à peu près du diamètre d'une plume à écrire, siégeant sur la partie latérale externe du côté droit du col de l'utérus. Une injection poussée doucement par cet orifice permit l'entrée d'un grand verre d'eau tiède. Par l'orifice du col il ne pouvait pas pénétrer d'eau et il ne sortait pas de pus. L'écoulement phlegmoneux persista plus d'un mois, pendant lequel les signes d'une tuberculisation pulmonaire rapide se développèrent, et la malade, retournée chez elle malgré nous, succomba à sa phthisie pulmonaire.

Chez d'autres malades, le phlegmon qui s'est développé autour de l'utérus n'est pas évacué au dehors par ces différentes voies, et c'est dans le péritoine qu'il s'ouvre. Vous voyez immédiatement toute la gravité d'une semblable terminaison. J'ai été témoin dernièrement, en ville, d'un fait que je vous demande la permission de vous raconter brièvement. Une jeune femme, prise après sa couche d'accidents tellement graves qu'elle me fut présentée par un accoucheur éminent comme probablement perdue et comme atteinte de fièvre puerpérale, vit cependant, après un traitement approprié, dont les applications de glace sur l'abdomen firent partie, les accidents s'amender notablement et la convalescence même s'établir. Une grande prudence lui fut recommandée par son médecin ordinaire. Mais, trompant sa vigilance et ne voulant pas obéir à ses prescriptions, elle vint en voiture, de la campagne qu'elle habitait, à Paris, alla au théâtre, revint la nuit à la campagne. Le lendemain éclatait une péritonite foudroyante, due probablement à la rupture dans l'abdomen d'un abcès développé au voisinage de l'utérus. Ce fait vous montre que ces sortes de phlegmons peuvent se limiter, se circonscrire et permettre la cessation des phénomènes violents. Ce sommeil n'est pas en général de longue durée, et la période d'élimination commence après quelque temps. Vous devez tirer de la possibilité de cette marche et de l'exemple terrible que je viens de vous citer cet enseignement, que, même alors que les phénomènes semblent notablement calmés, dès l'instant que la maladie a été assez intense pour faire admettre l'existence d'un phlegmon, dussiez-vous ne pas trouver de tumeur, vous devez enfermer vos malades pendant longtemps dans les précautions les plus scrupuleuses et les plus sévères pour éviter un malheur semblable à celui que je vous racontais. En une telle occurrence, cherchez partout la tumeur phlegmoneuse, surveillez les diverses déjections et ne soyez tranquille que lorsque vous avez vu le pus se faire jour par quelque point et tarir graduellement.

Du reste, sachez-le aussi, après cette constatation, tout n'est peut-être pas encore fini. J'ai vu plusieurs femmes chez lesquelles une collection formée après la couche et régulièrement évacuée s'est, à intervalles plus ou moins éloignés, reproduite un nombre de fois considérable, et tout récemment la nièce d'un de mes bons amis, d'un de vos maîtres les plus estimés et les plus aimables des hôpitaux, était souffrante d'un phlegmon péri-utérin, le douzième ou le treizième qu'elle ait vu suppurer depuis sa couche, qui remonte à plus de dix-huit mois.

Enfin, Messieurs, la collection purulente consécutive à ces accidents aigus peut se faire jour au dehors par la paroi abdominale. C'est ainsi que les faits se sont passés chez plusieurs des malades que j'ai pu suivre, et notamment dans l'observation suivante (obs. 30). Comme vous l'avez vu, chez cette femme, j'ai tenu une conduite très-prudente. En pareille occasion, en effet, dès que vous voyez la collection iliaque se rapprocher de la paroi de l'abdomen, n'employez pas tout d'abord le bistouri pour l'ouvrir, vous pourriez tomber sur une collection non encore adhérente à la paroi du ventre et le pus pourrait s'écouler dans le péritoine. Préférez le procédé que Récamier employait pour l'ouverture des abcès du foie. Faites des applications successives de potasse caustique, afin de vous assurer des adhérences entre la poche purulente et le péritoine de la partie antérieure de l'abdomen ; une première escharre étant obtenue, écartez à l'aide d'une sonde cannelée les tissus mortifiés, portez au fond du point où vous avez pénétré une nouvelle quantité de potasse caustique, et par des applications successives de cette sorte vous finissez par voir votre sonde cannelée, en écartant les tissus escharrifiés, pénétrer dans la poche purulente. De cette manière, en creusant en quelque sorte votre galerie, vous serez tranquilles, vous n'avancerez qu'en produisant toujours une adhérence salutaire qui conduira le pus au dehors.

Ces cas de phlegmasie locale et de collection purulente ne se terminent pas toujours aussi favorablement. Tantôt, en effet, à un moment donné, en dehors même d'une rupture analogue à celle que je vous rapportais, la péritonite éclate tout à coup et prend une telle extension, qu'elle peut causer la mort. Dans d'autres exemples, loin d'offrir des caractères aussi aigus, la phlegmasie séreuse persiste à l'état chronique, et la malade finit par succomber dans le marasme que cause cette affection, laquelle présente dans sa durée un certain nombre d'exacerbations. Des nausées, des vomissements reviennent de temps à autre, le ventre se déforme, s'empâte, et contient une petite quantité de liquide ; la face s'altère, la malade s'étiole, maigrit et finit par mourir. Il est plus rare que l'on voie se développer une véritable fièvre hectique à la suite d'une suppuration qui s'est fait jour au dehors et qui persiste longtemps ; la chose est cependant possible.

En résumé, ces accidents locaux, développés au niveau des annexes, peuvent se terminer par résolution ou par la formation de collections purulentes; et alors la guérison peut succéder à l'ouverture de ces abcès ; dans d'autres circonstances, la maladie se termine par la mort, soit qu'il y ait éclat d'une péritonite aiguë, soit que la suppuration ou l'existence de la péritonite à l'état chronique épuisent la malade et la tuent par elles-mêmes, ou enfin que ces affections prolongées provoquent le développement d'autres altérations, celle de tubercules pulmonaires, par exemple.

VI

Je vous ai dit, vous vous le rappelez sans doute, Messieurs, que, dans l'ensemble des phénomènes morbides présenté par les femmes en couches, on pouvait reconnaître et séparer un certain nombre de groupes pathologiques différents. Certains d'entre eux peuvent exister à l'état de pureté symptomatique, si l'on peut s'exprimer ainsi, sans complications qui voilent et obscurcissent leurs caractères, et il est bon de les étudier d'abord dans leurs manifestations simples lorsque cela est possible. Dans notre dernière conférence je vous ai fait le tableau des accidents à forme habituellement inflammatoire. Ils constituent, comme vous l'avez vu, un ensemble qui peut arriver à la guérison, soit par la résolution même, soit par la suppuration. C'est là un premier groupe qui a ses symptômes, sa marche, que l'on peut préciser et suivre par l'observation. Quant aux lésions qui lui appartiennent, elles ont été constatées tantôt par la marche même de certains symptômes et par leur évolution, comme les abcès consécutifs, tantôt ces lésions ont été constatées dans des faits plus complexes terminés fatalement et dont elles faisaient partie.

Nous allons étudier aujourd'hui un groupe symptomatique très-important, d'abord par lui-même, puisqu'il peut rester tout à fait isolé et sans aucune complication, mais qui présente, en outre, une importance considérable pour éclairer sur la valeur et, si vous voulez me permettre cette expression, sur la pathogénie véritable des exemples plus compliqués et dont l'interprétation a prêté à des théories que je ne puis accepter.

Lorsque cette seconde forme se manifeste à l'état de pureté, elle présente en quelque sorte deux périodes distinctes dont l'une, la première, a très-généralement été méconnue. Elle consiste en ce gonflement douloureux des annexes qui, perceptible du premier au troisième jour, s'accompagne parfois d'un mouvement fébrile peu marqué, lequel même peut manquer complétement.

Puis soit le lendemain, soit deux jours après, la douleur abdominale étant plus marquée, la fièvre devient plus évidente. Ce sont là les seuls signes de la première période. Ils se réduisent, comme vous voyez, à l'existence du gonflement douloureux des annexes avec ou sans mouvement fébrile.

Un ou deux jours après le début de la douleur (obs. 31), ou, dans quelques exemples, le jour même de son développement (obs. 32), il se déclare un frisson qui peut se présenter avec une forme variable ; tantôt en effet il se manifeste avec une violence inouïe et telle que le lit tout entier de la malade est agité par les secousses qu'elle éprouve ; tantôt il est moins intense, moins marqué, et pourrait passer inaperçu, si l'attention ne devait être sans cesse éveillée sur ce point.

Au moment où se manifeste ce symptôme, votre embarras sera souvent fort grand, surtout quand il présente la forme modérée que j'indiquais en dernier. Il pourrait, en effet, être lié au développement de la fièvre de lait ; mais d'abord il est suivi d'un mouvement fébrile assez intense, et comme je vous l'ai déjà dit, il est un fait bien plus important encore, c'est qu'alors très-habituellement aucun mouvement n'a lieu vers les seins, qui ne prennent aucun développement et ne donnent pas de lait.

.Lorsqu'il se présente avec la violence et la durée que je vous indiquais tout à l'heure, lorsque la face est un peu cyanosée et altérée, et que le tremblement est très-prononcé et imprime par exemple des mouvements au lit dans lequel la malade est couchée, le doute n'est plus permis, il ne s'agit pas de fièvre de lait, et la femme entre dans la terrible phase que nous étudions en ce moment. Ces frissons, surtout dans leur forme plus légère, ne sont pas uniques, ils se répètent au contraire par intervalles, et peuvent être suivis de chaleur et de sueur assez indiquées pour simuler des accès intermittents ; mais il faut bien le noter tout de suite, ils n'offrent aucune périodicité saisissable dans leurs retours, aucune apyrexie n'existe entre eux, et le plus souvent l'accès fébrile qu'ils représentent est loin d'être régulier et complet dans ses manifestations. C'est une forme insidieuse qui traduit un trouble profond de l'économie, mais un trouble irrégulier dans sa marche, passez-moi cette expression qui rend bien ma pensée et la physionomie du symptôme grave qui nous occupe.

Comme vous le voyez, par un certain côté ce frisson se rapproche de celui que je vous indiquais dans le groupe précédent, au moment où se forment ces suppurations dont nous avons étudié la marche dans notre dernière conférence. Ce rapproche-ment est très-marqué et, au premier abord, peut laisser un cer-tain doute, bien légitime, dans l'observation des faits particuliers. Mais si légitime qu'il soit, ce doute, que j'ai vu éprouver par les hommes les plus distingués et que j'ai ressenti moi-même plus d'une fois, ne saurait être de longue durée. Vous savez en effet, et c'est là un point dont j'ai appris à bien apprécier l'importance, vous savez, dis-je, qu'alors que les petits frissons qui se lient à la suppuration se manifestent, les symptômes fébriles changent d'ap-parence et subissent une sorte d'apaisement. Rien de semblable n'a lieu dans la forme que je cherche à vous faire connaître en ce moment, et si le frisson pouvait légitimement laisser dans le doute au premier moment, l'ensemble pathologique qui se des-sine devient malheureusement trop manifeste. En effet, dès ce moment, le pouls augmente généralement de fréquence, monte jusqu'à 120, 130, 144 et même 152 pulsations, chiffres que don-nent les observations que j'ai recueillies ; il est parfois dépressible et petit, mais souvent aussi il ne présente pas des caractères bien tranchés en dehors de sa fréquence, laquelle se montre immédia-tement après le frisson, pour durer sans amélioration jusqu'à la fin de la maladie. La peau est généralement chaude, âcre, brû-lante, surtout au niveau de l'abdomen. Quelquefois par moments, et après des accès de frisson, elle offre une apparence de moiteur, sans refroidissement. On voit aussi se manifester tantôt sur le dos de l'avant-bras, tantôt sur les mains ou même sur toute autre ré-gion du corps, de larges plaques congestives foncées, qui, mal-gré l'intensité et la continuité de leur teinte, disparaissent sous la pression du doigt pour se reproduire presque tout de suite. On a comparé ces rougeurs à celles de la scarlatine et on les a dési-gnées même par l'épithète scarlatineuses ou scarlatiniformes. C'est là une interprétation peu régulière et qui s'arrête à la pre-mière apparence. Il y a en pathologie bien des exemples de semblables rougeurs, et vous les trouvez toutes les fois que l'état typhoïde se manifeste ; dans la dothiénentérie par exemple, c'est un épiphénomène fréquent, comme aussi dans les pneumonies à forme typhoïde, et chez les individus traités chirurgicalement quand des phénomènes d'infection purulente se développent.

La soif est vive, et quand aucune complication ne se fait jour, il n'y a ni nausées ni vomissements. L'appétit n'existe plus, la langue blanchâtre, collante, est, ainsi que les dents, les gencives, les lèvres, revêtue d'un enduit blanchâtre pulpeux, véritables mucosités épaissies qui ne présentent pas encore l'apparence fuligineuse, ou ne la revêtent que beaucoup plus tard.

En même temps, et aussi dès l'existence du frisson, la malade subit un affaissement singulièrement rapide, une dépression brusque et qui se trouve tout à coup poussée très-loin. Les forces sont épuisées ; la malade reste le plus souvent étendue sur le dos, les yeux fixes ou demi-fermés, indifférente à tout ce qui se passe autour d'elle, sans mouvements autres que ceux des bras, qu'elle met souvent au-dessus de sa tête en gémissant d'une façon incessante, ou seulement en poussant de temps en temps des soupirs profonds et bruyants. Cette position des bras sur la tête et la plainte qui accompagne ce mouvement ne retracent en rien ce que l'on observe dans les affections cérébrales, lorsque la céphalalgie provoque le même geste. C'est une sorte de mouvement passif ; il m'a paru correspondre au besoin qu'éprouve la malade de soutenir et de placer ses bras, qui, lorsqu'ils quittent cette position, tombent souvent pendants hors du lit par suite de la dépression des forces. La céphalalgie, du reste, est un symptôme des plus rares, et quand elle existe, elle est peu intense, assez obtuse.

La face est profondément altérée, elle est décomposée, comme l'on dit vulgairement. Pâle, jaunâtre même, elle n'offre pas par conséquent une rougeur en rapport avec la chaleur de la peau et l'accélération du pouls, et c'est seulement par moments, d'une façon inégale et tout à fait imprévue, qu'elle est colorée par les bouffées d'une rougeur subite et momentanée, phénomène du même ordre que ces rougeurs des membres que je vous indiquais tout à l'heure, et qui tantôt est limité aux pommettes, tantôt au contraire occupe d'autres régions de la face, mais dure généralement peu de temps.

Ne confondez pas, Messieurs, cet état de la face, observé alors, avec le faciès grippé de la péritonite. C'est beaucoup plutôt l'apparence d'hébétude observée dans la fièvre typhoïde, et, comme dans cette dernière, les yeux peuvent être profondément excavés. Mais alors, comme dans la fièvre typhoïde, c'est qu'un symptôme particulier, observé dans les deux cas, présente une intensité particulière, je veux parler de la diarrhée. C'est là une circonstance redoutable et qui manque très-rarement (11 fois seulement sur 69).

Elle n'a pas toujours une très-grande violence, mais elle se répète assez fréquemment, et les selles sont parfois involontaires. Il semble, quand ce symptôme commence, que la femme ait conscience de sa gravité, tant elle s'efforce d'expliquer la venue de cette diarrhée. C'est généralement à la présence de gaz intestinaux qu'elle la rapporte, et ce qui la conduit à cette interprétation, c'est que, même en dehors de toute complication péritonéale, il peut se dévolopper un ballonnement très-marqué du ventre, symptôme qui correspond à l'inertie du système nerveux intestinal, lequel, profondément déprimé, permet une semblable distension. Il n'y a dans ces cas aucune douleur abdominale, même à la pression; mais je me hâte de vous dire qu'il n'y a aucun fond à faire, aucun pronostic favorable à porter sur cette absence de douleur, parce que ce signe manque, comme je vous le dirai, même alors qu'existe une complication péritonéale qui devrait le déterminer.

On observe aussi du côté des voies respiratoires des phénomènes qu'il est important de constater. La respiration est courte, bien que très-ordinairement la malade n'éprouve aucune gêne. Quelquefois, au contraire, la respiration est cruellement anxieuse, même alors que n'existe aucune complication du côté des cavités pleurales. Le nombre des inspirations a rarement été, dans les faits que j'ai recueillis, au-dessous de 28 par minute; souvent il s'élevait à 32, et plusieurs fois j'ai même noté 44, 48, 52 et même 64 inspirations par minute. C'est cette dyspnée, souvent inappréciable pour la malade, qui rend chez elle la parole entrecoupée et comme anhélante. Chez d'autres femmes, l'articulation des sons est gênée par la sécheresse de la bouche, et enfin ailleurs la parole est incertaine, tremblotante, les réponses sont lentes, faites souvent d'un air étonné, et témoignent aussi fréquemment d'un certain degré de délire.

Vous trouverez habituellement les femmes qui sont dans cette situation entièrement indifférentes à ce qui se passe autour d'elles et elles ne témoigneront aucune inquiétude sur leur santé et sur la gravité de leur maladie. Mais prenez bien garde que cette indifférence n'est pas un fait constant. J'ai vu, il y a quelque temps, l'inquiétude témoignée par une malade sur la gravité de son état et les pleurs qu'elle versait à ce sujet, faire porter sur sa situation un pronostic favorable auquel je ne pus me ranger. L'événement ne me donna malheureusement que trop raison. La pauvre enfant succomba au milieu du délire.

Dans cette forme morbide, ce dernier symptôme est très-habituellement à forme calme lorsqu'il existe. Je n'ai vu qu'une seule fois, je ne dirai pas de la violence, mais un besoin de mouvement tel, que des moyens de contention ont été nécessaires. Chez toutes les femmes que j'ai observées, j'ai rencontré la forme du subdélirium propre à l'état typhoïde ou à l'adynamie, et non la forme violente de l'ataxie. La pauvre jeune femme dont je vous parlais tout à l'heure est morte avec un délire gai et au milieu de chants qui lui étaient habituels et qui contrastaient bien cruellement avec la gravité extrême de sa situation. J'ai aussi constaté chez plusieurs femmes, surtout pendant la nuit, une agitation caractérisée par des mouvements de la totalité du corps, faits seulement pour changer de place, mais si mal calculés, que plusieurs sont tombées de leur lit. Je n'ai que très-rarement observé cette forme de délire tranquille pendant lequel les malades se lèvent, marchent en silence, tout en titubant, sans but bien déterminé, et se laissent recoucher sans résistance, tout en marmottant des paroles incohérentes.

Bientôt l'affaissement va croissant, la face, et parfois même les extrémités, se couvrent de sueur froide, les dents et les lèvres sont fuligineuses ; le coma survient après que se sont manifestés le subdélirium ou même du délire s'il n'existait pas encore, et la malade succombe sans agonie. Ailleurs, la mort a lieu sans cause appréciable, sans aggravation réelle des symptômes, et d'une façon toute subite, tout inaperçue. Aucun motif ne peut faire comprendre pourquoi la malade est morte à ce moment plutôt qu'à tout autre, et pourquoi la mort n'a pas été ou plus rapide ou plus] différée.

Lorsque cet état se prononce, la sécrétion lactée, comme je vous l'ai dit, se supprime d'ordinaire. Dans quelques cas, il reste un vestige de cette fonction, et les seins sont encore un peu tuméfiés à leur base. Le plus habituellement ils sont entièrement flétris.

Quant aux lochies, on a beaucoup dit qu'elles se supprimaient chez les femmes qui devenaient malades. Il s'en faut qu'il en soit toujours ainsi. Leur abondance diminue sans aucun doute, comme vous voyez diminuer la suppuration chez les blessés lorsqu'ils deviennent malades, mais il n'y a pas interruption complète. En même temps qu'elles diminuent d'abondance, les lochies changent d'aspect, sont moins bien liées pour ainsi dire ; mais en dehors des complications que je vous indiquerai plus tard et qui peuvent survenir, elles restent sans odeur fétide dans cette variété.

Une chose, Messieurs, doit vous frapper dans cette description :
c'est la disproportion considérable qui existe entre le peu d'importance apparente des phénomènes et leur gravité véritable. Cette
différence entre l'état apparent et l'état réel est de la dernière importance à connaître ; il est la cause d'illusions fréquentes, et vous
verrez souvent des praticiens distingués, peu habitués à ces sortes
d'affections, se laisser prendre à ce peu de violence des manifestations morbides, et espérer encore la guérison d'une femme qui
cependant est fatalement perdue, et qui s'éteint quelquefois brusquement sans agonie, au moment même où le médecin n'a pas
perdu toute confiance. Mais revenons à la description de la maladie.

J'ai insisté, au début, sur la douleur locale des annexes et je
vous ai dit que cette douleur disparaît bientôt, et qu'à la douleur
succède une insensibilité complète. Les femmes se laissent déprimer le ventre sans pousser un cri ni laisser échapper une
plainte. Cette insensibilité trompe encore quelques personnes qui
la regardent comme un symptôme d'amélioration : c'est, au contraire, un indice fort grave. Cette insensibilité, en effet, indique,
non pas l'amendement des lésions abdominales, mais une dépression telle de l'économie, que le système nerveux n'a plus la vitalité nécessaire pour répondre aux excitations par la perception de
la douleur.

Messieurs, la forme dont je viens de vous tracer le tableau n'est
pas, plus que la précédente, une fantaisie nosologique, une sorte
de description schématique faite par la réunion systématique et
un peu arbitraire de symptômes pris et distraits d'un ensemble
plus complexe. Non, cette collection de symptômes peut exister
seule, sans aucune autre complication ; les observations 19, 31, 33
en sont des exemples. Notez que je ne considère pas à titre de
complications véritables certains accidents dont il est bon de vous
entretenir, et qui sont la conséquence inhérente mais non pas
nécessaire de cette variété ; je veux dire les collections métastatiques des poumons (obs. 35, 24), du foie, des membres (obs. 31),
ou même des reins (obs. 34). Avec ou sans ces conséquences
fâcheuses qui ajoutent encore à la gravité déjà si grande, j'ai observé 14 fois la forme que je vous ai décrite aujourd'hui.

A quelles lésions parmi celles que nous avons étudiées correspondent ces symptômes ? Aux seules lésions veineuses, comme je vous l'ai déjà dit. Les sinus utérins, les plexus pampiniformes, les veines ovariques ou les veines des membres sont plus ou moins remplies de pus. Tout le cortége des symptômes typhoïdes que je vous ai décrits se rattache donc à l'infection purulente. Sur ce point, il n'y a aucune contestation. Tout le monde reconnaît là l'existence d'une phlébite utérine avec infection purulente consécutive.

Un point important encore à noter dans l'histoire de cette forme, c'est sa durée habituellement assez longue. Lorsqu'elle a lieu sans complication, la maladie, avec cette apparence, peut durer neuf, dix, quinze, seize, dix-neuf, vingt-cinq, trente-deux jours (observations 32, 9, 1, 31, 35, 36). Chez une malade même, la mort n'a eu lieu que quatre mois après le début de la maladie (obs. 33). Je reviendrai plus loin sur cette observation, dans laquelle bien évidemment la marche n'a pas été continue, la maladie ayant offert un temps d'arrêt momentané.

Je vous ai signalé déjà les abcès métastatiques du poumon ou du foie et des reins, non pas comme une complication véritable, mais comme une conséquence de cette forme. Mais il est des accidents que j'ai vus survenir et qui doivent être considérés comme de véritables complications. Les uns sont cependant seulement l'extension de l'altération à des veines voisines. Vous trouverez en effet, comme je vous l'ai dit, la maladie étendue aux veines du plexus pampiniforme, aux différentes branches de l'hypogastrique ou de l'iliaque, enfin aux veines fémorales ou saphènes (obs. 1 et 5). Je vous ai décrit toutes ces lésions à propos des altérations anatomiques. C'est cette altération des veines des membres, qui, lorsqu'elle reste à l'état de phlébite obturatrice et adhésive, constitue la maladie désignée sous le nom de *phlegmasia alba dolens*. L'œdème, parfois considérable, observé alors, persiste souvent pendant des années. Je connais, par exemple, une jeune femme qui a été atteinte, il y a sept ans, au moment de sa couche, de phénomènes fébriles et de douleur locale du côté droit ; grande fut mon anxiété. Les symptômes alarmants se dissipèrent fort heureusement, mais la jambe droite devint œdémateuse. Une corde dure et un peu douloureuse était perceptible au pli de l'aine, en un mot, une phlébite de la fémorale avec oblitération se développa. Eh bien, aujourd'hui encore, dès qu'elle fait une course un peu longue ou qu'elle fatigue un peu, l'œdème du bas de la jambe reparaît assez pour la gêner beaucoup. Vous comprenez

sans peine, Messieurs, comment se produit ce phénomène rétro-
spectif en quelque sorte. Le mouvement musculaire, en activant
la circulation dans le membre, la station prolongée en y faisant
affluer le sang, imposent au système veineux du membre inférieur
un travail auquel l'oblitération d'une veine importante met un
certain obstacle. Les veines collatérales, qui se sont modifiées
peu à peu pour suppléer à la veine oblitérée, se sont bien dilatées
au point de suffire au retour des quantités de sang habituelles,
mais tout surcroît de circulation est trop fort pour elles ; la stase
s'ensuit et l'œdème reparaît.

D'autres accidents sont de véritables complications de la possibilité desquelles il faut bien être prévenu ; je veux parler de ces
érysipèles terminés par gangrène dont la malade de l'observation 31 m'a offert un spécimen. Ces érysipèles ont une semblable
terminaison, tant à cause de l'état général qu'à cause de l'oblitération des veines au niveau des points envahis par l'érysipèle. Vous
savez, Messieurs, que nous avons déjà étudié ensemble cette variété
de terminaison de l'érysipèle quand nous avons examiné quelques
points de l'histoire de cette affection (p. 29 et 30).

Enfin, laissez-moi vous rappeler encore, à propos de cette
forme, cette curieuse observation (obs. 9), dans laquelle le pus,
versé par la veine ovarique droite, était libre dans la veine cave
inférieure, au milieu du sang avec lequel il n'était pas mélangé.

Telle est cette seconde forme avec ses caractères, avec les conséquences qu'elle entraîne et avec les complications qui lui sont
propres. Elle est bien plus redoutable que la première, et cela ne
doit vous étonner nullement, puisqu'elle n'est autre que la phlébite suppurée avec infection purulente. D'autres faits de pathologie
vous éclairent à ce sujet, et il n'y a aucune difficulté sur ce point.
Nous allons voir, dans notre prochaine conférence, ce qu'est la
troisième forme que l'on doit admettre dans les maladies des
femmes en couches.

VII

Nous avons étudié dans nos deux dernières conférences, Messieurs, deux des formes que peuvent présenter les accidents morbides qui surviennent chez les femmes en couches. Ni l'un ni
l'autre de ces deux groupes n'a été nié par personne, pas même

par les personnes qui admettent, chez les nouvelles accouchées, l'existence d'une espèce morbide particulière sous le nom de *fièvre puerpérale*.

Le premier ensemble que je vous ai décrit a été désigné sous le nom d'*accidents puerpéraux ;* l'autre, que j'examinais avec vous dans notre dernière réunion, a été rapporté par tout le monde à la phlébite. Là n'est pas la difficulté, abstraction faite, bien entendu, de la question du diagnostic clinique, dont nous apprécierons bientôt les incertitudes.

Examinons maintenant la troisième forme que l'on peut rencontrer ; en voici les principaux traits symptomatiques. Permettez-moi de vous en donner le tableau, bien qu'il m'expose à répéter une part de ce que je vous ai déjà dit à propos des deux variétés de formes que nous avons déjà étudiées. Peu de temps après l'accouchement, quelquefois même immédiatement, la femme présente un gonflement douloureux des annexes de l'un ou de l'autre côté, ou même de tous les deux. Le pouls s'élève, arrive à 100 ou 120 pulsations, la céphalalgie se manifeste, la langue est saburrale, il y a des nausées et même des vomissements, le lait se tarit, les lochies continuent, mais moins abondantes ; la peau est chaude, le ventre ballonné est extrêmement douloureux, la face s'altère, les yeux s'excavent, il existe de la diarrhée, et, au milieu de cet état qui retrace l'ensemble de la première forme, celle qui constitue les accidents puerpéraux compliqués de péritonite, on voit survenir un frisson plus ou moins violent.

La face alors change notablement d'aspect et devient jaunâtre, tout en conservant, pour une part, les traits qu'elle avait, dans beaucoup de cas, avant le développement du frisson ; la fréquence du pouls augmente considérablement, et arrive à ces chiffres énormes de 140, 160 pulsations, que je vous indiquais dans la dernière conférence ; il perd en résistance ce qu'il prend en fréquence, et se déprime notablement. La chaleur de la peau est moins ardente et fort inégale. La respiration devient profonde, anxieuse, courte, et çà et là ont lieu de longues inspirations sous forme de soupirs profonds. Ce trouble a lieu même alors que le ventre n'est pas ballonné. A ce moment aussi la prostration est extrême ; l'insensibilité à la douleur abdominale, que je vous faisais remarquer dans la seconde forme, se manifeste ; les troubles cérébraux de l'état typhoïde se manifestent et prennent les diverses apparences

que je vous indiquais également. Les vomissements, s'ils existaient, cessent d'avoir lieu avec vivacité, et ne se produisent plus
que par de véritables régurgitations ; enfin, la malade succombe
d'une façon toujours inopinée, sans grande angoisse, et beaucoup
plus tôt que dans la seconde forme que nous avons étudiée.

Quelques variantes peuvent être indiquées dans ce tableau. Ainsi,
la maladie peut débuter sans symptômes locaux inflammatoires
bien accusés, et qui soient autre que le gonflement douloureux
des annexes révélé par la palpation méthodique que je vous ai
enseignée. Cette douleur locale constatée, c'est peu après que le
frisson survient, et c'est pendant que l'état typhoïde est très-prononcé qu'on voit le ventre se ballonner, les régurgitations ou les
vomissements se produire, la douleur abdominale obtuse, mais
réelle, se manifester, et la mort survenir toujours plus promptement que dans la seconde forme, par les symptômes de laquelle
tout l'ensemble pathologique avait débuté.

Dans cette troisième forme vous voyez qu'aux symptômes des
deux premières sont venus s'ajouter ceux d'une complication sur
laquelle je dois insister ; vous voyez que je veux parler de la péritonite. Vous savez que j'ai déjà appelé votre attention sur cette
affection, en traitant des altérations anatomiques qui lui sont
propres, et j'ai cherché surtout à vous démontrer d'après les faits,
que c'est là une maladie tout à fait subordonnée et que, commençant localement au niveau des annexes utérines, elle gagne du
terrain par une généralisation variable dans sa marche et dans la
rapidité de son extension. Les symptômes répondent bien aux
lésions, et nous voyons la péritonite se montrer sous trois formes
variables. Tantôt l'inflammation consécutive du péritoine reste
localisée au voisinage des annexes ; la douleur est surtout marquée vers l'hypogastre, mais les phénomènes sympathiques ne
s'en développent pas moins, et c'est alors que vous verrez, au
milieu des signes divers dont je vous ai tracé le tableau, survenir
des vomissements qui, lorsque la femme est tombée plus profondément dans l'état typhoïde, ne sont plus que ces régurgitations
de liquide bilieux que tous les auteurs ont signalées. C'est alors
surtout que la face, tout en conservant sa coloration jaunâtre,
s'altère encore plus profondément, et se grippe, comme elle le fait
toutes les fois que le péritoine est notablement intéressé.

Quelquefois, au milieu de cette situation déjà si critique, vous
verrez les vomissements reprendre plus d'intensité, le ventre se

ballonner plus complétement, la douleur se réveiller et s'étendre à tout l'abdomen, en même temps que la température de la peau s'élève sensiblement ; le pouls même devient parfois plus vif et plus accéléré, c'est alors même qu'il atteint ces chiffres si élevés que je vous ai indiqués, 140, 160 pulsations. Il est évident que dans ce cas une complication grave s'est déclarée et qu'elle est d'ordre inflammatoire ; mais comme l'économie, sidérée par l'état général dans lequel elle est plongée, ne permet plus une réaction violente, les phénomènes phlegmasiques sont atténués et comme voilés. Dans ce cas, en effet, les constatations cadavériques le disent, l'inflammation péritonéale s'est étendue au reste de la séreuse, et c'est alors qu'on trouve les lésions propres à cette affection jusque sur la face inférieure du diaphragme.

Enfin, et cela est moins habituel, c'est presque dès le début de la maladie que la péritonite occupe la presque totalité de l'abdomen, et qu'elle ajoute ses symptômes à ceux de l'un ou de l'autre des deux groupes que je vous indiquais ; et c'est alors aussi qu'elle est le mieux caractérisée, que la douleur est plus intense, les vomissements plus répétés et plus francs, la face plus caractéristique dans son altération. Rien de plus simple au reste, puisque, au moment où la complication séreuse éclate, l'économie n'est pas encore altérée d'une façon générale et qu'elle est encore tout entière pour ainsi dire à la péritonite, laquelle débute alors avant le plein établissement de cet état typhoïde encore peu marqué, ou qui même n'est pas du tout développé. Notez bien, à part vous, Messieurs, cette complication péritonéale, vous allez voir qu'elle n'est pas un fait qui doive passer indifféremment, qu'elle a, au contraire, une grande valeur pour l'interprétation des phénomènes observés. Mais n'oubliez pas que, ainsi que je vous l'ai déjà dit, il n'existe pas de caractères anatomiques qui soient particuliers à cette variété de péritonite, et que l'on ne saurait accepter, comme spéciaux, ceux qui ont été indiqués par quelques auteurs.

Du reste, cette complication n'est pas la seule. En effet, chez certaines femmes, alors qu'existent des phénomènes fébriles sérieux et que la maladie est déjà grave, les symptômes adynamiques augmentent brusquement, les lèvres, les gencives et la langue deviennent fuligineuses, la face s'altère plus profondément et pâlit, les forces tombent rapidement, la diarrhée s'établit en permanence, puis la mort termine très-rapidement la scène. Les lochies étaient fétides et contenaient des paquets pseudo-membra-

neux, des lambeaux escharifiés. Ces symptômes surajoutés correspondent à la gangrène un peu profonde de plusieurs points de
l'utérus et du vagin.

Cette gangrène peut naître, parce que la plaie utérine peut se
gangrener, comme toutes les plaies, sous l'influence d'un état
épidémique, ou sous l'influence du mauvais état général de l'accouchée. Mais le plus souvent c'est, en quelque sorte, une gangrène traumatique, une gangrène de cause mécanique ; elle est
due à une compression, que cette compression ait été faite par le
fœtus pendant un travail prolongé, ou qu'elle ait été produite par
des manœuvres chirurgicales, version, application du forceps, etc.

Cette gangrène, je vous l'ai dit, peut exister seule, indépendamment de toute autre altération ; alors les malades, rendent
dans les lochies des lambeaux détachés des parties génitales, du
vagin, des grandes ou des petites lèvres. Dans ce cas, comme la
gangrène est seule (et elle existe seule, surtout quand elle tient à
une compression), les phénomènes adynamiques que nous avons
décrits plus haut se montrent bien, mais ils existent à un moindre degré ; il n'y a pas, dans ces cas, d'infection générale, il n'y
a qu'une maladie toute locale, aussi la guérison est possible,
assez fréquente même. Tel fut l'exemple de cette jeune femme
dont je vous ai déjà parlé à propos de cette lésion. Mais cette altération ne reste pas toujours seule, et alors, quant à cette gangrène
locale vient s'ajouter l'élément péritonéal, je n'ai pas besoin de
vous dire que le danger devient imminent, c'est une grave complication ajoutée à une altération grave : rien de plus simple qu'une
terminaison funeste en semblable occurrence. Quant au mécanisme de la guérison dans ces gangrènes traumatiques, il ne diffère en rien de ce que l'on observe dans tous les cas de ce genre.
Vous vous rappelez ce fait que je vous ai cité (obs. 20), dans lequel nous avons trouvé une ligne d'inflammation éliminatrice chez
une femme qui, atteinte d'autres lésions graves, avait été affectée
d'une semblable gangrène. Chez elle, la séparation était commencée ; un premier pas vers la guérison était fait, et elle se
serait certainement complétée, si la vie de la malade s'était prolongée. N'est-ce pas à des cas de ce genre qu'il faut rapporter ces
utérus si étrangement déformés au niveau du col, que l'on rencontre chez des femmes dont l'accouchement a été laborieux ?

Cette gangrène, au lieu de se limiter, de rester toute locale,
peut, dans certaines circonstances, se compliquer de pourriture

d'hôpital ; l'élément pseudo-membraneux vient se greffer sur le traumatisme ; dans ce cas, l'écoulement vaginal se compose, pour une grande part, d'une sanie d'une odeur particulière (obs. 11 à 17).

Cette pourriture que je vous ai déjà décrite et que nous venons de voir naître à propos de la gangrène traumatique peut exister seule et indépendamment de toute autre complication ; on voit sur la vulve, dans le vagin, dans l'utérus, ces plaques mamelonnées grises verdâtres, dont nous avons parlé à propos de l'anatomie pathologique.

Y a-t-il des symptômes particuliers qui correspondent à cette altération ? Il est assez difficile de les isoler de ceux que l'on observe dans les cas d'infection purulente. On peut dire que sans pouvoir préciser quels signes la caractériseraient en dehors de l'écoulement sanieux et des plaques diphthéritiques qui peuvent siéger à la vulve, il est probable que cette altération aggrave les symptômes ataxo-adynamiques, sans toutefois les différencier de ceux de même forme qui naissent sous toute autre influence. Toutefois, la pourriture d'hôpital est plus grave que la gangrène, et même que la péritonite. C'est une affection à marche très-rapide ; ce qui se passe pour les plaies externes qui en sont atteintes nous le dit nettement. Quand donc vous verrez des symptômes ataxo-adynamiques survenir tardivement et marcher promptement, en même temps qu'il s'écoule par le vagin un liquide sanieux et fétide, il est probable qu'il s'agit d'une pourriture d'hôpital ; j'ai dit à dessein tardivement ; en effet, la gangrène par contusion, qui pourrait se présenter avec la même allure symptomatique, se manifeste peu de temps après l'accouchement. Le diagnostic entre la pourriture d'hôpital et la gangrène traumatique est donc un diagnostic de présomption. Cette pourriture diphthéritique peut, au reste, s'étendre assez loin, et, comme je vous l'ai dit dans une conférence précédente, elle peut modifier et convertir en sanie noirâtre le liquide contenu dans les sinus utérins, dans les veines du plexus pampiniforme (obs. 17) ; enfin, je vous ai aussi rapporté une observation (obs. 14) dans laquelle le liquide péritonéal lui-même avait l'odeur fétide et la coloration noirâtre de la sanie que l'on rencontre en pareil cas.

Le troisième groupe symptomatique complexe dont je viens de vous retracer les traits principaux est celui qui a été présenté comme une maladie spéciale, sous le nom de *fièvre puerpérale*. C'est exactement le même ensemble pathologique que celui qui a été décrit sous ce nom, car il n'est guère permis de dire, comme on l'avait fait à un certain moment, que les observateurs qui, comme moi, ont étudié la maladie ailleurs que dans les maternités spéciales, n'ont pas observé la maladie décrite sous le nom de *fièvre puerpérale*. Nous l'avons vue sous forme épidémique, comme les auteurs dont je parle ; nous l'avons vue aussi terrible qu'ils le disent et qu'il soit possible de l'imaginer, et c'est si bien la même affection, que voici comment l'un d'eux résume les traits de ce qu'il appelle la fièvre puerpérale ; vous allez voir si la similitude n'est pas complète.

« Cependant à des époques indéterminées, qu'il est impossible de prévoir sûrement, mais que de certaines circonstances peuvent faire justement appréhender, on voit tout à coup se manifester une série de symptômes qui ont, avec ceux que je viens d'exposer (les accidents puerpéraux que je vous ai présentés comme formant le premier groupe de ces maladies), une certaine analogie. Elle comprend, en effet, le frisson initial, la réaction fébrile, la céphalalgie, l'altération des traits et de la respiration, la douleur abdominale, la suspension ou la suppression de la sécrétion laiteuse ; mais il y a entre ces deux états morbides des différences capitales. Le frisson initial est souvent plus intense, plus prolongé, et surtout plus rapproché de l'accouchement ; la coloration rouge de la figure, qui est un des caractères de l'état précédent, est remplacée par une pâleur et une altération profondes ; la respiration, seulement accélérée, par une respiration rapide et une oppression manifeste ; le calme relatif par une agitation incessante, qui n'est que l'expression d'un malaise extrême ; la douleur locale et tolérable de l'abdomen par une souffrance vive et beaucoup plus étendue ; l'état presque naturel des parois abdominales par un ballonnement remarquable ; la constipation habituelle par la diarrhée ; enfin, la curabilité à peu près constante, par une incurabilité à peu près certaine. » (P. Dubois, *Discussion de l'Académie de médecine*, séance du 30 mars 1858.)

N'est-ce pas le même tableau que celui que je viens de vous présenter, moins toutefois la douleur intolérable du ventre qui est rare dans ce cas, comme le reconnaissent ailleurs ces auteurs eux-mêmes ? L'ensemble symptomatique que je vous ai décrit, comme troisième forme de la maladie des femmes en couches, est donc bien le même que celui que l'on a désigné sous le nom de *fièvre puerpérale*.

Et c'est si bien le même état morbide que les lésions que j'ai rencontrées dans ces cas sont identiquement les mêmes que celles qui ont été signalées pour la fièvre puerpérale. Elles sont multiples et présentent la réunion de toutes les altérations que nous avons étudiées ensemble et que je vous ai montrées sur une femme de ce service, à la fin de la quatrième conférence sur ce sujet : lésions des ovaires, des trompes, du péritoine, des veines et des vaisseaux lymphatiques se rencontrent réunies.

Faut-il admettre, avec les auteurs auxquels je fais ici allusion, que cet ensemble pathologique que je viens de vous décrire, et qui est bien le même que celui qu'ils ont décrit eux-mêmes, soit une affection particulière, qui doive recevoir, dans les cadres nosologiques, une place distincte de toutes les formes morbides déjà connues et recevoir le nom de fièvre puerpérale, c'est-à-dire de maladie générale particulière aux nouvelles accouchées, sans siége organique particulier et spécial ? Je ne le crois pas.

Permettez-moi d'examiner avec vous les raisons sur lesquelles on s'est fondé pour admettre cette espèce morbide.

On a dit tout d'abord que ce qui prouvait l'essentialité de cette maladie, c'est qu'elle pouvait se développer et tuer les malades sans laisser après elle aucune lésion anatomique appréciable.

Certes, Messieurs, si la chose était démontrée, ce serait là un argument d'une grande valeur. Mais la démonstration me paraît bien médiocrement assise.

Tout d'abord, notre maître vénéré, **M.** le professeur Velpeau, a déjà repoussé ces exemples et a établi que, pour lui, ils n'étaient que la preuve d'examens anatomiques incomplets, et que leur nombre si restreint était l'indice non douteux de l'erreur qu'ils représentaient. En outre, dans les faits que j'ai observés, tous ceux qui se sont terminés par la mort m'ont *tous* présenté une altération suppurative des sinus ou des veines. Je vous ai déjà signalé, Messieurs, le soin qu'il faut dans ces recherches anatomo-pathologiques pour ne pas laisser échapper la lésion des veines. Je n'insisterai pas plus longtemps sur ce point ; mais, comme je vous l'ai dit, un de mes élèves, maintenant mon collègue, a trouvé du premier coup du pus dans un utérus déclaré intact par une des personnes mêmes qui ont fourni quelques-uns de ces faits sans lésions. Tout cela est déjà assez sérieux et conduit à douter notablement de la valeur de ces exemples. Mais faisons mieux, Messieurs : examinons-les ensemble. Ils sont peu nombreux, l'examen sera bientôt terminé, et nous pourrons alors nous prononcer plus sûrement, puisque nous aurons vu et pesé ensemble les éléments de la discussion.

Une première remarque que je vous prie de faire tout d'abord, c'est que ces exemples, qui ont été cités à l'appui de la thèse que je discute ici, ont été présentés avec une certaine confusion. Pour plus d'ordre on doit les ranger en deux catégorie distinctes : ceux dans lesquels on a avancé qu'il n'y avait aucune espèce de lésion et ceux dans lesquels on a admis l'existence de la fièvre puerpérale avec des lésions qu'on lui a attribuées, mais parmi lesquelles ne figurent pas les lésions des veines ou des lymphatiques. Les faits de ces deux catégories, qui ont été dans la discussion académique pris indifféremment comme preuves de l'existence d'une entité morbide qu'il s'agissait d'établir, sont loin d'avoir la même valeur et d'être également aptes à figurer dans cette question au même titre. Vous allez le voir.

Lorsqu'on recherche bien, on trouve surtout cités, pour la première classe de faits, ceux que MM. Témoin et Tarnier ont donnés dans leurs thèses, et ils sont au nombre de cinq. Je ne les trouve pas convaincants, à cause des lacunes qu'ils présentent. Ainsi, M. Témoin, dans son observation VI, celle qui est de beaucoup la plus importante, n'a rien dit de l'état du col utérin. Il n'a trouvé de pus dans aucun sinus, dans aucune veine, et je veux bien admettre que ses recherches aient été suffisantes, mais comme le volume de l'utérus était considérable comme le tissu était mou et facile à déchirer, j'aurais désiré qu'il eût recherché s'il n'existait pas de pus dans le tissu quasi-érectile du col utérin. Il y avait intérêt à faire cette recherche, car c'est là souvent qu'on trouve le pus. Dans son observation IX, il dit bien, les veines ne *semblent* pas contenir de pus, mais l'affirmation positive fait défaut. Vous me trouvez peut-être difficile, Messieurs, dans mes appréciations ; mais c'est qu'il faut une grande précision en effet pour établir la réalité de faits entièrement exceptionnels, et que, pour moi surtout, qui, en sept années de recherches, ai constamment trouvé des lésions graves, il faut une clarté parfaite pour ébranler les convictions que m'a données une étude patiente et rigoureuse.

Les observations citées par M. Tarnier sont empruntées par lui à deux de ses collègues, et il les met sous le couvert des chefs des deux services dans lesquels elles ont été relevées. Ces chefs de service sont de mes amis, et même des plus chers, mais je ne veux en rien me préoccuper de cette amitié; elle n'a rien à faire dans l'interprétation de ces observations.

La troisième, par laquelle je commencerai, est loin d'être sans lésions. On n'a pas trouvé de pus dans les vaisseaux ou dans les sinus, et je ne sais si on a assez cherché, mais je lis en propres termes ces mots : la face interne de l'utérus est d'un gris noirâtre et fétide. Les lochies étaient fétides pendant la vie. C'est là une lésion, je vous l'ai décrite, et j'y revenais tout à l'heure à propos des complications; c'est de la gangrène, et cette altération a bien sa valeur. En supposant donc que les vaisseaux fussent indemnes, il y avait là une altération grave et qui peut déterminer une infection putride quand elle occupe l'utérus, tout comme lorsqu'elle occupe un autre organe.

Les deux observations qui, dans la thèse de M. Tarnier, précèdent celle que je viens d'examiner avec vous, ne sont pas plus concluantes. Dans la première qui, selon l'auteur, ne présente rien qui puisse satisfaire l'organicisme, je trouve cependant, sans vouloir être trop organicien, que l'intérieur de l'utérus offrait un enduit grisâtre épais chez une femme qui avait des lochies fétides, comme le note à deux reprises l'observateur, et qui avait un point gangrené sur une déchirure de la vulve. Le même enduit grisâtre épais se rencontre, dans l'autre observation, à la face interne de l'utérus, mais il est impossible de savoir ce qu'ont été les lochies, puisque, préoccupé d'une éruption mercurielle et de cette pensée que la femme était prise d'un état général, l'auteur a donné peu de détails sur les phénomènes consécutifs de la couche. Je sais bien que cet enduit grisâtre préoccupe peu l'auteur de ces observations, car il ajoute qu'il s'observe ordinairement à cette époque de l'état puerpéral. Mais j'avoue que je ne trouve pas la chose si naturelle; je n'ai jamais vu, pour ma part, qu'un tel enduit existât normalement le huitième jour de la couche, ni que le deuxième et le troisième jour les lochies fussent normalement fétides. C'est là, je crois, un état pathologique qui se rattache à la pourriture d'hôpital. Ce n'est pas l'état normal, c'est une lésion. Quant aux vaisseaux sans altération, je ne voudrais pas récriminer, mais il m'est bien difficile d'oublier que l'auteur de ces observations est justement la personne dont je vous ai parlé qui, après un examen réputé complet, proclamait, un jour, sans lésions veineuses, un utérus dans lequel mon collègue et ami, M. Gallard, découvrait,

au premier coup de scalpel, une grosse veine gorgée de pus. En
mettant même de côté le peu de confiance que m'inspirent de
semblables recherches, en ne prenant que la lettre de ces observations, elles sont loin d'être rigoureuses, comme vous venez de
le voir, puisqu'il existait dans toutes deux une lésion de la face
interne de l'utérus. Ces faits donnés comme des exemples de
fièvre puerpérale sans lésions anatomiques sont donc peu probants à ce point de vue.

L'autre ordre d'observations dont je vous ai parlé et qui ont été
mises en avant pour prouver l'existence de la fièvre puerpérale à
titre d'affection particulière et distincte, n'a pas non plus, selon moi,
une bien grande valeur. Nous l'examinerons dans notre prochaine
conférence, et j'espère que vous trouverez que, comme pour ceux
qui précèdent, les interprétations présentées ne sont pas régulières.

VIII

Vous avez vu, Messieurs, dans notre dernière réunion, la valeur
plus que médiocre des faits dans lesquels on prétend qu'il n'existait aucune lésion chez des femmes qui cependant ont succombé.
Je vous ai montré que, en laissant de côté la question de savoir
s'il fallait avoir confiance dans la valeur des observations, il y
avait, dans ces observations, une lésion importante, savoir : cet
état grisâtre de la face interne de l'utérus avec lochies fétides.
On a répondu à cette interprétation que « quelque valeur qu'on
accorde à l'infection putride, elle reste impuissante à expliquer la
plupart des faits » (Tarnier, *De la fièvre puerpérale observée à la
Maternité*, Paris, 1858), et on a invoqué à l'appui de cette réponse des observations qui sont justement celles que j'ai réser-
vées pour une seconde catégorie et que nous allons examiner.
Mais tout d'abord, je vous ferai remarquer que je n'ai jamais
prétendu expliquer la plupart des faits par l'infection putride. J'ai
seulement remarqué que les faits qu'on présentait comme des
exemples dans lesquels n'existait aucune lésion offraient une altération grave et sérieuse, et que, du reste, j'en suspectais une autre échappée à l'observateur. Je ne vous ai pas dit autre chose ; je
n'avais rien dit de plus ni de moins ailleurs. M. Tarnier ajoute
que cette infection putride n'explique pas la première de ses ob-

servations relative à un cas de fièvre puerpérale développée chez une jeune fille dont l'utérus et les annexes étaient parfaitement sains. Qu'est-ce donc que cette observation? Je n'ai aucune hésitation à vous la lire. (Obs. 36 *bis*). Il s'agit, comme vous voyez, d'une jeune fille élève sage-femme, qui, ayant, dans les premiers jours du mois de mai, un écoulement menstruel irrégulier et incomplet, et ayant conservé, depuis ce temps, un malaise général, de la perte des forces, de l'inappétence, la bouche mauvaise, est prise, le 9 mai, d'un malaise plus grand, le 10 surtout, et le 11 d'une maladie grave. Mais, j'ai beau chercher dans tous les signes de cette maladie, je ne vois que ceux d'une péritonite qui, bien tranchée le 11, se termine le 13 par la mort. En effet, le 12 il y a une fièvre très-vive avec douleur dans le ventre, vomissements et altération de la face. Les mêmes symptômes persistent, la malade s'affaisse et meurt. On trouve à l'autopsie, dans laquelle l'abdomen seul a été ouvert, une grande quantité de sérosité purulente dans le péritoine, avec plaques purulentes de consistance crémeuse adhérentes aux viscères abdominaux.

Mais c'est là une péritonite suraiguë. Je n'ai aucune difficulté à admettre que, en semblable cas, l'utérus ne présentera qu'un peu de mucus à l'intérieur et aucune autre lésion. Mais qu'est-ce qui prouve qu'il y avait là une affection puerpérale, une maladie semblable à celle qui frappe les femmes en couches? M. Tarnier veut que cette péritonite soit de cette nature et qu'elle prouve même l'essentialité de l'espèce morbide parce que cette jeune fille était une élève sage-femme, et qu'elle soignait des femmes en couches, alors que sévissait sur ces dernières une véritable épidémie. C'est là, vous me permettrez de vous le faire remarquer, une opinion et non une démonstration, et cette opinion est basée sur cette forme de raisonnement *post hoc*, ou, pour mieux dire ici, *per hoc, ergo propter hoc*. Mais vous le savez, Messieurs, il est peu de forme de raisonnement plus vicieuse et plus nuisible aux sciences que ce déplorable axiome. Il est d'une fausseté habituelle, et dans l'espèce autant que partout ailleurs. Comment, parce qu'elle est en contact avec des femmes en couches malades, vous voulez qu'une femme, qui a éprouvé un désordre menstruel, doive la péritonite qui en est la suite à ce contact, et cela vous sert à changer de tous points la signification et la valeur de la maladie! Mais je pourrais citer dix exemples au moins de péritonites consécutives à des troubles menstruels développées en dehors de toute épidémie de femmes en couches ; et, au moment même de la discussion académique, dans laquelle on citait, à titre de preuve de l'essentialité de la fièvre puerpérale, cette singulière observation, je perdais, à Beaujon, en quelques jours aussi, d'une péritonite, une jeune fille vierge, qui n'avait eu aucun contact avec aucune femme en couches. La péritonite n'est-elle donc pas une affection grave, souvent terminée par la mort ? Faut-il, pour qu'elle tue, que la malade ait contact avec des femmes en couches malades ? Et les élèves sages-femmes sont-elles différentes des autres femmes ? Ne peuvent-elles mourir tout simplement d'une péritonite comme le peut faire un homme ? C'est là de la pure fantaisie. La présence d'une péritonite sans symptômes spéciaux, sans lésions particulières, ne prouve pas l'existence d'une maladie distincte, qui puisse être délimitée sous un nom et sous une appellation spéciaux. Il n'y a là aucune démonstration de quelque valeur, aucune preuve si peu convaincante que ce soit. Le fait cité prouve seulement, une fois de plus, ce que nous savons malheureusement beaucoup trop, et depuis beaucoup trop longtemps, que les troubles de la menstruation peuvent donner lieu à une péritonite qui peut devenir mortelle, fait qui se produit en dehors de toute circonstance et de tout contact puerpéraux.

Ces remarques sont de tous points applicables à la seconde observation de jeune fille que cite M. Tarnier et à une observation analogue invoquée dans la discussion académique de 1858 par M. Depaul ; ni dans l'un, ni dans l'autre cas, l'autopsie n'a été faite, mais les symptômes (douleurs abdominales vives, altération de la face, vomissements verdâtres, pouls petit et fréquent) se rapportent bien nettement à une péritonite.

Deux ordres de faits ont encore été cités comme propres à démontrer l'essentialité de la maladie qu'on a voulu faire admettre sous le nom de fièvre puerpérale. Ces exemples sont de même nature que le précédent et tout aussi médiocrement démonstratifs que lui. Ainsi, dans une thèse où l'on retrouve tout le charme et toute la distinction de son esprit (Paris, 1855), mon excellent ami M. Lorain a voulu établir que la fièvre puerpérale peut exister chez le fœtus, chez l'enfant nouveau-né, aussi bien que chez la femme en couches. Comme vous le voyez, il fait remonter la fièvre puerpérale avant l'accouchement. A cela, rien d'extraordinaire, et l'idée n'est pas nouvelle, puisqu'il est des auteurs qui ont parlé de fièvre puerpérale pendant la grossesse. Une proposition n'est pas plus acceptable que l'autre, selon moi. Mais voyons les faits que présente M. Lorain. Il les a rangés sous deux chefs distincts. Dans la première collection figurent 30 observations d'enfants qui ont succombé avec une péritonite quelques jours après leur naissance; chez 16 d'entre eux, en dépouillant les observations, je trouve des lésions des vaisseaux ombilicaux. Or, ces lésions des vaisseaux sont consécutives à la plaie ombilicale que subit l'enfant quand il se détache de sa mère, et cette lésion a certainement une grande influence sur la production de la péritonite. M. Lorain n'accepte pas cette influence, il préfère admettre que la péritonite résulte de ce qu'il appelle la fièvre puerpérale, mais il ne donne à ce sujet que des assertions et que son opinion, sans preuves à l'appui. « En quoi, ajoute-t-il, les lésions des vaisseaux ombilicaux, qui contiennent des caillots grisâtres et même du pus, expliquent-elles la péritonite? » Mais elles l'expliquent en ceci que, recouverts par le péritoine, ces vaisseaux peuvent parfaitement étendre jusqu'à la séreuse les altérations qu'ils renferment. Les faits analogues en pathologie ne sont ni rares ni difficiles à comprendre, et, en vérité, j'aime beaucoup mieux accepter ici une influence que je retrouve ailleurs avec une activité incontestée, que de forger une cause spécifique dont rien ne démontre l'existence, et qui n'est que le fruit d'une mauvaise interprétation des symptômes et des lésions. Sur les 14 autres enfants dont M. Lorain a rapporté l'histoire, comme atteints de fièvre puerpérale caractérisée par une péritonite, 11 présentent, à titre de coïncidences, des maladies qui, par elles-mêmes, s'accompagnent souvent de péritonite, telles sont le sclérème, l'œdème, le développement considérable de la rate. Elles s'accompagnent de péritonite même en dehors de tout foyer d'épidémie, et c'est encore bien forcer l'analogie que de vouloir faire de semblables péritonites autre chose que la coïncidence pure de ces états spéciaux, ictère et sclérème, lesquels, du reste, résultent souvent d'une cause identique, le froid subi par le nouveau-né.

Quant aux mères de ces 30 enfants, 15 n'ont éprouvé aucun accident quelconque, et 15 autres ont été atteintes de ce que M. Lorain appelle différents accidents puerpéraux, et parmi ces accidents nous voyons figurer des pleurésies et une infection purulente guérie. La guérison, pour le dire en passant, dans ce dernier fait est même médiocrement établie, car la malade est sortie le dix-septième jour, et il n'est pas bien sûr qu'elle n'a pas été reprise ultérieurement d'accidents graves. Plusieurs exemples de ce genre ont été soumis à mon observation.

Est-ce que dans tout ce que je viens de vous dire, Messieurs, vous voyez la preuve de l'existence d'une maladie distincte de toutes les autres espèces morbides connues ayant frappé ces enfants? Est-ce que vous ne trouvez pas, comme moi, tout simple d'admettre que ces 30 enfants observés sur 193 ont été atteints de phlébites suppurées du cordon, de sclérème, d'ictère, avec complication péritonéale? Faut-il nécessairement admettre l'existence d'un état morbide particulier dont les signes manquent? Il n'y a là qu'un certain degré de confusion dans l'appréciation des signes et un certain degré d'arbitraire dans la dénomination de la maladie. Non, les enfants, comme les mères qui ont été atteintes, ont subi, les uns par leur plaie ombilicale et les autres par leur plaie utérine, l'influence de la disposition générale inconnue, en vertu de laquelle, à un moment donné, les plaies veineuses se cicatrisent mal et entrent en suppuration, au lieu d'arriver à une adhérence préservatrice.

L'autre collection d'exemples sur lesquels s'est appuyé M. Lorain, me semble encore moins probante, et la valeur qu'il a donnée à ces faits est encore moins acceptable à mon avis. Ce sont les observations de 10 fœtus mort-nés sur 106 accouchements. Ces fœtus offraient tous une péritonite qui, selon M. Lorain, ne serait autre chose que l'expression de la fièvre puerpérale, et cela, parce que les mères de 3 de ces enfants sur 10 ont succombé aux suites de leurs couches. Ces trois femmes n'étaient pas encore entrées à l'hôpital, non plus que quatre autres, au moment où les enfants qu'elles portaient sont morts. Or, pour M. Lorain (proposition 10, page 19 de sa thèse), l'hôpital est le foyer d'infection épidémique. Je m'explique difficilement, dans ce cas, comment les enfants ont pu mourir de la fièvre puerpérale, alors que leurs mères ne l'avaient pas contractée, ou pour mieux dire, alors qu'elles n'étaient pas même encore soumises à l'agent morbide dont elles auraient ainsi transmis les funestes conséquences à leurs enfants par une sorte d'anticipation assez incompréhensible, vous en conviendrez, je pense.

En outre, Messieurs, remarquez bien ceci : 7 des mères de ces 10 enfants mort-nés n'ont présenté aucun signe de maladie. Il faudrait donc admettre que la maladie fébrile particulière, la fièvre puerpérale, aurait traversé tout l'organisme de la mère, sans y causer le moindre désordre, sans produire le moindre symptôme, elle qui était cependant capable de tuer l'enfant, en lui donnant une affection grave? Où donc, en pathologie, voyons-nous une maladie générale (c'est là le caractère qu'on donne à cette fièvre puerpérale), une maladie générale, dis-je, envahir un organisme tout entier sans y causer le moindre désordre? Comment pouvons-nous comprendre une semblable façon de procéder de la part d'une cause morbide qui doit nécessairement traverser la mère pour arriver au fœtus? Ce qui se passe pour la syphilis, qu'on a citée à titre d'exemple analogue, n'a rien de commun avec cette prétendue fièvre puerpérale; car la syphilis, avant d'être transmise au fœtus par ses auteurs, a manifesté, par des signes non douteux, son existence, soit chez le père, soit chez la mère.

Mais il n'est pas besoin, dans les faits de M. Lorain, d'une influence si singulière et d'une marche si étrange. En analysant avec calme et sans imagination les faits de sa thèse, on voit que la mère a éprouvé souvent des maladies antérieures très-diverses, mais bien capables d'expliquer la maladie et la mort du fœtus; telles sont les observations I, II, III, VI. C'est là une interprétation simple, facile, pas très-originale, il est vrai, mais qui se trouve ailleurs dans la pathologie des nouveau-nés. Billard nous a appris que cela pouvait être ainsi.

Quant à la solidarité établie entre la maladie de la mère et celle du fœtus, j'avoue que j'ai peu de tendance à admettre qu'elle existe et surtout qu'il faille la chercher dans une maladie spéciale, quand je vois la femme de l'observation I offrir une pourriture diphthéritique de l'utérus, avec rétention d'une portion de placenta putréfié, et que les deux autres femmes qui ont succombé avaient mis au monde des fœtus en pleine macération.

J'ai dû examiner avec vous, Messieurs, la valeur des faits présentés par mon excellent ami M. Lorain, parce qu'ils ont été mentionnés, à plusieurs reprises, dans la discussion académique de 1858, comme des preuves démonstratives de l'essentialité de la fièvre puerpérale. Est-ce que vous leur trouvez une telle valeur maintenant? Pour ma part, je la leur refuse absolument, et vous savez mes raisons.

D'autres observations ont été encore acceptées comme des exemples de fièvre puerpérale et citées comme telles dans cette même discussion, sur lesquelles cependant il faut nous arrêter aussi un moment. Ce sont celles qui ont servi de thèse à M. Char-

rier. Dans ce travail, cet auteur a voulu établir que, dans l'épidémie qu'il avait observée en 1854, à la Maternité de Paris, la
fièvre puerpérale avait revêtu la forme pectorale, et la pleurésie
aurait été, selon lui, la lésion *type* de cette épidémie, comme il
le dit page 15.

Il faut, vous le pensez, Messieurs, des observations bien rigoureuses pour démontrer une semblable influence de la puerpéralité,
une transposition aussi singulière de l'influence pathologique.
Malheureusement, les observations que rapporte l'auteur sont
loin de la rigueur démonstrative que l'on est en droit de souhaiter.

Voici, par exemple, une de ces observations, et je prends au
hasard :

Obs. LIV. *Fièvre puerpérale, forme pectorale : mort en deux jours.*
Ch***, vingt-cinq ans, primipare, entre en douleurs le 15 octobre. Elle
a eu la diarrhée depuis dix jours ; elle est très-pâle ; elle accouche le
soir même. — Le 18, sécrétion laiteuse. — Le 19, frissons : état adynamique, le pouls petit, à 100 ; pas de douleurs du ventre ; dyspnée, épanchement très-peu considérable à droite ; face cyanosée ; épistaxis ; toniques. — Le 20, pouls à peine sensible. Mort à trois heures du matin, le 21.
Autopsie. — Épanchement de sérosité à droite : à peu près 100 à
150 grammes ; ecchymoses sous-pleurales, sous-péricardiques ; marbrures
de tout le cadavre, surtout au cou ; rate d'une diffluence extrême ; foie
très-volumineux.

Vous conviendrez sans peine que c'est là une narration un peu
bien laconique, quand il s'agit d'établir une chose aussi grave,
aussi neuve que la forme pectorale de la fièvre puerpérale. A
peine cette observation peut-elle prouver ce qu'elle peut seulement
indiquer, à savoir l'existence chez une femme épuisée par une
diarrhée antérieure d'une pleurésie promptement mortelle. Et
même je me demande presque, en présence de l'épistaxis qui a
été notée, si nous n'avions pas affaire à une fièvre typhoïde chez
une femme arrivée au terme de sa grossesse, fièvre typhoïde qui,
vu la saison, se serait compliquée de pleurésie. Toute supposition
est possible en présence de documents aussi incomplets. Ce défaut, je le retrouve plus ou moins dans les dix-neuf observations
de la fièvre puerpérale à forme pectorale de M. Charrier. Mais, en
laissant même cette critique de côté, je ne vois dans toutes ces relations que des exemples de pleurésies développées chez des
femmes enceintes ou chez de nouvelles accouchées. Je ne sache
pas que la grossesse soit un préservatif contre les phlegmasies ac-

cidentelles, et quant aux résultats fâcheux observés, nous savons tous combien la grossesse et l'accouchement ajoutent de gravité à ces maladies intercurrentes. Je ne ferai même pas d'exception pour l'observation LI (p. 95) (obs. 36 *ter*), qui est intitulée : *Fièvre puerpérale avant l'accouchement ; accouchement ; pleurésie purulente ; thoracentèse ; mort.* Comme vous pouvez le voir, ce n'est autre chose qu'une pleurésie survenue chez une femme sur le point d'accoucher. Je me demande même, en toute naïveté, à quels signes il était possible de reconnaître une fièvre puerpérale avant l'accouchement, car la femme n'avait que de la diarrhée quand sa pleurésie l'a frappée, et la diarrhée ne suffit vraiment pas à caractériser une maladie que l'on puisse appeler fièvre puerpérale. Est-ce la pleurésie qui représentait cette dernière maladie, mais c'est là justement ce qu'il fallait démontrer, et ce qui ne peut être établi par le récit de ce fait, plus que cela ne l'a été par l'observation que je vous ai rapportée plus haut. Rien là n'est insolite, rien n'est différent des données ordinaires de la pleurésie, et on ne peut en faire un signe de fièvre puerpérale qu'en convenant à l'avance que tout ce qui surviendra chez une femme enceinte ou récemment accouchée sera l'expression de cette maladie. Cela sera commode, mais certainement la délimitation de cette espèce morbide sera loin d'y gagner quant à la précision et à la rigueur.

Pour parler plus sérieusement, vous voyez, Messieurs, que les faits de M. Charrier n'ajoutent aucune preuve à l'existence de la fièvre puerpérale, et que s'appuyer sur eux pour démontrer l'existence de cette affection, c'est s'appuyer sur quelque chose qui aide et soutient bien peu, si tant est même que cela aide et soutienne si peu que ce soit.

Il est encore deux points sur lesquels on a insisté, et nous devons les examiner aussi, car je ne veux rien laisser dans l'ombre. On a avancé, par exemple, que, dans la maladie dont on a tenté la délimitation, il y avait une altération du sang, et on est parti de là pour subordonner à cette altération tous les autres phénomènes. Mais, Messieurs, je ne nie en rien, pour ma part, que le sang présente, chez les femmes qui succombent après leurs couches, les caractères qui ont été décrits. Ces caractères, je vous les ai donnés ; les voici, comme les indique un des auteurs qui y voient une preuve de l'existence de la fièvre puerpérale. « Le sang n'est point coagulé, il reste fluide et à peine coagulable. La fluidité est même remarquable ; il avait une couleur particulière violacée, comparée par tous les observateurs à de la gelée de groseilles mal cuite. Enfin, j'ajouterai que je l'ai très-souvent trouvé huileux. Les recherches microscopiques n'ont pas fait avancer la question à cet égard. »

Voilà une description dont je suis loin de contester l'exactitude. Mais est-ce que cette altération est spéciale à la fièvre puerpérale? Est-ce qu'elle ne se rencontre nulle part ailleurs? Il s'en faut de tout que cela soit ainsi. Dans la fièvre typhoïde, dans tous les cas où existe de l'infection purulente, toutes les fois que l'état typhoïde se joint, à quelque titre que ce soit, à un état morbide, on retrouve cette apparence du sang. Or, l'état typhoïde n'est nullement douteux chez les femmes en couches, vous l'avez vu. Cela ne peut donc pas servir à différencier la maladie de toutes les autres dans lesquelles existe l'état typhoïde. Cela montre que, au moment de la mort, la maladie n'est pas une phlegmasie, ou du moins que le sang ne présente pas à ce moment les caractères propres à cet ordre de maladie, mais voilà tout.

De plus, remarquez-le bien, Messieurs, outre qu'on ne peut établir que cette altération du sang soit différente de ce qu'elle est partout ailleurs, on ne démontre pas non plus qu'elle soit primitive aux symptômes que l'on trouve pendant la maladie. C'est cependant encore un point qu'il serait indispensable de prouver. Les auteurs dont je parle disent bien qu'il *doit* être antérieur, ils l'affirment et le pensent; ils donnent même des indications sur le mécanisme par lequel le miasme générateur agit sur le sang. Mais tout cela, ce sont des opinions, et non des preuves. Et ne perdez pas de vue que nous qui ne nions pas l'altération du sang, nous sommes autorisés à la croire consécutive par vingt exemples empruntés à des cas de pathologie dans lesquels la marche des symptômes et leur mode de production ne peuvent être l'objet d'aucun doute, et, entre tous ces exemples, je trouve tout d'abord les expériences de Gaspard et celles de Ducrest et Castelnau, dans lesquelles des substances purulentes ou putrides ont été introduites dans le système circulatoire.

Ainsi, cet état de diffluence du sang est commun à beaucoup de maladies, partant il ne peut pas servir à caractériser la fièvre dite puerpérale, et en outre il est impossible de démontrer que cette altération du sang précède le développement des symptômes observés chez les femmes en couches, et que, par conséquent, elle joue vis-à-vis de ces symptômes un rôle étiologique.

Point de preuve là, comme vous le voyez, qui puisse permettre d'accepter l'existence d'une maladie spéciale et dont la délimitation à titre d'espèce pathologique distincte soit possible.

L'autre argument qui a été mis en avant ne vous répondra pas d'une façon plus affirmative ; mais, comme son examen demande quelques développements et qu'il conduit tout droit à l'enoncé de ce qu'il faut penser sur la nature pathologique véritable du troisième groupe morbide que nous étudions en ce moment, permettez-moi de remettre à notre prochaine réunion tout ce qu'il y a à dire touchant ce sujet.

IX

Je vous ai montré, en terminant notre dernière conférence, que si l'élément, qui prouve l'essentialité de la fièvre puerpérale, est constitué par une altération du sang, cette altération est encore à trouver, et que l'état demi-fluide signalé par les auteurs dont je n'accepte pas l'opinion était commun à beaucoup de maladies facilement distinguées les unes des autres.

L'autre argument dont je veux examiner la valeur est celui-ci. Les lésions sont variables et multiples. « Ces lésions variables et multiples ne sont-elles pas un nouveau témoignage de l'intoxication générale et primitive. »

« ... La multiplicité ordinaire des lésions, qui constitue un des phénomènes les plus curieux, suffirait déjà, à lui seul, pour juger la théorie des localisateurs. »

Voilà l'argument tout entier. Je n'en dissimule rien, Messieurs, d'abord parce qu'il faut toujours être de bonne foi, cela est élémentaire ; mais, en vérité, on a presque trop beau jeu à discuter ce point. La multiplicité des lésions ne m'embarrasse nullement. Comment pourrait-elle le faire ? Je n'ai pas le moins du monde la prétention de voir dans l'état des femmes en couches une maladie simple, unique. Je ne m'occupe, au contraire, devant vous, et je ne me suis occupé ailleurs de cette question que pour montrer que ce n'est pas une seule maladie, mais bien la réunion de plusieurs affections se compliquant réciproquement. La multiplicité ne m'étonne, ni ne me confond. La variabilité ! Mais elle est toute simple ; car ici, telle complication manquera ; là, ce sera telle autre. La chose va de soi et est presque une naïveté. Ce qu'il s'agit de faire, c'est d'interpréter les symptômes de façon à attribuer à chaque altération sa part vraie, et à suivre dans l'ensemble observé le rôle de chacune d'elles, tant pour la production de chacun des symptômes que pour la modification que la coexistence de tel groupe pathologique exerce sur les manifestations qui émanent d'une autre lésion ou d'un autre organe. C'est pour avoir méconnu ce mélange d'influences qu'on s'est trouvé dans la nécessité de créer une maladie particulière pour lui rapporter des traits symptomatiques dont on n'avait pas débrouillé la signification.

Voyons donc un peu, Messieurs, à procéder à ce travail d'analyse. Il n'y a lieu de le faire que pour le dernier des groupes que nous avons examiné. Le premier est constitué par des inflammations locales, tout le monde le reconnaît et l'accepte. Il arrive bien parfois que dans la pratique on présente des cas dans lesquels on a affaire à de graves suppurations, comme de véritables exemples de fièvre puerpérale ; je reviendrai sur ce point qui prouve que le diagnostic est moins facile qu'on ne le dit souvent. Mais pour ce qui est de la théorie, la difficulté n'est pas réelle quand l'observation est complète, et ce sont les gens mal habiles seuls qui voient dans les cas d'abcès ouverts au dehors des cas de fièvre puerpérale terminée par suppuration. Même facilité, je vous l'ai dit, pour le second groupe ; c'est la phlébite avec infection.

Eh bien, le troisième groupe n'est pas autre chose que la complication du deuxième par les accidents du premier ou par la péritonite, ou enfin par la gangrène ou la pourriture d'hôpital.

Qu'elle se montre avant ou après le début des accidents inflammatoires, qu'elle débute même avec eux, c'est donc l'infection purulente qui les défigure, comme eux, à leur tour, modifient son aspect et sa marche.

C'est à l'infection purulente, terminant une phlébite, qu'il faut rapporter ce frisson désigné par les partisans de la fièvre puerpérale par l'épithète d'*initial*, que je nommerai, moi, *terminal ;* c'est elle qui cause cet état typhoïde qui rend insensible la douleur abdominale de la péritonite, de même que c'est la venue de la péritonite qui change l'apparence de la face et produit les aggravations générales que l'on rencontre souvent. Tout en admettant que l'existence de l'infection purulente soit très-rare, on a insisté, et c'est M. Depaul qui a surtout soutenu ce point, on a insisté, dis-je, sur trois points principaux comme étant capables de bien déterminer la différence qui existe entre l'infection purulente et la prétendue fièvre puerpérale.

1° Le début de l'infection purulente serait bien plus éloigné de l'accouchement ; 2° la maladie serait beaucoup plus longue ; 3° on trouverait constamment des abcès métastatiques dans les poumons. Voilà les objections ; je ne « passe pas à côté, » comme vous le voyez, j'ai « l'imprudence » de les aborder de front.

Mon Dieu, Messieurs, ce que remarque M. Depaul est vrai en partie, mais cela n'est vrai que pour l'infection purulente sans complication. Je vous l'ai décrite à titre de second groupe morbide, observé chez les femmes en couches, et j'ai eu soin de vous faire remarquer les trois circonstances sur lesquelles insiste M. Depaul. Mais s'il vient des complications, la chose n'est plus exacte. Voyons les faits : 1° Le début de l'infection purulente est bien plus éloigné de l'accouchement. M. Depaul « ne connaît pas d'observation propre à démontrer que cette dernière affection apparaisse avant le huitième ou le dixième jour, et le plus habituellement cela n'a lieu qu'à une époque plus reculée. »

Messieurs, je suis désolé d'être en contradiction avec un homme que j'aime et que j'estime, mais reportez-vous aux observations que je vous ai citées (obs. 9, 32, 33) dans lesquelles vous avez pu voir le frisson indiquant l'infection purulente se montrer le second, le troisième et le cinquième jour chez des femmes qui, mortes le huitième, le neuvième et le dixième jour, n'offraient d'autres lésions que du pus dans les veines utérines, et il n'y a guère à douter que ce fussent là des exemples d'infection purulente, car l'observation 9, vous vous le rappelez, nous a montré le pus versé en pleine veine cave inférieure par la veine ovarique altérée. Ce ne sont pas là des idées préconçues, ce me semble, mais bel et bien des faits.

Et du reste, Messieurs, vous comprendrez très-bien ce début et cette marche rapide de l'infection, quand vous considérerez qu'elle se développe dans des organisations qui viennent d'avoir à suffire au travail long et pénible que représente la gestation. Ne voit-on pas l'équivalent dans certains faits chirurgicaux, et des individus amputés consécutivement à des maladies longues et pénibles, ne meurent-ils pas promptement par l'infection purulente.

Selon la deuxième objection, l'infection purulente a une durée beaucoup plus longue, et les malades qui y succombent meurent moins vite. Cela n'est vrai, encore une fois, que pour les cas dans lesquels on ne voit pas des lésions, aussi graves en elles-mêmes que la péritonite, par exemple, s'ajouter à l'infection purulente. Quand ces lésions viennent se joindre à cet état déjà si profondément dangereux, est-il donc singulier que la mort soit hâtée ? La complication est si souvent mortelle par elle-même et mortelle promptement est-il donc étonnant qu'elle tue vite, aidée qu'elle est par cette terrible alliée, l'infection purulente ? Notez bien, Messieurs, que la réunion de la péritonite aux phénomènes d'infection purulente est la chose du monde la plus simple. Elle est la conséquence des relations qui rattachent le péritoine à l'utérus et à ses annexes, relations dont la chirurgie fournit d'ailleurs des exemples non douteux. Voici, entre toutes, quelques observations que je dois à l'obligeance de mon excellent ami, M. le professeur Gosselin. Je résume ces diverses observations :

Femme de trente-cinq ans, bien réglée jusqu'à trente et un ans, ayant eu quatre enfants. Il y a quatre ans, elle observa une augmentation considérable des règles. On constate l'existence d'un énorme polype de la matrice. Entrée à l'hôpital, le 19 mars 1859, elle en est opérée le 23 ; mais la tumeur se déchirant sous la pince de Museux, l'écraseur ne put être appliqué, et la tumeur fut enlevée à l'aide de ciseaux courbes en plusieurs temps. — Le lendemain, 24 mars, à dix heures, la malade est prise d'un violent frisson qui dure trois quarts d'heure. Dans la journée du 25, elle vomit à plusieurs reprises. Les vomissements continuent encore le 26 au matin ; le ventre est douloureux dans sa partie inférieure, le pouls est à 120, la prostration est complète, la face profondément altérée. — Mort au milieu de cet état, le 28 au matin. — Epanchement péritonéal peu abondant et puriforme. Presque toute la tumeur avait été enlevée. Les veines de l'utérus sont en grand nombre pleines de pus. Abcès métastatiques des poumons arrivés à divers degrés (noyaux sanguins, infiltration jaune, infiltration plastique). Il n'y avait pas d'abcès collectés.

Ne venez-vous pas de lire, Messieurs, une observation semblable aux nôtres ? Au lieu d'une extirpation de polype, mettez dans l'observation que la femme est accouchée le 23 mars, et la similitude sera parfaite. J'en pourrais ajouter une seconde, que je dois à la même obligeance, mais elle n'offre rien de plus que la précédente, et je préfère vous donner lecture du résumé du fait que mon ami M. le professeur Gosselin a publié dans la seconde édition de la *Clinique* de Dupuytren.

Femme de trente-cinq ans ; entrée le 3 octobre 1839. Le 11 du même mois, on pratique sur elle la ligature d'un polype utérin. Etat satisfaisant jusqu'au 14. Ce même jour, deux vomissements, fièvre, pas de douleur abdominale. Dans la nuit du 14 au 15, violent frisson. L'hypogastre est douloureux à la pression, la fièvre est très-vive, la langue est rouge à la pointe. Le soir, les douleurs sont plus vives, la face est grippée, la peau est sèche, brûlante, le pouls à 110. (30 sangsues sur le ventre ; onctions mercurielles.) — Le 16, nouveau frisson, insomnie, malaise profond, prostration très-marquée, douleur abdominale. (Onctions mercurielles.) — Le 17, l'état est encore plus grave, la prostration complète ; mort à dix heures, six jours après la ligature, trois jours après le début des symptômes. — Un verre environ de sérosité purulente dans l'excavation pelvienne, entre la matrice et le rectum. Là, le péritoine est fort injecté et recouvert de quelque fausses membranes. Partout ailleurs il est sain. L'utérus est volumineux, ses parois sont épaisses, son col largement dilaté. Deux des petites veines nombreuses qui occupent sa face postérieure, et qui vont se rendre dans la veine hypogastrique, sont remplies de pus ; on les suit dans le tissu de la matrice jusqu'au lieu d'implantation du polype. On trouve quatre abcès métastatiques à la surface du lobe inférieur du poumon droit. Rien dans le poumon gauche ni dans le foie. Suivent des détails sur le polype et son implantation.

Il ne manque rien, comme vous le voyez, à cette observation. C'est bien la même chose que les nôtres. Du reste, si on voulait établir que nous n'avons pas été témoins de ces faits et que partant nous ne pouvons pas affirmer la similitude, je répondrais que M. Gibert, mon élève et mon ami, ancien interne très-distingué des hôpitaux, et maintenant un des médecins les plus estimés du Havre, avant d'être attaché à mon service à l'hôpital Beaujon où j'ai eu l'honneur de l'avoir pour interne, avait été interne de M. Monod à la maison de santé, et avait pratiqué là l'extirpation, à l'aide du bistouri, d'un petit polype siégeant sur la lèvre postérieure du museau de tanche. La malade succomba à des accidents d'infection purulente compliquée de péritonite, et, comme me l'a répété maintes fois M. Gibert, à part les phénomènes et les désordres consécutifs à l'accouchement, la similitude était complète, quant aux symptômes et quant aux lésions entre ce fait dont il avait le triste souvenir très-présent et les femmes qu'il voyait mourir à l'hôpital Beaujon après leurs couches.

Ces exemples montrent que, dans les altérations de l'utérus, la phlébite, avec infection purulente, marche plus vite que ne l'indique

M. Depaul, et que même les abcès métastatiques se développent bien vite, et bien plus vite qu'il ne paraît le croire. Les observations 24, 31 et 32 que je vous ai lues sont des preuves du même ordre. J'y pourrais joindre :

L'exemple d'une jeune femme de dix-sept ans, accouchée le 21 avril 1857, présentant le gonflement douloureux des annexes le 22, des phénomènes graves et du frisson le 23, et qui, morte le 2 mai, présentait du pus dans les veines utérines et des abcès métastatiques dans les poumons, sans péritonite ;

Celui d'une femme de trente-deux ans, accouchée, le 5 mai 1856, à six heures du soir, offrant un gonflement douloureux le 6 , à dix heures du matin ; des phénomènes fébriles, un violent frisson le 9, et qui, morte le 16, portait de nombreux abcès métastatiques dans les poumons.

Ces observations pourraient être multipliées. Elles démontrent bien que la ligne de démarcation qu'on a voulu établir, à l'aide de l'époque du début et de la durée de la maladie, entre la prétendu fièvre puerpérale et l'infection purulente, est purément fictive, et n'est nullement accusée par les faits, puisque des abcès métastatiques des viscères et des suppurations des articulations, lesquels sont pour tout le monde des attributs de l'infection purulente, existaient chez des malades frappées, dès le deuxième ou le troisième jour, d'une maladie que la mort terminait le sixième, le neuvième, le dixième et le dix-neuvième jour. Que devient devant ces faits cette opinion qui établit que l'infection n'apparaît pas avant le huitième ou le dixième jour, et le plus habituellement à une époque plus reculée ?

Quant à la troisième objection, la présence presque constante des abcès métastatiques, il n'y a rien de bien étonnant, vous en conviendrez, que ces abcès soient plus rares chez les femmes qui succombent dans notre troisième forme, car sa durée est sensiblement diminuée, comme je vous l'ai dit, par l'influence des graves complications, et les abcès métastatiques n'ont pas alors le temps de se développer et de se collecter.

Les objections que je viens, non pas d'éluder « avec prudence, » mais de discuter sans embarras, ne détruisent donc en rien l'interprétation qui voit au fond des phénomènes de ce troisième groupe symptomatique l'infection purulente consécutive à la phlébite suppurée. Et si je résume l'analyse de cette forme, je dirai qu'elle n'est autre chose que la réunion des symptômes locaux à ceux de l'infection. La plaie utérine qui suit l'accouchement (comme celle qui succède à l'extirpation d'un polype utérin) peut causer à la fois, et une inflammation des veines qui, partie des divisions placentaires ou des déchirures du col utérin, s'étend dans les veines voisines et même jusqu'aux veines du ligament large, aux veines ovariques ou aux veines des membres ; une inflammation des annexes, trompes, ovaire, et enfin très-fréquemment pour ne pas dire habituellement une péritonite d'étendue variable.

En rendant la situation plus aiguë, plus rapide dans sa marche, et partant plus promptement mortelle, ces influences du péritoine enflammé et des annexes désorganisées modifient et altèrent la physionomie, la marche et la durée de l'infection purulente consécutive à la phlébite suppurée. Cette dernière, à son tour, en amenant une prostration profonde par l'empoisonnement qu'elle a fait subir à l'économie, obture à tel point les sensations et les perceptions des malades, que les vives douleurs et les symptômes aigus que cause habituellement la péritonite sont atténués dans leur expression. De là cette forme pathologique qui par ses symptômes n'est ni l'infection purulente pure, ni la péritonite pure, mais un composé de ces deux affections exerçant l'une sur l'autre une action réciproque.

Alors vous vous expliquez sans peine et sans rien forcer cette altération du sang qui est, non pas primitive, mais consécutive à l'infection purulente, et tout à fait semblable à celle qu'on trouve dans les cas chirurgicaux, de même que les symptômes à forme typhoïde observés chez les femmes en couches sont de tous points semblables à ceux que la chirurgie relève chez les blessés atteints de la même infection. Aucune différence ne peut être saisie entre les symptômes ; vous l'avez vu dans les exemples chirurgicaux que je vous ai cités ; vous pouvez le voir aussi dans les descriptions que Bérard (*Dict. de méd.* en 30 vol.) a données de l'infection purulente et dans celle que nous devons à mon excellent ami M. Follin, dans son *Traité de pathologie chirurgicale*, ouvrage dont vous connaissez toute la distinction. De même que par la lecture des expériences de MM. Ducrest et de Castelnau (*Recherches sur les abcès multiples*, par H. de Castelnau et J.-F. Ducrest, Paris, 1846), vous pouvez vous convaincre de la triste influence qu'exerce sur l'économie le mélange du pus avec le sang. Si tout cela est exact, et j'espère vous en avoir convaincus par la longue discussion qui précède, nous pouvons dire avec un homme éminent, dont la grande autorité pourrait nous couvrir au besoin, j'ai nommé M. le professeur Bouillaud, nous pouvons dire :

« L'existence de la fièvre puerpérale, telle qu'elle a été caractérisée et définie par MM. P. Dubois, Depaul et Danyau, c'est-à-dire constituant une *entité fébrile* nouvelle, *sui generis*, essentiellement distincte de toutes celles inscrites dans les cadres nosologiques, *n'est aucunement démontrée.* »

X

Il est entièrement impossible, Messieurs, de décrire d'une façon générale la marche, la durée et les terminaisons des maladies des femmes en couches, et vous le comprenez parfaitement, maintenant que vous savez que l'on n'a pas affaire, en pareil cas, à une maladie unique, ayant un type spécial, dont les déviations, nécessairement assez restreintes, pourraient être appréciées d'une façon générale. Comme nous avons, au contraire, affaire ici à des accidents très-variés et assez différents les uns des autres, toutes ces questions changent selon la prédominance de tel ou tel élément morbide. Ce n'est donc plus la marche, la durée et les terminaisons d'un même tout pathologique qu'il s'agit de rechercher, mais bien ce que devient, à ces points de vue, chacune des diverses maladies, ou, pour mieux dire, chacun des trois groupes que nous avons admis.

Le premier, celui des accidents inflammatoires, a une durée variable, selon la gravité des accidents, depuis le simple gonflement douloureux qui, peu marqué, ne dure qu'un ou deux jours, jusqu'à l'ensemble plus grave qui persiste pendant douze ou quinze jours, et peut encore quelquefois se terminer par résolution même alors qu'il présente une grande intensité. Quand la terminaison a lieu par la formation d'une collection purulente, la durée devient alors à peu près incalculable, parce que, ainsi que je vous l'ai dit, le phlegmon peut récidiver et se reproduire, en déterminant, à chaque nouvelle poussée, des accidents de forme souvent très-effrayante. L'observation 30, dont je vous ai fait lecture, est une de celles dans lesquelles cette marche ait été le mieux tranchée, puisque, après avoir eu un phlegmon de la fosse iliaque, qui avait été ouvert par la paroi abdominale, la malade fut reprise, quelques semaines après, de phénomènes des plus graves qui firent craindre une issue funeste et se terminèrent cependant par la résolution ou, pour mieux dire, par l'évacuation d'un nouveau phlegmon, évacuation que nous ne pûmes constater, mais qui était des plus vraisemblables, d'après la cessation brusque des accidents. Je vous ai déjà indiqué les diverses voies par lesquelles le pus peut se faire jour, je n'y reviendrai pas; mais je vous rappellerai cet exemple dans lequel la rupture dans le péritoine d'un phlegmon péri-utérin amena la mort avec rapidité. Pour être rare, cette terminaison n'en doit pas moins être toujours devant les yeux du praticien, à cause de la terrible gravité qu'elle présente. Il est encore un ordre particulier d'accident qui me semble devoir être rattaché à la terminaison des accidents péritonéaux par suppuration et à l'ouverture de ces collections dans l'intestin. Vous avez pu voir au numéro 6 de la salle Saint-Charles une femme qui a succombé à des accidents péritonéaux de forme singulière (obs. 37). Les accidents premiers, nés, à son dire, vers le neuvième jour de sa couche, remontaient vraisemblablement un peu plus haut ou, du moins, il est probable que, si cette femme avait été examinée méthodiquement, on aurait, vers le second jour, observé un gonflement plus ou moins douloureux de l'une des annexes. Des accidents, qui retracent une inflammation péri-utérine, se montrèrent; une collection purulente semble s'être formée, si l'on en juge par la pesanteur ressentie par la malade dans la partie inférieure du ventre. Quinze jours avant l'entrée de la malade, elle fut prise d'une diarrhée abondante suivie de soulagement. Cette amélioration correspondait probablement à l'évacuation du pus par l'intestin; seulement la constatation de ce fait très-probable ne fut pas faite; puis, après un repas, alors que l'intestin était sollicité dans ses fonctions, des symptômes graves éclatèrent, et la malade succomba avec les signes d'une péritonite des plus intenses. Nous avons trouvé des matières fécales au milieu d'une collection purulente circonscrite dans le péritoine. Que s'est-il passé, Messieurs, dans ce cas? La communication de la collection avec l'intestin, au lieu de continuer d'avoir lieu seulement de la poche purulente au côlon ou au rectum, a complétement changé de direction et a eu lieu, par une sorte de retour, de l'intestin à la poche purulente. De là cet épanchement fécal dont le volume a été s'augmentant et qui a amené la mort de la malade, non sans une sorte d'influence putride.

J'ai déjà (obs. 38 et 39) observé deux cas de ce genre à l'hôpital Beaujon. Seulement alors, chez l'une de ces femmes, la communication avec l'utérus et l'introduction des matières fécales dans le péritoine semblèrent se faire sous l'influence d'un effort de toux. Cet accident singulier et rare devait vous être signalé ; vous saisissez facilement le mécanisme de sa production.

La seconde forme que nous avons étudiée, celle qui est caractérisée par l'existence d'une phlébite avec infection purulente, lorsqu'elle ne se trouve compliquée d'aucune phlegmasie du péritoine, est beaucoup plus lente dans sa marche comme je vous l'ai dit. Seize, dix-neuf, vingt, vingt-deux, trente-trois, soixante et onze jours, telle a été la durée de quelques-unes de ces infections purulentes. Chez une autre femme, la mort n'est arrivée qu'après quatre mois de maladie (obs. 33) ; mais, dans ce cas, les phénomènes morbides avaient momentanément cessé ; il y avait eu probablement une obturation momentanée des veines, empêchant le mélange du pus avec le sang, et ce ne fut qu'après que cette obturation cessa, que l'économie fut infectée.

Cependant l'infection purulente, même sans complication, peut avoir une marche plus rapide. Je vous en ai montré des exemples. M. Sédillot fixe la durée moyenne de quatre à huit jours. M. Gintrac a cité un exemple d'infection purulente dont la durée n'a été que de quarante-huit heures. Ce fait, toutefois, est rapporté d'une façon un peu vague ; on dit seulement que la mort est survenue quarante-huit heures après le frisson ; mais ce frisson a-t-il bien été le premier accident observé ?

Toutefois, l'explication de ces infections à marche rapide est facile, après les expériences de MM. Ducrest et Castelnau. D'après ce qu'ont noté ces auteurs, l'injection, dans les veines des animaux, d'une quantité de pus peu considérable donnait lieu à quelques accidents de pyoémie; puis les phénomènes morbides s'effaçaient assez promptement : une quantité plus considérable produisait des symptômes plus graves. En un mot, dans ces expériences, la gravité de l'infection purulente, comme la rapidité avec laquelle ses symptômes se sont manifestés, ont toujours été en rapport avec la quantité de pus absorbée.

Quant à la terminaison dans cette forme, elle est presque constamment funeste. Toutefois il y a à ce sujet quelques remarques à faire. Quand on envisage l'infection purulente chirurgicale, on voit que l'opinion des divers auteurs diffère quelque peu. Ainsi

Bérard et M. Velpeau considèrent la mort comme presque iné-vitable, tandis que Sédillot (p. 452) établit que la pyoémie est infiniment plus fréquente qu'on ne l'admet, qu'elle se termine habituellement d'une manière heureuse, et que l'incurabilité est l'exception.

Comme le remarque très-bien M. Follin (*Traité élément. de path. externe*, t. I, p. 67), les dix faits de M. Sédillot ne sont pas tous probants ; le fait de Vidal (de Cassis) (t. II, p. 27), ceux même de Blandin, de MM. Velpeau et Nélaton, ne constituent, à tout prendre, que des exceptions fort peu communes ; la guérison de l'infection purulente, même en chirurgie, est donc excessive-ment rare et non pas habituelle.

Pour ce qui est des femmes en couches chez lesquelles se pré-sente la forme que je vous ai décrite à titre de second groupe et que j'ai rapportée, preuves en main, à l'infection purulente, elle est habituellement mortelle, et une fois arrivée à un certain degré de manifestations symptomatiques, il me paraît bien hasardeux d'espérer une terminaison avantageuse. Cependant, Messieurs, pour dire toute ma pensée, je crois que j'ai vu un certain nom-bre de femmes chez lesquelles les accidents observés ont été assez graves et ont présenté une forme assez caractéristique pour admet-tre que chez elles il y avait eu infection purulente, et ces femmes ont guéri. L'embarras le plus grand est tout au moins permis pour asseoir le diagnostic de ces faits. Il leur manquera toujours, je le sais, la consécration de l'examen anatomique, et on pourra tou-jours révoquer en doute la nature et la qualité, si vous voulez me permettre ce mot, des accidents qui ont été observés. Cependant, pourquoi ne pas admettre que ce qui se passe sur les animaux mis en expérience puisse se passer sur l'homme ? Nous venons de voir, en effet, dans les expériences de MM. Ducrest et de Castelnau (*loc. cit.*), que l'injection dans les vaisseaux de petites quantités de pus, tout en déterminant des accidents sérieux, est compatible avec la guérison. Il n'est donc pas impossible que cela puisse arri-ver chez l'homme. On a bien quelque tendance à l'admettre, mais la question reviendrait à une question de doses et de quantité, si je puis m'exprimer ainsi. Chez les femmes en couches, du reste, je puis vous citer un exemple qui, lui aussi, enseigne la possibilité de la guérison d'une phlébite avec infection purulente. (Obs. 40.) Chez cette femme, vous le voyez, Messieurs, tout semble démon-trer qu'il y a eu phlébite avec infection purulente. Le caillot adhérent et l'altération des parois veineuses à son niveau signalent, à n'en pas douter, l'inflammation de la veine ; l'abcès de l'épaule joint à la nature et à l'apparence de l'état général prouve, je crois, l'infection purulente. Sans les complications pleurétiques et intestinales (ces dernières, du reste, sont pour une part les conséquences de l'infection), la guérison complète eût été possible. Cette observation, sans conclure d'une façon dirimante, puisque la malade a succombé, montre cependant, si je ne m'abuse, que la guérison serait possible, puisque une part des accidents, et c'étaient certainement les plus graves, était conjurée.

Il faut donc, d'après ce qui précède, accepter comme tout à fait exceptionnelle la guérison chez les femmes en couches qui sont atteintes de phlébite avec infection purulente, mais il ne faut pas la nier d'une manière trop absolue et trop positive.

Quant aux femmes chez lesquelles se développe la troisième forme que je vous ai décrite, la marche de leur maladie est beaucoup plus rapide et elle est encore beaucoup plus habituellement funeste. Rien n'est plus simple pour vous, Messieurs, puisque vous savez que cet ensemble pathologique n'est autre chose que l'infection purulente compliquée surtout par la péritonite qui la défigure et dont elle modifie, à son tour, les manifestations. Une telle combinaison est assez grave pour faire concevoir que la mort, à peu près inévitable par la présence de l'un ou l'autre de ces deux éléments morbides, devient et plus inévitable et plus rapide par leur combinaison.

J'arrive, Messieurs, à un point de la question qui est certainement bien difficile à résoudre au lit de la malade dans un bon nombre de cas. Je n'hésite pas, quant à moi, à proclamer cette difficulté. Il s'agit du diagnostic. Certes, quand les phénomènes se dessinent avec grande netteté et que la malade est déjà atteinte depuis quelque temps, il est souvent assez simple de faire le diagnostic de ces diverses formes. Mais, dès le début, alors qu'il y a surtout utilité pour la pratique à savoir à quelle variété d'altération on va avoir affaire, la difficulté est bien grande dans bon nombre de cas ; si grande, que, il y a peu de temps encore, je voyais un des esprits les plus distingués de ce temps-ci concevoir une espérance que je ne partageais pas devant une malade que nous avons perdue.

La véritable cause de cette difficulté du diagnostic, c'est que souvent le symptôme le plus important pour la démonstration de l'infection, je veux parler du frisson, est loin d'avoir toujours une apparence et une marche identiques. Je sais bien qu'on a avancé que le frisson avait une allure tout à fait particulière, qu'il était violent, ordinairement unique, et que, quand il se répète, c'est rarement après les premières vingt-quatre ou trente-six heures; mais, toutefois, on ajoute que quelquefois cependant il revient à des intervalles assez réguliers et peut simuler des accès de fièvre intermittente ou rémittente pernicieuse. C'est que, en effet, Messieurs, le frisson n'est pas toujours très-violent; vous avez pu voir, dans beaucoup des observations que je vous ai lues, qu'il avait été d'une médiocre intensité, qu'il s'était répété avec inégalité ou avec une sorte de périodicité, si bien que, comme les phénomènes perdent de leur acuïté en même temps que ce frisson se déclare, il y a souvent grande difficulté à savoir, au premier abord, si on a affaire à une suppuration profonde qui s'établit et se forme, ou à une infection qui s'opère. D'autre part, les accidents puerpéraux, qui doivent se terminer par une suppuration favorable, sont quelquefois tellement graves, que le frisson qui se développe au milieu d'eux, inspire les plus vives craintes. Je vous ai cité, Messieurs, l'exemple d'une jeune femme qui, atteinte d'une de ces suppurations guérissables, m'avait été présentée comme frappée d'une fièvre puerpérale et comme perdue sans ressource. Ces faits sont loin d'être rares. Est-ce que nous n'avons pas cru perdre la femme qui faisait l'objet de l'observation que je vous ai communiquée (obs. 29)? J'en pourrais citer beaucoup d'autres, et vous en aviez un exemple des plus manifestes, il y a peu de temps encore, salle Saint-Charles, n° 37 (obs. 44). L'état de cette femme était si grave, les frissons s'étaient tellement répétés et avaient été si intenses, qu'il semblait bien que l'on avait affaire à une infection purulente. La malade est cependant sortie guérie, après la rupture probable d'un abcès dans le rectum. Ces exemples vous prouvent toute la difficulté que peut offrir le diagnostic. Il n'est pas jusqu'à la complication péritonéale qui ne crée elle-même un embarras réel. En effet, vous trouvez souvent, comme je vous l'ai dit, du ballonnement et des nausées chez des malades qui, à l'autopsie, n'offrent aucune trace d'épanchement péritonéal; et, d'autre part, l'hébétude et l'insensibilité des femmes déjà infectées par le pus rendent moindres, comme je vous l'ai dit, les douleurs que cause d'ordinaire la phlegmasie de la séreuse. Mais, cependant, sachez bien que l'aspect grippé de la face et les vomissements, soit violents, soit sous forme de régurgitation, doivent vous faire croire à l'existence de la péritonite. Vous voyez donc que c'est surtout l'état général des malades et le degré plus ou moins grand d'affaissement qui pourront vous aider, mais que, par-dessus tout, c'est la marche de la maladie qui, dans bien des cas, pourra seule vous permettre d'asseoir votre diagnostic.

Ces réserves faites, sachez que d'habitude le point culminant du diagnostic, le symptôme important à bien apprécier, c'est la présence de l'état typhoïde et l'existence de cet affaissement profond, subit. Ces signes, en effet, disent que l'infection peut être soupçonnée, et si des malades, ainsi atteintes, arrivent à la guérison, on aura quelque droit de les ranger parmi les exemples probables de guérison de l'infection purulente. Bien entendu que vous reconnaîtrez une complication péritonéale cheminant avec cette infection et la poussant vers une issue funeste, lorsque vous constaterez l'état grippé subit de la face, un ballonnement très-grand, des vomissements. Enfin, rappelez-vous que l'état typho-adynamique, lié à l'infection purulente, peut survenir au milieu d'accidents péritonéaux franchement inflammatoires.

Je vous ai déjà dit que, dans un certain nombre de cas, le début des accidents était assez difficile à distinguer d'avec l'éclat de la fièvre de lait. Cette difficulté n'existe pas pour les auteurs qui ont pris le parti de ne pas admettre l'existence de ce mouvement fébrile lié à la poussée lactée. Mais vous savez que je ne partage pas cette manière de voir, je vous ai dit pourquoi. Eh bien, vous trouverez des malades chez lesquelles la montée du lait est vive, le mouvement fébrile intense, et vous pensez n'avoir affaire qu'à la fièvre de lait; cependant la fièvre continue, les accidents se dessinent et la mort peut survenir. Je me rappelle avoir été trompé par un cas de cette sorte en 1855. En pareille occurrence, examinez bien les annexes, et si vous y trouvez de la tuméfaction et de la douleur, ce vous sera un indice qui vous mènera à une surveillance plus étroite et plus rigoureuse. Par contre, vous serez quelquefois alarmés à tort, quand vous verrez un frisson très-réel se manifester avec mouvement fébrile consécutif, les seins n'étant encore le siége d'aucun travail bien marqué, d'aucune montée de lait. Dans ce cas, votre inquiétude cessera bientôt, car ce mouvement mammaire, tant attendu, se montrera peu après. Pour être plus rares, ces derniers cas n'en existent pas moins; j'ai, dans une occasion surtout, dans laquelle une amitié très-réelle m'attachait à la malade, appris à savoir et la réalité de ces cas et les soucis qu'ils peuvent faire naître.

Je crois que toutes ces considérations, dont les éléments ont été recueillis au lit des malades, démontrent nettement que le diagnostic des états morbides chez les femmes en couches n'est ni aussi simple ni aussi rigoureusement tracé qu'on l'a dit plusieurs fois.

Certaines maladies pourraient être confondues avec celles que nous étudions ici et faire croire à leur existence. Je vais vous exposer les remarques que j'ai pu faire, sans prendre d'autre guide dans cette exposition que le plus ou moins de fréquence que j'ai pu constater dans la production de ces affections.

Tout d'abord, je trouve des accès de fièvre intermittente. Vous jugez de l'émoi dans lequel met un accès commençant par un frisson après lequel survient de la chaleur. Mais remarquez bien que, en pareil cas, cette chaleur est suivie de sueur et par-dessus tout d'une apyrexie complète. Or, ni le frisson précurseur de la fièvre de lait, ni celui qui signale le début de la péritonite, ni celui qui annonce la suppuration d'un phlegmon, ni enfin celui qui révèle l'infection purulente ne présentent habituellement les trois stades bien tranchés, et, surtout, ni dans les uns ni dans les autres de ces cas, le premier accès n'est suivi d'une apyrexie complète. Bien au contraire, la fièvre, ainsi commencée, persiste quand elle est liée à ces diverses maladies et subit seulement des redoublements plus ou moins périodiques. En outre, remarquez bien que, dans ces fièvres intermittentes, vous ne voyez aucun gonflement vers les annexes, et, au contraire, vers les mamelles, un mouvement très-complet. Que sont donc ces accès intermittents? Très-souvent ce sont tout simplement, Messieurs, des récidives de fièvres paludéennes subies jadis par ces femmes, fièvres qui se réveillent sous l'influence de la dépression que la grossesse et surtout l'accouchement ont imposée à l'économie, tout comme Torti et tant d'autres ont signalé l'influence des purgatifs violents pour causer les récidives d'accès paludéens qui semblaient guéris. Le sulfate de quinine fera facilement justice de cet état et confirmera le diagnostic. J'ai vu plusieurs exemples de cette sorte.

Il est une autre affection que j'ai rencontrée un certain nombre de fois et qui peut en imposer d'autant plus pour un commencement d'accidents puerpéraux, que c'est une maladie à laquelle on a le tort de penser trop peu : je veux parler de la néphrite aiguë.

Les reins chez les femmes, pendant la grossesse, sont facilement le siége d'un travail anomal dont l'albuminurie que l'on rencontre parfois nous est un indice malheureux et très-accusé. Vous trouverez un certain nombre de femmes qui, vers le deuxième ou vers le troisième jour de leur couche, quelquefois plus tard, éprouveront une sensation de frisson ; elles auront de la fièvre, de la douleur de ventre, du malaise, de la céphalalgie, des vomissements, tous symptômes qui conduisent à l'idée d'une péritonite. Mais faites-y bien attention, Messieurs, la face n'est pas altérée, elle porte l'empreinte de la souffrance, mais ce n'est pas là ce facies dont la péritonite, même circonscrite, altère si singulièrement et si profondément l'aspect. Puis le pouls est un peu plein, non déprimé, et surtout si vous explorez les annexes, comme je vous ai appris à le faire, vous les trouverez souples, indolentes. Ce n'est pas là que la malade souffre. Si alors vous explorez la région rénale et la région lombaire correspondante, vous éveillez la douleur et en même temps vous vous trouvez éclairés sur le véritable siége du mal. Enfin, si l'examen des urines vous fait constater la présence de l'albumine dans ce liquide, ce vous est une probabilité de plus.

Certaines femmes vous accuseront de la céphalalgie, du malaise, de l'état pâteux de la bouche ; leur langue sera blanche, l'appétit nul, la face pâle et même jaunâtre. Cet ensemble de symptômes se présentera à un même moment sur plusieurs malades à la fois, et par conséquent cette sorte de généralisation épidémique vous inquiétera bien plus encore. Mais vous ne constaterez rien vers les annexes, le pouls sera peu ému, peu modifié ; vous observerez un même état chez des malades autres que vos femmes en couches ; rassurez-vous, c'est un embarras gastrique lié à la constitution médicale du moment et que l'accouchement appelle à titre d'épiphénomène, comme le ferait un autre état maladif. Des vomitifs jugeront vite cette complication, qui figure peut-être dans le nombre des fièvres dites puerpérales qui ont été, dit-on, guéries par l'ipécacuanha.

J'ai appelé votre attention tout récemment sur une femme placée au numéro 12 de la salle Saint-Charles et qui, accouchée plusieurs mois avant son entrée à l'hôpital, souffrait toujours du côté de l'abdomen depuis cette époque. Chez elle une affection à forme typhoïde avait débuté brusquement par un frisson violent qui s'était reproduit pendant deux jours. Le quatrième jour (le second après son admission), elle était prise de délire, de ballonnement du ventre, d'hébétude, malgré laquelle elle accusait de la douleur dans les deux régions iliaques ; la fièvre était intense, 135 pulsations ; la peau âcre et brûlante, la langue et les dents fuligineuses. J'ai insisté, en vous la présentant, sur la possibilité de croire à l'existence d'accidents d'infection purulente, à cause de la forme violente du début, assez insolite dans la fièvre typhoïde.; mais je vous ai fait remarquer aussi l'existence de taches rosées (deux ou trois seulement) à la base de la poitrine, et surtout j'ai insisté sur le long espace de temps qui nous séparait du moment de l'accouchement, et je vous ai annoncé que nous avions affaire à un de ces cas presque foudroyants de fièvre typhoïde à forme ataxo-adynamique, qu'on rencontre malheureusement quelquefois. Ces formes tuent parfois avant la fin du premier septenaire, et alors si elles se montrent chez une femme récemment accouchée, l'embarras sera encore plus grand qu'il ne l'a été pour nous, en présence de cette malade du numéro 12, salle Saint-Charles. Vous concevez, par cet exemple, que, même la fièvre typhoïde fût-elle moins grave, la difficulté pourrait être assez réelle pendant un certain temps. Dans la dothiénentérie, comme dans l'infection purulente, l'état typhoïde se manifeste et, dans l'une comme dans l'autre, on retrouve la diarrhée. Toutefois, d'une part, la fièvre typhoïde est rare chez les femmes en couches ; je n'en ai noté que trois exemples sur plus de deux mille accouchements, et d'ailleurs les taches rosées lenticulaires, les épistaxis et la marche de la maladie sont des circonstances qui vous aideront notablement.

On a voulu établir entre l'infection purulente et l'arthrite un diagnostic différentiel. Pour ce qui est de l'infection consécutive à l'accouchement, ce diagnostic est à peine nécessaire à signaler. La suppuration des articulations chez les femmes en couches est habituellement précédée de symptômes tellement significatifs, que l'erreur est bien difficile.

Après ce que je vous ai dit de la prétendue forme thoracique de la fièvre puerpérale, je n'ai pas à faire le diagnostic des maladies des femmes en couches avec la pleurésie ou avec la pneumonie. La pleurésie véritable est une complication purement accidentelle. Je ne l'ai pas rencontrée bien souvent quant à moi. Ailleurs, elle se montre comme phénomène presque ultime et aussi à titre de conséquence des abcès métastatiques des poumons. Il n'y a guère de diagnostic à établir alors, il y a seulement pour ainsi dire à constater qu'un nouveau désordre s'est joint à ceux qui existaient déjà et à craindre une issue funeste plus prompte encore.

Nous examinerons encore quelques points du diagnostic relatifs surtout à la constatation de certains accidents spéciaux, comme la gangrène et la pourriture diphthéritique. Permettez-moi de renvoyer cette étude à notre prochaine réunion.

XI

Je vous disais en terminant notre dernière conférence, que pour compléter ce qu'il y avait à dire sur le diagnostic des maladies des femmes en couches, il fallait examiner s'il est des signes à l'aide desquels on peut reconnaître la gangrène utérine et la pourriture d'hôpital? Occupons-nous d'abord de la gangrène.

La nature des lochies, leur odeur *sui generis* ont une grande valeur diagnostique; toutefois ces diverses conditions ne fournissent pas une certitude absolue, mais seulement une présomption première. En effet, les détritus fibrineux liés à la présence des caillots sanguins et s'échappant au milieu des lochies, ressemblent beaucoup, au premier abord, aux débris membraneux que détache la gangrène, et l'odeur que ces caillots plus ou moins décomposés peuvent exhaler ressemble beaucoup à l'odeur gangréneuse, car, ainsi que cette dernière, elle n'est que le résultat de la décomposition de matière animales. Il est donc utile de s'appuyer sur d'autres signes, et nous trouvons tout d'abord l'état général à forme adynamique. Par lui-même, et s'il existait seul, il n'aurait certainement pas plus de valeur que les signes locaux, mais il tire presque toute sa valeur de sa réunion avec ces mêmes signes. Il ne faut pas perdre de vue, en effet, que chez certains individus une dépression générale assez analogue à l'adynamie se produit avec une extrême facilité, sans que le point de départ soit nécessairement aussi grave que ne l'est la gangrène.

Malgré cette réunion des symptômes locaux et des symptômes généraux de l'adynamie, il n'est pas mal de chercher d'autres renseignements diagnostiques dans les circonstances mêmes que le travail peut avoir présentées. Aussi vous serez très-disposés à rapporter à la gangrène les phénomènes que vous observerez si le travail a été très-prolongé, ou si la femme a dû subir quelques manœuvres, comme la version ou l'application du forceps. On ne dit pas assez, Messieurs, avec quelle singulière facilité le col utérin et les parois vaginales se mortifient sous la pression de la tête du fœtus, ou sous l'introduction de la main et du forceps. Rien n'est plus simple, cependant, qu'un tel résultat pour quiconque, lors de la version, ou lors de la délivrance artificielle, a senti à quel degré sa main était comprimée par les contractions utérines. Enfin vous verrez aussi dans l'époque très-rapprochée de l'accouchement et dans la forme très-brusque du début des accidents adynamiques, qui sont dès l'abord très-intenses, une nouvelle présomption du développement de la gangrène. Pour la pourriture d'hôpital, elle vient plus tard que la gangrène, première circonstance pour aider au diagnostic; de plus, elle s'accompagne de lochies d'une coloration noire, d'une apparence sanieuse et d'une fétidité toute particulières, sur lesquelles j'ai insisté antérieurement; enfin souvent la vulve ou l'entrée du vagin présentent des plaques diphthéritiques qui achèvent d'éclairer sur la nature de la maladie.

Je vous ai déjà indiqué, dans notre dernière réunion, les complications principales que l'on pouvait rencontrer, y revenir ici serait chose bien inutile, et la fièvre intermittente, la néphrite, la cystite avec rétention d'urine, l'embarras gastrique, la dothiénentérie et la pleurésie n'ont pas besoin d'autres détails que ceux que je vous ai donnés.

Peut-on considérer la méningite comme une complication? Les auteurs citent un certain nombre d'obervations de ce genre; mais il faut ajouter que beaucoup de ces observations ne sont pas suivies d'autopsie, et que par conséquent elles n'ont pas une grande valeur. Pour ma part, je n'ai pas vu un seul cas de méningite éclater pendant les accidents puerpéraux. Il est encore une complication importante, parce qu'elle est grave, sur laquelle je dois appeler votre attention, c'est le développement et la marche rapide des tubercules pulmonaires. Il n'est pas rare de voir les femmes se tuberculiser, et se tuberculiser rapidement après l'accouchement; les fatigues de la gestation, l'épuisement que nécessite la formation d'un nouvel être, la secousse du travail expliquent suffisamment cette influence de la grossesse sur la formation et le développement de la phthisie pulmonaire.

Soyez encore prévenus d'une conséquence possible pour les accidents puerpéraux que nous avons étudiés comme première forme de maladie chez les nouvelles accouchées. Vous savez que je vous ai signalé ces péritonites très-légères et toutes localisées; elles peuvent avoir pour conséquences des adhérences vicieuses des annexes, adhérences qui entraînent des déviations de l'utérus tout à fait incurables. Je soigne habituellement une dame chez laquelle une déviation latérale gauche de la matrice reconnaît probablement pour cause une telle affection. Je dois encore insister ici sur certaines conséquences de l'accouchement qui n'appartiennent plus, à proprement parler, à l'histoire des maladies des accouchées; mais vous me pardonnerez cette digression par l'utilité même qu'elle peut avoir. Je vous ai déjà signalé, en traitant des phénomènes normaux de l'accouchement, la distension que subissent parfois les parois abdominales; il faut bien que vous sachiez que ce relâchement peut persister (et je ne parle pas ici de l'écartement de la ligne blanche, mais bien de l'exubérance de la paroi abdominale distendue). Cet état aura parfois pour effet une tendance habituelle à la constipation, et pour ne pas voir cette sorte de petite infirmité s'aggraver, il est bon, sachez-le, de soutenir pendant longtemps la paroi abdominale avec une ceinture élastique médiocrement serrée.

Enfin, Messieurs, n'oubliez pas que, en se levant trop tôt, alors que les ligaments utérins sont encore relâchés et n'ont pas subi le travail d'absorption qui doit les restituer à l'état normal, les femmes sont passibles d'abaissements de l'utérus, dont l'influence entraîne une série de malaises souvent des plus pénibles. Soyez fermes, et maintenez impitoyablement les femmes dans la position horizontale, pendant deux ou même mieux trois septenaires, si vous voulez éviter ces accidents qui sont sans danger immédiat mais excessivement désagréables.

Mais je me hâte de revenir à notre véritable sujet.

Pas plus que le diagnostic, le pronostic des maladies des femmes en couches ne peut être indiqué d'une manière générale; en effet, il est différent suivant la variété des accidents et aussi suivant leur gravité. On peut, au point de vue du pronostic général, diviser les accidents en deux catégories :

Les accidents qui ne s'accompagnent pas d'infection purulente, et ceux dans lesquels cet état figure pour sa part au nombre des éléments morbides de l'état maladif. Quand il n'y a pas d'infection purulente, la guérison est possible, et alors le pronostic dépend de la gravité des accidents; mais il est encore difficile de donner des indications un peu sûres; vous ne pouvez, par exemple, vous servir qu'avec beaucoup de réserve de la présence des gonflements douloureux des annexes, ce signe local sur lequel j'ai tant insisté au point de vue nosologique ; le début de ce signe, son développement, la vivacité de la douleur ne vous renseignent qu'incomplétement sur l'avenir de la maladie ; en effet, il est possible qu'une femme chez laquelle ces symptômes sont restés peu graves, soit prise ultérieurement d'accidents très-sérieux ; et le contraire peut également arriver : telle femme, chez laquelle le signe local était très-intense, peut voir sa santé s'améliorer rapidement. Le signe local n'a donc qu'une importance douteuse, pour le pronostic, il doit seulement éveiller toujours votre attention, puisqu'il peut être le point de départ d'accidents qui peuvent être mortels et dont il signale le début.

Une des affections les plus graves et qui, toutes les fois qu'elle figure dans l'ensemble pathologique, doit toujours entraîner l'idée d'un pronostic fâcheux, c'est la péritonite ; vous en connaissez les symptômes : nausées, vomissements, diarrhée, douleur et ballonnement de l'abdomen, fréquence et petitesse du pouls, altération toute spéciale de la face ; de tous ces signes, le plus important, au point de vue pronostic, c'est cette altération de la face ; en effet, les autres, comme les vomissements, le ballonnement, la douleur, peuvent se rencontrer avec une simple affection des annexes ou de l'utérus, tandis que la physionomie spéciale dont je vous ai parlé bien des fois n'existe qu'avec une péritonite, et habituellement même avec une péritonite un peu étendue. La péritonite généralisée est d'une excessive gravité ; cependant elle peut guérir. Rappelez-vous l'observation que je vous ai lue (obs. 29), dans laquelle l'altération des traits, l'existence de la diarrhée, l'affaiblissement de la voix, le ballonnement et l'ensemble fébrile retraçaient bien l'existence d'une péritonite, la femme a cependant guéri. J'ai recueilli un certain nombre d'exemples semblables.

Les suppurations qui se développent autour de l'utérus et dans les parties voisines constituent des accidents sérieux, mais moins graves que la péritonite. Toutefois, comme je vous l'ai montré, elles entraînent des dangers immédiats et des dangers plus éloignés. Dans le présent, elles peuvent être des avant-coureurs de l'inflammation de la séreuse, qui alors se développera soit par continuité de tissu et à propos du voisinage du phlegmon, soit, au contraire, qui surviendra par la rupture de la poche purulente. Je vous ai cité un exemple de cette dernière catégorie.

Lorsque la sécrétion du pus se prolonge, le pronostic, chez certaines femmes de constitution débile, peut devenir assez sérieux, parce que la suppuration par elle-même, par le seul fait de sa durée et de son abondance, peut amener la fièvre hectique et la mort. Dans ces cas, du reste, c'est que l'étendue de la surface suppurante est considérable et irrégulière. Vous trouvez alors, en effet, dans ces autopsies, des décollements considérables qui portent le pus sous les muscles iliaques ou jusqu'à la région lombaire, et quelquefois même en dehors de la cavité abdominale, dans la cuisse ou dans la fesse. Tous ces cas sont presque nécessairement mortels, et il en est de même, vous le comprenez facilement, dans le cas où existent ces épanchements stercoraux (obs. 37, 38 et 39) qui suivent l'ouverture de la collection purulente dans l'intestin.

Il est d'autres dangers qui, plus éloignés, laissent cependant toujours des soucis qui se renouvellent sans cesse : je veux parler de ces lésions que je vous ai signalées, et qui persistent autour de l'utérus à l'état chronique. Les phlegmons qui naissent de temps en temps guérissent, mais il reste dans le tissu cellulaire des dépôts plastiques, des engorgements qui sont fréquemment des causes de nouvelles inflammations péri-utérines, ce sont des épines qui, constamment, éveillent des récidives. Vous rencontrerez fréquemment dans votre pratique des femmes qui ont de ces affections utérines à répétition, et dont l'origine n'est autre qu'une couche antérieure.

Quand, au milieu des accidents puerpéraux, l'infection purulente s'est produite, le pronostic est extrêmement grave, je dirai presque fatalement mortel ; je vous ai cependant indiqué la possibilité de la guérison ; mais c'est là, comme je vous l'ai fait remarquer, une très-rare exception. Envisager d'une manière générale le pronostic de cet état si grave ne serait pas l'étudier et vous le faire connaître suffisamment. Tous les symptômes n'ont pas une valeur égale. Comme je vous l'ai déjà longuement établi, le frisson indiqué comme le début des accidents, et que je considère comme l'indice de la terminaison par infection, ne vous donne pas de renseignements assez précis au point de vue de la durée de la lutte et du moment de la terminaison fatale. Qu'il soit fort, qu'il ait duré longtemps, qu'il ait été court et léger, n'en préjugez rien sur l'heure de la mort. L'élément capital à ce point de vue, c'est la résistance que l'individu peut opposer à l'empoisonnement par le pus ; or, le frisson et la manière dont il est supporté ne vous apprennent rien sur cette force de résistance : il est des femmes empoisonnées par le pus qui meurent brusquement, il en est d'autres qui luttent énergiquement et ne meurent que petit à petit. Aussi ne vous prononcez jamais sur le moment de la mort, parce qu'en réalité vous ne pouvez le prévoir d'une façon un peu précise. Des phénomènes qui ont plus de valeur pour apprécier la gravité de l'état des malades, sont les suivants : la dyspnée, quand elle est très-vive et très-grave ; non pas qu'elle révèle une pneumonie coïncidente ou des abcès métastatiques, non pas qu'elle se lie toujours à la péritonite, mais parce qu'elle est l'indice de la présence du pus dans le torrent circulatoire. Tous les auteurs qui ont injecté du pus dans les veines des animaux, ont noté que la violence de la dyspnée dépendait de la quantité de pus porté dans la circulation.

L'altération des traits et la dépression des forces sont également des renseignements utiles à consulter, puisqu'elles semblent indiquer le faible degré de la résistance que l'économie peut opposer à l'altération généralisée qui l'envahit.

La diarrhée, quand elle est légère, n'a pas grande signification pronostique ; quand elle est abondante, elle aggrave notablement l'état des malades, en contribuant à détruire la force de résistance ; de plus elle est, dans ces cas, souvent liée à des altérations profondes du tube digestif. Rappelez-vous, par exemple, la terrible lésion que nous avons rencontrée dans le gros intestin de la femme qui fait le sujet de l'observation 36, chez laquelle un long bout de la muqueuse épaissie, complétement détaché, formait une sorte de tube contenu dans le colon descendant et dans le rectum ; et n'oubliez pas que chez la femme (obs. 40) qui avait subi sans périr une phlébite que prouvait un caillot adhérent et une infection que tendait à démontrer le développement d'un abcès à l'épaule droite, de nombreuses ulcérations du gros intestin ont semblé entretenir la diarrhée qui hâta et peut-être même, à elle seule, causa la mort.

L'ictère a été donné comme un signe d'un pronostic très-grave ; il y a ici une distinction importante à établir. Oui, l'ictère est très-grave, quand il survient un certain temps après l'accouchement, après des frissons non douteux, parce qu'il peut faire redouter alors le développement d'abcès métastatiques du foie volumineux et très-multipliés ; mais quand il date des derniers jours de la grossesse, et qu'il est antérieur à la couche, il n'emporte guère par lui-même l'idée d'un état grave : c'est un ictère simple auquel, sans le trop négliger, il ne faut attacher qu'une importance secondaire.

Le développement d'une complication péritonéale, au milieu de l'infection purulente, aggrave considérablement le pronostic, en hâtant la fin des malades. Mais à propos de cette complication, rappelez-vous bien, comme je vous l'ai dit, qu'il ne faut pas croire à l'existence d'une péritonite, parce que vous observez des vomissements et du ballonnement du ventre, et que ces deux phénomènes peuvent se montrer dans l'infection purulente, pure de toute péritonite.

Une grande valeur pronostique doit être attachée au délire et à la stupeur ; à propos de ce dernier phénomène, distinguez bien, je le répète, cette stupeur de l'infection purulente d'avec la face grippée de la péritonite. Mais malgré tous ces détails pronostics que je viens de vous donner, sachez bien, Messieurs, que souvent la mort n'est signalée par aucune particularité ; rien ne saurait, d'une manière sûre, vous faire prévoir le moment de la terminaison. S'il est des morts qui arrivent graduellement et comme elles semblaient s'annoncer par la marche des symptômes, il en est d'autres, ne perdez pas cela de vue, qui surviennent brusquement, à l'improviste, et que rien dans l'ensemble de l'affection ne pouvait faire prévoir pour tel moment plutôt que pour tel autre. Dans le premier cas, la vie s'éteint graduellement, dans le second elle s'éteint tout à coup. Soyez donc, je vous le répète encore, extrêmement réservés dans ce que vous annoncerez touchant le moment possible de la mort. N'oubliez pas surtout que, bien souvent, l'ensemble des phénomènes généraux ou locaux paraît peu grave, comme je vous l'ai fait remarquer, chez des femmes dont un œil exercé permet d'annoncer la mort inévitable et assez prompte.

Et maintenant que vous dire de l'étiologie de ces diverses maladies? C'est surtout la production de la phlébite avec infection, simple ou compliquée par d'autres accidents, qui doit être étudiée à ce point de vue, puisque c'est la forme la plus redoutable ; c'est à elle que ce que je vais vous dire doit surtout être appliqué. On a avancé que les primipares étaient plus exposées à devenir malades que les femmes qui avaient déjà eu des enfants. Cela est vrai, mais il y a lieu de rechercher ce qui cause cette prédisposition ; or, elle doit être surtout rapportée à la longueur plus grande du travail de l'accouchement chez les primipares. En effet une des causes les plus influentes pour la production des accidents, c'est précisément cette longueur de l'accouchement. Je suis si convaincu de la fâcheuse influence d'un travail long et difficile, que je crois qu'il faut user du forceps plus souvent et plus vite que ne le conseillent en général les traités d'accouchement. C'est là un moyen d'éviter ces contusions de l'utérus, ces gangrènes partielles qui, nous l'avons vu, entraînent de si fâcheuses conséquences, comme aussi un moyen d'éviter ces phlegmasies auxquelles les veines utérines prennent part. J'ai dit user du forceps, mais il ne faudrait pas exagérer ma pensée et arriver à en faire un usage trop facile et trop prompt. Mais j'entends par là qu'il ne faut pas attendre éternellement, et se fondant sur une mauvaise interprétation de ce précepte : « L'accouchement est un acte physiologique, » laisser faire et laisser aller cette fonction, sans aucune intervention secourable, au moment où, par la lenteur même de son accomplissement, elle devient un acte non plus physiologique, mais bien tout à fait pathologique.

Ces altérations mécaniques sont des circonstances qu'il est utile de détourner sans doute ; mais la vraie cause des affections puerpérales n'est pas là seulement. On doit surtout la voir dans une influence dont la nature et l'essence nous échappent tout à fait, et que nous ne pouvons apprécier que par ses effets. Cette influence, on l'a appelée génie épidémique ; j'accepte cette dénomination, mais elle ne nous apprend rien autre chose que ceci, qu'elle agit en même temps sur un grand nombre d'individus placés dans des conditions identiques. Toutes les épidémies en sont là ; jusqu'ici, nous voyons leurs effets sans pénétrer la cause intime qui les produit, et nous admettons, d'après cette communauté d'effets, la communauté de la cause. C'est en exagérant cette manière de raisonner que certains auteurs ont voulu voir une même maladie dans les différentes formes pathologiques qui règnent en même temps à un moment donné. Il est bien vrai qu'alors qu'existent les maladies des femmes en couches et surtout la phlébite ou la lymphangite avec infection purulente, on observe, soit dans la même salle, soit dans les salles voisines, des érysipèles, des muguets, que les plaies se compliquent facilement d'infection purulente, et que les maladies aiguës prennent facilement une physionomie grave et une apparence adynamique. Certes ces coïncidences sont importantes à connaître au point de vue pratique, mais elles ne disent pas grand'chose sur le mécanisme de production des ensembles pathologiques que l'on étudie. Or, ce mécanisme de production, c'est bien la véritable nature naturante de la maladie. Procéder comme le font les auteurs dont je parle, c'est substituer une question d'influence étiologique à une question de délimitation des formes morbides. Oui, je l'accepte parfaitement, à certains moments, en vertu d'influences qui nous échappent, les maladies de siége et d'origine différents vont mal, les épiphénomènes graves sont fréquents, mais on ne peut faire une maladie sous le nom de fièvre puerpérale de cette influence étiologique ainsi généralisée et dissemblable dans ses effets.

Mais au contraire, lorsque vous voulez trouver les analogues des affections puerpérales, c'est dans les salles de chirurgie qu'il faut aller ; comparez les accidents puerpéraux aux accidents qui suivent les opérations, vous reconnaîtrez leur parenté directe et vous comprendrez le mécanisme de ces accidents : la source bien évidente des accidents chez les blessés, c'est la plaie traumatique ou chirurgicale. Les femmes en couches éprouvent aux mêmes moments des accidents semblables de tous points. Ils doivent donc procéder d'une même cause ; et de même que chez les blessés ou chez les opérés, les accidents procèdent de la plaie, de même chez les femmes en couches tout procède de la plaie utérine. Entre les deux ordres de malades, le lien c'est la phlébite, qui chez les uns et chez les autres, à un moment donné, est incapable de rester adhésive et a grande tendance à produire l'infection purulente. Au reste, cette idée n'est pas nouvelle ; Bichat et Désormeaux l'ont émise et soutenue ; d'autres avant eux l'avaient déjà mentionnée.

Quant à la nature de l'influence qui agit à la fois sur les plaies des amputés, sur celle des femmes qui accouchent et sur la plaie ombilicale des enfants qui viennent de naître, quelle est-elle ? Nous l'ignorons absolument. On a accusé l'encombrement, mais la question est loin d'être aussi absolument résolue qu'on semble le croire. On est un peu bien absolu dans le rôle qu'on a assigné à l'encombrement. Oui, les faits le disent, les accidents peuvent naître chez les blessés quand ils sont placés dans certaines conditions d'encombrement. Mais de ce que l'action délétère de l'encombrement est possible, il ne faut pas la croire et la proclamer indispensable. J'ai constaté par exemple, pour ma part, que la mortalité chez les femmes en couches de mon service ne suivait en rien le nombre mensuel des admissions, c'est-à-dire l'encombrement du service dont les lits étaient garnis au complet ; et que de plus la mortalité n'a jamais été aussi grande qu'à un moment où la non-occupation de la majeure partie des lits éloignait aussi absolument que possible l'idée d'encombrement. D'ailleurs où est l'encombrement chez les femmes qui succombent en ville, quand, à un moment donné, l'aisance, la richesse même ne préservent pas les femmes de cette terrible influence ? Non; l'encombrement est bon à éviter, mais ce n'est pas là la condition nécessaire pour la production des accidents graves et surtout pour ceux d'infection que nous étudions. Tout est à faire sur ce point d'étiologie, ici comme en chirurgie, puisque ce sont des états identiques.

Certaines circonstances semblent, lorsqu'elles se produisent chez les femmes, servir de véritables auxiliaires à cette influence pathologique inconnue. Aussi des accidents éprouvés à une couche antérieure, même alors que dans l'intervalle la santé était devenue régulière, peuvent aider à appeler l'action de cette influence, qui peut-être n'aurait pas agi sans cette circonstance auxiliaire. Il est resté souvent alors dans le tissu cellulaire voisin de l'utérus, ou dans celui des annexes, des dépôts plastiques, qui jouent facilement le rôle d'épines ou d'agents provocateurs pour une nouvelle altération.

Une autre circonstance semble encore importante, c'est l'existence d'une hémorrhagie un peu abondante au moment de l'accouchement. Les blessés et les opérés, comme les femmes en couches, subissent cette funeste influence des pertes sanguines ; le mode d'action de cette cause s'explique facilement. Je vous ai dit, à propos de la pneumonie, qu'il fallait un certain degré de force pour résoudre une inflammation, une force moindre pour faire du pus; cette vérité s'applique très-bien aux plaies : la cicatrisation rapide et régulière réclame un certain degré de force chez le blessé; supposez la force moindre, le travail adhésif qui doit fermer les veines n'a pas lieu et alors la porte reste ouverte à l'infection purulente. C'est en enlevant des forces aux accouchées que la perte sanguine prédispose aux accidents graves.

, On a voulu expliquer autrement les fâcheux résultats des hémorrhagies, et on a dit que le sang diminué par elles de quantité exerçait sur les parois des vaisseaux une pression insuffisante, que dès lors l'absorption se faisait plus vivement; que les vaisseaux, pour se remplir, prenaient tout ce qu'ils trouvaient, etc. Messieurs, je veux bien passer pour organicien, mais je ne peux pas accepter ces dernières opinions. Ce sont des explications empruntées à une statique que je récuse d'autant plus, Messieurs, que les études hématologiques nous apprennent que si la qualité du liquide est altérée, la quantité semble ne pas être aussi diminuée qu'on pourrait le croire, l'eau empruntée à l'économie prenant la place du sang perdu et continuant de distendre les vaisseaux. Mais ce qui ne peut être remplacé, c'est l'influence d'un sang pur et riche sur le système nerveux, c'est, en un mot, les forces perdues par l'organisme qui n'offre plus alors la même résistance aux influences morbides et la même puissance pour la réparation des désordres.

J'arrive maintenant au point le plus important de toute cette longue étude ; je veux dire le traitement auquel on doit soumettre les femmes en couches. Il faut, dans cette partie du sujet qui réclame toute votre attention, distinguer deux indications principales : dans l'une figurent tous les soins, toutes les précautions destinés à prévenir l'état de maladie ; dans la seconde doivent être rangés tous les moyens que l'on peut opposer aux divers accidents morbides.

Le premier ensemble de soins qui constitue les dispositions préventives a une très-haute importance. Maintenez les femmes dans de bonnes conditions de température, auxquelles vous ne devrez jamais sacrifier le maintien d'une aération bien entendue. Ces règles sont d'une haute importance. Insistez sur les soins de propreté chez vos nouvelles accouchées ; que le linge destiné à recevoir les lochies soit changé toutes les heures ou toutes les deux heures au moins ; faites laver trois ou quatre fois par vingt-quatre heures les parties génitales avec de l'eau légèrement chlorurée ; ne laissez séjourner dans l'utérus ou dans le vagin ni lambeaux de placenta, ni caillots sanguins ; quatre à cinq fois dans les vingt-quatre heures faites faire avec toutes précautions contre le refroidissement des injections vaginales avec de l'eau tiède chlorurée (1 gramme de chlorure de Labarraque, chlorure de soude, pour 10 à 12 grammes d'eau).

La rétention d'urine et la constipation sont fréquentes après l'accouchement. Surveillez bien ces deux accidents ; combattez-les par des moyens appropriés : la constipation par des lavements simples ou légèrement purgatifs ; par quelques doses de manne, 10 à 15 grammes ; la rétention d'urine par des cataplasmes et surtout par le cathétérisme pratiqué avec grand soin.

Un point des plus importants sur lequel je dois insister, c'est l'alimentation et le régime des nouvelles accouchées. Nourrissez très-rapidement vos femmes, comme je vous l'ai déjà dit ; ne restez pas dans ces idées de diète, qui ont encore aujourd'hui trop de valeur dans la pratique ; ne craignez pas les résultats d'une alimentation raisonnable et modérée, comme on les redoutait au commencement de ce siècle. Ces craintes sont démenties par la pratique ; le point de départ qui les a inspirées est sans fondement, comme vous allez en juger.

On a beaucoup dit, on le dit même encore, que le tempérament sanguin prédispose tout particulièrement à l'inflammation ; de là cette conclusion que les moyens propres à réparer le sang, comme les aliments, sont des moyens capables d'éveiller ou d'entretenir l'inflammation. Voilà l'origine de la prescription de la diète. La pratique a démontré les inconvénients de cette manière de voir ; de plus, le point de départ de cette théorie est loin d'être exact.

Non, le tempérament sanguin ne prédispose pas à l'inflammation ; il aurait plutôt l'influence opposée, puisque les individus doués de cette forme de tempérament sont en général d'une constitution assez forte et assez résistante. Ce qui est exact, c'est que chez les sujets d'un tempérament sanguin les expressions symptomatiques des maladies inflammatoires sont plus vives ; mais cette verdeur dans les termes, si je puis ainsi dire, n'entraîne pas une production plus fréquente de la maladie.

D'ailleurs les blessés et les femmes en couches n'ont pas, à vrai dire, des maladies inflammatoires ; ils présentent des phénomènes dont le mécanisme se rapproche de l'inflammation, mais c'est en quelque sorte une inflammation physiologique qui doit aboutir à une réparation, au travail de laquelle il faut que les individus suffisent ; ils ont donc besoin de trouver les matériaux de ce travail. Si vous les en privez en les mettant à la diète, c'est à eux, à leurs tissus qu'ils emprunteront ces matériaux ; et dès lors, affaiblis par cette sorte d'autophagie, ils subiront très-facilement, déprimés qu'ils seront, toute influence extérieure, quelle qu'elle soit.

Ce ne sont pas là de vaines théories, l'observation a relevé des faits de ce genre. Des amputés, par exemple, ayant été mis à la diète, on a vu la cicatrisation des moignons s'arrêter ; c'est là en chirurgie un fait reconnu, que M. Malgaigne a puissamment contribué à établir. Moi-même, j'ai vu des accouchées qui semblaient engagées sur une pente fâcheuse se relever rapidement sous la seule influence d'une bonne alimentation. Ainsi donc nourrissez vos accouchées ; ne craignez pas la fièvre de lait ; que cette considération ne vous arrête pas ; le lait sera sécrété en plus d'abondance, l'écoulement en sera plus copieux? Qu'importe? Ainsi pas de diète, mais ne tombez pas dans l'excès contraire. Allez prudemment et sans tumulte dans cette voie de l'alimentation ; n'augmentez la quantité de nourriture qu'à mesure que le permet le bon état de la malade et la régularité des fonctions digestives ; commencez par des bouillons et des potages ; permettez ensuite des œufs, du lait, des légumes frais et légers ; arrivez enfin à la diète animale, au poisson d'abord, à la viande ordinaire ensuite. De bonne heure vous pouvez donner du vin ; il est habituellement bien supporté ; il stimule et relève le système nerveux, et s'il n'est pas tout à fait un aliment, s'il ne répare pas à proprement parler, sachez que, d'après les recherches les plus récentes, il empêche la dépense de l'économie, ce qui est presque la nourrir.

Enfin, faites grande attention à ce que deviennent les déchirures de la vulve, si fréquentes surtout chez les primipares.

J'arrive maintenant au traitement des accidents.

Une première constatation doit vous guider, c'est la présence du gonflement douloureux des annexes. J'attache, comme vous avez pu le voir, une grande importance à l'existence de ce signe ; ce n'est pas une simple affaire de curiosité, c'est que, comme je vous l'ai dit, il a une grande valeur diagnostique et une valeur qu'il tire de son apparition avant tout autre signe. J'ai à peine besoin de vous rappeler avec quelle douceur et quelle précaution vous devrez chercher à le constater ; vous savez trop bien avec quel soin vous devez éviter de causer de la douleur à vos malades ; vous comprenez trop bien que des malaxations imprudentes pourraient augmenter l'altération des annexes, pour que j'aie besoin de vous faire de semblables recommandations.

Dès que vous avez constaté l'apparition du gonflement douloureux de ces parties, il faut agir ; n'attendez pas. Mais que ferez-vous ?

Au début de mes recherches sur les maladies des femmes en couches, j'employais contre ce premier symptôme des émissions sanguines locales pratiquées coup sur coup et à hautes doses, trente ou quarante sangsues répétées deux quelquefois trois jours de suite. Cette médication avait des avantages réels. Maintes fois, j'ai vu sous son influence le gonflement et la douleur déjà très-marqués disparaître rapidement pour ne plus revenir, et la femme guérir complétement. Mais cette méthode avait des inconvénients ; j'ai appris à craindre que ce moyen spoliateur, surtout chez des femmes anémiées par la gestation, par l'accouchement et par ses conséquences, n'anéantît la force plastique nécessaire à la prompte cicatrisation de la plaie utérine, et ne mît les malades sous l'imminence d'une dépression favorable aux mauvaises influences extérieures. J'y ai renoncé, au moins comme traitement usuel, je le réserve pour des cas où l'inflammation débute violemment chez des femmes fortes et sanguines.

Voici un moyen que je vous conseille, parce qu'il est efficace et qu'il ne peut être nuisible : c'est l'application de la glace sur le ventre, mais l'application continue et continuée pendant plusieurs jours.

La glace, qui n'a d'autre but que l'application du froid humide, est destinée à remplacer les irrigations continues d'eau froide que l'on emploie en chirurgie avec tant de succès. C'est à cette pratique que j'ai emprunté cette idée, et j'ai même commencé par les irrigations; mais leur usage est difficile. Elles condamnent la femme à l'immobilité, s'étendent facilement au delà de ce qu'on veut et mouillent les reins et tout le lit de la malade. J'ai imaginé alors d'appliquer sur le ventre des malades des compresses, épaisses de plusieurs doubles, imprégnées d'eau froide et recouvertes de vessies de caoutchouc qui contiennent de la glace réduite en petits fragments; le tout est maintenu par une alèze attachée, laquelle, en assurant l'application immédiate de cette sorte d'appareil, permet à la malade d'opérer, sans gêne aucune, des mouvements assez étendus. Pour peu qu'elles soient intelligentes, les malades, en maintenant cet appareil, peuvent même se lever pour aller à la selle ou pour uriner. En général, toutes les deux heures la glace doit être renouvelée, les compresses mouillées de nouveau. L'appareil est, vous le voyez, bien simple; à la campagne, la glace pourrait être remplacée par de l'eau fraîche contenue dans des vessies de porc; mais l'eau devrait être remplacée dès que sa température s'élèverait, et les vessies changées souvent, à cause de l'odeur fétide qu'elles prennent.

La glace ainsi appliquée m'a rendu de très-réels services, soit comme moyen préventif, soit comme moyen curatif. Vous avez pu voir salle Saint-Charles, n° 14, un exemple heureux de cette application (obs. 42). Je pourrais multiplier ces citations en très-grand nombre. J'ajouterai que je n'ai jamais vu d'autre inconvénient à l'emploi de ce moyen que celui que je vous indiquerai et qui peut être facilement évité. Le froid humide a l'avantage de ne pas être un agent spoliateur comme les émissions sanguines; jamais il n'a eu les effets que l'on pouvait redouter de son application : pas de complications thoraciques, pas de troubles dans la montée du lait, pas d'arrêt dans l'écoulement des lochies; au contraire, j'ai quelquefois vu les lochies, suspendues par le fait d'accidents, reparaître par l'emploi de ce moyen.

L'application de la glace amène rapidement une vive rougeur de la peau du ventre, mais rien de plus. Cependant il faut bien savoir que la compresse destinée à maintenir l'humidité doit avoir une certaine épaisseur, de façon à modérer un peu l'intensité du froid. A la température de 0 degré longtemps maintenue, vous pourriez voir survenir en effet une gangrène de la peau par congélation. J'ai observé ce fait trois fois seulement, alors que les vessies avaient été appliquées sur la peau sans corps intermédiaire suffisant. C'est là un accident sans gravité aucune, mais vous devez l'éviter, et pour cela, le mieux est de veiller à ce que le linge interposé sur lequel repose la glace soit suffisamment épais.

J'ai souvent employé la glace seule pour être plus sûr de son efficacité ; c'est donc avec connaissance de cause que je vous recommande ce moyen ; usez-en, et surtout ne craignez pas d'en prolonger l'emploi. Veillez à ce que l'application soit constante ; en la faisant d'une façon inégale, ou en suspendant trop vite l'emploi du moyen, on s'expose à voir la réaction consécutive aggraver le mal que l'on voulait soulager. Du reste, les femmes elles-mêmes réclament bien vite contre l'inexactitude de l'application, à cause du retour de la douleur. La cessation de ce symptôme est en effet un des premiers résultats des applications glacées.

Cet emploi du froid humide contre l'élément péritonéal, dont je croyais avoir eu la première idée, n'est pas aussi neuf que je l'avais pensé. Et ce que j'ai retrouvé depuis, touchant l'usage de cet agent dans des cas analogues, m'a démontré une fois de plus la nécessité de bien s'enquérir avant de croire à une découverte. En effet, le 26 juin 1860, en recherchant, à propos d'une autre travail, les faits relatifs au traitement de la péritonite, j'ai trouvé dans les *Archives générales de médecine,* 6ᵉ année 1828, page 136, l'extrait suivant emprunté au Journal de la Société royale de médecine de Toulouse, sans date et sans nom d'auteur.

«Une femme, au quatrième jour de l'accouchement, fut affectée d'une faiblesse très-grande, d'une soif ardente et de vomissements continuels. L'abdomen, météorisé et ne pouvant supporter la moin-

dre pression, était le siége de douleurs atroces ; la face était hippocratique, le pouls dur, petit, fréquent ; l'écoulement des lochies
était suspendu depuis deux jours. Une saignée d'une livre fut pratiquée, des boissons glacées furent ingérées et on appliqua de la
glace sur le ventre. Trois heures après, les symptômes avaient perdu
de leur intensité ; la soif et les vomissements avaient disparu ; le
ventre était moins ballonné et supportait moins difficilement la
pression. Le soir, une amélioration plus grande encore se faisait
remarquer ; le ventre s'était affaissé ; une selle naturelle eut lieu,
et la malade prit un peu de sommeil. « Les applications de glace
furent seules continuées, et le lendemain des sueurs parurent ; les
seins se remplirent de lait et furent donnés à l'enfant. Les lochies
ne tardèrent pas à reparaître, et quatre jours s'étaient à peine
écoulés, qu'il ne restait plus de traces de la péritonite. »

Cette observation semble absolument calquée sur toutes celles
dont j'ai été témoin et qui ont eu une solution favorable. En outre,
pour être complet, laissez-moi vous signaler des faits dont j'ai été
informé ultérieurement. M. Grisolle, par exemple, m'a raconté le
suivant. Mandé en consultation à Saint-Germain, il trouva une
femme atteinte de péritonite aiguë ; elle était dans l'état le plus
grave, semblait destinée à une mort prochaine et inévitable, et
souffrait cruellement ; elle demandait avec instance que, pour
adoucir la chaleur pénible dont l'abdomen était le siége, on lui
mît sur le ventre des serviettes trempées dans de l'eau de pompe.
M. Grisolle, la jugeant perdue, permit cette dernière satisfaction.
Le lendemain, contre toute attente, il constatait une amélioration
réelle ; quelques jours après, la guérison était complète.

Ce fait se passait avant que j'aie eu l'idée d'employer ce moyen.
Il paraît même, selon une conversation de M. Nélaton, que Récamier aurait été témoin, il y a bien longtemps, d'un succès analogue.

Quoi qu'il en soit de ce point purement historique, ce qui reste
établi, c'est que sous l'influence du froid humide, j'ai vu des phénomènes abdominaux d'apparence grave disparaître et se guérir.
Mais sachez-le bien, c'est surtout contre l'élément péritonéal que j'ai
vu ce moyen efficace. Je ne voudrais pas prolonger inutilement ces
conférences déjà longues ; aussi je ne vous lirai pas les observations
très-nombreuses que j'ai recueillies et qui prouvent l'efficacité du
froid humide contre la péritonite. J'en ai consigné plusieurs dans
le travail que j'ai eu l'honneur de lire à l'Académie de médecine,

le 1er avril 1862, et ceux d'entre vous qui ont suivi ce service ont pu, l'année dernière, voir un certain nombre d'exemples de l'emploi heureux de ce moyen, qui a le grand avantage de n'offrir aucun inconvénient réel, même quand il est inefficace.

Un autre côté fort heureux des applications de la glace, c'est qu'on peut leur associer l'usage d'autres moyens. C'est ainsi que, concurremment avec elles, j'ai employé le calomel à l'intérieur et l'onguent napolitain en frictions faites sous les aisselles, sur les cuisses et sur la poitrine. Comment agissent ces altérants? Je n'en sais rien. Sont-ce même eux qui guérissent dans ces cas? Je n'oserais l'affirmer. Je crois, quant à moi, que la salivation qu'ils déterminent n'est pas un moyen de guérison, mais seulement un procédé qui permet d'apprécier l'état réel de l'économie. En produisant la salivation, en effet, les mercuriaux montrent que l'absorption n'est pas impossible; que l'économie n'est pas entièrement absorbée par la maladie, et qu'elle peut encore accomplir d'autres actes pathologiques, être empoisonnée, par exemple, par le mercure. S'ils ne sont pas utiles au point de vue curateur, il est donc incontestable que ces agents sont utiles au point de vue du pronostic.

Un moyen qui a une utilité plus réelle, c'est l'ipécacuanha; son efficacité est incontestable dans certains cas : il y a des moments où les affections puerpérales débutent toutes par de l'embarras gastrique. Dans ce cas, comme dans beaucoup d'autres maladies, les vomitifs modifient souvent l'accident plus grave, en même temps que l'embarras des premières voies contre lequel ils sont surtout dirigés, et qui semblait seulement un épiphénomène. Il ne faut donc jamais négliger cette indication thérapeutique.

Les vésicatoires agissent utilement sur les accidents locaux (gonflement des annexes, menace de phlegmon, péritonite circonscrite). A côté des avantages réels, ils peuvent avoir des inconvénients sérieux : la peau amincie par la distension qu'elle a subie pendant la gestation, déjà irritée par des piqûres de sangsues, peut, sous l'influence des cantharides, s'ulcérer, se gangréner même dans une étendue plus ou moins grande. J'ai vu, par exemple, une femme dans mon service, à l'hôpital Beaujon, chez laquelle, après l'application d'un vésicatoire sur l'abdomen, dont la paroi était flasque et très-distendue, il se produisit une eschare qui s'étendait presque d'une épine iliaque à l'autre, et offrait environ 30 centimètres de largeur sur 10 à peu près de hauteur. Aucun accident grave ne suivit cette complication.

Contre l'élément péritonéal, outre les topiques glacés dont je vous ai dit l'efficacité, vous pouvez vous servir avec grand avantage de l'opium. J'en ai obtenu de bons résultats, mais il faut le manier hardiment. 20, 30, 40, 50 centigrammes même par jour vous seront parfois nécessaires pour obtenir des effets avantageux; à cette dose, vous voyez les nausées s'arrêter, le ballonnement du ventre tomber, la face devenir meilleure.

Enfin, dans presque tous les cas, vous devrez associer les toniques à tous ces autres moyens : le quinquina, le sulfate de quinine dans le même but que le quinquina. Je ne vous parle du sulfate de quinine que comme tonique ; il n'agit pas autrement ; nous y reviendrons tout à l'heure. Du reste, sachez-le bien, tous les moyens que je viens de passer en revue ne sont utiles qu'en dehors de l'infection purulente.

Quand cet accident si grave est arrivé, le thérapeutiste est à peu près désarmé ; on a parlé successivement d'un grand nombre de spécifiques contre cet état. N'ajoutez aucune foi à toutes ces prétentions, rien ne les justifie. L'alcoolature d'aconit, par exemple, a été préconisée, et on l'emploie encore par une sorte de laisser aller, mais jamais elle n'a rien produit de bon. La digitaline que M. Serres d'Alais vantait, il y a quelques années, ne m'a paru nullement efficace ; elle peut même ne pas être innocente en amenant des nausées, des vomissements et de la diarrhée. Du reste cette inefficacité était facile à prévoir, puisque l'idée qui amenait à l'employer était mal assise. J'ai même quelque peine à m'expliquer comment M. Serres, qui est essentialiste et tient la fièvre puerpérale pour démontrée, en tant que maladie générale et sans substance, a pu admettre une explication aussi mécanique de l'utilité de la digitaline. Il avance, en effet, que la digitaline, ralentissant les battements du cœur, diminue la fréquence du pouls, et partant fait cesser la fièvre. Mais, sachez-le bien, Messieurs, la digitaline ne diminue les battements du pouls que dans les cas où la fréquence de ces battements tient à un désordre du cœur lui-même. Quand l'organe de la circulation est engoué, fatigué, la digitale remonte sa tonicité et par là régularise ses battements ; elle est seulement un tonique du cœur. Quant aux cas dans lesquels la fréquence du pouls est liée à une affection aiguë, quand le mouvement fébrile est symptomatique, la digitale est absolument impuissante; je l'ai constaté nombre de fois. Et d'ailleurs, quand bien même elle ralentirait le pouls dans ces cas, la maladie dont la fièvre est le symptôme n'en serait pas amendée ; vous amoindririez un des effets de la cause, mais vous n'agiriez nullement sur cette cause.

Que vous dirai-je du sulfate de quinine ? On l'a beaucoup préconisé, les uns comme spécifique, les autres comme antiphlogistique, d'autres contre l'apparente intermittence des accidents. Il a la même valeur que l'alcoolature d'aconit et que la digitaline ; il n'est pas bon à grand'chose; c'est simplement un tonique, et même un des plus incertains. Donnez-le à doses moyennes, 1^{gr},50 par jour, à fortes doses, 3 grammes par vingt-quatre heures; administrez-le en deux ou trois fois, ou bien toutes les heures, jamais vous n'obtiendrez d'amélioration ; je l'ai employé souvent, et toujours sans aucun succès. J'avoue même bien sincèrement n'être nullement convaincu par une communication plus récemment faite à l'Académie de médecine. Les faits sur lesquels s'appuie l'auteur de cette note sont hors de toute discussion, à cause de leur brièveté ; après ce que j'ai vu, je ne saurais leur accorder aucune valeur.

Contre l'infection purulente je ne sais donc rien de bon. Tous les efforts doivent tendre à conjurer son développement, et pour cela, la voie dans laquelle il faut chercher, c'est, selon moi, dans les soins à donner à la plaie utérine, hatez sa cicatrisation ; empêchez le séjour dans l'utérus du sang, du pus, du mucus, empêchez l'altération, la viciation de ces produits normaux ou pathologiques et vous ferez beaucoup pour la guérison. Mais comment arriver à ce résultat, là est la difficulté. Je suis bien convaincu que le danger est dans ces conditions particulières, que c'est là qu'il faut porter le secours; mais on ne peut pas appliquer facilement des agents de traitement sur la face interne de l'utérus, et les cautérisations au cautère actuel, que Sédillot et Bonnet (de Lyon) préconisaient pour les plaies, ne sauraient être employées ici. Il faut surtout rechercher les procédés capables de rendre faciles les injections à la surface interne de l'utérus, telle est la voie dans laquelle il faut marcher, et je crains qu'on soit encore loin d'atteindre le but. En dehors de cela ce qui nous reste à faire, c'est de combattre les diverses complications, comme je vous l'ai dit, et de soutenir de notre mieux les forces de l'économie.

Quelques accidents spéciaux réclament des soins particuliers.

En vous parlant des phlegmons circumutérins, je vous ai parlé de la manière de les ouvrir, quand le pus chemine vers les parois de l'abdomen ; je ne reviendrai pas sur les détails dans lesquels je suis entré ; je vous rappellerai seulement qu'il faut préférer les caustiques au bistouri pour ouvrir ces foyers ; je n'insiste que sur quelques points que je n'avais pas mentionnés. Par exemple, une fois le foyer ouvert, ne pressez pas sur la tumeur pour la vider plus complétement ; ces malaxations pourraient amener des ruptures fatales, et d'ailleurs cette évacuation factice ne peut avoir pour résultat que l'entrée de l'air dans le foyer. Laissez-le beaucoup plutôt se vider lentement. N'introduisez jamais, dans son ouverture, des mèches ou des tubes à drainage ; redoutez en pareil cas le voisinage du péritoine et ses susceptibilités pathologiques, que ces corps étrangers pourraient éveiller par leur présence. Mais, si vous n'employez aucun de ces moyens artificiels si dangereux, ayez grand soin de faire prendre, autant que possible, à la malade une position qui fasse de l'orifice du foyer le point le plus déclive du corps. Si la suppuration devient fétide dans ces collections, faites, mais avec la plus grande et la plus constante précaution, des injections d'eau tiède ou même d'eau très-faiblement iodée ; mais surtout poussez ces liquides avec une extrême prudence. Dans ces cas, ne ménagez pas les toniques ; ils sont d'une haute utilité pour combatre le développement des phénomènes hectiques. Contre les néphrites et les cystites, employez les ventouses scarifiées, les cataplasmes et les bains, et aussi le camphre à l'intérieur et à l'extérieur.

Voilà les principaux moyens que la thérapeutique met à votre disposition contre les accidents puerpéraux. Ils ne seront pas nécessairement efficaces, et quoi que vous fassiez, vous aurez des insuccès trop fréquents ; mais, sachez-le bien, ces insuccès ne prouvent pas que vous ne serez pas dans la vérité quant à l'interprétation de la nature de la maladie et du mécanisme de sa production.

Rien n'est moins fondé que cette objection qui a été soulevée contre la théorie que je viens de vous exposer relativement à la façon dont se produisent les accidents chez les femmes en couches. Avec la théorie que vous soutenez, a-t-on dit, vous ne guérissez pas plus que les autres.

C'est là une assez misérable objection, et cette argumentation est un peu beaucoup de forme extra-scientifique. On est plus loin,

je crois, de toute guérison quand on se retranche dans la nature
spécifique et tout à fait inconnue de la maladie, dans une sorte de
quid divinum de convention, que lorsqu'on précise et qu'on démontre la similitude complète de ces maladies avec d'autres affections déjà connues. Mon esprit est certainement plus satisfait
quand je me dis : La femme en couches est un grand blessé ;
les accidents qu'elle subit prennent leur source dans la plaie
utérine, que lorsque je le laisse errer sur les caractères douteux
d'une fièvre essentielle que rien ne démontre et dont, selon moi,
tout repousse l'existence.

Voilà, Messieurs, ce que m'ont appris un labeur de plusieurs
années et une étude patiente des divers phénomènes. Le doute
n'existe plus pour moi. Puisse-t-il en être de même pour vous ; je
le souhaite de toute ma force en terminant ici ces conférences.

Et maintenant, permettez-moi de vous remercier de l'attention
que vous avez bien voulu m'accorder ; elle m'a beaucoup soutenu
et m'a amplement récompensé du travail, bien salutaire du reste,
que m'imposaient ces réunions.

OBSERVATIONS

CITÉES DANS LE COURS DE CET ARTICLE [1].

Obs. 1. Le 9 avril 1857, est entré Schneider (Caroline), trente-six ans, accouchée le 27 mars à l'hôpital des Cliniques ; sortie le dixième jour, non guérie. On lui avait posé à l'abdomen, près du flanc gauche, un assez grand nombre de sangsues.

La malade est dans un tel état de faiblesse, son intelligence est si obtuse, qu'on n'obtient que des renseignements très-incomplets. Le jour de son entrée à l'hôpital, le soir, on a appliqué à la région iliaque gauche vingt sangsues. A cet endroit, on constate la présence d'une tumeur douloureuse assez volumineuse (à peu près du volume du poing).

Le 10. Immobilité complète ; aspect comme égaré, effrayé même ; yeux hagards ; parole difficile ; intelligence obtuse ; délire tranquille ; langue aride, sèche ; diarrhée abondante, involontaire, ainsi que les urines ; inappétence complète, soif vive ; ventre ballonné ; pouls très-petit, très-fréquent ; peau moite, mais pas chaude ; adynamie extrême ; respiration anxieuse. (Extrait kina, 1 gramme en pilules ; bain ; lavement avec huit gouttes de laudanum ; diète ; gomme sucrée pour boisson.)

Le 11. Le bain, bien supporté, a produit un assez bon effet. Plus de diarrhée ; sommeil assez bon ; délire tranquille ; soif très-vive ; pouls régulier, 112 pulsations ; peau moite. — Même prescription, moins le bain.

Le 12. Facies très-altéré ; yeux à demi fermés ; bouche demi-ouverte ; respiration pénible, plaintive ; immobilité complète ; délire ; pouls fort, 132. (Même prescription.)

Le 13. A peu près même état. De plus, pommettes colorées ; yeux excavés ; pouls 136 pulsations ; respiration très-pénible, fréquente (48 par minute) ; ventre très-ballonné ; la tumeur est à peine perçue et ne peut plus être circonscrite ; large eschare au sacrum, qui existait déjà avant l'entrée à l'hôpital ; face anxieuse ; subdelirium ; pas de toux. (Appliquer un cataplasme de charbon sur l'eschare. Bordeaux, quinquina.)

[1] Elles ont toutes été recueillies dans mon service et par mes soins. (Voir la note au bas de la page 471.)

Morte le 13, à deux heures du soir, sans agonie.

Autopsie le 15 avril, à dix heures et demie du matin.

Aucune trace de péritonite; nulle part on ne trouve aucun vestige de fausse membrane, aucune trace de liquide péritonéal. L'utérus, caché dans le petit bassin, sous le paquet intestinal, ne présente non plus à sa surface aucun produit de phlegmasie séreuse. Il a environ 10 centimètres sur 10 centimètres. Les trompes et leurs pavillons sont sains, les ovaires d'un blanc nacré, sans injection, sans fausses membranes. En incisant le tissu cellulaire, situé à gauche et en arrière de l'utérus, on voit s'échapper d'une veine assez considérable qui se trouve à la paroi postérieure gauche du bassin (veine sacrée latérale) une certaine quantité de pus, coloré en rose par son mélange avec du sang. Cette veine incisée en bas, vers le détroit inférieur, contient encore de ce même pus dans l'étendue d'un pouce et demi environ. En haut, elle remonte jusqu'au tronc de la veine iliaque interne, lequel est plein du même pus dont on trouve la prolongation dans le commencement de l'iliaque primitive, jusqu'au point où elle est croisée par l'artère; à ce niveau, le pus s'arrête. Quand on cherche à bien se rendre compte de l'état de la portion de ces veines où se trouve le pus, on voit que leurs parois injectées sont, en outre, recouvertes d'une fausse membrane grisâtre, laquelle, au niveau de la terminaison de la collection purulente, au moment où l'artère croise la veine, semble limiter l'épanchement purulent à l'aide d'une sorte de lame mince, qui ne s'étend pas par une ligne circulaire régulière autour de la veine, mais par une ligne sinueuse, à tracé très-inégal. Au-dessus de cette ligne, la face interne de la veine est complétement normale et lisse, et ne contient pas de sang. Cette fausse membrane tapisse toute la face interne de la veine iliaque interne comme la portion de l'iliaque primitive que nous avons indiquée. Dans l'iliaque externe, au moment où elle vient se jeter dans l'iliaque primitive, on trouve un caillot fibrineux jaune, sans mélange de pus, qui bouche la lumière de la veine. Ce caillot est peu épais, mais, bien que mince, il est très-ferme et empêche nettement la communication entre le pus contenu dans la veine iliaque primitive et dans l'hypogastrique et le sang sous forme de caillot noirâtre qui se trouve dans la veine iliaque externe sans la distendre. Dans presque toutes les veines qui occupent le ligament large et dans celles qui entourent le vagin, on trouve trois ordres différents d'altérations. Tantôt, dans plusieurs d'entre elles, ce sont de simples caillots denses, fibrineux, mais d'un rouge noirâtre, non adhérents, ou très-peu adhérents aux parois des veines, dont ils bouchent la lumière. Le tissu qui entoure ces veines est dense et un peu injecté; parfois même, autour de la veine, ainsi remplie de caillots, on voit à une coupe nette, faite perpendiculairement à l'axe du vaisseau, un peu de sérosité rosée, dont la couleur tranche et sur le blanc de la paroi veineuse et sur le blanc du tissu voisin densifié. Dans d'autres veines, surtout plus en haut, on trouve des caillots d'un rose sale tout à fait adhérents à la veine, et retraçant l'aspect du mélange de pus et de sang trouvé dans la veine hypogastrique et dans la veine iliaque primitive. Ce n'est pas autre chose, en effet, qu'un mélange de cette sorte, densifié par la présence d'une plus grande quantité de fausse membrane et de fibrine. En dehors des veines ainsi altérées et obturées, on trouve, au lieu de la couche de sérosité que nous avons vue tout à l'heure, une couche beaucoup plus épaisse et beaucoup plus consistante, qui est composée à peu près de la même matière que celle qu'on voit dans ces veines. Il y a là, en un mot, en dedans et en dehors de la veine, une certaine quantité de lymphe plastique en suppuration.

Enfin, dans d'autres veines, on rencontre du pus véritable, bien lié, tout à fait phlegmoneux, avec des parois veineuses non colorées, d'un blanc jaunâtre et revêtues de fausses membranes adhérentes.

Dans le ligament large du côté droit, on ne trouve que des veines distendues par un sang noir poisseux, peu concrété, mais pas trace de pus non plus que dans les rameaux vaginaux ou hypogastriques de ce côté ou dans la veine iliaque primitive droite. Pas de pus dans les veines ovariques ou dans celles des trompes.

Aucune trace de pus dans le tissu utérin, soit à droite, soit à gauche. Deux ou trois veines de ce dernier côté sont restées volumineuses et distendues par des caillots fibrineux peu adhérents; autour d'elles le tissu utérin est plus injecté. Mais dans aucun point on ne trouve du pus, et cependant nous avons coupé et haché l'utérus en tous sens, de façon à le réduire en tranches épaisses, à peine de trois millimètres. A sa surface interne, nous n'avons trouvé qu'un mucus épais, d'un rouge noirâtre, sans fausse membrane aérolée.

Le foie ne contient aucune altération; son volume, sa consistance sont normaux. La rate, sans augmentation de volume, est très-diminuée de consistance et réduite à la coupe en une bouillie d'un rouge terne et faux de ton.

Le poumon droit ne présente aucune autre altération qu'un engouement veineux lié à l'agonie. Il est gorgé de sang et de sérosité qui s'échappent à la coupe, en entraînant une grande quantité de bulles d'air, son tissu reste cependant un peu crépitant à la pression.

A gauche, on trouve un épanchement purulent, peu abondant, à peine un demi-verre; toute la surface de la plèvre de ce côté est chagrinée, inégale, présentant un bruit rude de frottement, quand on applique l'oreille sur la main qui la frotte. Tout le lobe inférieur gauche est d'un noir rougeâtre assez foncé, non aéré; il s'écoule à la coupe un liquide d'un rouge sombre, sans mélange de bulles d'air. Le tissu est densifié et se laisse pénétrer par le doigt, mais il est moins dense, moins friable que le tissu véritablement hépatisé. Les éléments anatomiques du poumon y sont d'ailleurs facilement reconnaissables. A la partie postérieure du lobe inférieur, on trouve un noyau du volume d'une grosse noix, mais qui n'est pas complétement arrondi comme ce fruit et qui présente une couleur jaune verdâtre clair, véritable infiltration purulente. Le pus n'y est pas réuni en collection liquide ; mais, lorsqu'on gratte légèrement la surface, la couche de pus crémeux que le scalpel entraîne ne laisse plus aucun doute possible sur la nature purulente de cette infiltration, qui présente comme la réunion en un seul groupe de plusieurs petits foyers d'abord isolés. La couleur très-nettement purulente de tout le gros noyau, qui s'étend avec le volume indiqué jusqu'à deux travers de doigts au-dessus de la base du poumon, tranche de la façon la plus nette avec la coloration du tissu ambiant. Aucune injection plus marquée ne peut être saisie autour de cet abcès métastatique véritable, dans lequel le microscope démontre clairement la présence de gros globules purulents.

Aucune trace de tubercule dans l'un ou dans l'autre poumon.

Rien non plus de notable dans les autres viscères, si ce n'est l'existence d'une invagination de deux pouces environ de l'une des anses de l'intestin grêle ; mais il faut noter qu'il n'existe au niveau de cette invagination aucune trace de phlegmasie péritonéale, aucune fausse membrane, et que, au-dessus de la partie invaginée, on ne trouve aucune accumulation de matière intestinale qui distende l'intestin et puisse avoir produit le moindre arrêt dans la circulation intestinale.

Obs. 1 *bis*. Marie Dubray, vingt-quatre ans, cuisinière, non mariée, réglée à dix-huit ans ; règles régulières revenant à époques fixes, durant de trois à cinq jours, peu abondantes, sans coliques ; première approche à vingt et un ans sans effet sur les règles ; premier enfant à vingt-deux ans, garçon. Le présent, qui est le deuxième, est un garçon aussi. Au premier, elle vomit trois fois pendant le premier mois, pas pendant le reste. Au deuxième, pas de vomissement du tout, pas de varices, un peu d'œdème aux pieds, lors du commencement, pendant les quatre premiers mois, et elle l'affirme nettement ; pendant quatre mois aussi elle a vu revenir ses règles avec assez d'abondance, ce qui faisait qu'elle ne se croyait pas enceinte ; pas de lait dans les seins pendant la grossesse. Elle accouche le 11 décembre 1855, à huit heures, l'enfant est fort et vigoureux, beaucoup de caillots au moment de la délivrance ; frissons avant, pas pendant ni après la couche.

Le 11. 72 pulsations ; peau fraîche ; rien aux seins ; l'utérus présente 16 centimètres sur 16, un peu de sensibilité à gauche ; la corne de côté est, au point d'insertion même, un peu volumineuse. L'autre côté l'est beaucoup moins ; lochies assez abondantes. (30 sangsues ; bain ; 2 portions.)

Le 12. 80 pulsations ; pas de fièvre ni de frisson ; seins pâteux, pas de lait ; utérus, 12 sur 12, indolent ; lochies abondantes. (Bain ; 2 portions.)

Le 13. Va bien et a un vif appétit, pouls à 104, peau chaude, un peu de picotement aux seins, l'enfant tette beaucoup ; utérus, 12 sur 12 ;

seins un peu durs et chauds, pas douloureux, un peu de frisson vers huit heures du matin. (60 sangsues au ventre ; une portion.)

Le 14. 124 pulsations, a été à la selle cette nuit, appétit vif, utérus 9 sur 9, indolent à la pression, sommeil la nuit, pas de lait. (2 portions.)

Le 15. 112 pulsations, peau sans chaleur ; pas de frisson ; pas de vomissements, un peu de nausées après le repas ; elle a eu plusieurs selles liquides, toujours des lochies ; pas de lait ; faiblesse extrême ; rien à la poitrine, et cependant 20 inspirations ; langue rouge au milieu, avec deux bandes blanches ; se plaint d'une douleur à la jambe gauche, où on ne trouve rien à noter. Peu de soif, un peu d'appétit pour une portion seulement. (Vésicatoire au ventre ; 0ᵍ,05 d'extrait thébaïque en trois doses ; 100 grammes de bagnols ; trois quarts de lavem. avec laud., 6 gouttes ; une portion.)

Le 16. Pas de selles ; 132 pulsations ; peau chaude ; n'a de douleur nulle part ; n'a pas vomi ; pas de frisson ; le vésicatoire a bien pris ; pas d'appétit, n'a cependant pas été mal cette nuit, selon son dire ; 40 inspirations. Se plaint toujours de sa douleur de cuisse ; la jambe gauche est un peu plus volumineuse, surtout la cuisse ; léger œdème très-difficile à trouver, visible surtout au niveau du tibia. (Friction avec de l'onguent napolitain ; même prescription du reste.)

Le 17. A vomi abondamment dans la nuit. Pas de dévoiement ; hoquets ; pouls tremblottant, difficile à compter ; respiration anxieuse ; langue sèche ; douleur dans les reins ; ventre ballonné, peu douloureux ; face pâle, tirée ; douleur dans le côté droit du ventre ; 52 inspirations.

Morte le 18, au matin.

Autopsie le 20 décembre. — Epanchement trouble, puriforme, mêlé de larges flocons pseudo-membraneux, d'un jaune verdâtre, occupant les deux fosses iliaques, au niveau des annexes, surtout à gauche, et tout le petit bassin. L'utérus offre 13 sur 13 en finissant la hauteur à la fin de la saillie où commence le col. Les trompes ne sont pas très-rouges, elles sont assez volumineuses et comme lavées, mais l'injection du pavillon est moins vive que dans beaucoup d'autres exemples ; les vaisseaux des franges, surtout à la trompe gauche, sont encore visibles et d'apparence analogue à l'agate, mais d'un rose pâle. L'ovaire, de l'un et de l'autre côté, est d'un blanc jaunâtre, de quatre centimètres de large sur deux centimètres et demi environ de hauteur ; les deux ligaments sont fortement injectés, mais d'une injection sombre et non vive en couleur. Cette coloration est surtout manifeste sur le conduit de la trompe gauche.

En incisant l'utérus, on trouve que la cavité est pleine d'un mucus rougeâtre, mêlé de quelques caillots très-petits, comme des têtes d'épingles. Nulle part de coloration verdâtre, nulle part, même au niveau de l'insertion placentaire, on ne trouve de sanie verdâtre, aucune odeur gangréneuse. L'insertion placentaire est inégale, d'un rouge sombre, avec des caillots bruns insérés çà et là à la surface, aucun ramollissement du tissu de l'utérus ou de la membrane interne. L'incision couche par couche du tissu utérin fait reconnaître à droite, au niveau du col, en côté, une ou deux petites veines pleines de pus, et plus haut, au niveau de la veine ovarique, deux ou trois grosses veines remplies également de pus phlegmoneux épais, concrété en forme de fausses membranes, avec un peu d'épanchement plastique entourant les veines en dehors de leur lumière. Ces veines, ainsi purulentes, occupent l'angle le plus supérieur et le plus externe du côté droit de l'utérus. A gauche, les veines du même niveau, également à l'angle supérieur de ce côté, sont, en beaucoup plus grand nombre, remplies de pus phlegmoneux avec, çà et là, infiltration séro-puriforme autour des veines. Une surtout, dont le volume égale à peu près une forte plume de corbeau, est remplie d'une sorte de fausse membrane puriforme, véritable pus concret qui bouche toute la lumière du vaisseau. Elle est entourée d'un paquet d'un jaune verdâtre demi-concret, qui n'est que du pus de consistance pseudo-membraneuse ; toute cette masse est en outre infiltrée de sérosité trouble qui s'échappe à la coupe. Cette lésion ne s'étend ni au-dessus ni au-dessous de ce point.

Les veines de la cuisse gauche, examinées avec soin, ont présenté l'état suivant : Elles sont gorgées d'un sang noir sirupeux, contenant de petits caillots blanchâtres granuleux. Il en est de même des veines du bassin du même côté, iliaque, externe et hypogastrique. Le tissu cellulaire du membre ne présente point d'infiltration séreuse ou plastique. Les muscles sont d'un rouge vif. Du reste, l'œdème a disparu après la mort, et les deux membres ne présentent point de différence quant à leur aspect.

Obs. 2. Vemel, vingt-quatre ans, domestique, réglée à quatorze ans. Règles régulières, peu abondantes, toujours un peu douloureuses. N'a pas vomi pendant la grossesse ; n'a pas eu de varices ; œdème des malléoles pendant les derniers mois.

Accouchée le 30 avril 1855, à la Clinique, d'une fille à terme. Sa couche a été accompagnée d'une perte de sang assez notable ; le lendemain elle souffrit du ventre ; point de traitement. Les lochies ont toujours été modérées.

Elle est sortie de la Clinique après deux jours, et est restée dehors pendant douze jours, avec des douleurs vives du ventre et un frisson intense tous les jours ; pas de vomissements, quelques nausées seulement ; perte de l'appétit ; peu de fièvre.

Entrée le 13 mai 1855, après la visite. Elle avait une vive douleur du ventre ; le soir, trente sangsues lui ont été appliquées ; un peu de sommeil la nuit.

Le 14. Pouls à 92 ; peau peu chaude sur le ventre, qui est un peu ballonné. Elle n'a pas uriné depuis hier soir ; à l'aide de la sonde, on lui retire une grande quantité d'urine d'une odeur ammoniacale ; le globe que formait la vessie s'affaisse. Le ventre, quoique encore ballonné, est alors moins tendu ; il est douloureux à la pression dans toute la région hypogastrique, sans qu'on puisse trouver de tumeur précise. Lochies assez abondantes et puriformes, deux ou trois selles involontaires ; pas de délire. (30 sangsues sur le ventre ; 0ᵍ,05 extrait aqueux thébaïque en trois doses ; frictions avec de l'onguent napolitain ; extrait de kina, 1 gramme ; quatre bouillons.)

Le 15. Pouls à 116. Peau chaude, face pâle et jaune ; ventre sensible à la pression ; un peu de ballonnement ; on ne peut mesurer l'utérus. Lochies moins abondantes ; pas de lait ; agitation ; on est obligé de la maintenir dans son lit ; langue humide ; pas d'appétit ; soif vive. (40 sangsues ; 1 gramme de kina. — 2 bouillons, 2 potages.)

Le 16. Pouls 120, petit, tremblotant ; peau sèche, face jaune, décolorée ; soif vive. Langue blanche, humide, nausées ; vomissements porracés ; frisson d'une demi-heure ce matin ; délire la nuit ; ventre peu ballonné, partout douloureux à la pression, surtout à gauche. (30 sangsues ; frictions avec de l'onguent napolitain.) Morte à une heure.

Autopsie le 18, à dix heures un quart du matin. — Un peu de liquide puriforme dans le petit bassin. La trompe gauche a 0,05 de long sur 3 centimètres de large ; la droite est moins volumineuse. Les ovaires, placés plus bas et en dehors, sont tous deux augmentés de volume et arrivent à la grandeur d'une très-forte fève, qui aurait 3 centimètres de long sur 2 de large. L'ovaire, la trompe du même côté sont rouges, injectés, réunis à la fosse iliaque par des fausses membranes. L'ovaire et la trompe du côté droit sont moins volumineux, moins injectés, moins durs. L'utérus a 11 centimètres de large sur 6 de haut environ, en comprenant dans la largeur les deux trompes et les deux ovaires. Le ligament rond gauche est gonflé et énorme. L'extérieur de l'utérus offre une teinte rouge marbrée de verdâtre. Dans tout le côté gauche du petit bassin existe, entre ses parois et l'utérus, une adhérence qui circonscrit au-dessous de l'ovaire un épanchement puriforme ; au sommet de cette collection se trouve l'ovaire, qui contient du pus dans une logette tout à fait inférieure et dont le tissu, dans le reste de son étendue, est infiltré de lymphe plastique d'un blanc grisâtre et de sérosité qui s'écoule à la oupe. Entre la face antérieure de cet ovaire et la face postérieure de la trompe est renfermée une petite collection purulente. La trompe est, comme on l'a dit, volumineuse ; elle est accolée, par son côté interne, avec le corps de l'utérus par des adhérences faciles à rompre ; on voit alors que son canal est très-volumineux, un peu plus gros qu'une plume à écrire ; un coup de ciseaux en fait sortir un pus louable, crémeux ; l'incision continuée montre tout ce canal rempli de pus. La surface intérieure est villeuse, inégale, et présente comme de petites valvules conniventes longitudinales, dont la coloration est d'un rouge violacé. Les franges de la trompe sont rouges, boursouflées, imprégnées de fausses membranes qui la soudent et de pus qui s'échappe au centre par le canal. La trompe droite est volumineuse, injectée, mais ne contient pas de pus, non plus que son canal, qui est cependant rempli par un liquide louche et opalin. Les parois utérines sont peu épaisses, comparativement à ce qu'on voit chez les femmes récemment accouchées. Des coupes pratiquées sur sa face antérieure montrent, au milieu des fibres musculaires, de petits corps d'un blanc bleuâtre qui, examinés de près, ne sont autres que des vaisseaux utérins revenus sur eux-mêmes et encore un peu épais, vu leur ancien volume. Ils ne renferment aucune fausse membrane et ne sont entourés par aucune trace de lymphe plastique. La face intérieure de l'utérus est d'un rouge brun, remplie de putrilage sans fétidité, véritables caillots sanguins altérés. On n'y trouve pas de plaques pseudo-membraneuses analogues à la pourriture d'hôpital. L'insertion placentaire, qui avait lieu à droite en avant, est surtout occupée par cette matière noirâtre. Lorsqu'on incise à ce niveau de l'insertion placentaire, on voit que toute la couche immédiatement sous-jacente est composée de vaisseaux encore d'un rouge noirâtre qui se trouvent très-rapprochés et présentent presque l'apparence d'un tissu érectile, ce qui semble s'expliquer par la diminution d'épaisseur des parois utérines, les vaisseaux étant restés développés. Quand, partant de cette surface, on les suit plus profondément, on les trouve volumineux et gorgés d'un pus crémeux ; les vaisseaux ainsi altérés sont en très-grand nombre et se rendent vers les parties latérales du corps de l'utérus. Ce lacis veineux ainsi rempli de pus entoure le col utérin de chaque côté et aussi quelques points de la face antérieure. L'altération est surtout marquée dans les vaisseaux du côté droit et elle s'étend plus haut vers le fond de l'utérus qu'à gauche.

Rien à noter dans les autres organes, foie, rate ou poumon.

Obs. 3. Druez (Adeline), trente-deux ans, journalière, entrée le 21 février 1862 à l'hôpital de la Pitié, salle Saint-Charles, n° 36. Menstruation habituellement très-régulière. Première apparition des règles à dix-sept ans et demi. Un accouchement antérieur, il y a quatre ans, n'ayant donné aucune suite fâcheuse. Dans la grossesse actuelle elle a éprouvé, à des époques irrégulières, des douleurs assez vives dans l'abdomen, survenant brusquement, de courte durée, et disparaissant de même. Vers le quatrième mois écoulement sanguin peu abondant, ayant duré une journée environ, et s'étant accompagné de légères douleurs abdominales. Tout rentra bientôt dans l'ordre.

Un mois avant son entrée, la malade fut prise d'une violente diarrhée (10 à 15 selles par vingt-quatre heures) ; pas de sang dans les garde-robes ; ténesme assez vif, matières fécales peu abondantes, semi-liquides ; miction normale ; urine épaisse. Cette diarrhée ne cessa, au dire de la malade, que la veille de son entrée à l'hôpital.

Le samedi 1er février 1862, huit jours avant l'entrée de la malade, apparition des douleurs de l'enfantement sans cause connue (elle était alors au septième mois de sa grossesse) ; les douleurs durèrent jusqu'au mardi suivant, c'est-à-dire trois jours, pendant lesquels il n'y eut pas trace d'écoulement sanguin.

L'accouchement fut facile ; l'enfant vécut douze heures. La poche des eaux se rompit au moment de l'accouchement. La délivrance fut simple. Quelques instants après l'accouchement, frisson léger, mais bien caractérisé cependant, ayant duré un quart d'heure environ ; deux jours après, apparition d'un frisson semblable, à peu près de même durée. A partir de ce moment la malade sentit des douleurs assez vives dans l'abdomen, la fièvre s'alluma ; le ventre devint douloureux à la plus légère pression et ballonné. Hoquet. La langue lui semblait sèche et encroutée ; la diarrhée n'avait pas cessé. Des vomissements survinrent la veille de l'entrée de la malade à l'hôpital.

Le 22. Etat actuel : L'intelligence est un peu obtuse ; grande anxiété ; respiration entrecoupée, haletante ; peau chaude et sèche ; pouls faible, misérable, à 124-128 ; lochies peu abondantes ; pas de trace de lait ; face grippée, profonde excavation des yeux ; légères convulsions dans les muscles releveurs de la commissure labiale et de l'aile du nez du côté droit ; abdomen tympanisé ; hoquet peu fatigant pour la malade et s'accompagnant de nausées. Pas de vomissements ; la pression sur le ventre est peu douloureuse. Les douleurs abdominales, au dire de la malade, ont beaucoup diminué depuis l'application permanente, faite hier soir, d'une vessie pleine de glace. Diarrhée suspendue ; langue sèche ; fuliginosités sur les lèvres et la langue. Pas d'albumine dans les urines. (Glace sur le ventre ; frictions mercurielles sur le ventre et sous les aisselles. Kina, 4 grammes ; vin de Bordeaux, 300 ; opium, 0,10.)

Le 23. La malade est morte dans la nuit, sans convulsions, sans délire et presque à l'improviste.

Autopsie. — Péritonite de toute la région inférieure de l'abdomen, avec des fausses membranes très-épaisses. Adhérence des circonvolutions intestinales entre elles. Un verre à expérience environ de pus dans la cavité péritonéale.

L'utérus est volumineux et remonte à peu près jusqu'à moitié de la hauteur de l'ombilic au pubis. Sa face extérieure est rosée ; son tissu est ferme. En incisant sur le côté droit ou au niveau du col dans l'épaisseur du tissu, on trouve une large plaque de pus, paraissant occuper les vaisseaux lymphatiques ; elle est, en effet, superficielle, d'une forme arrondie et globuleuse abruptement cessée en haut et en bas de cette dilatation, bien que le pus occupe le reste du vaisseau.

A l'incision de la paroi antérieure, on trouve dans l'intérieur du tissu, au niveau de la jonction du corps et du col, une veine pleine de pus. Le col est sain dans le reste de son étendue, et n'a pas été dilacéré dans l'accouchement. On ne trouve pas de pus dans les veines du niveau de l'insertion des trompes, ni à la face postérieure de l'organe.

Les annexes ne présentent rien d'anomal pour le côté gauche. A droite, l'ovaire est sain, seulement la trompe présente une coloration lie de vin très-intense dans toute son étendue. Elle est dans sa moitié terminale d'un volume triple de celui qu'elle devrait avoir et contient un liquide purulent à son intérieur. La face interne de l'utérus n'offre rien de particulier à noter.

L'insertion placentaire était à la face antérieure vers la partie supérieure, et aucune veine ne contenait de pus à son niveau.

Obs. 3 *bis.* Le 24 février est entrée Antéque (Anisca), vingt-trois ans, couturière, à Paris depuis huit ans. Réglée à dix-sept ans. Règles régulières. Premier enfant. Pendant la grossesse, vomissements fréquents; varices aux deux jambes; œdème des pieds dans les derniers temps; douleurs lombaires dans les derniers jours.

Accouchée le 7 février 1861, à la Maternité, d'un enfant bien portant, à terme. Accouchement assez facile. Sang très-abondant. Sortie de la Maternité encore malade. (On l'a renvoyée parce qu'on manquait de lits.) Elle passe huit jours chez une amie, souffrant beaucoup, ayant chaque nuit des frissons intenses.

Le 25, au matin. L'utérus est caché derrière la symphyse. Peu de douleur abdominale à la pression. Elle se plaint surtout de vives douleurs dans les cuisses et les jambes, qui sont légèrement œdématiées; l'œdème est plus considérable au niveau des malléoles et surtout à droite. Pouls à 140. Langue rouge, fendillée, blanche sur les bords. Quelques régurgitations bilieuses. Un peu de diarrhée. Les lochies coulent encore, mais sont peu abondantes. Pas de lait. (Larges frictions mercurielles; glace sur le ventre.)

Le 27. Même état. Les frissons se rapprochent; les traits sont profondément altérés. (Sulfate de quinine, 1,50.)

Le 28. Elle semble un peu mieux; les traits sont plus calmes; pouls à 120; elle a toute sa connaissance.

Le 2 mars. Cette nuit, délire, exaltation sans violence; vomissements bilieux ce matin; plusieurs frissons hier soir et cette nuit; langue sèche; enduit épais et rouge brun; tous les mouvements sont douloureux. Elle se plaint surtout de ses jambes, qui ne sont qu'œdématiées. Mais ce qui frappe surtout ce matin, c'est la teinte ictérique de la face. Les sclérotiques sont surtout jaunes. Embarras de la parole, mais connaissance parfaite dans l'intervalle des moments de délire. Morte le soir, en poussant un grand cri.

Le 4. Autopsie, à dix heures du matin.

Peu de péritonite. Le fond de l'utérus présente une coloration jaune-feuille morte, due à la mortification de cette partie de l'organe utérin, qui est encore volumineux; le tissu cellulaire qui l'entoure est un peu infiltré d'une sérosité roussâtre. Une petite quantité de pus dans le ligament rond gauche. Une veine pleine de pus dans le tissu cellulaire rétro-vésical.

Le vagin est noir, gangréné ; le col, déchiré, présente la même coloration ; il est complétement ramolli, putrilagineux.

Une section verticale de l'utérus montre : 1° la surface interne recouverte d'une bouillie rouge brun, exhalant une odeur infecte de pourriture d'hôpital ; 2° l'insertion placentaire qui était placée en haut, au fond et en arrière ; 3° la surface de section montre toutes les veines distendues par du pus. On ne trouve plus trace de tissu utérin ; il semble avoir disparu pour laisser le champ libre à l'ampliation des veines purulentes. Pas de trace de sang dans aucune veine du corps de l'utérus. Elles contiennent, ici, du pus phlegmoneux qui s'écoule à la moindre pression ; là, du pus demi concret. Les parois internes de ces veines sont grises, villeuses, tomenteuses. En quelque endroit qu'on incise le corps de l'utérus on ne trouve que du pus, littéralement que du pus. Dans le point correspondant à l'altération superficielle du fond de l'utérus, il n'y a même plus de vaisseaux. Vaisseaux et tissus utérins sont transformés en une bouillie sanieuse, putrilagineuse. Ovaires mous, diffluents ; ils ne contiennent plus de traces de leur tissu normal. Les trompes, ramollies, laissent écouler du pus lorsqu'on les coupe perpendiculairement à leur axe.

Le foie est ramolli, gris noir ; une seule petite portion à gauche a conservé la coloration normale. Incisé, il présente une teinte grise uniforme. Son tissu est méconnaissable. Il exhale une odeur de gangrène spéciale qui a quelque chose de repoussant. Point d'abcès.

Les veines iliaques primitives et la veine cave inférieure contiennent un sang qui tache le linge en gris.

A la base des deux poumons, en arrière, plusieurs petits abcès métastatiques. Un seul contient du pus phlegmoneux.

OBS. 4. Fauveau, vingt-deux ans, blanchisseuse, non mariée, réglée à quinze ans ; ses règles durent huit jours, primipare ; pas de lait pendant la grossesse ; pas de vomissements, pas d'œdème, pas de varices.

Accouchée le 16 décembre 1855, à deux heures du soir.

Le 17. Pouls, 80 ; peau fraîche ; pas de coliques. Appétit. Utérus, 10 sur 12, indolent, mais un peu de saillie des annexes à droite et à gauche. (30 sangsues.)

Le 18. Le lait commence à monter depuis hier matin. Elle ne souffre nullement. Lochies abondantes et sanguines. Pas de coliques. Utérus 10 sur 12, sans gonflement ni douleur. Appétit vif ; langue nette. (Une portion.)

Le 19. Pouls, 80. Appétit vif. Le lait a beaucoup monté hier. Elle n'a eu ni frissons ni fièvre. Utérus, 9 sur 9, indolent à la pression. (3 portions.)

Le 20. Pouls, 84 ; peau fraîche. Va bien ; langue nette ; figure gaie. Lochies abondantes. Utérus 8 sur 9, sans douleur. Appétit. (4 portions.)

Le 21. Pouls, 128 ; peau fraîche. Les seins sont pâteux, sans dureté.

L'enfant tette abondamment. Ni frisson ni nausées. Utérus 7 sur 7, sans douleur ni gonflement. Elle est triste parce que son enfant a des coliques. (4 portions.)

Le 22. Va très-bien. Sortie, malgré nos vives remontrances faites à cause de la fréquence du pouls.

Par un temps froid, malgré nos observations, elle sort de l'hôpital, s'en va à pied à Courbevoie (une lieue et demie environ), portant elle-même son enfant. Elle était assez bien à son arrivée ; elle s'est fortement chauffée à un poêle, est sortie de nouveau, a pris froid et est tombée sans connaissance. Frissons vifs, maux de cœur ; douleurs à l'estomac ; diarrhée. Le lait se tarit. Les lochies continuent, mais sont peu abondantes. Purgation qui agit faiblement ; la diarrhée ne continue pas après. Rentrée le 27 décembre 1855.

Le 28. Pouls, 108, développé ; peau très-chaude ; langue rosée, enduit blanchâtre. Un peu de toux ; fièvre vive la nuit. La toux lui fait mal à l'estomac. Peu de coliques ; un peu d'appétit ; soif vive. Utérus, 8 sur 9, indolent. Ventre peu développé, sans ballonnement ni douleur. Il y a un peu de gonflement mal précisé à l'annexe gauche. (25 sangsues à gauche ; frictions très-étendues avec l'onguent napolitain ; 1 portion.)

Le 29. Pouls, 104 ; soif vive. Se plaint d'une douleur au côté gauche de la poitrine ; soif toujours vive, peau très-chaude. Appétit assez vif pour qu'on lui donne une portion. Utérus à peine palpable, 3 ou 4 cent. Encore un peu de lochies ; ventre non ballonné, entièrement indolent. Je ne trouve plus l'empâtement que j'ai reconnu hier à gauche. (Frictions avec l'onguent napolitain ; 2 grammes extrait de kina ; une portion.)

Le 30. Elle a été mieux cette nuit. Pas de frisson, pas de nausées ; sommeil bon. Elle a mangé sa portion avec plaisir ; soif toujours vive. Plus de lochies ; ventre souple ; pas de saillie de l'utérus ; pas de ballonnement. Elle commence à se plaindre d'avoir la bouche empâtée ; 100 pulsations. (Même prescription.)

Le 31. Elle a beaucoup souffert hier dans l'épaule gauche. Pouls, 96, assez plein, un peu mou. Langue pâteuse ; mauvaise bouche ; quelques nausées ; pas d'appétit ; pas de frissons ; sensation d'anéantissement vers midi ; pas de matité à gauche ; respiration faible, mêlée de quelques râles sous-crépitants ; pas d'altération notable de la voix. Du reste, la déformation de la poitrine par une incurvation à droite de la colonne vertébrale rend l'auscultation très-difficile et très-incertaine. (0,75 sulfate de quinine ; 2 grammes de kina ; frictions avec l'onguent napolitain.)

Le 2 janvier. Pouls, 88 ; peau sèche et chaude. Elle a eu de la diarrhée toute la journée. Langue blanchâtre, humide. Elle a très-mal à la bouche. Pas de nausées. Elle entend mal ; bourdonnements d'oreilles. Pas de lochies ; aucune douleur de ventre. Le râle sous-crépitant des deux côtés paraît un peu diminué. (0,10 extrait aqueux thébaïque en huit doses ; 2 grammes de kina ; demi-lavement avec 20 gouttes d'extrait

de Saturne et 6 gouttes de laudanum ; frictions avec l'onguent napolitain ;
4 bouillons.)

Absent pour deux jours, j'apprends à mon retour qu'elle est morte
le 5, avec de la diarrhée et du délire.

Autopsie le 6. — L'utérus mesure à peine 7 sur 9. On ne trouve aucune
trace d'épanchement péritonéal ou de fausses membranes, excepté dans
un point très-circonscrit, à peine de la grandeur d'une pièce de 5 francs,
placé en arrière de l'utérus, à gauche. Là existent des fausses membranes
épaisses, d'un blanc-jaunâtre, qui sont limitées à la surface utérine, et ne
s'étendent aucunement vers la paroi ou le fond du petit bassin. L'examen
attentif de ce point montre que ce paquet pseudo-membraneux fait adhérer à la face postérieure gauche de l'utérus le pavillon de la trompe
de ce côté, dont les franges sont agglomérées par la fausse membrane,
ce qui recourbe toute la trompe en arrière et en dedans par une adhérence vicieuse. Les deux ovaires sont blancs, peu volumineux. Les deux
conduits des trompes, surtout celui de la gauche, sont assez développés
et du volume d'un crayon ; le gauche seul est injecté, ainsi que le pavillon engoué de fausses membranes. La surface extérieure de l'utérus est
marbrée de rouge ; à droite, vers l'angle supérieur et externe, on voit un
petit vaisseau assez superficiel, qui renferme un liquide d'apparence
jaunâtre avant qu'il soit ouvert, au-dessus et au-dessous duquel est du
sang ; en pressant, on déplace le paquet jaunâtre, et le sang en prend la
place, ce qui établit positivement qu'il s'agit d'une veine. Ouvrant ce
vaisseau, tout doute est levé, et l'on voit que la plaque jaune est du pus
très-épais, très-concret, jaune verdâtre. Toutes les veines latérales de
l'utérus, tous les sinus encore très-développés par places, sont remplis
de ce même pus crémeux, et si épais, qu'il ne s'écoule pas à la coupe ;
comme le tissu de l'utérus est très-compacte et très-revenu sur lui-même,
sans aucun ramollissement, les veines ouvertes et les sinus forment de
larges taches vert jaunâtre au milieu du tissu blanc-rosé de l'utérus. La
veine ovarique et les deux gros troncs qui rampent dans le ligament large
sont distendus par du pus de même nature. Des veines plus petites vers
le col, toujours à droite, sont également distendues par un pus crémeux
et épais, comme si la partie la plus liquide avait été absorbée. Cette
consistance du pus est partout la même et très-notable.

Aucune veine à la face antérieure ou à la face postérieure, superficielle ou dans l'épaisseur des parois utérines, ne contient du pus. A
gauche, les veines latérales, les sinus, la veine ovarique et une des
veines du ligament large en sont remplies, mais elles sont moins nombreuses qu'à droite. Le pus y est aussi épais, aussi consistant que dans
les veines de droite ; il ne s'écoule pas à la coupe ; on n'en trouve pas
dans le conduit de la trompe. L'intérieur de l'utérus est tapissé d'un
mucus grisâtre légèrement sanguinolent, sans odeur, pas de ramollissement. Partout ailleurs que dans les points occupés par le pus, les veines

sont revenues sur elles-mêmes ; sous l'insertion placentaire qui a lieu à gauche et en arrière, les veines, petites et tout à fait saines, ne contiennent que fort peu de sang.

Tout le poumon gauche est revêtu de fausses membranes jaunâtres, épaisses ; on voit quelques traces d'épanchement louche de ce même côté. A la face interne, inférieure et postérieure du lobe inférieur de ce poumon, on trouve des noyaux grisâtres variant depuis le volume d'un gros pois jusqu'à celui d'une pomme d'api et plus ; ils sont inégaux, peu arrondis ; leur tissu très-dense est friable, et quand on presse, même légèrement, la coupe saillante et comme marbrée d'un gris rosé qu'ils présentent, il en sort, non pas un liquide rosé et trouble, mélangé de pus et de sang, mais du pus jaunâtre véritable. Tout le lobe inférieur droit, sans fausses membranes à la plèvre, est dans sa partie interne et postérieure converti en ce même tissu friable, dur, grisâtre, entremêlé de tissu sain et crépitant, s'étendant autour des noyaux beaucoup plus volumineux de tissu altéré. Les bronches, dans ces points, contiennent du pus liquide. C'est aussi du pus liquide qui s'écoule de ces îlots plus ou moins larges de matières d'un gris rosé. La surface est plus saillante que le reste du poumon, elle est marbrée. Ce qui surtout est remarquable, c'est que ces plaques ne sont pas larges et occupent le tissu pulmonaire, sans observer la division par lobules. Elles ont lieu par îlots plus ou moins étendus, qui, en somme, réunis, occupent bien les deux tiers du lobe inférieur droit. Ainsi, apparence de points isolés agglomérés ; ensuite, nature très-purulente du liquide exprimé par la pression ; nature purulente du liquide des bronches : ce sont là les points qui différencient cette altération de l'hépatisation véritable. Ce n'est plus une affection du tissu cellulaire qui s'est étendue, mais des points affectés isolément qui se sont réunis.

Rien exactement dans le foie ou ailleurs.

Obs. 4 *bis.* Le 26 juillet 1860 est entrée Vereuil (Clémence), trente-neuf ans, blanchisseuse, née à l'hospice d'Evreux (orpheline) ; à Paris depuis l'âge de dix-neuf ans. — Règles régulières ordinairement assez abondantes pendant deux ou trois jours ; sang rouge, jamais de flueurs blanches dans l'intervalle des règles. Ni nausées, ni vomissements pendant cette dernière grossesse, qui est la cinquième ; appétit conservé ; pas de douleurs lombaires, ni vertiges, ni syncopes ; varices à la jambe gauche ; œdème marqué des pieds dans les derniers jours ; a continué de travailler.

Accouchée à la Maternité vers le 4 juillet (la malade ne peut préciser de date juste, tant sa mémoire est affaiblie). Elle raconte que son accouchement s'est fait très-facilement, en deux douleurs. Perte de sang abondante après la couche ; frisson consécutif d'un quart d'heure environ. Dans la nuit qui a suivi, elle fut prise d'un frisson tellement violent, que son lit en tremblait ; depuis, elle n'en a plus eu ; elle ne se

rappelle pas avoir éprouvé de douleurs vives dans le ventre, ni avoir vomi ;
le traitement de la maternité a consisté en cataplasmes laudanisés sur le
ventre. Sortie de la Maternité au bout de douze jours de séjour, elle reste
chez elle huit jours, mais sans forces, incapable de rien faire. Elle fait
appeler un médecin, qui la décide à entrer à l'hôpital. Etat actuel ; prostration ; faiblesse extrême ; elle ne se plaint que de douleurs vives dans
la continuité des membres et les articulations, douleurs telles, qu'elle se
tient immobile sur le dos pour ne pas les réveiller. Parole hésitante,
haleine courte, facies altéré, très-pâle, yeux brillants ; le front et le
menton sont couverts de perles de sueur (elle dit avoir transpiré beaucoup dans ces derniers temps). Langue rosée et sèche ; un peu d'appétit ;
soif ardente ; à la pression, aucune douleur abdominale ; diarrhée depuis sa sortie de la Maternité ; les lochies ont toujours coulé et coulent
encore un peu ; pas de lait ; pouls à 104 ; peau chaude et moite, le coude
droit est le siége de douleurs très-vives ; on le trouve seulement un peu
augmenté de volume ; vers l'union des trois quarts supérieurs avec le quart
inférieur du bord interne de l'avant-bras, on sent, en passant légèrement
le doigt sur cette région, une bosselure au niveau de laquelle la peau
est rouge et la pression douloureuse. Je crois y constater un peu de
fluctuation profonde. (Cataplasmes laudanisés ; extr. kina, 2 grammes ;
6 quarts de lavement avec sous-nitrate de bismuth et laudanum.)

Le 29. La faiblesse et les douleurs dans les membres vont en augmentant ; subdélirium. (Frictions belladonnées sur les points douloureux ;
le reste *ut suprà.*

Le 30. L'acuïté des douleurs a de beaucoup diminué ; moins de diarrhée ; un peu d'appétit ; pouls à 120. (Une petite portion.)

Le 31. Le mieux d'hier ne s'est pas maintenu ; elle ne peut faire le plus
petit mouvement sans ressentir d'atroces douleurs ; pas de céphalalgie ;
réponses sensées à toutes les questions qu'on lui adresse sur son état ;
elle se plaint de dyspnée ; absolument rien du côté du ventre ; pouls
petit, à 120.

Le 1er août. Morte cette nuit, à quatre heures du matin, sans souffrance apparente, sans pousser un cri.

Autopsie, trente heures après la mort.

Intestins distendus par des gaz ; petite péritonite circonscrite à la région postérieure de l'utérus, dans le cul-de-sac recto-vaginal. Si l'on porte
l'utérus en avant pour mieux examiner ce cul-de-sac, voici ce que l'on
observe ; de chaque paroi se détachent des filaments pseudo-membraneux longs de 1 à 2 centimètres, dentelés sur leurs bords et flottants
par leurs extrémités libres au milieu de la sérosité rougeâtre qui remplit
cette cavité ; quand on a enlevé ce liquide, le péritoine de cette région
revêt exactement l'aspect du péricarde recouvert de fausses membranes
à surface villeuse, aspect qu'on a comparé au deuxième estomac des
ruminants. L'utérus, revenu sur lui-même, a le volume de la moitié du

poing d'un adulte. La surface interne de l'utérus est noir verdâtre, re·
couverte dans toute son étendue de pourriture d'hôpital sous forme de
plaques de diphthérite.

Dans l'épaisseur du col, foyers purulents multiples, chacun d'eux est
entouré d'un petit épanchement de lymphe plastique. Au niveau de l'insertion des annexes gauches, vaste épanchement plastique farci de trai-
nées purulentes. La surface interne des veines qui contiennent ce pus
est jaunâtre et tomenteuse ; rien à droite.

A gauche, la veine ovarique est dans toute son étendue distendue
par du pus semi-concret, qui s'étend jusqu'à la veine rénale ; rien dans
la fémorale de ce côté.

On trouve du pus dans le plexus pampiniforme du côté gauche. Au
centre de ce plexus, un abcès gros comme une noisette, et qui, incisé,
laisse échapper son contenu. Une foule de petits grumeaux purulents
dans le tissu cellulaire qui sépare l'utérus de la vessie.

Poumons ; forte congestion des deux côtés ; à la base du poumon gauche, on trouve un grand nombre de points d'un rouge foncé, dus à des
épanchements sanguins sous-pleuraux, et qui retracent le premier degré
de l'évolution des abcès métastatiques dans le poumon, selon l'opinion de
M. Sédillot. Cette portion du poumon est évidemment ramollie. Foie,
rate, reins, rien à noter.

Obs. 5. Le 8 juillet 1857, entre Lemonnier (femme Landry), vingt-
deux ans, née à Dal ; habite Paris depuis trois ans. Réglée à quinze ans,
règles très-régulières, très-abondantes, durant huit jours, sans indisposition. L'arrivée à Paris les a suspendues pendant cinq mois, peut-être
parce que dans le voyage, sur le bateau à vapeur, elle a été mouillée au
moment où elle les attendait Première approche à vingt et un ans, sans
effet sur les règles. Pendant la grossesse, bouche amère, pas de vomis·
sements ; dégoût pour tous les aliments, excepté pour les acides, les
fruits verts, la salade, le laitage ; œdème aux jambres pendant les deux
derniers mois ; il a cessé depuis quinze jours ; varices aux deux jambes
et aux deux cuisses. Quelques traces de lait dans les seins pendant le
dernier mois.

Accouchée le 9 juillet, à midi, d'un garçon, lequel meurt peu après ;
frisson peu long, peu intense avant d'accoucher ; perte de sang abondante.

Le 10. Pouls, 132 puls., mou ; peau peu chaude, douleurs vives du
ventre, langue aride, sèche, jaune, rougeâtre au milieu ; utérus 14
sur 18, avec tuméfaction bien sensible à droite. (40 sangsues, 20 de
chaque côté ; 2 bouillons, 2 portions ; cataplasme de fécule sur le ventre.)

Le 11. Pouls, 152 ; peau chaude ; ventre ballonné ; varices enflammées
à la jambe droite, au côté interne du genou et du mollet ; douleurs abdominales à la pression. (60 sangsues sur le ventre ; frictions d'onguent
napolitain sur le ventre et sur les varices enflammées ; 2 bouillons.)

Le 12. Le pouls ne peut se compter. Prostration, abattement complet, yeux et bouche demi-ouverts, extrémités froides, pommettes rouges, sueur sur la face, ventre assez chaud, plus de sensation de douleur, respiration difficile, langue sèche, un peu aride, jaune et grisâtre, vomissements verts, pas de selles. (Large vésicatoire sur le ventre, onctions mercurielles aux cuisses. (Bagnols, 100 grammes; bouillon.)

Morte le 13, à huit heures du matin, sans accidents particuliers.

Autopsie le 14 juillet, à dix heures du matin.

L'ouverture de l'abdomen laisse écouler un liquide blanc jaunâtre, lactescent, contenu dans le petit bassin seulement; tous les intestins sont couverts d'arborisations roses. Quelques fausses membranes assez résistantes font adhérer les circonvolutions, principalement près du petit bassin. Des flocons peu nombreux nagent dans le liquide contenu dans cette cavité.

Sur la face extérieure de l'utérus on voit, à droite, sur tout le quart inférieur du corps, des arborisations violacées; sur la moitié gauche, à la hauteur des ligaments larges, il y a du pus infiltré dans tout le tissu qui entoure l'utérus; une grosse veine transversale, passant à travers cette infiltration, est remplie d'un pus bien lié.

Au point où le corps s'unit au col existe une pareille infiltration; dans une veine du sillon transversal se trouve un caillot volumineux foncé, solide, résistant, s'arrêtant brusquement à droite et à gauche, de sorte qu'il n'occupe que la moitié environ de la largeur de l'utérus. De cette veine partent trois ou quatre petits caillots qui se prolongent dans les veines du col.

La face interne est couverte de plaques grisâtres composées de fausses membranes d'apparence diphthéritique; dans l'épaisseur du tissu, au niveau de l'insertion du placenta, les veines sont violacées; on distingue même sur leurs parois une injection de petits vaisseaux de nuance violette.

A gauche, l'incision du tissu utérin met à découvert plusieurs veines gorgées de pus, et au niveau de l'annexe gauche, il y a dans le tissu cellulaire une abondante collection de pus louable. Toutes les veines de ce côté renferment du pus en abondance, il en est de même des veines qui rampent autour de l'ovaire. La grosse veine tubaire de ce côté est remplie par un caillot résistant, sans mélange de pus.

Infiltration purulente autour d'une grosse veine de l'ovaire droit, dans laquelle est un gros caillot; le tissu de l'ovaire lui même est littéralement rempli de pus; quelques petites veines qui traversent cet organe donnent aussi écoulement à du pus; il en est de même des veines tubaires de ce côté. A ce niveau, c'est-à-dire vers l'angle supérieur droit, toutes les veines du tissu utérin renferment du pus en abondance.

Dans une des veines variqueuses enflammées, situées au niveau du condyle interne du fémur droit, on trouve du pus en assez grande quantité; cette veine poursuivie conduit directement à la saphène interne;

au niveau du point où elle s'y jette, on trouve dans la saphène un petit caillot qui la bouche. Rien d'autre dans la saphène, non plus que dans les veines iliaques du côté droit ; rien non plus dans les veines iliaques gauches, excepté un petit caillot arrêté au point où la veine croise la terminaison de l'aorte.

Le foie ne présente rien de particulier à noter, si ce n'est la décoloration que l'on rencontre fréquemment dans ces sortes d'autopsies, couleur chocolat au lait. Les poumons sont congestionnés, violets, mais ils sont encore aérés. La congestion n'est autre qu'une congestion ultime.

Obs. 6. Lalan, vingt-six ans, femme de chambre non mariée, réglée à onze ans. Les règles ont toujours été régulières, non douloureuses ; elles durent de quatre à sept jours et sont très-abondantes. Première approche il y a deux ans, elle ne modifie en rien les règles. Vomissements abondants et répétés, dès le début de la grossesse, et continués pendant quatre mois et demi environ ; pas de varices, pas d'œdème ; lait jusqu'à cinq ou six mois, puis il disparaît. Elle accouche le 6 avril 1855, à onze heures du matin, d'un garçon à terme, qui est son premier enfant ; elle perd un peu de sang avant l'accouchement, qui ne se faisait pas, et qui est hâté par 50 centigrammes de seigle ; peu d'écoulement sanguin, pas de frisson, pas de coliques après l'accouchement.

Le 7. Bon sommeil pendant la nuit ; écoulement sanguin médiocre, sans coliques ; 128 puls. ; peau chaude ; seins souples, mais consistants, assez volumineux, sans noyaux ; elle n'a pas uriné depuis minuit. Utérus déjeté à droite, 18 sur 12 ; la sonde amène de l'urine en forte proportion, et l'utérus, revenu vers la partie moyenne, n'a plus que 12 sur 12. (2 bouillons, 2 potages.)

Le 8. Va bien, à ce qu'elle dit ; cependant elle a eu hier, vers trois heures, des frissons très-vifs, suivis de chaleur, sans mouvement vers les seins, avec céphalalgie et sueur après, sans douleur de ventre ; 108 puls. ; peau suante, 11 sur 11, sans aucune espèce de douleur ; lochies assez abondantes et d'un rouge brunâtre ; pas de montée du lait, mais les seins sont assez consistants ; leur base est un peu empâtée, pas de selles depuis jeudi ; langue un peu blanchâtre ; se plaint seulement du mal de tête ; pas d'appétit. (15 grammes d'huile de ricin ; 2 bouillons.)

Le 9. On trouve à droite de l'utérus un peu d'empâtement des annexes, sans que la malade accuse beaucoup de douleur. Hier, à midi, frisson, chaleur, céphalalgie jusqu'à trois heures ; la fièvre l'a reprise à minuit ; nouveau frisson de vingt minutes à quatre heures du matin, picotements dans les seins, vers six heures ; un peu de lait ; pas de coliques ; langue blanche, humide ; 124 puls. ; peau chaude, couverte de sueur ; céphalalgie, soif vive ; lochies abondantes, rouges, mais fétides. (30 sangsues au côté droit du ventre.)

Le 10. Les sangsues l'ont soulagée, mais depuis hier soir elle a été reprise de coliques. Ce matin, la diarrhée est survenue : quatre selles

liquides ; 130 puls.; peau chaude; frisson assez vif ce matin ; lochies assez
abondantes et brunâtres; seins consistants, sans noyaux; elle a du lait, l'enfant tette ; langue blanche, enduit assez épais; elle est faible quand elle
remue et souffre considérablement du ventre ; quand elle respire même,
elle éprouve de la douleur; quelques nausées ce matin sans vomissements;
utérus, 11 c. de hauteur; empâtement de l'un et de l'autre côté; la douleur empêche de pouvoir mesurer la largeur; le ventre n'est pas ballonné
du tout. (60 sangsues sur le ventre.)

Le 11. Hier au soir, douleur très-vive dans le ventre ; 40 sangsues
sont appliquées à nouveau, nuit plus calme ; la douleur est, selon elle,
considérablement diminuée ; le ballonnement était très-fort ; elle avait
eu quelques nausées sans vomissements. Le pouls était très-fréquent,
160 puls., très-petit, un peu serré, représentant une sorte de trémulation
incessante de l'artère ; peau chaude et couverte de sueur. Quand elle
tousse, quand elle respire, elle éprouve une forte douleur vive du ventre ;
seins consistants, peu de lait; le ventre est peu ballonné ; il est toujours
tellement sensible, qu'on ne peut l'examiner; elle urine bien, sans douleur ; la douleur de ventre parait plus forte du côté droit que du côté
gauche; soif assez vive. (80 sangsues.)

Morte le 12, à quatre heures du matin.

Autopsie le 13, à dix heures.

Epanchement peu abondant, mais puriforme, ayant lieu surtout en
avant de l'utérus, derrière la vessie ; le pus y est liquide, sans grandes
fausses membranes, rien aux ovaires; les trompes sont rouges, comme
boursouflées et tuméfiées à leurs extrémités, qui sont très-vasculaires.
Quantité notable de pus dans l'épaisseur de l'utérus, à droite du col et un
peu en remontant à droite vers les annexes. Le pus remplit les vaisseaux
et est très-concret, car on l'énucle avec la pointe du scalpel ; à la face
postérieure on en trouve un peu, et à gauche on en revoit une certaine
proportion toujours disposée de même le long du vaisseau et à leur intérieur ; deux ou trois sinus de quatrième ordre laissent échapper une
goutte de pus.

Epanchement louche, d'apparence purulente dans les bassinets des
deux côtés, sans altération bien évidente de la membrane. L'examen microscopique a démontré à M. Robin que cette apparence puriforme de l'u-
rine tenait à un mélange de cellules épithéliales, il n'a pas trouvé de
globules purulents. Congestion pulmonaire ; çà et là quelques noyaux,
comme apoplectiformes et piquetés ; aucune trace de pus.

Obs. 7. Huser, trente ans, domestique, réglée à dix-huit ans, époques
régulières, durant cinq à six jours, abondantes, mais avec quelques
coliques. Première approche à vingt-quatre ans ; premier enfant à vingt-
cinq ans, une fille. L'enfant actuel est aussi une fille, dont elle accouche
à terme le 10 mars 1856, à onze heures et demie du soir. N'a jamais vomi
dans ses grossesses ; n'a jamais eu d'œdème, mais seulement à l'une et

à l'autre elle a eu des varices à la jambe droite. Elles ont débuté au premier mois de sa première grossesse et ont diminué après, en persistant toutefois dans l'intervalle d'une gestation à l'autre ; puis elles se sont exagérées sensiblement dès le début de la grossesse actuelle ; pas de lait aux seins dans les grossesses ; perd d'habitude peu de sang à ses couches, pas d'accidents. Elle a eu du dégoût à chaque fois qu'elle a été enceinte et elle a vécu seulement de café au lait dans les trois derniers mois.

Le 11. Quelques coliques après la couche ; n'a pas bien dormi ; a eu un peu mal aux reins et a rendu un caillot peu volumineux. 78 puls.; peau un peu chaude, pouls naturel, langue blanchâtre ; peu d'appétit; utérus, 23 sur 15 avant d'être sondée ; douleurs, avec un peu de gonflement de la grosseur du crayon aux deux annexes ; 15 sur 17 après l'évacuation de l'urine ; la douleur existe toujours des deux côtés ; par l'écartement de la ligne blanche qui est très-marqué on la trouve aussi au niveau du col et sur les côtés. (30 sangues ; 2 bouillons, 2 portions.)

Le 12. Va bien ; 11 sur 11; sans aucune espèce de douleur ; les annexes sont souples et sans dureté ; le lait n'est pas encore monté; les lochies sont abondantes et faciles. (2 portions.)

Le 13. Pouls naturel, 60 puls. ; peau fraîche ; utérus, 10 sur 9, sans gonflement ni douleur; le lait commence à monter; l'enfant tette bien ; lochies assez abondantes, moins rouges : appétit très-vif. (2 portions.)

Le 14. Va bien ; 64 puls. ; le lait est très-bien monté ; lochies abondantes et rouges, mais moins ; appétit très-vif; utérus, 8 sur 9 ; elle offre du côté gauche un peu de gonflement très-net, très-circonscrit, dur, gros comme un crayon, et paraissant ancien. (3 port.; 0,30 seigle ergoté.)

Le 15. A été bien hier toute la journée : la fièvre la prend vers minuit avec frisson peu marqué ; le lait est monté assez fort à ce moment; 120 puls., plein, peau chaude; volume utérin, 8 sur 9, avec encore un peu de gonflement à gauche, sans aucune espèce de douleur; lochies abondantes, seins énormes, gonflés, douloureux; pas d'appétit. (40 sangsues, 20 de chaque côté ; 15 grammes d'huile de ricin ; 4 bouillons,)

Le 16. Va bien ; seins assez gonflés; l'enfant tette bien ; lochies encore abondantes, mais moindres ; bon sommeil, appétit; 100 puls. ; peau un peu chaude; utérus, 8 sur 12 ; gonflement des deux côtés, surtout un peu à droite, avec un peu de douleur. (40 sangsues, 20 de chaque côté ; 1 portion.)

Le 17. 96 puls., assez vif et encore plein, assez résistant; a bien dormi; mesure de l'utérus, 7 sur 4, avec gonflement à gauche et un peu de douleur du même point; le gonflement est gros comme le petit doigt; à droite, il n'y a plus rien ; lochies abondantes et jaunâtres. (20 sangsues à gauche ; 2 portions.)

Le 18. Hier au soir elle souffrait encore beaucoup à gauche et avait 104 puls. 20 nouvelles sangsues lui sont appliquées ; n'a pas bien dormi, à cause des sangsues. Ce matin, elle a 100 puls.; pouls moins vif et moins résistant ; la peau peu chaude; utérus, 7 sur 14; il y a toujours gonflement de l'un et de l'autre côté, mais maintenant sans douleur; n'a pas été depuis cinq à six jours à la selle. (Vésicatoire de chaque côté ; une portion ; 15 grammes d'huile de ricin.)

Le 19. 96 à 100 puls., mais peau moite, sans chaleur; selles très-nombreuses, facies affaissé, yeux excavés ; langue jaunâtre ; un peu d'appétit ; pas de nausées, pas de frisson, pas de douleur à la pression du ventre. (0,05 d'ext. aq. théb.; 8 grammes de sous-nitr. de bismuth; 2 bouillons, 2 potages.)

Le 20. Elle avait été relativement bien toute la journée, lorsque le soir elle est prise d'un redoublement de fièvre, de nausées avec malaise, douleur et refroidissement du nez; pas de frisson, pas de douleur de ventre à la pression ; 132 puls.; peau chaude, sèche ; quelques selles hier; facies jaunâtre, yeux toujours excavés. (2 gr. kina ; 120 gr. bagnols, 0,05 ext. théb.)

Le 21. 132 puls.; peau chaude, sueur abondante ; deux ou trois selles hier peu copieuses, liquides, elle n'en a pas eu depuis; facies moins jaune, mais toujours les yeux excavés; pas de nausées, pas de frisson ; développement du ventre, qui n'est nullement douloureux ; pas d'appétit; langue grisâtre avec enduit. (2 gr. kina; 120 bagnols; 0,05 ext. théb.; 4 bouillons.)

Le 22. 132 puls. ; pouls filiforme, peau froide à la main et au bras, respiration haute; chaque inspiration étant accompagnée d'une plainte. Facies profondément altéré, perte à peu près complète des forces; pas de selles, pas de nausées, pas de frisson ; agitation très-vive cette nuit, sans délire ; ne tousse pas ; peu de lochies ; pas de lait ; meurt dans la journée.

Autopsie le 24, à dix heures du matin.

Epanchement assez médiocre dans l'adbomen, surtout dans le petit bassin ; le liquide est jaunâtre, puriforme, mêlé de grumeaux pseudo-membraneux, assez peu nombreux, mais plus larges, plus épais et plus abondants au voisinage de l'utérus : c'est une véritable nappe de pus concret, qui se rencontre entre l'utérus et la vessie. L'utérus a 11 c. sur 11 ; les deux trompes sont volumineuses, surtout la droite, qui est bien grosse comme un crayon. Leurs pavillons sont d'un rouge un peu foncé, et comme infiltrés. Les conduits de la trompe sont injectés, les ovaires présentent des plaques rouges par place, et l'ovaire droit est de forme allongée présentant environ 7 centimètres de longueur, sur 2 centimètres de large à peu près. Les veines du ligament large à droite sont volumineuses, d'un rouge noirâtre : cela existe moins à gauche. A la face interne de l'utérus on trouve un liquide épais, gluant, d'un rouge sombre et foncé, non adhérent à la surface interne ; aucune trace à cette surface de fausses membranes ou de plaques grisâtres ; point de sanie putride. La surface est lisse, la consistance bonne, la coloration à peine rosée, avec quelques petites injections par place ; pas d'apparence noirâtre, pas d'odeur fétide. Rien de particulier à noter au niveau de l'insertion placentaire ; la surface est inégale, rugueuse, d'une coloration rouge sombre, sans ramollissement du tissu sous-jacent, sans traces de pus. L'incision de la paroi antérieure fait voir que la face interne des veines qu'on y trouve est rougeâtre, et que cette teinte injectée s'étend au tissu péri-veineux. De l'un et de l'autre côté, au niveau du col et latéralement, on trouve de nombreuses veines remplies de pus ; vers la partie moyenne du bord gauche, de larges sinus en sont distendus. Dans l'espace qui sépare le conduit de la trompe du ligament rond, on observe de l'un et de l'autre côté, avant toute incision, une grosse veine du volume d'une forte plume d'oie à écrire, qui fait saillie et qui offre une teinte jaunâtre et puriforme ; de cette veine l'incision de l'un et de l'autre côté fait écouler un pus louable, phlegmoneux, épais. Les autres veines de droite sont moins remplies de pus que celles de gauche, ou du moins celles qui sont altérées ainsi sont moins nombreuses. La face interne de ces vaisseaux est blanche, sans injection. Dans la trompe droite on trouve du pus crémeux, qui la remplit dans toute l'étendue ; rien de semblable à gauche. Aucune trace de pus dans les autres organes, ni dans le poumon, ni dans le foie, ni dans la rate, ni dans les reins.

Obs. 8. Guillaume, née Cochet, vingt ans, lessiveuse, mariée. Réglée à onze ans, époques toujours régulières, très-abondantes, mais un peu de coliques, huit à quinze jours de durée. Lymphatique, peau blanche, cheveux rouges, yeux brun clair, fauves. Première approche lors de son mariage à seize ans, sans effet sur les règles. Elle a eu deux autres enfants : le premier, un garçon, le deuxième, une fille ; le présent était à terme, un garçon ; elle n'avait pas vu ses règles depuis quinze mois. Vomissements dans les deux premières couches, pas dans la troisième ; œdème à chaque fois, commençant vers le troisième mois, jusque deux ou trois mois avant l'accouchement ; l'œdème va jusqu'au jarret et disparaît complétement vers le sixième ou septième mois. Pas de varices. La première grossesse a été la meilleure ; cependant elle ne pouvait pas bouger, mais était au lit et assise, tandis que dans la seconde elle ne pouvait ni s'asseoir ni se coucher ; première couche bonne ; deuxième couche, présentation de l'épaule, version, succès, mais grande fatigue de la mère, qui reste sept semaines au lit. Lait aux seins dans les deux premières grossesses, pas à celle-ci. Le 16 décembre 1855 elle accouche à sept heures du matin, d'un enfant qui s'est, encore cette fois, présenté par l'épaule, version, mort de l'enfant, très-fort et très-bien conformé du reste. Frisson vif avant la couche, pas après ; perd peu de sang.

Le 16, à neuf heures et demie du matin, souffre beaucoup dans les reins et dans le côté droit, au niveau du rebord des côtes droites ; cette douleur existait pendant toute sa grossesse ; perd peu de sang en ce moment. Pouls, 96, fort ; peau chaude ; un peu de céphalalgie, qui diminue déjà ; pas de vomissements ni de nausées ; utérus, 19 sur 19 ;

saillie du volume du doigt annulaire à gauche, moins marquée à droite, mais plus profonde ; celle de gauche, au moment des contractions utérines qui existent encore, est soulevée et poussée en avant. Ces contractions s'accompagnent de douleurs de reins ; au toucher, les deux cordes tuméfiées sont douloureuses, mais la douleur est plus vive encore dans l'angle gauche et supérieur de l'utérus, au-dessus de la corde signalée. Les douleurs spontanées sont assez vives pour empêcher la malade de tousser et de remuer. En examinant avec plus de soin, on trouve au point de l'angle gauche, que j'ai indiqué comme plus douloureux, une seconde tuméfaction bien dessinée du volume d'un crayon ; des deux annexes ainsi gonflées, celle qui est en avant et au-dessous part très-avant sur l'utérus et s'étend par une corde dure non interrompue jusque dans la fosse iliaque gauche. (60 sangsues, 30 de chaque côté ; 2 bouillons, deux potages.) Urines fortement colorées ; rien à l'acide nitrique.

Le 17. On a appliqué 30 nouvelles sangsues hier au soir, parce qu'elle avait encore de la douleur ; utérus complétement indolent à la pression ; à peine une légère saillie là où l'on sentait hier une grosse corde double. Lochies abondantes ; utérus, 16 sur 16 ; rien aux seins ; langue blanche ; peau chaude ; pouls, 96 ; frisson vers minuit ; n'a pas sué ; douleur dans les cuisses hier au soir. (30 sangsues.)

Le 18. 132 pulsations, pouls assez mou ; peau un peu chaude ; langue blanchâtre ; se sent bien soulagée et trouve qu'elle a un peu plus de force ; a bien dormi ; appétit ; pas de frissons ; pas de céphalalgie ; pas de sueur ni de chaleur pendant la nuit ; utérus, 14 sur 17 ; lochies abondantes et noirâtres ; odeur assez fétide, non gangréneuse ; pas de lait aux seins. L'utérus est cordiforme, assez dur, non douloureux ; les cordes, surtout la gauche, sont encore gonflées, mais elle n'y perçoit aucune douleur. (2 grammes de kina ; vésicatoire sur le ventre ; une portion.)

Le 19. 117 pulsations. Pas d'appétit ; n'a pas dormi ; lochies abondantes ; pas de lait ; douleurs à l'orifice de l'anus ; langue blanche, humide ; peau chaude ; face pâle ; pommettes colorées ; n'a pas eu de frissons. (Même prescription.)

Le 20. 140 pulsations ; peau médiocrement chaude ; sentiment d'étouffement ; langue humide, blanche ; pas de douleurs de ventre ; n'a plus la douleur du sacrum, ni de la vulve, mais se plaint du dos ; rien à l'auscultation ni à la percussion ; cœur sain ; ventre indolent, non ballonné ; lochies toujours marquées ; face pâle. (2 grammes de kina ; 120 de bagnols ; 4 potages.)

Le 21. 144 pulsations ; peau médiocrement chaude ; elle a été prise hier vers deux heures d'une douleur violente du ventre. Cette douleur a été croissant ; elle souffre cruellement ce matin ; chaque inspiration est douloureuse et arrache des cris ; pas de vomissements ; quelques nausées ; le ventre est très-ballonné ; les lochies ont augmenté d'abondance ;

elle souffre beaucoup dans le ventre, mais elle souffre encore plus des reins. La langue est humide, blanchâtre; la face non grippée, mais exprimant l'angoisse. (40 sangsues sur la partie supérieure du ventre, saignée de trois palettes; 0,10 ext. aq. thébaïque en dix pilules, une toutes les deux heures; 120 de bagnols étendu; 4 bouillons.)

Le 22. Les douleurs se sont un peu calmées, mais elle souffre encore; peau froide; face pâle; lèvres bleuâtres; langue blanche, humide; 44 inspirations; ventre ballonné; pas de diarrhée; n'a pas vomi; est moins gênée de la respiration. (120 grammes de bagnols; 2 bouillons, 2 potages.)

Meurt le 22 dans la journée. — Autopsie le 24 décembre 1855, à dix heures un quart. (Utérus, 14 de large, 16 de haut, du fond à la naissance du col, 20 du fond au museau de tanche.) A l'ouverture de l'abdomen, on constate qu'il existe dans cette cavité un épanchement peu considérable d'une sérosité jaunâtre, un peu trouble, et que surtout les anses intestinales, fortement distendues par des gaz, sont recouvertes au niveau des points où elles se rencontrent par de larges fausses membranes d'un jaune-verdâtre et d'apparence tout à fait puriformes; elles sont peu adhérentes et ne soudent que très-mollement les unes avec les autres les anses intestinales, dans l'intervalle desquelles elles ne pénètrent pas. Ces fausses membranes existent dans toute l'étendue du péritoine, mais nulle part elles ne sont plus abondantes que dans le petit bassin et dans les deux fosses iliaques. Au côté gauche, la trompe et l'ovaire sont tout à fait couverts par ces concrétions fibrineuses qui les enveloppent. Le ligament rond du côté gauche se détache de l'utérus beaucoup plus bas que celui du côté opposé; il est accolé à la face antérieure de l'organe dans une étendue de trois centimètres environ et se dirige presque verticalement en bas, ou du moins par une oblique très-rapprochée de l'axe de l'utérus; il est très-saillant et du volume d'un gros crayon. L'ovaire de ce côté est gros comme une très-forte amande, jaunâtre et moins dur que le droit, qui est cependant moins volumineux. La trompe est assez rouge, développée, toujours striée en agate, mais à injection sans teinte trop vive; le conduit est du volume d'une forte plume.

Le col utérin est verdâtre et gris, couvert de vésicules arrondies (œufs de Naboth) très-développées et aussi de plaques pseudo-membraneuses d'un gris clair verdâtre. La face interne de l'utérus est recouverte de putrilage gris verdâtre. Au point où va naître le col et aussi sur le milieu des deux faces de l'utérus on observe des fausses membranes d'un gris verdâtre, aréolées, baignées, comme tout le reste de l'utérus, par une sanie fétide et d'un gris verdâtre. L'insertion placentaire qui a lieu à la face postérieure n'est pas colorée comme le reste, elle est plus rouge; sous elle, à la coupe, les veines sont béantes et à peine remplies d'un sang noir à moitié coagulé et sans altération apparente. Au niveau du col, à droite, on trouve une ou deux petites veines remplies, dans un très-court espace, de pus épais et crémeux. Vers le niveau de la veine ovarique, une grosse veine dans l'intérieur du tissu utérin est aussi pleine de pus et entourée de fausses membranes puriformes ou du moins d'un tissu infiltré de pus concret et de sérosité louche demi-transparente. Cette lésion, qui est bien autour de la veine, dans le tissu cellulaire qui la sépare du tissu interne, est aussi répétée autour de plusieurs veines du ligament large. L'ovaire est dur ; son tissu, blanc rosé, n'est nullement ramolli ; à la coupe, on n'y trouve pas de pus. Les lésions des veines, au niveau de l'angle gauche, au niveau de l'insertion des annexes avec l'utérus, sont beaucoup plus considérables ; le pus des veines très-nombreuses qui sont atteintes est tantôt concret, tantôt plus crémeux. Beaucoup d'entre elles sont entourées de pus et de sérosité infiltrés en dehors de la lumière du vaisseau. On trouve ces lésions environ dans l'espace de la largeur d'une pièce de cinq francs ; plusieurs veines du ligament large gauche, mais beaucoup moins que de l'autre côté, sont prises de la même altération. La veine qui se dirige de l'ovaire vers l'utérus contient également du pus crémeux. La trompe est très-rouge ; son conduit a la grosseur d'une forte plume ; l'ovaire, de 5 centimètres environ de long sur 3 environ de large, est rosé et grisâtre à l'intérieur, fortement infiltré de sérosité qui s'échappe à la coupe ; on y trouve çà et là quelques points jaunâtres analogues à des fausses membranes puriformes, bien différentes des corps jaunes qu'on trouve au nombre de deux ou trois, très-développés. Point d'épanchement pleurétique. Rien à noter dans les autres organes.

Obs. 9. Renouf, vingt-neuf ans, couturière. Après une grossesse régulière, elle accouche naturellement d'un garçon, le 3 janvier 1857. (C'est son troisième accouchement.)

Le 3 janvier. L'utérus mesure 11 centimètres de hauteur sur 13 de largeur ; le ventre est souple, mais douloureux à droite. (20 sangsues.)

Le 4. L'utérus a conservé les mêmes dimensions ; le ventre est toujours douloureux à droite. (20 sangsues.)

Le 5. L'utérus a perdu de son volume, il n'a plus que 9 centimètres sur 11 ; la douleur a notablement diminué ; le pouls, fréquent la veille, est plus calme aujourd'hui ; le lait commence à monter.

Le 6. Rien de nouveau ; l'utérus a conservé ses dimensions. (30 centigrammes de seigle ergoté.)

Le 7. L'utérus n'a plus que 7 centimètres en hauteur sur 10 en largeur.

Le 8. La malade a eu un frisson violent ; elle a de la céphalalgie et des nausées ; le pouls bat 130 fois ; la sécrétion du lait est supprimée ; l'utérus est plus volumineux que la veille, mais très-difficile à mesurer, parce que le ventre est très-douloureux, surtout à droite. (40 sangsues.)

Le 9. L'état de la malade s'est aggravé ; sa figure est pâle et anxieuse,

40

la respiration fréquente; le ventre est très-douloureux, surtout à la pression. (Vésicatoire ; frictions avec l'onguent napolitain.)

Le 10. Aux symptômes de la veille il s'est joint aujourd'hui des douleurs dans les articulations des poignets et du pied droit. (75 centigrammes de sulfate de quinine.)

Le 11. La fièvre et la sensibilité de l'abdomen ont diminué ; mais les douleurs des articulations ont pris une grande intensité ; l'épaule est le siége d'une douleur semblable. (Liniment laudanisé; 1 gramme de sulfate de quinine.)

Le 12. Le ventre est indolent tout à fait ; la malade est très-affaissée. cependant les douleurs persistent dans les articulations, prises l'avant-veille; il existe même du gonflement à l'articulation du pied et de l'épaule droite; les coudes sont douloureux; il existe aussi au mollet droit des varices, au niveau desquelles existe de l'empâtement et de la sensibilité à la pression. Le pouls, assez ferme, bat 120 fois.

Morte le 13, à quatre heures du matin.

Autopsie. — Le péritoine n'est pas enflammé ; l'utérus mesure 12 sur 12. La veine ovarique droite contient un large paquet purulent, qui remonte jusqu'à son embouchure dans la veine cave; à ce niveau, la veine cave elle-même contient un paquet de pus très épais, du volume d'une noix, libre dans sa cavité, et qui ne s'est en rien mêlé au sang au milieu duquel il chemine. L'utérus, dans sa partie gauche, n'offre rien à mentionner. A droite, on trouve du pus dans une grosse veine qui gagne le ligament large ; ce ligament est infiltré de lymphe plastique; il est converti tout entier en un tissu dur, blanc, épais, au milieu duquel rampent de nombreuses veines qui contiennent toutes du pus.

La face interne de l'utérus est noirâtre; au niveau de l'insertion placentaire, elle est revêtue par des fausses membranes à forme diphthéritique, grisâtres et colorées aussi çà et là par du sang.

On trouve du pus dans l'extenseur du pouce gauche et dans l'articulation tibio-tarsienne droite.

Les poumons et le foie ne présentent aucun abcès.

Obs. 10. Mongel, vingt-six ans. Elle a déjà eu une fille, son premier enfant, à terme. Dans sa dernière grossesse, quelques vomissements pendant le dernier mois, le matin, au réveil. Pas de dégoût pour les aliments. Quelques varices à la jambe gauche, mais sans œdème. Depuis le sixième mois le lait a coulé des seins, fort peu, mais assez pour tacher le linge. Elle est accouchée, à six heures, le 12 juin 1855. Après l'accouchement frisson peu intense ; un vomissement pendant les douleurs.

Le 12 juin. Tempérament lymphatico-sanguin, blonde avec des yeux bleus. Depuis l'accouchement, coliques vives avec expulsion de caillots, sans douleurs lombaires; maintenant elles se calment. 88 pulsations; pouls normal ; peau un peu chaude ; quelques légers picotements au sein. L'utérus mesure 13 sur 15. Au niveau de l'annexe droite, elle éprouve

une douleur assez vive, avec tuméfaction en ce point. L'utérus est déjeté
à droite. La malade est allée à la selle tous ces jours derniers. Soif vive ;
pas d'appétit. (30 sangsues à droite ; 2 bouillons, 2 potages.)

Le 13. 84 pulsations ; peau fraîche ; quelques douleurs abdominales ;
un peu de céphalalgie ; appétit nul ; lochies peu abondantes, rougeâtres ;
pas de frissons ; utérus, 9 sur 10, toujours de la douleur et du gonflement à droite. (30 sangsues.)

Le 14. 100 pulsations ; un peu de chaleur à la peau ; le lait, monté
hier, coule abondamment, car la malade ne nourrit pas son enfant ; la
langue est blanche, revêtue d'un enduit épais ; il y a toujours quelques
coliques ; les sangsues n'ont pas amené beaucoup de soulagement ; lochies peu abondantes, rougeâtres, mêlées ; utérus, 10 sur 10 ; la douleur
de droite a disparu, mais l'utérus est douloureux à la partie médiane,
à la pression et même lors des mouvements ; vif appétit. (40 sangsues ;
une portion.)

Le 15. Céphalalgie ; 96 pulsations ; pouls développé ; peau chaude ;
ventre non douloureux ; lochies peu abondantes, rouges ; lait abondant ;
seins durs ; appétit. (2 portions.)

Le 16. Peu de sommeil cette nuit ; 128 pulsations, avec le pouls peu
développé ; peu de chaleur à la peau ; lait très-abondant, seins énormes.
Morsures de sangsues enflammées ; utérus, 8 sur 8; peu d'appétit ; depuis,
hier trois selles ; quelques malaises et de légers frissons. Vers le côté droit,
au niveau de l'annexe, on trouve encore un empâtement légèrement douloureux ; langue blanchâtre. (Huile de ricin, 30 grammes ; extrait aqueux
thébaïque, 0,05 en quatre doses ; vésicatoire sur le côté droit du ventre ;
2 bouillons.)

Le 17. Langue blanche et humide ; 132 pulsations ; bouche très-
mauvaise ; lochies peu abondantes ; lait abondant ; ventre indolent ;
l'utérus ne peut être retrouvé ; face jaunâtre ; pas d'appétit ; le sommeil
a été assez bon. (Poudre d'ipécacuanha, 1 gramme.)

Le 18. 132 pulsations, pouls petit ; douleurs vives dans la tête, de
moment en moment ; face jaunâtre ; appétit ; hier beaucoup de vomissements ; les lochies se sont alors arrêtées pour reprendre ; seins volumineux, lait abondant. Depuis hier une seule selle ; la malade se trouve
mieux. (4 verres de spa ; sous-nitrate de bismuth, 8 grammes.)

Le 19. 132 pulsations ; pouls petit ; ni frissons ni nausées ; peau
chaude ; la céphalalgie a disparu hier pour reparaître ce matin ; lait diminué ; lochies encore assez abondantes ; pas de douleurs de ventre ; pas
de diarrhée ; peu d'appétit. (Extrait de kina, 1 gramme ; bagnols,
30 grammes ; une portion.)

Le 20. 92 pulsations ; pouls petit ; pas de chaleur à la peau ; peu
d'appétit ; lochies modérément abondantes ; bon sommeil ; le lait est
de nouveau abondant, la langue nette. Il n'y a pas de frissons ; le vésicatoire est presque sec ; la malade ne souffre que fort peu dans le ventre,

lors des mouvements. On ne peut trouver l'utérus ; une collection de pus sous-cutanée qui s'est formée sous une piqûre de sangsue gène beau-coup la malade. (Bagnols, 60 grammes ; extrait de kina, 1 gramme ; un demi-lavement avec 30 grammes de miel de mercuriale ; une portion.)

Le 21. 124 pulsations ; peau chaude ; frisson continuel ; face jau-nâtre ; toux fréquente avec expectoration, mais sans point de côté, sans que l'on trouve rien, ni par la percussion ni par l'auscultation. Utérus impalpable ; un peu de douleur à la pression à droite ; par de ballonne-ment, pas de lochies ; le lait est encore abondant, surtout à gauche ; céphalalgie intense ; pas d'appétit. (Bagnols, 100 grammes ; julep avec extrait de kina, 1 gramme ; vésicatoire sur le ventre.)

Le 22. 140 pulsations ; pouls petit ; peau sans chaleur. Il y a eu des nausées, des vomissements, cette nuit des frissons. Le sens de l'ouïe est obtus ; hier la vue était trouble ; les pupilles sont dilatées ; facies meil-leur. La malade dit se sentir mieux ; pas de prostration ; un peu de sensibilité du ventre à la pression ; ballonnement un peu plus marqué qu'hier. Cette nuit deux selles liquides ; pas d'appétit, soif vive ; agita-tion sans délire cette nuit. (Alcoolature d'aconit, 20 gouttes ; frictions avec de l'onguent napolitain sur le ventre ; chlorhydrate de morphine. 1 centigramme sur le vésicatoire ; bagnols, 100 grammes ; solution de sirop de coing.)

Le 23. 140 pulsations ; pouls régulier, assez fort ; la journée et la nuit d'hier ont été meilleures, bien que la malade ait un peu vomi hier au soir et ce matin ; la matière des vomissements était glaireuse. La surdité a diminué ; cette nuit ni agitation ni délire ; la face est moins pâle, vive rougeur à la joue gauche ; un peu de douleur vers le milieu du ventre. Mictions fréquentes et abondantes ce matin, fréquentes et peu abon-dantes cette nuit. Le ventre est moins ballonné qu'hier ; on ne trouve de douleur qu'à la partie médiane et par une forte pression ; pas de selles depuis hier. Les lochies, dont hier il y avait encore quelques traces, ont cessé ce matin ; la malade commence à souffrir des gencives. (Alcoola-ture d'aconit, 30 gouttes ; frictions mercurielles ; chlorhydrate de mor-phine, 0,01 ; solution de groseilles ; bagnols, 100 grammes.)

Le 24. 140 pulsations ; peau un peu chaude ; le facies est meilleur ; la bouche mauvaise ; ni vomissements ni nausées. Cette nuit un peu de sommeil ; ni céphalalgie ni douleurs dans le ventre. Au poignet gauche un peu de douleur, sans rougeur ni gonflement. La malade se trouve bien, crache beaucoup, mais ne souffre pas de la bouche. (Même pres-cription.)

Le 25. 140 pulsations ; peau chaude, soubresauts tendineux, surdité très-forte ; langue humide avec papilles développées. Cette nuit diarrhée très-abondante, nausées et vomissements. Pas de lochies, ventre non ballonné, vaguement sensible. Douleur des gencives, mouvements de la langue difficiles. Vésicatoire fétide et suppurant abondamment. (Alcoolature d'aconit, 30 gouttes; frictions mercurielles; extrait de kina, 1 gramme; sous-nitrate bismuth, 15 grammes; un demi-lavement avec six gouttes de laudanum.)

Le 26. 148 pulsations; chaleur âcre, brûlante; surdité complète; sommeil constant; pesanteur de tête; soif vive; bouche mauvaise; langue couverte d'un enduit blanchâtre un peu sec, nausées, vomissements glaireux. (Même prescription.)

Le 27. Vers deux heures, hier, dit-elle, elle a été prise de douleurs dans les bras; elle poussait des cris quand on les lui touchait. En même temps elle avait un frisson marqué; 136 pulsations, pouls assez fort, peau chaude, trois selles liquides. Pas de délire, nuit assez calme; soif vive, pas d'appétit. La surdité a diminué; elle se plaint des gencives et des mucosités qui lui remplissent la bouche. Sur la poitrine une tache rosée presque lenticulaire; le vésicatoire va mieux; 52 inspirations; langue humide, rouge, avec des îlots blancs; pas de douleurs de tête; hier sueurs abondantes, tremblement léger. (Alcoolature d'aconit, 50 gouttes; frictions mercurielles; extrait de kina, 1 gramme; sous-nitrate de bismuth, 15 grammes; un demi-lavement avec six gouttes de laudanum.)

Le 28. Hier pas de douleurs des bras; assez de calme, pas de délire; 124 pulsations; peau très-chaude; 48 inspirations. Ce matin gonflement et douleur dans les deux articulations du coude, avec rougeur érysipélateuse à la partie postérieure du coude droit. Du reste la malade n'éprouve que de la faiblesse; langue sèche, parole difficile, face jaunâtre. La mâchoire inférieure se meut difficilement quand la malade parle, mais sans contraction tonique et uniquement par faiblesse. Crachats épais, que la malade ne peut détacher. (Même prescription; alcoolature d'aconit, 60 gouttes.)

Le 29. 124 pulsations; peau brûlante; pouls assez vif et peu résistant; 52 inspirations. Hier la malade n'a pas souffert et s'est trouvée bien; la gêne de la parole est la même; les coudes sont dans le même état, seulement la rougeur du coude droit est plus foncée, et il y a en ce point une grande chaleur. Langue humide, face jaunâtre; pommettes très-colorées; pas de vomissements, pas de délire; dévoiement très-abondant; le vésicatoire suppure encore. (Alcoolature d'aconit, 70 gouttes; même prescription du reste.)

Le 30. Le dévoiement est toujours très-abondant; 140 pulsations; l'érysipèle du coude droit s'étend sur l'avant-bras; le coude gauche, toujours gonflé, est moins douloureux, et la malade le remue plus facilement. Peau brûlante; 34 inspirations; face plus altérée; langue humide, sans enduit; douleur des gencives; ni nausées ni vomissements; ni agitation ni délire. (Alcoolature d'aconit, 70 gouttes; extrait de kina, 2 grammes; même prescription d'ailleurs.)

Le 1er juillet. Beaucoup de diarrhée; les bras sont gonflés et douloureux ; 142 pulsations ; pas d'appétit ; peau très-chaude ; soif vive ; pas de céphalalgie ; respiration toujours accélérée ; la langue est sans enduit, mais extrèmement sèche, ce qui rend encore la parole plus difficile. Faiblesse, sans prostration absolue ; la malade s'occupe de ce qui se passe autour d'elle ; 40 inspirations. (Même prescription.)

Le 2. Les bras sont dans le même état, rouges et gonflés aux coudes tous les deux ; diarrhée très-abondante ; 120 pulsations ; pouls toujours vibrant, modérément développé ; 44 respirations ; peau chaude ; langue sèche, face plus altérée. (Un demi-lavement amidonné, diascordium 4 grammes ; bagnols, 250 grammes ; alcoolature d'aconit, 70 gouttes.)

Le 3. 160 pulsations ; demi-coma hier pendant toute la journée ; les bras sont dans le même état, un peu moins rouges ; 28 inspirations. (Même prescription.)

Le 4. Coma. La malade est à l'agonie et meurt peu après la visite.

Autopsie le 5.—Aucune trace de péritonite ; point d'épanchement, point de fausses membranes. Avant de diviser l'utérus, on observe que sa face antérieure offre à la partie moyenne et vers son fond une teinte verdâtre. Son volume est mesuré par 7 centimètres du fond au niveau du col et par 8 centimètres d'un côté à l'autre. La cavité est petite et remplie d'un liquide brun verdâtre, très-fétide, d'odeur gangréneuse. Tout le fond et tout le corps pour ainsi dire sont constituées par un tissu mou, comme aérolaire, qui cède sous la plus légère pression. Lorsqu'on gratte le tissu utérin par sa face interne, il semble formé de filaments roses imbriqués les uns dans les autres, qui ne sont autres que les fibres de l'utérus ramollies. Avant ce raclage la surface utérine est recouverte de fausses membranes grisâtres, en forme de plaques, comme écailleuses, séparées par des intervalles qui les font ressembler à ces mousses que l'on trouve sur les arbres.

Toutes les grosses veines qui rampent dans le bord gauche de l'utérus sont pleines de pus phlegmoneux. Rien de semblable n'existe dans celles de droite.

Au niveau du ligament ovarique gauche, une grosse veine dans la paroi utérine est gorgée de sang noir en caillots, et, à partir du point où elle quitte l'utérus pour gagner l'ovaire, elle est pleine de pus.

Les deux ovaires sont volumineux, d'un blanc mat. Le droit est plus petit que le gauche. A l'intérieur son tissu est rosé, dense, comme revenu sur lui-même. La couche la plus extérieure est blanche et forme comme une coque.

Les deux trompes offrent peu de rougeur. Leur pavillon est boursouflé et non injecté. Leur conduit ne contient pas de pus. Le volume de la trompe est normal.

Foie un peu ramolli ; rate et intestin grêle à l'état sain. A la base du poumon gauche quelques adhérences pseudo-membraneuses ; pas d'épanchement, pas d'abcès.

Le gonflement du bras droit est constitué par un vaste abcès sous-musculaire occupant la partie postérieure et ayant dénudé les os. Il contient une nappe de pus ayant 8 à 10 pouces d'étendue. Les articulations de ce côté sont saines. A gauche, au contraire, l'articulation du coude est distendue par du pus. Les cartilages sont intacts. Le pus de l'articulation, comme celui des veines utérines, est bien lié et phleg-moneux.

Obs. 11. Thuillier, vingt-quatre ans, domestique, non mariée; réglée à treize ans, durée de l'époque huit jours abondamment, coliques habituelles. Elle a déjà eu un autre enfant, qu'elle a perdu; ne vomit pas dans ses grossesses; ni varices ni œdème; pas de lait pendant sa grossesse; accouche le 16 novembre 1855, à six heures du matin, d'une fille à terme.

Le 17 novembre 1855. 68 puls.; a bien dormi; pas de coliques; utérus, 9 centimètres de hauteur sur 10 de largeur, indolent. (2 bouillons, 2 portions.)

Le 18. 88 puls.; utérus indolent à la pression, 7 cent. sur 8; appétit; seins durs, lait abondant. (1 portion.)

Le 19. 120 puls.; peau chaude; la fièvre a commencé hier au soir; seins tendus, chauds, douloureux; ventre non douloureux; utérus peu perceptible; lochies rouges.

Le 20. 100 puls.; utérus indolent, impossible à retrouver; peau peu chaude; deux selles en dévoiement; pas d'appétit. (2 bouillons, 2 potages.)

Le 21. Elle a eu hier plus de dévoiement, au moins 15 selles liquides avec douleur vers le ventre; pas de sommeil; peu de frisson, mais chaleur vive; 132 puls., assez résistant; peau très-chaude, ventre très-douloureux, sans ballonnement; utérus impossible à trouver, la douleur empêchant l'examen profond; douleur violente, par élancements; pas de ballonnement; peu de lochies blanchâtres; seins peu volumineux, mais durs et engorgés; soif vive, mais elle ne peut boire sans éveiller la douleur. (0,05, ext. opium.) 80 sangsues au ventre, langue blanche et large; pas d'appétit; pas de céphalalgie; un vomissement ce matin. (2 potages; solut. sp. groseille.)

Le 22. Elle a été engourdie hier jusqu'au soir; langue blanchâtre, face pâle, envie de dormir et vomissements fréquents; pas de céphalalgie, pas de douleur de ventre à la pression; hier elle était mieux; au soir, on lui a mis 30 sangsues. C'est cette nuit que les vomissements ont repris; lors des vomissements elle souffre un peu dans le ventre; pouls filiforme, 116; peau des bras, qui sont hors du lit, froide; seins petits et souples; face un peu crispée, peau du ventre et des cuisses chaude; hoquet par instant. (0,05 extr. théb., en 4 doses; large vésicatoire sur le ventre; frictions onguent napolitain aux aisselles et sur les cuisses.)

Le 23. Face pâle; somnolence ; voix éteinte; peau fraîche, conservation de l'intelligence; pas d'envie de vomir, pas de diarrhée ; pouls petit, filiforme. (Le vésicatoire n'a pas pris.)

Morte le 23, à une heure du soir.

Autopsie le 25 novembre, à dix heures du matin.—L'abdomen est peu tendu ; on ne trouve même aucun ballonnement véritable. Il existe peu d'épanchement, un verre à peine dans le bassin ; cet épanchement est puriforme ; l'épiploon, bien étalé sur les intestins, n'est pas rouge, non plus que la surface des circonvolutions. La partie de l'intestin grêle qui est vers le petit bassin offre çà et là quelques adhérences pseudo-membraneuses ; l'utérus, qui a environ 8 centimètres de large sur 5 1/2 d'épaisseur, est disposé de telle façon que son fond est la partie la plus visible, par une sorte d'antéversion du corps plié en avant. Les veines sont peu injectées, peu développées ; les trompes sont très-volumineuses ; leur pavillon est rosé, avec stries vasculaires, comme les veines d'une agate; le pavillon semble comme œdémateux. Aucune trace de fausse membrane sur les ovaires, les trompes ou l'utérus. La face interne de celui-ci est couverte d'une couche pultacée, comme pseudo-membraneuse, d'un gris verdâtre ; la coupe montre que sur quelques points cette coloration s'étend jusque dans le tissu lui-même, c'est-à-dire que sur ces points la séparation n'est pas, quant à la coloration, brusque, mais graduelle; il n'y a aucun ramollissement du tissu intérieur, qui crie sous le scalpel. L'odeur qui s'exhale de la face interne comme celle de la sanie fétide qui s'écoule, est l'odeur de la gangrène.

A droite et à gauche, vers le col, de petites veines contiennent du pus; à droite, au niveau de la veine ovarique, et jusque dans une partie de son étendue en dehors, on trouve deux ou trois grosses veines pleines d'un pus phlegmoneux très-louable. Les veines ainsi prises sont tapissées par une fausse membrane non adhérente et d'aspect purulent, qui pourrait être considérée comme du pus concret, n'était son apparence bien réellement membraniforme après le lavage. La surface interne de ces veines ne présente aucune altération appréciable, elle est d'un blanc éclatant, presque nacré, sans injection ni rougeur. La même altération se retrouve à l'angle gauche de l'utérus, au niveau de la veine ovarique, mais là les veines sont beaucoup plus distendues et ont conservé la disposition de larges sinus, communiquant les uns avec les autres très-facilement, et remplis d'un pus phlegmoneux très-louable ; aucune injection de ces veines ainsi distendues; même apparence de fausses membranes puriformes sur certains points, sans modification de la membrane interne sous-jacente et sans adhérence aucune de ces fausses membranes. En poursuivant une de ces veines vers la partie interne et postérieure, on la voit diminuer de volume. Elle contient un sang noirâtre veineux, sans grande injection des parois, dont la teinte rougeâtre inaccoutumée tranche avec l'apparence blanche des points veineux occupés par le pus.

Aucune altération n'est appréciable dans les autres organes ; pas d'abcès métastatiques ; pas de collection ni d'injection des poumons, des reins, du foie. Le cœur est légèrement hypertrophié ; rien à la rate.

Obs. 12. Greslé (Zoé), vingt-trois ans, domestique, née à Buvilly (Jura), fille ; habite Paris depuis treize mois. Réglée à dix-neuf ans, sans indisposition. Menstrues régulières, venant toutes les trois semaines, assez abondantes, durant cinq jours.

Pendant la grossesse ni dégoût, ni nausées, ni vomissements, ni varices, ni œdème ; pas de lait dans les seins. Accouchée à l'aide du forceps le 5 mai 1857, à dix heures du matin, d'un garçon à terme. C'était son premier enfant ; frisson peu intense avant l'accouchement ; perte assez abondante après.

Le 6 mai. 148 puls., pouls petit ; 44 inspirations ; peu de chaleur à la peau ; soif vive ; langue très-sale, enduit blanc jaunâtre ; anorexie, sommeil assez bon ; une selle liquide ; utérus 18 sur 14, dévié à droite ; après le cathétérisme, 12 sur 14 ; urines rouges ; douleur très-vive des deux côtés de l'utérus au niveau des annexes, qui sont gonflées ; légère déchirure de la grande lèvre gauche.

Prescription. 40 sangsues de chaque côté ; diète.

Le 7. Le 6, au soir, on a appliqué 40 sangsues, 25 à droite et 15 à gauche, à cause d'une très-vive douleur dans les annexes ; aujourd'hui 140 pulsations ; pouls un peu fort ; peau très-chaude, surtout sur la poitrine ; faiblesse extrême, abattement et immobilité ; la malade se plaint d'un point de côté à gauche de la poitrine en arrière. A l'auscultation on croit entendre en arrière un peu de râle crépitant.

Prescription. 15 sangsues sur le point douloureux de la poitrine, 20 sur le ventre. Ext. de kina, 2 grammes.

Le 8. 132 puls., pouls petit, *bisferiens ;* peau médiocrement chaude ; sommeil assez paisible cette nuit ; beaucoup de régurgitations du liquide ingéré (eau de gomme); ventre ballonné, non douloureux ; utérus, 15 sur 18, sans douleur. L'exploration des annexes est difficile, à cause du ballonnement ; 60 inspirations hautes, un peu bruyantes ; facies abattu ; préoccupations vives sur son état ; la malade demande à plusieurs reprises si le mieux qu'elle croit éprouver est réel. A droite, en arrière de la poitrine, douleur légère ; matité de cinq travers de doigts de hauteur ; éloignement du bruit respiratoire et de la voix, mais sans égophonie, ni souffle. Les mêmes phénomènes s'observent à gauche, mais dans une moindre étendue. Un peu de toux, pendant laquelle elle souffre à droite et à gauche, en arrière, à la base de la poitrine ; pas de douleurs dans le ventre. (Frictions avec l'onguent napolitain ; un vésicatoire de chaque côté de la poitrine. Eau vineuse, 2 pots ; 4 bouillons ; ext. de kina, 2 grammes.)

Morte le 8, dans la journée.

Autopsie le 10 mai, à dix heures du matin. — Intestins fortement distendus par des gaz, mais en aucun point on ne trouve d'adhérences ni de fausses membranes péritonéales ; arborisations assez abondantes et assez marquées à la surface du gros intestin et de l'intestin grêle. Le tissu cellulaire du bassin est presque partout infiltré de sérosité rougeâtre et en même temps injecté, si bien que toute la cavité abdominale offre une teinte uniformément rougeâtre. Nulle part cette disposition n'est plus marquée qu'au niveau de la veine iliaque primitive gauche, de l'iliaque externe et de l'hypogastrique du même côté. Le tissu de ces vaisseaux est d'un rouge violacé, coloration que le lavage et le grattage ne peuvent enlever. Ces veines sont remplies par un caillot violet et poisseux, mais peu dur, sans adhérences, sans trace de pseudo-membranes à l'intérieur de la veine. Le tissu cellulaire périveineux est d'un rouge violacé, infiltré d'une sérosité de même nuance, et tranche par sa coloration sur le reste du tissu cellulaire abdominal, bien que ce dernier soit, comme nous l'avons dit, généralement très-coloré. Au confluent de l'iliaque primitive et de l'hypogastrique, on trouve un ganglion gros comme la moitié d'une noisette et très-fortement injecté. Les veines iliaque et hypogastrique du côté droit n'offrent rien de particulier. Nulle trace de vaisseaux lymphatiques dilatés soit sur l'utérus, soit dans le reste de l'abdomen.

Le volume de l'utérus est 15 sur 15. On observe quelques arborisations sur sa face antérieure ; à droite, on trouve du pus dans une veine superficielle située près du col et s'abouchant dans le sinus latéral droit, où l'on trouve aussi du pus, de même que dans toutes les branches veineuses rampant autour de ce point dans le tissu utérin. Au niveau de l'insertion des annexes, les veines du tissu utérin ne contiennent pas de pus, mais un certain nombre d'entre elles sont colorées en rouge violacé, sans qu'il y ait de sang dans leur intérieur. Plusieurs autres veines contrastent avec ces dernières par leur coloration blanche nacrée, qui semble repousser l'idée de tout état morbide. Au niveau de l'insertion de la trompe du côté droit sur l'utérus, l'incision donne écoulement à du pus sortant en quantité assez abondante d'une grosse veine située à ce niveau. La trompe est infiltrée, ramollie, rouge. L'ovaire du même côté est dans le même état et à un degré tel qu'il s'écrase sous le doigt ; on y trouve un peu de pus. Une grosse veine rampant dans le ligament large du même côté contient une notable quantité de pus épais, crémeux, jaune verdâtre, bien lié, comme est celui que nous avons trouvé partout ailleurs. Au niveau du plexus pampiriforme, tout le tissu cellulaire est imprégné de pus et notablement densifié. La surface interne de l'utérus est couverte d'un enduit putrilagineux d'un gris noirâtre, fétide. Aucun point de cette surface n'est à l'état sain. Cette apparence se continue dans la cavité du col utérin. A gauche, on trouve aussi au niveau du plexus pampiriforme une sorte d'infiltration purulente comme à droite.

Plusieurs veines qui rampent dans ce point sont elles-mêmes pleines de pus. Tout le repli recto-vaginal en est infiltré.

Dans les poumons, la plus grande partie du tissu est violacée, le lobe inférieur gauche densifié, rougeâtre, non crépitant, mais les éléments qui constituent le poumon sont encore facilement reconnus. Ce n'est qu'une simple congestion. Les plèvres présentent quelques arborisations, sans épanchement, ni fausses membranes.

Le cœur est sain. Une certaine quantité de sérosité limpide se rencontre dans le péricarde.

Le foie est mou, jaunâtre, sans injection, sans traces de pus à son intérieur.

Obs. 13. Bastien (Eugénie), vingt et un ans, domestique. Accouchée le 19, à dix heures du soir ; présentation du siége. La délivrance n'a pu se faire ; le cordon a été cassé. Introduction de la main ; hémorrhagie. (1 gramme de seigle ergoté.)

Le 20 mai 1855. Pas d'hémorrhagie nouvelle. Utérus très-dur, petit. Teint pâle, jaune, bouffissure de la face. La main, introduite dans le vagin, démontre que l'orifice du col est fortement resserré autour d'une petite portion du placenta. On introduit difficilement le doigt à travers le col ; la main ne peut y parvenir tout entière. L'utérus est rigide et tout à fait inextensible. On ne prolonge pas les tentatives au delà de quelques minutes. (Onctions sur le ventre et le vagin avec extrait de belladone.) Vers dix heures, même tentative inutile. (Bains, frictions d'extrait de belladone.)

Le 21. Délire hier dans la soirée ; agitation la nuit ; il a fallu la maintenir dans son lit. Odeur de putréfaction. On trouve le placenta dans le vagin, comprimé, grisâtre, exhalant une odeur infecte ; peau chaude. Pouls plein, fréquent, 154. Douleurs vives à la région abdominale. (Vésicatoire au ventre et aux mollets ; bain avant.)

Le 22. Calme dans la soirée et toute la nuit. Peau chaude, sudorale ; pommettes rouges. Pouls à 156, plein, développé, comme frémissant sous le doigt. Souffle continu intense au cou, arrêté par une pression superficielle. Lochies d'un brun verdâtre, fétides. Frisson ce matin à sept heures. Pas de nausées ; soif vive ; ventre ballonné, douloureux à gauche, où l'on sent l'annexe tuméfiée. Pas de diarrhée. Utérus, 14 sur 16. (30 sangsues à gauche ; 1 gramme de sulfate de quinine.)

Le 23. Pouls 140, fort, plein, frémissant. Délire la nuit. Plus autant d'agitation. Ventre assez douloureux pour que l'examen détaillé de l'utérus soit impossible. Lochies peu abondantes, fétides. Soif vive ; langue collante ; plaintes continuelles ; ni nausées ni diarrhée. (1^{gr},50 de sulfate de quinine.)

Le 24. Pouls à 138, assez vif, sans frémissement sous une compression superficielle. Vomissements abondants ; délire tranquille ; ventre peu ballonné, la douleur n'est plus perçue ; on ne peut saisir de tumeur à cause de la résistance des parois. Langue sèche ; face pâle, souffrante, sans être trop tirée. Lochies peu abondantes, noirâtres, fétides. Plaintes et somnolence. Pas de selles. (1gr,50 de sulfate de quinine ; 100 grammes de bagnols ; 4 bouillons.)

Le 25. Délire, agitation ; vomissements. Main gauche œdématiée. Langue sèche ; constipation ; soif vive. Douleur dans le ventre. (Même prescription.)

Morte le 26, au matin.

Autopsie le 27, à dix heures du matin.—Epanchement abdominal très-peu considérable, non purulent. Pas de fausses membranes à la surface de l'utérus ni des trompes. Les trompes sont injectées au niveau des pavillons. La trompe gauche surtout l'est fortement, et est doublée de volume. Les deux ovaires sont volumineux et injectés au niveau de ligaments larges. L'utérus est tout à fait blanc, lisse à sa surface externe. Ses dimensions sont 13 sur 13. Sa surface interne est baignée par un liquide verdâtre, sanieux, épais, fétide. Vers le col, ou plus exactement à la fin du corps où commence le col, on observe des plaques assez larges, composées de fragments séparés par des sillons et de formes irrégulières. Ces plaques sont constituées par une pulpe assez solide, adhérente, d'un gris verdâtre, véritable fausse membrane, sous laquelle la surface interne de l'utérus est altérée, comme ramollie et congestionnée. Elles représentent en quelque sorte, pour ce qui est de leur forme, la coupe d'un rayon de gâteau de miel ; seulement, les divisions des plaques pseudo-membraneuses ne sont pas régulières comme les logettes d'un gâteau de cire, et elles sont formées par des sillons creux et non par des parois solides ; mais le dessin sur le papier serait assez analogue. Des plaques identiques se rencontrent vers le fond de la matrice ; mais tout à fait au fond il n'en est plus de même ; la surface de l'utérus lui-même est déchiquetée, creusée çà et là de cavités dont les bords sont inégaux, sans forme déterminée. Tout ce tissu est mou, d'un gris verdâtre, baigné par un liquide de même couleur, sanieux, fétide. A ce niveau, les parois sont beaucoup plus minces, comme si une partie de leur épaisseur était détruite ou enlevée. L'incision démontre que, sous toute cette partie, les veines sont béantes, remplies d'un liquide putride et sanieux. Pour quelques-unes, la surface interne est tantôt blanchâtre, lisse, mais paraissant épaissie, tandis que d'autres sont obturées pour une part à l'aide de fausses membranes jaunâtres, pulpeuses ; elles viennent jusqu'à 2 millimètres de la surface. Dans d'autres veines, surtout dans toutes celles qui rampent dans le reste du corps de l'utérus et qui occupent le voisinage du col, on trouve une grande quantité de caillots fibrineux, véritable trace de phlébite adhésive, car tous ces caillots sont unis à la face interne des veines par des adhérences très-faibles.

Le nombre de ces veines ainsi obturées est très-considérable ; vers le côté droit, on rencontre, en approchant du fond, une veine très-dilatée,

qui contient une certaine quantité de ce liquide sanieux et fétide que
nous avons indiqué. A droite et à gauche, au niveau de l'insertion des
trompes et des ovaires, un certain nombre de veines sont remplies d'un
pus phlegmoneux verdâtre, crémeux. La trompe gauche, que nous avons
vue volumineuse et rouge, est remplie de pus ; son calibre est très-exa-
géré. L'ovaire du même côté est d'un tissu assez dense, blanc, infiltré,
avec un peu de pus vers sa partie inférieure et interne, mais en très-petite quantité. A droite, on trouve moins de pus dans la trompe, mais
plus de pus dans l'ovaire, au niveau de l'insertion de son ligament, dans
le corps même de l'utérus, se trouvent des veines gorgées de pus, comme
nous l'avons dit plus haut.

Les poumons et les autres organes ne présentent rien de remarquable.

Obs. 14. Carré, dix-huit ans, brossière, réglée à quatorze ans ; règles
régulières, durant 4 à 5 jours ; peu abondantes, sans coliques. Première
approche à dix-sept ans, sans effet sur les règles ; gencives malades ; tendance rachitique, jambes un peu arquées, mais cependant elle est forte et
vigoureuse, très-développée ; le bassin rétréci n'a que 7 centimètres 1/2
environ de diamètre antéro-postérieur. Premier enfant ; pas de vomissements, pas de dégoût, pas de varices pendant la grossesse ; un peu d'œ-
dème des malléoles les derniers jours seulement.

Accouche avec le forceps le 5 juillet 1856. On entend à ce moment un
craquement au niveau du bassin, probablement des symphises.

Le 6. Elle a dormi toute la nuit, se trouve bien ; 104 pulsations ; peau
chaude ; utérus, 22 sur 17 ; déjeté à droite, sans douleur avant d'uriner ;
17 sur 17 après le cathétérisme ; langue blanche ; enduit épais ; un peu
d'appétit. (2 bouillons, 2 potages.)

Le soir, 108 pulsations ; douleur à droite avec un peu de gonflement ;
20 sangsues sont appliquées.

Le 7. 138 pulsations ; peau chaude ; 15 sur 16 ; sans grandes douleurs,
mais vu la fréquence du pouls et la chaleur de la peau, on applique
40 sangsues ; appétit vif. (Une portion.) Urine foncée assez albumineuse
à la chaleur et à l'acide nitrique. Plaques gangrenées de chaque côté de
la vulve.

Le 8. 164 pulsations ; peau chaude ; 16 sur 15, sans douleur ; elle
urine toujours très-difficilement ; lochies abondantes ; 15 sur 15 après
avoir été sondée ; urine trouble et colorée, précipitée à la chaleur et à
l'acide nitrique. (Elle a été excessivement affaissée, sans syncope après la
sortie de l'enfant par le forceps ; elle avait violemment crié au moment
de l'application.)

Le 9. 14 sur 18, avec gonflement des deux annexes ; elle ne perçoit pas
la douleur ; 108 pulsations ; elle s'est levée cette nuit en chemise, bien
qu'elle n'ait pas de véritable délire ; ce matin elle ne souffre pas, mais
elle a vomi et a eu deux selles ; elle continue à avoir des nausées ; un vésicatoire a été posé hier sur le ventre ; lochies abondantes et fétides ; le

lait commence; les seins sont un peu durs, un peu gonflés. (Eau de Seltz ; lav. laud.; injection chlorurée.)

Le 10. Elle a eu beaucoup de diarrhée depuis hier ; 132 pulsations; peau chaude; pouls petit ; elle ne souffre pas du ventre; lochies abondantes ; la gangrène de la vulve s'améliore; la peau est chaude; pas de douleur à la pression. (2 grammes de ratanhia; 2 grammes kina; opium, 0,05 en 4 doses; demi-lavem. avec 1 gramme de tannin, et laud., 6 goutt.; friction avec l'onguent napolitain; 2 bouillons.)

Le 11. Pas de selles depuis hier ; pas de sommeil; 120 pulsations; peau chaude; elle dit se sentir très-bien, ne souffre de nulle part; pas d'appétit vif. Le visage est excellent, la respiration libre, la langue nette. Moins le pouls, qui est encore fréquent, ce serait une transformation. (Même prescription.)

Le 12. N'a pas eu de selles ; transpiration abondante ; 104 pulsations; peau encore chaude; 11 sur 13 environ, sans douleur ; lait assez marqué; lochies abondantes sans fétidité ; l'enfant est mort il y a deux jours. (Même prescription, friction avec l'onguent napolitain : demi-portion.)

Le 13. Pouls à 100, légèrement onduleux ; selles fréquentes, mais peu copieuses, diarrhéiques ; ventre un peu ballonné, mais sans douleur; langue blanche, humide ; peu d'appétit ; lochies abondantes; urine bien. (Même prescription.)

Le 14. A eu encore de la diarrhée hier ; depuis hier soir un lavement laudanisé avec 1 gramme de tannin a été gardé sans selles ; ventre moins ballonné. (1 gramme de tannin et lavem. laud., 12 goutt.; kina, 2 gram.; opium, 0,05 ; ratanhia, 1 gramme; frictions mercurielles ; demi-portion.)

Le 15. 120 pulsations ; même état hier; nausées fréquentes pendant la nuit, avec frisson d'une heure de durée qui a précédé la transpiration considérable qu'elle a maintenant au moment de la visite. (1 gramme de sulfate de quinine.)

Le 16. Toujours des nausées ; vomit son sulfate de quinine; pas de sommeil ; 92 pulsations; peau fraîche; quelques selles liquides. (10 centigrammes ext. aqueux thébaïq. ; 1,20, sulf. quin.)

Le 17. Elle a vomi encore hier ; face altérée, pâle; 120 pulsations; peau sans chaleur ; un peu de diarrhée, fort peu abondante; toujours de la gêne du côté de la vulve, où une petite place reste gangréneuse; bon sommeil du reste. (Même prescription ; eau de Seltz.)

Le 18. Morte à quatre heures du matin.

Autopsie. — Péritonite très-intense ; pus et fausses membranes trèsépaisses et très-abondantes, d'apparence noirâtre gangréneuse et d'odeur analogue, surtout dans le petit bassin. A gauche, abcès du volume d'une noix dans l'ovaire. A droite, vaste paquet veineux au niveau du plexus hypogastrique rempli de pus épais, crémeux; plusieurs des veines du même plexus sont pleines de sanie noirâtre, fétide, de l'un et de l'autre côté. Apparence gangréneuse du vagin. Dans l'utérus même, bouillie noirâtre sans odeur gangréneuse. Les symphises sacro-iliaques sont fortement injectées sans suppuration. Le diamètre antéro-postérieur du bassin n'a que 7 centimètres. Le diamètre latéral de la tête de l'enfant était de 8 centimètres.

Obs. 15. Le 13 juillet 1857 est entrée Manceau (Alphonsine), trente ans, corsetière, née à Orléans, habite Paris depuis six ans ; réglée à vingt ans ; règles très-régulières, sans indisposition, abondantes ; durée huit jours, sang très-rouge. A dix-sept ans, elle est tombée dans l'eau, et n'a plus vu ses règles qu'à vingt et un ans ; pendant ces quatre ans, elle raconte qu'elle a toujours été malade, et qu'il s'est développé à l'épigastre une tumeur qui a augmenté pendant un an, avec coloration noire ; à vingt ans, on a incisé la tumeur, d'où est sorti un sang très-noir (environ deux verres) ; à partir de ce moment la santé est revenue. A vingt et un ans les règles ont reparu ; la santé a été parfaite depuis ; toujours bien réglée, l'arrivée à Paris n'a produit aucun effet sur cette fonction, non plus que la première approche, qui a eu lieu à vingt-six ans.

Pendant la grossesse, bouche pâteuse, goût prononcé pour les acides ; dégoût pour tous les autres aliments ; vomissements continus de glaires ; cet état a duré cinq mois, pendant lesquels elle était obligée de garder le lit ; ni œdème, ni varices, ni lait dans les seins.

Accouchée le 13 juillet 1857, à huit heures du matin, d'une fille à terme ; premier enfant ; frisson assez intense d'une heure et demie avant la couche, rien après ; perte de sang modérée.

Le 14. Se trouve très-bien. Le soir du 13, à sept heures, elle avait mal à la tête et des douleurs vagues dans l'abdomen ; on a posé 20 sangsues ; le mal a disparu, dit-elle, comme avec la main ; elle a très-bien dormi. Pouls à 68 ; peau fraîche ; utérus, 15 sur 10 ; n'a plus ni douleurs ni gonflement, lochies bien ; pas de lait ; 15 sangsues à droite. (Une portion.)

Le 15. Pouls, 116 ; coliques très-vives ; sensibilité très-grande des deux côtés, surtout à droite ; assoupissement continuel ; langue blanche, bouche pâteuse ; pas de garde-robe ; elle a rendu des caillots volumineux. (40 sangsues des deux côtés ; injections avec teinture d'iode affaiblie.)

Le 16. Pouls à 116 ; abattement assez grand ; pas de sommeil ; pas de douleur dans l'abdomen ; elle a perdu beaucoup de sang sous forme de caillots. (Seigle ergoté, 0,35 ; inject. iodées ; 2 bouillons, 2 potages.)

Le 17. Pouls, 120, petit, faible ; abattement, un peu d'indifférence à ce qui se passe autour d'elle ; vomissements verts, soif vive, langue saburrale, bouche pâteuse, ventre ballonné, à peine douloureux, diarrhée ; pas d'appétit, pas de sommeil. (Sur le ventre, 40 sangsues ; frictions merc. ; 4 bouillons.)

Le 18. Abattement extrême, facies étonné, pas de sommeil, pas de délire ; quelques hoquets ; pouls à 128, petit, serré ; peau fraîche, pas de douleur de ventre ; la diarrhée diminue ; pas de sommeil. (Ext. aq. théb.

0gr,10 ; frictions mercurielles ; 4 bouillons.) A la fin de la visite les vomissements verts commencent.

Le 19. Elle a beaucoup vomi ; se dit mieux, mais cette assertion est
le fait de l'abattement et de l'indifférence ; elle n'éprouve plus de douleurs. (Même prescription.) Morte à onze heures du soir, le 19 juillet.

Autopsie le 21 juillet 1857.

Utérus, 12 sur 12; toute la surface interne est couverte d'une fausse
membrane verdâtre, épaisse, tomenteuse, véritable pourriture d'hôpital
dont l'odeur est des plus fétides. Le replis celluleux urétro-rectal est infiltré de pus.

Le gonflement purulent des veines du ligament large gauche est visible
à l'extérieur ; en ouvrant on trouve les veines de ce point et les grosses
veines qui rampent à la partie latérale pleines d'un pus sanieux, brunâtre, aussi fétide que la face interne de l'utérus ; toutes les veines du
ligament large, la veine qui se rend à l'ovaire et celle de la trompe sont
dans le même état. La veine hypogastrique dans la partie qui avoisine le
paquet ovarique est épaissie et contient un caillot sanieux et verdâtre, fétide
également. Une grande partie de la veine ovarique gauche, enlevée à
part, est doublée de volume , ses parois sont extrêmement épaisses et
verdâtres ; elles offrent environ 3 millimètres d'épaisseur, et il y a à l'intérieur un caillot mal circonscrit, jaunâtre dans certaines parties et
verdâtre dans d'autres. Il n'est pas fétide, mais adhère fortement dans
presque toute son étendue aux parois veineuses épaisses. Un peu de péritonite du petit bassin.

Tout le col et toute la partie supérieure du vagin sont recouverts de
la même fausse membrane noirâtre et qui est même plus foncée que
dans l'utérus. Dans ce dernier, l'insertion placentaire n'est pas perceptible, à cause de l'épaisseur de la fausse membrane.

Obs. 16. Pierre, trente-deux ans, blanchisseuse, non mariée ; elle
accouche le 5 mars 1856, la délivrance est suivie d'une perte abondante
et d'un frisson qui dure pendant sept heures.

Le 6. L'écoulement sanguin a continué ; elle perd encore des caillots
abondants ; pouls à 96, peau fraîche ; la malade a eu quelques coliques ;
l'utérus mesure 14 sur 15 ; il est douloureux, surtout à droite, où l'on
trouve du gonflement de l'annexe. (30 sangsues à droite ; 2 bouillons;
2 potages.)

Le 7. La malade se trouve bien depuis les sangsues ; la perte est arrêtée ; pouls à 108; peau chaude ; l'utérus a 15 sur 15 ; les deux annexes
sont gonflées et douloureuses. (Une portion ; 20 sangsues de chaque côté.)

Le 8. La malade se trouve bien, elle a de l'appétit ; l'utérus ne mesure
plus que 10 sur 10, l'annexe gauche n'est plus perceptible, la droite est
encore tuméfiée, mais indolente ; le pouls est à 108, quoique le lait ne
soit pas monté. (2 portions.)

Le 9. Le soir, la douleur a reparu à droite, la malade a eu des frissons, on applique 30 sangsues; ce matin pouls à 108, peau fraîche ; l'utérus mesure 12 sur 10, l'annexe droite est encore un peu gonflée, mais elle n'est pas douloureuse.

Le 10. La journée s'est bien passée, ce matin la malade a eu un frisson vif d'une demi-heure de durée, suivi de sueurs ; elle a eu des nausées, de la céphalalgie ; le pouls est à 144, la peau brûlante, le ventre est indolent, l'utérus a 10 sur 12, l'annexe droite est toujours gonflée, les lochies sont abondantes et fétides. (40 sangsues sur le ventre ; frictions avec l'onguent napolitain ; 2 grammes kina ; 120 bagnols ; 2 bouillons ; 2 potages.)

Le 11. 142 puls.; peau brûlante et sèche ; la malade a eu un nouveau frisson, des nausées ; sa respiration est anxieuse ; l'annexe droite est toujours gonflée ; l'utérus mesure 14 sur 13. (Vésicatoire sur le ventre ; friction avec l'onguent napolitain ; 0,05 calomel en 12 paquets ; 2 grammes de kina ; 120 grammes bagnols ; 4 bouillons.)

Le 12. 128 puls.; l'état général est plutôt un peu meilleur ; cependant elle a eu encore des vomissements. (Même prescription.)

Le 13. Pouls petit et fréquent, 132 puls. ; la malade a eu de nouveaux frissons et des selles en diarrhée ; elle se plaint continuellement ; le ventre est redevenu douloureux ; l'utérus mesure 10 sur 10. (Supprimer le calomel ; même prescription du reste.)

Le 14. Le dévoiement a cessé ; la malade est d'ailleurs dans le même état ; elle est anxieuse et souffre de partout ; elle tousse un peu ; l'examen de la poitrine ne révèle que quelques râles muqueux disséminés ; pouls à 132, assez résistant. (Même prescription.)

Le 15. 124 puls.; rien n'est changé dans l'état de la malade ; la diarrhée est revenue ce matin ; la langue est sèche et fuligineuse. (Même prescription.)

Le 16. 116 puls. ; la malade tombe dans le coma, et meurt dans la journée.

Autopsie. Le ventre n'est pas très-ballonné, on trouve dans le petit bassin, entre l'utérus et la vessie, quelques cuillerées de sérosité jaunâtre demi-transparente, dans laquelle nagent quelques flocons pseudo-membraneux.

L'utérus est dans une antéflexion prononcée, il dépasse le pubis d'environ 6 centimètres. Au niveau des deux ligaments ronds, il présente une injection et une coloration noirâtre très-prononcée, le ligament rond gauche a un volume double du ligament droit. La coloration noirâtre à droite s'étend jusque dans les veines du ligament large, qui sont volumineuses, noires, gorgées de sang, sans apparence puriforme ; l'utérus mesure 11 sur 11. Au côté gauche de l'utérus, vers le col, tout le tissu cellulaire qui unit le vagin au rectum et à la vessie est épaissi, comme infiltré de sérosité jaunâtre, toutes les veines qui le traversent et qui ne sont que des rameaux des veines vésicales, vaginales, et la fin des veines utérines venant se jeter dans l'hypogastrique, sont pleines de liquide d'un noir grisâtre tirant [un peu sur le vert, mal lié', sanieux, qui n'est ni du sang ni du pus, mais une véritable sanie putride. Cet épaississement du tissu cellulaire ainsi traversé par des veines altérées offre bien le volume d'une petite orange. Le col de l'utérus présente cette même apparence verdâtre, et, en outre, sur les deux lèvres, mais surtout sur la lèvre antérieure, on trouve des plaques pseudo-membraneuses arrondies, de la largeur de 1 centimètre 1/2 à 1/2 centimètre; elles sont un peu plus jaunes que le reste du tissu, mais baignées comme lui par un liquide noirâtre, sanieux, analogue à celui que l'on a trouvé dans les veines extra-utérines. Toute la surface interne de l'utérus est elle-même d'un noir verdâtre, couverte çà et là de larges plaques pseudo-membraneuses que baigne ce même liquide noirâtre. Cette coloration pénètre à 2 millimètres dans l'épaisseur du tissu utérin, qui est ramolli dans cette même épaisseur.

Toutes les veines qui rampent dans les trois quarts inférieurs de la paroi latérale gauche sont aussi remplies de sanie noirâtre, et quand on examine de plus près, on voit que les veines qui rampent dans l'utérus lui-même, comme les veines extra-utérines déjà indiquées, offrent l'apparence suivante. Toute la veine est tapissée à son intérieur par une couche d'un jaune verdâtre, véritable pseudo-membrane tout à fait analogue à celles que l'on trouve par plaques sur le col et sur la face interne de l'utérus. La veine, dont le calibre est ainsi diminué, est, de plus, entourée à l'extérieur d'un tissu blanchâtre, infiltré de sérosité et de lymphe plastique. Il y a sur certains points en dehors de la veine un peu de pus. Cette altération se rencontre dans toutes les veines de la partie gauche du col et de la partie latérale gauche du corps, dans celles de la partie supérieure et de la face postérieure du corps, et dans toute la face postérieure du col. Sur tous ces points, les veines contiennent la sanie putride indiquée. Dans le ligament rond gauche, rampe une veine pleine de pus jaunâtre bien lié. On en trouve aussi dans presque toutes les veines du bord droit de l'utérus vers le col et vers la partie inférieure et postérieure droite. Bien que ces veines du côté droit contiennent du pus mélangé çà et là de cette même sanie, généralement les fausses membranes ou n'existent pas, ou sont peu marquées à l'intérieur des veines qui ne contiennent que du pus. Les deux ovaires sont petits, d'un blanc nacré, sans altération. Les deux trompes ne contiennent pas de pus. Le pavillon de la droite est à l'état normal, celui de la gauche est un peu rouge, mais sans offrir le développement et la rougeur souvent observés.

En ouvrant la cavité thoracique, on trouve à la face postérieure du sternum, vers la partie moyenne, autour de la veine mammaire interne, une sérosité louche et comme puriforme infiltrant le tissu cellulaire dans une petite étendue. La veine elle-même ne semble pas contenir du pus.

Les deux poumons présentent un grand nombre de petites collections purulentes du volume d'un grain de chènevis à celui d'un fort pois. Ces abcès métastatiques, enveloppés dans un tissu généralement sain, offrent divers âges, si l'on peut s'exprimer ainsi, depuis l'ecchymose sous-pleurale large d'environ 3 à 4 millimètres en tous sens, jusqu'à la collection purulente entourée ou non d'injection rouge. Pas de trace d'épanchement purulent ou séreux dans les plèvres. Rien au cœur, ni aux reins, ni à la rate; le foie est seulement un peu volumineux et un peu mou, sans trace de collection purulente.

Obs. 17. Teisset, vingt et un ans, journalière. Elle accouche, le 21 février 1858, de deux filles mort-nées. Depuis le commencement du travail elle a perdu du sang; sa délivrance a été suivie d'une perte abondante, contre laquelle on a employé la glace et 30 centigrammes de sel ergoté.

Le 22. La malade se plaint de vives douleurs du ventre; c'est surtout au niveau des annexes gauches que siége cette sensibilité; on trouve de ce côté un gonflement facilement appréciable. 20 sangsues de chaque côté.

Le 23. Le pouls bat au moins 150; la douleur, toujours vive, occupe tout l'abdomen, qui présente du ballonnement. 40 sangsues. (2 bouillons, 2 potages.)

Le 24. Le pouls est tombé à 120; mais le ventre est toujours douloureux et tendu; il est, en outre, survenu des vomissements.

Le 25. Le ventre, toujours ballonné, est moins douloureux; la langue est sèche, la peau brûlante. L'affaissement est complet, et cette nuit, la malade, qui ne délire pas, mais est incapable de bien calculer ses mouvements, est tombée de son lit et s'est fait une contusion au coude gauche.

Le 27. La malade vomit depuis hier des matières verdâtres; elle a le teint jaune, la face tirée, la langue sèche, la bouche mauvaise et la parole tremblante, l'affaissement est à son comble; le ventre est toujours douloureux et ballonné. Morte le soir.

Autopsie le 29. — Le péritoine ne présente pas de trace d'inflammation, on trouve seulement quelques flocons fibrineux sur les annexes de l'utérus. La surface externe de cet organe ne présente rien de particulier; sa cavité renferme en abondance de la sanie purulente et fétide. La cavité du col est couverte, dans une épaisseur de 3 millimètres, d'une pulpe noirâtre et fétide que baigne la sanie de la cavité du corps. Cette sanie se retrouve dans les veines de la partie inférieure de l'utérus à gauche, et s'étend dans toutes les veines du plexus pampiniforme. Ce qu'il y a de remarquable, c'est que dans la partie inférieure de l'utérus les veines contiennent cette sanie, tandis que plus haut, au niveau des annexes gauches, c'est du pus phlegmoneux qui les remplit. On trouve aussi un peu de pus à droite, dans une grosse veine. L'articulation du coude gauche contient un peu de pus bien lié. Les poumons ne présentent rien de particulier.

Dans l'artère pulmonaire existe un gros caillot fibrineux décoloré qui se prolonge dans les vaisseaux, qui se distribue dans les deux poumons sous forme d'arborisations jaunâtres.

Obs. 18. P***, 12 octobre 1857. Femme accouchée au forceps d'un fœtus de sept ou huit mois, à sept heures du soir. Elle avait été trouvée, quelques heures auparavant, sans connaissance sur son lit, et depuis ce moment jusqu'à ce qu'on ait terminé l'accouchement, elle a eu quatorze ou quinze attaques d'éclampsie. Aussitôt après la délivrance, on lui fait une saignée de 500 grammes.

Le 13. La malade est dans un coma profond ; ses membres et sa figure sont œdématiés ; l'urine que l'on obtient par le cathétérisme renferme des flots d'albumine ; l'utérus est petit ; à l'annexe droite, on trouve un cordon dur et volumineux ; 96 pulsations. (10 sangsues derrière chaque oreille, 10 sangsues sur le côté droit de l'hypogastre ; un vésicatoire à chaque mollet.)

Le 14. Même coma ; une pression sur l'annexe droite, qui est encore tendue et volumineuse, provoque des mouvements chez la malade. (30 sang-sues sur le ventre.)

Le 15. Même coma ; cependant la malade parait entendre quand on l'appelle vivement. L'urine est toujours albumineuse. (10 sangsues der-rière chaque oreille.)

Le 16. La malade a repris connaissance ; pouls à 120 ; peau chaude. Le ventre est tendu et très-douloureux ; on ne peut, à cause de cela, mesurer l'utérus. Les urines contiennent moins d'albumine. (10 sangsues sur chaque côté de la région hypogastrique ; potion éthérée.)

Le 17. Pouls à 120 ; peau chaude. La malade demande incessamment à boire ; elle a, depuis le matin, une diarrhée abondante. (2 grammes d'extrait de ratanhia, 10 centigrammes d'opium, 10 gouttes de laudanum dans un quart de lavement ; 2 grammes d'extrait de quinquina.)

Le 18. La diarrhée a diminué ; la malade est d'une faiblesse extrême ; la face est profondément altérée ; elle a la peau brûlante et 128 pulsa-tions ; le ventre est très-sensible. Elle s'éteint le soir.

Autopsie le 20 octobre. — Il existe une péritonite généralisée, plus intense dans le petit bassin ; l'abdomen renferme en grande quantité du liquide et des flocons purulents. L'ovaire droit est volumineux, il a 9 centimètres de longueur, 5 de hauteur, et 4 en épaisseur ; il est recouvert d'une fausse membrane épaisse ; au-dessous d'elle, la tunique externe est injectée et tomenteuse. A l'intérieur, le tissu ovarique est d'un jaune ocré, marbré de rouge, de consistance médiocre, quoiqu'il soit dense. On ne peut mieux le comparer qu'au tissu du poumon dans la pneumonie au troisième degré ; on y rencontre de distance en distance de petites loges remplies de sérosité et entourées d'une injection circulaire offrant plusieurs zones. L'apparence de la coupe est comme réticulée ; et de même que pour l'hépa-tisation au troisième degré, malgré la densité apparente du tissu, le doigt le pénètre avec facilité, et c'est du pus qui s'échappe à la pression des mailles de l'organe. La trompe de ce côté ne présente rien de particulier. L'ovaire gauche a ses dimensions ordinaires, il est légèrement infiltré de sérosité. L'utérus mesure 9 centimètres sur 9. Du côté droit, les veines superficielles de cet organe, celles de la trompe et du ligament large sont gorgées de sang ; mais elles ne contiennent pas de pus. Les veines ovariques et celles de la trompe de ce côté droit, contiennent du pus qui les distend. Le ligament large et le tissu cellulaire anté-utérin sont infiltrés de sérosité puriforme.

A gauche, il n'y a à noter d'autres lésions que du pus dans une des veines du ligament large.

La surface interne du corps de l'utérus est noire, sans fausse membrane, mais comme gangrenée, et une ligne sinueuse rougeâtre, bien évidente, analogue à une ligne d'inflammation éliminatrice, sépare la cavité du corps de celle du col. Un peu plus bas, dans la cavité du col, la muqueuse, noire aussi, est ramollie et a l'aspect et l'odeur de la gangrène. Le tissu du vagin est ramolli, sa muqueuse est gangrénée, réduite en putrilage et fétide.

Les reins sont décolorés à l'extérieur comme à l'intérieur ; la capsule fibreuse adhère intimement à la substance glanduleuse, au point qu'on ne peut séparer ces deux parties sans déchirer le tissu. Le foie est pâle et ramolli. Cerveau : les sinus sont légèrement congestionnés, les vaisseaux des méninges, au niveau du bulbe, offrent une coloration brune très-foncée ; le tissu cérébral est sain ; les ventricules ne contiennent pas plus de sérosité qu'à l'état normal.

OBS. 19. Une femme de vingt et un ans, entrée à l'hôpital le 18 octobre 1857, pour y faire ses couches, commença à souffrir le 19, à cinq heures du soir, et dut être accouchée à l'aide du forceps le 21 du même mois. Elle succomba le 23, et le 24 nous trouvions les lésions suivantes :

La vulve est gangrénée, noire, boursouflée ; son tissu est ramolli. Le col utérin est complétement réduit en pulpe noirâtre, gangréneuse. La lèvre postérieure n'existe plus ; la lèvre antérieure est couverte de détritus noir et mou. Lorsqu'on incise sur ce point, on trouve, un peu au-dessous de la face interne, dans l'épaisseur du tissu du col, une veine assez volumineuse remplie de pus phlegmoneux, tout à fait louable. Du pus de même apparence se retrouve dans un grand nombre des petites veines du tissu du col ; elles sont plus nombreuses à droite qu'à gauche. Toute la face intérieure de l'utérus est couverte d'une couche de détritus brunâtre, exhalant une odeur gangréneuse très-fétide. On constate, surtout à la partie postérieure, l'existence d'une ligne de séparation bien tranchée entre le col gangréné et la partie supérieure de la paroi correspondante du vagin qui est resté sain. Cette ligne, sur laquelle la séparation de l'eschare est complète, est inégale, tortueuse et offre tout à fait l'apparence de ce qu'on observe lors de la gangrène de la peau, au niveau des points où se déclare l'inflammation éliminatrice. Le reste du tissu utérin est d'une couleur violacée, gorgé de sang. Une grosse veine qui siége à la partie postérieure, dans l'épaisseur des parois, est pleine de pus mélangé de sang noir. Sa surface interne est colorée en rouge foncé pour seule altération. Au niveau de l'insertion placentaire, qui a lieu à la partie droite de la paroi postérieure de l'utérus, toutes les veines sous-jacentes offrent une coloration violacée de leur surface interne, quelques-unes sont grisâtres. L'une d'elles contient un peu de pus, les autres sont remplies de caillots fibrineux, jaunâtres, mêlés de matière colorante noire, assez consistants, non adhérents aux parois. — Le tissu cellulaire qui se trouve au niveau de la partie postérieure du col, en dehors de l'utérus, dans le cul-de-sac utéro-rectal, est infiltré de pus ; plusieurs veines qui y rampent laissent échapper aussi du pus en asssez grande abondance. Il en est de même des veines qui rampent dans l'épaisseur du ligament large du côté droit ; bon nombre d'entre elles sont distendues par du pus. Quelques-unes de celles qui occupent le ligament large du côté gauche en offrent également, mais en bien moins grand nombre. — Le petit bassin contient une certaine quantité de pus jaunâtre, phlegmoneux, quant à l'apparence, mais un peu liquide, et contenant des débris pseudo-membraneux de même couleur que l'épanchement, qui ne se retrouve pas dans le reste de l'abdomen, où n'existent pas même de débris pseudo-membraneux. — L'ovaire du côté droit est un peu infiltré de liquide et ramolli, sans odeur putride. Celui du côté gauche est entièrement sain. — Les veines du bassin, celles des membres sont saines. Les lymphatiques ne sont nulle part développés ou altérés. — Les poumons sont sains, et offrent seulement un peu de congestion passive à leur face postérieure, sans trace du moindre engorgement métastatique. — Le foie est de volume normal, jaunâtre, peu coloré et un peu ramolli.

Obs. 19 *bis*. Le 18 octobre 1857 est entrée Pivot (Léonie), fleuriste, vingt et un ans, née à Lésigny (Vienne). Cette fille habite Paris depuis l'âge de neuf ans. Réglée à seize ans, après avoir eu des indispositions pendant six mois ; règles régulières, abondantes, durant huit à quinze jours. Première approche à dix-sept ans et demi, sans effet sur les règles.

Le 19. Elle ne souffrait pas, était bien à terme et perdait un peu de sang ; le toucher montre que le col est à peine dilaté comme une pièce de 2 francs. Le 19, à cinq heures, elle a été prise d'un frisson violent qui a duré plus de trois heures, puis elle s'est réchauffée et a sué.

Le 20. Elle a vomi deux fois le matin, à cinq heures. Pouls à 132 ; peau chaude ; vif mal de tête ; langue sèche ; douleurs très-fortes de chaque côté du ventre, surtout au niveau de l'annexe droite. (Bain dans la salle ; 60 sangsues, 30 sur chaque annexe.)

Le 21. Accouchée à l'aide du forceps, à six heures du soir, elle a eu une très-abondante hémorrhagie qui a empêché de poser les sangsues ;

toute la nuit elle a été très-agitée, se jetait en bas du lit; on a eu de la peine à la réchauffer. Ce matin, elle se dit un peu mieux, mais elle a la peau très-chaude; le pouls à 140. Utérus, 13 sur 13; douleurs vives aux annexes, surtout à droite; la langue est blanche, un peu gluante. L'enfant (fille) paraît assez bien. (30 sangsues, 20 à droite et 10 à gauche; 1,0 quinquina; bordeaux, 100 grammes; 4 bouillons.)

Le 22. Elle n'a pas été agitée comme hier, mais elle a vomi dans la soirée du 21; un peu de hoquet; pouls à 136; peau chaude, facies altéré, affaissement; soubresauts des tendons; pas de mal de tête, mais pas de sommeil; langue blanche; la bouche n'est pas mauvaise; soif vive, elle a bu son vin avec plaisir; le ventre est très-ballonné, tympanique; urines rouges; pas de garde-robes; écoulement noir et fétide par la vulve. (Vésicatoire sur le ventre. 2 grammes kina, 200 grammes bordeaux sucré, avec 60 grammes sirop kina.) Morte le 23, à huit heures du matin.

Autopsie le 24, à dix heures du matin.— La vulve est gangrénée, noire, boursouflée, ramollie. Péritonite locale, circonscrite au petit bassin, dans lequel est un épanchement de la couleur du pus phlegmoneux, mais plus liquide. Le col est complétement gangréné; la lèvre postérieure n'existe presque plus, l'antérieure est recouverte de fausses membranes noires, mollasses; dans le tissu, près de la face interne, une veine est pleine de pus. Tout l'intérieur de l'utérus est couvert d'un détritus brunâtre, à odeur gangréneuse; une ligne sinueuse bien tranchée sépare le vagin de la partie du col qui paraissait devoir être éliminée. Le tissu du col est rempli de petites veines purulentes; à droite il y en a plus qu'à gauche.

Dans les veines qui de l'utérus vont au ligament large droit, il y a du pus en abondance; à gauche, on en trouve aussi, mais en moins grande quantité. Le tissu de l'utérus est tout infiltré de sang violet.

Il s'écoule du pus de toutes les veines de la face postérieure de l'utérus. Dans l'épaisseur du tissu, une grosse veine, dont la paroi est saine, est remplie de pus et de sang mélangés. Au niveau de l'insertion placentaire, toutes les veines sont violacées grisâtres; l'une d'elles renferme un peu de pus, les autres contiennent des caillots jaunâtres. L'ovaire du côté droit est un peu volumineux, ramolli; celui de gauche n'offre rien de particulier à noter. Rien dans les veines du bassin.

Les poumons sont sains. Le foie est décoloré et moins consistant qu'à l'état normal.

Obs. 20. Desvignes, trente-huit ans. Entrée le 24 mai 1858, accouche le 24 dans la soirée.

Le 25 mai. 64 puls.; peau un peu chaude; l'utérus mesure 17 sur 16; les annexes sont un peu douloureuses à la pression. (15 sangsues de chaque côté.)

Le 26. 104 puls.; la peau est chaude, la langue blanche; il existe encore de la douleur au niveau des annexes. La malade a eu du frisson cette nuit, après avoir bu de la tisane froide; elle se plaint ce matin

d'une douleur assez vive dans le genou, qui n'est pas tuméfié. (15 sangsues de chaque côté du ventre.)

Le 27. 110 puls.; la malade a la peau chaude, la face décomposée;
elle est très-agitée; elle s'est levée cette nuit sans savoir ce qu'elle faisait,
mais sans avoir exercé la moindre violence; le ventre est tout à fait indolent à la pression. (Frictions mercurielles sur le ventre; julep avec
40 gouttes d'éther; vésicatoire.)

Le 28. La douleur a reparu au niveau des annexes; la malade a eu
de nouveau du frisson. Diarrhée, vomissements. Etat fort grave. (Même
prescription, un quart de lavement laudanisé.)

Le 29. La malade est dans la même situation, même vomissement,
même diarrhée; elle a en plus une très-grande anxiété. Elle meurt le
lendemain matin.

Autopsie. — La cavité péritonéale contient du pus. Sur les parties latérales de l'utérus, on voit ramper sous la séreuse quelques lymphatiques
dilatés par du pus. Les veines des plexus pampiniformes et quelques
sinus de l'utérus sont dilatés et rouges. Ils ne contiennent pas de pus, à
l'exception d'une veine du plexus gauche, qui renferme du pus bien lié.
La cavité de l'utérus contient des fausses membranes aréolées et d'une
odeur gangréneuse. A l'orifice interne du col, ces fausses membranes
sont bordées d'une ligne rouge représentant exactement la ligne éliminatrice qu'on observe autour des parties gangrénées. Au niveau de
l'insertion placentaire, on trouve du pus dans un sinus. Le ligament
large droit est infiltré de sérosité rougeâtre, l'ovaire de ce côté est sain,
la trompe est pleine de pus, et son pavillon est complétement diffluent.
A gauche, la trompe est malade comme du côté opposé; l'ovaire est infiltré d'une grande quantité de pus. Les deux reins présentent des points
noirs au milieu d'une décoloration bien manifeste. Ils sont ramollis; on
fait sourdre des calices une urine trouble; le foie est diffluent; les
poumons sont très-congestionnés et gorgés d'un sang noirâtre à leur
partie postérieure.

Obs. 21. Bach (Rose), trente-huit ans; est amenée à l'hôpital avec
un bras de l'enfant pendant déjà depuis longtemps hors de la vulve; la
poche des eaux était déjà rompue depuis longtemps; on exécute la version céphalique et on applique le forceps le 5 juillet, à dix heures du soir.

Le 6. La malade est dans un état extrêmement grave; elle est d'une
grande faiblesse; sa respiration est anxieuse, sa face tirée, son ventre
tendu et très-douloureux; pouls à 150. (80 sangsues.)

Dans la journée surviennent des vomissements verdâtres très-répétés.

Morte à neuf heures du soir.

Autopsie le 8. — Le ventre est extrêmement ballonné, la cavité péritonéale contient un liquide trouble et sanguinolent. Le tissu cellulaire
de la fosse iliaque droite est infiltré d'une sérosité sanglante, qui s'étend
jusqu'à l'annexe de ce côté.

Dans la fosse iliaque gauche il existe un foyer purulent autour duquel se voit une infiltration séro-sanguinolente ; dans une certaine étendue, ce tissu cellulaire présente l'aspect de la gangrène. L'utérus sur son côté gauche est rompu au niveau du col et de la partie inférieure du corps, le tissu de l'organe à cet endroit est réduit en une bouillie putrilagineuse noirâtre. L'utérus mesure 16 sur 15 ; à son sommet gauche on trouve une petite tumeur fibreuse, sa cavité est noirâtre et présente des caillots adhérents au niveau de l'insertion placentaire.

La trompe et l'ovaire gauche sont sains, la trompe droite contient du pus, l'ovaire de ce côté est ramolli et gorgé de sang. Le rein gauche est décoloré et mou : la substance corticale présente réunis par îlots des grains blanchâtres ; elle paraît avoir refoulé la substance tubuleuse. Le rein droit présente le même aspect que le gauche ; il est de plus mamelonné.

Les autres organes n'offrent rien de particulier.

Obs. 22. Le 6 janvier 1860 est entrée Dilphy (Honorine), trente ans, couturière. Nausées, mais sans vomissements pendant les quatre premiers mois de la grossesse ; appétit conservé ; douleurs lombaires pendant tout le temps de la gestation ; douleurs abdominales et tiraillements dans les aines dans les trois derniers mois ; pas de défaillances, pas de syncopes ; pas de varices ; dans les trois derniers mois un peu d'œdème des pieds, qui se montrait vers le soir et disparaissait pendant la nuit ; pas de toux ; palpitations violentes ; lait dans les seins pendant les quatre derniers mois ; a continué de travailler malgré ces divers malaises.

Accouchée le 6, à cinq heures du soir, d'une fille à terme ; c'est son troisième enfant ; accouchement très-laborieux ; présentation du flanc gauche, version ; vingt minutes à une demi-heure de manœuvres à l'aide du forceps ; à son second accouchement, il y avait eu présentation vicieuse et on avait employé le forceps ; écoulement de sang abondant ; frisson consécutif très-violent, d'un quart d'heure de durée ; avant la délivrance les annexes étaient déjà douloureuses des deux côtés, mais surtout à droite ; la glace est immédiatement appliquée sur le ventre.

Le 7. Toujours douleur et gonflement des annexes ; la malade est abattue ; langue un peu sale ; bouche mauvaise, sèche, pâteuse ; pas d'appétit ; soif vive ; pas de constipation. (Continuer la glace ; 4 bouillons.)

Le 8. Ventre douloureux à la moindre pression, plus à droite qu'à gauche ; pourtant un peu moins aujourd'hui qu'hier, selon la malade elle-même ; utérus, 24 sur 22, très-dur ; pouls à 110. Même état du reste. (Même prescription.)

Le 9. Utérus, 20 sur 19, très-dur ; coliques, puis expulsion de caillots sanguins, suivie de calme ; pouls à 100 ; pas plus mal qu'hier ; presque de l'appétit ; lochies peu abondantes. (Appliquer sur le ventre deux vessies de glace au lieu d'une; 30 centigrammes de seigle ergoté en trois doses.)

Le 10. La malade se plaint de fatigue; nuit sans sommeil, rêvasseries; utérus, 17 sur 15, encore très-dur ; pas de caillots expulsés ; ventre très-douloureux; un peu d'appétit, soif modérée; peau normale; diarrhée depuis hier. (Décoction blanche, diascordium, 4 grammes.)

Le 11. Utérus, toujours 17 sur 15; abdomen moins douloureux à la pression ; pouls à 115; coliques passagères; lochies peu abondantes; frissons peu violents; quelques nausées sans vomissements. (3 vessies; diascordium; Bouillon.)

Le 12. Mieux général très-sensible, au dire de la malade; peau bonne, mais pouls à 116; langue un peu sèche; pas d'appétit; ventre ballonné, mais peu douloureux; encore un peu de diarrhée. (Diascordium, 4 grammes.)

Le 13. Moins bien qu'hier ; faiblesse extrême; 120 pulsations ; bouche pâteuse ; pas de douleurs abdominales spontanées. Elle se dit très-bien. (Même traitement.)

Le 14. Utérus, toujours 17 sur 15; tympanite générale prononcée; un peu d'appétit; larges frictions sur les membres avec l'onguent napolitain.

Le 15. Rien de nouveau à noter. Même état.

Le 16. Utérus, 15 sur 14 ; pouls à 130; face très-altérée, somnolence, respiration fréquente, anxieuse; la tympanite a un peu diminué; langue sale, dents fuligineuses; la parole est brève, précipitée ; intelligence intacte, mais engourdie.

Le 17. La respiration s'embarrasse ; à chaque expiration des râles muqueux s'entendent à distance. La face est terreuse ; les traits expriment l'anxiété ; pouls à 136.

Le 18. Morte dans la nuit, à une heure du matin, avec toute sa connaissance.

Autopsie le 19, trente-trois heures après la mort.

Abdomen : Adhérences de l'utérus, qui est très-volumineux, au côlon transverse, distendu par du gaz; le tissu qui constitue les adhérences est infiltré de pus phlegmoneux; le petit bassin est rempli du même pus ; le point de départ est dans les annexes; celles-ci constituent la paroi antérieure d'un foyer purulent circonscrit en arrière par les intestins agglutinés entre eux. Cette disposition est surtout marquée à droite.

Utérus : Une incision médiane verticale fait voir le tissu de cet organe, surtout dans la portion qui correspond au col, gorgé de sang ; à gauche, un vaisseau lymphatique plein de pus placé superficiellement dans le tissu utérin; surface interne du col noirâtre, gangrénée; déchirures multiples et profondes de la lèvre postérieure, donnant à celle-ci l'aspect de lambeaux flottants; tous les petits sinus sont pleins de caillots sanguins. A la corne droite, au niveau de l'annexe correspondante, on trouve du pus phlegmoneux dans une veine et dans le tissu environnant, à l'état d'infiltration ; l'ovaire droit est converti en un tissu grisâtre pulpeux ; le tissu qui entoure la trompe de ce côté est infiltré de lymphe plastique. Mêmes altérations à gauche, mais moins marquées.

Des caillots de sang noirâtre remplissent toute l'étendue de la veine cave inférieure, les deux veines iliaques primitives, et la crurale droite jusqu'au tiers supérieur de la cuisse ; à gauche, on retire par une ouverture de la veine crurale, un caillot qui devait s'étendre jusqu'au creux poplité de ce côté. Le caillot de la veine cave, sans solutions de continuité, s'étend jusqu'à l'oreillette droite, où il se renfle de manière à remplir cette cavité.

Ces caillots de sang obstruent complétement la veine porte ; reins et foie sains. Cœur : le ventricule droit est distendu par un caillot qui se continue avec celui qui remplit l'oreillette ; le ventricule gauche est complétement vide et revenu sur lui-même. L'aorte est pleine de sang noir coagulé. Poumons œdémateux, gorgés de liquide quasi puriforme. A la partie postérieure du lobe supérieur du poumon droit, quelques petits épanchements sanguins, préludes d'abcès métastatiques. Le cerveau n'a pas été examiné.

Obs. 23. Leduc (Léonie), vingt-trois ans ; elle accouche à terme le 7 janvier 1858. La délivrance a nécessité l'introduction de la main, et a été suivie d'une petite hémorrhagie.

Le 8. Elle a été prise ce matin, à huit heures, d'un frisson qui dure encore à neuf heures. La peau est brûlante, le pouls à 120 ; l'utérus mesure 13 sur 13 ; les annexes sont douloureuses, surtout à gauche. (20 sangsues à gauche et 10 à droite. 2 bouillons, 2 potages.)

Le 9. Le pouls est petit et bat 120 ; l'utérus n'a plus que 11 sur 11 ; il est douloureux des deux côtés ; la malade est très-affaissée, très-mal à l'aise ; la face est altérée. (30 sangsues de chaque côté. 2 bouillons.)

Le 10. 120 puls. ; la douleur s'est généralisée par tout l'abdomen. (60 sangsues ; frictions mercurielles.)

Le 11. La malade a eu des vomissements verdâtres depuis la veille, elle a la face grippée, le pouls petit, 144 p. ; elle est d'une faiblesse extrême et a beaucoup de dyspnée. Morte le soir.

Autopsie le 13.— Le petit bassin contient en petite quantité du liquide purulent et floconneux. Les circonvolutions intestinales présentent des arborisations légères, la surface interne de l'utérus est gangrénée, réduite en putrilage et exhale une odeur fétide ; en incisant l'utérus on trouve près des annexes du pus dans les veines de l'utérus ; on en trouve aussi dans les veines du col. L'ovaire gauche est infiltré de sérosité purulente. Les veines ovariques à droite et à gauche contiennent du pus phlegmoneux. On trouve encore du pus dans le conduit de la trompe gauche et dans la veine qui l'accompagne.

Obs. 24. Pauvert (Lucile), trente-six ans, primipare. L'accouchement a été long et pénible et a duré du 11 au 12 avril 1857, quoique l'enfant se fût présenté par le sommet ; avant la fin du travail la malade a eu deux frissons légers, qui ne se sont pas renouvelés ensuite.

Le 13. 120 puls. ; peau fraîche ; l'utérus mesure 15 sur 13 avant le cathétérisme ; après l'évacuation de l'urine, il n'y a plus que 9 sur 13. Les deux annexes sont gonflées et douloureuses. (20 sangsues de chaque côté ; 2 bouillons.)

Le 14. 128 puls. ; peau chaude ; le ventre est très-ballonné, très-douloureux ; l'utérus a 11 sur 13 ; on ne peut explorer les annexes, à cause des douleurs que provoque la pression sur le ventre. (60 sangsues ; frictions avec l'onguent napolitain. 2 bouillons, 2 potages.)

Le 15. 132 puls. ; peau chaude ; le ventre est toujours ballonné et moins douloureux ; la malade a eu quelques nausées et quelques vomituritions ; sa figure s'altère. (4 bouillons.)

Le 16. 144 puls. ; le ventre, toujours ballonné, est beaucoup moins douloureux. La malade se plaint d'un point de côté à droite avec dyspnée ; elle tousse et expectore des crachats très-légèrement rouillés ; de ce côté il y a un peu de matité en arrière, et la respiration est soufflante. (Une saignée de deux palettes, 20 centigrammes de tartre stibié ; un vésicatoire sur le côté droit de la poitrine.)

Le 17. 132 puls. ; peau brûlante ; la face est pâle, les yeux hagards ; la respiration est fréquente et difficile, toujours du souffle du côté droit avec bronchophonie ; le ventre n'est plus douloureux. La malade meurt le 18, à six heures du matin.

Autopsie le 19 avril 1857, à dix heures et demie du matin. —A l'ouverture de l'abdomen on constate la présence dans le petit bassin, et surtout dans les fosses iliaques, principalement à gauche, d'un épanchement puriforme peu abondant, mêlé de fausses membranes jaunes assez nombreuses et assez épaisses ; la proportion de ces altérations est tellement petite dans le petit bassin, qu'elles semblent limitées aux environs des annexes et aux fosses iliaques. Aucune fausse membrane ne réunit les intestins grêles, dont la surface péritonéale est saine. L'utérus mesure 12 sur 12 ; sa surface externe ne présente aucune trace de fausses membranes, une coloration noirâtre est observée aux deux angles supérieurs de l'organe, surtout à gauche. On observe en outre à gauche trois saillies assez volumineuses, jaunâtres, mais recouvertes d'une partie des fibres de l'utérus, et non pas extérieures à cet organe. Elles sont disposées le long du bord gauche de l'utérus, en descendant jusque vers le milieu de l'organe. Les trompes et leurs pavillons sont injectés, surtout à gauche ; les pavillons présentent un peu l'aspect lavé et l'apparence d'agate rouge striée. Au niveau de l'insertion abdominale du ligament rond du côté gauche, on observe dans le tissu cellulaire de la paroi abdominale une surface large comme une pièce de 1 franc, dans laquelle le tissu cellulaire est injecté de pus jaune clair, véritablement phlegmoneux ; la face postérieure de ce ligament est elle-même infiltrée de pus, mais cette infiltration ne remonte pas jusqu'à l'insertion au corps de l'utérus, et cesse à peu près au milieu du ligament.

Lors de l'incision de la partie moyenne de la face antérieure de la matrice, on divise vers la partie supérieure, à environ un centimètre et demi du bord supérieur, une veine du volume d'une forte plume de corbeau, qui, à peine divisée, laisse échapper un flot de pus phlegmoneux. Cette veine peut être facilement suivie jusque vers la corne gauche, et on ne peut en faire de même jusque vers la corne droite. La face interne de l'utérus est recouverte de plaques grisâtres réticulées, baignées par un liquide noir verdâtre très-fétide et d'odeur presque gangréneuse. Lorsqu'on incise le tissu utérin au niveau des saillies jaunâtres que nous avons indiquées, on voit que ces saillies ne sont autres que des sinus veineux distendus par du pus phlegmoneux. La surface interne de ces veines n'offre aucune apparence de fausse membrane; les autres veines de ce côté qui ne sont pas purulentes, sont fortement colorées en rouge noirâtre; celles qui rampent à la partie postérieure de ce même côté gauche offrent cette même coloration rouge noirâtre; et, en outre, on trouve une coloration analogue autour de la veine, en dehors de sa lumière, le tissu périveineux étant légèrement œdémateux. Quant au tissu qui entoure les sinus veineux remplis de pus, il est légèrement œdémateux et coloré en jaune, et au niveau des veines ovariques lorsqu'elles gagnent le tissu cellulaire, cette coloration devient plus manifeste et constitue de véritables infiltrations purulentes du tissu cellulaire périveineux qui se continuent dans certains points avec les collections du ligament rond et forment une collection continue.

A droite, on trouve du pus sur les parties latérales de l'utérus, dans le tissu cellulaire qui l'entoure et qui commence le ligament large. Cet épanchement puruient remonte jusque derrière l'insertion du ligament rond; au-dessous de l'insertion du ligament rond, une grosse veine, qui se rend dans le ligament large, est pleine de pus, sa surface est lisse et sans coloration rouge. Une veine d'un petit calibre, qui se rend parallèlement à la trompe, vers le pavillon, contient aussi du pus phlegmoneux. Rien d'autre à noter dans l'utérus.

La face supérieure du foie et la face inférieure du diaphragme sont recouvertes de parcelles pseudo-membraneuses et puriformes, traces de l'extension de la péritonite vers ce point. Cette apparence est plus marquée à droite. Le foie est volumineux, son tissu est mou, surtout dans le lobe gauche, duquel s'échappe, à la coupe, un sang diffluent. Le tissu du foie est, tant dans ce lobe que dans les autres, décoloré par places, comme s'il était infiltré d'un liquide blanchâtre; cependant l'examen microscopique ne permet pas d'y saisir la présence de globules de pus. La rate est molle et de deux nuances, sans pus dans son épaisseur. Les grosses veines hypogastrique, iliaque et cave ne contiennent ni pus ni fausses membranes; leur tissu est mince, transparent, sans épaississement.

Le poumon gauche offre dans son lobe inférieur, vers la partie postérieure, des noyaux du volume d'une forte noix, inégaux, d'une coloration noirâtre assez dense, ne surnageant point, mais n'offrant qu'un degré relatif de ramollissement et nullement semblables à l'hépatisation.

Le poumon droit présente tout d'abord, dans son lobe inférieur et sur la partie inférieure du lobe moyen, une lésion singulière, consistant en un lacis inextricable de stries continues, d'un blanc jaunâtre, sous-pleurales et légèrement saillantes ; elles se rendent les unes dans les autres suivant un certain ordre de subordination ; lorsqu'on pique un de ces vaisseaux, il en sort une gouttelette d'un pus phlegmoneux, dont les caractères ne sont nullement douteux et que l'examen microscopique confirme pleinement. La languette est sillonnée par ces vaisseaux ; lorsqu'on arrive vers la racine du poumon, ce sont de véritables flaques de pus. Ces vaisseaux, qui ne sont autres que les lymphatiques, laissent tous échapper des gouttelettes de pus lors de la coupe. Dans plusieurs de ces points, le tissu pulmonaire est d'un rouge foncé noirâtre, dans lequel on voit encore la composition du poumon qui ne présente pas l'apparence granuleuse ; la densité est augmentée et la friabilité est aussi plus grande, bien qu'elle ne soit pas aussi grande que dans l'hépatisation. Le poumon, dans ces points, n'est pas aéré et laisse écouler un sang noirâtre à la coupe ; dans un de ces noyaux, vers le centre, on trouve une petite quantité de pus infiltré. Le lobe supérieur ne présente aucune altération.

Le canal thoracique, disséqué et suivi dans toute sa longueur, ne présente aucune altération et ne contient aucune trace de pus.

OBS. 25. Bontemps (Delphine), vingt ans, domestique, entrée le 14 mars 1862 à l'hôpital de la Pitié, salle Saint-Charles, n° 14. La malade raconte qu'il y a dix-huit jours elle accoucha d'un garçon à terme, son premier enfant, à l'hôpital de la Maternité. Après neuf jours de séjour à l'hôpital, elle sortit à peu près en bon état, ressentant, dit-elle, quelques malaises passagers. Les lochies marchaient normalement. L'accouchement avait été facile. Quatre jours avant son entrée à la Pitié, la malade fut prise, sans cause connue, d'un violent frisson d'une heure environ de durée ; ce frisson se renouvela encore deux fois dans les jours qui suivirent. En même temps les vomissements, peu abondants, la diarrhée, les douleurs de ventre, mais sans ballonnement, survinrent. Les lochies continuaient à couler.

Etat actuel, le 15 mars. A la visite, on constate un ictère général intense, un état demi-comateux ; la malade ne répond que très-imparfaitement aux questions qu'on lui adresse. Le foie ne semble pas augmenté de volume. Le ventre a un volume peu considérable, il est peu sensible à la pression. La face ne présente que peu d'altération, à part une certaine expression d'hébétude dans le regard. On ne peut sentir la présence de l'utérus au-dessus du pubis ; la langue est humide et revêtue d'un léger enduit blanchâtre. Les lèvres et les dents sont couvertes de fuliginosités. Il n'y a pas eu de vomissements depuis l'entrée de la malade. Les seins sont peu développées et contiennent peu de lait. La peau est chaude et humide ; le pouls est à 118-122 ; la respiration est légèrement accélérée. Pas de délire. (Glace sur le ventre ; opium, 0,15 en huit doses.)

Le 16. Ictère toujours intense. Coma plus profond que la veille, mais dont on peut encore tirer la malade. Langue humide et blanche ; fuliginosités des lèvres ; peau chaude et humide, pouls à 118 ; diarrhée peu abondante ; pas de délire ; la respiration n'est pas plus accélérée que la veille. Elle meurt dans la journée, sans convulsions et presque sans agonie.

Autopsie le 17. — A l'ouverture de l'abdomen, il s'écoule environ deux litres d'un liquide trouble, d'aspect purulent, ayant une couleur particulière due à l'ictère. Il y a peu de fausses membranes ; il existe sur les circonvolutions intestinales quelques petits tractus pseudo-membraneux et purulents. Pas d'adhérences entre les intestins et les organes génitaux. L'utérus est volumineux, 15 centimètres de hauteur sur 12 environ de largeur. La surface extérieure n'offre rien à noter. La surface interne est noirâtre, répand une odeur fétide et gangréneuse, et offre des fausses membranes grisâtres, diphthéritiques. La face interne du vagin est dans le même état. L'insertion placentaire a lieu sur la face postérieure de l'utérus, près du fond de l'organe. Elle est tomenteuse et présente la même pourriture que le reste de la surface utérine.

En incisant sur le bord droit de l'utérus et sur le bord gauche, on trouve une masse de veines doublées à leur intérieur d'une fausse membrane purulente. Près de l'insertion des trompes à l'utérus, on trouve, dans beaucoup de veines, du pus véritablement phlegmoneux, comme aussi dans quelques petites veines du col utérin. Rien à l'ovaire droit. Dans l'ovaire gauche, on trouve une telle abondance de pus, qu'il est impossible de reconnaître le tissu de l'organe. Les trompes sont saines.

Obs. 26. Bara, vingt-trois ans, couturière. Les règles ne furent jamais très-régulières, mais peu abondantes et douloureuses. Première approche il y a un an ; la menstruation n'en fut pas plus régulière ni plus facile, et fut toujours très-douloureuse. Pas de varices, pas de vomissements, pas d'œdème dans la grossesse. Accouche, le 9 février 1856, d'un garçon à terme.

Le 10 février. Pouls sans caractère, à 76 pulsations ; utérus 13 sur 13 centimètres avec gonflement notable à droite, où existe de la douleur, ainsi qu'à gauche, bien que de ce côté le gonflement soit moins marqué. (Deux bouillons, deux potages ; 40 sangsues, 20 de chaque côté.)

Le 11. 68 pulsations ; peau fraîche. Elle avoue ce matin qu'hier elle ne pouvait ni remuer ni tousser sans souffrir dans le ventre, ce qu'elle a nié de peur des sangsues. Elle ne souffre plus depuis l'application de celles d'hier. Encore des lochies assez abondantes, toujours rouges : la

malade souffre beaucoup d'une déchirure vulvaire. Utérus, 10 sur 14 centimètres. Des deux côtés, à droite comme à gauche, il y a du gonflement
dur, du volume du petit doigt et douloureux à la pression. Montée du
lait cette nuit. (20 sangsues de chaque côté; une portion).

Le 12. Utérus, 8 sur 12 centimètres. Les deux côtés offrent toujours du
gonflement sans douleur à la pression; lochies abondantes. Seins très-
gonflés; lait en grande quantité. Appétit vif. (10 sangsues de chaque côté;
deux portions.) Le soir, 128 pulsations; agitation, douleur de tête, peau
moite.

Le 13. Peau chaude, 132 pulsations, utérus, 8 sur 12 centimètres. Encore du gonflement; lait très-abondant; lochies fétides; soif vive; appétit
marqué; frisson assez vif ce matin. (30 sangsues; cataplasmes; frictions
mercurielles; deux portions.)

Le 14. Peau moins chaude; 132 pulsations; utérus, 12 sur 12 centimètres; toujours gonflement des annexes; lait et lochies moins fétides,
très-abondants; soif vive; appétit médiocre. (Une portion; 20 sangsues.)

Le 15. Amélioration; 128 pulsations. Moins de chaleur; face plus naturelle et moins abattue; ventre plus souple. Deux selles liquides.

Le 16. La diarrhée a continué depuis hier; plusieurs selles dans la
journée, trois cette nuit et trois ce matin, jaunes, liquides, abondantes;
les dernières sont verdâtres. Pas de vomissements, pas d'appétit, soif.
Cependant état général meilleur en apparence, et moins d'abattement;
peau plus fraîche; pouls à 198, assez résistant; utérus, 11 sur 12 centimètres 1/2. Cordon assez dur à droite; il n'y a rien au ventre, à part la
tumeur utérine. (4 grammes de sous-nitrate de bismuth; 3 grammes de
ratanhia; 0,05 extrait thébaïque; frictions mercurielles; une portion.)

Le 17. Peau fraîche; 100 pulsations; langue nette; utérus toujours
volumineux, déjeté à gauche. Bon état; bon appétit; moins de soif,
mais sécheresse de la bouche. (Prescription *ut suprà.*)

Le 18. Peau fraîche; 92 pulsations; appétit; utérus moins volumineux. (Même prescription.)

Le 19. 92 pulsations; peau fraîche; salivation commençante, douleur
aux gencives; lochies abondantes. (Deux portions.)

Le 20. 96 pulsations; peau fraîche; rien au ventre, qui est souple
sans douleur. Elle souffre beaucoup de la bouche. Peu de selles depuis
deux jours; utérus peu perceptible, 6 sur 6; lochies abondantes.
(4 grammes sous-nitrate de bismuth; 1 gramme extrait de kina; frictions mercurielles.)

Le 24. 84 pulsations; stomatite; bon état; un peu d'écoulement blanc
par le vagin.

Le 25. 92 pulsations. Même état de la bouche.

Le 26. Ulcération de la grandeur d'une pièce de 20 centimes sur l'a-
mygdale gauche; douleur dans la bouche. (Gargarisme émollient, cautérisation au nitrate d'argent; quatre soupes.)

Le 27. Souffle anémique au cœur. (Quatre soupes ; deux œufs.)

Le 28. Rien à noter.

Le 3 mars. Excat, guérie.

Obs. 27. Vérité (Céline), vingt-huit ans, couturière, non mariée ; réglée à vingt ans, irrégulièrement, avec douleurs pendant deux ans ; à vingt-deux ans, la menstruation se régularise et devient plus facile. Premier coït, il y a neuf mois. Vomissements pendant les trois premiers mois de la grossesse. Pas de gonflement des jambes ; pas de lait dans les seins. Accouchée, le 24 février 1856, à une heure et demie du soir. Pas de frissons ; perte de sang normale.

Le 25 février. Peau fraîche ; 80 pulsations ; langue un peu sale. Les lochies coulent bien ; le lait est monté. Utérus volumineux et douloureux ; gonflement aux deux cornes, surtout à gauche. (20 sangsues de chaque côté ; une portion.)

Le 26. Pouls vif, à 112. Les sangsues prescrites n'ont pas été appliquées ; ventre un peu ballonné ; toujours du gonflement douloureux ; peau chaude. (50 sangsues, 20 à gauche, 30 à droite ; une portion.)

Le 27. Pouls très-vif, à 132 pulsations ; peau chaude ; langue large et un peu blanche. Frisson, puis chaleur et transpiration ; sommeil assez bon ; se dit très-bien. Ventre très-ballonné ; pas de douleur à la pression ; utérus très-volumineux, 11 sur 12 centimètres 1/2 ; douleur et gonflement des deux côtés. (40 sangsues.)

Le soir, pouls à 112-116 pulsations ; ventre plus souple.

Le 28. 116 pulsations ; peau fraîche ; ventre indolent ; moins de gonflement et souplesse à droite ; à gauche, plus de gonflement ; utérus, 10 sur 12 centimètres ; les lochies vont bien ; lait abondant, appétit ; pas de frissons. (Deux portions.)

Le 29. Pouls vif, à 120 ; peau un peu chaude ; pas de garde-robes ; langue humide, un peu blanche ; utérus 10 sur 10 centimètres ; souplesse et indolence des annexes. (Lavement avec 40 grammes de miel de mercuriale ; 30 sangsues.)

Le 1er mars. Utérus, 12 sur 11, sans douleur ni gonflement ; pas de ballonnement, pas de frisson, pas de vomissement ni de nausées ; lait et lochies assez abondants ; quatre selles la veille, qui ont paru la dégager ; appétit ; langue blanchâtre ; pouls à 108. (Deux portions. 2 grammes d'extrait de kina.)

Le 2. Peau fraîche ; 96 pulsations ; pas de coliques ; lait et lochies comme la veille ; appétit ; utérus 12 sur 12 centimètres ; pas de gonflement, pas de frissons, pas de nausées. (Deux verres d'eau de Spa ; 0,30 de seigle en trois doses ; 2 grammes d'extrait de kina.)

Le 3. Peau fraîche, 88 pulsations ; constipation ; trois selles difficiles. Utérus, 7 sur 8 ; appétit. (Prescription *ut suprà.* Deux portions.)

Le 4. Un peu de coliques ; utérus à peine perceptible ; constipation. (15 grammes d'huile de ricin, le reste comme ci-dessus.)

42

Le 5. Utérus impalpable ; lochies peu abondantes. Cinq selles la veille.

Le 6. Va de mieux en mieux ; appétit vif. (Trois portions.)

Le 9. Plus de lochies, état excellent. Exeat.

OBS. 28. Chilot, vingt ans, ouvrière en dentelle, non mariée ; réglée à treize ans, toujours régulièrement, avec abondance et douleurs pendant trois jours ; première approche il y a neuf mois ; elle devient enceinte à la suite ; pas de vomissements, pas de varices, pas d'œdème ; lait dans les seins depuis le quatrième mois ; accouche d'une fille à terme, qu'elle ne nourrit pas, le 14 mars 1855, à la Maternité ; y reste quinze jours à cause de sa faiblesse, et non à cause de la maladie. Elle en est sortie il y a huit jours, ayant déjà souffert du côté gauche. Entrée le 5 avril 1855.

Le 6 avril. Peau chaude ; 120 pulsations ; elle a vomi hier matin et hier soir ; elle a eu, étant à la Maternité, des frissons suivis de chaleur et de sueur ; les lochies continuent et sont jaunàtres ; pas de sommeil à cause de la douleur. Depuis sa sortie, elle a, en effet, une douleur dans la fosse iliaque gauche, douleur qui a progressivement augmenté ; l'appétit persiste ; selles régulières ; toux légère, qui à chaque secousse augmente la douleur, laquelle autrement ne se réveille que dans la pression de la tumeur au côté gauche ; beaucoup de lait, bien qu'on l'ait purgée trois fois ; anxiété assez grande, car chaque expiration est accompagnée d'une sorte de plainte. A gauche, à 17 centimètres du pubis, on trouve le sommet d'une tumeur qui s'étend jusqu'à 6 centimètres du pubis, située obliquement sur une largeur de 8 centimètres, et séparée de l'épine iliaque par 2 centimètres environ. Cette tumeur, très-douloureuse à la pression, est le siége d'élancements très-vifs. Rien de perceptible par le toucher vaginal ; langue blanchâtre ; soif vive ; un peu d'appétit. L'urine donne un précipité abondant par l'acide nitrique, précipité que redissout un excès d'acide ; rien par la chaleur. (30 sangsues, cataplasmes. 2 bouillons, 2 potages.)

Le 7. Elle a eu de la diarrhée toute la nuit, ainsi que des vomissements verdàtres chaque fois qu'elle a bu. Elle n'a plus souffert du ventre, même pendant la toux et les vomissements, qui ne sont douloureux que vers le creux épigastrique ; pouls à 112 sans caractère particulier ; peau bonne ; langue blanche ; goût amer à la bouche par le fait des vomissements. Utérus, 9 centimètres en largeur et 18 en hauteur jusqu'au sommet de la tumeur, qui est moins douloureuse, excepté un peu en bas, au moment où elle disparait dans le bassin ; cela permet même, ce matin, de la limiter par la palpation. Dévoiement abondant hier et cette nuit ; prétend avoir de l'appétit. (30 sangsues sur le ventre ; cataplasmes ; frictions mercurielles. 2 bouillons et 1 œuf.)

Le 8. Elle a vomi ce matin un liquide vert clair plein deux crachoirs ; selles liquides, très-fréquentes, jaunàtres, sans pus qui y soit mêlé ; pas de sommeil la nuit ; plus de douleur de ventre ; elle dit cependant désirer des aliments, qui sont rendus aussitôt qu'ingérés ; 128 puls. ; peau chaude ; pas d'élancements dans la tumeur ; pas de perte blanche ; pas de lait dans les seins. La tumeur est plus facile à circonscrire, parce qu'elle n'est plus douloureuse à la pression ; elle s'étend jusqu'à deux travers de doigt des fausses côtes, et vient à un travers de doigt au-dessus du pubis, en forme plus effilée que par en haut. En largeur, elle s'étend de l'ombilic jusque dans le flanc gauche : longueur 16 centimètres, largeur 14 centimètres. Il semble qu'elle soit un peu fluctuante. (Frictions mercurielles ; 4 verres d'eau de Seltz ; 4 bouillons.)

Le 9. 128 puls. ; peu de chaleur à la peau ; elle a vomi ce matin et cette nuit, sans grandes douleurs de ventre ; impossibilité de dormir depuis l'entrée ; pas d'écoulement par le vagin, le dévoiement continue ; langue blanche, peu humide, mais non pas sèche. La tumeur a pris encore du développement, elle a augmenté dans tous les sens, et est moins douloureuse ; les vomissements seuls fatiguent la malade. (Frictions mercurielles ; eau de Seltz ; vin ; quart de grain de chlorhydrate de morphine sur un vésicatoire à l'épigastre ; demi-lavement avec 12 gouttes de laudanum.)

Le 10, Peau sans grande chaleur ; 116 puls. ; les vomissements ont continué ; pas de selles depuis hier ; langue blanche, humide ; un peu de douleur de ventre à la pression de la tumeur, qui maintenant dépasse la ligne moyenne d'environ 3 centimètres ; la pression est pénible, surtout à la partie inférieure ; le ventre n'est pas ballonné et n'est pas douloureux à la pression. (Quart de grain de morphine sur le vésicatoire ; frictions mercurielles ; extrait thébaïque, 0,05 en pilules ; quart de lavement avec 10 gouttes de laudanum.)

Le 11. Peau fraîche ; 108 puls. ; moins de vomissements ; moins de douleur dans la tumeur, qui est toujours volumineuse et sans diminution appréciable ; langue assez nette à la pointe, blanche sur les côtés ; pas de selles. (Même prescription.)

Le 13. Peau fraîche ; 104 puls. ; la tumeur, moins douloureuse, occupe toujours toute la moitié du ventre ; appétit ; plus de vomissements ; meilleur sommeil ; cette nuit moins de souffrance dans le ventre. (Même prescription.)

Le 14. Même état de la tumeur ; salivation mercurielle ; la tumeur est peut-être un peu moins tendue ; deux selles que nous ne pouvons voir.

Le 17. La salivation continue ; plus de selles, à cause du bismuth, 10 grammes, et du tannin, 10 centigrammes, en lavements laudanisés. La tumeur a diminué de volume et est beaucoup plus dure. (Même prescription.)

Le 1er mai. La salivation a été en diminuant, et la tumeur faisait bien moins de saillie, mais elle était encore très-dure et très-volumineuse.

Le 3. Selles très-abondantes jusqu'à la visite du 4 au matin ; alors on ne trouve plus trace de tumeur ; les matières expulsées ont été jetées avant la visite, et la malade, qui est allée sept fois à la garde-robe en tout, dit qu'elles étaient comme à l'ordinaire. (Ext. théb., 0,05 ; 2 portions.) A l'examen microscopique d'une petite portion qui reste aux parois du vase, on trouve une quantité considérable de pus.

Le 7. Exeat, malgré nous, mais complétement guérie.

OBS. 29. Le 20 janvier 1861 entre Cécile Schmitt, vingt-trois ans ; cette malade est déjà accouchée dans le service le 7 février 1860, et y a éprouvé après sa couche des accidents très-graves qui doivent être rapportés à une violente phlegmasie des annexes des deux côtés, avec un peu de péritonite localisée ; vomissements ; douleur violente. Les applications de glace ont conjuré en trois jours ces accidents, qui avaient débuté par un frisson violent ; depuis, elle s'est toujours à peu près bien portée ; règles irrégulières qui n'ont pas paru depuis le mois d'octobre précédent. Dans la nuit du 6 janvier 1861, tout d'un coup, vives coliques qui sont accompagnées d'une perte assez abondante ; expulsion de caillots sanguins gros comme le poing, dit-elle. Le 7 au soir, expulsion d'un embryon de trois semaines (d'après l'avis du médecin qui a vu la malade) enveloppé de ses membranes. Deux ou trois jours après, douleurs très-vives dans le ventre ; nausées ; cris ; frictions mercurielles et belladonées ; injections d'eau tiède ; lavement laudanisé. Mieux sensible au bout de quelques jours ; pourtant elle se décide à entrer à l'hôpital.

Le 21. Le ventre est très-douloureux à la pression, sans tumeur appréciable ; douleur si vive dans l'aine gauche, que la marche est impossible ; écoulement vaginal verdâtre sans douleur ; sensation d'un poids incommode derrière la symphyse pubienne ; le facies est cependant bon ; un peu de constipation ; un peu de fièvre ; application de vessies pleines de glace sur le ventre.

Le 26. La malade, se sentant mieux, s'est levée depuis avant-hier sans permission ; aujourd'hui, douleurs plus fortes, et apparition d'une tumeur volumineuse dans la fosse iliaque gauche.

Le 28. On trouve la malade soulagée, elle a été abondamment à la selle, et les matières étaient liquides, mais elle n'a pas recherché si elles contenaient du pus. (Même application de glace.)

Le 30. On constate la présence de pus mêlé en quantité très-notable aux matières fécales, la tumeur s'est sensiblement affaissée. (2 grammes kina ; glace sur le ventre : 2 portions.)

Le 31. La malade va très-bien ; on constate toujours un peu d'empâtement dans la région inguinale gauche ; pas de fièvre ; un peu de faiblesse. (Ext. de quinquina, 2 grammes ; glace.)

Le 2 février. Les matières fécales sont mélangées de pus, ou du moins de détritus blanchâtres qui en ont tout à fait l'aspect ; l'état général est bon ; la malade continue seulement d'être faible. (Même prescription.)

Vers le 5, elle est un peu plus souffrante, la fièvre la reprend à inter-valles inégaux, on ne perçoit cependant plus de tumeur à gauche, mais le côté droit est empâté, douloureux.

Le 7. Hier au soir, apparition d'un frisson d'une heure environ, suivi de chaleur et de sueur ; on constate à droite, par l'examen de la paroi abdominale et par le toucher vaginal, l'existence d'une collection puru-lente de la fosse iliaque.

Du 9 au 11, la malade éprouve deux ou trois fois par jour des crises qui lui arrachent des cris, et à la suite elle perd beaucoup de pus par le vagin. Ces symptômes continuent pendant plusieurs jours, et le 18 elle cesse d'éprouver ces crises douloureuses et n'a plus d'écoulement blanc ; elle ressent encore quelques douleurs de temps en temps. (2 por-tions.)

Le 26. La malade sort pour aller au Vésinet en très-bon état, n'ayant plus d'empâtement des fosses iliaques, même au toucher vaginal, et ne perdant plus de pus, ni par les selles, ni par le vagin.

Obs. 30. Le 2 mai 1861 est entrée la nommée Dubois (Zélie), vingt-sept ans, lingère, née au Plessis (Manche). Elle habite Paris depuis sept ans. Apparition, à dix-huit ans, de la menstruation, qui est régulière, peu abondante et dure quatre jours ; beaucoup de flueurs blanches ; trois enfants ; la dernière grossesse s'est très-bien passée, sauf quelques vomissements et des douleurs de reins. Accouchée chez elle d'une fille à terme le 31 mars ; pas de frisson consécutif, sang très-abondant ; elle ne s'est pas levée avant le quinzième jour, à cause de frissons répétés qui survenaient irrégulièrement. Depuis le 15 avril jusqu'au 2 mai, il y a eu des alternatives de bien et de mal : de la fièvre, de la faiblesse, qui met-taient la malade dans l'impossibilité de travailler ; elle se décide alors à entrer à l'hôpital.

Le 2 mai. La malade se plaint de grands frissons, d'inappétence, de vomissements bilieux de temps en temps, de diarrhée, de douleurs de ventre, de coliques qui siégent, dit-elle, plus à gauche qu'à droite ; pouls à 120. (Glace sur le ventre ; ext. quinquina, 1 gramme, dans un julep diacodé ; une portion.)

Le 10. Ni mieux ni plus mal ; la fièvre existe toujours ; diarrhée moindre qu'au début ; pouls à 100.

Le 20. On constate que de la fosse iliaque gauche part une tumeur qui se porte de plus en plus à droite, et qui présente une fluctuation obscure Il n'y a pas de changement de coloration à la peau.

Le 25. La tumeur est arrondie, tendue et mesure 20 centimètres d'une fosse iliaque à l'autre, et 18 centimètres de l'ombilic au pubis ; plus de frissons ; encore quelques vomissements bilieux ; on applique un point de potasse caustique sur la partie culminante de la tumeur.

Le 26. Application nouvelle de potasse sur l'eschare de la veille.

Le 27. En pressant la tumeur, il s'écoule avec peine quelques gouttes de pus.

Le 28. Hier, dans la journée, il s'est écoulé environ un bon verre de pus infect.

Le 29. Par une pression très-douce, on fait sortir facilement plus d'un gobelet et demi de pus; santé générale bonne, du reste.

Le 16 juin. La malade se plaint; le ventre est douloureux à la pression; les douleurs ont commencé la nuit précédente, sans avoir été précédées de frissons; pouls à 96; pas de vomissements. La cicatrisation de la peau est complète au niveau de l'ouverture qui avait été pratiquée.

Le 18 juin. Douleurs très-vives dans le ventre à la moindre pression; vomissements bilieux depuis deux jours; facies caractéristique de la péritonite; pouls, 72; coliques qui arrachent des cris à la malade. (Frictions mercurielles sur le ventre; ext. théb., 0,02; eau de Vichy; calomel, 0,05, en douze paquets.)

Le 19. Il y a un peu de mieux; pas de diarrhée; la voix est cassée; pouls à 96.

Le 20. Grande amélioration; plus de vomissements; plusieurs selles hier, dans lesquelles on n'a pas recherché la présence du pus; langue à peu près nette; plus de coliques; crampes d'estomac; presque plus d'altération des traits; pouls à 108; traitement *ut suprà*.

Le 22. Le visage a repris son expression naturelle; plus de vomissements; un peu de diarrhée; pouls à 96; l'amélioration continue.

Le 25. Rien à noter, si ce n'est une gingivite mercurielle très-douloureuse; gargarisme au chlorate de potasse.

Le 1er juillet. Les douleurs gingivales ont peu diminué; citron frotté sur les gencives.

Le 14. La malade est emmenée par ses parents, se trouvant beaucoup mieux, et actuellement sans accidents abdominaux.

Obs. 31. Saget (Françoise), quarante-trois ans, sans profession, mariée, réglée à treize ans, règles régulières, un peu douloureuses, abondantes, a eu sept enfants. Le premier a quatorze ans, c'est une fille; le second, fille de treize ans; a encore un garçon de neuf ans; a fait une fausse couche il y a seize mois, a été trois mois malade avec un abcès dont on voit encore l'ouverture dans l'aine droite. Depuis ce temps, elle a toujours eu des varices et les jambes enflées, elle n'a jamais vomi dans ses grossesses, qui, moins une, ont été toutes à terme. Dans la dernière, l'enflure des jambes a beaucoup augmenté et elle a eu des crampes violentes.

Accouchée, le 7 février 1855, à onze heures du soir, d'une fille bien portante, les douleurs ont duré cinq heures; a eu une hémorrhagie qui s'est arrêtée spontanément.

Le 8. Sommeil la nuit, pas de frissons, sueur, 72 pulsations; appétit; n'a pas été à la selle, pas de coliques; toux; ventre indolent à la pres-

sion; utérus 15 sur 15; lochies abondantes, rouges; seins un peu sensibles, un peu de lait, l'enfant tette; crampes dans les jambes. (Gomme
édulc.; deux bouillons; deux potages.)

Le 9. 96 pulsations; le lait est monté cette nuit; vomissements, frisson
à ce moment; une selle; langue nette et rose; coliques fréquentes ayant
pour effet l'expulsion d'une forte proportion de sang; 11 sur 9, dur et
sans aucune douleur; l'enfant tette bien; appétit. (Gomme édulc.; une
portion.)

Le 10. 128 pulsations; le lait est monté; pas de frisson, chaleur vive
la nuit; sentiment de faiblesse, coliques assez vives, qui, dit-elle, se réveillent au moment où elle entend pleurer son enfant. Les lochies sont
assez abondantes, rouges, et coulent surtout quand l'enfant, en tetant,
prend le sein, dont le bout est douloureux; ventre entièrement indolent;
une selle; utérus mal perceptible, 9 centimètres environ; langue nette,
appétit vif. (Une portion.)

Le 11. 108 pulsations, pas de frisson, un peu de sueur; se sent faible;
les lochies, rouges, sont toujours abondantes; le lait coule abondamment;
les seins sont souples et indolents, sauf au mamelon; utérus 8 centimètres. Langue nette et un peu pâle; ne tousse pas et se sent mieux;
peu d'appétit et pas de céphalalgie; les lochies sont toujours augmentées
par l'allaitement. (0,02 ext. thébaïque; 1 gramme de kina; une portion, 2 portions de vin.)

Le 12. 100 pulsations; peu d'appétit; peau chaude; soif vive; pas de
frisson; utérus 7 centimètres, sans aucune douleur; lochies abondantes
et jaunâtres; les seins, très-douloureux hier, le sont moins ce matin; une
selle hier; langue nette et rosée; l'enfant tette beaucoup; pas de céphalalgie. (Limonade; 2 soupes; 2 bouillons.)

Le 13. Frisson d'une demi-heure, hier, vers quatre heures du soir, suivi
de sueur; le lait a monté vers le même temps; peau chaude; les seins,
un peu durs, sont le siége d'une grande pesanteur; lochies rougeâtres
un peu abondantes; n'a rien mangé hier; un peu d'appétit aujourd'hui;
soif vive, bouche pâteuse; une selle; ventre indolent; utérus impalpable.
(Même prescription.)

Le 14. 96 pulsations; pouls petit; a eu hier un frisson de peut-être
un quart d'heure, qui a été accompagné d'une montée de lait; lochies
abondantes et jaunes; seins indolents et gonflés de lait; crevasses aux
deux mamelons; douleurs dans la jambe et dans la cuisse droite; utérus impalpable, ventre indolent; pas de délire la nuit; dit qu'elle n'a pas
dormi; l'enfant tette; la cuisse droite est gonflée modérément et œdémateuse, ainsi que la jambe. La cuisse a 5 centimètres de diamètre de plus
que la cuisse gauche, et la jambe 2 centimètres de plus que la gauche,
1 centimètre au niveau du mollet; on ne sent aucun conduit noueux;
on ne voit aucune rougeur. Cuisse, 42 centimètres; jambe, 22; mol-

let, 29.ἰ(40 sangsues répandues sur la jambe et sur la cuisse ; un pot de limonade vineuse ; 2 grammes de kina ; une portion.)

Le 15. 108 pulsations ; pouls pas trop petit ; peau chaude, mais pas âcre ; pas de frisson ; chaleur constante ; le lait a donné beaucoup ; langue nette et rose ; se sent mieux qu'hier et moins inquiète ; n'a pas été à la selle ; nuit pas trop agitée, moins mauvaise que la précédente, pas de délire ; la cuisse est moins douloureuse, elle en souffre cependant toujours beaucoup dans les mouvements. Aucune douleur de ventre, même à une forte pression ; il est un peu distendu par des gaz ; l'utérus est impalpable ; lochies abondantes et jaunâtres, un peu fades quant à l'odeur ; la cuisse et la jambe n'offrent presque plus de douleur à la pression ; quant au gonflement, on le peut difficilement mesurer, à cause des trous de sangsues qui l'augmenteraient pour leur part ; l'œdème de la jambe est bien moins fort ; face pâle, bouche mauvaise, langue nette. (30 sangsues, 15 à la cuisse, 15 à la jambe ; un pot de limonade vineuse ; 2 grammes de kina ; 0,60 de bagnols ; 2 bouillons, 2 potages.)

Le 16. Se trouve très-bien, est sûre, dit-elle, de ne pas avoir déliré, ce qui paraît exact ; face pâle, non tirée, langue pâle, humide ; 120 puls. ; peau chaude ; pas de douleur de tête, pas de frisson, pas de sueur ; lochies moins abondantes ; pas de selles ; urine assez bien ; ventre indolent ; trouve le potage trop salé et refuse pour cela de manger ; désire ardemment du lait, soif vive, désirs d'aliments froids, sensation de sécheresse à la bouche, que nous trouvons humide ; ventre entièrement indolent, presque sans ballonnement ; la cuisse et la jambe ne sont plus du tout douloureuses, l'œdème est tout à fait disparu ; la malade remue elle-même sa jambe sans difficulté. (Limonade vineuse un pot ; 2 grammes de kina ; 60 grammes de bagnols ; 2 laits, 2 potages au lait.)

Le 17. Se trouve faible, a mal dormi, se réveille en sursaut ; soif vive, nausées ce matin, après un effort de toux. Pouls, 108, assez plein ; peau fraîche ; se sent mal à l'aise ; ne peut, dit-elle, remuer sa jambe comme hier. Se sent engourdie ; langue nette, humide, sans enduit ; n'a plus de lait ; ne souffre pas des seins. Beaucoup de pus s'échappe par la vulve lorsque l'on comprime pendant quelque temps la région inférieure du ventre, qui n'offre cependant aucune tumeur et n'est nullement douloureuse, ce sont probablement des lochies ; pas d'appétit. (Elle nous apprend qu'à une fausse couche, elle a eu aussi mal à la jambe et à la cuisse droite, qui sont toutes deux restées gonflées après, pendant longtemps.) Bruit continu avec ronflement au cou. A la partie supérieure de la cuisse droite, en remontant vers l'aine, on trouve un noyau dur et résistant, non douloureux ; au niveau de la veine crurale, la cuisse et la jambe sont plus lourdes et plus gonflées, un peu d'œdème de la jambe. (Limonade vineuse, trois pots ; 4 grammes de kina ; 120 de bagnols ; 15 sangsues sur le gonflement ; 2 laits, 2 potages au lait.)

Le 18. 108 pulsations, pouls assez fort ; peau sans grande chaleur, a eu

hier des coliques sans garde-robes ; lochies moins abondantes, jaunâtres ;
un peu de frisson hier au soir, pas de délire; se trouve plus souffrante ;
elle éprouve une pénible agitation intérieure, la position couchée lui est
désagréable ; souffre moins de la cuisse et de la jambe. L'œdème de ce
dernier point est très-sensiblement diminué, la cuisse elle-même est
moins grosse, et dans quatre travers de doigts, à leur base, en partant
du pli de l'aine, on trouve toujours l'engorgement veineux profond qu'elle
avait avant-hier, mais il a moins de volume. Pas d'appétit. Les forces sont
amoindries, sentiment général d'affaissement, face pâle, jaunâtre ; yeux
excavés, sans cependant présenter d'aspect trop grave et trop menaçant.
(Limonade vineuse coupée d'eau de Seltz ; trois pots ; 120 grammes de
bagnols; 4 grammes de kina; 2 pots de lait; 2 potages au lait; injections
chlorurées.)

Le 19. S'est trouvée relativement bien hier, n'a pas eu de frisson, n'a
pas eu de délire cette nuit; a mangé une soupe au lait ; langue nette, sans
enduit, humide ; 100 pulsations; peau sans trop de chaleur ; les seins sont
flasques et sans lait ; pas de nausées; les lochies sont toujours jaunâtres,
mais elles ont beaucoup diminué d'abondance. Le ventre est entièrement
indolent, on n'y trouve aucune tuméfaction limitée ; il y a encore un peu
de ballonnement; une selle solide hier, peu abondante, très-dure. La cuisse
ne présente plus aucune trace de phénomène inflammatoire ; l'œdème
est diminué et les tuméfactions veineuses du sommet de la cuisse sont
beaucoup moins volumineuses ; le facies est toujours pâle, les yeux excavés, mais il est meilleur comme expression ; elle a plus de confiance
et plus d'entrain. (Trois pots de limonade ; 8 grammes de citrate de magnésie ; même prescription du reste.)

Le 20. 108 pulsations. Se sent assez bien, pas de selles ; appétit meilleur, quoique peu développé ; langue humide, collante, épaisse, n'a souffert de nulle part, et peut un peu remuer sa jambe ; lochies bien moins
abondantes et même peu abondantes et jaunâtres ; pas de lait ; toujours
assez de soif ; pas de coliques ; ventre toujours indolent, même à une forte
pression, ballonné ; la jambe et la cuisse sont toujours sans douleur, légèrement œdématiées, avec toujours le même engorgement à la partie
supérieure de la cuisse. (Même prescription.)

Le 21. 115 pulsations, énorme frisson sans douleur, deux selles à peu
près involontaires ; hier, elle avait bien sa connaissance ; elle n'avait pas
été mal cette nuit; la peau n'est pas très-chaude, un peu de toux ; depuis
le frisson, pas de douleurs ; un peu d'envie d'aller à la selle ; émission de
gaz et de matières liquides ; ne souffre pas de la jambe et de la cuisse à la
pression. (Lim. vin., 3 pots ; 0,75 de sulfate de quinine en trois doses ;
120 grammes de bagnols; 2 grammes de kina ; 2 potages au lait, 2 laits.)

Le 22. 124 pulsations ; peau moite ; front couvert de sueur, a eu hier
de la chaleur et de la sueur à peu près sans frisson, a été calme ensuite ;
nouveau frisson ce matin, à sept heures, pendant dix minutes, puis sont

venues la chaleur et la sueur actuelles ; langue humide, pas de céphalalgie, mais sentiment de faiblesse ; la cuisse et la jambe sont toujours très-légèrement œdématiées sans augmentation des phénomènes locaux ; l'engorgement de la cuisse n'augmente pas du tout et n'est nullement douloureux, la face est plus colorée. (1 gramme de sulfate de quinine ; 2 grammes de kina ; 120 grammes de bagnols ; 2 laits ; 2 potages au lait.)

Le 23. N'a pas eu de frissons ; calme la nuit ; pas d'envie de vomir ; pas d'appétit ; soif vive ; a été abondamment à la selle ; un peu de toux ; 116 pulsations ; peau chaude, un peu sèche ; ne souffre ni dans le ventre ni dans la cuisse ; langue blanche, un peu collante, face jaunâtre, amaigrie ; yeux excavés ; vaste phlyctène au talon droit : l'engorgement de la partie supérieure de la cuisse diminue, lochies presque nulles. (1 gramme de sulfate de quinine ; même prescription.)

Le 24. Pas de sommeil, frisson ce matin, délire la nuit, langue blanche, bouche pâteuse ; 144 pulsations ; peau chaude, moite ; pouls fort, plein ; face un peu colorée ; abattement, somnolence ; ventre indolent ; lochies presque nulles ; même état de la cuisse.

Le 25. Pas de sommeil ; a déliré presque toute la nuit, ne paraît pas avoir eu de frisson ; ventre indolent, peu ballonné ; l'utérus n'est pas perceptible ; peu de lochies blanchâtres ; facies profondément décoloré ; yeux creux et excavés ; langue sèche, sans enduit ; 140 pulsations ; peau chaude ; sommeil subdélirant ; même état de la cuisse et du talon ; 32 inspirations ; prostration profonde. (Même prescription.)

Le 26. Frisson assez marqué ; face pâle ; demi-coma ; pouls à 96, faible, inégal, ce qui fait que ce compte est peu rigoureux. (Même prescription.)

Morte à trois heures du matin, le 27.

Autopsie le 28, à onze heures. — Aucune trace de liquide péritonéal. La veine fémorale, à partir de l'anneau obturateur jusqu'au pli de l'aine, est épaisse et ressemble à une artère. Le tissu cellulaire est collé dessus, et tous les tissus sont très-adhérents ; la cavité est presque détruite et rétractée ; elle ne présente à l'intérieur aucun caillot. Jusqu'à 2 pouces de l'abouchement, dans la veine iliaque, elle est revenue sur elle-même, épaisse d'environ 2 ou 3 millimètres ; le tissu est nacré, l'intérieur est blanc sans fausse membrane apparente. Utérus, rien à la surface ; l'ovaire droit semble volumineux et est réuni au ligament large ; l'utérus, 10 centimètres du col au fond, 9 centimètres en large ; pus dans les veines de la partie antérieure ; ce pus est concret, surtout dans les veines du milieu du corps ; à la face antérieure, le pus est contenu dans les vaisseaux ; on retrouve encore du pus au niveau du col ; pus dans les veines ovario-utérines du côté droit, avec fausses membanes obstruant leur lumière et les maintenant béantes. Noyaux de pneumonie grise très-circonscrits, véritables abcès métastatiques, les plus volumineux, gros comme une noisette, se trouvent dans le poumon gauche ; un ou deux petits noyaux, avec congestion autour, dans le lobule inférieur du poumon

droit; les abcès véritables sont surtout nombreux dans le lobe inférieur du
côté gauche. On trouve aussi, au milieu du lobe droit du foie, un noyau
peu volumineux, qui est de couleur brune avec petits points blancs; il est
mou et contient une bouillie noirâtre très-consistante; on dirait un noyau
presque apoplectique; deux ou trois petits noyaux, du volume d'un grain
de chènevis, se remarquent aussi à la surface du foie et sont un peu plus
purulents que le noyau intérieur. Rien aux reins, rate longue, molle, de
deux couleurs, peu congestionnée, son tissu est même pâle.

Obs. 32. Marchand, trente-huit ans, femme de ménage, mariée, réglée à quinze ans. Menstrues régulières, peu abondantes; huit enfants.
Le troisième, qui est une fille, et le sixième, qui est un garçon, vivent
seuls et ont, la première, treize ans, l'autre, cinq ans. Toutes les grossesses ont été régulières, la dernière seule sans vomissements.

Il y a quatre semaines, elle avait été prise de douleurs vives, comme
si elle allait accoucher. Le 1ᵉʳ février, elle vint encore à l'hôpital, croyant
que le travail allait commencer, puis elle en repartit pour revenir accoucher, le 5 février 1855 seulement, à huit heures un quart du matin. L'accouchement a été très-naturel et suivi de très-peu d'hémorrhagie.

Le 5 février, à dix heures, on constate que depuis l'accouchement elle
a eu beaucoup de coliques avec expulsion de caillots, ce qui soulage beaucoup la malade. Céphalalgie, frissons violents. Depuis huit jours, dit-elle,
elle n'a pas d'appétit, et depuis cinq jours elle a vomi toutes les fois qu'elle
a voulu manger. 64 pulsations, pouls petit, peau fraîche, rien aux seins.
L'utérus mesure 15 centimètres sur 14. Sensibilité assez vive à la pression
sur toute la surface utérine. Les mouvements, la toux, qui est un peu
grasse, retentissent douloureusement vers la même région. (Prescription :
25 sangsues; gomme sucrée; 2 bouillons, 2 potages.)

Le 6 février. 100 pulsations; peau un peu chaude. Immédiatement
après la chute des sangsues, douleur des reins et des cuisses, qui a diminué ce matin. Soif vive, frisson qui a duré un quart d'heure après la
chute des sangsues. Rien à la poitrine; langue nette et rose; pas de
selles depuis le 30 janvier. (Prescription : huile de ricin, 15 grammes;
deux bouillons ; deux potages.)

Le 7. 84 pulsations ; peau chaude ; sept à huit selles liquides ; névralgie s'étendant, sous forme de crampes, jusque dans les deux jambes.
Pendant toutes ses grossesses elle a, dit-elle, eu beaucoup de crampes,
et après chaque couche elle a éprouvé tout ce que nous observons.
Sommeil interrompu par de la céphalalgie et des crampes qui réveillent
les douleurs hypogastriques. Au moment de ces douleurs, les lochies,
d'ailleurs peu abondantes et rouges, sont augmentées. Urines abondantes ; ni frisson, ni fièvre ; utérus, 11 sur 11, très-dur ; langue large
et blanche ; peau très-chaude ; rien dans la poitrine ; lors des mouvements, douleurs vives des reins, plus marquées à droite. Sur la cuisse
gauche, à la partie interne et dans la région moyenne, on rencontre un

cordon sinueux, douloureux et dur, ne se continuant ni au-dessus ni au-dessous, ayant 15 centimètres de longueur et extrêmement douloureux, même à la plus légère pression. Au niveau de ce cordon, la peau est un peu rouge. L'aine et le pli du jarret ne sont pas douloureux. A la partie externe de la jambe du même côté se trouve un petit noyau de la grosseur d'une forte amande, oblong, rouge, dur et douloureux. A la partie interne, autre noyau tout à fait indépendant des autres tumeurs. (Prescription : 20 sangsues sur l'abdomen ; frictions avec de l'onguent napolitain ; cataplasmes de fécule sur la cuisse et sur la jambe ; extrait de kina, 2 grammes ; 2 bouillons.)

Le 8. 88 pulsations ; pouls plein ; peau moins chaude ; très-bon sommeil cette nuit ; la malade se loue beaucoup des sangsues qui l'ont débarrassée des douleurs de ventre et des reins. Utérus, 10 centimètres sur 11 ; lochies peu abondantes, jaunâtres ; ventre indolent, quoiqu'un peu ballonné ; pas de frisson ; seins non douloureux ; langue large et blanche. Même douleur et même état de la cuisse gauche. La douleur a un peu descendu vers la partie interne du pli du jarret. (Prescription : 20 sangsues sur le ventre ; mêmes frictions ; extrait de kina, 2 grammes.)

Le 9. 84 pulsations ; pouls plein, peau toujours chaude ; ne souffre plus dans le ventre et dans les reins. Il n'y a plus ni toux ni céphalalgie. Langue blanche, enduit épais, urines abondantes ; utérus, 13 sur 13 ; toujours du ballonnement. A la cuisse, douleurs et gonflement avec rougeur superficielle.

Circonférence des cuisses.

	Côté sain (droit).	Côté malade (gauche).
Partie inférieure.	31 c.	33 c.
— moyenne.	33	36
— supérieure. . . .	43	43

La douleur occupe le trajet de la saphène, depuis son abouchement avec la crurale jusqu'au genou. (Prescription : la même et, de plus, un vésicatoire sur le trajet de la veine.)

Le 10. 80 pulsations, pouls assez plein et ferme ; mauvais goût à la bouche, pas de frisson ; assez de chaleur pendant la nuit ; utérus, 12 centimètres, sans douleur ; ventre ballonné, pas d'envie de vomir, langue très-sale. Douleur de la cuisse très-diminuée, noyau externe du mollet gauche toujours rouge, mais moins douloureux. A la partie supérieure et externe du mollet du même côté, autre tumeur veineuse ; pas d'œdème du membre. Sur le membre inférieur droit on remarque pour la première fois à la cheville externe un gonflement avec rougeur ; sur la cuisse du même côté, une série de noyaux rouges et douloureux, formant une ligne non continue qui coupe en X le muscle couturier. Seins souples, indolents, lait suffisant. Lochies peu abondantes et jaunâtres ; pas de selles. (Prescription : 1 gramme d'ipéca en trois paquets ; julep dia-codé ; cataplasmes sur la cuisse droite.)

Le 11. 80 pulsations ; peu de chaleur à la peau, grande faiblesse. Cette nuit, chaleur assez vive ; peu de toux, langue moins sale ; la malade n'a pas vomi hier, mais a été plusieurs fois à la selle (5 à 6 fois). Pas de coliques, pas de douleur de ventre à la pression ; utérus, 7 centimètres ; les piqûres des sangsues suppurent. Ala cuisse droite, six noyaux gonflés et rouges, mais mous. Ces gonflements sont diffus, mais assez considérables. La coloration des noyaux inflammatoires de ce membre et de ceux du mollet droit est moins vive. Au dire de la malade, ce seraient des varices enflammées. Des deux côtés, on trouve de la douleur au niveau du confluent des deux saphènes internes avec les crurales. Au bras droit s'est développé, depuis hier, un érysipèle qui occupe en une large plaque rouge tout le coude, et s'étend à cinq ou six travers de doigt au-dessus et au-dessous, couvrant tout le côté externe et postérieur. A l'aisselle, un peu de douleur, quoique les ganglions ne soient pas développés. Un peu de rêvasserie la nuit. (Prescription : décoction de kina; extrait de kina, 2 grammes ; bagnols, 60 grammes ; cataplasme de fécule sur les cuisses ; vésicatoire au milieu de l'érysipèle du bras, et sur le reste de l'érysipèle compresses imbibées d'eau de sureau. (Deux soupes, deux bouillons ; deux vins.)

Le 12. 80 pulsations, pouls faible, chaleur modérée de la peau ; cette nuit, délire léger. L'érysipèle a gagné l'avant-bras, mais s'est limité en haut, du côté du vésicatoire. Langue pâle et couverte d'un enduit jaunâtre. Cuisse gauche moins douloureuse. Le noyau supérieur du mollet gauche est couvert de petites vésicules contenant un liquide puriforme. Le noyau inférieur, toujours rouge, n'est que très-peu douloureux. Les points enflammés, signalés à la cuisse droite, subsistent et sont occupés par une varice dilatée et rougeâtre au centre. Douleur vive au talon droit qui porte sur le lit; un peu d'œdème de la jambe droite ; utérus, 8 centimètres, sans douleur ; peu de ballonnement ; ni selles ni coliques ; toutes les piqûres de sangsues suppurent; lochies supprimées. (Prescription : décoction de kina ; extrait de kina, 2 grammes ; limonade vineuse, un pot ; bagnols, 60 grammes ; trois vésicatoires sur la cuisse droite; quatre bouillons, un potage.)

Le 13. Pas de sommeil, pas de frissons, agitation, délire ; 96 pulsations; peau chaude, moite; langue sale, bouche mauvaise ; envies de vomir, trois ou quatre selles liquides. Ventre indolent à la pression ; utérus, 9 centimètres ; lochies blanches, peu abondantes. Au bras droit, empâtement, phlyctènes ; l'érysipèle s'étend sur le dos de la main. Au bras gauche, au niveau du coude, douleur ; un peu d'empâtement, rougeur superficielle à la partie externe. Le membre inférieur droit est dans le même état; le gauche est moins douloureux ; empâtement du mollet et du cou-de-pied ; noyau dur et douloureux au niveau du dos du pied. (Prescription : la même ; vésicatoire sur le dos du pied gauche.)

Le 14. 148 pulsations à la carotide. Subdélirium pendant la nuit et ce matin ; encore un peu de chaleur de la peau ; 64 inspirations ; langue humide, sans rougeur à la pointe ; enduit blanc jaunâtre à la base ; utérus indolent, 8 centimètres ; ventre ballonné, une selle demi-liquide hier matin ; jambe droite légèrement œdématiée. Noyaux des membres inférieurs moins douloureux, mais au bras droit la surface du vésicatoire, au niveau du pli du coude et le long du dos du bras, est couverte de taches noirâtres gangréneuses. Forces complétement déprimées ; le pouls n'est plus sensible à la radiale, œdème de la grande lèvre droite. (Prescription : décoction de kina ; extrait de kina, 4 grammes ; bagnols, 100 grammes.)

Morte le 14, à deux heures de l'après-midi.

Autopsie. — Phlébite adhésive des veines du bras droit sans pus ; caillot adhérent. Gangrène superficielle de la peau ; infiltration séreuse du tissu cellulaire.

Utérus du volume du poing du sujet ; détritus adhérent à la face postérieure et au fond, comme s'il restait une portion du placenta. Vers la partie gauche et postérieure du col, à la jonction du corps et du col, on trouve plusieurs veines pleines d'un pus crémeux. Plusieurs de celles qui sont au niveau de l'implantation de la trompe contiennent une sanie purulo-sanguinolente. On trouve aussi plusieurs foyers purulents, qui semblent de véritables abcès du tissu utérin, parce que la communication paraît interrompue avec les veines, qui sont revenues complétement sur elles-mêmes. A gauche, au niveau de l'implantation du ligament large, le pus, contenu dans de très-petites veines, semble infiltré dans le parenchyme utérin d'une manière analogue à l'infiltration tuberculeuse des parenchymes. A la face postérieure, au niveau de la jonction du col et du corps, et même un peu plus haut, vers la gauche, on trouve, sous une couche de tissu utérin de 2 lignes d'épaisseur, un foyer de pus liquide, gros comme une aveline. Dans l'ovaire gauche, deux ou trois foyers purulents, gros comme un pois. Ovaire droit sain. Pas un atome de liquide dans le péritoine. Congestion passive à la face postérieure des poumons. Les veines variqueuses, enflammées aux cuisses et aux jambes, sont remplies de sanie puriforme. Dans le tissu cellulaire de la cuisse gauche, on trouve autour d'une des veines enflammées du pus qui infiltre le tissu cellulaire. Les noyaux veineux isolés, signalés à la jambe gauche, sont purulents. De l'un et de l'autre côté, les veines profondes sont saines des deux côtés. Rien au cerveau.

Obs. 32 *bis*. Le 22 janvier 1858 entre Pigeon (Virginie), femme Magron ; vingt-six ans ; laitière, habitant Paris depuis treize ans ; réglée à l'âge de treize ans dans son pays ; ses règles furent suspendues pendant un an, puis revinrent régulières, abondantes, sans douleurs. Elle a eu trois grossesses antérieures à celle-ci. Elle n'a éprouvé d'autre indispo-

sition dans la présente grossesse que quelques vomissements au début ;
pas d'œdème des membres inférieurs, pas de varices, pas de lait dans
les seins. Accouche le 22, à dix heures du soir, d'un enfant très-volumineux à terme (fille). Perte de sang très-considérable, qu'on arrête avec
des applications d'eau froide sur le ventre ; le travail a été long ; frisson
très-vif avant et après la délivrance.

Le 23, au matin, elle se trouve bien ; pouls à 84 normal ; peau fraîche ;
utérus 13 sur 15 ; douleur assez vive à gauche, où on trouve du gonflement. (20 sangsues à gauche ; 2 bouillons , 2 potages.)

Le 24. Dans la journée d'hier elle s'est assise et a écrit ; elle a été
prise d'un violent frisson, qui a duré de onze heures du soir à sept heures
du matin. A la visite, elle est très-affaissée, a un air étonné ; langue
sale, bouche mauvaise ; constipation ; mal de tête ; le ventre est douloureux à gauche à la pression ; pouls 140, petit et dur ; peau chaude ; respiration un peu plaintive. (0,50 sulfate quinine ; 0,20 calom. Mêlez, à
prendre en douze paquets ; diète.)

Le 25. Elle a eu de fréquentes envies de vomir ; bouche toujours
mauvaise, langue blanche, ventre un peu ballonné ; il est cependant
souple, encore douloureux des deux côtés ; deux selles liquides ; pouls 128 ;
peau brûlante et sèche ; très-vive céphalalgie, quelques éblouissements,
pas de sommeil ; soif vive, parole anhélante, pénible, voix plaintive, respiration anhélante. (50 sangsues, 25 de chaque côté ; vésicatoire au milieu du ventre ; glace par petits morceaux ; diète.)

Le 26. Prétend être assez bien ; elle est d'une faiblesse et d'une pâleur
extrêmes ; les sangsues ont coulé modérément, diarrhée assez abondante ;
n'accuse plus de douleur à la pression ; l'utérus mesure 14 sur 16 ; pouls
à 132, très-petit ; sommeil assez bon. (0,15 extrait aqueux en 6 prises ;
demi-lav. laudanum, 6 gouttes ; frictions mercurielles ; diète.)

Morte le 26, à neuf heures du soir. Autopsie le 28 au matin.—A l'ouverture de l'abdomen, il s'écoule du petit bassin un peu de sérosité sanguinolente ; les circonvolutions qui sont les plus déclives sont fortement colorées
en violet par de riches arborisations. Dans le tissu de l'utérus, à sa face
antérieure, on trouve du pus très-concret dans les veines qui se rendent
aux parties latérales pour gagner les ligaments larges. Plusieurs autres
sont bouchées par les caillots noirs et de consistance fibrineuse. A droite,
quelques vaisseaux contiennent des caillots, d'autres renferment du pus.
Au niveau de la face antérieure du col, on trouve du pus dans beaucoup
de vaisseaux. La couleur et la consistance du tissu utérin ne sont pas,
du reste, altérées. Rien à noter sur la face interne de l'utérus. La grande
veine supérieure et postérieure servant d'anastomose entre les deux latérales est remplie d'un caillot rouge, et tout autour d'elle, en dehors, le
tissu utérin est lui-même coloré en rouge violacé ; plus bas, au niveau
du col, le tissu cellulaire qui entoure l'insertion du vagin est infiltré de
lymphe épaisse et purulente. La lésion la plus remarquable est l'aspect

que présente le ligament large du côté gauche, surtout dans sa partie supérieure. Il est très-épaissi par un dépôt plastique, qui le rend extrêmement dense et très-épais, rouge et comme tuméfié d'une façon considérable ; sa teinte est foncée. Les vaisseaux ont conservé un énorme calibre et s'anastomosent largement entre eux. Ce gonflement induré continue selon le trajet de la veine ovarique gauche jusqu'à son abouchement avec la veine rénale. Cela forme un cordon dur, du volume au moins de l'annulaire, au centre duquel est la veine qui ne contient plus qu'un détritus fibrineux, friable et brunâtre, qui agglutine les parois de la veine. Ce prolongement forme, par rapport à l'engorgement du ligament large, beaucoup plus volumineux, comme une sorte de queue. Sur tous ces points l'injection capillaire est telle qu'on dirait une sorte de tissu érectile, au moins pour l'apparence grossière et extérieure. La trompe est saine, ainsi que l'ovaire, au milieu de cette infiltation plastique, qui semble devoir être rattachée et subordonnée à une altération veineuse, puisqu'elle suit la veine ovarique. A droite, les vaisseaux des annexes sont volumineux et distendus par du pus bien lié, crémeux. Rien dans les vaisseaux hypogastriques ou iliaques. Les poumons sont bruns, congestionnés, mais ils crépitent malgré cela sous le doigt. Le foie est décoloré et un peu mou. Rien aux reins.

Obs. 33. Manchon (Louise-Sophie), vingt et un ans, lingère ; accouchée le 8 juin 1857. Elle a été réglée à dix-sept ans ; la menstruation est moins régulière depuis deux ans, époque de l'arrivée à Paris ; elle est peu douloureuse. Première approche il y a neuf mois ; pas de vomissements, pas de dégoût, un peu d'œdème aux jambes le soir. Lait dans les seins à sept mois ; pas de varices. L'enfant est du sexe masculin et à terme.

Le 9 juin. Bon sommeil, pas de douleur, peau fraîche, pouls à 88 ; utérus 14 sur 15 centimètres 1/2, non douloureux ; langue blanchâtre ; appétit ; les lochies coulent bien. (2 bouillons, 2 potages.)

Le 10. Pouls à 60 ; peau fraîche ; utérus 15 sur 12 avant le cathétérisme, 9 sur 12 après. Langue blanche, épaisse, bouche pâteuse ; soif assez marquée ; un peu de douleur dans chaque fosse iliaque. (30 sangsues ; ipéca, 1 gramme.)

Le 11. Peau chaude ; pouls à 120 ; inappétence, soif très-vive ; langue blanche et sale ; assoupissement continuel ; il y a eu, la veille, un frisson après un vomissement et une selle diarrhéique ; le frisson a duré toute la nuit ; céphalalgie légère. (40 sangsues ; onguent napolitain ; 2 bouillons ; 2 potages.)

Le 12. Amélioration notable ; pouls à 96 ; peau peu chaude ; peu de douleurs dans l'abdomen ; langue sale et humide ; pas de garde-robes, pas de nausées ; pas de céphalalgie ; les lochies sont peu abondantes, mais rouges ; seins volumineux et gorgés de lait ; utérus 12 sur 12 ; un peu de douleur de chaque côté. (20 sangsues.)

Le 13. L'amélioration se soutient.

Le 14. Pouls à 80 ; utérus 8 sur 8 ; le ventre est un peu douloureux à la pression ; appétit. (Une portion.)

Le 15. La veille, des douleurs vives apparurent dans le ventre, le pouls était à 120, on appliqua 30 sangsues. Aujourd'hui le pouls est à 96 ; peau fraîche ; grande faiblesse. (Extrait de kina, 1 gramme.)

Le 16. Pas de sommeil ; rêvasseries ; moins de soif ; anorexie. (Sulfate de quinine, 0,60.)

Le 17. Peau un peu chaude ; pouls à 92, pas de frisson ; un peu de diarrhée ; soif vive. (Lavement avec 25 gouttes de laudanum.)

Le 18. Un peu d'amélioration.

Le 19. Dans la nuit, elle a eu un accès de fièvre qui a duré trois heures ; le ventre n'est pas douloureux. (Même prescription ; bordeaux, 150 grammes.)

Le 20. Pouls à 84 ; la peau n'est pas chaude ; les lochies sont peu abondantes, pâles ; pas de lait. Faiblesse extrême ; besoins fréquents d'aller à la garde-robe, et expulsion de très-peu de matières ; un peu de diarrhée. (Ext. théb., 0^{gr},10 en six doses ; ext. de kina, 1 gramme ; décoction blanche.)

Le 21. Dans la nuit, il y a eu cinq ou six selles liquides ; pouls à 92 ; peau un peu chaude ; langue blanche et épaisse ; sommeil agité. (On ajoute à la prescription 0^{gr},10 de nitrate d'argent.)

Le 23. Il y a toujours un peu de diarrhée ; peau fraîche ; pouls à 80 ; les lochies sont jaunâtres et modérées ; un peu d'appétit.

Le 24. La diarrhée continuant, on prescrit un demi-lavement avec 2 grammes de tannin et 12 gouttes de laudanum.

Le 26. Plus de diarrhée ; pouls à 92. (Même prescription.)

Le 1er juillet. Pouls à 72 ; peau fraîche. La diarrhée n'a pas reparu. (Une portion.)

Le 2. La diarrhée est revenue avec abondance ; pouls à 84. (Diète ; potion avec 30 gouttes de laudanum.)

Le 3. La moitié seulement de la potion a été donnée, et la diarrhée a cessé. On fait prendre à la malade le reste de la potion ; la diarrhée ne reparaît plus, et malgré sa faiblesse, la malade allait bien ; cela dura jusqu'au 15 juillet.

Le 16. La veille, il y a eu de la fièvre ; à l'examen de l'abdomen, on trouve dans la fosse iliaque gauche, très-superficiellement, une tumeur placée dans la direction de l'arcade crurale, ayant 0,05 centimètres de longueur, sur 0,02 de largeur ; pouls à 96 ; bouche pâteuse. (Bain ; lavement émollient ; cataplasmes ; onctions mercurielles ; ext. de kina, 1 gramme.)

Le 17. La veille, il y a eu un nouvel accès de fièvre ; le ventre est toujours très-sensible, et la douleur augmente au moindre effort. Pouls à 108 ; peau fraîche.

Le 20. Il y a encore eu un accès de fièvre dans la nuit, cependant la tumeur diminue et est indolente.

Le 22. La diarrhée a recommencé; trois selles liquides; la tumeur a diminué un peu, et la douleur est moins vive; pouls à 108. (Ext. théb. 0ᵍʳ,02; lavement avec 12 gouttes de laudanum.)

Le 28. La diarrhée persiste, quoique avec moins d'intensité.

Le 31. Plus de diarrhée; la malade est allée au jardin, et s'en est bien trouvée.

Le 6 août. La malade ressent dans la fosse iliaque gauche, près de l'arcade fémorale, uue douleur augmentant par la pression, et on constate une induration au niveau du pubis.

Le 7. Il y a eu un peu de fièvre dans la journée : il y a toujours de la douleur dans la fosse iliaque droite. (Onctions mercurielles.)

Le 12. L'extension du membre inférieur gauche est très-difficile; la douleur de la fosse iliaque est moindre. (Pommade belladonée.)

Le 16. Même état.

Le 20. Pas de changement.

Le 29. Il y a eu des frissons erratiques; la diarrhée est abondante. On sent toujours le cordon dur des vaisseaux iliaques gauches. La malade meurt le 8 octobre 1857, dans un état complet de marasme.

Autopsie.— Maigreur considérable; pas d'épanchement péritonéal; pas de traces de péritonite ancienne; deux ou trois anses intestinales, au niveau du commencement de l'iléum, sont très-fortement injectées. L'utérus, fort petit (3 sur 3), est blanc et sans injection dans la plus grande partie de son étendue; seulement, au niveau de ses deux angles supérieurs, il est marbré de larges lignes noires, rappelant la coloration mélanique.

A gauche, cette coloration est beaucoup plus forte, et elle occupe tout le ligament large. Lorsqu'on incise sur ce point, on ouvre un foyer qui ne contient que du pus jaunâtre très-aqueux, très-mal lié. Cette collection, qui commence sur les parties latérales droites de l'utérus, au niveau du col, se continue le long du ligament large jusqu'à son insertion sur le muscle psoas gauche, dans l'épaisseur duquel existe une partie du foyer; le reste s'étend dans toute la fosse iliaque gauche, dans l'épaisseur du muscle iliaque, dont une couche de fibres intacte, mais imprégnée de lymphe plastique, est comme fibreuse et tapisse l'os iliaque, qui n'est pas altéré. Le foyer en avant s'étend jusque sous l'arcade crurale.

Le pus contenu dans ces différents endroits est toujours jaunâtre et séreux. Lorsqu'on examine l'utérus et les annexes, surtout à gauche, on voit que les points noirs ne sont autre chose que des veines remplies d'une matière noire, concrète, qui ne s'écoule pas à la coupe. Ces veines sont toutes très-petites, mais très-nombreuses; elles retracent pour ceux qui les examinent des vaisseaux qui, jadis enflammés, sont restés pleins du sang que des changements ultérieurs ont notablement modifié.

La cavité utérine est très-petite, sans altération de la muqueuse, qui présente seulement, non une surface unie, mais une apparence réticulaire et comme feutrée.

Le gros intestin offre dans toute sa moitié inférieure des ulcérations nombreuses, petites et découpées ; à la fin du jéjunum, au niveau des anses si injectées, existent de larges ulcérations faisant le tour de l'intestin ; on en rencontre surtout deux plus grandes que les autres, qui siégent toutes au niveau du bord des valvules conniventes, peu marquées en cet endroit. La surface de ces ulcérations est formée par une sorte de fausse membrane pulpeuse colorée en vert par un liquide bilieux.

Rien dans les poumons ni dans les autres organes.

OBS. 34. Bruniau, vingt-trois ans, accouchée le 27 avril 1858, à sept heures du soir ; elle offrait, le 28, un gonflement et une douleur marqués de l'annexe droite, le pouls était à 72 pulsations, la peau fraîche, la malade calme et paisible. (10 sangsues au côté droit ; 2 bouillons ; 2 potages.) — Les jours suivants, la douleur fut moindre, ainsi que le gonflement ; le pouls restait peu élevé, mais la peau était chaude. Une sorte d'intermittence apparente fit supposer à la personne qui me remplaça pendant deux jours, qu'on avait affaire à une fièvre intermittente ; et le 2 mai, après un frisson violent, suivi de chaleur et de sueur, on administre à la malade 75 centigrammes de sulfate de quinine. Le lendemain, je ne trouvai pas une intermittence bien évidente ; la face était jaunâtre ; pas de diarrhée, pas de ballonnement du ventre ; 96 pulsations sans résistance du pouls. Le sulfate de quinine fut porté à 1 gramme. (Une portion.)

Le 4 mai. Le sulfate de quinine avait été vomi la veille, au moins la première prise ; le frisson est revenu sans apparence régulière ; même état du pouls ; bourdonnement des oreilles ; lochies régulières, assez abondantes.

Le 5. Frissons répétés depuis la veille ; encore un vomissement. Pendant la nuit, a commencé un délire violent qui persiste. Elle croit que ceux qui l'approchent veulent la tuer, et elle les frappe si elle peut les atteindre. L'infirmière seule peut la calmer. Ses forces sont cependant très-diminuées ; elle exécute ses divers mouvements en tremblotant. La face est plus jaunâtre que les jours précédents, altérée, sans être grippée ; plaintes incessantes, avec somnolence interrompue par des moments d'agitation. La pression sur le ventre paraît pénible ; mais il est difficile de se faire une opinion bien arrêtée à ce sujet, la malade repoussant violemment tout examen. Pas de diarrhée. Suspendre le sulfate de quinine. (0,05 opium ; frictions mercurielles ; 2 bouillons, 2 potages.) — Cet état persiste jusqu'au septième jour, où les frissons ne se représentent plus, et le délire diminue ; la langue est sèche, couverte d'un enduit noirâtre et dur ; pas de selles ; ventre indolent, un peu ballonné. La diarrhée commence le 9 ; la faiblesse est extrême ; la face de plus en plus jaune; le pouls, très petit, à 108. La peau sans grande chaleur; pas de sommeil. Aux onctions mercurielles, à l'opium, on ajoute le laudanum en lavements; une potion avec 0,50 de perchlorure de fer; 100 grammes de vin de Bordeaux. — Les phénomènes vont en s'aggravant; la malade est étendue dans son lit, affaissée, sans forces, la face de plus en plus altérée et comme terreuse, sans être grippée; la langue toujours sèche, noirâtre, tremblotante; la parole faible, lente; sans délire; la respiration très-fréquente; sans réel ballonnement du ventre; la soif plus vive; pouls à 108, petit; peau chaude, sèche; pas de sommeil; la diarrhée reste très-répétée, involontaire; les matières rendues sont d'une fétidité excessive, et la malade succombe le 15 mai, dans un état qu'il eût été tout à fait impossible de distinguer, quant aux symptômes généraux, de celui que présente un amputé atteint d'infection purulente.

Le 16. A l'autopsie, nous avons constaté qu'il n'existait aucun épanchement abdominal, aucune fausse membrane. L'utérus, déjà revenu sur lui-même, n'offrait, non plus que les ovaires, d'ailleurs peu volumineux, aucune trace de pus dans ses vaisseaux veineux, pas plus aux parties latérales que dans l'épaisseur du col. Pas de gangrène, pas de plaques diphthéritiques à la face interne de cet organe, que recouvre un mucus légèrement grisâtre et un peu sanguinolent par plaques. — Le plexus pampiniforme du côté droit est entouré d'un tissu cellulaire un peu épaissi; dans une des grosses veines qui le composent, on trouve un pus épais, crémeux, jaunâtre. Cette veine est bien du volume d'une grosse plume de corbeau. Ses parois sont épaissies, nullement transparentes et injectées de petits vaisseaux rouges très-nombreux et très-apparents. Elle ne saurait être prise pour un vaisseau lymphatique. Aucun de ces derniers n'est perceptible dans tout le bassin. — Le foie est pâle, plus décoloré par plaques, sans offrir rien qui ressemble à du pus. — Les poumons sont on ne peut plus sains et n'offrent pas même de congestion passive et ultime à leur partie postérieure. — Tout le rectum, le colon ascendant et une partie du colon transverse offrent une altération profonde de la muqueuse, laquelle paraît, comme dans certaines formes de dysenterie, remplacée par une couche épaisse de fausses membranes d'un gris verdâtre, inégales, profondément déchiquetées sur certains points, exhalant partout une odeur des plus fétides, comme gangréneuse. — Les ganglions du mésentère, dans les points correspondants, sont développés depuis le volume d'un gros pois jusqu'à celui d'une petite noisette, et offrent tous, ou à peu près, une couleur noire. — Le cerveau, de consistance excellente, ne porte aucune trace d'altération, non plus que les méninges parfaitement saines. — Nous allions en rester là de l'autopsie, lorsque, ouvrant la vessie, dont la surface interne était rouge piqueté très-intense, marbré même çà et là de petits épanchements sanguins sous-muqueux, et rencontrant à l'intérieur de ce réservoir une urine puriforme, l'idée me vint d'examiner les reins. Je les trouvai tous deux d'un rouge foncé, tirant sur le violet, d'un volume un peu au-dessus du volume normal. Leur surface extérieure présente sur plusieurs points, tant pour le rein droit que pour le rein gauche, de larges boursouflures d'une teinte plus louche, circonscrites par des lignes plus jaunâtres. Lorsqu'on incise les reins et qu'on tente d'enlever leur capsule fibreuse, on reconnaît que leur tissu est généralement ramolli, que la substance corticale est plus épaisse, plus développée, enfin que les soulèvements, visibles par l'examen extérieur, correspondent à de vastes foyers circonscrits par une couche pseudo-membraneuse, d'aspect purulent, non régulièrement continue dans toute l'étendue du foyer, et renfermant dans son intérieur une pulpe, une sorte de magma d'un rouge sombre, louche, mêlé de tons jaunâtres, véritable pus coloré par un peu de sang. Ces collections ne siégent pas seulement à la périphérie des reins ; elles existent inégalement répandues dans toute l'épaisseur de ces organes. Plusieurs, commencées dans la substance corticale, ne se portent pas à l'extérieur, de manière à venir à la surface, elles se plongent, au contraire, dans le sens des cônes de substance tubuleuse, dont elles semblent écarter les conduits par un prolongement qui donne à l'ensemble de cet abcès une forme trilobée comme les feuilles de certaains végétaux, à l'exception que ce qui représente la foliole centrale dans l'abcès est très-prolongé en pointe. Plusieurs de ces abcès occupent le centre des cônes et sont généralement plus petits ; enfin on en trouve quelques-uns au sommet des cônes eux-mêmes. Ces collections sont beaucoup plus nombreuses dans le rein gauche, et présentent partout l'apparence que j'ai décrite tout à l'heure.

OBS. 35. Le 21 mai 1861 est entrée la nommée Debieuve (Marie), vingt-sept ans, domestique. Elle a été réglée à seize ans : la menstruation est régulière et abondante ; elle a de la leucorrhée. La grossesse a été très-heureuse, et la malade accouche à la Clinique, le 3 mai, d'une fille à terme, son second enfant. Les suites de couches furent régulières, et la malade sort bien portante le 19 mai.

Le 22. En arrivant chez elle, elle est prise de frissons qui depuis sont régulièrement revenus tous les jours ; un peu de diarrhée ; pas de douleurs abdominales, quelques légères douleurs lombaires. Les lochies coulent encore un peu ; peau chaude ; pouls à 144. La malade se plaint d'une douleur dans le mollet gauche ; par la palpation on constate l'existence d'un noyau dur, qui est probablement un abcès en voie de formation. (Bouillons ; sulfate de quinine, 2 grammes ; glace sur le mollet ; frictions mercurielles.)

Le 25. Toute la peau a pris une teinte ictérique très-prononcée ; langue rouge, sèche ; délire calme ; peau brûlante ; pouls à 144. La diarrhée continue. (Même prescription.)

Le 26. Il n'y a à noter que l'exagération des accidents ci-dessus.

Le 27. Mort.

Autopsie. — Pas de péritonite. Le plexus pampiniforme du côté droit est plein de pus. Toutes les veines ont suppuré et sont plongées au milieu d'un tissu cellulaire densifié par l'infiltration plastique. Toutes les veines du col utérin sont pleines de pus, qui s'écoule par l'incision ; l'ovaire gauche est transformé en une vaste poche purulente. L'ovaire droit est à l'état normal. Le foie est ramolli, diffluent et s'étalant sur la table. Deux gros abcès existent à la base du poumon gauche. Il y en a deux aussi, mais plus petits, à la base du poumon droit.

Obs. 36. Triquet (Vital) vingt ans, piqueuse de bottines, née à Seton (Orne), fille ; elle habite Paris depuis quatre ans. Réglée à quinze ans dans son pays, sans indisposition ; trois mois d'intervalle entre la première et la deuxième époque, puis très-régulièrement le 15 de chaque mois ; peu abondantes (deux ou trois jours), bien rouges. Première approche, dix-neuf ans, sans effet sur les règles. L'arrivée à Paris les suspend pendant trois mois. — Pendant la grossesse, mauvais goût à la bouche, dégoût pour tous les aliments, excepté pour les fruits. Quelques vomissements au commencement seulement ; pas d'œdème, pas de varices ; au début vive douleur dans la cuisse gauche pendant huit jours ; lait dans les seins, les trois derniers jours seulement. Accouchée le 21 avril 1857, à deux heures du soir, d'un garçon à terme ; premier enfant. Frisson intense cinq minutes après l'accouchement ; perte assez abondante.

Le 22. Se dit bien, malgré quelques coliques erratiques ; elle n'a pas uriné. Pouls, 56; peau fraîche ; utérus, 6 sur 11. Gonflement et légère douleur des deux côtés de la pression, surtout à gauche ; lochies bien ; elle vient de rendre beaucoup de caillots. (40 sangsues, 20 de chaque côté ; 2 bouillons, 2 potages.)

Le 23. Se dit bien ; pouls, 84; peau médiocrement chaude ; utérus, 6 sur 8 ; plus aucune douleur ; lochies, bien rouges ; annexes très-souples. Les sangsues ont saigné considérablement, elle a eu plusieurs syncopes ; lait abondant. (Un potage.)

Le 24. Se dit bien ; pouls, 112 ; le 23, à quatre heures du soir, elle a vu le lait monter violemment ; lochies normales, pas de douleurs. (2 portions.)

Le 25. Se dit bien ; pouls, 100; utérus, 7 sur 8; lait abondant ; lochies, bien.

Le 26. Pouls, 104 ; utérus, 7 sur 11; lait abondant ; lochies, bien, mais pâles. — La malade tousse beaucoup depuis hier, sans en connaître la cause. Elle souffre dans la poitrine, mais ne peut cracher ; pas d'appétit, soif vive ; elle n'a pas été à la selle depuis sa couche ; un peu de douleur. (2 potages.)

Le 27. Se dit bien ; pouls, 104; utérus, 8 sur 9 avant d'uriner, 7 sur 9 après ; lait très-abondant ; lochies régulières ; de l'œdème de la vulve et des petites lèvres surtout donne une sensation de cuisson quand elle se lève ; pas de douleurs abdominales ; pas d'appétit. (Kina, 1 gramme ; bordeaux, 100 ; un potage.)

Le 28. Même état ; pas d'appétit ; pas de selles depuis l'accouchement. (Bouteille d'eau de Sedlitz ; une portion).

Le 29. Elle a été vigoureusement purgée. Utérus, 8 sur 11, avec un peu de gonflement et de douleur à droite. (Frictions, onguent napolitain ; vésicatoire au-dessus des sangsues. Une portion.)

Le 30. Pouls, 120 ; peau peu chaude ; se dit mieux, mais faible. (Une portion.)

Le 1er mai. Pouls, 120 ; douleurs de chaque côté. (20 sangsues, 10 de chaque côté ; une portion.)

Le 2. Pouls, 100 ; lochies très-peu marquées ; diarrhée. (Lavement avec 30 gouttes de perchlorure de fer au trentième ; une portion.)

Le 3. Pouls 120, vif ; inappétence ; muqueuse buccale et lèvres très-pâles ; diarrhée un peu diminuée depuis hier, pas de selles la nuit ; lochies très-peu abondantes, pâles ; se plaint toujours de prurit en urinant. (Même prescription.)

Le 4. Pouls, 104 ; peau fraîche ; pas d'appétit, un peu moins ; n'a plus de diarrhée ; le lavement n'a pas été rendu ; mêmes douleurs en urinant ; perte en blanc ; commence à avoir mal à la gorge. (Bordeaux, 100 grammes ; kina, 2 grammes en potion ; 10 gouttes perch. fer dans un demi-lavement ; une portion.)

Le 5. Pouls, 112 ; peau chaude ; pouls petit ; n'a eu qu'une seule selle liquide ; le ventre est indolent et souple ; elle n'a pas d'appétit et a dormi assez bien. (Potion avec 10 gouttes de perchlorure de fer au trentième ; lavement avec 20 gouttes de la même substance ; une côtelette ; une portion ; 100 grammes de bordeaux ; 2 grammes de kina.)

Le 6. Pouls, 108 ; peau chaude et sèche ; n'a eu qu'une selle liquide pendant la nuit ; pas de sommeil, faiblesse ; mal de gorge ; un peu de rougeur seulement ; faiblesse extrême, rêves fatigants pendant la nuit. (Gargarisme alumineux ; même prescription du reste.)

Le 7. Pouls, 108 ; peau chaude et sèche ; la diarrhée est revenue ; mauvaise bouche, langue décolorée, tremblante ; faiblesse. (Potion ; 30 gouttes de perchlorure fer ; bain.)

Le 10. Pouls, 104 ; peau chaude ; diarrhée successive ; pas de sommeil ; langue décolorée, tremblotante. (10 centigrammes d'extrait aqueux thébaïque ; suspendre les bains qui ont été donnés depuis le 7.)

Le 11. Se dit mieux ; pouls, 96 ; peau chaude et sèche, soif extrême, pas d'appétit ; beaucoup moins de diarrhée ; matières noires, attribuées au perchlorure ; sommeil bon, mais un peu agité ; sueurs abondantes ; elle a vomi un peu de bile ce matin. (10 centigrammes d'extrait aqueux thébaïque ; 4 grammes de sous-nitrate de bismuth ; une portion.)

Le 12. Va mieux, mais cependant se plaint de nausées ; a beaucoup moins de diarrhée ; 108 pulsations ; peau chaude ; pas de douleurs de tête, pas d'envie de vomir ; elle a un peu vomi après les pilules d'opium. Se plaint aussi du mal de gorge. On trouve sur l'amygdale gauche une plaque escharifiée jaunâtre, pulpeuse, qui est placée entre les deux piliers gauches ; l'amygdale est peu gonflée et la plaque s'enlève assez facilement avec le doigt. (Même prescription.)

Le 13. Même diarrhée, même faiblesse ; pas d'appétit ; elle ne peut garder les lavements. (Même prescription ; plus, décotion blanche ; un quart de potage ; 4 bouillons.)

Le 14. Pouls, 104 ; peau un peu chaude ; toujours langue tremblotante ; diarrhée très-fréquente, peu de matières sont rendues à la fois. (Un quart de lavement avec 6 gouttes laudanum et amidon, à répéter quatre fois aussitôt qu'il sera rendu ; même prescription du reste ; 2 portions.)

Du 15 au 22 mai. L'état est le même, et la malade va s'affaiblissant. Ni le tannin, 2 grammes par quart de lavement, ni le nitrate d'argent, 5 centigrammes en potion, ne peuvent arrêter ou même modérer la diarrhée.

Le 22. Un peu moins de diarrhée ; légères traces sur la face interne de la lèvre inférieure d'une éruption qui est ou un aphthe ou du muguet. (Même prescription, et, de plus, compresse froide sur le ventre pendant une heure ; recommencer le soir ; se gargariser avec 4 grammes de bicarbonate de soude, eau, 100 grammes.)

Le 23. Frisson qui fait trembler tous les membres ; bouche mauvaise, langue hésitante et tremblante ; respiration pénible et anxieuse ; douleurs vives dans la région des reins ; faiblesse excessive. (Même prescription.)

Le 24. Exactement même état ; de plus, gonflement assez considérable de la région parotidienne gauche, en avant du creux maxillaire ; peau un peu rouge au même niveau. Mort à quatre heures du soir, le 24.

Autopsie, le 26, à neuf heures du matin.

Pas de traces de purulence, ou, pour mieux dire, pas de traces d'épanchement au niveau de l'annexe gauche ; vers la trompe on trouve quelques plaques pseudomembraneuses sèches, non adhérentes, purement plastiques, non puriformes ; de même, à la partie postérieure de l'utérus, au niveau du repli recto-utérin, on observe quelques fausses membranes fibrineuses sèches, peu étendues, peu adhérentes : c'est la seule trace de l'existence d'une péritonite antérieure, bien restreinte et bien limitée ; nulle trace d'injection. On cherche à enlever le paquet intestinal, et pour cela on fait sur le col descendant, un peu au-dessus du commencement de l'S iliaque, une première ligature, qui, au moment où elle est serrée, coupe complétement l'intestin ramolli. On voit déjà par cette section que la paroi intestinale est épaissie, blanchâtre, et que la surface muqueuse est inégale, anfractueuse par le fait d'un état d'ulcération. Les ligatures étant appliquées de nouveau, la partie moyenne du colon descendant se déchire par le fait d'une traction, assez modérée, cependant exercée dans le but de le détacher ; le tissu cellulaire de l'abdomen est tout à fait sain, sans infiltration aucune. L'utérus est caché au fond du bassin ; il ne présente que 7 centimètres de hauteur sur 8 de largeur ; les trompes et les ovaires sont sains. En le détachant du bassin, le scalpel arrive au niveau du côté droit vers le col ou à peu près, dans deux ou trois foyers de pus véritablement phlegmoneux, d'un jaune verdâtre très-lié, foyers qui sont environ du volume d'une petite noisette. L'utérus enlevé, il est facile de trouver au milieu de ces foyers des veines du volume d'une plume de corbeau, remplies elles-mêmes de pus dans une petite étendue : c'est autour d'elles que le pus s'est développé ; ces foyers occupent le tissu cellulaire ; les veines purulentes appartiennent au plexus pampiniforme du côté droit ; une ou deux d'entre elles s'abouchent avec les veines rompues dans l'utérus au niveau du col. La grande veine transversale au niveau du col est du volume d'une petite plume d'oie, elle est rougeâtre et ne contient pas de sang. Il en est de même du sinus latéral, qui est beaucoup plus volumineux et qui remonte dans l'épaisseur du bord droit de l'utérus; il ne contient ni caillot ni pus, mais ses parois sont d'une teinte rouge, que le grattage et le lavage n'enlèvent point. La veine hypogastrique de ce côté et les deux veines iliaques n'offraient aucune altération appréciable. A gauche on ne trouve pas de pus dans les veines, au niveau du col de l'utérus, mais l'hypogastrique, la veine sacrée moyenne et plusieurs des veines du plexus pampiniforme sont remplies de caillots, sur l'apparence desquels nous allons insister. Ces caillots se continuent par l'hypogastrique jusqu'à l'abouchement de celle-ci à la veine iliaque, au niveau du point ou l'artère iliaque croise la veine. La veine elle-même est pleine d'un énorme caillot blanchâtre, visible au travers des parois veineuses, qui ne sont pas épaisses ; ce caillot se prolonge en bas, jusqu'en l'arcade crurale, où il se termine en pointe et se continue jusque dans la fémorale, sous forme d'une corde rouge, mince, et qui est très-loin de boucher la lumière du vaisseau de la circonférence, duquel elle n'occupe pas le cinquième. Aucun œdème n'existe au membre inférieur de ce côté. Ce caillot présente donc un corps principal qui siége dans la veine iliaque et qui offre sa plus grande épaisseur au niveau du passage de l'artère iliaque sur la veine. Là le caillot remplit complétement le vaisseau dans une étendue d'environ 6 centimètres ; au niveau du passage de l'artère iliaque droite, ce caillot se termine nettement par un bord mousse, aplati, comme festonné par de petits enfoncements assez réguliers : ce caillot est d'un blanc jaunâtre, d'apparence fibrineuse. Vers la partie postérieure cette apparence jaunâtre est beaucoup plus étendue, tandis qu'à sa face antérieure, après 4 centimètres environ, commence une couche, effilée d'abord, mais plus large à mesure qu'on descend vers la veine crurale, de matière colorante rouge. Presque au niveau du point où finit ce caillot, vers la partie supérieure, on trouve l'insertion de la veine sacrée moyenne, qui est elle-même remplie d'un caillot blanc continu avec le plus gros du caillot iliaque. Ce dernier, examiné de plus près et retiré de la veine d'abord, ne présente avec la paroi veineuse aucune adhérence lorsqu'on, l'incise, on trouve qu'il constitue une sorte de coque fibrineuse allongée; dont le centre est occupé par un liquide purulent jaune et bien caractérisé. Les couches les plus intérieures du caillot en contact avec le pus sont beaucoup moins consistantes que les couches les plus extérieures et sont presque demi-liquides, d'une constance graduellement augmentée à mesure qu'on se rapproche de l'extérieur ; si bien que, le pus chassé, il ne reste plus, pour ainsi dire, qu'un tube fibrineux intérieur demi-consistant. Le caillot contenu dans la veine sacrée moyenne offre d'abord une apparence blanchâtre et une grande consistance dans le point en contact avec le gros du caillot iliaque plus bas, au niveau de la courbure du sacrum; c'est un mélange de concrétion fibrineuse, de matière colorante en petite proportion et de pus véritable, dont les caractères ne sont pas équivoques. De même dans la veine hypogastrique un caillot purulent peut être suivi; on en trouve aussi une trace sensible dans le commencement de la veine azygos, qui s'étend le long de la colonne lombaire à gauche. Les veines du plexus pampiniforme sont remplies par des caillots fibrino-sanguins non adhérents, mais très-volumineux et qui, dans une ou deux ramifications offrent une apparence puriforme mal précisée. Dans aucun point de la veine iliaque on n'observe d'adhérence du caillot ou d'épaississement des parois. Les parois de la veine hypogastrique et celles de la veine sacrée moyenne semblent plus épaisses, mais sans que cette altération soit très-manifeste. Les veines qui, à gauche, rampent dans l'épaisseur de l'utérus, ne sont pas altérées au col ; une d'elles renferme un peu de pus phlegmoneux, sans caillot obturateur apréciable, mais aussi sans qu'on puisse saisir ailleurs, soit au delà, soit en deçà, de continuation purulente; cette veine est du reste d'un très-petit calibre, environ un demi-millimètre, et elle est très-isolée.—L'intérieur de l'utérus offre une teinte noirâtre produite par un mucus mêlé de matière noire ; quelque traces de fausse membranes grisâtres sur quelques points de la cavité, très-rétrécie du reste, de l'utérus. La trace de l'incision placentaire est constituée par une surface granuleuse inégale. Quand on y regarde de très-près, on voit que quelques-uns de ces grumeaux sont constitués par du pus concret jaunâtre, et quand on dissèque attentivement ces points, on constate facilement qu'ils ne sont autre chose que la terminaison de vaisseaux dont la lumière est obturée, dans l'étendue d'un demi-centimètre au moins, par un cylindre de pus concret.

L'intestin grêle, non plus que l'estomac, ne présente aucune altération appréciable; rien sur les plaques de Peyer. Vers le milieu du colon ascendânt commencent des ulcérations d'abord rares, comme discrètes, inégales, mais à bords découpés; puis ces ulcérations sont bientôt remplacées par de larges plaques au niveau desquelles la muqueuse, comme convertie en eschares grisâtres de la largeur d'une pièce de vingt sous, est soulevée par une couche de pus qui la décolle. Ces eschares, sur

un ou deux points, circonscrivent un îlot de muqueuse encore saine de
la largeur d'une pièce de vingt centimes. Vers le commencement du colon
descendant, presque toute la circonférence de l'intestin est ainsi escharifiée. A partir du milieu du colon descendant jusqu'au rectum, la muqueuse est enlevée; il ne reste plus que la tunique musculaire mise à
nu, offrant une apparence feutrée et comme réticulée par le gonflement
des fibres injectées. Dans la cavité de cette portion de l'intestin, on trouve
un tube grisâtre de 25 centimètres de largeur environ, constitué par
un détritus filamenteux et rugueux, qui n'est autre que la muqueuse
de toute cette partie de l'intestin convertie en une eschare tubuleuse.
La tunique musculeuse qui forme la face interne de l'intestin repose
sur un tissu cellulaire infiltré de lymphe plastique, qui donne à la totalité de la paroi intestinale une épaisseur de 0,02 centimètres, mais en
même temps cette paroi ainsi épaissie est très-friable et très-facilement
déchirée; la coloration de ces parois, vue dans leur épaisseur, est d'un
blanc demi-laiteux grisâtre. La surface interne de l'intestin, inégale,
striée dans le sens de la circonférence intestinale, offre une apparence
rosée analogue à celle d'une plaie qui, d'abord blafarde et grisâtre, commence à s'animer et à se déterger. Ce n'est autre chose que la membrane musculeuse en voie de bourgeonnement cicatriciel. Rien dans le
foie, dont le tissu est pâle, rien dans la rate, rien dans le poumon droit.
A gauche, épanchement purulent de quantité médiocre, fausses membranes formant une couche purulente au niveau du médiastin antérieur.
Toute la partie inférieure du poumon gauche est dense, opaque, lourde,
non revenue sur elle-même, non crépitante, marbrée de jaune par larges
plaques sur un fond rouge. Quand on incise le poumon, on voit que
son tissu est infiltré de pus concret très-visible, quant à ses caractères,
mais qui nulle part n'est réuni en véritables foyers; cette infiltration
purulente est injectée çà et là de taches rouges. Dans certains points, le
tissu pulmonaire est presque ramolli, mais sans apparence de collection
liquide; cette vaste infiltration purulente est très-friable à la pression, il
s'écoule alors un pus rosé sous le doigt qui comprime et détruit le tissu
pulmonaire, dont les éléments ne sont plus appréciables : c'est une vaste
infiltration véritable. Pas de plaques pseudo-membraneuses sur la plèvre,
au niveau des points jaunâtres les plus visibles, lesquels ne font nullement
saillie au-dessus du niveau du reste du poumon. Ces mêmes points ne
sont pas non plus déprimés. — A la face, le gonflement, au niveau de
la parotide gauche, observé pendant la vie, est constitué par une
infiltration de sérosité rougeâtre dans toute l'épaisseur de la glande,
sans trace de suppuration. — Rien au cœur.

Obs. 36 *bis.* Mlle R*** élève sage-femme, constitution très-robuste,
bonne santé habituelle, a eu ses règles dans les premiers jours du mois
de mai ; l'écoulement menstruel a été irrégulier et incomplet. Depuis ce
temps, malaise général, perte des forces, inappétence, bouche mauvaise,

pas de douleurs de ventre. — Le 9 mai, entre le soir à l'infirmerie. Fièvre, peau chaude, céphalalgie, bouche mauvaise ; rien ne peut faire présager une maladie grave. (Limonade, deux pots.) Le 10. Fièvre, peau animée, face rouge, céphalalgie, langue sale : aucun autre symptôme local. (Ipéca, 2 grammes ; émétique, 5 centigrammes ; divisez en trois paquets.) Le soir, a bien vomi ; se trouve soulagée ; souffre encore de la tête ; fièvre moins vive. — Le 11. Fièvre vive ; a eu un frisson intense ; un peu de douleur dans le ventre ; 120 pulsations ; nausées. (Limonade, deux pots ; julep avec opium, 5 centigrammes, et alcoolature d'aconit, 3 grammes ; cataplasme abdominal ; glace, 3 kilogrammes ; deux lavements émollients). — Le 12. Etat grave ; fièvre très-vive ; douleur dans le ventre ; vomissements verdâtres ; facies altéré ; agitation ; respiration gênée ; rien à l'examen des poumons par la percussion ou par l'auscultation. (Limonade, deux pots ; julep opium, 5 centigrammes ; alcool. d'aconit, 3 grammes ; cataplasme abdominal ; glace ; vingt sangsues à la face externe des grandes lèvres.) Le soir, état excessivement grave ; les vomissements continuent ; la fièvre est très-vive ; pouls petit, faible ; facies très-altéré ; respiration très-gênée ; cyanose, refroidissement des extrémités ; rien aux poumons. (Thé au rhum, vin de Malaga.) Le 13. Pouls très-fréquent, presque insensible ; prostration complète ; respiration très-génée ; refroidissement des extrémités, avec teinte bleuàtre ; mort imminente. (Thé sucré, deux pots ; julep opium, 10 centigrammes ; punch au rhum, 400 grammes ; alèzes chaudes ; un quart de lavement avec 10 gouttes laudanum.) Mort à midi. — Autopsie, trois heures après la mort. L'abdomen seul a été examiné, sur la demande de la famille. Cavité péritonéale contenant une grande quantité de sérosité purulente sans grumeaux ; quelques plaques purulentes de consistance crémeuse adhèrent aux viscères abdominaux ; injection du péritoine viscéral ; foie volumineux tacheté de jaune, très-gros ; l'utérus et ses annexes ont été coupés par tranches extrêmement minces, et leurs tissus étaient parfaitement sains et fermes ; la cavité utérine était intacte et contenait un peu de mucus épais, filant, onctueux, transparent. (Tarnier, *Recherches sur l'état puerpéral et sur les maladies des femmes en couches*. Thèse, Paris, 17 avril 1857.) (Prise textuellement.)

Obs. 36 *ter*. Chevill.... primipare, vingt-trois ans, domestique. Elle est depuis dix jours à l'infirmerie des femmes enceintes, pour de la diarrhée. Le 10 octobre, la fièvre est intense ; dyspnée ; douleurs sous-sternales ; pouls à 140 ; la face est assez colorée ; constipation ; matité à droite ; égophonie ; on entend la respiration très-obscurément et encore au sommet. (Vésicatoire ; purgatif salin ; limonade, deux pots.) — Le 11. Dyspnée ; même fréquence du pouls, plus de douleurs dans le ventre ; la face est pâle ; les battements du cœur du fœtus ne sont pas modifiés. (Huile de ricin ; limonade, deux pots). — Le 12. Elle accouche naturellement ; l'enfant est vivant ; le pouls est à 110 ; douleur sous-sternale ;

plus de murmure vésiculaire à droite; rien du côté du ventre; la dyspnée est moins considérable. — Le 13. Même état; langue blanche. — Le 14. Fièvre de lait ; frisson ; état saburral. (Ipéca. stibié, *ut suprà.*) Soir, va un peu mieux; le pouls est à 100 ; même épanchement. — Le 15. Même état. Soir, frissons erratiques. — Le 16. On pratique la thoracentèse ; quelques gouttes de sérosité purulente, visqueuse; matité considérable ; on agite le trocart, qui a été introduit entre le septième et huitième espace intercostal. On pousse une injection très-légère pour dégager la canule. Pas de liquide. — Le 17. Les symptômes s'aggravent ; orthopnée. — Le 18. Mort. — Autopsie. Rien dans les intestins ; ecchymoses sous-pleurales ; cœur mou ; épanchement purulent très-épais ; pseudo-membranes très-épaisses ; liquide d'une sérosité très-considérable ; flocons fibrineux. (Charrier. *De la fièvre puerpérale. Epidémie observée en 1854 à la Maternité de Paris.* Thèse, 24 décembre 1855. Paris.) (Copie textuelle.)

Obs. 37. Martinel (Marie), vingt-trois ans, modiste; entrée le 8 mars 1862 à l'hôpital de la Pitié, salle Saint-Charles, n° 6.

Voici ce que la malade raconte sur les antécédents de sa maladie :

Il y a huit mois, elle est accouchée, au huitième mois, d'une fille, qui est morte au bout de huit jours. L'accouchement fut facile. Les lochies d'abord suivirent leur cours régulier et cessèrent tout à fait vers le trente-cinquième ou le quarantième jour. La malade, au bout de neuf jours, commença à reprendre ses occupations journalières ; mais quinze jours à peine s'étaient écoulés depuis son accouchement, qu'elle fut obligée de se remettre au lit ; elle avait des coliques violentes et de la fièvre, sans ballonnement du ventre, sans frisson. Au bout de quatre jours, elle se leva de nouveau, mais elle était faible, mal à l'aise, et, en marchant, elle sentait, assure-t-elle, une pesanteur dans le bas-ventre, avec de la douleur au-devant des cuisses. La défécation devint pénible.

Quinze jours avant son entrée à l'hôpital, elle fut prise d'une diarrhée assez intense, et en même temps elle vit disparaître une petite tuméfaction, de la grosseur d'une noix environ, qu'elle portait dans l'aine du côté gauche ; elle ignore à quelle époque cette tumeur était apparue.

Les règles revinrent six semaines après la couche, et furent aussi régulières qu'elles l'avaient été avant sa grossesse.

Etat actuel le 8 mars : Hier, après un repas, la malade fut prise d'un frisson intense, qui dura deux heures environ, et fut suivi de chaleur, de sueur, de vomissements verdâtres et de syncopes. Le ventre devint ballonné, très-sensible à la pression ; le poids des draps même est insupportable. Dans l'aine gauche, et sur les côtés de l'utérus, il semble exister de l'empâtement, que la sensibilité du ventre empêche d'explorer complétement. On ne constate rien par le toucher vaginal. La diarrhée existe encore, et la malade dit n'avoir rien remarqué de particulier dans ses garde-robes. Pouls, 120-124 ; peau chaude et sèche ; facies grippé ; les yeux, excavés, expriment l'anxiété. La respiration est normale , la langue est sèche et rouge ; la sclérotique est le siége d'une coloration ictérique plus marquée sur le reste de la peau. La miction s'exécute régulièrement ; intelligence nette. (Application de deux vessies de glace sur le ventre ; 2 bouillons ; 2 potages.)

Le 9 mars. La malade a été notablement soulagée par l'application de la glace; la peau est moins chaude qu'hier ; pouls, 120, 124, toujours assez petit. L'état général est bien plus satisfaisant. (Même prescription.)

Le 11. Le mieux continue, le pouls est tombé à 90 ou 94 ; la peau est moite; cependant l'inappétence continue, la langue est toujours sèche et rougeâtre; bouche mauvaise. (Même prescription.)

Le 17. La malade est très-abattue; la face est très-grippée. Les vomissements ont repris depuis la veille; ils se répètent à de courts intervalles. Le ventre est ballonné, mais presque insensible. (Injection à l'hypogastre de 10 gouttes de chlorhydrate de morphine au centième. (Même prescription du reste.)

Le 18. Il n'y a eu aucun symptôme d'intoxication opiacée ; les vomissements n'ont pas diminué ; la malade s'affaiblit de plus en plus, et meurt sans délire, sans convulsions, le 21 mars 1862.

Autopsie. — En ouvrant l'abdomen, il s'écoule à peu près deux ou trois litres d'un liquide brun, trouble, sans aspect purulent, exhalant une odeur des plus fétides. Dans toute la région hypogastrique, le péritoine a acquis une épaisseur d'un demi-centimètre à peu près. Sa surface est complétement noire. Tout le petit bassin et la surface de toutes les anses intestinales de cette région présentent des altérations semblables ; il est complétement impossible de faire aucune recherche cadavérique, parce que toutes ces parties ne forment plus qu'un magma putrilagineux d'une odeur à la fois gangréneuse et fécale. Les parois intestinales, dans certains points, sont extrèmement amincies. Derrière l'utérus, qui est complétement revenu sur lui-même, existe un espace en forme de poche, paraissant limité de tous les côtés par le péritoine épaissi, mais ne contenant aucune autre espèce de liquide que celui qui s'est écoulé à l'ouverture de l'abdomen. Cette poche a le volume du poing à peu près. Si de chaque côté, à partir des fosses iliaques, on soulève les intestins, on rencontre les mêmes lésions du péritoine qu'à l'hypogastre. La putréfaction remonte de chaque côté jusqu'au foie et à la rate, qui ne présentent rien à noter, si ce n'est quelques adhérences. Dans toute la région épigastrique, l'estomac et les intestins libres d'adhérences ont leur aspect normal. Bien qu'on n'ait retrouvé sur aucun point la communication qui existait entre le colon et la cavité péritonéale, la nature tout à fait fécale des matières contenues dans l'abdomen et l'odeur toute spéciale qui s'exhalait de ces surfaces, ne peuvent permettre aucun doute sur la réalité de cette communication.

Obs. 38. Le 2 mars 1857 est entrée à l'hôpital Menard (Louise), vingt-deux ans, blanchisseuse, née à Cloyes (Eure-et-Loir); habite Paris depuis deux ans. Fille. Réglée à quinze ans, sans indisposition. Règles tout d'abord régulières, peu abondantes, durant peu (deux ou trois jours). Première approche, dix-neuf ans, sans effet sur les règles. Pendant la grossesse, ni dégoût, ni vomissements; étourdissements presque tous les jours pendant les trois ou quatre premiers mois. Œdème aux deux jambes dans les trois derniers mois; varices aux deux jambes et aux deux cuisses à la même époque ; plus nombreuses à gauche. La première grossesse a présenté les mêmes symptômes; la faiblesse et les étourdissements ont été plus marqués.

Accouchée, le 3 mars 1857, à une heure du soir, d'une fille à terme, deuxième enfant. L'accouchement a été bon, et n'a été suivi d'aucun accident.

Le 4. Pouls à 76 ; utérus, 11 sur 13, avec gonflement et douleurs à droite, souplesse à gauche. (30 sangsues, 20 à droite, 10 à gauche; 2 bouillons ; 2 potages.)

Le 5. Se dit bien ; pouls à 84, peau fraîche ; lochies, bien ; utérus, 6,5 sur 9,5, sans gonflement ni douleur. (Une portion.)

Le 6. Se dit bien ce matin ; mais hier soir, elle a eu la fièvre, de quatre heures à huit ; cette fièvre a débuté par un frisson qui a été suivi de sueurs. Lochies, bien ; lait. Pouls, 120; peau chaude ; utérus, 7 sur 12, ni douleur ni gonflement. (40 sangsues disséminées sur l'abdomen ; puis frictions avec l'onguent napolitain. Ce traitement est employé à cause de la chaleur de la peau, du frisson, etc. Une portion.)

Le 7. Mieux. Pouls, 120 ; utérus, 8 sur 9,5 ; état général bien amélioré; peau moins chaude, pas de douleurs. (Un potage.)

Le 8. Pouls, 128 ; peau chaude. Toute la nuit, elle a eu des vomissements de bile et de la diarrhée. Ce matin, la bouche est mauvaise. (Riz, sirop de coings ; lavements avec 2 grammes d'extrait de ratanhia et 12 gouttes de laudanum ; frictions d'onguent napolitain; potion de Rivière ; 100 grammes de bordeaux ; 2 bouillons ; 2 potages.)

Le 9. Se dit mieux ; pouls, 112 ; peau moins chaude ; utérus, 7 sur 8. Elle n'a vomi qu'une fois; bouche mauvaise , langue sale et blanche ; les piqûres de sangsues suppurent. (Cataplasmes de fécule; extrait aqueux thébaïque, 0,02 ; un demi-lavement avec 6 gouttes de laudanum ; eau de Seltz ; 2 bouillons ; 2 potages.)

Le 10. Pouls, 120 ; peau fraîche, pas de coliques, pas de vomissements; bouche sèche, sans mauvais goût ; langue blanchâtre, utérus impalpable, pas de douleur de ventre. (Même prescription.)

Le 11. Pouls, 120 ; peau moins chaude, peu de diarrhée, pas de vomissements ; bouche sèche; utérus impalpable ; ventre un peu ballonné. (200 grammes de bordeaux ; 1 gramme d'extrait de kina ; une portion.)

Le 12. Hier elle a vomi de nouveau, et elle a eu plusieurs selles liquides ; pas de ballonnement, pas de douleur de ventre. (Vésicatoire à l'épigastre, le panser avec 0,01 de morphine ; potion de Rivière ; frictions d'onguent napolitain ; lavement avec 30 gouttes de perchlorure de fer.)

Le 13. Plus de vomissements ; la diarrhée avait cessé toute la journée, mais elle a recommencé à minuit, et les selles ont été très-fréquentes. Elle tousse ; cependant l'auscultation ne révèle rien à la poitrine. (Sous-nitrate de bismuth, 15 grammes ; deux demi-lavements avec 30 gouttes de perchlorure de fer ; potion de Rivière ; tisane coupée avec eau de Seltz.)

Le 14. Moins de diarrhée, surtout depuis le lavement ; même état du reste. Elle se plaint d'une douleur dans chaque côté de la poitrine, mais l'auscultation ne révèle rien. (Même prescription ; plus, gargarisme avec citron à cause de la sécheresse de la bouche.)

Le 15. Hier on lui a donné un lavement avec 2 grammes de ratanhia et 25 gouttes de laudanum ; depuis, pas de diarrhée ; 120 pulsations, peau sans chaleur. (Supprimer les boissons et les médicaments, ne donner que le lavement.)

Le 16. Pouls, 104 ; pas de selles ; elle se sent mieux ; la peau est plus fraîche. (Même prescription.)

Le 18. Se sent mieux, mais d'une faiblesse extrême. (Même prescription.)

Le 19. Pas de selles depuis le 15 ; sécheresse de la langue ; pouls, 104 ; peau sans chaleur. (4 bouillons ; tilleul sucré.)

Le 24. Elle se sent bien. Appétit ; mange peu, à cause du mauvais goût qu'elle a dans la bouche. Elle crache souvent, sans cependant avoir de gonflement ni de congestion réelle vers les gencives. (Gargarisme avec 6 grammes de chlorate de potasse ; une portion.).

Le 25. Mieux ; se dit même bien ; bouche moins mauvaise, mais digestion difficile ; éruption sudorale. (Même prescription.)

Du 26 mars au 2 avril, rien à noter de nouveau.

Le 3 avril. Etat général meilleur ; mais le ventre est ballonné et renferme du liquide. Dans la journée du 2, elle s'est aperçue que le membre inférieur gauche tout entier était œdématié ; la pression y cause de la douleur, et laisse une légère empreinte du doigt. Il est évident qu'il y a là une oblitération veineuse. (Frictions avec onguent mercuriel et belladone. (Une portion.)

Le 5. Le membre abdominal gauche est de plus en plus tuméfié ; le ventre est aussi très-ballonné. (Même prescription.)

Le 7. Le membre inférieur diminue un peu de volume. (Même prescription.)

Le 8. Le membre inférieur gauche continue à diminuer un peu de volume. (Kina, 1 gramme ; continuer tout le reste.)

Le 9. Membre inférieur gauche moins tendu, moins volumineux ; les mouvements sont redevenus possibles. (Continuer les frictions avec la pommade, en ayant soin de bien laver les surfaces au préalable ; bordeaux, 100 grammes ; extrait de kina, 1 gramme ; une portion.)

Le 10. Bien moins de tension du membre. (Même prescription ; y ajouter spa, deux verres.)

Le 11. Les mouvements sont faciles aujourd'hui ; mieux sensible. (Continuer la prescription.)

Le 13. La cuisse gauche surtout est moins volumineuse. Le pied est encore bien tuméfié, mais non tendu, comme les jours précédents. A peine reste-t-il de l'œdème au genou ; le ventre est moins ballonné. (Même prescription.)

Le 14. Hier, elle a eu de la diarrhée, et le matin, elle a vomi en toussant. Bouche mauvaise, gorge sèche ; pouls, 104, peau sans chaleur ; même état du ventre et de la jambe gauche, urines faciles. (Riz, sirop de coing ; extrait aqueux thébaïque, 0,02, en deux pilules ; demi-lavement avec extrait de ratanhia, 2 grammes, et laudanum, 10 gouttes ; gargarismes avec miel rosat ; 2 bouillons, 2 potages.)

Le 15. Plus de diarrhée ; elle a encore vomi un peu de bile le matin. (Même prescription.)

Le 17. Elle a vomi beaucoup de bile pendant la nuit ; en même temps la diarrhée est revenue. Le ventre est un peu plus ballonné, il est douloureux. Soif vive, fièvre intense. (Riz, sirop de coing ; julep diacodé ; extrait aqueux thébaïque, 0,02 ; sous-nitrate de bismuth, 15 grammes ; lavement avec 12 gouttes de laudanum ; diète.)

Le 18. Toujours diarrhée. (Extrait aqueux thébaïque, 0,05 en cinq prises ; 15 grammes de sous-nitrate de bismuth ; petit vésicatoire à la fosse iliaque gauche ; diète.)

Le 19. Dans la journée du 18, pas de diarrhée ; ce matin, elle a eu de nouveau la fièvre, les mêmes douleurs de ventre ; état grave. (Même prescription.)

Le 20. Le matin, dix selles liquides. (Même prescription.)

Le 21. Même diarrhée ; affaiblissement extrême. Morte à onze heures du soir.

Autopsie, le 23, à dix heures du matin. — A l'ouverture de l'abdomen, on trouve, en avant du paquet intestinal, une sorte de poche dont les parois sont formées par une fausse membrane d'un jaune verdâtre, rugueuse, et de 2 à 3 millimètres d'épaisseur. L'utérus et les organes du petit bassin sont placés en dehors et au-dessous de cette poche pseudo-membraneuse. Dans deux ou trois points, une des anses intestinales sous-jacentes semble recouverte d'une fausse membrane moins épaisse, mais il est impossible de découvrir une seule perforation, soit par l'examen direct extérieur, soit même plus tard, quand on les recherche en examinant la face interne de l'intestin. Cependant, cette poche, qui remonte jusque vers l'épigastre, et qui occupe toute la largeur de l'abdomen, est remplie : 1° par des gaz d'une fétidité extrême et d'une odeur fécale, qui s'échappent à l'ouverture de l'abdomen ; 2° d'un liquide d'un noir verdâtre grumeleux, également d'une fétidité fécale excessive. La quantité en est assez considérable, deux litres et demi à trois litres environ ; 3° d'une bouillie d'un noir verdâtre, véritable purée sans apparence de forme alimentaire, sans détritus à forme saisissable. La quantité de cette masse boueuse est telle, que l'hypogastre en est plein, et que les deux flancs en sont envahis. Sous cette poche, la totalité des anses intestinales est soudée par des fausses membranes souvent fort épaisses et assez adhérentes. Les anses intestinales sont, du reste, distendues par des gaz et une certaine quantité de sérosité purulente qui se trouve çà et là enfermée dans des replis intestinaux par des fausses membranes injectées et parcourues même par des vaisseaux assez volumineux.

Sous cette vaste poche fécale, l'utérus et ses annexes sont accolés ensemble par des fausses membranes épaisses, au milieu desquelles il faut rechercher ces parties. On reconnaît que l'utérus est presque revenu à sa grandeur normale ; sa cavité est très-rétrécie et renferme un mucus d'un brun rosé sans fausses membranes. Le tissu des parois est engénéral blanchâtre ; les sinus ne sont plus représentés que par de petits vaisseaux dont plusieurs conservent, dans leur lumière, quelques caillots rougeâtres ; autour d'autres vaisseaux, on voit une teinte rouge assez marquée, comme s'il y avait eu là quelque travail antérieur. On trouve également, au niveau du point où la trompe gauche s'insère à l'utérus, une coloration verdâtre du tissu utérin, sans pus appréciable, et qui paraît bien retracer une maladie antérieure de cette partie.

En examinant les veines du bassin, on constate que, au niveau du point où la veine iliaque primitive gauche est croisée par l'artère, la veine présente un volume considérable et une épaisseur de parois telle, qu'elle ressemble beaucoup plus à une artère qu'à une veine. Cette augmentation d'épaisseur s'étend jusqu'au point où la saphène interne s'abouche dans la fémorale ; au-dessous, le volume de la veine, poursuivie jusqu'au delà du jarret, est toujours considérable : là, comme plus haut, elle est distendue par du sang, et très-dure au toucher ; mais, à partir de la saphène, les parois n'ont plus la même épaisseur. La veine hypogastrique et ses branches principales participent à ce volume et à cet épaississement de l'iliaque. Il en est de même des veines que l'on trouve dans le côté gauche du paquet que représentent l'utérus et ses annexes soudés ensemble. Au point où l'oblitération commence, au niveau de l'artère iliaque, lorsqu'on ouvre la veine, on trouve que le caillot est limité en haut par une sorte de toile séreuse très-fine, qui ressemble tout à fait à des adhérences pleurétiques très-anciennes. Cette toile, aussi mince qu'une séreuse, n'est pas tout à fait continue ; elle est en quelque sorte composée de petits filaments réunis çà et là entre eux par de petits prolongements très-minces. Ces adhérences s'étendent d'un côté de la veine à l'autre, et elles voilent pour ainsi dire le caillot qui se trouve dans l'intérieur du vaisseau, lequel caillot n'est vu qu'à travers cette toile légère. Au même point, en dehors de cette adhérence organisée, on trouve une tache oblongue, d'un noir bistreux, directement au niveau de la bifurcation de la veine ; cette tache ne s'efface pas par le frottement. Au delà de l'adhérence, et dans toute la partie de la veine iliaque que nous avons trouvée épaissie à la manière d'une artère, comme aussi dans la veine hypogastrique, on trouve un caillot noirâtre pour une portion, jaunâtre pour une autre, surtout dans la partie qui est en contact avec la partie postérieure de ces veines ; mais ce contact n'est pas immédiat, car presque toute l'étendue de la veine, surtout dans sa partie postérieure, mais çà et là aussi, dans d'autres points de sa circonférence, est recouverte par une fausse membrane d'un gris rosé, très-adhérente à la face interne de la veine, laquelle surface reste inégale et rugueuse lorsque le grattage a enlevé la fausse membrane. Le caillot, dans toute l'étendue de la veine, jusqu'au niveau de la saphène, est grumeleux, peu coloré, friable, sans grande quantité de matière colorante, tandis que, au-dessous, il est entièrement composé de matière d'un rouge noirâtre, véritable sang coagulé, mais non altéré, comme la partie du caillot qui précède.

Rien dans les poumons, ni de l'un ni de l'autre côté ; un peu de fausses membranes à la base du poumon du côté droit. Aucune trace d'altération dans le parenchyme lui-même ; pas de pus.

Rien dans le foie, dans les reins, ni dans la rate.

Obs. 39. (Je joins cette observation aux précédentes, bien qu'elle ait été relevée en dehors de toute influence puerpérale, parce qu'elle montre d'un manière claire le mécanisme de formation de ces collections fécales du péritoine.)

Le 5 mai 1861 est entrée, salle Sainte-Monique, n° 8, hôpital Beaujon, la nommée Peudepièce (Victoire), trente-quatre ans, ouvrière : elle est à Paris depuis neuf années ; elle a été réglée à quatorze ans, et depuis, la menstruation a toujours été régulière et assez abondante. Flueurs blanches depuis l'arrivée à Paris. Bonne santé habituelle. Elle a eu deux enfants ; le dernier est né il y a cinq ans.

Le 15 avril 1861, pendant le flux cataménial, elle éprouva de très-vives contrariétés, au sujet d'affaires de famille. Ses règles s'arrêtèrent. Il survint de violentes coliques ; le ventre se ballonna considérablement en très-peu de temps ; la malade, malgré de très-vives souffrances, continua ses occupations journalières jusqu'au 5 mai, jour de son entrée.

Le 6 mai. L'abdomen est distendu et très-douloureux ; faciès péritonéal ; pouls petit, langue un peu sale ; il y a un peu de diarrhée, pas d'épanchement abdominal appréciable. Depuis deux jours, la malade vomit de la bile, soif très-vive. (Quatre pilules de cynoglosse ; glace sur le ventre et dans la bouche.)

Du 6 au 15 mai, il n'y a rien à noter, si ce n'est un peu de mieux. (Même traitement.)

Du 15 au 25, les vomissements cessent ; le ventre diminue beaucoup ; les traits sont moins tirés.

Du 25 au 31. Le mieux continue ; un peu d'appétit.

Le 1er juin. Le ventre s'est complétement affaissé ; bon sommeil.

Le 2. Ventre indolent ; grande faiblesse. (Un peu de viande ; vin de Bordeaux.)

Le 4. Le mieux continue. La malade éprouve quelques coliques, qui, selon elle, indiquent l'apparition de ses règles.

Le 6. La malade est moins bien que les jours précédents. Quelques légers frissons sont survenus et ont précédé le développement d'un état adynamique véritable. Très-grande faiblesse ; pâleur très-marquée. (Extrait de kina, 1 gramme ; bordeaux, 100 grammes.)

Le 7 juin. La face est bouffie et pâle ; la faiblesse a augmenté ; les paroles sont difficilement articulées ; la maigreur est extrème ; la faiblesse croît toujours ; pas de douleurs de ventre ; la malade semble trop déprimée par l'adynamie pour les percevoir. (Même prescription.)

Morte le 12, sans accidents graves, elle s'est éteinte graduellement.

Le 13. Autopsie.—Traces de péritonite généralisée : des adhérences faibles, filamenteuses, relient la plupart des anses intestinales entre elles.

En arrière de l'utérus et en avant du rectum, on trouve une vaste poche bien circonscrite, tapissée de fausses membranes imbibées de pus et de matières fécales très-liquides. A la partie supérieure de cette poche, on trouve une ouverture grande comme une pièce de 1 franc, et qui conduit dans l'intestin grêle. Les bords en sont déchiquetés, noirâtres, gangrénés. L'adhérence entre le péritoine et l'intestin est très-intime. Les recherches les plus attentives ne permettent de retrouver aucun corps étranger dans la cavité péritonéale. La communication semble résulter de l'ouverture d'une collection rétro-utérine dans l'intestin, lequel a versé ultérieurement des matières fécales dans la cavité accidentelle.

Obs. 40. Kergoitc, âgée de vingt-deux ans, couturière, née à Saint-Brieuc (Côtes-du-Nord), non mariée ; a été réglée à l'âge de quinze ans. Ses règles ont toujours été régulières et duraient d'habitude pendant huit jours. Il y a deux ans, elle a eu un premier enfant du sexe féminin, et pendant cette grossesse elle a eu des vomissements depuis le début jusqu'à quatre mois. Pendant sa deuxième grossesse elle n'a eu ni vomissements, ni varices, ni œdème des membres inférieurs. Elle est accouchée d'un garçon à terme, le 4 juin 1856, à neuf heures du soir.

Le 5 juin. 108 pulsations, pendant la nuit quelques douleurs de ventre suivies d'émission de caillots sanguins mêlés aux lochies. Les dimensions de l'utérus sont 20 sur 17, sans gonflement ni douleur avant d'uriner. Une quantité modérée d'urine ayant été retirée par le cathétérisme, les dimensions tombent à 14 sur 2. (12 bouillons, 2 potages.)

Le 6. 92 pulsations ; 18 sur 19 ; gonflement et douleur à droite ; le lait commence à gonfler les seins ; les lochies sont abondantes et rouges. (20 sangsues seulement, la femme étant faible et petite.)

Le 7. Hier, frisson très-violent, qui a duré dix minutes et s'est répété pendant la nuit. Le matin, vomissement peu abondant ; 144 pulsations ; peau chaude ; face pâle, jaunâtre ; lochies toujours abondantes ; l'enfant tette bien : les seins contiennent du lait, mais sont cependant assez mous. L'utérus a 18 sur 19 ; le ventre est douloureux à la pression. Des deux côtés de l'utérus, au niveau de ses annexes, on trouve à la palpation une corde saillante ; la pression à ce niveau est si douloureuse, que la malade fait alors involontairement un mouvement rapide. (60 sangsues ; extr. de kina, 2 grammes ; bagnols, 12 grammes ; cataplasmes de fécule et frictions sur le ventre avec de l'onguent napolitain.)

Le 8. La malade s'est trouvée assez bien après l'application des sangsues ; la douleur de ventre a diminué ; un peu de diarrhée, survenue dans la journée, a cédé hier au soir à 0,05 d'extrait aqueux thébaïque. (Ext. kina, 2 grammes ; bagnols, 120 grammes ; frictions mercurielles ce soir ; extr. aq. théb., 0,05.)

Le 9. 104 pulsations, la peau est moins chaude ; un peu de diarrhée ; un peu de stomatite mercurielle ; utérus, 14 sur 16 ; peu de douleur à droite. (Ext. kina, 2 grammes ; ext. de ratanhia, 4 grammes ; 2 portions.)

Le 10. 124 pulsations ; dyspnée ; peau moite et mouillée de sueur (mais la température est très-élevée.) L'utérus a 14 sur 16, avec un peu de douleur ; les cornes de l'utérus sont dures et volumineuses ; nausées, diarrhée très-abondante. (Même prescription, et de plus un large vésicatoire au-dessus des piqûres de sangsues.)

Le 11. 112 pulsations ; peau moins brûlante ; pas de nausées, pas de vomissements ; la diarrhée est moins abondante ; ventre indolore ; bon sommeil. Même état des annexes. (Même prescription.)

Le 13. 100 pulsations ; un peu de diarrhée cette nuit seulement ; encore un peu de lochies ; pas de nausées ; refroidissement des extrémités inférieures sans frissons ; toux grasse peu prolongée ; utérus, 11 sur 13 ; peu de douleur à droite. (Même prescription.)

Le 14. Beaucoup de dévoiement, cependant la malade prétend se trouver mieux et dit respirer plus facilement ; 108 pulsations ; peu de chaleur à la peau, ni nausées, ni frissons ; le vésicatoire marche bien. A droite, on trouve dans le tiers inférieur de la poitrine de la matité avec diminution du bruit respiratoire, qui est mélangé d'un peu de râle sibilant ; on perçoit aussi une égophonie légère. A gauche, il n'y a que du râle sibilant. La langue est humide, la soif vive ; anorexie, rêvasseries. (Dissertation sur le cidre de son pays et la bonne santé dont on jouit, parce qu'on n'y boit jamais d'eau.) (Même prescription.)

Le 15. Même état, moins de diarrhée. (Vésicatoire en arrière de la poitrine, à droite.)

Le 16. La diarrhée a augmenté, cependant la malade prétend se

trouver mieux. Pas de délire; plaintes en dormant; oppression ; le vésicatoire a bien pris ; 100 pulsations sans grande chaleur à la peau. (Même
prescription , et, de plus, demi-lavement avec nitrate d'argent, 0,10.)

Le 17. Une seule selle; pas de délire; un peu d'écorchure au siége;
le vésicatoire est sec.

Le 27. La diarrhée continue; hier beaucoup de toux, qui est complétement cessée. (Prescription : Décoction blanche ; acétate de plomb en
lavement, goutt. 12.)

Le 6 juillet. Diarrhée toujours abondante; œdème de la main droite;
faiblesse très-marquée. (Même prescription, et en outre sesquinitrate de
de fer, 0,20.)

Le 8. Diarrhée beaucoup moins forte ; sur l'épaule droite on trouve
un abcès indolent, sans rougeur, du volume d'une petite pomme d'api.
(Même prescription.)

Le 12. L'abcès s'ouvre et donne un pus assez bien lié, mais clair.

Le 23. Mieux sensible ; pas de diarrhée ; les forces reviennent; la
malade mange une côtelette et deux œufs depuis le 14. L'abcès s'est
vidé, la peau est recollée, le mieux semble devoir s'établir.

Le 25. Eruption générale de taches de purpura.

Le 2 août. Douleur dans le côté droit de la poitrine ; matité ; gros râles
des deux côtés; retentissement notable de la voix à droite. Un vésicatoire de ce côté ; même prescription du reste.)

Le 4. Elle a tout à coup expectoré du pus en abondance pendant la
toux. 132 pulsations ; chaleur très-modérée de la peau.

Le 11. Elle crache toujours beaucoup de pus; pas de diarrhée, pas
d'eschares nouvelles, mais affaiblissement très-marqué; altération profonde des traits, amaigrissement; pas de frissons cependant. (Même
prescription.)

Le 13. Mort.

Autopsie le 14.—Pas de traces de péritonite; l'utérus est revenu sur
lui-même, et on ne trouve pas de pus dans les veines ; mais à droite, au
moment où la veine qui se détache de la corne droite de l'utérus va
s'aboucher avec la veine ovarique qu'elle constitue en grande partie,
on trouve que cette veine est restée encore dilatée, mais elle est oblitérée
par un caillot fibrineux adhérent, par les deux tiers de son diamètre, à
la face interne de la veine qui, dans ce point, a certainement été altérée,
comme l'indique sa surface inégale et réticulée. Dans la poitrine, on
trouve dans le côté droit des fausses membranes épaisses occupant une
large surface vers la base et vers la partie postérieure du poumon; nulle
part il n'est possible de trouver la trace d'abcès du poumon ou de communication avec la plèvre des bronches, qui sont pleines de mucus puriforme. Le gros intestin est le siége de nombreuses ulcérations; la
muqueuse, sur certains points, est comme dentelée et découpée. Un liquide puriforme et fétide est mêlé aux matières fécales.

Obs. 41. Jarrissard (Clémence), femme Mercier, âgée de vingt-six ans, journalière, d'un tempérament lymphatique, d'une bonne constitution, a déjà eu, à terme, trois accouchements heureux, d'enfants bien portants, le dernier il y a vingt et un mois. Le 21 mars 1862, quatrième accouchement, mais cette fois avant terme, à sept mois trois quarts. Le travail dura sept heures. L'enfant était mort ; depuis deux jours, les mouvements spontanés du fœtus n'étaient plus perçus par la mère. Cette cessation des mouvements avait été précédée de mouvements violents de l'enfant, très-pénibles pour la mère ; ces mouvements avaient duré pendant six jours. La malade attribue ces accidents à un travail excessif auquel elle avait dû se livrer.

La grossesse jusque-là avait été régulière, la délivrance fut naturelle. Selon cette femme, pendant onze jours, les suites de couches restèrent assez bonnes. Cependant le gonflement des seins fut presque nul, la fièvre de lait passa inaperçue. Le cinquième jour, elle put se lever. Ce jour même, elle fit une lieue à pied et sortit encore les jours suivants.

Le onzième jour (1er avril 1862), à six heures de l'après-midi, après un repas qui n'avait pas été plus copieux qu'à l'ordinaire, et sans que cette femme se fût fatiguée ce jour-là ni la veille, elle fut prise de douleurs avec pesanteur à l'hypogastre, dans le vagin et dans le rectum. Le soir, frissons violents de deux heures, suivis de chaleur. La nuit, coliques violentes ; le lendemain, vomissements bilieux, diarrhée. Entrée le jour même à la Pitié, salle Saint-Charles, n° 37. (Applications de glace sur le ventre ; 0,10 d'extrait aqueux thébaïque.)

Dès le lendemain (3 avril), amélioration des symptômes locaux. Ventre moins douloureux, non météorisé ; lochies non modifiées. Dans la soirée, frisson violent pendant quatre heures ; pas de selles.

Le 4. Affaissement, respiration gênée, suspirieuse ; pouls vif, peu élevé, dépressible, à 120 pulsations par minute. Facies altéré, pas de météorisme abdominal ; amendement des symptômes locaux.

Le 5. Même état, pas de selles. A midi, frissons qui se répètent presque sans interruption jusqu'à six heures du soir.

Le 6. Prostration plus marquée ; teinte subictérique des téguments et de la sclérotique. L'abdomen n'est pas météorisé, la palpation détermine à peine quelque douleur dans les annexes. Le pouls est petit, fréquent, irrégulier. Subdélirium.

Le 7. L'état local est le même, la coloration de la peau devient plus franchement ictérique ; l'état général est meilleur ; le pouls, toujours fréquent, est devenu régulier ; la respiration n'est plus embarrassée, le facies est meilleur. (La glace a toujours été continuée, ainsi que l'opium.)

Le 8 et les jours suivants, l'état général s'amende graduellement ; les frissons cessent ; la teinte ictérique disparaît ; la respiration se régularise ; le pouls se ralentit. La constipation ayant persisté, on a prescrit, le

9 avril, 15 grammes d'huile de ricin, qui ont été rejetés par un vomissement. Pas de selles. On cesse l'emploi de l'opium. La glace est continuée par précaution jusqu'au 25 avril. On cesse alors brusquement son emploi, sans qu'il en résulte aucun accident. La malade sort guérie vers le 10 mai.

Obs. 42. Malpass (Louise), âgée de quinze ans et demi, casquettière. Entrée le 28 juin 1862. Réglée à onze ans et demi, et depuis, ses règles parurent très-régulièrement avec une grande abondance. Elle accouche le 10 juin 1862, après une grossesse très-heureuse. L'accouchement fut facile. Cependant, dans les six premiers jours qui le suivirent, elle eut des douleurs abdominales assez vives pour faire craindre le développement d'une péritonite. Elle se leva le neuvième jour ; les suites de couches étaient redevenues normales, lorsque le 20 juin, c'est-à-dire après dix jours, elle perdit son enfant. Les lochies s'arrêtèrent alors : frissons répétés assez violents, du délire pendant quelques minutes. Le 24, nouveaux frissons, à la suite desquels les douleurs abdominales reparurent. Le 27. Les douleurs persistent ; écoulement sanguin. Le 28, elle entre à l'Hôpital. Le 29. L'utérus est complétement revenu sur lui-même et caché derrière la symphyse pubienne ; à gauche de la ligne blanche, dans la région hypogastrique, le palper permet de circonscrire une masse résistante, tuméfiée, ovale, à grand diamètre transversal et de la grosseur d'un œuf de poule. La pression sur ce point est très-douloureuse. Une vessie de glace est appliquée sur le point douloureux. Les règles cessent de couler pendant le jour ; les douleurs sont moindres. Mais pendant la nuit, grâce à la maladresse des filles de service, la malade reste quatre ou cinq heures sans glace. Aussitôt les douleurs reparaissent plus violentes, la malade se plaint beaucoup.

Le 30. La glace est reprise et maintenue sans aucune interruption. Les douleurs diminuent graduellement dans la journée.

Le 1ᵉʳ juillet. Douleurs presque nulles ; appétit excellent.

Le 4. Plus de douleur, même à la pression. Il reste cependant un point résistant et tuméfié, mais très-restreint. Les règles reviennent, mais très-faiblement.

Le 10. Aucun changement n'étant survenu, la glace est enlevée.

Le 12. La guérison est complète. Exeat.

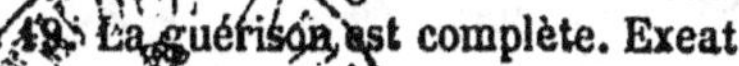

FIN.

TABLE DES MATIÈRES

CONTENUES DANS CE VOLUME [1].

[1] Les diverses indications relevées dans cette table, pour la commodité du lecteur, ne sont pas, dans le texte, séparées à l'aide de têtes de chapitre. La forme clinique de ces conférences ne comportait pas des distinctions didactiques aussi tranchées.

FIN DE LA TABLE.

Paris. — Typographie HENNUYER ET FILS, rue du Boulévard, 7.

Librairie de **P. ASSELIN**, place de l'École de Médecine.

TRAITÉ ÉLÉMENTAIRE

DE

PATHOLOGIE INTERNE

PAR MM.

J. BÉHIER, ET **A. HARDY,**

Professeur agrégé à la Faculté de médecine de Paris, Médecin de l'hôpital de la Pitié,

Professeur agrégé à la Faculté de médecine de Paris, Médecin de l'hôpital Saint-Louis.

4 forts volumes in-8°.

Matières contenues dans les trois premiers volumes publiés :

TOME I. *Pathologie générale et Séméiologie.* 2e édition. 1858......... 8 fr.

TOME II. *Inflammations du tube digestif et de l'appareil respiratoire, circulatoire et nerveux.* 2e édition, considérablement augmentée. 1 très-fort vol. in-8° de 1,200 pages en deux parties. 1864. Prix.................. 12 fr.

TOME III. *Inflammation de l'appareil génito-urinaire; — De la Peau et de l'appareil locomoteur; — Des Gangrènes; — Des Hémorrhagies; — Des Congestions; — Des Hydropisies; — Des Névroses.* 2e édition, revue et augmentée. 1 fort vol. in-8, qui paraîtra au commencement de l'année 1865.

Chaque volume se vend séparément.

NOUVEAU DICTIONNAIRE LEXICOGRAPHIQUE ET DESCRIPTIF

DES

SCIENCES MÉDICALES ET VÉTÉRINAIRES

Comprenant l'Anatomie, la Physiologie, la Pathologie générale, la Pathologie spéciale, l'Hygiène, la Thérapeutique, la Pharmacologie, l'Obstétrique, les Opérations chirurgicales, la Médecine légale, la Toxicologie, la Chimie, la Physique, la Botanique et la Zoologie,

Par MM. Raige-Delorme, Ch. Daremberg, H. Bouley, J. Mignon, Ch. Lamy,

UN TRÈS-FORT VOLUME GRAND IN-8°

de plus de 1500 pages à deux colonnes, texte compacte, avec figures intercalées et contenant la matière de 10 volumes in-8°. — 1863.

PRIX			
PRIX	Broché......................	18 fr.	»
RENDU *franc de port*	Cartonné à l'anglaise........	19	50
dans toute la France	Relié, dos en maroquin.......	20	50

Ce Dictionnaire présente un tableau complet, quoique élémentaire, de toutes les connaissances qui se rattachent à la médecine, à la chirurgie, à l'obstétrique, à la pharmacologie et à la médecine vétérinaire; en un mot, un tableau général de toutes les sciences relatives à l'art de guérir. C'est en ce sens qu'il peut servir de manuel à l'étudiant comme au praticien, aux médecins vétérinaires, aux pharmaciens, aux sages-femmes et être consulté par ceux d'entre les gens du monde qui désirent avoir une idée exacte des sciences médicales et vétérinaires ou s'instruire sur quelques points de ces sciences.

BARTH et Henri **ROGER**. — **Traité pratique d'Auscultation**, ou Exposé méthodique des diverses applications de ce mode d'examen à l'état physiologique et morbide de l'économie, suivi d'un **Précis de Percussion**. — 6ᵉ édition soigneusement revue. 1 fort vol. in-18 grand raisin. Paris, 1865. Prix, broché.. 6 fr.

Relié.. 7 fr.

BÉCLARD. — **Éléments d'Anatomie générale.** Description de tous les tissus ou systèmes organiques qui composent le corps humain. 4ᵉ édition, revue, augmentée d'un **Précis d'Histologie**, de nombreuses additions et d'un grand nombre de figures intercalées dans le texte. Vol. in-8, 1865. Prix.. 10 fr.

BÉCLARD. — **Traité élémentaire de Physiologie humaine**, comprenant les principales notions de la physiologie comparée. 5ᵉ édition, mise au courant de la science. 1 très-fort vol. grand in-8 de plus de 1200 pages, avec 230 figures intercalées dans le texte. 1865. Prix, broché...... 14 fr.

Cartonné à l'anglaise.. 15 fr.

BECQUEREL. — **Traité élémentaire d'Hygiène privée et publique.** 3ᵉ édition, avec additions et bibliographie, par le docteur BEAUGRAND. 1 très-fort vol. grand in-18. 1864.......................... 7 fr.

Cartonné à l'anglaise.. 7 fr. 75 c.

BÉHIER. — **Conférences de Clinique médicale**, faites à l'hôpital de la Pitié. 1862-1863. — PHTHISIE PULMONAIRE, 1 vol in-8. (*Sous presse.*)

CRUVEILHIER, professeur à la Faculté de médecine de Paris. — **Traité d'Anatomie descriptive.** 4ᵉ édition, revue, corrigée et considérablement augmentée, avec la collaboration de M. le docteur SÉE, professeur agrégé à la Faculté de médecine de Paris, et M. CRUVEILHIER fils, prosecteur à la Faculté de médecine de Paris, 3 forts vol. grand in-8, avec un très-grand nombre de figures tirées en noir et en couleur, et intercalées dans le texte. En vente le tome 1ᵉʳ, contenant l'**Ostéologie**, l'**Arthrologie** et la **Myologie**. 884 pages, avec 542 fig. Prix, broché................ 15 fr.

Cartonné à l'anglaise.. 16 fr.

Noτa. La première partie du tome II, contenant sa Splanchnologie, avec plus de 300 figures, est sous presse et paraîtra prochainement.

GUERSANT, chirurgien honoraire des hôpitaux. — **Notices sur la chirurgie des Enfants.** Premier fascicule, contenant : 1º *Médecine opératoire.* — 2º *Adénites cervicales.* — 3º *Phimosis.* — 4º *Fractures.* — 5º *Trachéotomie dans le croup.*

Deuxième fascicule, contenant : 1º *De l'Hypertrophie des amygdales.* — 2º *Des Polypes du rectum.* — 3º *Tumeurs et taches vasculaires et Nævi materni.* — 4º *Des Kystes et des tumeurs enkystées.* — 5º *Des calculs vésicaux, de la taille et de la lithotritie.* — 6º *De l'Hydrocèle.* — 7º *De la chute du rectum.* In-8. Chaque fascicule.. 1 fr.

Le troisième fascicule paraîtra prochainement.

MONNERET, professeur de pathologie interne à la Faculté de médecine de Paris, médecin de l'Hôtel-Dieu. — **Traité élémentaire de Pathologie interne.**

L'ouvrage se composera de 3 forts volumes grand in-8 et sera publié en 12 livraisons de 160 pages chacune, qui paraîtront régulièrement de quatre mois en quatre mois. Les quatre premières livraisons, formant le 1ᵉʳ volume, ont paru.

Prix de chaque livraison : 3 francs.

MONNERET. — **Traité de Pathologie générale.** 3 vol. in-8. 1857-. Prix.. 25 fr.

MONNERET. — **Programme du cours de Pathologie interne** fait à la Faculté de médecine de Paris, pendant les années scolaires 1861, 1862, 1863. 1 vol. in-8. Prix.............................. 4 fr. 50 c.

BIBLIOTHÈQUE IMPÉRIALE

www.ingramcontent.com/pod-product-compliance
Lightning Source LLC
LaVergne TN
LVHW050118060726
842524LV00001B/31